K. Knörr   H. Knörr-Gärtner   F. K. Beller
Ch. Lauritzen

Lehrbuch der Geburtshilfe und Gynäkologie

Physiologie und Pathologie der Reproduktion

Unter Mitarbeit von R. Schuhmann

Mit 335 Abbildungen und
88 Tabellen

Zweite, völlig überarbeitete und erweiterte Auflage

Springer-Verlag
Berlin Heidelberg New York 1982

Herr Professor Dr. Karl Knörr (emerit.)
Zentrum Gynäkologie und Geburtshilfe
der Universität Ulm, Prittwitzstr. 43
7900 Ulm (Donau)

Frau Professor Dr. Henriette Knörr-Gärtner
vormals Abteilung klinische Genetik der
Universität Ulm, Prittwitzstr. 43
7900 Ulm (Donau)

Herr Professor Dr. Fritz Karl Beller, M. D., FACOG, FACS
Geschäftsführender Direktor der Universitätsfrauenklinik
Westring 11
4400 Münster

Herr Professor Dr. Christian Lauritzen
Zentrum Gynäkologie und Geburtshilfe
der Universität Ulm, Prittwitzstr. 43
7900 Ulm (Donau)

ISBN 3-540-10444-5 2. Auflage Springer-Verlag Berlin Heidelberg New York
ISBN 0-387-10444-5 2nd edition Springer-Verlag New York Heidelberg Berlin

ISBN 3-540-05593-2 1. Auflage Springer-Verlag Berlin Heidelberg New York
ISBN 0-387-05593-2 1st edition Springer-Verlag New York Heidelberg Berlin

CIP-Kurztitelaufnahme der Deutschen Bibliothek
Lehrbuch der Geburtshilfe und Gynäkologie: Physiologie u. Pathologie d. Reprod./K. Knörr...
Unter Mitarb. von R. Schumann. – 2., völlig überarb. u. erw. Aufl. – Berlin; Heidelberg; New York:
Springer, 1982.
1. Aufl. u. d. T.: Knörr, Karl: Lehrbuch der Gynäkologie
ISBN 3-540-10444-5 (Berlin, Heidelberg, New York)
ISBN 0-387-10444-5 (New York, Heidelberg, Berlin)
NE: Knörr, Karl [Mitverf.]

Das Werk ist urheberrechtlich geschützt. Die dadurch begründeten Rechte, insbesondere die der
Übersetzung, des Nachdruckes, der Entnahme von Abbildungen, der Funksendung, der Wiedergabe
auf photomechanischem oder ähnlichem Wege und der Speicherung in Datenverarbeitungsanlagen
bleiben, auch bei nur auszugsweiser Verwertung, vorbehalten.
Die Vergütungsansprüche des § 54, Abs. 2 UrhG werden durch die „Verwertungsgesellschaft Wort",
München, wahrgenommen.
© by Springer-Verlag Berlin Heidelberg 1972, 1982
Printed in Germany
Die Wiedergabe von Gebrauchsnamen, Handelsnamen, Warenbezeichnungen usw. in diesem Werk
berechtigt auch ohne besondere Kennzeichnung nicht zu der Annahme, daß solche Namen im Sinne
der Warenzeichen- und Markenschutz-Gesetzgebung als frei zu betrachten wären und daher von jedermann benutzt werden dürften.
Satz- u. Bindearbeiten: G. Appl, Wemding, Druck: aprinta, Wemding
2124/3140-543210

Vorwort zur zweiten Auflage

Das Lehrbuch, in der ersten Auflage auf die Gynäkologie beschränkt, ist nunmehr durch die Einbeziehung der Geburtshilfe vervollständigt. Bei dieser Erweiterung folgten die Autoren dem Konzept, eine synoptische Darstellung der Physiologie und Pathologie der Reproduktion zu vermitteln. Dabei fanden nicht zuletzt die Ergebnisse anderer, mit den Problemen der Fortpflanzung eng verknüpfter Fachgebiete, insbesondere der Embryonalpharmakologie, der Genetik und der Teratologie Berücksichtigung. Auf diese Weise sollte das Verständnis für die normale embryofetale Entwicklung und ihre mögliche Beeinträchtigung durch endogene und exogene Einflußfaktoren vertieft werden. Diese Überlegungen entsprechen auch der schon im Vorwort zur 1. Auflage niedergelegten Absicht der Autoren, schwerpunktmäßig die Gebiete abzuhandeln, die der angehende Arzt – unabhängig von seiner späteren speziellen Tätigkeit – als Basiswissen benötigt.

Die Geburtshilfe im engeren Sinne ist heute weitgehend einer postgraduierten Ausbildung vorbehalten. Trotz dieser curricularen Begrenzung wurde jedoch angestrebt, die Grundlagen für das geburtshilfliche Handeln entsprechend dem heutigen Stand der Perinatologie zu vermitteln. Im Vordergrund stehen die Aspekte der Prävention, um die es vor allem in der Schwangerenbetreuung und bei der Erkennung der Risikoschwangerschaft und Risikogeburt geht.

Bei voller Berücksichtigung des Gegenstandskataloges wurde aus didaktischen Gründen Wert auf eine deduktive Darstellung gelegt, um ausgehend von den physiologischen Gegebenheiten die pathophysiologischen Zusammenhänge und das daraus resultierende ärztliche Handeln einem besseren Verständnis zu erschließen. Diese Form der Darstellung erschien den Autoren um so wichtiger, als künftig die schriftlichen (multiple choice) Prüfungen abgebaut und die mündlich/praktischen (Verständnis-)Prüfungen im Examen wieder Vorrang gewinnen sollen. Damit wird auch den Tutoren ein Leitfaden für die Gestaltung des Unterrichtes in der kleinen Gruppe in die Hand gegeben. Ein besonderes Verdienst kommt Herrn Roland Schuhmann bei der Überarbeitung und teilweisen Neufassung der mit der Anatomie und Onkologie befaßten Kapitel sowie der Darstellung der funktionellen Morphologie der Placenta unter physiologischen und pathologischen Bedingungen zu.

Unseren Mitarbeitern verdanken wir wertvolle Hinweise, die sie ihrem Spezialwissen und ihrer wissenschaftlichen Ausrichtung entsprechend beisteuerten.

Die Gestaltung der Abbildungen lag in den Händen von Herrn A. Cornford. Seinem Einfühlungsvermögen und Können ist es zu verdanken, daß das Ziel einer einheitlichen Bilddarstellung erreicht wurde. Bei dem Versuch einer didaktisch verständlichen Wiedergabe der Ultraschallbilder war die fachliche Hilfe von Herrn Dr. E. Müller unersetzlich.

Wir danken den Sekretärinnen für ihren Einsatz bei der Niederschrift der Manuskripte und des Sachverzeichnisses.

Unser besonderer Dank gilt dem Springer-Verlag und seinen Mitarbeitern für das großzügige Eingehen auf unsere Wünsche, die hervorragende Ausstattung des Buches und nicht zuletzt für die Geduld, mit der sie die Fertigstellung des Manuskriptes abgewartet haben.

Ulm/Münster, Oktober 1981

KARL KNÖRR
HENRIETTE KNÖRR-GÄRTNER
FRITZ KARL BELLER
CHRISTIAN LAURITZEN

Vorwort zur ersten Auflage

Dieses Lehrbuch erscheint zu einer Zeit, in der die Neuordnung des Medizinstudiums und die Umstrukturierung des Unterrichtes im Gange sind. Die bisherige Hauptvorlesung soll weitgehend entfallen, der Unterricht in kleinen Gruppen stattfinden, der Einsatz moderner Lehrmethoden erfolgen. Das allgemeine Ausbildungsziel für den Studenten ist jedoch bisher nur in Umrissen formuliert. Ein definierter Lernzielkatalog liegt noch nicht vor.

In dieser Situation der Unsicherheit und Ungewißheit der zukünftigen Unterrichtsgestaltung müssen die Autoren darlegen, warum sie es zu diesem Zeitpunkt unternehmen, ein weiteres Lehrbuch der Gynäkologie vorzulegen.

Das Lehrbuch wird nach ihrer Meinung ungeachtet der neuen Methoden des programmierten Unterrichtes seine zentrale Bedeutung für die Wissensvermittlung behalten, weil es dem Studenten in deduktiver und synoptischer Darstellung – unabhängig von Schul- und Lehrmeinungen – das Basiswissen zu vermitteln vermag, das er als Grundlage für seine ärztliche Tätigkeit benötigt, ganz gleich, welche Fachrichtung er später als Arzt einschlagen wird. Außerdem macht es der Unterricht in kleinen Gruppen unabdingbar, auch den Instruktoren und Tutoren einen „Leitfaden" an die Hand zu geben, um eine einheitliche und effektive Unterrichtsgestaltung und Stoffvermittlung zu gewährleisten.

Ausgehend von dieser unumstrittenen Position des Lehrbuches ging es ferner darum, ein Konzept über Basiswissen und Lernziele in unserem Fachgebiet zu entwickeln.

Unter diesem Gesichtspunkt wurde angestrebt, ausgehend von der Physiologie der weiblichen Genitalorgane, die Pathophysiologie der „klassischen" gynäkologischen Krankheitsbilder gemäß dem heutigen Stand des Wissens darzustellen, darüber hinaus aber den eigenen Vorstellungen über die Lernziele folgend Schwerpunkte zu setzen.

Einer der Schwerpunkte wurde der Endokrinologie eingeräumt; die Kenntnis der Besonderheiten des weiblichen Organismus in den verschiedenen Lebensphasen unter physiologischen und pathophysiologischen Bedingungen und unter Berücksichtigung der generativen Aufgaben bildet die Basis für die Gynäkologie und ein Bindeglied zur Gesamtmedizin. Sie fand daher eine ausführliche Berücksichtigung in den endokrinologischen Kapiteln durch Ch. Lauritzen.

Weiterhin sind folgende gynäkologische Themenkreise als erklärte Lernzeile anzusehen:

Die Präventivmedizin tritt in der Gynäkologie mehr und mehr in den Vordergrund; dies gilt besonders für die Früherkennung und die Früherfassung des Genitalcarcinoms. Es war uns daher ein besonderes Anliegen, dem Studenten im Rahmen der Tumorpathologie den Weg der Cancerisierung über die prämalignen Stadien didaktisch verständlich zu machen und die sich daraus ergebenden Möglichkeiten der Prävention aufzuzeigen.

Den psychosomatischen Krankheiten – von H. Roemer dargestellt – wurde bewußt ein breiterer Raum gewährt. Ferner entsprach es unseren Vorstellungen, daß der Arzt heute ausreichende Kenntnisse über Maßnahmen zur Familienplanung und Konzeptionsverhütung sowie über Fragen des Sexualverhaltens besitzen muß. Dabei schien es uns wichtig, auf die soziale Situation und die Rolle der Frau in der Gesellschaft unter gynäkologischen Aspekten einzugehen.

Bei der Darstellung über die Technik der Erhebung von Anamnese und Befund ging es unter anderem darum, dem Studenten Hinweise für das ärztliche Verhalten und die Herstellung des Vertrauensverhältnisses zwischen Arzt und Patient zu vermitteln.

Mit dieser Gewichtsverteilung sollten die Lerninhalte praxisbezogene Akzente erhalten, wozu auch die Betonung differentialdiagnostischer Erwägungen in einzelnen Kapiteln gehört.

Entscheidende Impulse zur Neugestaltung des medizinischen Unterrichtes gingen in der Bundesrepublik von dem Bericht des Gründungsausschusses der Universität Ulm aus. Die dort niedergelegten Pläne waren für die Konzeption dieses Lehrbuches wegweisend. Darüber hinaus wollten wir die in den USA gesammelten Erfahrungen mit heranziehen. Die Mitarbeit eines der Herausgeber (F. K. Beller), der seit einem Jahrzehnt an einer der führenden Medizinschulen Amerikas lehrt, eröffnete die Möglichkeit, das in den USA gültige Wissen einzubauen. Die Voraussetzungen für diese Zusammenarbeit waren umso eher gegeben, als die Autoren F. K. Beller und K. Knörr früher als Oberärzte gemeinsam in der Tübinger Frauenklinik tätig waren.

Wesentliche Teile des Buches wurden gemeinsam mit Frau Henriette Knörr-Gärtner verfaßt. Das Thema „Pathophysiologie des Schocks" wurde von F. W. Ahnefeld und seinem Mitarbeiter R. Dölp, das Kapitel „Funktionelle Anatomie" von H. Breinl bearbeitet. Ein besonderes Verdienst haben sich R. Schuhmann und der wissenschaftliche Zeichner des Springer-Verlages H. Brandt bei der Gestaltung der histologischen und cytologischen Abbildungen, vor allem zum besseren Verständnis der Praecancerosen, erworben. Die makroskopischen Zeichnungen stammen von H. Pfleiderer, der unserem Wunsche nach einheitlicher und einfacher Gestaltung der Abbildungen mit seinem Können und Verständnis entgegenkam.

Nicht zuletzt danken wir den technischen Mitarbeiterinnen, die unermüdlich ihren Teil beim Schreiben der Manuskripte und bei der Zusammenstellung des Sachverzeichnisses beigetragen haben.

Unser besonderer Dank gilt dem Springer-Verlag und seinen Mitarbeitern für die Geduld, das Verständnis, das großzügige Eingehen auf unsere Wünsche und die hervorragende Ausstattung des Buches.

Ulm/New York, Oktober 1971

K. Knörr
F. K. Beller
Ch. Lauritzen

Inhaltsverzeichnis

A. Grundlagen der Reproduktion

1. Entwicklung und Differenzierung der Genitalorgane 3
Cytogenetische Grundlagen 3
   Der menschliche Karyotyp 3
   Das Geschlechtschromatin 6
   Molekulargenetische Aspekte 7
Die normale Geschlechtsentwicklung ... 8
   Die chromosomale Geschlechtsdeterminierung 8
   Die Entwicklung und Differenzierung der Gonaden 9
   Die Entwicklung und Differenzierung der inneren Geschlechtswege 13
   Die Entwicklung und Differenzierung des äußeren Genitale 14
   Die Steuerung der Differenzierung der sekundären Geschlechtsorgane 16

2. Funktionelle Anatomie und Histologie der weiblichen Genitalorgane 17
Das weibliche Becken 17
   Der knöcherne Beckenring 17
   Der Beckenboden 17
   Das Halterungssystem der Genitalorgane 19
Das äußere Genitale 19
Das innere Genitale 22
   Vagina 22
   Uterus 25
   Tuben (Tubae uterinae) 28
   Ovarien 30
Blut- und Nervenversorgung der weiblichen Genitalorgane 32
   Blutversorgung 32
   Nervenversorgung 33

3. Endokrine Steuerung der Funktionsabläufe im weiblichen Organismus 33
Die Hormone. Struktur und Nomenklatur 33
Biogenese und Stoffwechsel der Hormone 37
Oestrogene 38
Progesteron 39
Androgene 40
Gonadotropine und Releasing-Hormone 40
Wirkungsmechanismus der Hormone ... 41
Endokrine Regelung der cyclischen Abläufe 43
   Der Cyclus als Regelkreis 43
   Das hypothalamo-hypophysäre System 43
   Das Ovarium 47
   Hormonale Wirkung an den Zielorganen 49
   Hormonale Einflüsse auf Vegetativum und Psyche 52
   Hormonale Wirkungen auf den Stoffwechsel 52
Die physiologischen Abläufe in den einzelnen Lebensphasen 52
   Kindheit 52
   Pubertät 54
   Geschlechtsreife 57
   Klimakterium–Menopause–Senium . 57

4. Besonderheiten des weiblichen Organismus 60

5. Menstruationshygiene und Verhalten während der Periode 62
Menstruationshygiene 62
Verhalten während der Menstruation ... 63
   Sport 63
   Kohabitationen 63

6. Sexualphysiologie (mit Hinweisen auf die Sexualpathologie) 64
Die erogenen Zonen 64
Die physiologischen Reaktionsphasen des Sexualcyclus 64
   Die physiologischen Reaktionen der Sexualorgane der Frau in den Phasen des Sexualcyclus 65
   Die physiologischen Reaktionen der Sexualorgane des Mannes in den Phasen des Sexualcyclus 67
   Die extragenitalen Reaktionen während des Sexualcyclus bei Frau und Mann .. 67

Das normale Sexualverhalten von Frau
und Mann ... 68
Das Sexualverhalten und der
Reaktionsablauf bei älteren Menschen .. 69
Partnerschaftsstörungen ... 69
Die Grenze zwischen normalem
und abnormem Sexualverhalten ... 70
Das abnorme Sexualverhalten ... 71
Hinweise zur Sexualberatung ... 71

**7. Die Stellung der Frau in der Gesellschaft
aus gynäkologischer Sicht** ... 72
Die Doppelrolle der Frau ... 72
Der Familiencyclus ... 73
Die Stellung der Jugendlichen ... 74

**8. Familienplanung – Empfängnisregelung
– Empfängnisverhütung** ... 75
Methoden ohne Anwendung von Mitteln
(sog. natürliche Methoden) ... 78
Mechanische Methoden ... 78
Die hormonale Kontrazeption ... 83
Die operative Sterilisierung der Frau –
Die Tubensterilisation ... 91
Methoden der Empfängnisverhütung von
seiten des Mannes ... 91

9. Genetische Beratung ... 92
Aufgaben des Geburtshelfers
und Gynäkologen ... 92
Einige Grundlagen der Humangenetik .. 93
Die Hauptgruppen der menschlichen
Erbleiden ... 94
    Einzelgendefekte ... 94
    Multifaktoriell – polygen – bedingte
    Leiden ... 99
    Chromosomopathien ... 99

**10. Pränatale Diagnostik
genetisch bedingter Defekte
in der Frühschwangerschaft** ... 107

11. Umweltfaktoren ... 111
    Medikamente in der Schwangerschaft ... 111
    Ionisierende Strahlen und Schwangerschaft . 115

12. Physiologie der Reproduktion ... 117
Meiose – Reduktionsteilung – Reifeteilung . 118
    Die Spermiogenese – Spermatogenese . 119
    Die Oogenese ... 122

Capacitation der Spermatozoen ... 123
Die Befruchtung ... 125
Die Furchungsteilungen ... 126
Die Entwicklung der Blastocyste ... 127
Nidation und Implantation ... 127
    Immunologische Aspekte
    der Implantation ... 128
    Die Decidualisation ... 129
Entwicklung des graviden Uterus ... 129
Differenzierung und Entwicklung
des Trophoblasten ... 131
Weitere Entwicklung der Placenta ... 132
    Morphologie ... 132
    Physiologie ... 134
    Stoffwechsel- und Austauschfunktion . 135
    Die Placenta als endokrine Drüse ... 137
Nabelschnur, Eihäute, Fruchtwasser –
Paraplacentare Strukturen – Secundinae .. 141
Die Entwicklung des Embryoblasten ... 142
Die Embryonalperiode ... 144
Die Fetalperiode ... 145
Embryofetale Entwicklung und
Funktionsaufnahme einiger Organe
und Organsysteme ... 146
    Lungen ... 146
    Kreislauf ... 147
    Erythropoese – Hämoglobin ... 149
    Leber ... 150
    Nieren ... 150
    Nervensystem ... 150
    Immunsystem ... 151
Das Geschlechtsverhältnis ... 152

**13. Physiologische Veränderungen
des mütterlichen Organismus
in der Schwangerschaft
und unter der Geburt** ... 152
Stoffwechselveränderungen ... 152
Veränderungen des Herz- und
Kreislaufsystems ... 155
Atmung ... 157
Grundumsatz ... 157
Wasser- und Elektrolythaushalt ... 157
Nierenfunktion ... 158
Harntrakt ... 158
Gastrointestinaltrakt ... 159
Haut ... 159
Psychische Veränderungen ... 160
Schwangerschaftsveränderungen
der Genitalorgane ... 160
Schwangerschaftsveränderungen
der Halte- und Stützgewebe ... 161

14. Untersuchung und Betreuung während der Schwangerschaft 162
Schwangerenvorsorge 162
Die erste Untersuchung zur Diagnose einer Frühgravidität 162
   Anamnese 162
   Die gynäkologische Untersuchung zur Diagnose der frühen Schwangerschaft . 165
   Obligatorische Zusatzuntersuchungen . 166
Die Beratung nach Feststellung der Gravidität 167
   Notwendigkeit regelmäßiger Kontrolluntersuchungen 167
   Hinweise auf die Ernährung in der Schwangerschaft 167
   Genußmittel in der Schwangerschaft 168
   Körperliche Belastungen in der Schwangerschaft 169
   Sexualverhalten in der Schwangerschaft . . 169
   Medikamente und Röntgendiagnostik in der Schwangerschaft 169
   Hinweise für Risikoschwangere 169
   Die ungewollte Schwangerschaft 169
Die weitere Überwachung der Schwangeren 170
   Intervalle der Vorsorgeuntersuchungen 170
   Obligatorische Befunderhebungen . . . 170
   Geburtshilfliche Untersuchung . . . 170
Besondere Aspekte bei der Untersuchung und Beratung in den letzten Wochen vor dem Geburtstermin 174
   Die Berechnung des voraussichtlichen Geburtstermins 176
   Die psychoprophylaktische Geburtsvorbereitung 177

B. Die normale Geburt und das Wochenbett

15. Die physiologisch-anatomischen Grundlagen der Geburt 181
Das weibliche Becken 181
   Klassifizierung der Beckenformen . . . 181
   Die Beckendiagnostik 184
Der Geburtskanal 185
   Geburtshilflich bedeutsame Räume, Ebenen und Maße des Beckens 185
   Die Beckenachse (Führungslinie) 189
Das Kind unter der Geburt 189
   Maße und diagnostische Orientierungspunkte 189
   Lage, Stellung, Haltung, Einstellung und Leitstelle der Frucht 192
   Der Geburtsmechanismus 193
Die Physiologie der Wehen 195
   Erregungsbildung und Erregungsablauf im Myometrium – Auslösung der Wehentätigkeit 195
   Der Ablauf der Wehen in den einzelnen Phasen der Geburt 197

16. Der physiologische Ablauf der Geburt . 200
Die Eröffnungsperiode 200
Der Blasensprung 200
Die Austreibungsperiode 201
Die Nachgeburtsperiode 201

17. Die Leitung und Überwachung der normalen Geburt 203
Aufnahme und vorbereitende Maßnahmen zur Geburt 203
Allgemeine Prinzipien der Leitung und Überwachung der Geburt 204
Leitung und Überwachung der Eröffnungsperiode 205
Leitung und Überwachung der Austreibungsperiode 206
Erste Beurteilung und Versorgung des Neugeborenen unmittelbar nach der Geburt 208
Leitung der Nachgeburtsperiode 210

18. Methoden der Überwachung des Feten während Schwangerschaft und Geburt . . . 211
Physikalisch-chemische Methoden 212
   Die Kardiotokographie 212
   Die Mikroblutuntersuchung (MBU) beim Feten – Fetalblutanalyse (FBU) . . 218
   Die Amnioskopie 220
   Die Ultraschalldiagnostik 221
Biochemisch-endokrinologische Überwachungsmethoden 228
   Immunologischer Schwangerschaftstest 228
   Hormonbestimmungen zur Schwangerschaftsüberwachung 230

19. Medikamentöse Beeinflussung – Steuerung – der Wehentätigkeit 233
Wehenauslösung – Wehenverstärkung . . 233
   Oxytocin 233
   Prostaglandine 234
   Mutterkornalkaloide 235
Wehenhemmung – Tokolyse 235

20. Medikamentöse Geburtserleichterung – Geburtshilfliche Analgesie und Anaesthesie 238
Sedativa – Analgetica 238
Regionalanaesthesie 239
Allgemeinanaesthesie 241

21. Das reife Neugeborene 242
Die Anpassung an das extrauterine Leben 242
Die Zustandsdiagnostik des Neugeborenen 242
Die Untersuchung des Neugeborenen im Kreißsaal (U_1) 243
Die Neugeborenenbasisuntersuchung (U_2) und Suchtests 244
Endokrine Reaktionen des Neugeborenen 245
Der physiologische Ikterus des Neugeborenen 246

22. Das Wochenbett 246
Physiologie des Wochenbettes 246
Die Involution des Uterus 246
Die Lochien 247
Weitere Rückbildungsvorgänge . . 247
Endokrine Umstellung im Wochenbett . 247
Psychische Veränderungen im Wochenbett 248
Die Betreuung der Wöchnerin 248
Wochenpflege 248
Untersuchung und Beratung bei der Entlassung 249
Kontrolluntersuchung nach Abschluß des Wochenbettes 250

23. Die Lactation 250
Lactogenese 250
Galaktogenese 250
Galaktopoese 250
Zusammensetzung der Muttermilch . . 251
Stilltechnik 252
Abstillen 252
Stillhindernisse 252
Stillen und Medikamente 253

C. Pathologie der Schwangerschaft

24. Mütterliche Risikofaktoren und Erkrankungen in der Schwangerschaft . 257
Risikoschwangerschaft – Risikogeburt . . 257
Der Einfluß von Alter und Parität auf den Schwangerschaftsausgang 258

Mütterliche Erkrankungen und Schwangerschaft 259
Herzerkrankungen 260
Erkrankungen der Lunge 262
Nieren- und Harnwegserkrankungen . . 263
Gastrointestinale Erkrankungen 265
Erkrankungen der Leber 265
Chirurgische Eingriffe während der Schwangerschaft 267
Hämatologische Erkrankungen 268
Endokrine Erkrankungen 270
Erkrankungen der Haut 274
Neurologische Erkrankungen 274
Durch die Schwangerschaft begünstigte mütterliche Erkrankungen 275
Akute Pyelonephritis – Pyelonephritis gravidarum 275
Schwangerschaftsanämien 277
Icterus e graviditate – Intrahepatische Schwangerschaftscholestase 278
Akute Schwangerschaftsfettleber 279
Hauterkrankungen 279
Schwangerschaftsspezifische mütterliche Erkrankungen 279
Ptyalismus 279
Schwangerschaftserbrechen – Emesis/Hyperemesis gravidarum 280
Spätgestose – EPH-Gestose – Praeeklampsie – Hypertensive Erkrankungen in der Schwangerschaft . 281

25. Die gestörte Frühschwangerschaft . . . 289
Abort – Fehlgeburt 289
Spontanabort 289
Der Schwangerschaftsabbruch 303
Ektopische Schwangerschaft – Extrauteringravidität 306
Eileiterschwangerschaft – Tubargravidität 307
Trophoblasterkrankungen 310

26. Pränatale Infektionen 315
Virusinfektionen in der Schwangerschaft . 315
Pathogenese 316
Connatale Röteln 316
Cytomegalie 318
Herpes-simplex-Infektionen 319
Varicellen-Zoster-Erkrankungen . . 320
Pockenerkrankung – Pockenvaccination 320
Hepatitis-B-Infektionen 321
Enterovirus-Infektionen 321

Mumps (Parotitis epidemica) 321
Poliomyelitis 321
Influenza- und andere Viruserkrankungen des Respirationstraktes 322
    Masern 322
Toxoplasmose 322
Literiose (Listeria monocytogenes) 322
Malaria 323
Lues congenita 323

27. Die gestörte Spätschwangerschaft . . . 324
Das untergewichtige Neugeborene 324
    Frühgeburt –
    Intrauterine Mangelentwicklung 324
Die Frühgeburt 325
Die intrauterine Mangelentwicklung . . . 335
Die verlängerte Schwangerschaft 339
    Die Übertragung – Partus serotinus . . . 339
    Das Überreifesyndrom 341
Intrauteriner Fruchttod 342

28. Mehrlingsschwangerschaft und -geburt 344

**29. Morbus haemolyticus fetalis
et neonatorum (Mhn)** 348
Rh-Erythroblastose 348
ABO-Erythroblastose 353

D. Pathologie der Geburt und des Wochenbettes

30. Die regelwidrige Geburt 357
Die regelwidrige Geburtsdauer 357
    Die verkürzte Geburtsdauer 357
    Die verlängerte Geburtsdauer –
    Die protrahierte Geburt 357
Mütterliche Ursachen der regelwidrigen
Geburt 358
    Anomalien des knöchernen
    Beckens – Beckendystokie 358
    Pathophysiologie der Wehen –
    Wehendystokie 363
    Die cervicale Dystokie 364
Fetale Ursachen der regelwidrigen Geburt 364
    Lageanomalien des Kindes –
    Regelwidrige Lagen des Kindes 364
    Beckenendlage 364
    Quer- und Schräglagen 370

Regelwidrige Einstellung
bei Schädellage 372
    Hoher Geradstand 372
    Scheitelbeineinstellung im Beckeneingang –
    Verstärkter Asynklitismus 374
    Tiefer Querstand 375
    Hintere Hinterhauptslage –
    Occipitoposteriore Rotation 376
Regelwidrige Haltung bei Schädellage –
Deflexionslagen 378
    Scheitellage 378
    Vorderhauptslage 379
    Stirnlage 379
    Gesichtslage 380
    Vorliegen oder Vorfall des Armes bei
    Schädellage 381
    Schulterdystokie 382
    Fetale Fehlbildungen 383
Ursachen der regelwidrigen Geburt von
seiten der Membranen (Eihäute) 384
    Hydramnion (Polyhydramnie) 384
    Oligohydramnie 386
    Der vorzeitige Blasensprung 386
    Das Amnioninfektionssyndrom 389
Ursachen der regelwidrigen Geburt von
seiten der Nabelschnur 392
    Vorliegen und Vorfall der Nabelschnur . 392
    Nabelschnurumschlingung
    und Nabelschnurknoten 394
    Die zu kurze und die zu lange
    Nabelschnur 394
Ursachen der regelwidrigen Geburt von
seiten der Placenta 394
    Placentainsuffizienz 394
    Placentalösungsstörungen 398
    Placentalösungsstörungen post partum . . . 403
Postpartale Blutungen –
Atonische Nachblutung 404

31. Geburtsverletzungen der Mutter 404
    Dammrisse 405
    Labien- und Clitorisrisse 405
    Hämatome 405
    Scheidenrisse 406
    Cervixrisse 406
    Uterusruptur 406
    Symphysenläsion 407

32. Pathologie des Neugeborenen 408
Fetale Hypoxie – Intrauterine Asphyxie –
Fetal Distress 408
    Behandlung der intrauterinen Asphyxie ante
    partum 411

Sofortmaßnahmen zur Behandlung
des asphyktischen Neugeborenen 411
Gerinnungsstörungen
beim Neugeborenen 413
Geburtsverletzungen des Kindes 413
    Intrakranielle Blutungen 413
    Verletzungen im Bereich
    des Schädeldaches 414
    Skeletverletzungen 414
    Nervenverletzungen 414
Infektionen des Neugeborenen 414
Angeborene Fehlbildungen 415

33. Pathologie des Wochenbettes 417
Postpartale Infektionen 417
    Infektionen des Genitaltraktes 417
    Harnweginfektionen 418
    Mastitis puerperalis 419
Rückbildungsstörungen des puerperalen
Uterus 420
    Subinvolutio uteri 420
    Lochialstauung – Lochiometra 420
    Blutungen im Wochenbett 421
Thromboembolische Erkrankungen
im Wochenbett 421
    Oberflächliche Thrombose 422
    Tiefe Bein- und Beckenvenenthrombose 422
    Septische Thrombophlebitis 422
    Lungenembolie 423
Hormonale Störungen im Wochenbett . . 424
Psychische Störungen im Wochenbett –
Wochenbettpsychosen 424

34. Prinzipien der operativen Geburtshilfe . 425
Vaginale Entbindungsoperationen 425
    Die Zangenentbindung 425
    Geburtsbeendigung durch
    Vakuumextraktion 428
Die abdominale Schnittentbindung –
Kaiserschnitt – Sectio caesarea 429

35. Coagulopathien in der Geburtshilfe . . . 431
Verlustcoagulopathie 431
Verbrauchscoagulopathie 432
Destruktion von Gerinnungsfaktoren –
Hyperfibrinolyse 433
Fruchtwasserembolie 433
Dead Fetus Syndrome 433

36. Mütterliche und kindliche Mortalität
und Morbidität 434
Mütterliche Mortalität
(Müttersterblichkeit) 434
Kindliche Mortalität (Kindersterblichkeit) 435
Mütterliche und kindliche Morbidität . . . 437

E. Gynäkologische Pathophysiologie

37. Die gynäkologische Untersuchung . . . 441
Die Anamnese 441
Der obligatorische gynäkologische
Untersuchungsgang 444
Ergänzende gezielte Untersuchungen . . . 453
Besonderheiten der gynäkologischen
Untersuchung bei Kindern 454
Die Untersuchung der Brust 455

38. Entwicklungsanomalien des weiblichen
Genitale 459
Störungen der chromosomalen
Geschlechtsdeterminierung 459
Störungen der Entwicklung
und Differenzierung der Gonaden 461
    Gonadenagenesie 461
    Gonadendysgenesie 461
    Die „reine" Gonadendysgenesie
    (Swyer-Syndrom) 461
    Ovarielle Dysgenesie 462
    Testiculäre Dysgenesie 462
    Testiculäre Dysgenesie mit Stigmata
    der Intersexualität 463
    Testiculäre Dysgenesie mit partieller
    Verweiblichung
    (Pseudohermaphroditismus
    masculinus) 464
    Testiculäre Dysgenesie mit totaler Ver-
    weiblichung (testiculäre Feminisierung) 464
    Induzierte Intersexualität durch
    Einwirkung endogener oder exogener
    Androgene auf weibliche Feten
    (Pseudohermaphroditismus femininus) 465
    Hermaphroditismus (verus) 465

39. Die Fehlbildungen der Geschlechtswege 465
Die Fehlbildungen des Uterus 465
Die Fehlbildungen der Vagina 468
Die Hymenalatresie 469

40. Die Blutungsstörungen 470
Die dysfunktionellen Blutungen 470
    Rhythmusstörungen 471
    Typusstörungen 475

Die Amenorrhoe 476
   Die zentral bedingte Amenorrhoe 476
   Die hypophysär bedingte Amenorrhoe . 477
   Die ovariell bedingte Amenorrhoe . . . 477
   Amenorrhoe bei Erkrankungen anderer
   endokriner Drüsen und bei
   Allgemeinerkrankungen 478
   Uterine Amenorrhoe 478
   Iatrogene Amenorrhoe 478
Die Dysmenorrhoe 481
Das prämenstruelle Syndrom 482

41. Pathologie der Pubertät 482
Pubertas praecox 482
Pubertas tarda 484

42. Pathologie des Klimakterium 485

43. Pathologie des Senium 488

44. Die Klinik spezieller
endokriner Krankheitsbilder 489
Klinik des Stein-Leventhal-Syndroms . . . 489
Klinik der Gonadendysgenesie 493
Klinik der Intersexualität 495
   Hermaphroditismus verus,
   echter Zwitter 495
   Pseudohermaphroditismus 496
   Adrenogenitales Syndrom (AGS) 496
   Testiculäre Feminisierung – Hairless Women 499

45. Indikationen zu Hormonbestimmungen
und dynamischen Tests 500
Gonadotropine 500
Oestrogene 501
Progesteron 502
Androgene 503
Funktionstests 503

46. Prinzipien der Hormonbehandlung . . . 505
Die wichtigsten hormonalen
Behandlungsmethoden 509

47. Sterilität – Infertilität 512
Sterilitätsursachen bei der Frau 512
Ursachen der Infertilität des Mannes . . . 514
Die Diagnose der Unfruchtbarkeit
bei der Frau 515
Prinzipien der Sterilitätsbehandlung . . . 517
Die Insemination 518
Die Adoption 518

48. Entzündungen des Genitale 519
Entzündungen der Vulva 519
Entzündungen der Vagina (Kolpitis) . . . 522
   Der biologische
   Reaktionsmechanismus der Scheide . . 522
Entzündungen der Cervix uteri (Cervicitis) 527
Entzündungen des Endometrium
(Endometritis) 528
   Das Asherman-Syndrom 529
Entzündungen der Adnexe 530
Die spezifischen Infektionen
des weiblichen Genitale 535
   Die Gonorrhoe 535
   Die Genitaltuberkulose 537
   Die Lues (Syphilis) 539

49. Verletzungen des Genitale 540

50. Lageveränderungen des Genitale 540
Die Lagebeziehungen des Uterus 540
Retroflexio uteri mobilis 542
Retroflexio uteri fixata 543
Descensus und Prolapsus uteri
et vaginae 543
   Ätiologie und Pathophysiologie von
   Descensus und Prolapsus 544
   Pathophysiologie der Harninkontinenz
   bei Descensus 547

51. Gynäkologische Urologie 551
Fehlbildungen 551
Kompression und Verdrängung der Urete-
ren bei gynäkologischen Erkrankungen . . 551
Die Harninkontinenz 552
   Definition und Klassifizierung 552
   Ätiologie und Häufigkeit 552
   Streßinkontinenz 552
   Dranginkontinenz (Urge-Inkontinenz) . . . 552
   Reflexinkontinenz (Überlaufinkontinenz) . . 553
   Extraurethrale Inkontinenz 553
Die Schrumpfblase 556
Urogenitalfisteln 556
Harnweginfektionen 557

52. Endometriose – Adenomyose 560
Die Endometriose 560
Die Adenomyosis uteri 563

53. Psychosomatische Krankheiten
in der Gynäkologie 565

54. Parametropathia spastica – Pelipathia
vegetativa 568

55. Kreuzschmerzen als Leitsymptom 569

56. Die gutartigen und bösartigen Neubildungen des weiblichen Genitale ... 570
Die gutartigen und bösartigen Neubildungen der Vulva 570
Gutartige Neubildungen der Vulva 570
Bösartige Neubildungen der Vulva 571
   Prämaligne Veränderungen der Vulva
   (dystrophische und dysplastische
   Veränderungen) 571
   Das Vulvacarcinom 574

Die gutartigen und bösartigen Neubildungen der Vagina 577
Gutartige Neubildungen der Vagina 577
Bösartige Neubildungen der Vagina 578
   Prämaligne Veränderungen der Vagina . 578
   Das primäre Vaginalcarcinom 578
   Das sekundäre Carcinom der Vagina .. 580

Die gutartigen und bösartigen Neubildungen der Cervix uteri 580
Gutartige Neubildungen der Cervix uteri . 580
   Der Cervixpolyp 580
Bösartige Neubildungen der Cervix uteri . 581
   Die prämalignen Veränderungen
   der Cervix uteri 581
   Das Cervixdrüsenfeld 582
   Die Dysplasie und das sog. Carcinoma
   in situ der Cervix uteri 583
   Die Klinik der Präcancerosen
   der Cervix uteri 585
   Das Cervixcarcinom 591

Die gutartigen und bösartigen Neubildungen des Corpus uteri 599
Gutartige Neubildungen des Corpus uteri 599
   Der Corpuspolyp
   (Adenoma corporis uteri) 599
   Das Uterusmyom (Myoma uteri) 599
Bösartige Neubildungen des Corpus uteri . 604
   Die prämalignen Veränderungen
   des Endometrium 604
   Die atypische – adenomatöse –
   Hyperplasie des Endometrium 605
   Die Dysplasie des Endometrium 605
   Das Corpuscarcinom 606
   Das Sarkom des Uterus 610

Die gutartigen und bösartigen Neubildungen der Tuben 610
Gutartige Neubildungen der Tuben 610
Bösartige Neubildungen der Tuben 610

Die gutartigen und bösartigen Neubildungen des Ovars 611
Die funktionellen oder Retentionscysten
des Ovars 612
Gutartige Neubildungen des Ovars 614
   Cystische Ovarialtumoren –
   Ovarialcystome 614
   Solide Ovarialtumoren 617
   Hormonbildende Ovarialtumoren ... 617
Bösartige Neubildungen des Ovars 619
   Die primären malignen Ovarialtumoren
   – Das primäre Ovarialcarcinom 619
   Das sekundäre (metastatische)
   Ovarialcarcinom 623
Die Klinik der Ovarialtumoren 623

57. Differentialdiagnostische Erwägungen bei akuten abdominalen Schmerzzuständen (akutes Abdomen) 634

58. Erkrankungen der Brustdrüse 637
   Fehlanlagen und
   Entwicklungsstörungen 638
   Mastitis non puerperalis 638
Die gutartigen und bösartigen Neubildungen der Mamma 638
Gutartige Veränderungen der Brustdrüse . 638
   Mastopathie 638
   Die Beziehungen zwischen Mastopathie
   und Mammacarcinom 640
Bösartige Neubildungen der Mamma ... 640
   Mammacarcinom 640

59. Hinweise auf Versicherungs-, Versorgungs- und Sozialhilferecht der Krebskranken 649

60. Prinzipien der operativen Behandlung in der Gynäkologie 649

Anhänge
   I Gesetz zum Schutz
     der erwerbstätigen Mutter 652
   II Mutterschaftsrichtlinien 658
   III Mutterpaß 663
   IV Neugeborenenuntersuchungen
     (U_1, U_2) 667

Weiterführende Literatur 672

Sachverzeichnis 677

A. Grundlagen der Reproduktion

1. Entwicklung und Differenzierung der Genitalorgane

Cytogenetische Grundlagen

Geschlechtsbestimmung und Geschlechtsentwicklung sind auf dem Boden der von der Cytogenetik und der Molekulargenetik erarbeiteten Kenntnisse besser verständlich geworden.

Der menschliche Karyotyp

Seit 1956 ist bekannt, daß der Mensch in allen somatischen Zellen den spezifischen diploiden Satz von 46 Chromosomen besitzt. Der menschliche Karyotyp enthält 22 homologe Autosomenpaare und 2 Geschlechtschromosomen (Gonosomen). Die auf den Autosomen lokalisierten Gene sind im wesentlichen für die körperliche Entwicklung und die somatischen Funktionen des Organismus beider Geschlechter verantwortlich (s. S. 9). Die geschlechtsspezifischen Unterschiede sind durch die beiden Geschlechtschromosomen gewährleistet, die bei der Frau durch zwei X-Chromosomen, beim Mann durch ein Y-Chromosom und ein X-Chromosom repräsentiert werden.
Die gültige Nomenklaturformel lautet somit für den normalen weiblichen Karyotyp 46, XX und für den männlichen Chromosomenstatus 46, XY.
Nach Übereinkunft werden bei der Chromosomenanalyse die Autosomen in Paaren der Größe nach geordnet, fortlaufend von Nr. 1 bis Nr. 22 numeriert und ihren Strukturmerkmalen folgend in die Gruppen A bis G unterteilt. Das X-Chromosom wird dabei der C-Gruppe, das Y-Chromosom der Gruppe G zugeordnet. Nach der Denver-Klassifikation (1959) ergibt sich damit folgendes Schema für die Aufstellung des menschlichen Karyotyps:
A (Nr. 1–3), B (Nr. 4–5), C (Nr. 6–X–12), D (Nr. 13–15), E (Nr. 16–18), F (Nr. 19–20), G (Nr. 21–22–Y).
(Abb. 1 a u. b).
Als Nachteil erwies sich jedoch die unzulängliche Unterscheidbarkeit einzelner Chromosomenpaare allein nach ihrer Morphologie und Größe. Ein erster Fortschritt zeichnete sich ab, als man autoradiographische Techniken – wie Zusatz von ^{3}H-Thymidin zur Zellkultur – anwandte, um unter Ausnutzung der asynchronen Replikation der Chromosomen und ihrer einzelnen Abschnitte im Verlauf der S-Phase des Mitosecyclus und das daraus resultierende Replikationsmuster darzustellen und auf diese Weise die Identifizierung zu verfeinern.
Der *Durchbruch zur Erkennung aller homologen Chromosomenpaare* des menschlichen Chromosomenkomplementes aufgrund distinkter Strukturmerkmale und zur Aufdeckung auch kleinster Gewinne und Verluste einzelner Chromosomen erfolgte, nachdem es gelungen war, mit Hilfe von *Fluorescenzfarbstoffen,* wie Quinacrine-mustard, ein spezifisches Fluorescenzmuster für jedes Chromosomenpaar nachzuweisen und darzustellen (Q-Banden). Seitdem sind zahlreiche spezielle Färbetechniken beschrieben und eingeführt, die über biochemische Prozesse wie Denaturierung/Renaturierung im Bereich der DNS-Spirale und ihrer Proteinhülle die *Sichtbarmachung einzelner Regionen* als Banden in den Chromosomen erlauben, deren Position für jedes der homologen Chromosomenpaare spezifisch und identisch ist. Je nach Färbetechnik und Anfärbung bestimmter Regionen erhält man die sog. G-, C-, R- und N-Banden.
Durch isolierte und kombinierte Anwendung dieser Techniken wurde es möglich, sogar feinste partielle Deletionen und Duplikationen zu identifizieren, deren Chromosomenmaterial weniger als 5% des Genoms enthält.
Diese Fortschritte machten eine erweiterte international einheitliche Nomenklatur notwendig, die auf der Paris Conference 1971 erarbeitet wurde und die bisher gültigen Symbole durch neue ergänzte. Die kurzen Arme der Chromosomen werden mit „p", die langen mit „q" bezeichnet und nach bestimmten morphologischen Kennzeichen und charakteristischen Banden – Landmarks – in Regionen unterteilt.

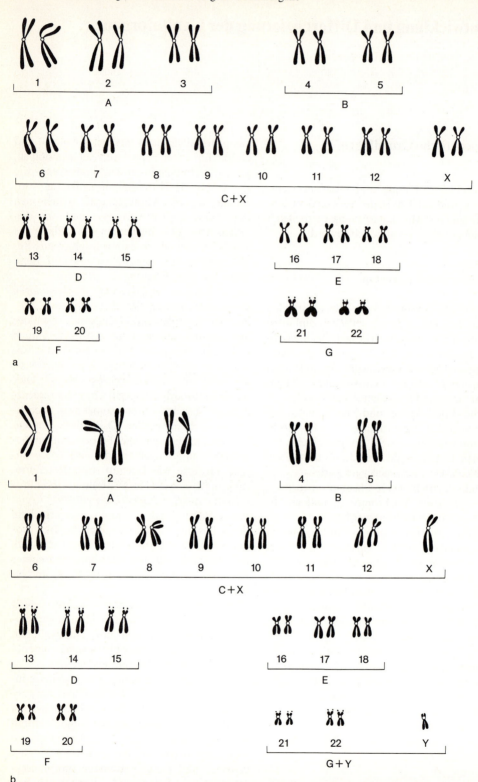

Abb. 1. a Normaler weiblicher Karyotyp 46, XX; **b** normaler männlicher Karyotyp 46, XY

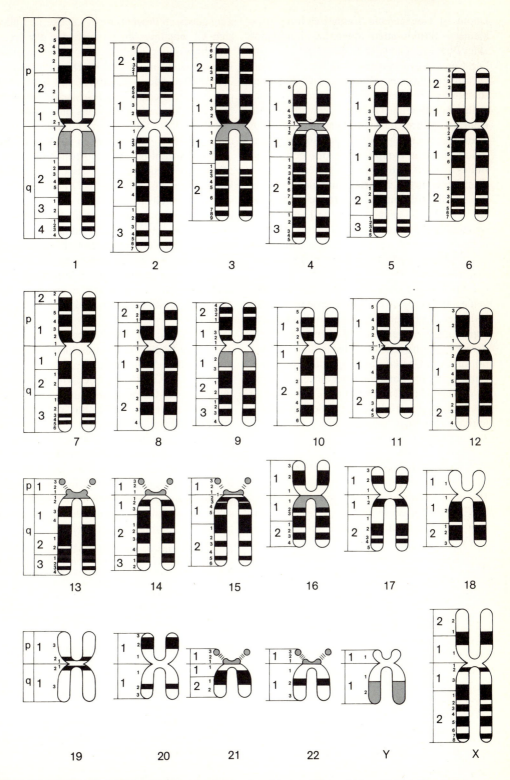

Abb. 2. Schematische Darstellung der Chromosomen (Paris Conference 1971) Mit Hilfe der Bandentechniken ist eine differenziertere Diagnostik möglich geworden

Damit ist eine genaue Kennzeichnung auch kleinster Strukturaberationen auf internationaler Ebene gegeben (Abb. 2).

Die *Chromosomendiagnostik* ist durch die Entwicklung geeigneter Methoden zur Züchtung somatischer Zellen und Gewebe und deren spezielle Aufarbeitung möglich geworden. Als Routineverfahren hat sich wegen der einfachen Materialgewinnung die Chromosomenpräparation aus den Lymphocyten des peripheren Blutes bewährt. Diese transformieren in vitro in einem geeigneten Nährmedium nach Zusatz des antigen wirksamen Extraktes aus Phaseolus vulgaris (Phytohämagglutinin) zu Lymphoblasten und entfalten eine rege Teilungsaktivität.

Die Mitosen werden in der Metaphase mit Hilfe des Kernspindelgiftes Colchicin blockiert und damit zugleich angereichert. Durch anschließende Quellung der Zellen im hypotonen Milieu gelingt es, die in der Metaphase noch dicht gedrängt liegenden Chromosomen räumlich voneinander zu trennen und über weitere präparative Schritte und nach Herstellung und Anfärbung von Objektträgerpräparaten in Größe, Zahl, Form und Bandenmuster einzeln sichtbar zu machen (Abb. 1a u. b, Abb. 2). Die Analyse des Karyotypus erfolgt anhand der mikrophotographischen Wiedergabe.

Das Geschlechtschromatin

Das eine der beiden X-Chromosomen kann in den *Interphasekernen der Körperzellen* weiblicher Individuen nachgewiesen werden. In einem gewissen Prozentsatz der Zellkerne finden sich Chromatinverdichtungen, die der Kernmembran anliegen und dreieckig oder plankonvex gestaltet sind (Abb. 3). Diese Strukturen entsprechen dem inaktiven X-Chromosom (s. S. 9) und werden als Geschlechtschromatin bzw. nach ihrem Entdecker als *Barr-Körper* bezeichnet (1949). Für die Beziehungen zwischen der Zahl der X-Chromosomen des Karyotypus und der Anzahl der Barr-Körper in den Interphasekernen gilt auf der Basis der Gendosiskompensation (s. S. 9) die *(X–1)-Formel*. Sie besagt, daß jeweils im Ruhekern ein Chromatinkörper weniger vorhanden ist, als X-Chromosomen im Chromosomensatz enthalten sind. In den Zellkernen des normalen weiblichen Organismus mit zwei X-Chromosomen (46, XX) ist gemäß dieser Formel ein Chromatinkörper nachzuweisen, dagegen fehlt er bei normalen männlichen Individuen mit dem Karyotypus 46, XY.

Der Nachweis der Barr-Körper erfolgt i. allg. aus Zellabstrichen der Mundschleimhaut und/oder aus dem Vaginalepithel sowie den Haarwurzeln des Kopfhaares oder wird in Verbindung mit der Chromosomenanalyse an Interphasezellen der Gewebekultur durchgeführt. Die Bildung des Sexchromatins durch eines der beiden X-Chromosomen ist kein konstantes Phänomen. Daher sind die Barr-Körper auch bei normalen weiblichen Individuen nicht in allen Zellkernen, sondern von Gewebe zu Gewebe unterschiedlich nur in ca. 15–20% der Zellen sichtbar. Deshalb müssen mindestens 200 Interphasekerne durchgemustert werden.

Das Geschlechtschromatin tritt an den *segmentkernigen neutrophilen Leukocyten* als trommelschlegelähnlicher Kernanhang („*Drumstick*") in Erscheinung und kann in ca. 2–3% dieser Zellen im gefärbten Blutausstrich eines normalen weiblichen Individuum nachgewiesen werden. Die Auswertung von mindestens 500 Zellkernen ist bei der geringen Frequenz notwendig.

Diese Verfahren stellen einfache und zugleich zuverlässige Vormusterungsmethoden dar. Nach der (X–1)-Formel lassen sich gonosomale numerische Anomalien (s. S. 460) aufdecken und bei Abweichungen von der normalen Frequenz der Barr-Körper und der Drumsticks erste Anhaltspunkte für Mosaikkonstellationen (s. S. 460) ableiten. Aus der Form und Größe der Barr-Körper (und der Drumsticks) können Hinweise auf strukturelle Aberrationen des X-Chromosoms gewonnen werden (s. S. 460).

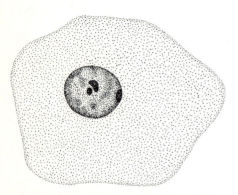

Abb. 3. Geschlechtschromatinpositive Zelle; man sieht den Barr-Körper der Kernmembran anliegend bei 3^h (Vaginalabstrich)

Das Y-Chromosom läßt sich in der Interphase – z. B. ebenfalls in den Zellen von Mundschleimhautabstrichen – nach Fluorochromierung mit Atebrin oder verwandten Acridin-Farbstoffen fluorescenzmikroskopisch nachweisen. Damit liegt auch eine Suchmethode zur Aufdeckung numerischer und struktureller Anomalien des Y-Chromosoms vor.

Molekulargenetische Aspekte

Die Chromosomen sind die Träger der Erbanlagen. Die Vererbungssubstanz ist die Desoxyribonucleinsäure (DNS). Sie enthält die genetische Information in der Sequenz ihrer 4 Basen Adenin, Guanin, Cytosin und Thymin verschlüsselt (genetischer Code). Die Codewörter oder Codons bestehen jeweils aus drei benachbarten Basen, den Tripletts. Jede Zelle des Körpers mit dem kompletten Chromosomensatz ist auch mit dem kompletten Gehalt an genetischer Information ausgestattet. Bei der Informationsübertragung ist zwischen der Übermittlung der für Funktion und Leistung der Zelle notwendigen Informationen *innerhalb der Zelle* und der Weitergabe des gesamten genetischen Informationsgehaltes an die *nächste Zellgeneration* zu unterscheiden. Die Übertragung der Information innerhalb der Zelle vollzieht sich in zwei wichtigen Etappen. Der erste Schritt – *die Transkription* – ist die Synthese der m-RNS (messenger- oder Matrizen-Ribonucleinsäure) als unmittelbare Arbeitskopie eines der beiden DNS-Stränge. Diese wird bei dem zweiten Schritt – *der Translation* – verwendet, um die Synthese von Polypeptidketten zu steuern, deren Aminosäurensequenz durch die Nucleotidsequenz der m-RNS bestimmt wird. In der Sprache der Molekulargenetik ist der (hypothetischen) erbbiologischen Einheit – dem Gen – eine DNS bestimmter Basensequenz äquivalent. Entsprechend dem Grundkonzept der modernen Genetik überwacht jeweils ein Gen die

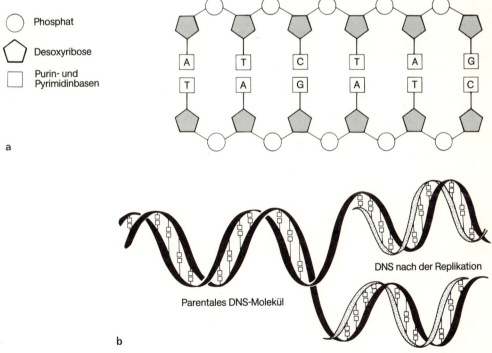

Abb. 4a u. b. Strukturmodell der DNS. **a** Schematische Darstellung des DNS-Moleküls. Zwei Polynucleotide sind durch die in den Seitenketten enthaltenen Basen so verknüpft, daß sich Adenin *(A)* und Thymin *(T)* sowie Guanin *(G)* und Cytosin *(C)* gegenüberstehen. **b** Darstellung der Reduplikation des DNS-Moleküls. *Links:* Das elterliche Molekül mit den komplementären Helices, die über Basenseitenketten verbunden sind. *Rechts:* Reduplikation der DNS: Nach Öffnung der Wasserstoffbindungen werden zwei neue DNS-Stränge synthetisiert. Die neuen Stränge besitzen eine komplementäre Basenanordnung zu der der parentalen DNS. (Nach Langman 1969)

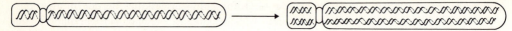

Abb. 5. Schematische Darstellung eines Chromosoms vor und nach der DNS-Reduplikation. (Nach Langman 1969)

Synthese einer Polypeptidkette, d. h. eines Enzyms oder eines Proteins.

Die vollständige Weitergabe aller genetischen Informationen an die nächste Zellgeneration setzt die *identische Reduplikation,* d. h. Neusynthese der DNS, nach gegebenem Muster voraus.

Beiden Prinzipien, Informationsübertragung innerhalb der Zelle und Vererbung des gesamten Informationsgehaltes an die folgenden Zellgenerationen, wird das Strukturmodell der DNS als Doppelhelix von Watson und Crick (1953) gerecht (Abb. 4 u. 5).

Der genetische Code ist inzwischen durch *In-vitro-*Experimente an Mikroorganismen entziffert und wird als universell gültig angesehen.

Mit der Aufklärung der Schablonenfunktion und des genetischen Code ist aber noch nicht geklärt, welche Mechanismen im Zuge der Entwicklung ablaufen müssen, damit sich Zellen mit bestimmter Morphologie, Funktion und Leistung differenzieren.

Nach dem gegenwärtigen Stand des Wissens wird dies dadurch erreicht, daß in jedem sich differenzierenden und in jedem differenzierten Gewebe nur die speziell benötigten Abschnitte des genetischen Code aktiv sind, während andere Genkomplexe außer Funktion bleiben oder inaktiviert werden. Vermutlich sind also nur einige Gene bzw. Genkomplexe das ganze Leben hindurch aktiv, während andere, je nach den Anforderungen der Entwicklung und Differenzierung, an- und abgeschaltet werden. Ein gesichertes Beispiel für eine bestimmte Periodizität der Genaktivität im Laufe der menschlichen Entwicklung ist die Bildung von fünf verschiedenen Hämoglobinen im prä- und postnatalen Dasein, die auf die zeitlich unterschiedliche Genaktivität von fünf verschiedenen Genloci zurückzuführen ist. Wenn man davon ausgeht, daß der Genbestand auf ca. 50000 Gene pro Zelle zu veranschlagen ist und daß jede Zelle den kompletten Satz von Genen bzw. genetischen Informationen enthält, so ist damit ein Reservoir gegeben, aus dem *während der Entwicklung und durch das ganze Leben hindurch zur rechten Zeit und am rechten Ort die benötigten Gene aktiviert und im Bedarfsfall inaktiviert werden können.*

Die steuernden Kontroll- und Informationsmechanismen der Genaktivierung und -inaktivierung sind trotz der z. T. bestätigten Theorie über die Regulierung der Genaktivität von Jacob und Monod (1961) weitgehend unbekannt, werden aber sicher ebenfalls genetisch kontrolliert.

Die normale Geschlechtsentwicklung

Für die Festlegung des Geschlechtes und die Entwicklung der Geschlechtsorgane sind folgende Schritte bestimmend:
- die chromosomale Geschlechtsdeterminierung,
- die Entwicklung und Differenzierung der Gonaden,
- die Entwicklung und Differenzierung von Tuben, Uterus und Vagina,
- die Entwicklung und Differenzierung der äußeren Geschlechtsorgane.

Die chromosomale Geschlechtsdeterminierung

Das Geschlecht des Individuums wird durch die geschlechtsdeterminierenden Gene auf dem X- und Y-Chromosom festgelegt. Die Kombination der Geschlechtschromosomen zu einem männlichen (XY) oder weiblichen (XX) Gonosomenkomplement erfolgt bei der Vereinigung der haploiden väterlichen und mütterlichen Gameten (s. S. 9). Entscheidend für die Geschlechtsbestimmung ist, daß nach Durchlaufen der Meiose die Spermatocyten in ihrem haploiden Chromosomensatz entweder ein Y-Chromosom oder ein X-Chromosom besitzen.

Wird die Eizelle, die normalerweise in ihrem haploiden Chromosomensatz stets ein X-Chromosom enthält, von einem Spermium mit einem

Abb. 6. Schema der Geschlechtsdeterminierung bei der Befruchtung. Enthält das Spermium ein Y-Chromosom, so entsteht bei der Befruchtung eine männlich determinierte Zygote; enthält das Spermium ein X-Chromosom, so entsteht bei der Vereinigung von Ei- und Samenzelle eine weiblich determinierte Zygote

$22A+Y \rightharpoondown 22A+X \longrightarrow 44A+XY$ normale männliche Zygote

$22A+X \rightharpoondown 22A+X \longrightarrow 44A+XX$ normale weibliche Zygote

Y-Chromosom befruchtet, so ist damit das Geschlecht des zukünftigen Individuums als männlich festgelegt (46, XY). Erfolgt die Befruchtung durch ein Spermium mit einem X-Chromosom, so entsteht aus der Vereinigung von Ei- und Samenzelle eine Zygote mit zwei X-Chromosomen; damit ist die Fruchtanlage weiblich determiniert (Abb. 6). Das Geschlecht des Kindes wird also letzten Endes durch die väterliche Gamete bestimmt.

Die geschlechtsdeterminierende Funktion der Gonosomen wird verständlicher, wenn man sie unter dem Gesichtspunkt der Evolution betrachtet. Es spricht vieles für die Hypothese, daß die Geschlechtschromosomen ursprünglich ein homologes Paar von Autosomen waren, die sich im Zuge der Evolution divergent entwickelt haben. Man nimmt an, daß das Y-Chromosom mit der Zeit die für die Determination des männlichen Geschlechtes ausschlaggebenden Gene akkumuliert und die nicht geschlechtsbestimmenden Informationen größtenteils verloren hat. Auf diese Weise ist das Y-Chromosom in hohem Grade auf die männliche Geschlechtsdetermination spezialisiert. Es besitzt ein Regulatorgen – einen auf dem Y-Chromosom lokalisierten hodeninduzierenden Faktor. Wahrscheinlich stellt das H-Y-Antigen (Ohno 1976) das zugehörige Regulatorprotein dar.

Dagegen ist das X-Chromosom während der Evolution weitgehend unverändert geblieben und hat neben den weiblich bestimmenden Genen den ursprünglichen autosomalen Genbestand behalten. Man schätzt, daß insgesamt etwa 58 autosomale Erbfaktoren auf dem X-Chromosom verankert sind. Einige sind durch die X-chromosomalen Anomalien (s. S. 102) und den charakteristischen Vererbungsmodus der X-gebundenen Erbkrankheiten bekannt geworden. Auf dem X-Chromosom ist auch das Tfm-Gen lokalisiert, das für das Androgenreceptorgen codiert und damit die maskulinisierende Wirkung von Androgenen auf die Zielorgane steuert.

Da männliche Individuen mit einem X-Chromosom auskommen, muß offenbar *ein* X-Chromosom für die somatischen Prägungseffekte genügen. Die quantitative Differenz im Genbestand zwischen männlichen Individuen mit einem und weiblichen Individuen mit zwei X-Chromosomen wird durch einen Puffermechanismus ausbalanciert. Dieser besteht darin, daß in der frühen embryonalen Entwicklung eines der beiden X-Chromosomen der weiblich determinierten Fruchtanlage genetisch inaktiv wird. Offen ist, ob sich die Inaktivierung über das gesamte X-Chromosom erstreckt (s. S. 6).

Die Inaktivierung des X-Chromosoms bedeutet demnach eine Gendosiskompensation. Die somatischen Zellen beim männlichen und weiblichen Geschlecht sind also dadurch quantitativ gleich ausgestattet, daß sie nur ein genetisch aktives X-Chromosom enthalten. Es ist jedoch zu beachten, daß in den Zellen der Embryonalanlage wahllos sowohl das vom Vater als auch das von der Mutter stammende X-Chromosom inaktiviert werden kann. Damit besitzt jedes weibliche Individuum zwei Zellpopulationen: eine mit einem aktiven X väterlicherseits, die andere mit einem aktiven X mütterlicherseits. Das weibliche Individuum stellt somit bezüglich der gonosomalen Ausstattung ein natürliches Mosaik dar. Diese Inaktivierung des einen der beiden X-Chromosomen findet zwischen dem 12. und 20. Tag nach der Konzeption bei chromosomal weiblich determinierten Fruchtanlagen statt, also zu einem Zeitpunkt, bevor die Differenzierung in Hoden oder Ovarien beginnt. Dieser Vorgang wird daran erkennbar, daß in den embryonalen Zellen mit Ausnahme der Keimzellen die Barr-Körper erscheinen (s. S. 6).

Wenn auch über die Bedeutung dieses Vorganges für die Kompensation der X-chromosomalen Gendosis weitgehend Klarheit besteht, so ist doch keineswegs bekannt, warum sich dieses aus genetischer Sicht so gravierende Ereignis zu diesem Zeitpunkt abspielt. Offenbar müssen aber bis zu diesem Entwicklungsstadium beide X-Chromosomen des weiblichen Embryos genetisch aktiv sein.

Die Entwicklung und Differenzierung der Gonaden

Obwohl das Geschlecht des zukünftigen Individuum bereits bei der Befruchtung chromosomal festgelegt ist, werden die Gonaden zunächst indifferent, d. h. für beide Geschlechter gleich angelegt. Sie erscheinen paarig beim 4–5 mm langen Embryo während der 5.–6. Woche post conceptionem (p. c.) als leichte Verdickung an der Oberfläche des Mesonephros nahe dem Cölomwinkel. Diese Zellproliferation leitet sich von dem an dieser Stelle eingestülpten Cölomepithel (= Genitalrinne) ab und wird heute als das *gemeinsame somatische Blastem* für die potentiellen Follikelzellen der Ovarien oder die Interstitiumzellen der Testes und die geschlechtsspezifischen Organstrukturen der

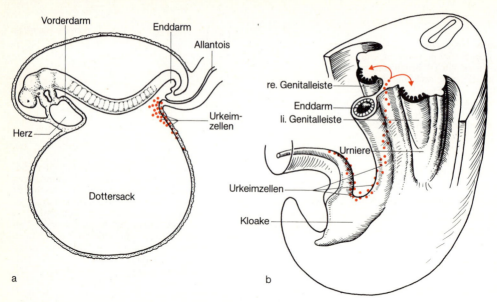

Abb. 7a u. b. Wanderung der Urgeschlechtszellen. **a** Primordiale Keimzellen in der Wand des Dottersackes, dicht an der Anheftungsstelle der Allantois. **b** Die Urgeschlechtszellen erreichen die Gonadenanlage. (Nach Langman 1969)

weiblichen und männlichen Keimdrüse angesehen. *Die Geschlechtschromosomenkonstitution der Blastemzellen entscheidet über die Differenzierungsrichtung der Gonadenanlage und bestimmt damit das gonadale Geschlecht.*
Die *Urgeschlechtszellen,* die als Stammzellen der Oogonien bzw. Spermatogonien gelten und die die ununterbrochene „Keimbahn" von einer Generation zur anderen repräsentieren, sind zuerst um den 21. Tag außerhalb der Gonadenanlage, und zwar extraembryonal im Entoderm des Dottersackes nachzuweisen (Witschi 1948). Mit Hilfe ihrer Eigenbeweglichkeit wandern sie zur Gonadenanlage beiderseits und breiten sich dort entlang der Oberfläche aus (Abb. 7). Während dieser Zeitspanne vermehren sie sich stetig durch ihre rege mitotische Teilungsaktivität. Sobald sich die Keimzellen in der Gonadenregion angesiedelt haben – dieser Vorgang vollzieht sich im 7–8-mm-Stadium –, setzt in der Tiefe des Blastems eine rapide Zellvermehrung ein; damit beginnt die Differenzierung zu Testes oder Ovarien. Die Differenzierung zur *männlichen* Gonade wird daran erkennbar, daß die Keimzellen von der Peripherie aus aktiv in die medulläre Region des Blastems eindringen, während gleichzeitig dort die Organisation der Samenkanälchen beginnt. Die Blastemzellen außerhalb der Tubuli seminiferi transformieren zu den androgenbildenden Interstitiumzellen. Der von diesen Strukturen freie Bezirk in der Hilusregion wird allmählich zum Rete testis umgestaltet (Abb. 8). Erfolgt die Differenzierung aufgrund der genetisch weiblichen Konstitution des Blastems zu *Ovarien,* so verbleibt die Mehrzahl der Keimzellen, die man jetzt als *Oogonien* bezeichnen kann, zunächst unmittelbar unter der Gonadenoberfläche im Bereich des Cortex. Die Oogonien dringen von dort aus aktiv in die tieferen Rindenschichten vor, sobald ihnen in umgekehrter Richtung aus der Tiefe des Blastems Zellstränge entgegenstreben, die die Vorstufen der Follikelzellen enthalten und daher als *Follikelzellstränge* bezeichnet werden. Die Follikelzellstränge nehmen die ihnen entgegenwandernden Oogonien auf und werden damit zu *eitragenden Zellsträngen*. Die Follikelzellen umschließen allmählich die Oogonien mit einer einschichtigen Zellage und bilden auf diese Weise die *Primärfollikel* (Abb. 9). Dieser Prozeß schreitet von der Peripherie der Organanlage zur Hilusregion fort. Die zentralen Abschnitte der Follikelstränge werden von den Keimzellen nicht erreicht. Aus diesem keimzellfreien Bezirk im Mesenchym entsteht später das *Rete ovarii* (Abb. 8). Alle diese primären Formationen sind in der Peripherie von einer einschichtigen Lage des Cölomepithels – dem sog. Keimepithel –

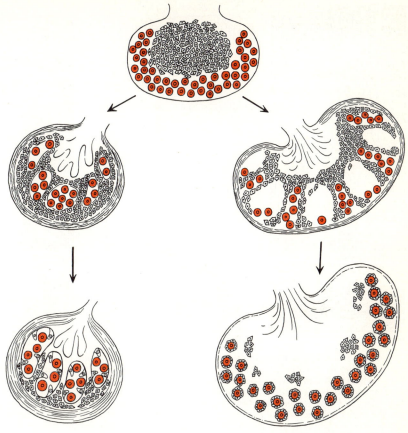

Abb. 8. Schematische Darstellung der Differenzierung der Gonadenanlage zu Testes und Ovarien. *Oben:* die indifferente Gonadenanlage mit Urkeimzellen in der Peripherie und dem somatischen Blastem im Zentrum. *Mitte:* Beginn der Differenzierung. *Links:* Bei männlich determinierten Keimlingen wandern die Urkeimzellen aktiv in das somatische Blastem ein, während die Blastemzellen etwas gegen die Peripherie vordringen und dadurch einen zentralen Bezirk – das spätere Rete testis – in der Hilusregion freilassen. Die Peripherie bleibt ebenfalls frei und wird bindegewebig umstrukturiert (spätere Tunica albuginea). *Rechts:* Bei weiblich determinierten Embryonen dringt das Blastem in Zellsträngen zur Peripherie vor und baut die Keimzellen ein (eizelltragende Stränge). *Unten: Links:* Die Testes sind differenziert: Die Blastemzellen sind als Interstitiumzellen erkennbar. *Rechts:* Die Ovarien sind differenziert: Die Blastemzellen sind als Follikelzellen erkennbar, haben die Eizellen umschlossen und damit Primärfollikel gebildet. (Nach Ohno 1967)

umhüllt und gegen extragonadale Strukturen abgegrenzt.

Bereits innerhalb der Follikelstränge beginnen die Oogonien sich zu Oocyten zu differenzieren. Der regelrechte Ablauf dieser Differenzierungsphase setzt ein zeitlich und quantitativ koordiniertes Verhalten von Oogonien und Follikelzellen voraus. Die Kontaktaufnahme mit den Follikelzellen veranlaßt einen entscheidenden *Funktionswechsel der Keimzellen: Die Vermehrungsphase wird abgeschlossen, und die Vorbereitungsphase für die generative Aufgabe beginnt.* Die Differenzierung der Oogonien zu *Oocyten* ist dadurch gekennzeichnet, daß die mitotischen Teilungen sistieren und die *Prophasestadien der ersten meiotischen Teilung* eingeleitet und durchlaufen werden. Gleichzeitig erfolgt eine Zunahme des Cytoplasmas. Um die lange Spanne bis zur Geschlechtsreife zu überbrücken, wird die Reifeteilung jedoch am Ende der ersten meiotischen Prophase arretiert. Die Oocyten verharren in einer interphaseähnlichen Ruheperiode, dem *Dictyotän*. Diese Unterbrechung der Reifeteilung ist nur dann gewährleistet, wenn die Oocyten von einer einschichtigen Zellage von Follikelzellen – durchschnittlich

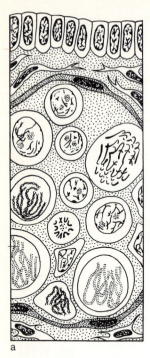 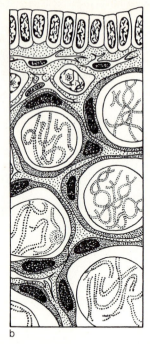 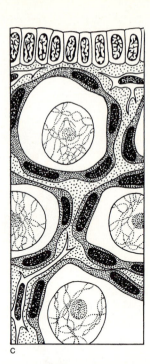

Abb. 9a–c. Schematische Darstellung der Feinstruktur des Ovars in verschiedenen Stadien der fetalen Entwicklung. **a** Ovar im 3. Monat der fetalen Entwicklung. Innerhalb der eitragenden Stränge zeigen Follikelzellen und Oogonien eine rege Mitoseaktivität. Im tiefsten Bezirk nahe der Medulla befinden sich einige Oocyten in Stadien der ersten meiotischen Prophase (Leptotän, Zygotän). **b** Im 7. Fetalmonat sind nahezu alle Oogonien zu Oocyten transformiert und befinden sich im Stadium der ersten meiotischen Prophase: In der obersten corticalen Zone haben sie noch keine enge Verbindung mit den Follikelzellen aufgenommen; in den tieferen corticalen Schichten sind sie bereits von einer einschichtigen Lage von Follikelzellen umgeben. **c** Im 9. Fetalmonat ist der gesamte corticale Bezirk mit Primärfollikeln besetzt, von denen jeder eine Oocyte im Dictyotän enthält. (Nach Ohno 1962)

12 Follikelzellen pro Eizelle – umgeben sind. Die Reifung der Keimzellen und ihre Überführung in das Dictyotän scheinen durch die Follikelzellen kontrolliert zu werden. Der *Follikelzellring schafft offenbar das spezielle Mikromilieu, das als Vorbedingung für den Eintritt und das Verharren der Keimzellen im Dictyotän und den Aufbau der Vorratsstoffe im Cytoplasma der Eizelle notwendig ist* (Abb. 9). Steht keine adäquate Zahl von Follikelzellen in unmittelbarer Nachbarschaft zur Verfügung, so kann der Prozeß entgleisen. In der obersten Schicht des Cortex ist z. B. ein Überschuß an Oogonien vorhanden. Die optimale Zahlenrelation zwischen Eizellen und Follikelzellen wird daher nicht erreicht. Infolgedessen wird die Meiose der Oocyten nach Abschluß der Prophase der I. Reifeteilung arretiert, und die Eizellen gehen in der Diakinese – der Metaphase der I. Reifeteilung – zugrunde. Diese Zone mit zahlreichen Keimzelldegenerationen wird später durch Bindegewebe ersetzt, aus dem die Tunica albuginea hervorgeht. Sie bildet mit der äußeren einschichtigen Zellage des Cölomepithels – dem sog. Keimepithel – die definitive Hülle des Organs. Das Keimepithel bleibt bis in die fertile Phase hinein als kompletter Überzug erhalten. Mit fortschreitendem Alter geht es als Folge der stattgefundenen Ovulationen mehr und mehr verloren. Klinisch kommt ihm eine gewisse Bedeutung als Ausgangsort von Ovarialtumoren zu (s. S. 611).

Die Differenzierung der Gonaden in geschlechtsspezifischer Richtung beginnt etwa in der 7. Woche p. c. Das *gonadale Geschlecht* wird somit beim Menschen bereits in einem frühen Zeitpunkt der Embryonalperiode festgelegt. Es gilt als sicher, daß die Differenzierung der Gonaden durch die geschlechtsspezifischen Gene auf den Geschlechtschromosomen der Blastemzellen gesteuert wird. Die männlich determinierenden Faktoren auf dem Y-Chromosom ver-

anlassen die Differenzierung der Blastemzellen zu Interstitiumzellen des Hodens.
Dabei stellt die Gegenwart oder das Fehlen des Y-Chromosoms den entscheidenden Faktor dar. Ist ein Y-Chromosom vorhanden, so entwickeln sich Testes, fehlt das Y-Chromosom, so entstehen Ovarien. Die Urkeimzellen spielen bei der Festlegung des Differenzierungsmodus keine entscheidende Rolle. Jedoch hängt die endgültige Ausbildung normaler Testes und Ovarien von der Anwesenheit einer ausreichenden Anzahl von Keimzellen ab. Die ersten Primärfollikel werden bei Embryonen im Alter von 2½ Monaten p. c. festgestellt. Ihre Bildung zieht sich bis etwa zum 8. Fetalmonat hin. Die Gesamtzahl der Primärfollikel beträgt bei der Geburt pro Ovar 400 000–500 000.

Die Entwicklung und Differenzierung der inneren Geschlechtswege

Die Differenzierung der Geschlechtswege in geschlechtsspezifischer Richtung erfolgt in *Abhängigkeit vom gonadalen Geschlecht,* beginnt also erst *nach* Einleitung der Gonadendifferenzierung. Noch später setzt die Ausbildung des äußeren Genitale in männlicher oder weiblicher Richtung ein.
Die ableitenden Genitalwege (Gonodukte) sind anfänglich bei beiden Geschlechtern in gleicher Weise angelegt. In diesem indifferenten Stadium besitzt der Embryo auf jeder Seite zwei Genitalgänge, den *Urnieren- oder Wolff-Gang* als potentiell *männliche* Anlage und lateral von diesem den *Müller-Gang* als primäre Struktur der *weiblichen* Geschlechtswege. Die Müller-Gänge überkreuzen im Beckeneingang die Wolff-Gänge, verlaufen von hier ab in medianer Richtung und liegen zunächst noch getrennt, jedoch dicht nebeneinander.
Im Zuge der weiteren Entwicklung verschmelzen die caudalen Abschnitte der Müller-Gänge zu einem soliden Strang, der in den Sinus urogenitalis einmündet. Aus den paarigen cranialen Abschnitten der Müller-Gänge entstehen die *Eileiter.*
Sie verlaufen beiderseits im oberen Rand des Ligamentum latum und öffnen sich mit einem Flimmertrichter in die Bauchhöhle. Ebenfalls aus den paarigen Anteilen der Müller-Gänge entwickelt sich das *Corpus uteri,* während die *Cervix uteri* aus den unteren, verschmolzenen Gangabschnitten hervorgeht. Der Uterus durchläuft damit in seiner Entwicklung das Stadium eines Uterus bicornis. Während die Müller-Gänge im Bereich der späteren Tuben bereits im Zuge des craniocaudalen Wachstums ein Lumen erhalten, beginnt die Lumenbildung der verschmolzenen Abschnitte später, und zwar im Bereich der Cervix uteri. Zuletzt werden die vorhandenen Lumina beider Uterushörner durch Resorption ihrer Trennwand zu einem einheitlichen Rohr geformt (Abb. 10). Unterbleibt die Resorption dieses Septum ganz oder teilweise, so resultieren Mißbildungen des Uterus in Form des Uterus septus oder subseptus. Eine Arretierung der Differenzierung des Uterus auf der paarigen Entwicklungsstufe führt zu isolierten Doppelbildungen in graduell unterschiedlicher Ausprägung (s. S. 465).
Der Uterovaginalkanal ist von einer Mesenchymschicht umgeben, aus der etwa im 5. Fetalmonat das Myometrium hervorgeht. Etwa zur gleichen Zeit tritt die verdickte Mucosa in Erscheinung. Die Cervix uteri ist vom 7. Fetalmonat an deutlich durch das Os internum uteri gegenüber dem Corpus uteri abgegrenzt und doppelt so lang wie das Corpus uteri (Längenverhältnis Corpus zu Cervix = 1:2). Damit hat der Uterus seine vorläufige Gestalt als einheitlicher Hohlkörper gewonnen, besitzt jedoch zur Zeit der Geburt noch eine Eindellung im Fundus (Uterus introrsum arcuatus sive Uterus simplex, Abb. 10). Die endgültige Form mit Auswölbung des Fundus und der Umkehr des Längenverhältnisses von Corpus zu Cervix in 2:1 zur Vorbereitung zum zukünftigen Fruchthalter wird erst zur Zeit der Pubertät erreicht.
Bei männlichen Embryonen entwickeln sich aus den Wolff-Gängen Nebenhoden, Samenleiter und Samenblase, während sich die Müller-Gänge zurückbilden. Umgekehrt kommt es bei weiblichen Embryonen zur Rückbildung der Wolff-Gänge. Reste des Wolff-Ganges können beiderseits in unmittelbarer Nachbarschaft der Tuben, des Uterus und der Vagina persistieren. Im cranialen Bereich des Ligamentum latum werden sie zu den rudimentären Strukturen des *Epoophoron* und *Paroophoron.* Der caudale Abschnitt im Bereich der Vagina wird als *Gartner-Gang* bezeichnet. Klinisch sind diese Rudimente von Bedeutung, da sich aus ihnen Cysten und Geschwülste entwickeln können.
Die *Vagina* entsteht aus einem Epithelzapfen, der als Vaginalplatte bezeichnet wird (Abb. 10).

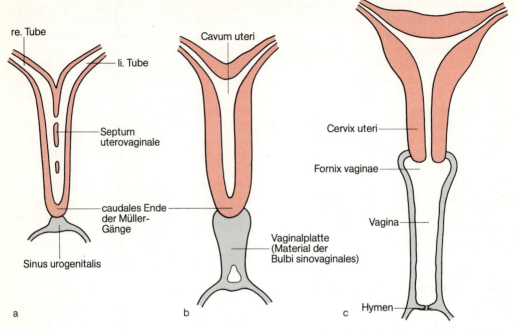

Abb. 10a–c. Entwicklung von Uterus und Vagina. **a** Beim 9 Wochen alten Embryo wird das Septum uterovaginale resorbiert. **b** Am Ende des dritten Monats wird das Cavum uteri gebildet. Zwischen Uterus und Sinus urogenitalis breitet sich die Vaginalplatte aus. **c** Bei der Geburt besitzt der Uterus die Form des Uterus introrsum arcuatus; die Cervix ist doppelt so lang wie das Corpus. Vagina, Hymen und Scheidengewölbe sind definitiv ausgebildet. (Nach Langman 1969)

Die Vaginalplatte bildet sich zwischen den blind im Müller-Hügel endigenden Müller-Gängen und dem Sinus urogenitalis aus. Es ist noch nicht geklärt, wieweit das Material der Vaginalplatte vom Epithel der Müller-Gänge (Mesoderm) und vom Epithel des Sinus urogenitalis (Entoderm) abstammt.

Im 5. Monat ist die Vaginalanlage durchgängig geformt. Ihre cranialen Ausläufer umfassen den caudalen Abschnitt der Cervix uteri flügelförmig und werden zum vorderen und hinteren Scheidengewölbe. Als Entwicklungsanomalien kommen neben der Vaginalaplasie (Fehlen der Anlage) und partiellen Atresie die Vagina septa bzw. subsepta vor (s. S. 469).

Das Lumen der Vagina bleibt von dem des Sinus urogenitalis durch eine Gewebsplatte getrennt, die als der *Hymen* bezeichnet wird (Abb. 10). Er besteht aus Epithel des Sinus und einer dünnen Mesodermschicht. Die endgültige Gestalt des Hymen (s. S. 469) hängt von der Art des definitiven Durchbruchs des Ostium vaginae ab, der i. allg. am ventralen Rand der Hymenalscheibe erfolgt.

Die Entwicklung und Differenzierung des äußeren Genitale

Die Differenzierung des äußeren Genitale setzt noch später ein als die geschlechtsspezifische Entwicklung der inneren Geschlechtswege. Die äußeren Geschlechtsorgane entwickeln sich vornehmlich aus drei indifferenten Strukturen:
1. dem unteren Abschnitt des Sinus urogenitalis,
2. dem Genitalhöcker, der in die medial gelegenen Genitalfalten ausläuft,
3. den lateral gelegenen Genitalwülsten.

Der vom Kloakenentoderm abgespaltene Sinus urogenitalis bildet bei beiden Geschlechtern die Verbindung zwischen den inneren Geschlechtsorganen und der Körperoberfläche. Der Genitalhöcker erscheint als konische Prominenz bereits in der 5. Woche p. c. Er proliferiert zu einem zylindrischen Phallus und bildet gleichzeitig lateral beiderseits die Genitalfalten, die den unteren Abschnitt des Sinus urogenitalis begrenzen. Etwa zur selben Zeit erheben sich zwischen den Genitalfalten und der Wurzel der

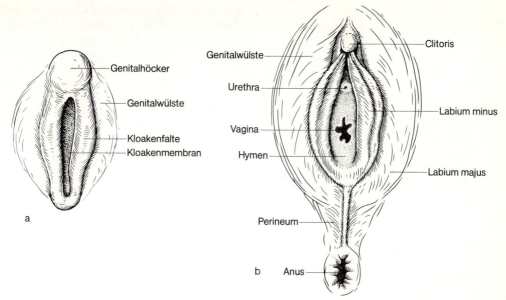

Abb. 11a u. b. Entwicklung des weiblichen äußeren Genitale. **a** das indifferente Stadium bei einem etwa 6 Wochen alten Embryo. **b** das äußere Genitale zur Zeit der Geburt

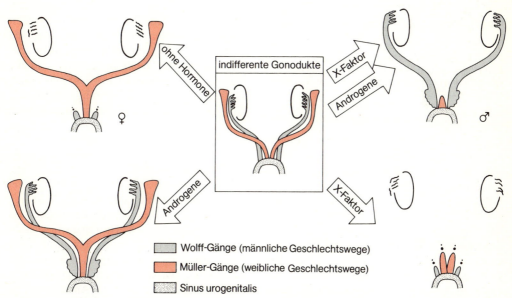

Abb. 12. Hormonale Steuerung der Differenzierung der Gangsysteme. *Mitte:* Indifferente Gonade mit den Anlagen der Wolff- und Müller-Gänge. *Rechts oben:* Ist eine Hodenanlage vorhanden, so produzieren die embryonalen Testes das „Anti-Müllerian-Hormone" (AMH), das die weiblichen Ausführungsgänge zur Rückbildung bringt. Die weitere Entwicklung der Wolff-Gänge zu normalen männlichen Geschlechtswegen und -organen ist allein vom Testosteron abhängig. *Links oben:* Fehlen Androgene und der Faktor X, so werden die Wolff-Gänge unterdrückt und die Müller-Gänge stabilisiert; es entstehen normale *weibliche* Gangsysteme. *Rechts unten:* Fehlen Androgene, nicht aber der Faktor X, so werden die Müller-Gänge unterdrückt und die Wolff-Gänge nicht stabilisiert; beide Gangsysteme bleiben rudimentär. *Links unten:* Fehlt nur der Faktor X, nicht aber Androgene, so werden die Wolff-Gänge stabilisiert und die Müller-Gänge nicht unterdrückt; beide Gangsysteme sind vorhanden. (Nach Neumann 1967)

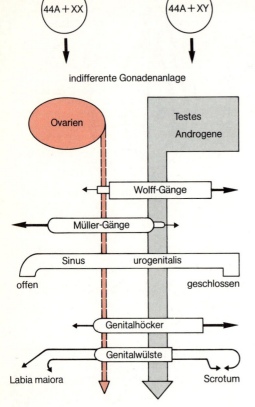

Abb. 13. Genetische und hormonale Faktoren bei der normalen Differenzierung der Gangsysteme und des äußeren Genitale. (Modifiziert nach Tuchman-Duplessis 1970)

Gliedmaßen durch Mesenchymvermehrung im subcutanen Gewebe die Geschlechtswülste. *Das indifferente Stadium reicht etwa bis zur 10. Woche p. c.* (Abb. 11).
Von diesem Zeitpunkt an bilden sich die spezifisch weiblichen oder männlichen Strukturen. Beim weiblichen Geschlecht entsteht aus dem primitiven Phallus die *Clitoris* mit Glans und Praeputium. Die Geschlechtsfalten werden beiderseits zu den *Labia minora* umgestaltet. Aus den Genitalwülsten entwickelt sich die *Labia maiora,* die vorn die Clitoris flankieren und sich dorsal vor dem Anus zur *hinteren Commissur* vereinigen. Beim weiblichen Geschlecht bleibt der untere Abschnitt des embryonalen Sinus urogenitalis erhalten und wird zum *Vestibulum vaginae* (Abb. 11). Bei der Gestaltung des äußeren Genitale in weiblicher Richtung treten also weniger tiefgreifende Strukturveränderungen auf als beim männlichen Geschlecht, und das definitive weibliche Genitale ähnelt weitgehend dem indifferenten Zustand.
Das Geschlecht der Frucht läßt sich durch äußere Betrachtung frühestens von der 10. Woche p. c. an bestimmen. Die weiblichen Früchte sind an der Vereinigung der Geschlechtswülste hinter der Geschlechtsspalte zu erkennen (hintere Commissur).

Die Steuerung der Differenzierung der sekundären Geschlechtsorgane

Die Differenzierung der geschlechtsspezifischen Strukturen des inneren und äußeren Genitale und die Rückbildung der gegengeschlechtlichen Gänge beginnen erst, nachdem die Differenzierung der Gonaden erfolgt ist. Damit besteht eine relativ lange „neutrale" Phase der akzessorischen Geschlechtsorgane.
Von wesentlicher Bedeutung für das Verständnis der normalen Entwicklung und der großen Variabilität der Anomalien der Geschlechtsorgane (s. S. 465 und S. 495) sind die experimentellen Befunde über die postgenetische Entwicklung und Differenzierung bei Säugern. Die Kastrationsversuche von Jost (1947) an fetalen Kaninchen zeigten folgendes: Die bilaterale Kastration von männlichen Feten führt zur Rückbildung der Wolff-Gänge, während die MüllerGänge persistieren und der Sinus urogenitalis sich in weiblicher Richtung differenziert. Werden weibliche Feten kastriert, so bilden sich die Wolff-Gänge zurück, die Müller-Gänge und der Sinus urogenitalis differenzieren sich trotz Abwesenheit der Ovarien zu weiblichen Strukturen. Aufgrund der Versuche mit Antiandrogenen an Ratten und anderen Säugern (Neumann 1967) kann man mit ausreichender Sicherheit sagen, daß die Differenzierung der ableitenden und der äußeren Geschlechtsorgane in männlicher oder weiblicher Richtung vom hormonalen Milieu der Gonade abhängig ist. Wenn die Differenzierung der Gonadenanlage zur Bildung von Testes führt, so gelangen Androgene und ein noch nicht aufgeklärter Differenzierungsfaktor (Faktor X) der Interstitiumzellen (Leydig-Zellen) der embryonalen Testes in der kritischen Phase zur Wirkung. Dann werden die Wolff-Gänge stabilisiert und ausdifferenziert und die Müller-Gänge unterdrückt (s. S. 9). Es entstehen die normalen männlichen Strukturen. Erfolgt die Differenzierung der Gonadenbla-

stems zum Ovar, so stehen weder Androgene noch der Faktor X zur Verfügung. Daher werden die Wolff-Gänge nicht stabilisiert und die Müller-Gänge nicht unterdrückt. Die Differenzierung erfolgt damit in normaler weiblicher Richtung (Abb. 12 u. 13). Auch bei der definitiven Gestaltung des äußeren Genitale kommt der An- oder Abwesenheit von Androgenen entscheidende Bedeutung zu. Fehlen die Androgene, so geht die Differenzierung in weiblicher Richtung (Abb. 13).

2. Funktionelle Anatomie und Histologie der weiblichen Genitalorgane

Funktionelle Anatomie versteht sich als Synopsis von Form und Funktion. Ihre Aufgabe ist die Vermittlung der makro- und mikrostrukturellen Grundlagen für das Verständnis der funktionellen Leistung von Organen und Geweben. Im pathologischen Bereich beleuchtet sie Zusammenhänge zwischen Dysfunktion und struktureller Schädigung. Aus klinischer Sicht stellt sie damit ein wichtiges Bindeglied zwischen Pathomorphologie und Pathophysiologie dar.

Das weibliche Becken

Der knöcherne Beckenring

Zu dem sich Darm-, Sitz- und Schambein unter Zwischenschaltung des Kreuzbeins verbinden, ist gekennzeichnet durch breit ausladende Darmbeinschaufeln, starke Beckenneigung mit kaum vorspringendem Promontorium infolge starker Lumballordose, flachem Schambogen mit schmaler Schamfuge.

Funktionell betrachtet stellt das weibliche Becken einen Formkompromiß mit dem Ziel der bestmöglichen Erfüllung zweier völlig verschiedener funktioneller Aufgaben dar:

Im Rahmen der *Gesamtstatik* des Körpers hat es als Folge der aufrechten Haltung beim Menschen das Gewicht der oberen Körperhälfte abzustützen und unter Wahrung großer Bewegungsfreiheit auf die unteren Extremitäten zu übertragen. Im Rahmen der *generativen* Funktion der Frau muß jedoch gleichzeitig ein ausreichender Durchlaß für das Geburtsobjekt gewahrt bleiben.

Der Beckenboden

Der **Muskel-Bindegewebs-Apparat** bildet ein aktiv-elastisches Stützpolster, das sich lateral und caudal zwischen dem knöchernen Beckenring unter Gewährleistung stark weitenvariabler Durchtrittsöffnungen ausspannt. Diese Funktionsaufgaben werden durch ein in drei Etagen angeordnetes Bindegewebs-Muskel-System ermöglicht (Abb. 14).

Diaphragma pelvis: Diese innere Schicht wird vom M. levator ani mit seinen dachziegelartig angeordneten, ringsum vom knöchernen Becken schräg zur Mitte hin abfallenden Zügen zusammen mit dem M. coccygeus gebildet (Abb. 14 u. 15). Median läßt es einen triangelförmigen Längsspalt frei, dessen Basis das Schambein bildet, während seine Spitze über eine Sehnenplatte mit dem Steißbein verhaftet ist.

Diaphragma urogenitale: Es stellt als mittlere Schicht eine derbe Platte von faserigem Bindegewebe dar, die den Winkel zwischen den Schambeinästen ausfüllt. Durch die Muskelbündel des M. transversus perinei profundus ist sie aktiv-elastisch verstärkt, wobei ein willkürlich verschließbarer Durchlaß für die Harnröhre ausgespart bleibt.

18 2 Funktionelle Anatomie der weiblichen Genitalorgane

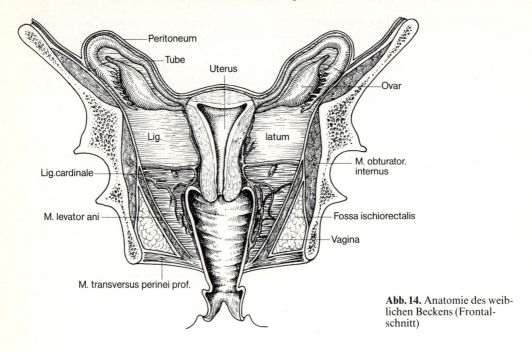

Abb. 14. Anatomie des weiblichen Beckens (Frontalschnitt)

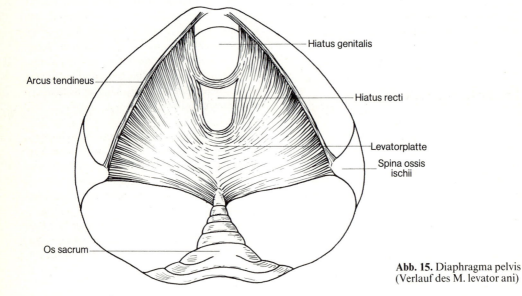

Abb. 15. Diaphragma pelvis (Verlauf des M. levator ani)

Schließmuskelschicht: Sie bildet die unterste Etage des Beckenbodens. Als willkürlich innervierte Verschließmuskeln umfassen der M. sphincter ani ext. und M. bulbospongiosus den Anus bzw. den Introitus vaginae in Achtertouren.

Unwillkürlich innerviert sind die Mm. transversus perinei superficialis und ischiocavernosus, die in querem bzw. schrägem Verlauf das Diaphragma urogenitale caudal unterpolstern.

Seine größte Belastung erfährt der muskulärbindegewebige Beckenboden während der späten Schwangerschaft und insbesondere in der Austreibungsperiode unter der Geburt. Er wird dabei zum sog. Weichteilansatzrohr „ausgewalzt". Die späte Schwangerschaft und noch mehr die Austreibungsperiode während der Geburt stellen daher eine kritische Periode für das aktiv-statische System des Beckenbodens dar. Rupturen und Quetschungen, wie sie dabei insbesondere im vorderen Levatorbereich vorkommen, stören die Integrität dieses Gesamtsystems, können damit Ursache für fortschreitende statische Insuffizienz des Beckenbodens sein und zur Genitalsenkung mit ihren Folgen führen (s. S. 545). Die Vermeidung von Verletzungen und Überbelastungen des Beckenbodens im Zusammenhang mit Schwangerschaft, Geburt und Wochenbett gehören daher zum Aufgabenbereich der präventiven Gynäkologie und Geburtshilfe (s. S. 550).

Das Halterungssystem der Genitalorgane

Zwischen Beckenwand und Beckenorganen spannt sich ein *parametranes Gewebesystem* von Bindegewebs- und Muskelfasern aus. Drei Züge heben sich durch kräftige, muskelfaserreiche Ausbildung aus der Gesamtheit des parametranen Gewebes heraus. Sie strahlen alle in Höhe der Cervix uteri in die Wandung der Gebärmutter ein:
Ligg. cardinalia – seitlich vom knöchernen Beckenring her (Abb. 14),
Ligg. sacrouterina – unter Flankierung des Enddarms von der Kreuzbeinhöhle her,
Ligg. pubovesicalia – vom perivesicalen und periurethralen Gewebe her.
Einige Züge des Beckenbindegewebes heben das Bauchfell zu Duplikaturen an, die das caudale Relief der Bauchhöhle der Frau typisch mitbestimmen. Diese Strukturen werden als Ligamenta bezeichnet, obwohl es sich um Bindegewebsfalten handelt, die *keine* Haltefunktion ausüben:

Lig. teres uteri: Es strahlt beiderseits als muskelfaserreicher Zügel vom Tubenwinkel des Uterus durch den Leistenkanal an das Tuberculum pubicum und in die große Schamlippe aus.

Lig. latum uteri: Es zieht von der seitlichen Wand des Corpus uteri zur Beckenwand (Abb. 14), umschließt in seinem oberen Um-schlag jederseits den Eileiter und wird von der A. uterina und dem Ureter durchzogen.

Lig. ovarii proprium: Es dient als Zügel zwischen seitlichem Funduswinkel des Uterus und den Ovarien.

Lig. suspensorium ovarii: Es strahlt vom Eierstock und dem ampullären Teil des Eileiters zur seitlichen Beckenwand aus und enthält jederseits die Art. ovarica.

Der beschriebene Muskel-Band-Apparat des Beckeninnenraumes stellt ein aktives Halterungssystem dar, das vor allem dem Uterus und seinen Adnexen erhebliche Mobilität garantiert. Dadurch sind dem wechselnden Raumbedarf der Beckenorgane angepaßte Lageverschiebungen der Beckenorgane (Rectum; Uterus; Harnblase) wie auch ihre Eigengeweglichkeit (Tubenenden!) gewährleistet. Als Stützapparat gegen Senkungen des Genitale spielt dieses System im Gegensatz zu früheren Anschauungen keine Rolle. Diese Aufgabe fällt dem Beckenboden zu.

Das äußere Genitale

Das äußere Genitale stellt eine funktionell-anatomische Einheit dar (Abb. 16). Hinsichtlich seiner Entwicklung steht es unter dem Einfluß der Sexualhormone. Bei sexueller Aktivität werden seine einzelnen Anteile koordinierend über komplexe nervale Reflexe gesteuert, in die auf der afferenten wie auf der efferenten Seite alle Stationen des zentralen und peripheren Nervensystems eingeschaltet sind. Über die normalen Entwicklungs- und Alterungsprozesse hinaus macht das äußere Genitale aufgrund der Abhängigkeit von den Sexualhormonen in den verschiedenen Lebensphasen der Frau typische Veränderungen durch.

Vulva: Als Vulva im engeren Sinne ist der durch die *Labia maiora* und den *Mons pubis* gebildete äußere Rahmen des Genitale zu verstehen.
Als **Mons pubis** wird das prä- und suprasymphysär gelegene, behaarte, Schweiß- und Talgdrüsen enthaltende Hautfettpolster bezeichnet. Es geht nach cranial ohne deutliche Grenzfurche in das Subcutanfett des unteren Abdomen über. Die Grenze zwischen beiden Regionen ist durch

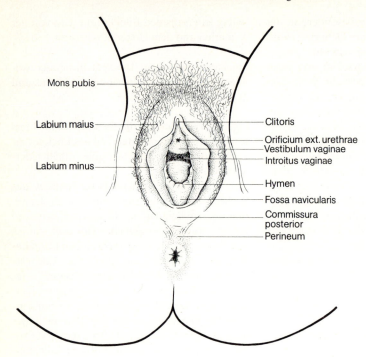

Abb. 16. Das äußere weibliche Genitale zur Zeit der Geschlechtsreife

die querverlaufende Schamhaargrenze markiert.

Die **Labia maiora** sind sagittal verlaufende, paarige Hautwülste, die ventral in den Mons pubis übergehen, während sie sich dorsal unter Abflachung in der *hinteren Commissur* (Commissura labiorum post.) vereinigen und damit an der Bildung des Dammes beteiligt sind. Lateral sind die großen Labien gegen die Innenseite der Oberschenkel durch eine deutliche Hautfurche – Sulcus femorolabialis – abgesetzt. Nach median hin bildet der Sulcus interlabialis die Grenze gegen die kleinen Schamlippen. Das Ligamentum teres uteri läuft nach Durchdringen des Leistenkanals im Bindegewebe der großen Labien aus. Indirekte Leistenhernien folgen dem Ligamentum teres und werden somit als Vorwölbung einer großen Labie kenntlich.

Der *histologische Aufbau* erweist die großen Labien als besonders im vorderen Anteil fettreiche Bindegewebswülste von mäßigem Gefäßreichtum, die im äußeren und lateralen Umfang von typischer Epidermis mit allen Anhangsgebilden (Haarfollikel, Schweiß-, Talgdrüsen) ausgestattet sind. Nach median hin verliert sich die Behaarung allmählich; das derbe, verhornende Plattenepithel geht fließend in ein nur noch angedeutet verhornendes, haarfreies Plattenepithel über.

Normalerweise grenzen die Schamhaare den Mons pubis in einer queren Linie scharf vom Abdomen ab. Eine nach oben entlang der Linea alba reichende Schambehaarung kann ein Symptom im Rahmen allgemeiner Virilisierung sein.

Das Nachlassen der hormonellen Stimulation in der Postmenopause und im Senium hat eine Atrophie der Vulva zur Folge. Ähnliche Rückbildungserscheinungen treten im geschlechtsreifen Alter nach Ausschaltung der Ovarien auf. Der Scheidenvorhof liegt dann frei sichtbar. Geburtsverletzungen und Überdehnung des Beckenbodens führen häufig trotz guter Turgescenz des Gewebes auch bereits bei der geschlechtsreifen Frau zu einem Klaffen der Vulva.

Die **Labia minora** bilden beiderseits eine kulissenartige Grenze zwischen Vulva und Vestibulum. Dorsal vereinigen sie sich in einer kleinen Hautfalte (Frenulum), die die dorsale Mulde des Vestibulum *(Fossa navicularis vestibuli)* gegen die hintere Commissur der großen Schamlippen und Dammhaut abgrenzt. Diese Mulde ist bei Frauen, die geboren haben, verstrichen.

Ventral spalten sich die kleinen Schamlippen jederseits in zwei Schenkel. Deren äußere vereinigen sich zum *Praeputium clitoridis,* das die *Glans clitoridis* umgreift, während die medianen Schenkel gemeinsam als *Frenulum clitoridis* von hinten an den Schaft der Clitoris treten. Feingeweblich sind die kleinen Schamlippen aus fettfreiem, sehr gefäß- und nervenreichen Bindegewebe mit vorwiegend elastischen Fasern aufgebaut. Die Epithelabdeckung wird auf der Außenfläche durch ein angedeutet verhornendes Plattenepithel mit freien Talgdrüsen und Schweißdrüsen gebildet. Auf der Innenseite findet man ein nichtverhornendes, geschichtetes Plattenepithel mit intracellulärer Keratohyalineinlagerung in den oberen Zellschichten. Freie Talgdrüsen sind hier nur spärlich, Schweißdrüsen dagegen reichlich vorhanden.

Vestibulum vaginae: Das Vestibulum vaginae wird nach außen, seitwärts und dorsal von den kleinen Schamlippen, nach ventral von der Clitoris mit den Crura clitoridis begrenzt.

Schwellkörpersystem des Vestibulum: Die *Clitoris* entspricht entwicklungsgeschichtlich dem Penis des Mannes. Zwei erectile, den unteren Schambeinästen angeschmiegte Schwellkörper vereinigen sich unter der Symphyse zu einem kurzen Schaft – dem *Corpus clitoridis.* Es springt spitzwinkelig gegen das Vestibulum vor und wird hier mit Ausnahme der *Glans clitoridis* vom *Praeputium clitoridis* der kleinen Schamlippen überdeckt. Vor allem an Glans und Praeputium der Clitoris besteht ein Reichtum an Nervenfasern und sensiblen Endorganen. Die *Bulbi vestibuli* sind keulenförmige, an der Basis der kleinen Labien das Vestibulum flankierende, nach vorne mit der Clitoris durch ein Venengeflecht – *Plexus cavernosus communicans* – verbundene Schwellkörpersysteme aus cavernös erweiterten Venen. Entwicklungsgeschichtlich entsprechen sie dem Corpus cavernosum urethrae des Mannes. Die nerval gesteuerte Füllung der Schwellkörpersysteme des Vestibulum führt zur Ausbildung weich-elastischer Polster von erheblicher taktiler Sensibilität, die nach median gegen das Vestibulum vordrängen.

Spezielle Drüsen des Vestibulum: Alle Ausführungsgänge der verschiedenen in Subcutis und Bindegewebe des äußeren Genitale entwickelten Drüsen münden im Vestibulum. Im einzelnen handelt es sich um:

Glandulae vestibulares majores (Bartholin-Drüsen): Sie liegen erbsen- bis bohnengroß jederseits dem dorsalen Ende des Bulbus vestibuli angeschmiegt unter dem M. bulbospongiosus. Ihr Sekret sammelt sich in einem Ausführungsgang, der an der medianen Basis der kleinen Schamlippen, also am Grund des Vestibulum, vor dem Introitus vaginae mündet. Ihr Sekret ist grauweiß und mäßig viscös.

Glandulae vestibulares minores: Hier handelt es sich um ein System kleiner, meist hirsekorngroßer Schleimdrüsen von alveolärem Bau, die über die gesamte Wand des Vestibulum verstreut liegen. Die größten dieser Schleimdrüsen münden mit 2–4 Gängen zwischen Harnröhrenöffnung und Introitus vaginae. Das Sekret dieser Drüsen ist gering bis mäßig viscös.

Ductus paraurethrales: Als rudimentäre, funktionslose Homologe der männlichen Prostata stellen sie kurze Kanälchen dar (*Skene*-Gänge), die neben der Harnröhrenöffnung deutlich sichtbare Mündungen haben. Sie seien hier wegen ihrer Bedeutung als Schlupfwinkel für Infektionserreger (Trichomonaden, Gonokokken) erwähnt.

Die Organe des Vestibulum vaginae gelangen erst im Verlauf der Pubertät zu ihrer vollen Entfaltung. Neben der hormonellen Stimulation wird die koordinierte Reaktionsfähigkeit jedoch wesentlich durch nervale Impulse mitbestimmt, wie sie mit sexueller Aktivität einhergehen.

Die Unterpolsterung durch das venöse Schwellkörpersystem der Bulbi vestibuli und ihr Reichtum an Venen machen die kleinen Labien leicht erectil. Bei sexueller Stimulation bilden sie zusammen mit dem Schwellkörpersystem der Clitoris ein weichelastisches Polster, das sich dem Penis eng anschmiegt. Gleichzeitig wird der Gesamtdrüsenapparat des Vestibulum zur Sekretion angeregt. Die Immissio penis wird dadurch erleichtert, die Friktion der zahlreichen sensiblen Endorgane im Bereich des äußeren Genitale verstärkt. Die willkürliche Kontraktion des M. bulbospongiosus unterstützt die Sekretausschüttung und die Reizperception. Die Summation der peripheren Erregungen im Bereich des äußeren Genitale ist es dann vor allem, die zum Orgasmus führt (s. S. 64).

In der Postmenopause unterliegen auch die Gebilde des Vestibulum der Atrophie. Turgescenz und Elastizität von kleinen Schamlippen und Clitoris nehmen ab. Drüsen- und Schwellkörperapparat bilden sich zurück. Trotz dieser Involution kann bei regelmäßiger sexueller Aktivität die Orgasmusfähigkeit erhalten bleiben.

Geburtsverletzungen im Bereich des äußeren Genitale, meist in Form von Überdehnung des fibromuskulösen Gewebes bedingt, können Ursache mangelhafter funktioneller Koordination sein. Die Vermeidung von Gewebsquetschungen und -rissen in diesem Bereich durch eine rechtzeitige und ausreichende Episiotomie bzw. die optimale chirurgische Versorgung von Damm- und Scheidenrissen sind daher wichtig für die Funktionserhaltung.

Das **Orificium urethrae externum** liegt als Mündung der weiblichen Harnwege in der Tiefe des Vestibulum. Das geschichtete Plattenepithel des Vestibulum setzt sich über die sternförmige, runde oder längsgeschlitzte Öffnung des Orificium externum auf den unteren Teil der Harnröhre fort.

Das Sekret der Talgdrüsen bildet im ventralen Bereich des Vestibulum einen schwer wasserlöslichen Schutzfilm gegen Alterationen des vulnerablen Epithels durch den Urin.

Introitus vaginae: Als Grenzmarke zwischen vestibulärem Raum und Scheidenlumen und damit als Grenze zwischen äußerem und innerem Genitale befindet sich am Grunde des Vestibulum der Introitus vaginae. Er ist morphologisch durch den Hymen bzw. dessen Restnarben („Hymenalsaum") markiert. Der unversehrte Hymen stellt eine gefäßreiche Gewebeplatte mit einer oder mehreren, meist exzentrischen, in Weite und Form stark variierenden Öffnungen dar. Sie grenzt in einer deutlichen Furche an den Innenrand der kleinen Labien.

Bei der ersten Cohabitation reißt der Hymen an mehreren Stellen mehr oder weniger weit gegen die Peripherie hin ein (Defloration). Die verbleibenden Gewebeläppchen (Lobi hymenales) umsäumen bei der deflorierten Frau den Scheideneingang. Sie werden i. allg. bei der Passage des Geburtsobjektes durch Dehnung weiter zerstört. Nach der ersten Entbindung bilden daher nur noch warzenförmige Hautreste (Carunculae hymenales) die Grenze zwischen Vestibulum und Scheide.

Das innere Genitale

Vagina

Die Vagina stellt ein vom subpubischen Bereich des äußeren Genitale zum Zentrum des Beckens verlaufendes elastisches Passageorgan zwischen innerem Genitale und Körperoberfläche dar (Abb. 14). Sie ist mit nichtverhornendem geschichtetem Plattenepithel ausgekleidet.

Die Portio vaginalis des Gebärmutterhalses ist zapfenartig in das craniale Ende der Vagina eingefügt (Abb. 14). Dabei umgreift der Vaginalraum die Portio in Form eines Gewölbes, das dorsal (hinteres Scheidengewölbe) tiefer liegt als ventral. Im Bereich des hinteren Scheidengewölbes trennt nur eine dünne Bindegewebsschicht das Vaginalepithel vom Mesothel der *Excavatio rectouterina* – dem sog. Douglas-Raum – der Bauchhöhle. Intraperitoneale Sekret- und Blutansammlungen wölben daher das hintere Scheidengewölbe vor, und Douglasabscesse können hier spontan in die Scheide perforieren. Auf der anderen Seite eignet sich der Weg durch das hintere Scheidengewölbe für wichtige diagnostische Eingriffe (Endoskopie, Douglas-Punktion).

Scheidenwände und perivaginales Gewebe sind in ihrer Struktur ganz auf die Erfordernisse einer wechselnden Weitenanpassung des Lumen bei ausgeprägter Verschieblichkeit gegen die Nachbarorgane Rectum und Harnblase ausgerichtet. Das subepitheliale Bindegewebe ist reich an venösen Gefäßen und elastischen Fasergeflechten, die die Vaginalwand zu querverlaufenden Reservefalten raffen. Darüber hinaus bilden Muskelfasern in gegensinniger Spiralanordnung ein verstellbares Gittersystem. Die dorsal in das Septum rectovaginale, ventral in das Septum vesicovaginale einstrahlende Adventitia stellt ein ebenso locker verschiebliches Fasergeflecht dar. Das Scheidenepithel reagiert außerordentlich empfindlich auf Sexualsteroide. Die Histo- und Cytomorphologie dieses Epithels ist daher unter Berücksichtigung der jeweiligen physiologischen bzw. pathophysiologischen Situationen des Endokrinium (Lebensalter, Cyclusphase) zu betrachten.

Nur unter dem Einfluß der Sexualhormone, vor allem der Oestrogene, differenzieren sich die einzelnen Zellschichten, ausgehend von den

Tabelle 1. Wichtigste Erkennungsmerkmale der Zellen des geschichteten Plattenepithels der Vagina

Zelltyp			Zelleib		Zellkern		Größenrelationen der Gesamtzelle[a]	Kern-Plasma-Relation
			Form	Färbung	Form	Struktur		
Superficialzelle			polyedrisch ohne Randfaltung	ausgeprägt eosinophil oder blaß-cyanophil	platt, scheibchen-förmig	extrem dicht (pyknotisch)	5–10	> 1:10 (bis 1:100)
Intermediärzelle	oberflächlich		abgeflacht-polyedrisch, Ränder angefaltet	blaß-cyanophil granuliert	bläschenförmig	sehr dicht Nucleoli (∅)	4–6	~ 1:10
	tief		flach-elliptisch bis polyedrisch	hell-cyanophil Glykogen-Granula	bläschenförmig	dicht Nucleoli (+)	3–5	< 1:10
Parabasalzelle			oval bis elliptisch	cyanophil	rund bis ovoid	mäßig–dicht Nucleoli (+)	1,5–3	1:5
Basalzelle			rund	dunkel-cyanophil	rund	zart Nucleoli (+)	1	1:3

[a] bezogen auf die Basalzelle = 1

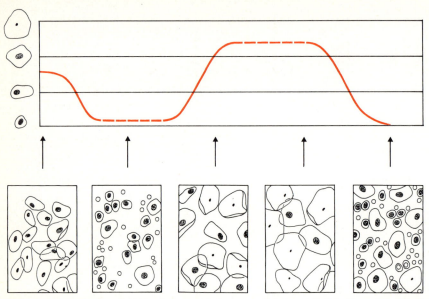

Abb. 17. Das vaginale Zellbild in den verschiedenen Lebensphasen. *Oben:* Ausreifungsgrad des Vaginalepithels graphisch dargestellt. *Unten* von links nach rechts: hohe Ausreifung beim Neugeborenen, atrophisches Zellbild während der Kindheit, beginnender Oestrogeneinfluß in der Pubertät, volle Ausreifung in der fertilen Phase, Proliferationsrückgang bis zur Atrophie im Senium. (Nach Smolka et al. 1971)

Basalzellen, über die Parabasalzellen zu Intermediärzellen der tieferen und höheren Lagen bis zu Superficialzellen (Tabelle 1). Dieser Prozeß der „Ausreifung" des Vaginalepithels läuft in Abhängigkeit von der oestrogenen Aktivität der Ovarien ab. Das Epithel der Vagina stellt daher einen äußerst feinen Indikator der Ovarialfunktion dar. Die Reizschwelle des Vaginalepithels liegt um ein Vielfaches niedriger als diejenige des Endometrium. So verursacht beispielsweise Äthinyloestradiol in einer Dosierung von 6 Mikrogramm bereits eindeutige cytologisch erfaßbare Proliferationserscheinungen am atrophischen Vaginalepithel, während die untere Reizschwelle für dieses Oestrogen am Endometrium um das 30fache höher liegt. Auf dieser Hormonempfindlichkeit des Vaginalepithels basiert die *hormonale Cytodiagnostik.* Dazu werden vom oberen Drittel der seitlichen Vaginalwand Zellabstriche entnommen (s. S. 447) und nach speziellen Methoden gefärbt (nach Papanicolaou oder nach Shorr). Aus den im Abstrich vorherrschenden Zelltypen und dem Mengenverhältnis der einzelnen Zelltypen zueinander läßt sich der Grad der Hormonaktivität ermitteln.

Fehlt die Oestrogenaktivität, so bleibt die Reifung des Vaginalepithels aus, und im Abstrich finden sich nur Basalzellen und Parabasalzellen. Man spricht von einem *atrophischen Funktionsbild.* Dieser Befund ist physiologisch für die *Lebensphasen* der Kindheit und des Senium (Abb. 17). Pathologische Ursachen atrophischer Funktionsbilder des Plattenepithels sind alle Formen der Insuffizienz des Hypophysenvorderlappens und der Ovarien (s. S. 447). Aufgrund der Oestrogenabhängigkeit der Differenzierungsvorgänge stellt das vaginale Zellbild einen semiquantitativen Test für die *cyclischen Abläufe* im Ovar dar (s. S. 48). Die volle Ausreifung ist gekennzeichnet durch ein Überwiegen der *Superficialzellen* und spricht für einen *hohen Oestrogeneffekt,* wie er vor allem vor der Ovulation herrscht.

Auch die Differenzierung der wechselnden Relationen der Oestrogen-Gestagen-Konzentrationen in den einzelnen Phasen des Cyclus (s. S. 48) ist aus dem Vaginalabstrich möglich, wenn zusätzliche Zellkriterien beachtet werden. Diese integrierende Betrachtung läßt sich cytologisch aus dem Reife- und Alterungsgrad der Superficialzellen ableiten.

Er ist charakterisiert durch das Verhältnis der Zellen mit pyknotischen Kernen zu den bläschenkernigen Intermediärzellen, den sog. *Karyopyknoseindex,* ferner durch das Verhältnis

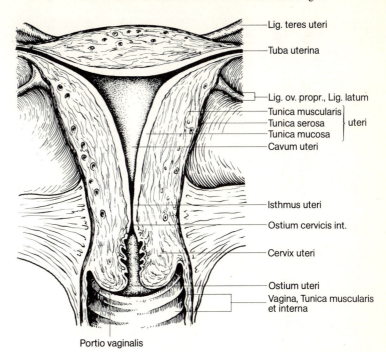

Abb. 18. Anatomie des Uterus (Frontalschnitt)

der basophilen zu den eosinophilen Superficialzellen, den sog. *Eosinophilieindex*. Außerdem wird die Relation von Zellen mit transparentem, ausgebreitetem Cytoplasma zu denjenigen mit gefältetem Cytoplasmasaum bei der Diagnostik berücksichtigt.

Für die Beurteilung der Progesteronwirkung ist neben dem Absinken des Karyopyknose- und Eosinophilieindex die reichliche Abschilferung und Lagerung der Zellen in Haufen mit gefältetem Cytoplasmasaum charakteristisch.

Man kann mit Hilfe der *Vaginalcytologie* aus der Summe von Kriterien am Einzel- und Gesamtzellbild des Abstriches zunächst grobe Anhaltspunkte zur Prävalenz einzelner Hormonkomponenten gewinnen und darauf basierend Hinweise auf das physiologische oder pathophysiologische Geschehen erhalten. Bezüglich der Symbiose von Scheidenepithel und Scheidenflora wird auf S. 523 verwiesen.

Uterus

Die Gebärmutter lagert als dickwandiges Hohlorgan von abgeplattet-birnenförmiger Gestalt im Zentrum des kleinen Beckens (Abb. 14 u. 18). Im Rahmen der generativen Aufgaben der Frau fungiert sie als Fruchthalter (Aufnahme des befruchteten Eies, Beherbergung und Ernährung während der embryonalen, fetalen und pränatalen Entwicklungsphase) und als Austreibungsorgan bei der Geburt. Außerhalb der Gestationsperiode wird ihre Schleimhaut in Abhängigkeit von dem ovariellen Cyclusgeschehen für die Aufnahme eines befruchteten Eies vorbereitet. Bei Ausbleiben der Nidation kommt es zu cyclisch eintretenden Desquamationen der Schleimhaut (Menstrualblutung).

In funktionell-morphologischer Hinsicht ergibt sich am Uterus eine Dreiteilung in Corpus, Isthmus und Cervix.

Cervix uteri: Das caudale Drittel des Uterus stellt als *Gebärmutterhals* ein dickwandig-zylindrisches Gebilde dar, das in der Längsrichtung einen Hohlgang (Cervicalkanal) aufweist (Abb. 14 u. 18).

Die Wand der Cervix uteri besteht aus derbem Bindegewebe mit in unvollständigen Ringen angeordneter glatter Muskulatur. Im Gegensatz zur Wand des Corpus uteri überwiegt quantitativ das Bindegewebe. Die Gefäßversorgung ist reichlich, jedoch nicht so ausgeprägt wie in der Corpuswand. Vom seitlichen Umfang der Cervix aus laufen die kräftigsten bindegewebigen

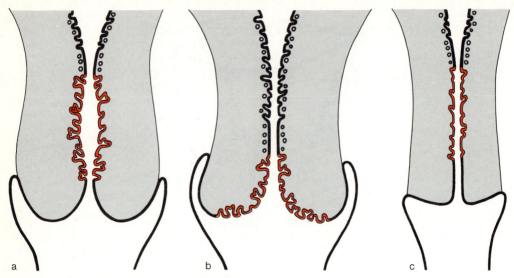

Abb. 19a–c. Verschiebung des Cervixdrüsenfeldes in den verschiedenen Lebensphasen. **a** in der Kindheit. **b** in der Geschlechtsreife. **c** im Senium. (Nach Ober 1958)

Verbindungen zwischen Uterus und Beckenwand. Die Cervix ist dadurch der am geringsten bewegliche Teil des Uterus und stellt somit eine Art Angelpunkt der physiologischen, aber auch der pathologischen Lage- und Haltungsveränderungen der Gebärmutter dar.

Der frei in den Scheidenraum ragende Teil des Gebärmutterhalses wird als *Portio vaginalis uteri* bezeichnet. In ihrem Zentrum befindet sich der *äußere Muttermund* als caudale Mündung des Utero-Cervicalkanals. Bei der Nullipara erscheint er grübchenartig und rund. Nach Geburten präsentiert er sich meist in Form eines mehr oder weniger klaffenden Querspaltes, oft mit narbig aufgeworfenen Rändern. Die Portio vaginalis ist dann in eine *vordere* und *hintere Muttermundslippe* geteilt. Als Folgezustand einer Rißverletzung während der Geburt kann die Portio auf einer oder auf beiden Seiten bis zum Scheidengewölbe hin gespalten bleiben (Emmet-Riß).

Im Bereich der Cervix uteri treffen zwei völlig verschiedenartige Epithelarten mit sehr differenten funktionellen Aufgaben aufeinander. Das *geschichtete nichtverhornende Plattenepithel* der Vagina überzieht auch die Ektocervix. Es bietet einen hervorragenden mechanischen und in Symbiose mit der Scheidenflora auch einen wirkungsvollen chemischen Schutz. Der Cervicalkanal ist dagegen von einem einschichtigen, hochprismatischen *schleimbildenden Epithel* ausgekleidet, das sich vom Cervicalkanal aus zu drüsigen Gängen in die Wand der Cervix entfaltet. Dieses Epithel ist mechanisch sehr vulnerabel. Sein mucöses Sekret mit einem im alkalischen Bereich liegenden pH-Wert von 7–8 stellt jedoch einen wirksamen Infektionsschutz dar. Es spielt mit seinen hormonabhängigen Viscositätsänderungen eine wichtige Rolle bei der Spermienpenetration.

Die Grenze zwischen beiden Epithelarten läuft meist in Höhe des äußeren Muttermundes, verschiebt sich jedoch in den verschiedenen Lebensabschnitten der Frau unter dem Einfluß der Sexualhormone (Abb. 19). Unter Oestrogeneinwirkung drängt das Drüsenepithel caudalwärts auf die Portio vor, so daß das Bild des Ektropion oder der *Ektopie* entsteht (Abb. 448). Im Gegensatz dazu verschiebt sich die Platten-/Zylinderepithelgrenze cranialwärts über den äußeren Muttermund in den Cervicalkanal hinein, wenn mit nachlassendem Effekt der Sexualhormone ein gewisser Involutionsprozeß auch im Bereich des sog. Cervixdrüsenfeldes stattfindet (s. S. 582).

Isthmus uteri: Der Isthmus uteri, auch *unteres Uterinsegment* genannt, nimmt eine anatomische und funktionelle Zwischenstellung zwischen Corpus und Cervix uteri ein (Abb. 14 u. 18). Auf der Oberfläche des Uterus markiert den Isthmus ein schmaler Taillierungsring in Höhe des Peritonealumschlages von der Vorderwand des Uterus zur Harnblase. Der Cervicalkanal verengt sich im Isthmusbereich. Im Gegensatz zur Cervix, in deren Wand das Bindegewebe überwiegt, wird die Wand des unteren Uterinsegmentes vorzugsweise von glatter, ringförmig angeordneter Muskulatur gebildet. Zusammen mit elastischen Fasernetzen bildet der Isthmus in seinem unteren Ende den fibromusculären Verschluß des *inneren Muttermundes*. Die Schleimhaut des Isthmus uteri ähnelt in ihrem histologischen Aufbau derjenigen des Corpus; ihre Reaktionsfähigkeit auf Sexualhormone ist jedoch nur angedeutet. Bis auf den caudalen Grenzring zur Cervix wird das untere Uterinsegment vom dritten Graviditätsmonat an in den Fruchthalter einbezogen; dadurch ist auch in funktioneller Hinsicht eine Abgrenzung gegenüber der Cervix gerechtfertigt. Außerdem erweist sich die morphologische und funktionelle Verschiedenheit vom Corpus bei der Geburt. Hier beteiligt sich die Muskelschicht des unteren Uterinsegments nicht aktiv an der Austreibung der Frucht, sondern dehnt sich gemeinsam mit Cervix, Scheide und Vulva zum Durchtrittskanal.

Corpus uteri: Das Corpus uteri liegt, vom Bauchfell (Perimetrium) überzogen, mit seiner dorsalen und ventralen Wand sowie mit dem Fundus frei in der Beckenhöhle (Abb. 14 u. 18). Nur an die seitlichen Wände tritt subperitoneales Beckenbindegewebe (Lig. latum, Parametrium). Das Perimetrium schlägt vorne in Höhe des Isthmus auf die Harnblase um. Der dorsale Umschlag auf das Rectum liegt caudal und berührt die Wand des hinteren Scheidengewölbes. Die dadurch gebildete Aussackung stellt als Excavatio rectouterina (Douglas-Raum) den tiefsten Punkt der Bauchhöhle dar.
Die Wand des Corpus uteri wird überwiegend von glatter Muskulatur gebildet (Myometrium). Bindegewebe tritt vor allem in seiner elastischen Faserform auf. Die Muskelfaserstränge bilden ein spiralisiertes Scherengitter. Diese Funktionsstruktur ist neben der Hyperplasie und Hypertrophie des Muskelgewebes eine wichtige Voraussetzung für die Weiterstellung des Innenraumes während der Schwangerschaft. Bei den rhythmischen Kontraktionen unter der Geburt (Wehen) ermöglichen diese Strukturen die austreibende Erhöhung des Gebärmutterinnendruckes.

Normalerweise ist das Corpus uteri gegenüber der Cervix um einen nach vorne offenen Winkel geneigt (Anteflexio) (s. S. 541).
Dem Myometrium sitzt gegen das Cavum uteri hin – ohne Zwischenschaltung einer Submucosa – die Schleimhaut (Endometrium) auf. Das *Endometrium* stellt im Rahmen der generativen Funktion der Frau ein wichtiges Erfolgsgewebe der Gonaden dar, das in Abhängigkeit vom Cyclus rhythmische Struktur- und Funktionswandlungen durchmacht:
Die in der Norm im Zeitraum von 28 ± 3 Tagen durchlaufenen cyclischen Veränderungen des Endometrium sind auf Aufnahme, Beherbergung und Ernährung eines befruchteten Eies abgestellt. Die Strukturveränderungen spielen sich dabei gleichermaßen an Drüsenapparat und Stroma der *Pars functionalis* des Endometrium ab. Eine schmale, gegen das Myometrium grenzende *Pars basalis* des Endometrium macht diese cyclischen Veränderungen kaum mit. Sie fungiert als Regenerationsboden, aus dem sich die Pars functionalis nach ihrer Abstoßung cyclisch neu aufbaut (Abb. 42).
Da die typischen strukturellen Wandlungen am Endometrium unter dem spezifischen Einfluß der Ovarialhormone stehen, erlauben sie umgekehrt diagnostische Schlüsse auf die ovarielle Funktion bzw. Dysfunktion (Tabelle 2).
Die wichtigsten Kriterien bei der strukturellen Cyclusdiagnostik am Endometrium sind:

1. Mitoserate der Drüsenzellen (Indikator für Proliferations- und Wachstumsaktivität des Epithels): 3.–17. Cyclustag;
2. Pseudoschichtung der Drüsenzellkerne (Indikator für Drüsenproliferation): 8.–17. Tag;
3. basale Vacuolenbildung in Drüsenzellen (frühester struktureller Hinweis auf Gestageneinwirkung bzw. Corpus-luteum-Bildung): 15.–19. Tag;
4. Füllung der Drüsenlumina mit Sekret (Zeichen der sekretorischen Aktivität): 18.–22. Tag;
5. Stromaödem (verminderter Gewebezusammenhalt begünstigt Implantation eines befruchteten Eies): Maximum 22. und 23. Tag;
6. Perivasculäre prädeciduale Reaktion des Stroma (Schutz der Schleimhaut vor vorzeitigen Gefäßwandrupturen): 23.–28. Tag;
7. Leukocyteninfiltration im Stroma (enzymatische Histolyse bei ausgebliebener Konzeption): ab 26. Tag.

Tabelle 2. Strukturwandlungen an Drüsen und Stroma des Endometrium im Ablauf des Menstruationscyclus

Cyclusphase	Tag	Drüsen	Stroma
Frühe Follikelphase	4.–7.	Drüsenschläuche kurz, gestreckt, englumig. Drüsenzellen zylindrisch, Kerne basisnahe; vereinzelt Mitosen	Zellen spindelförmig mit großen Kernen, in dichter Lagerung. Wenige Mitosen
Mittlere Follikelphase	8.–10.	Drüsenschläuche verlängert, Verlauf angedeutet geschlängelt. Beginnende Pseudoschichtung des Epithels infolge dichter Zelldrängung. Mitosen häufig.	Aufgelockerte Struktur (Stromaödem). Reichlich Mitosen der Stromazellen
Späte Follikelphase	11.–14.	Ausgeprägte Schlängelung der Drüsenschläuche („Korkenzieherdrüsen"). Drüsenzellen hochprismatisch mit auffallender Pseudoschichtung der basal- bis mittelständigen Kerne	Stromaödem geringer; zahlreiche Stromazellmitosen
Frühe Sekretionsphase	15.–18.	Schlängelung der Drüsenschläuche und Weite der Drüsenlumina zunehmend. Drüsenzellen hochprismatisch. Pseudoschichtung verschwindet. Epithel wieder einreihig. Auftreten basaler Zellvacuolisierung (Glykogen); Kerne rund, mittelständig. Mitosen werden seltener	Stromaödem gering; Mitosen werden seltener
Mittlere Sekretionsphase	19.–23.	Drüsenschläuche stark geschlängelt und sägezahnartig gebuchtet. Drüsenepithel einreihig, hochprismatisch. Kerne basisständig. Zellen sekretorisch hochaktiv mit Abstoßung apicaler Zellanteile (apokrine Sekretion). Keine Mitosen	Stromaödem bis zum 22. Tag stark zunehmend. Auftreten von Spiralarterien mit Bildung perivasculärer Zellkondensate aus großen Stromazellen mit bläschenförmigem Kern. Speicherung von Glykogen und Lipiden im Cytoplasmaleib (pseudodeciduale Reaktion)
Späte Sekretionsphase	24.–28.	Drüsenlumina weit, mit acidophilem Sekret und Zelldetritus gefüllt. Abnahme und Erschöpfung der sekretorischen Aktivität der Drüsenzellen; Zellen flachprismatisch bis kubisch mit zunehmender Kernpyknose	Stromaödem abnehmend. Perivasculäre pseudodeciduale Reaktionszentren breiten sich unter dem Oberflächenepithel aus. Zunächst lymphocytäre, dann auch leukocytäre Stromainfiltration
Menstruation	1.–3.	Zerfall und Abstoßung der Drüsenschläuche. Drüsenepithel degenerativ (Karyopyknosen, Karyorrhexis, Auto- und Heterolyse, degenerative pseudosyncytiale Cohäsion)	Massiver Austritt von Blutzellen in den Intercellularraum (multiple herdförmige Stromahämorrhagie) mit Nekrosen der Pseudodecidua. Abstoßung der nekrotischen Stromateile zusammen mit Drüsenelementen

In der endokrinologischen Praxis verdrängen allerdings die vaginale Funktionscytologie und die Möglichkeit der Hormonanalysen aus dem Plasma dank ihrer methodischen Einfachheit und Ungefährlichkeit die funktionelle Histodiagnostik am Endometrium mit Hilfe der Endometriumbiopsie mehr und mehr.

Tuben (Tubae uterinae)

Von der craniolateralen Kante des Corpus uteri (Tubenecken) geht jederseits der Eileiter ab (Abb. 14 u. 18). Er ist von Peritoneum umhüllt und verläuft firstförmig auf dem cranialen Rand des Ligamentum latum. Die Tuben mün-

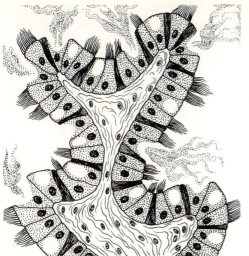 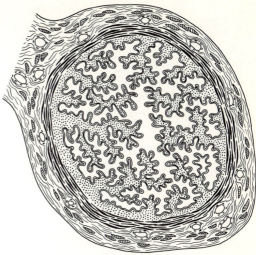

Abb. 20. Feinstruktur der Tubenschleimhaut. Das einschichtige Zylinderepithel ist teils aus Flimmerzellen, teils aus sezernierenden Zellen aufgebaut; die sekretionsaktiven Zellen sind an den mehr basalständigen Zellkernen und den apicalen Vacuolen erkennbar

Abb. 21. Histologischer Aufbau der Pars ampullaris der Tube. Die Tubenschleimhaut ist vielfach verzweigt mit kammerartigen Ausbuchtungen (Tubenlabyrinth) und insgesamt weitem Lumen. Die innere Ring- und äußere Längsmuskelschicht der Tubenwand sind zu erkennen

den median mit engem Lumen in das *Cavum uteri (Ostium uterinum),* lateral unter trichterartiger Erweiterung frei in die Bauchhöhle *(Ostium abdominale).*

Der feingewebliche Wandaufbau des Eileiters zeigt die 3 klassischen Schichten intraabdominaler Hohlorgane: Mucosa mit Submucosa, Muscularis und Serosa.

Das einschichtige Zylinderepithel der Mucosa ist zu Flimmerzellen und zu sezernierenden Zellen differenziert (Abb. 20). In der präovulatorischen Phase überwiegen dabei die Flimmerzellen, in der postovulatorischen die Drüsenzellen. So ist auch die Tubenschleimhaut in gewisser Weise dem Cyclusablauf unterworfen. Der Flimmerstrom ist uteruswärts gerichtet.

Die Tuben dienen der Aufnahme des Eies und nach erfolgter Konzeption der Ernährung und dem Transport der Zygote zum Uterus. Entsprechend diesen Aufgaben besitzt der Eileiter funktionsmorphologisch unterschiedlich gestaltete Abschnitte.

Die *Pars ampullaris* stellt den lateralen Abschnitt der Tube dar. Bauchhöhlenwärts erweitert sich die Ampulle trichterförmig (Infundibulum tubae) und läuft in einen Kranz von fingerartigen Fransen (Fimbrien) aus (Abb. 14); zur Zeit der Ovulation umfassen die Fimbrien durch Kontraktion der Längsmuskulatur polypartig das Ovar, während eine Ringschicht an der Grenze zwischen Infundibulum und Ampulle durch Kontraktion eine Saugwirkung erzeugt, die die Follikelflüssigkeit mit der Eizelle in das Tubenlumen dirigiert. Der scheinbar ungeordnete Wechsel zwischen Ring- und Längsverlauf ihrer Wandmuskulatur ermöglicht eine wechselnde Erweiterung und Verengung des Lumens und damit die Ausbildung von Längsfalten mit Sekundärfaltungen und kammerartigen Ausbuchtungen (Tubenlabyrinth, Abb. 21). Der Durchmesser des Tubenlumens wechselt daher in der Pars ampullaris zwischen 4 und 10 mm. Durch segmentäre Kontraktionen der Wandmuskulatur soll es zu abwechselnder Verengung und Erweiterung der Kammern kommen. Auf diese Weise wird das Ei durch Schub und Sog unter Einschaltung längerer Liegepausen langsam uteruswärts transportiert.

Die subtile Koordination dieses Abnahmemechanismus des Eies durch die Tubenfimbrien kann durch verschiedene Faktoren gestört sein, so durch Adhäsionen der Tubenwand an Nachbarorganen nach entzündlichen Prozessen im Bauchraum, aber auch durch vegetativ-spastische Motilitätsstörungen der Wandmuskulatur.

Die *Pars isthmica* bildet den uterusnahen Abschnitt des Eileiters (Abb. 22). Im Gegensatz

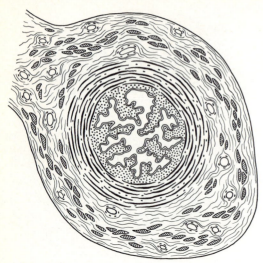

Abb. 22. Histologischer Aufbau der Pars isthmica der Tube. Die Schleimhaut ist weniger gefaltet und das Lumen insgesamt enger; Ring- und Längsmuskelschicht sind dagegen stärker ausgeprägt als in der Pars ampullaris

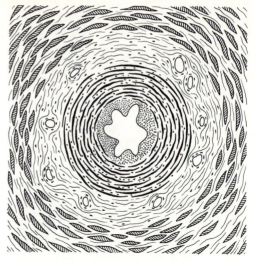

Abb. 23. Histologischer Aufbau der Pars intramuralis der Tube. Die Tubenschleimhaut ist kaum gefaltet, das Lumen in diesem Bereich am engsten; die Tube ist mit kräftig entwickelter Ringmuskelschicht in die Uteruswand eingefügt

zum ampullären Teil hat sie ein gleichmäßig enges, kaum gefaltetes Lumen ohne Buchten mit einem ungefähren Durchmesser von 2–3 mm. In der Wand des isthmischen Tubenanteils läßt sich eine innere Ring- von einer äußeren Longitudinalmuskelschicht deutlich unterscheiden. Dieser Anordnung der Muskulatur entsprechend, kommt es hier zu eindeutig uteruswärts gerichteten peristaltischen Kontraktionen.

Mit der *Pars intramuralis (sive interstitialis)* ist die Tube in die Gebärmutterwand eingefügt und mündet mit dem engen *Ostium uterinum* in das Cavum uteri (Abb. 23).

Ovarien

Die Eierstöcke sind als mandelförmige Organe beiderseits in das hintere Blatt des Ligamentum latum (Mesovarium) eingefügt (Abb. 14). Das Ovar ist die Produktionsstätte geschlechtsspezifischer Hormone und enthält das gesamte Reservoir an Keimzellen.

Dementsprechend ist der morphologische Aufbau der Eierstöcke durch ein Neben- und Nacheinander unterschiedlicher Funktionsstrukturen in Abhängigkeit von den Abläufen gekennzeichnet (Abb. 24).

Während der Geschlechtsreife ist das Ovar durchschnittlich 7–10 g schwer; es zeigt eine mehr oder weniger höckrige Oberfläche mit Wechsel zwischen weißlichen und graublauen Arealen. Das ruhende kindliche Ovar ist wesentlich kleiner (Gewicht 0,3–0,4 g) und von glatter Oberfläche; das senile Ovar ist ebenfalls wieder klein, aber derb und narbig.

Die äußere Hülle des Ovars besteht aus einer einschichtigen kubischen Zellage, dem sog. Keimepithel (s. S. 10). Als *Tunica albuginea* schließt darunter ein fibrillenreicher, zellarmer Bindegewebsbereich an (s. S. 12). Zentralwärts folgt das eigentliche *Rindenparenchym, das die wichtigsten Strukturen des Eierstockes beherbergt (Follikel der verschiedenen Ordnungen, Thecaorgane, Corpora lutea und albicantia). Das Bindegewebe dieser Schicht ist sehr zellreich. Es umschließt schalenförmig das als Markzone* bezeichnete Zentrum des Ovars. Es enthält die größeren Blutgefäße, Lymphbahnen und Nerven sowie in der Gegend des Mesovarium oft noch ein rudimentär entwickeltes Rete ovarii (s. S. 10). In der Hilusregion finden sich Inseln von relativ großen, polygonalen Zellen, den sog. Hiluszellen.

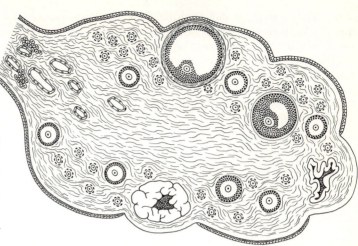

Abb. 24. Morphologie des Ovars. Außen ist das sog. Keimepithel noch größtenteils erhalten. Darunter liegt die fibrillenreiche und zellarme Tunica albuginea. Nach innen schließt sich das zellreiche Rindenparenchym an, das Follikel unterschiedlicher Entwicklungsstadien enthält, weiterhin ein Corpus luteum (bei 7^h) und ein Corpus albicans (bei 4^h). Im Zentrum findet sich die Markzone. In der Hilusregion sind außer den Gefäßen die polygonalen Hiluszellen dargestellt

Funktionell wichtige Strukturen der Ovarialrinde

Beide Eierstöcke enthalten bereits um die Zeit der Geburt den gesamten Bestand an Eizellen (s. S. 11, 13), die von Follikelzellen umgeben sind. Etwa 500 Eizellen kommen während der Geschlechtsreife zur Ovulation. Die übrigen Eizellen verfallen mit ihren zugehörigen Follikeln der Atresie.

Der Entwicklungsprozeß vom Primärfollikel bis zum sprungreifen Follikel mit der Freisetzung der befruchtungsbereiten Eizelle läuft in charakteristischen Wachstumsperioden ab.

Primärfollikel: Er besteht aus einem einschichtigen Ring von Follikelzellen, die die Eizelle umgeben (Abb. 9, 24) und gegen Ende dieser ersten Phase kubische Gestalt annehmen.

Sekundärfollikel: Ein Teil der Primärfollikel wächst durch Vermehrung der Follikelzellen zum Sekundärfollikel heran (Abb. 24). Das nunmehr mehrschichtige Follikelepithel wird als Stratum granulosum bezeichnet. Das den Sekundärfollikel umgebende Stroma formiert sich zu den Thecazellschichten. Die innere Schicht – *Theca interna* – ist zell- und gefäßreich und durch eine Membran scharf von der Granulosaschicht abgegrenzt. Der Übergang in die äußere (zellarme, bindegewebsreiche) Thecazellschicht – *Theca externa* – ist gleitend. Sekundärfollikel erreichen Durchmesser bis zu 0,2 mm.

Die Eizelle hat mit der Ausbildung des Sekundärfollikels ihre endgültige Größe erreicht (100–130 µm Durchmesser).

Tertiärfollikel: Bei weiterer Vermehrung der Follikelepithelien unter auffallender Granulierung ihrer Kerne (Granulosazellen) kommt es zur Vergrößerung des Follikels mit flüssigkeitsgefüllten Lückenbildungen innerhalb der Granulosazellschicht. Sie vereinigen sich zu einer solitären, von Liquor folliculi gefüllten Höhle (Antrum folliculi). Ob der Liquor folliculi durch Verflüssigung von Granulosazellen entsteht oder ob er ein Sekretionsprodukt der Thecazellen darstellt, ist nicht entschieden. In das Antrum folliculi ragt exzentrisch eine hügelartige Verdichtung von Granulosazellen, die die Eizelle umschließen (Cumulus oophorus). Die Größe der Tertiärfollikel schwankt zwischen 0,5 und 1,0 cm (Abb. 24). Neben den Primärfollikeln kommen Sekundär- und Tertiärfollikel bereits vor der Geschlechtsreife im Eierstock vor.

Erst mit Eintritt der Geschlechtsreife entwickelt sich unter dem Einfluß der hypophysären Gonadotropine in cyclischem Ablauf jeweils ein Tertiärfollikel innerhalb weniger Tage unter rascher Mitosefolge der Granulosazellen mit Vergrößerung des Eihügels und Vermehrung des Liquor folliculi zum *sprungreifen Follikel* mit einer Größe von 15–20 mm Durchmesser (Graaf-Follikel). Die Thecazellen vergrößern und vermehren sich ebenfalls und werden dichter vascularisiert. Gleichzeitig löst sich mit Abschluß dieser Entwicklung der Cumulus oophorus mit der Eizelle von der Follikelwand. Der Follikel ist indessen der Ovaroberfläche genähert, und die Theca externa buckelt sich als sog. Thecaconus vor. Als Folge enzymatischer Vorgänge in der Follikelwand erfolgt schließlich die Perforation des Follikels (Follikelsprung, Ovulation). Dabei wird die Eizelle mit der Corona radiata freigesetzt und über den Eiabnahmemechanismus in die Tuba uterina aufgenommen. Erst unmittelbar vor dem Follikelsprung vollendet die Eizelle die I. meiotische Teilung und geht unmittelbar in die II. Reifeteilung bis zur Metaphase II, dem befruchtungsbereiten Stadium, über.

Über die Hormonproduktion in den einzelnen Stadien der Follikelreifung s. S. 48.

Corpus luteum (Gelbkörper): Der Ruptur des reifen Follikels folgt eine Faltung der Follikelwand (Abb. 24), wobei es aus den Gefäßen der Thecaschicht zu Blutaustritten in die Follikelhöhle, dann zum Vorwuchern von Capillarsprossen zwischen die verbliebenen Granulosaepithelien kommt. Durch deren rasche Vermehrung und Vergrößerung unter Annahme polyedrischer Form des Plasmaleibes bildet sich eine breite Schicht von *Granulosaluteinzellen*. Sie enthalten reichlich lipochrome Granula und sind eine Produktionsstätte des Progesterons. Dagegen haben die Zellen der Theca interna *(Thecaluteinzellen)* als Oestrogenbildner zu gelten.

Bleibt die Befruchtung der Eizelle aus, so verliert dieses *Corpus luteum menstruationis* nach etwa 10 Tagen seine funktionelle Aktivität. Die Luteinzellen degenerieren und verfallen der autolytischen und heterolytischen Degeneration, wobei Bindegewebe aus der Theca externa ihren Platz einnimmt. Als Narbenprodukt des Gelbkörpers bleibt dann das weißliche *Corpus albicans* (Abb. 24). Kommt es zur Konzeption und Nidation, so entwickelt sich der Gelbkörper durch weitere Vermehrung der Zellen und Verstärkung der Vascularisation zum *Corpus luteum graviditatis,* das die zur Erhaltung der Gravidität notwendigen Gestagene und Oestrogene produziert (s. S. 137). Danach wird diese Funktion von der Placenta übernommen, und das Corpus luteum gravditatis atrophiert allmählich.

Follikelatresie: Nur ein kleiner Teil der durch die cyclische Gonadotropinstimulation wachsenden Follikel gelangt zur vollen Reife und zur Ovulation. Die übrigen werden atretisch (wörtlich übersetzt: uneröffnet). Primär- und Sekundärfollikel verschwinden durch heterolytische Degeneration spurlos. An Tertiärfollikeln kommt es dagegen im Verlaufe der Atresie zu einer vorübergehenden Zellhyperplasie in der Theca interna. Die Thecazellen beteiligen sich dabei an der Produktion von Oestrogenen (Thecaorgan). Die Atresie der Follikel hat daher eine wichtige Aufgabe im Rahmen der gesamten Hormonproduktion.

Blut- und Nervenversorgung der weiblichen Genitalorgane

Blutversorgung

Die Blutversorgung des Uterus erfolgt durch die Arteriae uterinae und die Arteriae ovaricae. Die A. uterina, ein Ast der A. iliaca interna, zieht von lateral durch das paracervicale Gewebe an die Uteruskante und teilt sich dort in einen ascendierenden und einen descendierenden Ast. Von den Hauptästen ausgehend, umgreifen miteinander anastomosierende Gefäße die Uterusvorder- und -hinterwand. Die A. ovarica zieht über das Ligamentum suspensorium ovarii zum Ligamentum latum und anastomosiert in Höhe des Tubenwinkels mit dem aufsteigenden Ast der A. uterina. Der venöse Abfluß erfolgt über starke lateral gelegene Venenplexus.

Das Ovar wird durch die A. ovarica versorgt (s. o.), die direkt aus der Aorta entspringt (links kann sie auch aus der A. renalis entspringen). Sie anastomosiert im Bereich des Lig. latum sowohl mit dem R. ovaricus als auch mit dem die Tube versorgenden R. tubarius der A. uterina.

Aus der A. uterina entspringt auch die absteigend verlaufende A. vaginalis; zusätzliche Blutversorgung erhält die Vagina durch Äste der Aa. rectales, vesicales und pudendae. Die Blutversorgung des äußeren Genitale geschieht im wesentlichen über die Arteriae und Venae pudendae internae.

Nervenversorgung

Vulva und unteres Scheidendrittel erhalten ihre Nervenversorgung hauptsächlich vom Nervus pudendus.

Uterus und Ovarien werden ebenso wie das obere Drittel der Scheide mit sympathischen Fasern versorgt, die vom Ganglion mesent. inf. über den Plexus uterovaginalis verlaufen. Dieser Plexus ist beiderseits im Parametrium gelegen und sendet Fasern zur Uteruskante und über das Paracolpium zur Vaginalwand. Es bestehen Verbindungen zum Plexus ovaricus; ferner ziehen Äste zu den Schwellkörpern der Clitoris. Die parasympathische Versorgung der Genitalien entstammt den Sacralnerven S II bis S IV (Nervus pelvicus). Die Vulva und die unteren Scheidenanteile werden überwiegend vom Nervus pudendus versorgt.

3. Endokrine Steuerung der Funktionsabläufe im weiblichen Organismus

Die Hormone. Struktur und Nomenklatur

Oestrogene: Das vom Ovar primär sezernierte und zugleich das biologisch aktivste Oestrogen ist das 17β-Oestradiol, nach ihm das Oestron, dann das Oestriol. Das Oestriol ist das quantitativ wichtigste Harnausscheidungsprodukt. Beim Menschen sind noch etwa 30 weitere, natürlich vorkommende Oestrogene beschrieben, die z. T. in Stoffwechseluntersuchungen nachgewiesen wurden oder im Schwangerenharn zu finden sind. Die mengenmäßig bedeutendsten von ihnen sind das 16-Epioestriol sowie die 2-hydroxylierten und 2-methoxylierten Derivate von Oestron, Oestradiol und Oestriol (Abb. 25). Nach der biologischen Definition bezeichnet man als Oestrogene alle Stoffe, die beim kastrierten weiblichen Nager Brunst erzeugen, also eine Verhornung des Vaginalepithels und die für die Brunst typischen Verhaltensweisen.

Es gibt auch synthetische biologisch wirksame Oestrogene, die keine Steroidstruktur besitzen, z. B. Stilbene (Abb. 26). Sie bestehen aus dreifach ungesättigten Sechserringen, die endständig hydroxyliert und durch eine Kohlenstoffbrücke mit zwei Äthylgruppen verbunden sind. Stilbene sollten in der Therapie nicht mehr verwendet werden. In der Schwangerschaft sind sie kontraindiziert.

Gestagene: Das Progesteron kommt im Corpus luteum des Ovars und als wichtiges Zwischenprodukt der Hormonbiogenese auch in der Nebennierenrinde vor (Abb. 27). Durch Dihydrierung an C_{20} in α- oder β-Stellung entsteht im Organismus das 20-Dihydropregn-4-en-3-on (20α- und 20β-Dihydroprogesteron), durch Reduzierung aus Progesteron über Pregnandion und Pregnanolon das biologisch weitgehend inaktive Pregnandiol. Seine Bestimmung im Harn hat bei klinischen Fragestellungen zur Kontrolle der Gelbkörper- und Placentafunktion eine gewisse Bedeutung erlangt. Heute ist es aber durch die Bestimmung von Progesteron im Blutplasma mittels Radioimmunoassay weitgehend überholt.

C_{19}-Androgene: Sie gehören zu den Steroiden. Testosteron, das (nach dem 5α-Dihydrotestosteron) biologisch aktivste natürliche männliche Sexualhormon ist charakterisiert durch eine Hydroxylgruppe in C17-Stellung und eine Δ^4-3-Oxo-Konfiguration in Ring A. Es ist in kleinen Mengen auch bei der Frau nachweisbar. In Ovarien, Nebennierenrinde und Placenta wird das dem Testosteron ähnliche Androstendion (Δ^4-Androsten-3,17-dion) gefunden (Abb. 28). Androstendion gehört zu den 17-Ketosteroiden, die durch Oxydation der C17-Hydroxylgruppe des Testosteron entstehen. Im Harn findet sich eine große Anzahl solcher Ausscheidungsprodukte von Androgenen als 17-Keto-

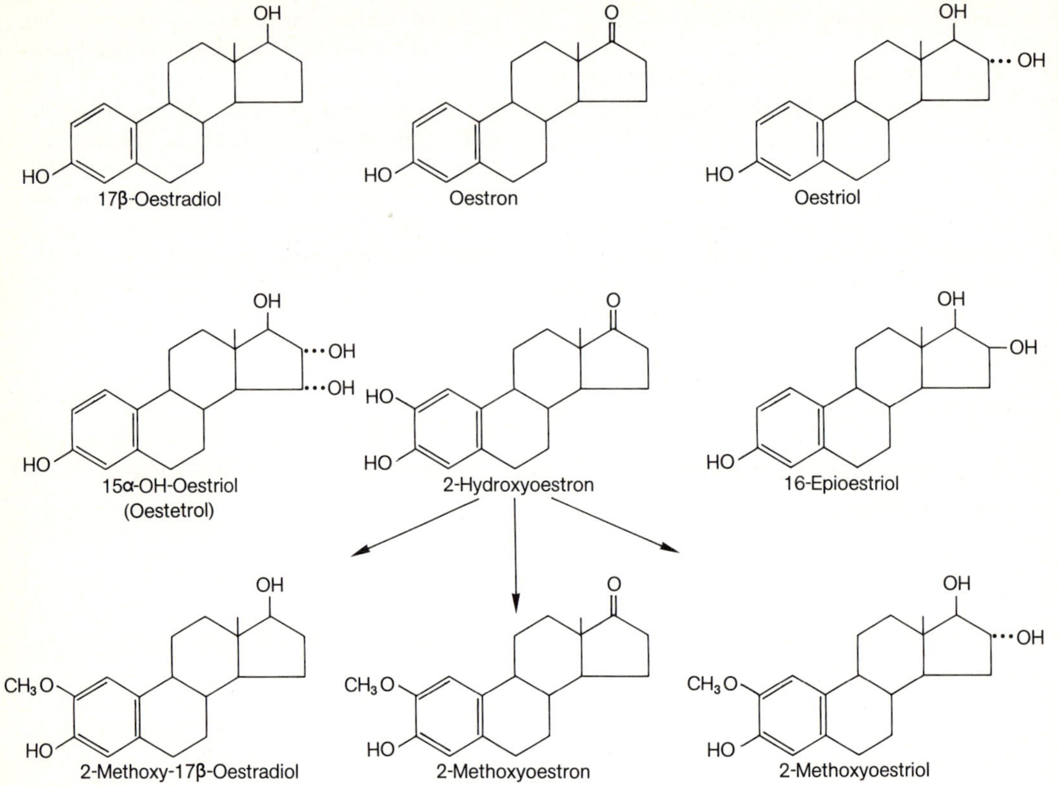

Abb. 25. Die wichtigsten beim Menschen natürlich vorkommenden Oestrogene

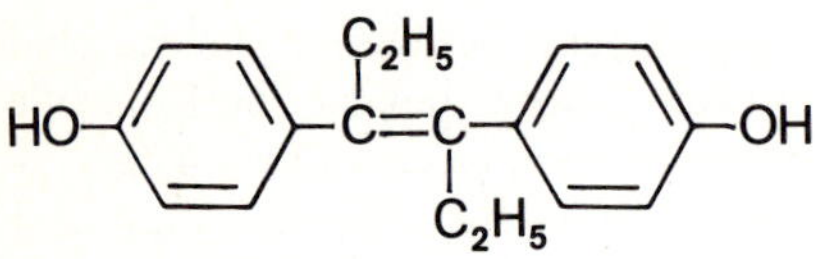

Abb. 26. Diäthylstilboestrol

steroide. Der größte Teil entsteht aus Androgenen der Nebennierenrinde. Bei der Frau entstehen nur sehr geringe Mengen im Ovar. Die wichtigsten Vertreter der 17-Ketosteroide sind das Androstendion, das als Ausscheidungsprodukt der Keimdrüsen anzusehen ist und das Dehydroepiandrosteron, welches hauptsächlich ein Nebennierenrindenprodukt ist (Abb. 28). Man unterscheidet 3α- und 3β-17-Ketosteroide. Die α-Fraktion macht 70–80% der Gesamtketosteroide aus.

Nebennierenrindenhormone: Entsprechend ihrer biologischen Wirkung und ihrer Funktion werden diese in Glucocorticoide, Mineralocorticoide und Androgene (N-Hormone oder proteinanabole Hormone) eingeteilt. Gluco- und Mineralocorticoide gehören zu den C_{21}-Steroiden. Die wichtigsten Glucocorticosteroide sind Cortisol und Cortison (Abb. 29). Zu den Mineralocorticoiden zählt das Aldosteron. Das Corticosteron, das früher als natürliches Mineralocorticosteroid galt, wird heute als Zwischenprodukt beim Aufbau des Aldosteron angesehen. Auch das Desoxycorticosteron gehört zu dieser Gruppe. Die N-anabolen Hormone der Nebennierenrinde sind Androgene und demnach C_{19}-Steroide. Von praktischer Bedeutung ist, daß manche Glucocorticoide als 17-Ketosteroide ausgeschieden werden und teilweise auch in reduzierter Form im Harn vorkommen.

Proteohormone: Allen Proteohormonen gemeinsam ist ihr Eiweißcharakter und die Wasserlöslichkeit. Sie setzen sich aus einer verschieden großen Anzahl von Aminosäuren zusammen, die in peptidartiger Bindung miteinander verbunden sind. FSH und LH enthalten außerdem Zuckeranteile und werden daher als Gly-

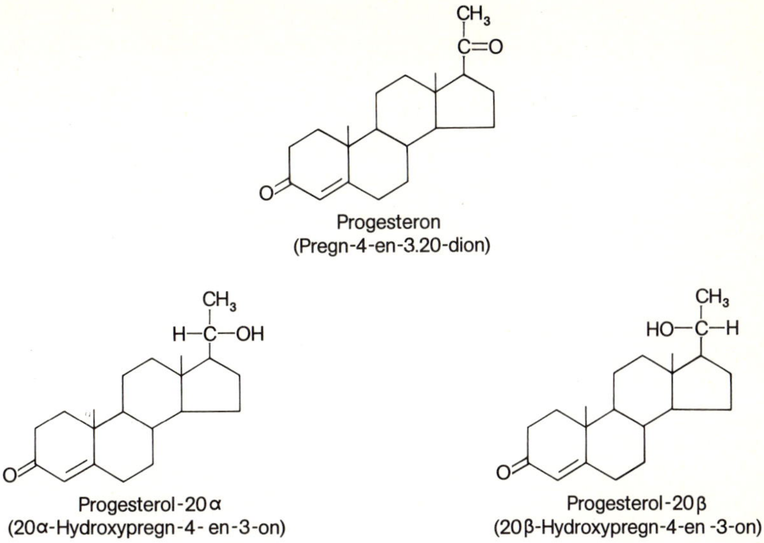

Abb. 27. Progesteron und seine 20-Dihydroderivate

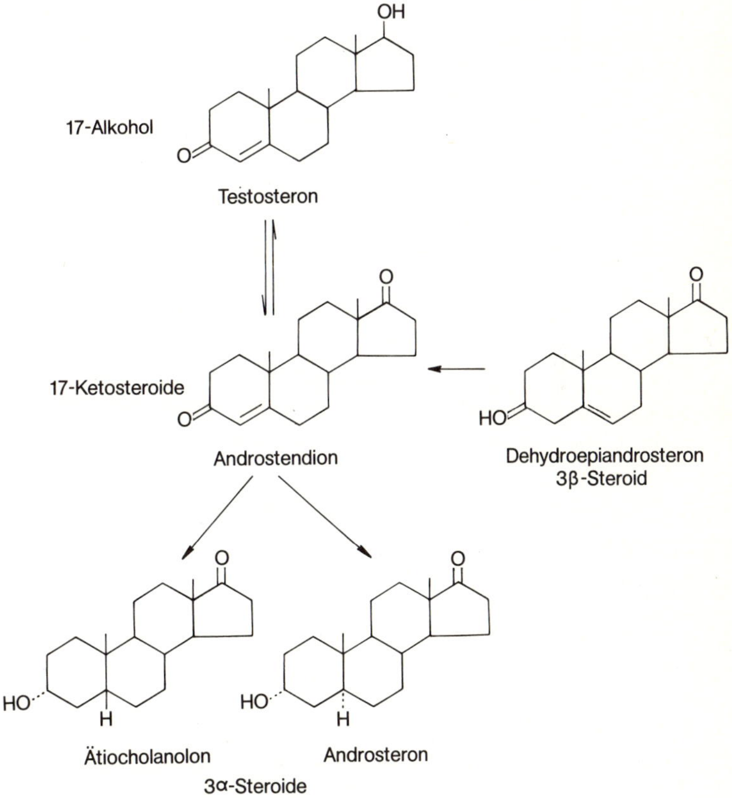

Progesteron
(Pregn-4-en-3.20-dion)

Progesterol-20α
(20α-Hydroxypregn-4-en-3-on)

Progesterol-20β
(20β-Hydroxypregn-4-en-3-on)

17-Alkohol

Testosteron

17-Ketosteroide

Androstendion

Dehydroepiandrosteron
3β-Steroid

Ätiocholanolon

Androsteron

3α-Steroide

Abb. 28. Die wichtigsten Androgene und ihre Metaboliten

koproteide bezeichnet. Das Molekulargewicht der Proteohormone schwankt zwischen etwa 1000 (Oxytocin und Vasopressin) und 40000 (FSH, LH, Prolactin). Die chemische Zusammensetzung von Vasopressin und Oxytocin ist aufgeklärt und die Synthese daher möglich. Das gleiche gilt für das ACTH, das somatotrope Hormon und das Insulin.

Die hypothalamischen Freisetzungshormone: Es handelt sich um niedermolekulare Peptide und Polypeptide mit 8–10 Aminosäuren.

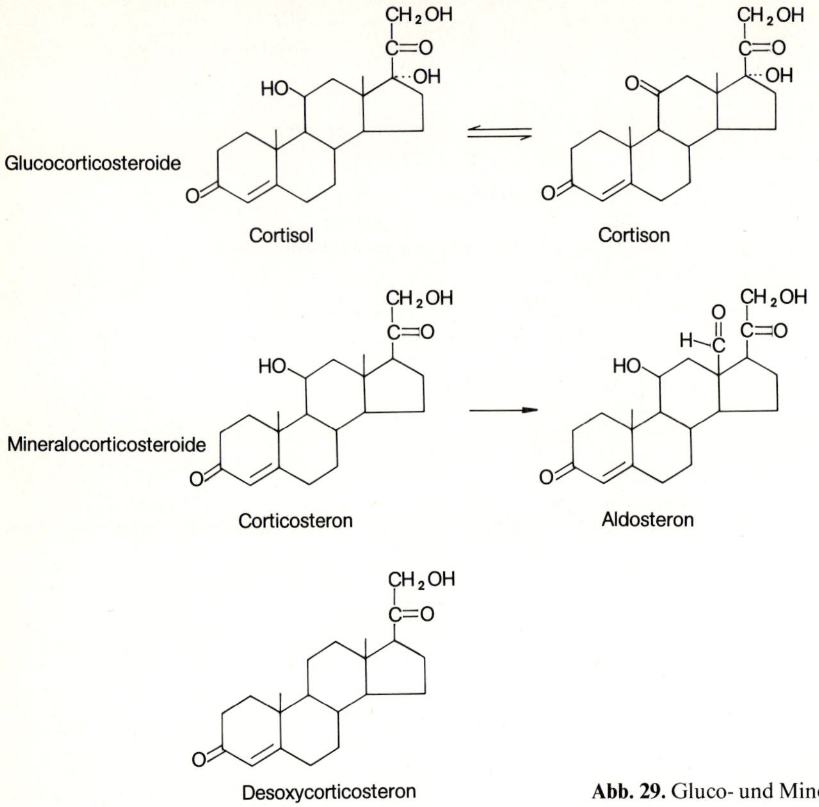

3 Steuerung der Funktionsabläufe im weiblichen Organismus

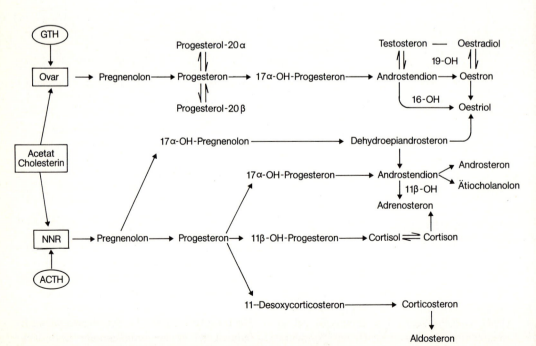

Glucocorticosteroide: Cortisol, Cortison

Mineralocorticosteroide: Corticosteron, Aldosteron

Desoxycorticosteron

Abb. 29. Gluco- und Mineralocorticosteroide

Abb. 30. Biogenese der Steroidhormone in Ovar und Nebennierenrinde

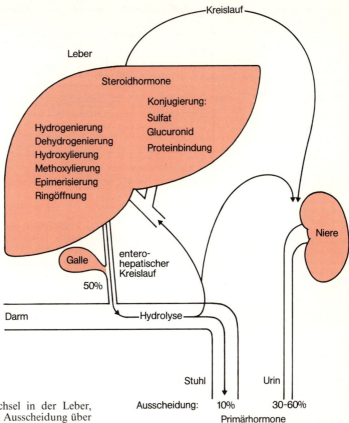

Abb. 31. Steroidhormonstoffwechsel in der Leber, enterohepatischer Kreislauf und Ausscheidung über Stuhl und Urin

Es sind Releasing-Hormone (RH) für zahlreiche trope Hormone des Hypophysenvorderlappens bekannt, nämlich das Corticotropin-Releasing-Hormon (CRH), das Luteinisierungshormon-RH (LRH), das Follikelstimulierende-Hormon-RH (FSRH), das Thyreotropin-RH (TRH), das Melanotropin-RH (MRH), schließlich ein Prolactin-RH und ein Prolactin inhibierender Faktor (PIF). LRH und TRH sind als Handelspräparate verfügbar.

Biogenese und Stoffwechsel der Hormone

Der Aufbau der Steroidhormone erfolgt in allen steroidbildenden Drüsen (außer der Placenta) in etwa gleicher Weise aus Acetat oder Cholesterin über Pregnenolon und Progesteron. Ovarien, Hoden und Nebenniere unterscheiden sich in der Konzentration bestimmter hydroxylierender und aromatisierender Enzyme. So erfolgt in den Ovarien die 17-Hydroxylierung, die Abspaltung der Seitenkette des Progesteron und über Androgene die Aromatisierung zu Oestrogenen. Andererseits bleibt die Biogenese im Gelbkörper teilweise auf der Stufe des Progesteron stehen. In der Nebennierenrinde spielt die C_{11}-Hydroxylierung eine größere Rolle (Abb. 30).

Stoffwechsel und Abbau erfolgen vorwiegend in der Leber. Hier werden die Steroide durch Hydroxylierung, Oxidoreduzierung, Methylierung und Konjugierung an Schwefelsäure oder Glucuronsäure inaktiviert und wasserlöslich, d. h. nierenausscheidungsfähig, gemacht. Dabei durchlaufen sie mehrfach das Organsystem Leber-Galle-Darm-Leber (enterohepatischer Kreislauf). Die Ausscheidung erfolgt hauptsächlich über die Niere durch glomeruläre Fil-

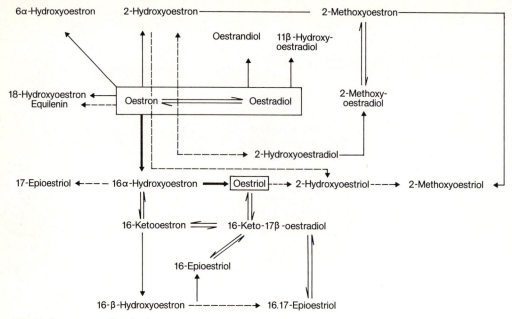

Abb. 32. Oestrogenstoffwechsel

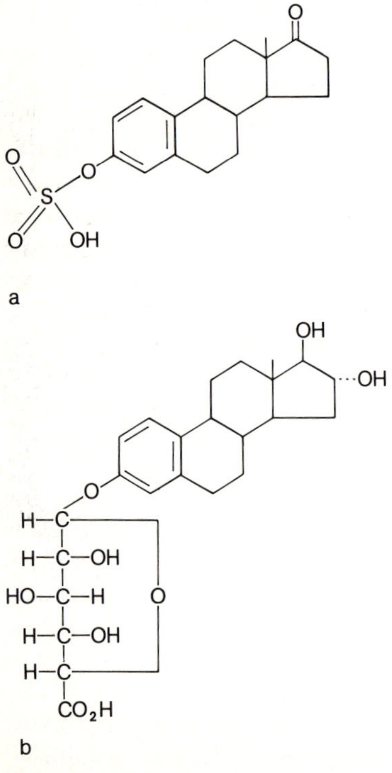

Abb. 33. a Oestronsulfat; **b** Oestriolglucuronosid

tration und tubuläre Sekretion. Sulfoconjugate werden teilweise tubulär rückresorbiert. Ein wesentlicher Teil der Steroide wird über den Darm ausgeschieden (Abb. 31).

Oestrogene

Biogenese: Sie können aus Acetat sowie durch biogenetische Umwandlung aus Cholesterin, Pregnenolon und Progesteron, schließlich durch Aromatisierung des norsteroiden Ringes A von neutralen C_{18}-(Nor)- und C_{19}-Steroiden entstehen (Abb. 30). Die Umwandlungsrate ist unterschiedlich hoch. Sie beträgt zwischen 10 und 80%, je nach dem metabolisierenden Organ, also Placenta, Ovar oder enterohepatischem System. Die Umwandlung von Androstendion und Dehydroepiandrosteron in Oestrogene in der Peripherie beträgt beispielsweise weniger als 1%, die Aromatisierung dieser Androgene durch Placentagewebe in Oestrogene dagegen 40–80%. Die Konversion aus Präcursoren im Ovar liegt bei etwa 50–60%. Bildungsstätten sind im Ovar die Theca-interna-Zellen der Follikel sowie die Theca- und Granulosazellen des Gelbkörpers, im Hoden die Leydig-Zellen, in der Placenta das Syncytium. Die

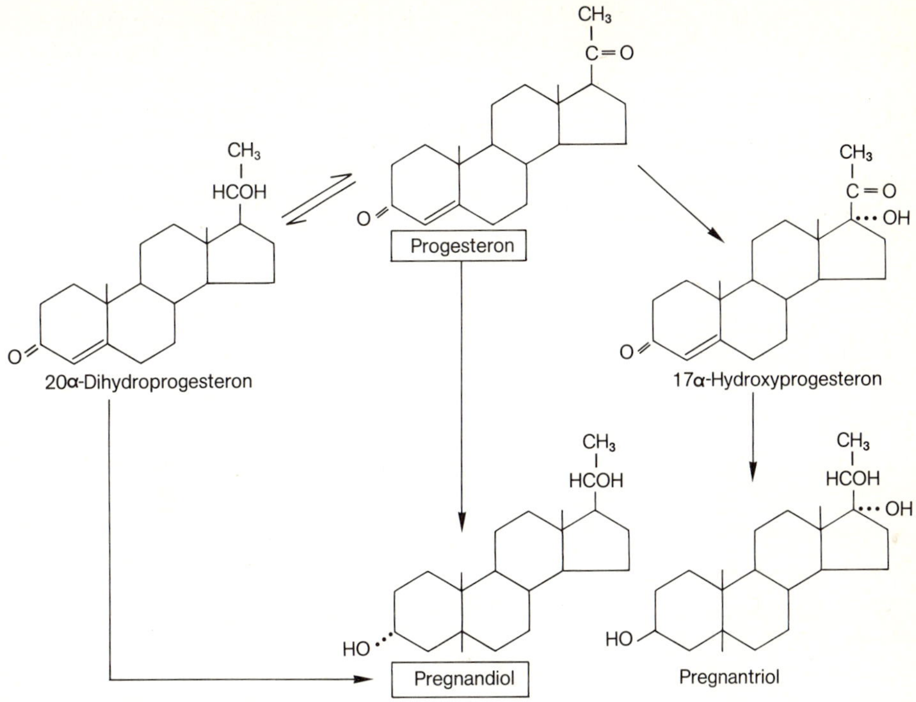

Abb. 34. Stoffwechsel des Progesteron

Nebennierenrinde bildet wahrscheinlich selbst keine Oestrogene; die von ihr sezernierten Androgene werden offenbar in der Peripherie (Fettgewebe) in Oestrogene umgewandelt.

Stoffwechsel: Die am besten bekannte Reaktion im Intermediärstoffwechsel ist die Interkonversion von Oestron ⇌ Oestradiol, die bei vielen Species in vivo und in vitro gezeigt wurde. Der Hauptstoffwechsel des Oestron geht über C_{16}-Hydroxylierung zum Oestriol (Abb. 32). Nach Injektion von Oestron und Oestriol beträgt die wiedergefundene Menge der 3 Oestrogene als Ausscheidung im Harn etwa 25% der verabfolgten Dosis. Die restlichen 75% werden vom Organismus im Harn oder auch mit dem Stuhl in z. T. bisher nicht bekannter Form ausgeschieden. Die Oestrogene erscheinen im Harn wie auch die anderen Steroide als wasserlösliche Conjugate. Oestriol wird hauptsächlich an Glucuronsäure gebunden und als Oestriol-16-glucoronosid (Natriumsalz) ausgeschieden, das Oestron überwiegend als Oestronsulfat, ein kleiner Anteil des Oestriol als Oestriolsulfat (Abb. 33 a u. b).

Progesteron

Biogenese: Progesteron wird im Ovar (Granulosaluteinzellen des Corpus luteum), in der Nebennierenrinde (Zona reticularis) und in der Placenta (Syncytium) gebildet. Es ist die Schlüsselsubstanz für die Biosynthese einer großen Anzahl von Steroidhormonen, nämlich sowohl von Corticosteroiden als auch von Androgenen und Oestrogenen (Abb. 30). Es entsteht aus Acetat, Cholesterin und Pregnenolon. Als Primärhormon spielt es nur im Corpus luteum und in der Placenta eine Rolle.

Stoffwechsel: Das Progesteron wird hauptsächlich in reduzierter Form als Pregnandiol ausgeschieden, jedoch gibt es auch eine geringe Ausscheidung von Pregnandion, Pregnanolon und Allopregnandiol (Abb. 34). Pregnandiol ist biologisch weitgehend inaktiv. Die Konzentration in Plasma und Urin ist besonders in der zweiten Cyclushälfte bei Anwesenheit eines Gelbkörpers sowie in der Schwangerschaft erhöht. Auch im Harn von Männern, von Frauen in der Menopause sowie von Kindern kommen kleine Mengen von Pregnandiol vor. Pregnandiol wird nach Injektion von Progesteron zu 15% des ver-

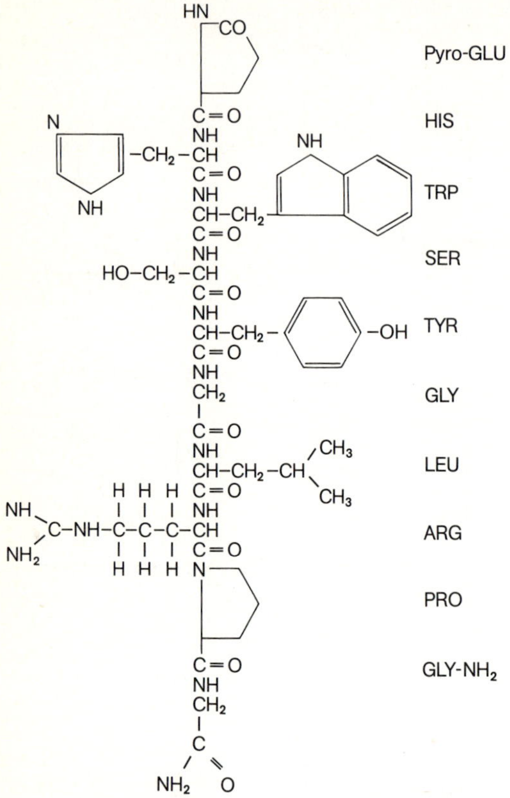

Abb. 35. Die Struktur des LH-Releasing-Hormon (LRH) (Dekapeptid):
Pyro-GLU – HIS – TRP – SER – TYR – GLY – LEU – ARG – PRO – GLY-NH$_2$

ne ist das Testosteron. An den Zielorganen wird es zu dem biologisch noch aktiveren 5α-Dihydrostestosteron umgewandelt. Testosteron kommt in geringer Menge auch bei der Frau vor, bei der es im Ovar (Hiluszellen, Zwischenzellen) und in der Nebennierenrinde produziert wird. Auch das Androstendion hat biologische Bedeutung als überwiegend ovarielles Androgen und Vorläufer von Oestrogenen. Bei der Frau ist es das quantitativ wichtigste Androgen. Der Androstendionspiegel im Blut ist bei der Frau höher als beim Mann. Testosteron und Androstendion sind interkonvertierbar. Das Dehydroepiandrosteron ist ein Hormon der Nebennierenrinde mit schwachen androgenen und anabolen Eigenschaften (Abb. 28). Es wird mit dem Cortisol zusammen sezerniert.

Stoffwechsel: Die androgenen Steroide werden hauptsächlich als Androstendion, Ätiocholanolon und Androstendiol (Abb. 28) ausgeschieden. Testosteron erscheint vorwiegend als unverändertes Testosteron. Auch das Dehydroepiandrosteron wird größtenteils unverstoffwechselt ausgeschieden und nur zu einem kleinen Teil in Androstendion und Testosteron umgewandelt. Die Ausscheidungsrate dieser Substanzen im Harn nach Hormonverabfolgung beträgt etwa 15%. Die Ausscheidung erfolgt beim Testosteron, Androsteron, Ätiocholanolon und Androstendiol vorwiegend als Glucuronosid. Die Metabolite der Nebennierenrindenhormone werden hauptsächlich in 11-oxygenierter Form im Harn eliminiert.

abfolgten Hormons im Harn ausgeschieden, und zwar in Form des C$_3$-Glucuronsäureconjugat-Natriumsalzes. Eine größere Menge wird auch durch Galle und Darm eliminiert, ein kleiner Anteil in Form von Kohlenstoffbruchstücken in der Atemluft und durch die Haut. Pregnanolon erscheint zu 1,6–5% und Pregnandion zu 0,5–2% im Urin, unverändertes Progesteron zu weniger als 1%.

Androgene

Biogenese: Die Androgene entstehen im Hoden (Leydig-Zellen) und in der Nebennierenrinde (Zona reticularis) aus Acetat, Cholesterin, Pregnenolon und Progesteron, hauptsächlich unter 17α-Hydroxylierung der Pregnenderivate (Abb. 28). Das wichtigste Androgen beim Man-

Gonadotropine und Releasing-Hormone

Biogenese: Über die Biogenese der Gonadotropine ist wenig bekannt. Sie werden in den basophilen Zellen des Hypophysenvorderlappens (s. S. 46) unter dem Einfluß der hypothalamischen Freisetzungshormone aus Aminosäuren synthetisiert. Die Struktur des LRH zeigt die Abb. 35.

Stoffwechsel: Unsere Kenntnisse über Stoffwechsel und Ausscheidung von Gonadotropinen stammen aus Injektionsversuchen.
Von hochgereinigten hypophysären FSH und LH werden 10–12% innerhalb von 4 Tagen ausgeschieden, davon etwa 8% in den ersten 24 Stunden.

Über Biogenese und Stoffwechsel der hypothalamischen Releasing-Hormone ist bisher wenig Sicheres bekannt. Die Plasmawerte von LRH bewegen sich im µg-Bereich. Das Hormon verschwindet mit Halbwertszeiten von 5,3 und 27,4 Minuten aus dem Blut. Die metabolische Clearance-Rate ist 1480 ± 170 Liter pro Tag. Zwischen 0,75 und 2,8% einer injizierten Dosis von LRH werden innerhalb von 8 Stunden im Harn ausgeschieden, davon 48% in der ersten Stunde. Die tägliche Produktionsrate von LRH liegt zwischen 90 und 165 kg in 24 Stunden.

Wirkungsmechanismus der Hormone

Man weiß heute, daß die Hormone nicht auf alle Zellen des Organismus wirken, sondern nur auf die Zellen bestimmter Zielorgane. Diese besitzen sog. Hormonreceptoren und damit die Fähigkeit, die ihnen zugehörigen Hormone zu binden, anzureichern und intracellulär zu transportieren. Dies soll am Beispiel der *Oestrogenwirkung* erläutert werden (Abb. 36 a).
Oestrogenreceptoren an der Zellmembran und in der Zellflüssigkeit (Cytosol) schleusen die Oestrogene in die Zellen des Zielorgans ein und bringen es zum Nucleus. Das Steroidhormon selbst wirkt im Zellkern, und zwar am genetischen Material. Die genetische Information ist in der chromosomalen Desoxyribonucleinsäure (DNS) gespeichert. Die sog. *Repressoren,* kleine Proteinmoleküle, blockieren im Ruhezustand die Freilegung und „Ablesbarkeit" dieser Information. Das in den Zellkern eintretende Hormon bindet jedoch den Repressor und legt so die chromosomale DNS frei. Damit wird über eine Stimulierung des Enzyms RNS-Polymerase die Bildung von messenger-Ribonucleinsäure (m-RNS) induziert (Transkription s. S. 7). Die neugebildete m-RNS wandert in den extranucleären Raum und lagert sich als Matrize den Ribosomen des endoplasmatischen Reticulum an (Translation, s. S. 8). Auf diese Weise wird dort die Synthese spezifischer Proteine bewirkt, wie sie beispielsweise für das durch Oestrogene stimulierte Uteruswachstum typisch sind. Die Receptormoleküle werden abgebaut oder resynthetisiert. Bei der Synthese wirken Oestrogene stimulierend. Progesteron wirkt hemmend. Daneben gibt es offenbar noch einige weitere Wirkungsmechanismen der Oestrogene, die nicht am Genom angreifen, und eine Reihe von intra- und extracellulär ablaufenden Sekundärvorgängen. Zu ihnen gehören die Anhäufung von Phospholipoiden und die Stimulierung von Enzymen wie Serinaldolase, Isocitratdehydrogenase u. a. Die oestrogeninduzierte Histaminfreisetzung aus Mastzellen ist die Ursache der vermehrten extracellulären Wasser- und Natriumaufnahme. Die Freisetzung von Acetylcholin durch Oestrogene ist die Ursache für die Hyperämisierung unter Oestrogenwirkung. Diese und die begleitenden Permeabilitätsveränderungen bedingen einen vermehrten Einstrom von Glucose und Aminosäuren in die Zelle.
Der Wirkungsmechanismus der *Gestagene* und *Androgene* ist prinzipiell gleich.
Proteohormone besitzen spezifische Receptoren in der Zellmembran. Dort stimulieren sie das cyclische AMP (Adenosinmonophosphat), welches ATP (Adenosintriphosphat) aktiviert. Der Wirkungsmechanismus der *Gonadotropine* beruht auf einem allgemeinen Anstieg des Energiestoffwechsels im Ovarialgewebe mit einer Stimulierung derjenigen Enzyme, welche die Steroidbildung aus Acetat und Cholesterin sowie die Epimerisierung und 3β-Hydroxylierung von Δ^5-3-Oxosteroiden fördern (z. B. Pregnenolon → Progesteron). Das durch Adenylcyclase stimulierte Nucleotid cyclisches AMP ($3',5'$cyclische Adenylsäure) spielt als Mittler zwischen Gonadotropinwirkung und Steroidbiogenese eine Rolle (second messenger) (Abb. 36 b).
Die Wirkung der Gonadotropin-*Releasing-Hormone* verläuft wahrscheinlich über eine spezifische Depolarisierung der Hypophysenvorderlappenzelle. Die Membrandepolarisierung ist vergesellschaftet mit einer Ca^{++}-Aufnahme in die Zelle, die zur Ausschleusung der hypophyseotropen Speichergranula führt. Durch die Granulafreigabe oder einen anderen primären Effekt der Freisetzer wird die Gonadotropinsynthese aktiviert.
Dopamin ist dabei die synaptische Überträgersubstanz, welche die Freigabe der FSH- und LH-Releasing-Hormone aus den tuberoinfundibulären Neuronen in die portalen Spezialgefäße veranlaßt. Präcursoren der Dopaminsynthese steigern dosisabhängig die Plasmakonzentration von FSH und LH.

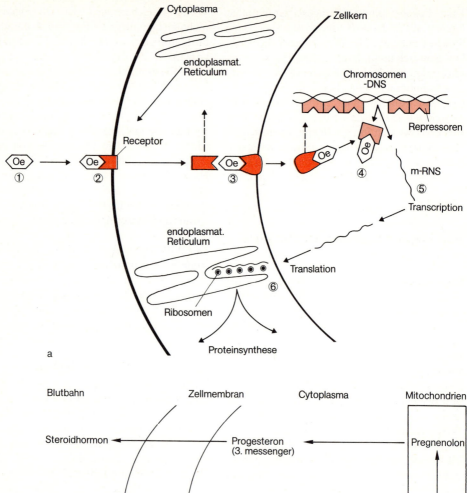

Abb. 36. a Gegenwärtige (teilweise hypothetische) Vorstellungen über den Wirkungsmechanismus der Steroidhormone in der Zelle, erläutert am Beispiel der Oestrogene. *1* Oestrogenmolekül tritt an die Zelle heran; *2* Oestrogen wird vom Receptor der Zellwandmembran gebunden, durch das Cytoplasma transportiert; *3* Oestrogen wird vom Receptor der Kernmembran gebunden, durch den Zellkern transportiert; *4* Der Oestrogen-Receptorkomplex löst Repressoren der Chromosomen-DNS ab; *5* Bildung von Messenger-RNS und Transcription; *6* Anlagerung an die Ribosomen des endoplasmatischen Reticulum und Proteinsynthese. **b** Wirkungsmechanismus der tropen Hormone, z. B. des LH an der Zelle

Endokrine Regelung[1] der cyclischen Abläufe

Der Cyclus als Regelkreis

Unter dem Begriff *Cyclus* faßt man diejenigen bei der geschlechtsreifen Frau regelmäßig wiederkehrenden physiologischen Abläufe in den Drüsen des Sexualendokrinium und im Bereich des Genitale zusammen, die der Fortpflanzung dienen und damit entweder zur Menstruation oder zur Gravidität führen. Der Cyclus umfaßt im Idealfall einen Zeitraum von 28 ± 3 Tagen, gerechnet vom ersten Tag der letzten Menstruation bis zum Tage vor Einsetzen der nächsten Regelblutung (oder bis zur Ovoimplantation). Nur wenige Frauen haben einen konstanten Cyclus, und dieser beträgt nur selten genau 28 Tage (Abb. 37). Die physiologischen Schwankungen der Cycluslänge beruhen vorwiegend auf Variationen in der Länge der Follikelphase (Proliferationsphase), während die Gelbkörperphase mit 12–14 (10–18) Tagen relativ konstant ist.

Das Datum des Follikelsprungs kann dementsprechend nach Knaus durch Rückrechnung um 14 Tage vom 1. Tag der folgenden Regel näherungsweise ermittelt werden (s. S. 78).

Das hypothalamo-hypophysäre System

Inkretorisches System und Nervensystem wirken bei Auslösung und Koordinierung der cyclischen Vorgänge in einem integrierten Regelkreis eng zusammen. Die cyclische endokrinreproduktive Funktion der Ovarien wird durch übergeordnete Zentren geregelt (Abb. 38 u. 39). Im ventralen und basalen mittleren Hypothalamus gibt es Areale (Nucleus arcuatus, ventromedialis, periventricularis anterior, Regio supra- und retrochiasmatica), welche die Höhe der Steroidkonzentration registrieren (Fühlersystem). Aufgrund dieser Information werden neuroendokrine Impulse an den gonadotropen Bereich des Hypophysenvorderlappens abge-

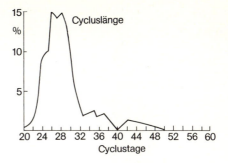

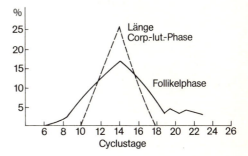

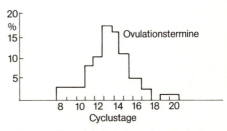

Abb. 37. Verteilungshäufigkeiten der Cycluslänge, der Länge der Follikel- und Corpus-luteum-Phase sowie des Ovulationstermins bei einem Kollektiv gesunder Frauen in der Geschlechtsreife

---

[1] Unter Regelung versteht man einen kybernetischen Vorgang, bei dem der vorgegebene Wert (Soll-Wert) und der gemessene Wert (Ist-Wert) einer Größe – und damit die eventuelle Abweichung dieser Werte voneinander – festgestellt und durch Gegenwirkung die Konstanz des Soll-Wertes wiederhergestellt wird

geben (hypophyseotropes Impulssystem). Die Ovarien sind demnach durch ihre Steroidsekretion dem hypothalamischen Regler und dem gonadotropen Effector im Hypophysenvorderlappen in einem Regelkreis durch Rückkopplung („feed back") verbunden. Bezugssystem ist die konstant zu haltende Regelgröße, der Steroidspiegel. Bei niedrigem Oestrogenspiegel erfolgt beispielsweise reaktiv eine starke Gonadotropinausschüttung. Bei hohen Oestrogenwerten resultiert eine Hemmung der Gonadotropinproduktion und -sekretion. Man spricht von *positiver Rückkopplung,* wenn das Steroidhormon die Gonadotropinsekretion fördert, von *negativer Rückkopplung,* wenn es sie hemmt (Abb. 39).

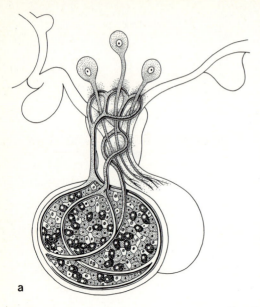

Die neuroendokrine Informationsübertragung über die Höhe des Steroidspiegels erfolgt vom Hypothalamus über die aus der Pars tuberalis der Eminentia mediana entspringenden Portalgefäße zum Hypophysenvorderlappen durch die Freisetzungsfaktoren (Releasing-Hormone). Vier solcher Faktoren sind bekannt: das FSH-Freisetzungshormon (FRH), das LH-Freisetzungshormon (LRH), das Prolactin-Freisetzungshormon (PRH) und der das luteotrope Hormon hemmende Faktor (Prolactin Inhibiting Hormone = PIH). Die Freisetzer bewirken sowohl Sekretion als auch Neusynthese von FSH und LH, während das PIH die Sekretion von Prolactin hemmt.

Die Gonadotropin-Releasing-Hormone werden im basalen mittleren Hypothalamus (Nucleus infundibularis, „Eminentia mediana") ge-

Abb. 38 a u. b. Biochemische und funktionelle Regelung der FSH- und LH-Sekretion im Hypothalamus-HVL-System

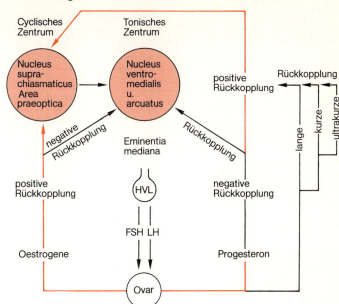

Abb. 39. Gegenwärtige Vorstellungen über die Rückkopplung („feed back") im Regelkreis Hypothalamus-Hypophysenvorderlappen-Ovar (Gonadostat)

bildet. Dieses Areal ist offenbar für die *tonische*[2] Basissekretion der Gonadotropine verantwortlich. Ihm ist als Führungsgröße ein cyclisches Gonadotropinfreisetzungszentrum vorgeschaltet, das für die rhythmische Freisetzung des LH-Gipfels zur Zeit der Ovulation verantwortlich ist. Es ist im vorderen Hypothalamus lokalisiert (Abb. 39). Die Abgabe des Prolactin inhibierenden Hormons (PIH) wird durch ein Areal im dorsalen mittleren Hypothalamus am Übergang zum Thalamus kontrolliert (N. dorsomedialis). Die für die Gonadotropinproduktion verantwortlichen Freisetzungsareale sind mit dem sog. Sexual- oder Erotisierungszentrum im hinteren Hypothalamus funktionell eng verbunden.

Neben diesen stimulierenden Zentren sind im Tierversuch Bezirke lokalisiert worden, die für eine Hemmung der Hypophysen-Gonaden-Funktion verantwortlich sind, wie z. B. der Nucleus amygdalae und die Epiphyse. Regelnde Einflüsse gehen ferner vom übergeordneten limbischen System aus, das dem Hypothalamus sensorische Impulse zuleitet.

Das obengenannte *cyclische* Gonadotropinfreisetzungszentrum findet sich nur bei der Frau in Funktion. Beim Manne ist lediglich eine *tonische* Freisetzungsfunktion aktiv. Beide Zentren werden in beiden Geschlechtern unabhängig vom genetischen Geschlecht bipotent angelegt. Die Differenzierung in die männliche (tonische) oder die weibliche (cyclische) Richtung erfolgt jedoch – wahrscheinlich auch beim Menschen – während der Fetalzeit, und zwar durch das in den männlichen fetalen Gonaden gebildete Testosteron. Dieses Hormon induziert durch Hemmung des cyclischen Zentrums den männlichen, d. h. acyclischen Typ der Gonadenfunktion. Fehlt die Testosteroneinwirkung während der kritischen Fetalperiode, so erfolgt eine Differenzierung der hypothalamischen Zentren in die weibliche Richtung, d. h. es kommt zur Ausbildung einer cyclischen Gonadenfunktion. Diese Erkenntnisse sind für die Pathogenese bestimmter angeborener oder intrauterin erworbener Störungen der Keimdrüsentätigkeit von Bedeutung. Auch von der Hirnrinde und von anderen Zentren kommende psychische, vegetative und Sinneseinflüsse (Gesicht, Gehör, Geruch) beeinflussen die zentrale Regelung der Ovarialfunktion. Psychische Einwirkungen belastender Art, besonders von Angst und psychischer Spannung, üben eher hemmende Einflüsse aus, insbesondere auf die LH-Sekretion (Abb. 39).

Die Freisetzungsfaktoren gelangen über die sog. Portalgefäße in den Hypophysenvorderlappen, wo sie die Bildung und Freisetzung der Gonadotropine steuern.

---

[2] Tonisch: hier „gleichbleibende" Sekretionsdynamik, im Gegensatz zu rhythmisch oder cyclisch

46   3 Steuerung der Funktionsabläufe im weiblichen Organismus

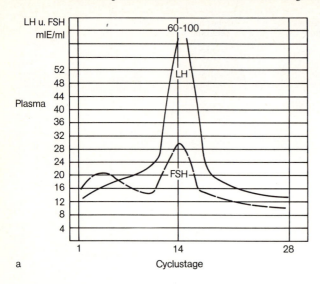

a

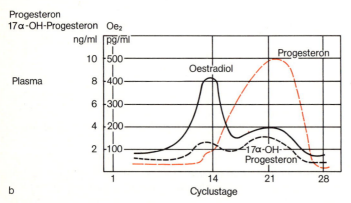

b

Abb. 40. a FSH- und LH-Werte im Plasma während des normalen Cyclus. **b** Oestradiol-, Progesteron und 17 α-OH-Progesteronwerte im Plasma während des normalen Cyclus

Man unterscheidet:
1. Das follikelstimulierende Hormon (FSH): Es wird wahrscheinlich in den cyanophilen Delta-[2]Zellen des Hypophysenvorderlappens gebildet. Es bewirkt Follikelreifung bis nahe zur Sprungreife und eine niedrige Oestrogensekretion.

2. Das Luteinisierungshormon (LH), beim Manne auch als ICSH (Interstitielle Zellen stimulierendes Hormon) bezeichnet. Es wird in den cyanophilen Delta[1]-Zellen des Hypophysenvorderlappens gebildet. Das LH hat für sich allein nur eine sehr geringe stimulierende Wirkung auf die Hormoninkretion. Es bewirkt aber zusammen mit FSH, oder wenn FSH vorher eingewirkt hat, eine volle Follikelreifung, eine hohe Stimulierung der Oestrogeninkretion, schließlich den Follikelsprung, die Gelbkörperbildung und die Produktion der Gestagene und Oestrogene im Corpus luteum. Beide Hormone wirken physiologischerweise in einem zeitlich und mengenmäßig sinnvoll abgestimmten Synergismus.

3. Das Prolactin: (h. Prl., luteotropes Hormon, luteomammotropes Hormon, LTH). Es wird in den acidophilen Alphazellen des Hypophysenvorderlappens gebildet. Bei einigen Species bewirkt es eine morphologische Reifung des Corpus luteum, eine Stimulierung der Hormonproduktion und -sekretion und erhält das Corpus luteum. Seine Bedeutung für die Physiologie des menschlichen Cyclus und das menschliche Corpus luteum ist bisher nicht sicher definiert. Überhöhte Werte hemmen die Ovulation und Gelbkörperbildung. Im Wochenbett übt es eine galaktopoetische Wirkung aus.

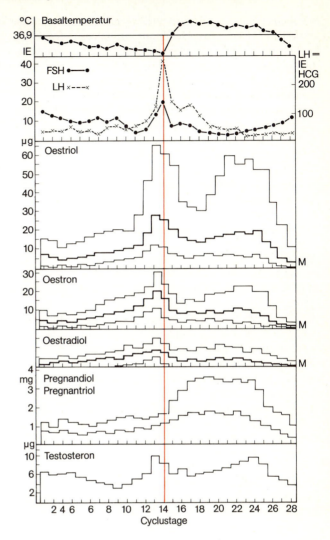

Abb. 41. Hormonausscheidung im Cyclus. **M** Beginn der Menstruation

Hormonspiegel: Im Plasma und im Urin ist die Ausscheidung von FSH und LH im Anfang des Cyclus nach einem kurzen Anfangsgipfel niedrig. In Cyclusmitte kommt es zu einem Anstieg von FSH und LH (Gonadotropinspitze), der zeitlich kurz nach der Spitze der Oestrogenwerte gelegen ist und durch diese induziert wird. Der LH-Spitze folgen der Follikelsprung, der Anstieg von Progesteron und 17α-Hydroxyprogesteron aus dem sich bildenden Corpus luteum im Plasma (Abb. 40a u. b) und die Ausscheidung ihrer Stoffwechselprodukte im Harn (Abb. 41).

Das Ovarium

Morphologische Veränderungen: Im Ovar setzt zu Beginn eines jeden Cyclus unter Gonadotropineinfluß ein Wachstum der größeren Follikel ein. In den folgenden Tagen differenziert sich aus der Gruppe der wachsenden Follikel ein einziger, der zum reifenden Follikel wird, während sich die anderen zurückbilden und atretisch werden oder auf ihrer Entwicklungsstufe verharren. Die Eizelle vergrößert sich in einem raschen Wachstumsschub vom 12. bis zum 15. Tag von 100 auf ungefähr 140 μm. Der Follikel wächst von etwa 2 auf 12–20 mm zur Sprungreife heran. Die Follikelzellen vermehren sich und liegen schließlich in 12–16 Schichten übereinander. Sie werden jetzt wegen ihrer granulierten Kerne als Membrana granulosa bezeichnet. In der *Theca interna* bildet sich ein dichtes Capillarnetz aus. Sie grenzt sich von der äußeren Bindegewebsschicht ab, die keilförmig wachsend als Thecaconus dem Follikel den Weg zur Oberfläche des Ovars bahnt. Durch Verflüssigung eines Teils der Granulosazellen und durch sekretorische Aktivität der Thecazellen hat sich eine Follikelzellhülle mit Follikelflüssigkeit gebildet. Oestron und Oestradiol sind in der Follikelflüssigkeit sowie in der Theca- und Granulosazellschicht nachweisbar. Der Anstieg der ovariellen Oestrogenproduktion bewirkt einen positiven Rückkopplungseffekt über das Zwischenhirn-Hypophysen-System auf die LH-Sekretion. Bevor der Follikel springt, beginnt als Zeichen eines zunehmenden LH-Effektes bereits die Progesteronbildung. Im sprungreifen Follikel wurden Progesteron sowie 20α- und 20β-Dihydroprogesteron gefunden. An der Hohlraumbildung im Follikel und der Ovulation scheinen auch C_{19}-Steroide (Androgene) mitbeteiligt zu sein. Unter Zunahme des Follikelinnendrucks und der Einwirkung gewebsauflockernder Enzyme springt nach Stigmabildung[3] der Follikel etwa am 14.–15. Tag und gibt das befruchtungsfähige Ei frei. Der Follikel fällt zusammen. Meist tritt eine leichte Blutung in die Follikelhöhle ein. Nach der Ovulation nimmt die Oestrogenproduktion etwas ab und erreicht zur Zeit der Blüte des Corpus luteum um den 22. Tag einen zweiten, niedrigeren Gipfel. Dieser hat möglicherweise für die Implantation eine gewisse Bedeutung. In den der Ovulation folgenden Tagen vergrößern sich die Granulosazellen und wandeln sich unter Einlagerung eines lipoiden gelben Farbstoffes in Granulosaluteinzellen um. Gleichzeitig wachsen von der Theca interna Bindegewebs- und Gefäßsprossen in die Granulosazellschicht ein. Das Corpus luteum ist damit als endokrine Drüse ausgebildet. Die Gestagenbildung geht nach dem präovulatorisch-ovulatorischen Anstieg kurzfristig zurück und zeigt dann eine kontinuierliche Zunahme mit dem Höhepunkt um den 22. Cyclustag. Danach erfolgt entsprechend der Regression des Corpus luteum bei ausbleibender Schwangerschaft ein rascher Abfall (Abb. 40b).

Endokrine Vorgänge: In den hormonbildenden Strukturen des Ovarium (Theca folliculi) werden unter dem Einfluß der Gonadotropine die Oestrogene (17β-Oestradiol und Oestron), im Corpus luteum wahrscheinlich auch Oestriol sowie die Gestagene Progesteron, 20α- und 20β-Dihydroprogesteron gebildet. Die Abb. 30 stellt die Steroidbiogenese im Ovar in einer schematischen Übersicht dar. Die Sekretionsrate beträgt für Oestron und Oestradiol zwischen 0,2 und 0,5 mg pro 24 Stunden, je nach Stadium des Cyclus, mit einer Spitze in Cyclusmitte. Für Progesteron liegt die Rate bei 20–30 mg pro 24 Stunden in der zweiten Cyclusphase. Ferner lassen sich noch kleine Mengen Oestriol, 17α-Hydroxyprogesteron sowie Androstendion im Ovar und im Ovarialvenenblut nachweisen. Die Oestrogene werden vorwiegend in der Theca des Follikels gebildet, doch sind auch die Granulosazellen und die interstitielle Drüse[4] zur Bildung von Oestron befähigt. Oestron und 17β-Oestradiol können im Ovar und im peripheren Stoffwechsel ineinander umgewandelt werden (Interkonversion s. S. 39). Die Gestagenbildung erfolgt normalerweise in der Granulosazellschicht. Theca und Granulosa sind auch in der Steroidbiogenese funktionell eng miteinander verkoppelt.

Oestrogene und Gestagene regeln über die Freisetzungsfaktoren im Hypothalamus die Produktion und Sekretion von Gonadotropinen. Man stellt sich die Regulation im Cyclus so vor, daß infolge des niedrigen Oestrogenspiegels am Cyclusanfang die hypothalamisch geregelte FSH-Ausscheidung allmählich zunimmt, durch positive Rückkopplung bis zur Cyclusmitte ansteigt und durch Progesteronbildung gehemmt wird, so daß Produktion und Ausscheidung in der zweiten Cyclushälfte wieder absinken. Kleine Oestrogenmengen fördern die LH-Absonderung. Der rasche Anstieg der Oestrogenproduktion und -sekretion um die Cyclusmitte bewirkt offenbar (nach Art eines Hohlweg-Effektes[5]) eine Freisetzung von Luteinisierungshormon, die zum Follikelsprung und zur Gelbkörperbildung führt (Abb. 40a, b und 41). Der hohe Oestrogenspiegel zusammen mit der beginnen-

---

3 Stigma: blutleerer Bezirk am obersten Pol eines sprungreifen Follikels durch Kompression der Blutgefäße infolge des hohen Innendrucks

4 Oestrogen- und androgenbildende Zellen im Stützgewebe des Ovars, die aus epithelialen Elementen des Ovars hervorgehen

5 Hohlweg-Effekt: Freisetzung von LH (positive Rückkopplung) durch einmalige stoßartige Verabfolgung von Oestrogenen (beim Nager)

den Sekretion der Gestagene führt dann zur Bremsung der LH-Produktion und -Sekretion, so daß der Spiegel des LH in Plasma und Blut absinkt und in der zweiten Cyclushälfte niedrig liegt. Die Hormonproduktion des Gelbkörpers läuft offenbar, wenn dieser sich einmal gebildet hat, auch ohne gonadotrope Stimulierung von selbst weiter. Gelegentlich findet man um den 20.–22. Tag einen kleinen zweiten LH-Gipfel, der wahrscheinlich mit dem in der Mehrzahl der Fälle nachweisbaren Oestrogen- und Progesteronanstieg in dieser Zeit korreliert und möglicherweise für die Ovoimplantation von Bedeutung ist. Wahrscheinlich sind die Verhältnisse noch komplizierter. Es bestehen Hinweise darauf, daß Metabolitenwirkungen und Zeitfaktoren in der Hormonwirkung eine zusätzlich regulierende Bedeutung haben.

Das Prolactin steigt parallel zur Höhe der Oestrogenproduktion in der Cyclusmitte und der zweiten Cyclushälfte leicht an.

Hormonausscheidung: Die Ausscheidung der „Gesamtoestrogene", (Oestron, 17β-Oestradiol und Oestriol) bewegt sich in den Grenzen zwischen 20–100 μg pro 24 Stunden ebenfalls mit einer Spitze in Cyclusmitte (Abb. 41). Oft findet sich am 22. Tag ein kurzer zweiter Gipfel. Dabei beträgt der Anteil von Oestron plus 17β-Oestradiol und von Oestriol i. allg. je 50%, d. h. der Oestriol-(Oestron + Oestradiol)-Quotient liegt bei 1. Das Hauptausscheidungsprodukt des Progesteron und des 20α-Dihydroprogesteron ist das Pregnandiol-3α, -20α (s. Abb. 34). In der Follikelphase liegen die Pregnandiolwerte unter 2 mg im 24-Stunden-Harn. Nach Eintreten der Ovulation nimmt die Pregnandiolausscheidung mit der Bildung des Gelbkörpers auf 2,5–6,0 mg pro 24 Stunden zu. Auch das 17α-Hydroxyprogesteron im Plasma bzw. dessen Ausscheidungsprodukt Pregnantriol steigt, etwa der Pregnandiolelimination entsprechend, an. Ferner wird eine cyclische Schwankung in der Testosteronausscheidung beobachtet. Sie liegt in der zweiten Cyclushälfte etwas höher als in der ersten.

Hormonale Wirkung an den Zielorganen

Die Zielorgane der ovariellen Steroidhormone zeigen von diesen Hormonen abhängige typische cyclische Veränderungen.

Tuben: Die cilientragenden Zellen des Tubenepithels sind unter ansteigendem Oestrogenspiegel nahe der Ovulation maximal entwickelt. Die nicht cilientragenden Zellen sind vergrößert und sezernieren vor der Menstruation. In ihnen ist Glykogen während des ganzen Cyclus, aber besonders prämenstruell, nachweisbar. Lipoidsekretion findet während des gesamten Cyclus statt. Tubenmuskulatur und Cilienbewegung zeigen in der Oestrogenphase Tendenz zu Bewegungsbeschleunigung, in der Gestagenphase zu Verlangsamung.

Endometrium: Die mensuelle Abstoßung der Zona functionalis des Endometrium erfolgt innerhalb von etwa 3 Tagen. Danach folgt eine kurze Regenerations- und Epithelisierungsphase der basalen Zone. Vom 5. Tag an beginnt unter Oestrogeneinfluß der Aufbau einer neuen Funktionsschicht. Das Endometrium nimmt an Dicke zu und wächst bis zu einer Höhe von etwa 5 mm heran. Die Abstoßungsfläche hat sich epithelisiert. Das Oberflächenepithel wird dicker. Die Drüsen, die zunächst noch enge Lumina aufweisen, strecken sich. Die anfangs flachen Drüsenepithelien nehmen kubisch-zylindrische Formen an. Die Lumina werden weit gestellt, das zunächst dichte Stroma lockert sich durch Ödem auf. Die Mitosenzahl nimmt zu. Gegen Ende der Proliferationsphase findet man in den aktiven Zellen des Endometrium hohe Mengen von Ribonucleoprotein und alkalischer Phosphatase, aber niedrige Konzentrationen von saurer Phosphatase. Eine Gestagenaktivität wird durch Glykogentröpfchen erkennbar, die an der Basis der Drüsenepithelien auftreten. Diese Tröpfchen wandern in den folgenden Tagen an dem Kern der Epithelzellen vorbei nach apical und in die Drüsenlichtung und gelangen so zur *Sekretion*. Die Drüsen zeigen jetzt sägeförmige Schlängelung, die Lumina erweitern sich, die Epithelien werden flacher. In den Drüsenlichtungen häuft sich das Sekret an, das für die Ernährung des implantationsbereiten Eies eine Rolle spielt (Sekretionsphase) (Abb. 42). Die Spiralarterien kommen zur vollen Ausbildung. Die Gliederung in Spongiosa[6] und Compacta[7] ist ausgeprägt. Histochemisch findet man Glykoprotein und saure Phosphatase in höhe-

---

6 Spongiosa: uterusnahe, aufgelockerte Zone des Endometrium

7 Compacta: cavumnahe, zelldichte Zone des Endometrium

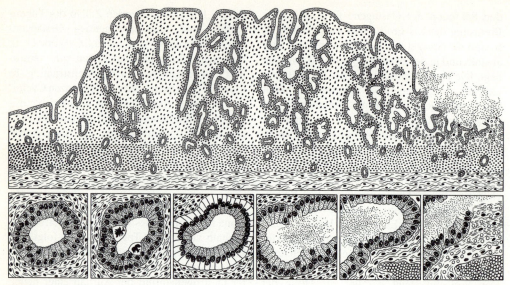

Abb. 42. Endometrium. *Links:* Proliferation. *Rechts:* Sekretion, Implantation. *Unten:* Drüsenepithel der einzelnen Cyclusphasen in stärkerer Vergrößerung

rer, Ribonucleinprotein und alkalische Phosphatase in niedrigerer Konzentration.

Bleibt eine Befruchtung aus, so erfolgt, da der LH-Spiegel absinkt und eine Stimulierung durch HCG (Humanes Choriongonadotropin) nicht eintritt, eine Rückbildung des Gelbkörpers. Seine Gestagen-Oestrogen-Sekretion nimmt ab. Das Endometrium schrumpft, und mit dem Abbruch der zerfallenen Funktionsschicht des Endometrium setzt als Hormonentzugsblutung die Menstruation ein (Desquamationsphase). Im Menstrualblut fehlen eine Reihe von Gerinnungskomponenten, andere sind im Vergleich zum peripheren Blut stark erniedrigt (Faktor II, V und VIII, Thrombocyten). Die entscheidende Rolle spielt das Fehlen des Fibrinogen, das in uterinem Blut nicht nachgewiesen werden kann. Ursache hierfür ist im wesentlichen eine Fibrinogenolyse.

Sogenannte Gerinnsel, die bei manchen Frauen während der Menstruation auftreten und über die bei starken Blutungen fast immer geklagt wird, entstehen *nicht* als Endprodukt des Gerinnungsvorganges. Sie enthalten kein Fibrin und bestehen im wesentlichen aus Erythrocytenagglutinationen an mucoide Proteine und Glykogen. Diese Strukturen entstehen in der Scheide und nicht im Uteruscavum. Die ältere Vorstellung, daß Gerinnsel beim Durchtritt durch den Cervicalkanal einen Dehnungsschmerz erzeugen und dadurch Ursache der Dysmenorrhoe

sein können, läßt sich nicht bestätigen. Gerinnsel im Uterus sind jedoch nach einer Abrasio vorhanden. Durch die Curettage werden offenbar große Mengen von Gewebsthromboplastin frei, die eine Gerinnung hervorrufen, während die Aktivatoren des fibrinolytischen Fermentsystems mit der Schleimhaut entfernt werden und daher nicht zur Wirkung gelangen.

Das Menstrualblut enthält neben einer Reihe von Elektrolyten und Spurenelementen größere Mengen von Prostaglandin. Dieses soll u. a. bei Entstehung der Dysmenorrhoe eine Rolle spielen.

Cervix: Unter zunehmender Oestrogenwirkung öffnet sich der Muttermund in der präovulatorischen Periode bis zu einer Weite von durchschnittlich 4½ mm. Die Cervixschleimsekretion der intracervicalen Zylinderepithelzellen nimmt an Menge zu (100–800 mm³). Der Schleim wird spinnbar (8–12 cm oder mehr) und glasklar. Nach Lufttrocknung auf dem Objektträger bildet sich, wenn Oestrogeneinfluß vorhanden ist, eine Kristallisation (Farnphänomen) aus, die etwa vom 8. Tag an nachweisbar zu werden beginnt, z. Z. des höchsten Oestrogenspiegels um die Ovulation ihr Maximum findet und spätestens am 8.–10. Tage nach der Ovulation völlig verschwunden ist (Abb. 43). Dieses Kristallisierungsvermögen beruht auf einer erhöhten Konzentration von Salzen (besonder NaCl) und Proteinen im Cervixsekret. Parallel mit diesen Veränderungen gehen eine Zu- bzw. Abnahme der Glucosekonzentration und eine präovulatorische Verbesserung der Penetration von Spermien in diesem Cervicalschleim, wie sie im Sims-Huhner-Test nachweisbar ist (s. S. 516). Unter Progesteronwirkung schließt sich der Muttermund wieder. Menge, Transparenz und Spinnbarkeit des Cervixschleims nehmen ab, das Farnphänomen erlischt etwa um den 22. Tag (Abb. 44).

Vagina: Das Scheidenepithel proliferiert unter Oestrogeneinfluß und wird durch Gestagene regressiv verändert. Das Scheidenepithel spricht

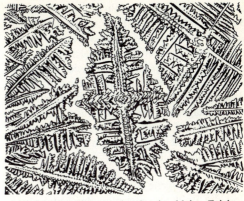

Abb. 43. Farnphänomen im Cervixschleim. Zeichen kräftiger Oestrogenwirkung

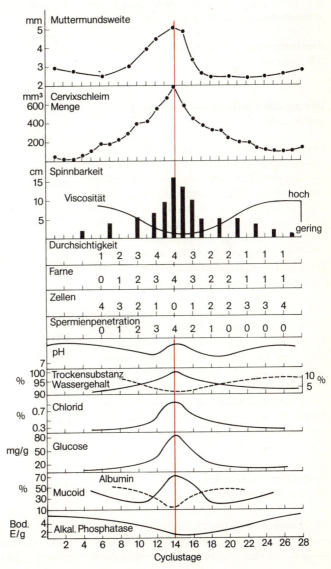

Abb. 44. Cyclische, oestrogen- und gestagenabhängige Veränderungen an Muttermund und Cervixschleim

auf Sexualsteroide wesentlich empfindlicher als das Endometrium. Im Vaginalabstrich lassen sich die Effekte der Hormone an morphologischen färberischen Kriterien (Karyopyknose, Zellform und -lagerung sowie Acidophilie, Cyanophilie) ablesen und erlauben eine annähernde semiquantitative Beurteilung des Oestrogen- und Gestageneffektes im Organismus und eine Diagnose der Cyclusphase mit Erfassung der Ovulation und Corpus-luteum-Bildung in typischen Fällen (s. Tabelle 1).

Brüste: Oestrogene stimulieren das Wachstum und die Epithelproliferation der Milchgänge. Progesteron fördert zusammen mit Oestrogenen Ausbildung und Proliferation sowie Sekretionsbereitschaft der Alveoli.

Basaltemperatur: Progesteron erhöht die Basaltemperatur (s. S. 504).

Hormonale Einflüsse auf Vegetativum und Psyche

Die im Cyclus ablaufenden hormonalen Schwankungen bewirken physiologischerweise eine mit den Oestrogen- und Gestagenwirkungen gleichlaufende Veränderung im körperlichen Befinden sowie im psychischen und im seelisch-emotionellen Verhalten der Frau. Ihre körperliche Leistungsfähigkeit und manuelle Geschicklichkeit sind in der Oestrogenphase am höchsten und gehen unter überwiegender Gestageneinwirkung prämenstruell deutlich zurück. Das psychische Hochgefühl in der Follikelphase weicht einem Tiefpunkt des Befindens in der prämenstruellen Phase mit Neigung zu Depression, Unausgeglichenheit, Gereiztheit und Verminderung des Antriebs, oft begleitet von entsprechenden Veränderungen der Herz-Kreislauf-Funktion.
Siehe auch prämenstruelles Syndrom, Nebenwirkungen der oralen Contraceptiva, Besonderheiten des weiblichen Organismus.

Hormonale Wirkungen auf den Stoffwechsel

Im Stoffwechsel senken *Oestrogene* für eine begrenzte Zeit den β-Lipoprotein-Cholesterin-Spiegel. Die Phospholipide nehmen zu, jedoch sinkt günstigerweise das Verhältnis von β- zu α-Lipoproteinen. Die Triglyceride steigen nur nach überhöhten Oestrogendosen an. Oestrogene fördern die intestinale Calciumaufnahme und die Calciumretention. Sie hemmen die Osteoclastentätigkeit als Antagonisten des Parathormons. Der Calciumspiegel im Plasma wird gesenkt, die Calciumausscheidung in Harn und Stuhl vermindert. Kalium wird innerhalb, Natrium außerhalb der Zelle angereichert. Die extracelluläre Wassereinlagerung wird gefördert. Plasmavolumen und interstitielles Gewebswasser nehmen zu. Oestrogene beeinflussen ferner die Transportfunktion der Leber (Cholestase). Sie bewirken eine Zunahme der Proteinbindung der Corticosteroide und Schilddrüsenhormone, wodurch deren Bioverfügbarkeit und Stoffwechsel wesentlich verändert werden. Das reticuloendotheliale System wird durch Oestrogene stimuliert. Darüber hinaus sind Wirkungen auf das Gefäßsystem (vermehrte Einlagerung von Mucopolysacchariden im perivaskulären Bindegewebe), Kreislaufförderung, Pigmentierungszunahme und Beeinflussung des Glucosestoffwechsels festzustellen.
Gestagene besitzen generell eine antioestrogene Wirkung im Stoffwechsel. Sie fördern die Stickstoff- und Natriumausscheidung (Antialdosteronwirkung). Dagegen führt Progesteronentzug zu Natrium- und Wasserretention. Progesteron steigert die basale Körpertemperatur und die Atmung, wobei es die alveoläre O_2-Spannung erhöht.

Die physiologischen Abläufe in den einzelnen Lebensphasen

Kindheit

Im Kindesalter sind Mädchen und Knaben psychisch und somatisch noch wenig verschieden. Unterschiede in Aussehen und Verhalten sind mehr äußerlich und teilweise durch Herkommen und Erziehung bedingt. Gonaden und Genitalorgane ruhen. Die Körperkonfiguration ist bei beiden Geschlechtern bis zum Beginn der Oestrogenproduktion durch die Ovarien gleich. Diese setzt etwa um das 7. Lebensjahr mit noch niedrigen Sekretionsraten ein. Die Genitalorga-

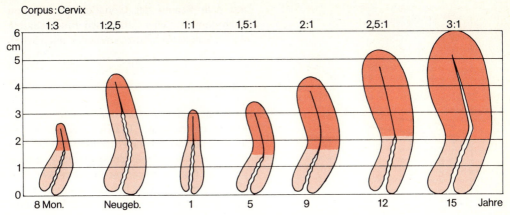

Abb. 45. Wachstum des Uterus und Größenrelationen Corpus: Cervix bis zur Pubertät

ne, die während der ersten Kindheit langsam wachsen, beginnen jetzt rasch an Größe und Gewicht zuzunehmen, insbesondere wird das reife Größenverhältnis des Corpus uteri zur Cervix von 2:1, später 3:1 allmählich erreicht (Abb. 45). In den ersten Lebensjahren ist offenbar das Wachstumshormon nicht oder nicht allein für das Körperwachstum verantwortlich. Später tritt es zunehmend mehr in Funktion und bewirkt durch Stickstoffretention eine Beschleunigung des Proteinaufbaus, stimuliert den Kohlenhydratstoffwechsel und verursacht eine Fettmobilisierung. Bis zum 9. Lebensjahr entsprechen sich Gewichtszunahme und Wachstum bei beiden Geschlechtern. Danach wachsen Mädchen im Durchschnitt etwas schneller und nehmen auch rascher an Gewicht zu, werden aber nach dem 13. Lebensjahr von den Knaben überholt. Das Verhältnis der Beinlänge zur gesamten Körperlänge sinkt bis zur Präpubertät ständig ab. Schon vom 6. Lebensjahr an nimmt die Beckenbreite relativ zur Schulterbreite beim Mädchen stärker zu als beim Knaben.

Gonadotropine (vorwiegend FSH) sind während der Kindheit in niedrigen Mengen vorhanden. Ansteigende Ausscheidungsmengen treten etwa vom 11. Lebensjahr an auf. Mit einem signifikanten Anstieg kann man aber erst 1½ Jahre vor Eintreten der ersten Menstruation rechnen. Dies gilt besonders für das LH.

Androgene Hormone, hauptsächlich Dehydroepiandrosteron und Testosteron werden bei präpubertalen Mädchen durch die Nebennierenrinde gebildet. Diese Hormone finden sich in kleinen Mengen im Blut und im Harn der

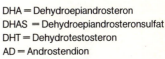

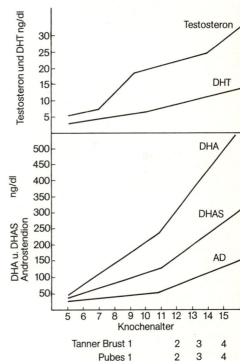

Abb. 46. Androgenwerte im Plasma und ihre Korrelation zu Knochenalter und Tauner-Stadien

Kinder. Die Androgenwerte im Plasma zeigt die Abb. 46. Die normale Ausscheidung der 17-Ketosteroide überschreitet bei beiden Geschlechtern nicht 0,5 mg im 24-Stunden-Urin bis zum Alter von 7 oder 8 Jahren (Abb. 47). Da-

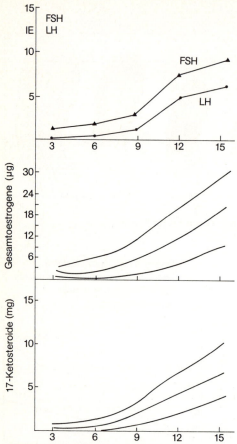

Abb. 47. Ausscheidung von Gonadotropinen (FSH und LH), Oestrogenen und 17-Ketosteroiden in Kindheit, Präpubertät und Pubertät

nach steigt sie im Harn bei Mädchen langsam, bei Knaben schneller an. Dehydroepiandrosteron, das metabolisch teilweise in Oestrogene umgewandelt wird, spielt wahrscheinlich eine Rolle in der Einleitung der Pubertät, indem es, langsam ansteigend, die Zwischenhirnzentren des gonadotropen und sexuellen Bereichs für Steroide sensibilisiert (Adrenarche).

Im Alter bis zu 7 Jahren scheiden Knaben wie auch Mädchen niedrige Mengen von Oestrogenen aus. Danach steigt die Oestrogenausscheidung beim Mädchen steil (Abb. 47), bei Knaben nur wenig an. Es ist möglich, daß ein Teil dieser Oestrogenerhöhung bei den Mädchen durch eine Umwandlung von Nebennierenandrogenen in Oestrogene im Fettgewebe bedingt ist. Die von den Ovarien sezernierte Oestrogenmenge ist auch nach dem 8. Lebensjahr offenbar noch gering und macht wahrscheinlich erst mit dem Beginn der Gonadotropinsekretion nach dem 11. Lebensjahr einen zunehmenden Anteil der Gesamtoestrogene aus (s. auch S. 45).

Pubertät

Unter dem Begriff *Pubertät* versteht man die körperlich-seelische Entwicklungsphase, in welcher die Gonaden ihre hormonale Funktion allmählich voll aufnehmen. In diesem Zeitraum entwickeln sich dementsprechend die körperlichen sekundären Geschlechtsmerkmale sowie die psychischen Empfindens- und Verhaltensformen der Sexualität. Die Pubertät beginnt zwischen dem 8. und 9. Lebensjahr und dauert etwa 4–8 Jahre. Sie endet mit dem Erreichen der Fruchtbarkeit kurz vor Abschluß des Körperwachstums. Gelegentlich unterscheidet man auch ein erstes Stadium der *Präpubertät*. Von manchen Autoren wird nur der erste Abschnitt der Entwicklung bis zur Menarche als Pubertät bezeichnet und der anschließende Lebensabschnitt als Adoleszenz definiert. Beim weiblichen Geschlecht tritt die Pubertät im Mittel 2 Jahre früher ein als beim männlichen. In Westeuropa beginnt sie etwa mit dem 8. Lebensjahr und endet mit dem 16. Lebensjahr. Das zeitliche Eintreten wird im übrigen von hereditären und rassischen Eigentümlichkeiten mitbestimmt, ferner von exogenen Faktoren wie Lebensweise und Ernährung. Seit mehreren Generationen macht sich eine allgemeine Pubertätsacceleration bemerkbar. Die Ursache ist nicht bekannt. Man vermutet sie in vermehrten psychisch stimulierenden Reizeinflüssen und in verbesserter Ernährung. Mit 14–18 Jahren ist das Mädchen i. allg. geschlechtsreif. Das beschleunigte Wachstum und die zum Epiphysenschluß führende Knochenentwicklung steht mit Ovarialfunktion, Genitalentwicklung und Menarche in engerer Beziehung als das chronologische Alter oder die Körpergröße. Man kann daher den Pubertätsbeginn aus dem chronologischen Alter und dem *Knochenalter* vorhersagen. Vor dem Eintritt der Menarche findet ein deutlicher Wachstumsschub statt (Abb. 48). Das Wachstum kommt um so eher zum Stillstand, je früher die Pubertät sich einstellt. Die Zunahme der Körpergröße trotz der Vorverlegung der Pubertät erklärt sich aus der verstärkten präpuberalen Wachstumsintensität, welche die insgesamt verkürzte Wachstumsphase mehr als ausgleicht. Ein besonderes Merkmal der Pubertät sind die auffallende Länge der Extremitäten und das starke Wachstum der Akren *(Pubertätsakromegaloid),* da die Extremitäten vor und zu Beginn der Pubertät stärker wachsen als der Stamm und ihr Wachstum auch früher abschließen. Der Beginn der Pubertätsbeschleunigung des Längenwachstums liegt beim Mädchen zwischen 9½ und 14½ Jahren, das Maximum etwa 1 Jahr später. Vom 8.–10. Lebensjahr an nimmt die Beckenbreite bei Mädchen weiterhin stärker zu als bei Knaben, während sich die Schulterbreite relativ weniger vergrößert. Während sich die Dicke des Fettgewebes bis zum 6. Lebensjahr stetig vermindert hat, nimmt sie nach dieser Zeit wieder zu. Die Fettgewebsentwicklung findet sich besonders an Mammae, Nates und Hüften und beruht hier wahrscheinlich bereits auf einem Einfluß der Oestrogene.

Schon in der Präpubertät, mehr noch in der Pubertät, nimmt das *Ovarium* beträchtlich an Gewicht zu. Mit der Pubertät stellen sich Wachstumserscheinungen an den Primärfollikeln ein, die Zellagen werden zunächst höher, später bildet sich eine Granulosozellschicht. Es kommt zur Höhlenbildung. Man findet Follikel der verschiedenen Reifungsstadien. Die Hormonkonzentrationen und der Energiestoffwechsel steigen an.

Das durchschnittliche *Menarchealter* beträgt in Westdeutschland 12½ ± 2 Jahre (Abb. 49). Die Dauer der ersten Menstruation ist meist verlängert, da sie durchweg aus einem nur proliferierten Endometrium erfolgt. Die Intervalle sind meist verlängert. Während die Menarcheblutung meist anovulatorisch ist, kommt es später allmählich zunehmend zu ovulatorischen Cyclen, die aber anfangs noch ganz unregelmäßig eintreten. Im Alter von 12 Jahren treten nur bei etwa 30% aller Mädchen *Ovulationen* auf, im Alter von 16 Jahren etwa bei 50% (Abb. 50). Bildet sich bei der Ovulation ein Gelbkörper, so ist dieser hormonell noch insuffizient und hat eine verkürzte Blütezeit.

Oestrogene werden nicht nur in den Follikeln, sondern auch im Zwischengewebe gebildet. Die Zahl der Begleitfollikel eines wachsenden Follikels nimmt allmählich zu. Entsprechend dem Anstieg der Oestrogenproduktion beginnt das äußere Genitale zu wachsen. Die Scheide gewinnt an Weite und Länge. Sie zeigt vermehrten Turgor, Proliferation und zunehmende Transsudation (Abb. 51). An der Cervix wird die

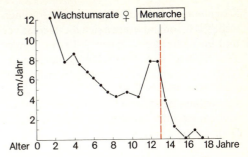

Abb. 48. Beziehungen zwischen Wachstumsrate und Menarche. Der Wachstumsschub geht der Menarche unmittelbar voraus

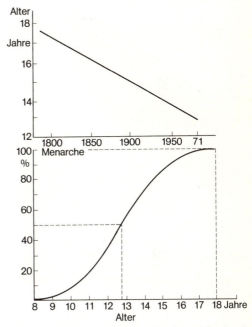

Abb. 49. Abnahme des Menarchenalters *(oben)* und gegenwärtiges Menarchealter *(unten)* in Westdeutschland

Schleimsekretion vermehrt, der Uterus wächst, besonders in seinem Corpusanteil. Dadurch kommt es zu einer Vergrößerung des Cervix-Corpus-Winkels. Von den sekundären Geschlechtsmerkmalen tritt zuerst die Entwicklung der Mamillen ein (Abb. 52). Es kommt zur Bildung der Brustknospe. Gleichzeitig entwickelt sich allmählich die Brustdrüse (Thelarche) durch Zunahme der Milchgänge, der Alveoli und des Fett- und Bindegewebes. Die Entwicklung beginnt nicht selten einseitig, öfter links als rechts, und zeigt auch später gelegentlich einen

Seitenunterschied. Anfangs ist das Drüsengewebe flach, sodann wölben sich die Areolae vor, und im Laufe der nächsten 3–4 Jahre werden alle Stadien der Entwicklung durchlaufen (Abb. 53). Tanner hat diese Stadien in ein praktisch brauchbares System gebracht, das die Beurteilung des Entwicklungsstandes und der Normalität oder Anomalität erlaubt (Tabelle 3).

Kurz nach Beginn der Thelarche erscheinen die ersten Pubeshaare (Pubarche). Diese wachsen zunächst in unmittelbarer Nähe des Introitus und breiten sich allmählich in die Peripherie aus. Zur selben Zeit wird das erste Daumensesambein im Röntgenbild sichtbar. Etwa ein Jahr später tritt die Axillarbehaarung auf. Die Tanner-Stadien für Pubesbehaarung zeigen Tabelle 3 und Abb. 53.

Zwei Jahre später setzt die erste Blutung ein (Menarche, s. o.). Da die Blutungen zunächst anovulatorisch sind, ist entsprechend die Basaltemperaturkurve monophasisch (Abb. 50 u. S. 472). Ein ovulatorischer Cyclus und damit *Fertilität* wird i. allg. erst 1–2 Jahre später erreicht. Jetzt stellt sich häufig auch eine Akne ein, die wahrscheinlich auf einem relativen Androgenüberschuß beruht. Zwischen dem 16. und 17. Lebensjahr kommt es zum Epiphysenschluß und zum Wachstumsstillstand. Sämtliche Aspekte der Reifebeurteilung bei jungen Mädchen werden noch einmal in der Tabelle 4 zusammengefaßt.

Schon vor dem Auftreten der äußerlich sichtbaren Zeichen der Pubertät zeigt die *Oestrogenausscheidung* cyclische Schwankungen und erreicht Werte über 20 μg im 24-Stunden-Harn. Auch Dehydroepiandrosteron, die *17-Ketosteroid-* und Testosteronausscheidung steigen an, jedoch geringer und zögernder als bei Knaben. Der Progesteronspiegel bzw. die *Pregnandiolausscheidung* ist zunächst noch niedrig und wird erst cyclisch, wenn regelmäßige Ovulationen mit Gelbkörperbildung einsetzen. Auch dann liegen die Werte zunächst noch niedriger als in

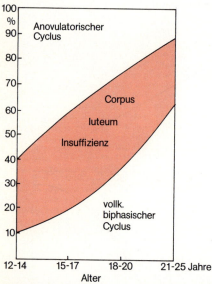

Abb. 50. Entwicklung des ovulatorischen Cyclus. Abnehmende Häufigkeit von Anovulation und Gelbkörperschwäche, Zunahme normaler ovulatorisch-biphasischer Cyclen von der Pubertät bis zur Geschlechtsreife

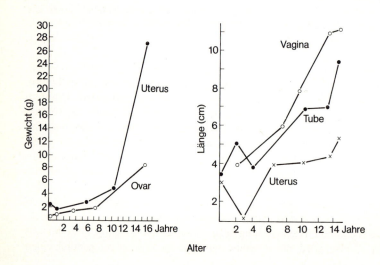

Abb. 51. Gewichts- und Längenzunahme von Uterus, Ovar, Tube und Vagina in Kindheit, Präpubertät und Pubertät. (Nach Fluhmann 1931)

Tabelle 3. Reifestadien nach Tanner (1962)

Die Tanner-Stadien stellen eine Methode dar, die Reife eines Kindes während der Pubertät oder auch in der Adolescenz mit sehr einfachen Methoden nachzuweisen. Sie haben eine sehr gute Korrelation zum Knochenalter und zu den Hormonwerten. Bei den Stadien P 3 und B 3 tritt i. allg. die Menstruation ein

Stadien der Brustentwicklung

B 1: Keine palpable Drüse
B 2: Brustknospe, Warzenhof ist vergrößert, Drüse vorgewölbt im Bereich des Warzenhofes
B 3: Drüse größer als Warzenhof
B 4: Knospenbrust, Drüse im Warzenhofbereich hebt sich gesondert von der übrigen Drüse ab
B 5: Reife Brust, Zurückweichen der Warzenhofvorwölbung in die allgemeine Brustkontur

Stadien der Pubesbehaarung

P 1: Keine Behaarung
P 2: Wenige Schamhaare um Labia majora
P 3: Kräftige Behaarung von umschriebener Ausdehnung
P 4: Kräftige Behaarung wie beim Erwachsenen, aber geringere Ausdehnung
P 5: Ausgedehntere kräftige Behaarung nach oben horizontal begrenzt, seitlich auf die Oberschenkel übergreifend
P 6: Dreieckige, mehr virile Ausweitung gegen den Nabel

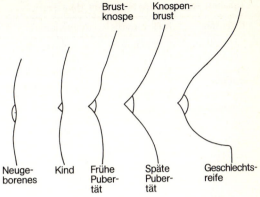

Abb. 52. Entwicklung der Brust bis zur Geschlechtsreife

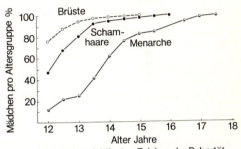

Beginn der wichtigsten Zeichen der Pubertät

Abb. 53. Auftreten der Pubertätszeichen in zeitlicher Reihenfolge. (Nach Tanner 1962)

der vollen Geschlechtsreife. Die Erwachsenenwerte sind zumeist erst im 15. Lebensjahr vorhanden. Im Gefolge einer Empfindlichkeitsabnahme der Zwischenhirnzentren für Steroide beginnen die Produktion und Sekretion von Freisetzungshormonen für Gonadotropine. *Die Gonadotropinproduktion* nimmt im 11. oder 12. Lebensjahr zu und zeigt eine signifikante Erhöhung 1–1½ Jahre vor Eintreten der Menarche. Im Alter von 13–14 Lebensjahren kann man bei allen normal entwickelten Mädchen Gonadotropine nachweisen. Entscheidend für den Beginn der Ovarialfunktion ist offenbar die Steigerung des LH, die viel stärker ist als die des FSH. Zur Zeit der Pubertät beträgt die normale Gonadotropinausscheidung im Mittel 2–10 HMG-Einheiten im 24-Stunden-Harn oder 5–20 μg FSH und 6–40 μg LH mit radioimmunologischer Bestimmung. Der Plasmaspiegel liegt zwischen 50 und 150 ng/ml für FSH und 5–20 ng/ml für LH. Der LH/FSH-Quotient ist um 1 gelegen. Die Prolactinwerte bewegen sich zwischen 5 und 25 ng/ml Plasma.

Geschlechtsreife

Unter Geschlechtsreife verstehen wir denjenigen Zeitraum, in dem die völlige morphologische und funktionelle Ausreifung der sekundären und tertiären Geschlechtsmerkmale erreicht ist. Kriterien für die Geschlechtsreife der Frau sind der ovulatorische Cyclus und damit die potentielle Möglichkeit, gravide zu werden und zu gebären. Für unseren Kulturkreis würde man eine entsprechende seelische Reife in die Definition einschließen. Die Phase der Geschlechtsreife endet mit der Menopause.

Klimakterium – Menopause – Senium

Definition: Das Klimakterium (Abb. 54) ist derjenige Zeitraum im Leben der Frau, in welchem die weiblichen Gonaden ihre generative Funktion als „Eierstock" und ihre hormonale Funktion als endokrine Drüse verlieren. Den Beginn

Tabelle 4. Reifekriterien bei jungen Mädchen[a]

Kriterium	Reife erreicht	Anmerkung
Gynäkologisches Alter	3 (–5) Jahre	= Jahre nach der Menarche
Tanner-Stadien	Brüste 4 Genitalbehaarung 4	3 Jahre nach der Menarche erreicht
Knochenalter	14 Jahre	98% des Wachstums vollendet
Menstruationsrhythmus	28 ± 5 Tage	3–5 Jahre nach der Menarche erreicht Keine Oligo-Amenorrhoe-Episoden
Ovulationen	Nachgewiesen (Basaltemperatur, Progesteron)	oder durch Clomifen auslösbar (ab Tanner-Stadium 4)

[a] sollen mit 16 Jahren erreicht sein

des Klimakterium erleben gegenwärtig die meisten Frauen im Alter von 45–48 Jahren. Wichtigste der primären Ursachen für das Eintreten dieses Geschehens der Wechseljahre ist der natürliche Verbrauch der im Ovarium angelegten Follikel. Schon im *Präklimakterium* läßt auch die Stimulierbarkeit des Follikelapparates nach, so daß Ovulation und Gelbkörperbildung ausbleiben. Hauptfaktoren, welche diese verminderte Ansprechbarkeit bedingen, sind „Rückbildungserscheinungen" des Ovars wie Physiosklerose der Ovarialgefäße, Zunahme des Zwischengewebes, Permeabilitätsstörungen und Abnahme der Anzahl von Begleitfollikeln, die bei der Regulation intraovarieller Vorgänge eine bedeutsame Rolle zu spielen scheinen.

Ausdruck dieser regressiven Vorgänge ist eine Gewichtsabnahme des Ovars. Das Zwischenhirn-Hypophysenvorderlappen-System bleibt dagegen voll funktionsfähig.
Unter dem Begriff *Menopause* verstehen wir den Zeitpunkt der letzten vom Ovar gesteuerten uterinen Blutung. Sie tritt in der Mehrzahl der Fälle zwischen dem 50. und 52. Lebensjahr ein. Da man erst retrospektiv weiß, wann die letzte Regelblutung wirklich eingesetzt hat, schließt man aus Zweckmäßigkeitsgründen meist einen Zeitraum von einem Jahr in den Begriff der Menopause mit ein. Danach beginnt die *Postmenopause*, an die sich das *Senium*, mit etwa 65 Jahren beginnend, anschließt. Durch das immer frühere Eintreten von Pubertät und Menarche und den immer späteren Beginn von Klimakterium und Menopause als Ausdruck evolutionärer Vorgänge hat sich mit Zunahme der Lebenserwartung (Abb. 55) die Dauer der Geschlechtsreife ständig verlängert.

Die Hormonbildung: Da bei der Frau Gametenentwicklung und Hormonbildung in den Gonaden eng gekoppelt sind, kommt es mit dem Ausbleiben von Eireifung, Follikelwachstum, Ovulation und Gelbkörperbildung zwangsläufig auch zu einem Nachlassen der Steroidhormonproduktion in den Theca- und Granulosazellen. Bereits im Präklimakterium hört für die Mehrzahl der Cyclen der Anstieg des Plasmaprogesteron und die Zunahme der Pregnandiolausscheidung in der zweiten Cyclushälfte auf. Tritt überhaupt noch ein Anstieg auf, so ist er meist deutlich niedriger als auf der Höhe der Geschlechtsreife. Auch die mittlere Oestrogenausscheidung geht statistisch signifikant zurück, wobei insbesondere der ovulatorische Oestrogengipfel weniger ausgeprägt ist. Schon in der Prämenopause sind Gonadotropinproduktion, -blutspiegel und -ausscheidung erhöht (Abb. 56). In den folgenden Jahren sinkt der mittlere Oestrogenspiegel weiter ab und stellt sich schließlich nach der Menopause auf Konzentrationen von weniger als 30 pg Oestron und weniger als 50 pg Oestradiol pro ml Plasma bzw. zwischen 5 und 20 µg Gesamtoestrogenausscheidung pro Tag ein. Diese stammen nur noch zum kleineren Teil aus dem Interstitium des Ovars, größtenteils aus der Nebennierenrinde. Der adrenale Cortex sezerniert allerdings selbst wohl keine wesentlichen Oestrogenmengen, sondern C_{19}-Steroide, vorwiegend Andro-

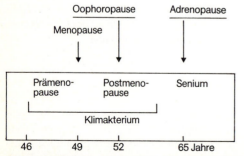

Abb. 54. Definition und zeitliche Zusammenhänge des Klimakterium und Senium

stendion, das im subcutanen Fettgewebe zu 1–3% in Oestrogen umgewandelt werden kann.

Der Rückgang der Steroidspiegel in den Geweben der Zielorgane führt dem Rückkopplungsprinzip entsprechend im Hypothalamus zu einer wahrscheinlich dopaminergisch geregelten Entzügelung der Freisetzer und der von ihnen beeinflußten Gonadotropinabgabemechanismen. Da die Fühlorgane der cyclischen Freisetzungszentren in der Area praeoptica und hypothalamica anterior rhythmischen Schwankungen der Steroidspiegel nicht mehr unterliegen, kommt es zu einem absoluten Überwiegen der Areale für die tonische Gonadotropinfreisetzung in der tuberoinfundibulären Region. Die Gonadotropinabgabe steigt dementsprechend nach der Menopause kontinuierlich weiter an. Nach operativer Entfernung oder strahlentherapeutischer Ausschaltung der Gonaden ist dieser Anstieg sehr steil und erreicht innerhalb von 5–6 Wochen ein erstes Maximum, das häufig das 5–20fache der Ausgangswerte im Cyclus betragen kann. Von da an nehmen die Gonadotropinwerte langsam und stetig weiter zu und erreichen ihren endgültigen Höhepunkt nach 10–15 Jahren.

Die Erhöhung betrifft vorwiegend den FSH-Anteil der Gesamtgonadotropine. Die LH-Aktivität liegt nur wenig über den Maximalwerten der Geschlechtsreife in Cyclusmitte. Der LH/FSH-Quotient sinkt von etwa 1 auf weniger als 0,3 ab. Natürlich ist die Erhöhung der Gonadotropinproduktion frustran, da das Ovarium nicht oder nicht mehr typisch auf den gonadotropen Reiz anspricht. Es kommt daher häufiger zur Bildung von Follikelcysten und zu einer Hypertrophie des Ovarialstromas. Für maximal

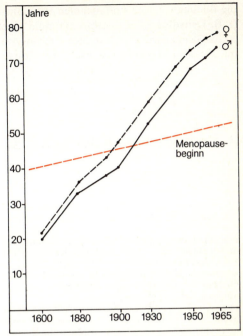

Abb. 55. Zunahme der Lebenserwartung und Verschiebung des Menopausebeginns ins höhere Alter

3–5 Jahre nach der Menopause sind die Ovarien experimentell noch auf exogene Zufuhr hoher Dosen von Gonadotropinen stimulierbar. Es resultiert jedoch lediglich eine vermehrte Oestrogenproduktion. Follikelsprung und Gelbkörperbildung sieht man nicht. Danach erlischt die Ansprechbarkeit auf Gonadotropine vollkommen. Das Ovar bildet dann offenbar nur noch kleinere Mengen Androgene.

Im *Senium* geht die Gonadotropinproduktion langsam zurück. In der Nebennierenrinde läßt

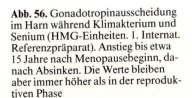

Abb. 56. Gonadotropinausscheidung im Harn während Klimakterium und Senium (HMG-Einheiten. 1. Internat. Referenzpräparat). Anstieg bis etwa 15 Jahre nach Menopausebeginn, danach Absinken. Die Werte bleiben aber immer höher als in der reproduktiven Phase

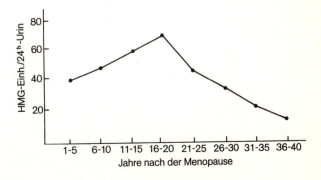

die Bildung von stickstoffanabolen Hormonen (z. B. Dehydroepiandrosteron) aufgrund einer Aktivitätsminderung bestimmter Enzymsysteme wie der 17-Hydroxylase nach (Adrenopause). Dagegen bleiben die Produktion und Sekretion von Glucocorticosteroiden und deren Stimulierbarkeit durch ACTH bis ins hohe Alter erhalten.

4. Besonderheiten des weiblichen Organismus

Abgesehen von der geschlechtsspezifischen Struktur und Funktion der Genitalorgane, weist der Gesamtorganismus beider Geschlechter zahlreiche qualitative und quantitative Unterschiede auf. Ihre Kenntnis vermittelt ein allgemeineres Verständnis der Frauenheilkunde und ist bei der Beurteilung gynäkologischer Erkrankungen, der gynäkologischen Sport- und Arbeitsmedizin und bei der sozialmedizinischen Begutachtung von Nutzen.

Die Frau ist im Durchschnitt körperlich kleiner als der Mann. Bei den sog. *tertiären Geschlechtsmerkmalen* unterscheidet sich die Frau vom Mann durch einen schmäleren Schultergürtel, einen kleineren Thoraxumfang und die geringere Ausbildung der Körpermuskulatur. Dagegen besitzt sie entsprechend den Erfordernissen der generativen Aufgaben ein breiteres Becken mit ausladenden Hüftschaufeln und einen größeren Beckenraum. Die Beckenform bedingt, daß die Trochanteren weiter auseinanderstehen und die Beine eine leichte X-Stellung einnehmen. Das weibliche Becken ist mehr nach vorne gekippt. Die Lordose der Lendenwirbelsäule ist bei der Frau stärker ausgeprägt. Auch die Arme der Frau zeigen eine ausgeprägtere X-Stellung als beim Mann. Dadurch ist bei der Frau eine ungünstigere Hebelkraftwirkung der Muskulatur vorhanden. Sie kommt in dem charakteristischen Gang und beim Laufen zum Ausdruck.

Die andersartige Statik des weiblichen Beckens (s. S. 17) führt in Verbindung mit den Belastungs- und Abnützungserscheinungen infolge von Schwangerschaften und Geburten dazu, daß Frauen ungleich häufiger als Männer über Kreuzschmerzen klagen (s. S. 569).

Unterschiede im *Skeletsystem* und in der Kraftentfaltung drücken sich z. B. meßbar in der geschlechtsdifferenten Biomorphose des Handvolumens aus. Auch die absolute Druckkraft der Hand sowie der Bicepsmuskulatur ist bei der Frau erheblich geringer.

Verschieden ist das Verhältnis der *allgemeinen Körperzusammensetzung*. Bei der Frau sind Skelet- und Muskelmasse geringer, das subcutane Fettgewebe jedoch dicker als beim Mann. Der Broca-Index, der das Körpergewicht in Kilogramm aus der Körpergröße in Zentimetern minus 100 ermittelt, liegt beim weiblichen Geschlecht höher als beim männlichen. Die Frau ist dementsprechend im statistischen Mittel öfter adipös als der Mann.

Vitalkapazität, Residualluft und Gesamtvolumen der Lungen, ebenso der pulmonale Preßdruck ergeben bei der Frau z. T. erheblich niedrigere Werte.

Diese Unterschiede vor allem bedingen die durchweg *geringere körperliche und sportliche Leistungsfähigkeit* der Frau. Sie läßt sich durch intensives Training zwar erheblich steigern, erreicht aber auch bei Rekordleistungen nur etwa 75 bis höchstens 90% derjenigen der männlichen Sportler.

Bei weiblichen Früchten sind Hypophyse und Nebennieren leichter als bei männlichen, dagegen bei erwachsenen Frauen schwangerschaftsbedingt schwerer als bei Männern.

Im Plasma liegen die Cholesterinwerte bei Frauen höher als bei gleichaltrigen Männern. Diese Differenz ist besonders nach der Menopause erheblich. Signifikant niedrigere Werte wurden bei Frauen für Kreatinin, Harnsäure und Eisen gefunden. Hämoglobin, Erythrocyten- und Leukocytenzahlen sind ebenfalls niedriger. Beim weiblichen Geschlecht ist der Schwefelgehalt in Geweben, besonders in den Haaren, höher als bei Männern. Wichtige Unterschiede zeigen die Nierenfunktionsgrößen: Die mittlere Durchblutungsmenge, das Glomerulusfiltrat, die tubuläre Sekretion und die tubuläre Rücksorption ergeben bei Männern höhere Werte als bei Frauen.

Die mittlere *Hauttemperatur* liegt an der gesamten Körperoberfläche bei der Frau niedriger. Dementsprechend sind Wärmestrahlung und Wärmeleitung geringer.

Von Bedeutung sind Geschlechtsunterschiede bezüglich der *Häufigkeit von einigen Krankheitsbildern*. So treten z. B. die Coronarsklerose und die Coronarinsuffizienz bei Männern in vergleichbaren Lebensabschnitten etwa 5–20mal häufiger auf als bei Frauen vor der Menopause. Frauen erkranken seltener an Hypertonie. Dies scheint mit einer protektiven Wirkung der Ovarialhormone in Zusammenhang zu stehen. Die Cholecystopathie und Cholelithiasis treten dagegen bei Frauen viel häufiger auf. Man nimmt an, daß hier die cholestatische Wirkung der Oestrogene eine Rolle spielt. Frauen leiden seltener an Magengeschwüren und häufiger an Diabetes als Männer. Die Abhängigkeit des Diabetes von hormonellen Vorgängen zeigt sich an dem vermehrten Auftreten zur Zeit der Pubertät, der Schwangerschaft und der Menopause. Die Cushing-Krankheit befällt vorwiegend Frauen. Entsprechend den Unterschieden im Grundumsatz, der bei Frauen niedriger ist als bei Männern, existieren Geschlechtsunterschiede bezüglich der Häufigkeit von Schilddrüsenerkrankungen. Bei Frauen entwickelt sich häufiger eine Struma als bei Männern. Der Morbus Basedow, die basedowifizierte Struma und das Myxödem treten bei Frauen vermehrt auf.

Erkrankungen des Skeletsystems, wie z. B. die primär chronische Polyarthritis und die Arthrosis deformans, befallen bevorzugt Frauen, besonders in der Zeit des

4 Besonderheiten des weiblichen Organismus   61

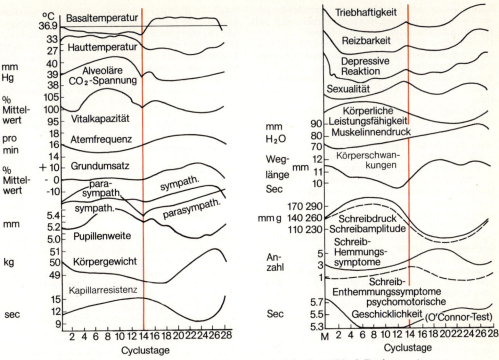

Abb. 57. Cyclusabhängigkeit vegetativ gesteuerter Vorgänge bei der Frau. (Nach Döring u. a.)

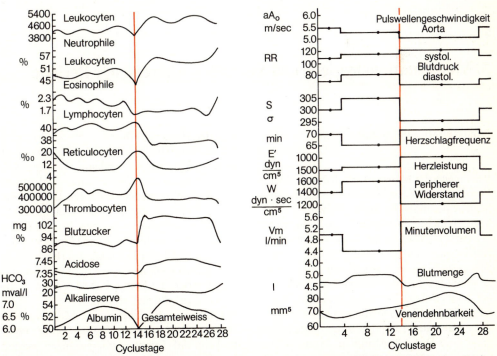

Abb. 58. Cyclusabhängigkeit einiger Laborwerte und Herz-Kreislaufgrößen bei der Frau. (Nach Brehm, Döring u. a)

Klimakterium. Ähnliche Frequenzunterschiede gelten für die Osteoporose, die sich vornehmlich bei Frauen in der Postmenopause manifestiert.

Der cyclische Ablauf der Ovarialfunktion mit Vorherrschen der Oestrogene in der ersten und der Gestagene in der zweiten Cyclushälfte bedingen zusätzliche Besonderheiten der weiblichen physischen und psychischen Reaktionsabläufe in Abhängigkeit vom Cyclus.

Die Oestrogene wirken allgemein parasympathicomimetisch, die Gestagene sympathicomimetisch. Daraus resultiert eine *Cyclusabhängigkeit von Regulationen, die über das vegetative Nervensystem gesteuert* werden. Die Oestrogene bewirken infolgedessen eine Herabsetzung der Körpertemperatur bei gleichzeitiger Heraufsetzung der Hauttemperatur. Außerdem kommt es unter ihrem Einfluß zu einer Zunahme der Vitalkapazität, einer Senkung der Atemfrequenz und einer Verbesserung der Capillarresistenz, um nur einige Beispiele zu nennen. Der entgegengesetzte Effekt wird unter dem sympathicomimetischen Einfluß des Progesteron beobachtet (Abb. 57).

Der hormonell-vegetative Einfluß äußert sich auch in cyclischen Veränderungen der Motorik, Koordination und Gleichgewichtsregulation. Sie sind durch entsprechende Tests zu objektivieren. Die *psychomotorische Leistung der Frau ist postmenstruell am besten,* prämenstruell, besonders intra menstruationem, dagegen signifikant schlechter. Grobe Kraftleistungen werden in der Oestrogenphase besser ausgeführt als in der prämenstruellen Phase. Das gilt auch für sportliche Leistungen. Fast alle sportlichen Rekorde werden in der postmenstruellen Phase errungen, während vor dem Eintritt der Menses ein relatives Leistungsminimum festzustellen ist.

Auch die *Blutwerte* zeigen cyclusabhängige Schwankungen: Die Zahl der Reticulocyten, der Thrombocyten, der basophilen Leukocyten und der Lymphocyten nimmt unter Oestrogenwirkung zu. Neutrophile Leukocyten und Hämoglobin steigen bis zum Prämenstruum an und kehren im Verlauf der Menstruation zum Ausgangswert zurück. Die Blutzuckerwerte sind im Rahmen der Norm in der prämenstruellen Phase deutlich gegenüber der Follikelphase erhöht. Gleichzeitig besteht prämenstruell eine Acidose mit Herabsetzung der Alkalireserve. Albumin und Gesamteiweiß sinken in Cyclusmitte ab (Abb. 58).

Die Schwankungen des hormonalen Milieus äußern sich zusätzlich in Veränderungen der Reaktion auf sensorische Reize. So findet man beispielsweise in der Follikelphase eine signifikant kürzere Reaktionszeit auf optische und akustische Reize als in der Corpusluteum-Phase. Hierdurch erklärt sich u. a. die Häufung von Verkehrsunfällen bei Frauen im Prämenstruum.

Entsprechend den cyclischen hormonalen Einflüssen auf die *Psyche* kann man eine depressive Stimmungslage, eine vermehrte Reizbarkeit und Triebhaftigkeit kurz vor, während und kurz nach der Periode finden. Kriminelle Delikte (Ladendiebstähle), Selbstmorde bzw. Selbstmordversuche werden gehäuft in der prämenstruellen Phase begangen. Manische, neurotische, katatone und schizophrene Verschlechterungen während des Prämenstruum sind bekannt.

All diese Befunde zeigen, daß die Frau unter anderen physiologischen Bedingungen lebt als der Mann und daß ihre Leistungsfähigkeit in der Arbeitswelt sowie im Sport unter solchen Gesichtspunkten beurteilt werden muß.

5. Menstruationshygiene und Verhalten während der Periode

Menstruationshygiene

Bei Fragen der Menstruationshygiene steht im Vordergrund die Aufklärung über die Tamponhygiene besonders bei Jugendlichen.

Vom ärztlichen Standpunkt aus kann man es der Patientin überlassen, ob sie Menstruationsbinden oder -tampons benutzen will. Es ist erwiesen, daß die Anwendung von Tampons keine gesundheitlichen Nachteile hat. Auch Virgines können diese Form der Menstruationshygiene wählen. Bei Jugendlichen ist auf die richtige Größe der Tampons unter Berücksichtigung ihrer Dickenzunahme in situ durch Aufsaugen des Menstrualblutes zu achten. Die Wahl richtet sich nach der Weite und Dehnbarkeit der Hymenalöffnung. Falls Schwierigkeiten bei den ersten Applikationen auftreten, sollte der Arzt konsultiert werden. Er kann mit Hilfe eines Spiegels die anatomischen Verhältnisse und das Einführen demonstrieren. Gelegentlich empfiehlt es sich, die Spitze der Tampons mit einer Salbe gleitfähig zu machen. Es muß darauf hingewiesen werden, daß kleine Einrisse und im Laufe der Zeit eine Dehnung des Hymenalsaumes auftreten können. Nach der Defloration ist vornehmlich die Stärke der Menstruation für die Größenwahl maßgeblich.

Bei stärkeren Blutungen sind Menstruationsbinden zu bevorzugen; mit abklingender Periode kann auf Tampons übergegangen werden. Der Tamponwechsel richtet sich nach der Stärke der Blutung, ist jedoch mindestens einmal innerhalb von 12 st vorzunehmen. Nicht selten wird die Entfernung des zuletzt eingelegten Tampons vergessen. Er ruft binnen weniger Tage einen extrem starken und übelriechenden Ausfluß hervor. Der Arzt findet eine akute Kolpitis, die nach Entfernung des Tampons auf eine lokale Behandlung schnell abklingt. Eine Keimascension ist selten. Während und nach der Menstruation genügen die gewohnten Reinigungsmaßnahmen in Form von Waschungen, Duschen oder Bädern. Zusätzliche intravaginale Spülungen sind nicht erforderlich. Die bei Scheidenspülungen häufig verwendeten Desinfektionsmittel zerstören die normale Flora, führen zur pH-Verschiebung und unterbinden damit den Selbstreinigungsmechanismus der Vagina. Die post cohabitationem zur Konzeptionsverhütung benutzte Scheidenspülung hat die höchste Versagerquote (s. S. 77).

In nicht geringem Umfang finden sog. Intimsprays zur Hygiene der Vulva und des Introitus und als Desodorans Anwendung. Diese Sprays werden jedoch nicht von allen Frauen reaktionslos vertragen. Sie können allergische Reaktionen mit ihren Folgeerscheinungen hervorrufen (s. S. 519). Bei ätiologisch unklaren entzündlichen, allergischen und ekzematösen Veränderungen der Vulva ist daher nach der Anwendung solcher Mittel zu fragen.

Verhalten während der Menstruation

Zweifellos ist die Einstellung zur Periode weitgehend das Resultat der Erziehung. Es sollte daher ein Anliegen von Elternhaus und Schule sein, rechtzeitig darüber aufzuklären, daß die Menstruation ein physiologisches Geschehen darstellt, das normalerweise ohne jeden Schmerz abläuft. Eine obligatorische Befreiung von den geistigen und körperlichen Leistungsansprüchen des Tages ist – abgesehen von wenigen Einzelfällen, die dann ärztliche Betreuung benötigen – nicht angezeigt.

Sport

Generell ist gegen eine sportliche Betätigung und Training – unabhängig von der Sportart – auch während der Periode nichts einzuwenden. Es können sogar, z. B. bei einer nicht organisch bedingten Dysmenorrhoe, gymnastische Übungen und Bewegungstherapie in den Gesamtbehandlungsplan erfolgversprechend eingebaut und auch intra menstruationem fortgesetzt werden.

Die Frage, ob Sportlerinnen während der Periode an Leistungswettkämpfen teilnehmen dürfen, wird man von Fall zu Fall entscheiden müssen. Konstitutionelle Faktoren, Stabilität des Cyclus und Stärke der Blutung sind dabei mit ausschlaggebend. Gelegentlich ist eine Cyclusverschiebung durch Hormonbehandlung in Erwägung zu ziehen. Sie wird im Leistungssport nicht als Doping angesehen.

Die Tamponhygiene ermöglicht das Schwimmen während der Menstruation, ohne daß gesundheitliche Schäden (aufsteigende Infektion) zu befürchten sind. Abraten wird man Frauen mit Hypermenorrhoe und Descensus; bei verstärkter Blutung reicht die Saugkraft der Tampons nicht aus, bei Descensus mit klaffender Vulva dringt Wasser in die Tampons ein.

Kohabitationen

Um die Phase der empfängnisfreien Tage auszunutzen, wird der Geschlechtsverkehr nicht selten während der Periode ausgeführt. Es liegen keine Hinweise vor, daß dadurch gesundheitliche Störungen hervorgerufen werden. Die Annahme, daß es entlang der „Blutstraße" zu aufsteigenden Infektionen kommt, ist widerlegt.

6. Sexualphysiologie (mit Hinweisen auf die Sexualpathologie)

Bei der gegenwärtigen Suche nach neuen gesellschaftlichen Normen des Sexualverhaltens wird sich der Arzt in Zukunft mehr als bisher mit Fragen der Sexualaufklärung und Sexualberatung als einem allgemeinärztlichen Problem befassen müssen. Vornehmlich dem Gynäkologen wird die Aufgabe zufallen, dem Studenten im Unterricht Kenntnisse über die Sexualphysiologie und -pathologie zu vermitteln und den Ratsuchenden bei der Bewältigung ihrer Probleme im ärztlichen Gespräch zu helfen.

Die Sexualität ist ein wesentlicher Ausdruck zwischenmenschlicher Beziehungen, wobei die psychophysische Anziehung der beiden Partner die Grundlage des Zusammenlebens der Geschlechter in unserer Gesellschaftsform darstellt. Sie zeigt sich unter psychologischen, anthropologischen oder sozialen Aspekten jeweils in einem anderen Licht. Sie ist weder einseitig in einem Reiz-Reaktionsschema zu erfassen noch allein unter dem Gesichtspunkt der Fertilität oder der bloßen Partnerschaft zu betrachten.

Die physiologischen und pathophysiologischen Abläufe bedeuten daher nur einen Teilaspekt menschlichen Sexualverhaltens. Ihre Kenntnis bildet jedoch vor dem Hintergrund der psychologischen Zusammenhänge die Grundlage der ärztlichen Beratung. Nicht zuletzt bieten sich gerade auf diesem Gebiet Möglichkeiten der Prävention zur Vermeidung tiefgreifender psychischer und somatischer Schäden.

In den letzten Jahren haben Masters und Johnson (1967, 1970) einen wesentlichen Beitrag zur Kenntnis der Physiologie der Reaktionsabläufe während der Cohabitation geliefert. Auf diese Ergebnisse wird Bezug genommen.

Die erogenen Zonen

Die sexuelle Ansprechbarkeit differiert sowohl graduell bei Mann und Frau als auch individuell bei den Geschlechtern. Die körperliche Kontaktaufnahme mit erster Stimulation erfolgt i. allg. über die erogenen Zonen. Bei der Frau sind dies mit unterschiedlicher Reizschwelle z. B. die Ohrläppchen, der Nacken, der Mund, die Brustwarzen, die Rückenwirbel, die periumbilicale Region, die Innenseite der Oberschenkel, der Mons pubis und das Perineum. Die erogenen Zonen des Mannes sind vorwiegend der Mund, die Brustgegend, die Innenseite der Oberschenkel und das Scrotum. Die sensiblen Nervenendigungen reagieren weniger auf Druck als auf streichende Bewegungen.

Die physiologischen Reaktionsphasen des Sexualcyclus

Die physiologischen Reaktionen des männlichen und weiblichen Organismus verlaufen im Prinzip gleichartig. Bei beiden Geschlechtern treten im Zuge der sexuellen Stimulierung und bei Zunahme der Erregung Phänomene auf, die auf zwei Grundreaktionen zurückzuführen sind:
1. die *Vasocongestion*,
2. die *Zunahme des Muskeltonus*.

Geschlechtsunterschiede bestehen in anatomischer Hinsicht und in dem zeitlich verschiedenen Erregungsablauf. Die physiologischen Reaktionen nach einer sexuellen Stimulation lassen sich bei Frau und Mann in vier Phasen einteilen:
1. die *Erregungsphase*,
2. die *Plateauphase*,
3. die *Orgasmusphase* und
4. die *Auflösungsphase*.

Diese Unterteilung eines insgesamt kontinuierlichen Ablaufes entbehrt nicht der Willkür, erweist sich aber zur Erfassung der spezifischen physiologischen Reaktionen als zweckmäßig.

Die *Erregungsphase* entwickelt sich als Folge lokaler somatogener und/oder psychogener Stimulation. Sie stellt die längste der vier Phasen dar. Sie kann nach Verlangen ausgedehnt, ebenso aber auch jederzeit unterbrochen werden. Bleibt die Stimulation aufrechterhalten und wird die sexuelle Spannung erhöht, so geht die Erregungsphase in die *Plateauphase* über. Die Plateauphase leitet spontan und unwillkürlich zum Stadium des Orgasmus bzw. der Ejacula-

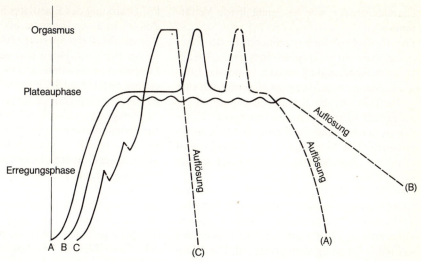

Abb. 59. Sexueller Reaktionscyclus der Frau. *A* Reaktionsablauf mit einem oder mehreren Orgasmen; *B* Reaktionsablauf ohne Orgasmus; *C* Reaktionsablauf ohne ausgeprägte Plateauphase. (Nach Masters u. Johnson 1967)

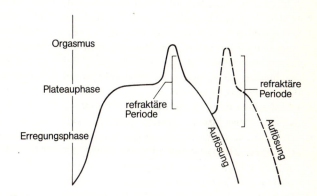

Abb. 60. Sexueller Reaktionscyclus des Mannes. (Nach Masters u. Johnson 1967)

tion über. Die *Orgasmusphase* dauert nur wenige Sekunden. Danach folgt die Auflösungsphase. Bei fortgesetzter Stimulation kann die Frau von jedem Punkt der Auflösungsphase aus einen neuen Orgasmus erleben. Schnell aufeinander folgende Orgasmen werden als „Status orgasmicus" bezeichnet (Abb. 59). Beim Mann setzt dagegen nach der Ejaculation eine refraktäre Periode ein, die ablaufen muß, bevor eine neue Plateauphase erreicht werden kann. Diese refraktäre Phase nimmt auch bei Fortbestehen der Stimulation ihren physiologischen Verlauf. Infolgedessen erreicht der Mann viel langsamer eine erneute Plateauphase als die Frau (Abb. 60).

Die physiologischen Reaktionen der Sexualorgane der Frau in den Phasen des Sexualcyclus

Als Folge der Congestion und der Tonussteigerung der Schwellkörper und der Mm. bulbospongiosi nehmen die *Labia maiora* bei Nulliparae am Ende der Erregungsphase an Umfang zu und werden gestrafft.
Bei Frauen, die geboren haben, ist dieser Effekt infolge geburtshilflicher Narben weniger ausgeprägt, oder er fehlt. Die *Labia minora* werden ödematös, vergrößern sich und rücken dadurch etwas auseinander. Damit klafft der Introitus etwas. Labia minora und Introitus nehmen eine

charakteristische rote bis leicht livide Verfärbung an.

Die *Bartholin-Drüsen* sezernieren in der Erregungsphase einige Tropfen eines mucoiden Sekretes in Abhängigkeit von der Dauer der Erregungsphase. Diese Menge ist zu gering, um eine „Gleitfunktion" der Scheide zu gewährleisten. Sie genügt allenfalls, um den Introitus gleitfähiger zu machen und die Immissio penis zu erleichtern. Die Feuchtigkeit der Scheide wird durch ein Transsudat der Scheidenhaut bedingt (s. S. 522).

Die *Clitoris* dient allein der Rezeption und Transformation sensibler Reize. Die Frau besitzt damit ein Organ, das in seiner Funktion ganz auf die Auslösung oder Erhöhung der sexuellen Erregung ausgerichtet ist. Die Glans clitoridis erfährt nur eine geringfügige Schwellung. Dagegen zeigt das Corpus clitoridis mit seinen Corpora cavernosa in der Erregungsphase eine deutliche vasocongestive Schwellung auf direkte oder indirekte Stimulation. Eine eigentliche Erektion der Clitoris findet nicht statt. In der Plateauphase erfolgt die Retraktion der Clitoris mittels der Crura clitoridis, der Verkürzung des Lig. suspensorium clitoridis und der Kontraktion des M. ischiocavernosus. Bei Nachlassen der sexuellen Reizung kehrt sie in ihre Ausgangslage zurück.

Der Zustand der *Vagina* ändert sich bereits in der Erregungsphase in charakteristischer Weise: 10–20 sec nach Beginn einer Stimulation setzt eine *Transsudation* ein, die auch als „Sweating Phenomenon" bezeichnet wird. Damit ist schon früh in der Erregungsphase eine ausreichende Gleitfähigkeit der Vagina gewährleistet. Sie ist Folge einer Vasodilatation und Congestion der vaginalen venösen Plexus, die außerdem zu einer intensiven lividen Verfärbung der Scheidenwände führen. Die Transsudation ist auch bei Frauen nach vorangegangener Hysterektomie und ebenfalls nach ein- oder beidseitiger Ovarektomie vorhanden. Sie erfolgt also weitgehend unabhängig von der Ovarialfunktion. Selbst bei künstlicher Vagina tritt dieses Phänomen auf. Die biochemische Zusammensetzung des Transsudates ist nicht bekannt. Der physiologische Säuregrad der Scheide (pH 3,5–4,0) wird durch das Transsudat nur unwesentlich abgeschwächt (bis pH 4,2). Die zur Erhaltung der Lebensfähigkeit der Spermien notwendige Neutralisation des Säuregrades erfolgt allein durch das Ejaculat. Diese Pufferwirkung des Ejaculates hält eine gewisse Zeit an und gewährleistet bis zu etwa 6h die Beweglichkeit der Spermien in der Scheide.

In der Erregungsphase und noch mehr in der Plateauphase erweitern und verlängern sich die oberen zwei Drittel der Vagina. Im unteren Drittel tritt nur eine geringe Erweiterung während des Erregungsstadiums auf. Mit dem Übergang zur Plateauphase entwickelt sich dort eine ausgeprägte lokale vasocongestive Reaktion mit ödematöser Durchtränkung und Ausbildung eines Gewebepolsters, das als *orgastische Manschette* bezeichnet wird. Diese Gefäßstauung, die das untere Drittel der Vagina und auch den Bulbus vestibuli erfaßt, schafft zusammen mit den prall gefüllten Labia minora die anatomische Grundlage für den Ablauf des *Orgasmus*. Er beginnt mit Kontraktionen der orgastischen Manschette, die sich i. allg. 3–5mal in Abständen von 0,8 sec wiederholen und dann an Stärke abnehmen. Die Intensität ist individuell und von Orgasmus zu Orgasmus verschieden. Er wird ohne bewußte Lokalisation tief im Becken, im Clitorisschaft, in der Scheide und im Uterus empfunden. Der erhöhte Muskeltonus erreicht seinen Höhepunkt in Konvulsionen, die die gesamte Körpermuskulatur in unterschiedlicher Stärke und Dauer erfassen, aber bevorzugt die am Becken ansetzenden Muskeln ergreifen. Die Sinnesempfindungen, insbesondere die Schmerzempfindungen, sind reduziert. In der Auflösungsphase bilden sich die einzelnen Phänomene in der Reihenfolge ihres Auftretens zurück.

Die einzige Reaktion der *Cervix uteri* auf die sexuelle Stimulation besteht in einer minimalen Erweiterung des äußeren Muttermundes während der Rückbildungsphase. Die Annahme liegt nahe, daß dadurch das Hochwandern der Spermien begünstigt wird. Eine vermehrte Sekretion und Absonderung von Cervixschleim findet entgegen früheren Vorstellungen nicht statt.

Der *Uterus* wird während der späten Erregungsphase und der Plateauphase eleviert. Dies dürfte durch die Vasocongestion im gesamten kleinen Becken, vornehmlich der Gefäße im Lig. latum, bedingt sein. Während des Orgasmus treten regelrechte Kontraktionen auf. Sie beginnen am Fundus uteri und breiten sich über das Corpus zum unteren Uterinsegment aus. Gleichzeitig nimmt der Uterus als Folge der Congestion an Größe zu. Kontraktion und Congestion werden gelegentlich von der Frau als Schmerz empfunden. In der Auflösungsphase klingen diese Reaktionen i. allg. rasch ab, und durch das Tiefertreten taucht die Cervix in den Spermienpool.

Die physiologischen Reaktionen der Sexualorgane des Mannes in den Phasen des Sexualcyclus

Die erste genitale Reaktion des Mannes auf eine sexuelle Stimulation ist die Erektion des Penis. Diese erfolgt individuell unterschiedlich oft schon bei geringster Stimulierung. Im Laufe der Erregungsphase nimmt der Penis an Länge und Umfang zu. Die Erregungsphase kann auch beim Mann willkürlich unterbrochen oder für längere Zeit aufrechterhalten werden. Ablenkung durch andere sensuelle Reize kann den Penis trotz weitergeführter Stimulation erschlaffen lassen. Während der Plateauphase nimmt die Erektion weiter zu, und die Glans penis verfärbt sich unter Erweiterung der Venenplexus blaurot. In der Orgasmusphase erfolgt die Ejaculation durch regelmäßige Kontraktionen der Mm. sphincter urethrae, bulbospongiosus, ischiocavernosus und der transversalen perinealen Muskeln. Sie beginnen in Zwischenräumen von 0,8 sec. Nach den ersten drei bis vier starken Kontraktionen verringern sich Frequenz und Intensität bei zunehmendem Intervall. Der Mann empfindet den Orgasmus ganz ausgeprägt im Penis, weniger in der Gegend der Prostata und Samenblase. Erhöhung des Tonus der Muskulatur mit Konvulsionen und Beeinträchtigung der Sinnesempfindungen laufen in ähnlicher Weise wie bei der Frau ab. In der Auflösungsphase klingt die Erektion allmählich ab, und der Penis geht über eine Teilerektion in die schlaffe Form über. Die Teilerektion dauert länger, wenn der Penis nach der Ejaculation in der Vagina verbleibt.

Hoden und *Scrotum* reagieren in den einzelnen Phasen als Folge von Congestion und Tonuserhöhung in typischer Weise. Die Faltung des Scrotums verschwindet infolge von Anspannung und Verdickung der Scrotalhaut. Während der Erregungsphase erfolgt eine Hebung der Testes durch eine Verkürzung des Funiculus spermaticus, die unwillkürlich durch eine Kontraktion des M. cremaster ausgelöst wird. Die Testes können bis zu 50% an Umfang zunehmen.

Die extragenitalen Reaktionen während des Sexualcyclus bei Frau und Mann

Die extragenital ablaufenden Reaktionen sind ebenfalls der Congestion und Erhöhung des Muskeltonus zuzuordnen:

1. Bei der Frau nimmt der Umfang der *Brust* durch Gefäßerweiterung und Steigerung der Durchblutung im Verlaufe der verschiedenen Phasen des Sexualcyclus zu. Die Venenzeichnung ist in der Plateauphase am stärksten ausgeprägt und bei Nulliparae intensiver als bei Multiparae. Umgekehrt verhält sich die Erigierbarkeit der Brustwarzen. Sie ist bei der Mehrgebärenden stärker. Auch bei etwa 60% der Männer besteht eine Erektion der Brustwarzen.

2. „Sex flush". Durch Capillarerweiterung bildet sich während der Plateauphase ein Erythem, das sich von den Brüsten über den Brustkorb erstreckt und auf die Flanken und den Rücken übergeht. Nach dem Orgasmus verschwindet das Erythem in der Reihenfolge des Auftretens. Beim Mann tritt das Erythem seltener auf (ca. 25%).

3. Die Erhöhung des *Muskeltonus* beginnt in der Erregungsphase und setzt sich in der Plateauphase fort. Dabei können *Muskelspasmen* der quergestreiften Muskulatur auftreten, z. B. in den unteren Extremitäten bei sitzender Position der Frau oder als Carpopedalspasmen bei supiner Position des Mannes.

4. *Blase, Urethra und Rectum*. Die Reaktionen der benachbarten Organe basieren ebenfalls auf den Grundphänomenen der Vasocongestion und des erhöhten Muskeltonus, werden aber durch die mechanische Irritation während der Cohabitation verstärkt. Bei der Frau kann in der Auflösungsphase ein Urindrang einsetzen. Die Kontraktionen des M. sphincter ani und der Mm. gluteimax. steigern die Erregungsphase.

5. *Weitere Allgemeinreaktionen*. Sie sind bei Frau und Mann identisch. Vasocongestion, Erhöhung des Muskeltonus und psychische Erregung gehen z. B. mit einer Steigerung der Atemfrequenz und Atemtiefe einher, die spät in der Plateauphase beginnt, den Orgasmus überdauert und erst in der Auflösungsphase zur Norm zurückkehrt. Parallel damit setzt eine Zunahme der Herzschlagfrequenz und des Herzschlagvolumens ein. Der systolische Blutdruck steigt während des Orgasmus um 20–40 mm Hg, gelegentlich auch der diastolische in gleichem Ausmaß.

Das normale Sexualverhalten von Frau und Mann

Die Cohabitationshäufigkeit variiert erheblich. Als Mittelwert wird im Alter von 30–40 Jahren eine Frequenz von 1–4 Cohabitationen pro Woche angenommen. Die Häufigkeit sinkt mit steigendem Lebensalter. Die Libido (s. S. 69) nimmt bei der Frau im fertilen Alter bis zum 35. Lebensjahr zu, bleibt dann annähernd konstant bis zum 45. Lebensjahr und kann bis weit in die Zeit der Postmenopause fortbestehen (s. S. 69). Beim Mann besteht ein Libidogipfel zwischen dem 20. und 30. Lebensjahr. Besonders starke geistige und auch körperliche Überbelastung dämpfen die Libido.

In der Regel ist der Mann leichter sexuell erregbar und erreicht den Orgasmus (Ejaculation) früher als die Frau. Der synchrone Ablauf von Ejaculation und Orgasmus ist nicht die Regel, sondern eher die Ausnahme. Die Unkenntnis dieser zeitlichen Unterschiede bei Mann und Frau in den einzelnen Phasen des Sexualcyclus führt gelegentlich zu Klagen über vermeintliche Störungen der Sexualbeziehungen.

Im Gegensatz zum Mann kann die Frau auch ohne Orgasmus voll sexuell empfinden. Sie gelangt dann von der Plateauphase unmittelbar in die Auflösungsphase (Abb. 59 B). Wenn das Fehlen des Orgasmus die Beziehungen belastet, so ermöglicht meistens die Stimulation der Clitoris die Auslösung des Orgasmus. Ist das Ausbleiben des Orgasmus eine Folge der zeitlichen Differenz in den Reaktionsabläufen beider Partner, so erlaubt die digitale Reizung der Clitoris eine Nivellierung der Zeitunterschiede.

Damit ist zugleich gesagt, daß eine Abgrenzung des vaginalen von dem clitoralen Orgasmus nicht aufrechtzuerhalten ist. Die fehlende Umstellung des clitoralen auf einen Orgasmus der fast nervenlosen Vagina ist nicht als ein Zeichen mangelnder sexueller Reifung oder des Stehenbleibens auf einer pubertären Entwicklungsphase anzusehen. Die Herbeiführung des Orgasmus durch Stimulation der Clitoris gehört in den Bereich der Norm, zumal der Penis beim Coitus nur selten in direkten Kontakt mit der Clitoris kommt.

Die Größe des Penis in Relation zur Länge der Scheide ist unter physiologischen Bedingungen bedeutungslos. Nach einer Hysterektomie bleibt die Länge der Vagina ausreichend. Der Verlust des Uterus hat keine Bedeutung für die Auslösung des Orgasmus. Nach Entfernung einer mehr oder weniger großen Scheidenmanschette (Wertheim-Schauta-Operation) oder nach einer intravaginalen und intrauterinen Radiumbehandlung kann die Dehnbarkeit der Vagina beeinträchtigt sein.

Die Circumcision hat keinen Einfluß auf die Reizschwelle der Glans penis.

Positionen beim Coitus unter klinischen Gesichtspunkten

Unter den verschiedenen Positionen, die bei der Cohabitation eingenommen werden können, sind drei von klinischem Interesse:
1. die Position, bei der die Partnerin auf dem Rücken liegt,
2. die Position, bei der der Partner auf dem Rücken liegt und die Partnerin ihm sitzend oder liegend zugewandt ist,
3. die Position, bei der die Partnerin sich in Knie-Ellenbogen-Lage befindet.

Die Position 1 ist bei anteflektiertem Uterus und bei bestehendem Kinderwunsch als optimal anzusehen. Das Ejaculat wird im hinteren Scheidengewölbe deponiert, so daß die Cervix in der Auflösungsphase in den Spermienpool eintaucht. Die Verweildauer des Ejaculates kann durch Hochlagerung des Beckens, z. B. durch ein Kissen, verlängert werden. Von dieser Position sollte im letzten Drittel der Schwangerschaft abgeraten werden, da durch den direkten Kontakt zwischen Penis und Portio vaginalis eine Irritation der Cervix möglich ist. Da der Mann bei dieser Position der aktivere Partner ist, bedeutet die Cohabitation für ihn z. B. beim Bestehen einer kardiovasculären Erkrankung eine stärkere körperliche Belastung.

Bei der Position 2 gewinnt die Wurzel des Penis einen gewissen Kontakt mit der Clitoris, wodurch die Auslösung des Orgasmus gefördert werden kann. Für adipöse Partner ist diese Position die geeignetere, ebenso bei Herzerkrankungen des Partners, da die Partnerin der aktivere Teil ist. Die Position ist unzweckmäßig bei Kinderwunsch, da das Ejaculat nach Beendigung der Cohabitation schnell aus der Scheide abfließt.

Bei Durchführung der Cohabitation in der Position 3 wird der Damm weniger belastet. Zu dieser Position kann daher geraten werden, wenn nach Geburten mit Episiotomien oder nach Scheidendammplastiken die Cohabitation in der Position 1 zu schmerzhaft ist. Sie ist auch in Erwägung zu ziehen, wenn Cohabitationsversuche nicht zur Defloration führten. Die Einnahme dieser Position kann ferner bei Retroflexio uteri und bestehendem Kinderwunsch empfohlen werden, da das Ejaculat im vorderen Scheidengewölbe deponiert wird. Vor allem ist die Position 3 in der späteren Schwangerschaft anzuraten, da durch die Knie-Ellenbogen-Lage der gravide Uterus nach cranial verlagert und die Cervix weniger irritiert wird.

Die Richtung des Penis zur Scheidenachse bei den einzelnen Positionen ist auch Abb. 61 ersichtlich.

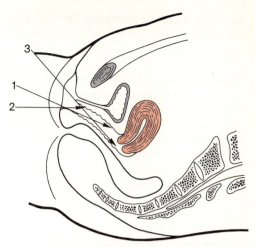

Abb. 61. Penisachse im Verhältnis zur Scheidenachse bei verschiedenen Coitusstellungen: 1. Partnerin in liegender Position, 2. Partnerin in sitzender Position, 3. Partnerin in Knie-Ellenbogen-Lage

Das Sexualverhalten und der Reaktionsablauf bei älteren Menschen

Mit zunehmendem Alter sind bei der Frau i. allg. Libido und Orgasmus unverändert vorhanden. Die Befreiung von der Angst vor einer Konzeption, der gesicherte soziale Status und die geringere Belastung in Haushalt und Beruf können u. a. die Gründe dafür sein, daß sogar eine vorübergehende Steigerung eintritt. Das Nachlassen der Ovarialfunktion hat also keinen unmittelbaren Einfluß auf die sexuelle Aktivität. Die als Folge der versiegenden Oestrogenproduktion einsetzende Involution der Genitalorgane kann sich jedoch mit der Zeit nachteilig bemerkbar machen. Vasocongestion und Muskeltonus nehmen allmählich ab, die Dehnbarkeit und Transsudation der Scheidenhaut lassen nach, und das atrophische Scheidenepithel wird vulnerabel. Die einzelnen Phasen des Sexualcyclus laufen verzögert ab. Im Orgasmus kommt es eher zu Schmerzen im Becken, bedingt durch Kontraktionen des senil-atrophischen Uterus und die nachlassende Turgescenz und Elastizität des Gewebes. Die Urethra wird leichter irritiert, eine Dysurie kann die Folge sein. Ist ein Descensus der Scheidenwände vorhanden, so kann ein unwillkürlicher Urinabgang während der Cohabitation erfolgen.

Der Mann behält bis ins höhere Alter seine sexuelle Leistungsfähigkeit. Mit der Zeit machen sich jedoch das Nachlassen der Congestion und des Tonus und eine Verlangsamung im Reaktionsablauf bemerkbar. Insgesamt läßt sich aber sagen, daß bei Frau und Mann sexuelle Aktivität und Reaktionsfähigkeit lange erhalten bleiben. Die Folgeerscheinungen der Involution lassen sich bei der Frau therapeutisch günstig beeinflussen (s. S. 489).

Partnerschaftsstörungen

Die Mehrzahl der Partnerschaftsstörungen ist psychosexuell bedingt. Häufig führt ein Schlüsselerlebnis positiver oder negativer Art zu Schwierigkeiten mit dem jetzigen Partner. Nur selten beruhen die Störungen auf einer primär organischen Ursache.

Sexuelle Störungen bei der Frau

Dyspareunie: Sie wird als „schmerzhafter Coitus" definiert. Organisch bedingt tritt sie bei Atrophie oder narbiger Verengung der Vagina auf, ebenso als Folge von lokalen entzündlichen Veränderungen (Vulvitis, Kolpitis) und von Krankheitsprozessen im kleinen Becken. Nicht selten entwickelt sich die Dyspareunie jedoch auf psychosexueller Basis zu einer Organneurose (Schutzfunktion). Hier steht die Parametropathia spastica im Vordergrund (s. S. 568). Sie löst durch die straffe Spannung der Ligamenta sacrouterina und cardinalia Cohabitationsschmerzen aus.

Frigidität: Unter Frigidität versteht man das fehlende Verlangen nach sexueller Erregung, d. h. das Fehlen der Libido (Geschlechtslust). Die Frigidität wird häufig von Laien mit Anorgasmie verwechselt. Die Libido kann dann sehr wohl vorhanden sein, der Orgasmus jedoch nicht zustande kommen. Ein zeitweiliger Verlust der Libido ist nach schweren Anstrengungen oder konsumierenden Krankheiten physiologisch. Nach Genuß von Rauschgiften wie Morphin, Heroin und LSD sowie nach Alkoholabusus ist sie herabgesetzt.

Von Ausnahmen abgesehen, ist die Frigidität psychosexuell bedingt und meistens sekundär als Folge von Verdrängungsreaktionen entstanden. Werden bei Bestehen einer Frigidität die Cohabitationen erzwungen, so kann sich ein Vaginismus entwickeln (s. S. 568).

Vaginismus: Die gesamte Beckenbodenmuskulatur wird kontrahiert. Dadurch werden der Introitus verengt und eine Immissio penis behindert oder unmöglich. Mit der Zeit weisen diese Frauen einen ständig spastisch kontrahierten Beckenboden auf.

Nymphomanie: Sie wird als ungewöhnlich starke Libido bei der Frau definiert, die zur Promiskuität und in Ausnahmefällen auch zur Prostitution führen kann. Die Grenzen zwischen dem, was man noch als normal und schon als abnorm bezeichnen kann, sind fließend.

Orgasmusstörungen: Eine *Anorgasmie* wird häufig in der Sprechstunde angegeben. Bei der Exploration stellt sich jedoch heraus, daß die Frauen zwar über die Stimulation der Clitoris zum Orgasmus gelangen, nicht aber beim Coitus. Die komplette Anorgasmie ist selten. Diese Störung ist daher meistens einer Sexualberatung und Aufklärung zugänglich. Insbesondere kann der Hinweis, daß die digitale Herbeiführung vor und nach dem Coitus als normal zu bezeichnen ist, für viele Paare hilfreich sein (s. S. 68).

Sexuelle Störungen beim Mann

Impotentia coeundi: Man versteht unter diesem Begriff eine Störung der Sexualfunktion beim Mann, die durch ein Fehlen oder den Verlust des Erektionsvermögens bedingt ist. Es handelt sich dabei im geschlechtsreifen Alter fast immer um eine schwere Sexualneurose, die durch ein Versagen oder eine Angst vor dem Versagen beim Coitus, insbesondere bei sexueller Überforderung, ausgelöst wurde. Nach einem Versagen steigert sich die Störung im Sinne eines Circulus vitiosus bis zur völligen Impotenz. Die Behandlung soll wegen der Notwendigkeit der Aufdeckung der Ausgangserlebnisse durch den Psychotherapeuten erfolgen. Die Erektionsstörung kann im späteren Lebensalter auch durch organische Veränderungen, wie z. B. durch kardiovasculäre Erkrankungen, besonders bei Diabetikern, verursacht werden.

Ejaculatio praecox: Als eine Ejaculatio praecox bezeichnet man die Samenentleerung vor oder unmittelbar nach der Immissio penis. Als permanente sexuelle Störung gehört sie zum Formenkreis der Sexualneurosen. Sie kann z. B. auf einem primär falsch gebahnten Sexualverhalten beruhen. Haben unmittelbar nacheinander vollzogene Cohabitationen oder eine vorgeschaltete Masturbation keinen Erfolg, so sollte eine psychotherapeutische Behandlung angeregt werden, die auch die Partnerin zum geeigneten Zeitpunkt mit einbeziehen muß.

Eine passagere Ejaculatio praecox gehört in den Bereich der Norm; sie ist z. B. nicht ungewöhnlich bei dem ersten Verkehr nach längerer Enthaltsamkeit.

Die Grenze zwischen normalem und abnormem Sexualverhalten

Es fehlen z. Z. ausreichende psychologische und verhaltenswissenschaftliche Untersuchungen, die eine Definition des normalen und abnormen Sexualverhaltens erlauben. Man kann heute nur so viel sagen, daß alles als normal anzusehen ist, was zwei Partner befriedigt, ohne daß sie seelischen oder körperlichen Schaden nehmen (Kinsey). Statistisch gilt als normal – unbeschadet moralischer oder konfessioneller

Anschauungen –, was dem Sexualverhalten einer großen Anzahl (nicht der Majorität) einer Bevölkerungsgruppe entspricht.
Unter diesem Aspekt müssen z. B. orogenitale Verhaltensweisen als Variationen des Normalen angesehen werden. Bei Jugendlichen beider Geschlechter ist die manuelle Selbstbefriedigung (Onanie bzw. Masturbation) bei ungestörter psychophysischer Entwicklung als eine normale Durchgangsphase im sexuellen Reifungsprozeß zu betrachten. Ebenso gehören diese Verhaltensweisen im Erwachsenenalter unter der gleichen Einschränkung in Zeiten der Isolierung vom Sexualpartner zum Normbereich.

Das abnorme Sexualverhalten

Homosexualität: Als Homosexualität wird der sexuelle Verkehr zwischen gleichgeschlechtlichen männlichen Partnern bezeichnet. Die weibliche Form der Homosexualität wird als „lesbische Liebe" bezeichnet. Beim Mann ist die Homosexualität häufiger komplett. Bei der Frau scheint ein Nebeneinander von lesbischem und heterosexuellem Verhalten zu überwiegen. Diese Verhaltensweisen führen leicht zu psychischen Konflikten insofern, als die Andersartigkeit als solche von dem (der) Betroffenen oder aber die Stellung in der Gesellschaft als belastend empfunden wird.

Einige Formen abnormer Sexualität

Sodomie: Sie wird unterschiedlich definiert: a) jeglicher analer Verkehr; b) Verkehr mit Tieren (s. auch Bestialität).

Sadismus: Erzeugung der sexuellen Erregung durch Mißhandlung des Partners (z. B. Schlagen, Treten, psychische Erniedrigung).

Masochismus: (umgekehrte Form des Sadismus): Erzeugung der sexuellen Erregung durch Erniedrigung, die vom gleichgeschlechtlichen oder heterosexuellen Partner durchgeführt wird (vom Partner erniedrigt, geschlagen).

Exhibitionismus: Entblößung der Geschlechtsteile vor Personen, die nicht Geschlechtspartner sind, um eine sexuelle Erregung zu erreichen. Dieses Sexualverhalten kommt fast ausschließlich bei Männern vor.

Voyeurismus: Sexuelle Erregung überwiegend durch Beobachtung anderer Paare beim Geschlechtsverkehr.

Bestialität: Verkehr mit Tieren.

Hinweise zur Sexualberatung

Die Kenntnis der sexualphysiologischen Reaktionsabläufe, der geschlechtsspezifischen Unterschiede im Sexualcyclus und der Varianten im Sexualverhalten stellen die Grundlage für die Sexualberatung dar. Nur auf dieser Basis gelingt es, Störungen der partnerschaftlichen Beziehungen, die auf Unsicherheit und Unwissen beruhen, von echten Sexualneurosen differentialdiagnostisch abzugrenzen. Zweifellos ist die Sexualberatung primär eine Aufgabe des Gynäkologen. Er ist auch derjenige, der stets zuerst organische Ursachen bei der Frau ausschließen muß.
Ein besonderes Anliegen sollte es sein, sich der Problematik der Jugendlichen anzunehmen. Verständlicherweise kann sich gerade ihr indeterminierter Status (s. S. 74) und die Suche nach neuen gesellschaftlichen Normen in Unsicherheiten des Sexualverhaltens auswirken und zu neurotischen Störungen führen. Hier gilt es, die Beratung vorurteilslos durchzuführen, fehlende Kenntnisse zu vermitteln und falsche Vorstellungen zu korrigieren.
Bei sexuellen Problemen der ledigen Frau ist das Dilemma zwischen ihrem sozialen Status und dem Emanzipationsbestreben zu berücksichtigen.
Da die Angst vor einer Schwangerschaft das Sexualverhalten gravierend beeinflussen kann, müssen die Möglichkeiten der Konzeptionsverhütung sinnvoll in die Sexualberatung eingebaut werden.
Auf dem gynäkologischen Sektor besteht die Notwendigkeit, der Frau vor und nach gynäkologischen Operationen die Bedenken vor nachteiligen Folgen von Organentfernungen bezüglich der Vita sexualis zu zerstreuen, gegebenenfalls gezielte Anweisungen und Erklärungen zu geben (Dauer des Cohabitationsverbotes nach

Operationen, Dämpfung der Libido während der Rekonvaleszenz).

Der Geburtshelfer sollte die Fragen des Sexualverhaltens während der Gravidität nicht vernachlässigen und dabei die Anliegen beider Partner berücksichtigen. Die Problematik kann darin bestehen, daß auf der einen Seite die stete Sorge um die ungestörte Entwicklung der Frucht die Veranlassung zur Einschränkung der sexuellen Aktivität abgibt, während auf der anderen Seite die Libido des Mannes gleichbleibt und bei der Frau sogar gesteigert sein kann. Hinzu kommen bei den Partnern Fragen der Ästhetik und von ärztlicher Seite zeitweilig verordnete Cohabitationsverbote.

Die Sexualberatung älterer Menschen nimmt in Anbetracht der erhöhten Lebenserwartung und der Verzögerung der Alterungsprozesse an Bedeutung zu. Sie muß sich jeweils auf die individuellen partnerschaftlichen Beziehungen und Bedürfnisse ausrichten. Altersbedingte Cohabitationsbeschwerden der Frau lassen sich durch eine allgemeine und lokale Oestrogenbehandlung günstig beeinflussen.

Die Sexualberatung erfordert Zeit und Geduld. Meistens gibt das erste Gespräch nur begrenzt Aufschluß über die individuelle Problematik. Es dient mehr der Herstellung einer Vertrauensbasis. Wiederholte Explorationen sind i. allg. zur Erweiterung der Anamnese notwendig. Den Partner wird man je nach Lage des Falles allein oder gemeinsam mit der Frau im geeigneten Moment in das Gespräch einbeziehen. Deuten die Störungen auf eine echte Sexualneurose hin, so ist von weiteren Explorationen Abstand zu nehmen und die Behandlung durch den entsprechend fachlich geschulten Arzt oder durch den Psychotherapeuten zu veranlassen. Entscheidend ist, daß der Arzt über so viel Kenntnisse und Erfahrungen verfügt, daß er eine Sexualneurose zu erkennen vermag und sie nicht durch eine fehlerhafte diagnostische und therapeutische Polypragmasie verschlimmert (s. S. 567).

7. Die Stellung der Frau in der Gesellschaft aus gynäkologischer Sicht

Psychosomatische Störungen, mit denen der Gynäkologe konfrontiert wird (s. S. 565), gehen nicht ausschließlich auf persönlichkeitsinhärente Verhaltens- und Erlebniskonflikte zurück, sondern auch auf die vielfältigen Konfliktsituationen und Belastungsmomente, die ihren Ursprung in dem Strukturwandel der modernen Gesellschaft haben.

Die Doppelrolle der Frau

Von wesentlicher Bedeutung ist dabei die so häufige *Doppelrolle der Frau:* ihre Pflichten innerhalb der Familie und ihre Stellung im Berufsleben. Diese Doppelbelastung ist an sich nicht neu. Die Frau war seit jeher – mit Ausnahme der Angehörigen der dünnen Oberschicht – in den Wirtschafts- und Produktionsprozeß einbezogen.

Das auslösende Moment für einen Rollenkonflikt tauchte erst mit der örtlichen Trennung von Familie und Arbeitsplatz auf. Diese Entwicklung hat sich, mit Ausnahme der landwirtschaftlichen Betriebe und der Heimarbeit, als Folge des Manufaktursystems und der Industrialisierung ab dem letzten Drittel des 18. Jahrhunderts vollzogen. Die Konfliktsituation besteht darin, daß die Mutter die wichtigste, oft einzige Bezugsperson für die Kinder geworden ist, eine Tatsache, die zur Verschärfung ihres Dilemmas beiträgt. Sie fühlt sich durch diese Pflichten benachteiligt in ihren Aspirationen (z. B. Gleichberechtigung in Ehe und Beruf, Bereitschaft zur Übernahme sozialer Verantwortung). Weitere Ursachen für den Strukturwandel sind in einer neuartigen Gliederung der Lebensphasen der Frau infolge der *erhöhten Lebenserwartung* zu suchen. Diese ist innerhalb der letzten 100 Jahre nahezu auf das Doppelte angestiegen und übertrifft zudem die des Mannes (Tabelle 5).

Bei ansteigender Lebenserwartung ist in den letzten Dezennien eine *Senkung des Heiratsalters* zu beobachten. Das durchschnittliche Heiratsalter der Frau betrug 1968 in der Bundesrepublik 23,3 und das der männlichen Partner 25,4 Jahre. Verglichen mit den Daten von 1950 heiraten beide Geschlechter rund zwei Jahre früher. Bemerkenswert ist, daß die höchste Zahl der Eheschließungen im Jahre 1968 auf die weiblichen Partner im Alter von 19–22 Jahren entfiel. Das durchschnittliche Heiratsalter spiegelt die wahren Verhältnisse als nur ungenau.

Mit der Eheschließung differenzieren sich die Einstellung und die Motivation zur Erwerbstätigkeit. Nicht allein aus Neigung, sondern auch aus finanziellen Gründen geben viele Frauen heute ihren Beruf nicht gleich nach der Hochzeit auf. Sie geraten daher bald in das Dilemma, ihren häuslichen und beruflichen Pflichten nicht gleichermaßen nachkommen zu können. Überlastungserscheinungen und innere Unzufriedenheit sind häufig die Folge. Andererseits fühlen sich oft die Frauen, die ihren bisherigen Beruf nach der Eheschließung aufgeben, durch die häusliche Tätigkeit nicht ausgefüllt und entbehren die Anerkennung, die ihnen bisher im Berufsleben zuteil wurde. Auch sie können mit psychosomatischen Störungen reagieren.

Mit einem, zwei und mehr Kindern scheidet die Mehrzahl der Frauen – zumindest vorübergehend – aus dem Erwerbsleben aus. Es bestehen jedoch zwei wichtige Ausnahmen: die Frauen der bäuerlichen und Kleinstbetriebe und die Arbeiterfrauen. Diese sind ständig durch ihre Doppelrolle belastet und dies um so mehr, als die Bevölkerungsgruppen, denen sie zugehören, zugleich die höchsten Geburtenzahlen aufweisen. Mit der Zahl der Kinder wächst korrelierend ansteigend die Belastung durch die Hausarbeit. In landwirtschaftlichen Betrieben sind zahlreiche Kinder als potentielle Mitarbeiter eher erwünscht, in den sozial schlecht gestellten Schichten unerwünscht. In beiden Bevölkerungsgruppen hat sich die Familienplanung aber bisher am wenigsten durchgesetzt. Das bedeutet, daß gerade die Frauen mit der schwersten Belastung durch Geburten, Aufzucht der Kinder und Hausarbeit unter dem Druck der Verhältnisse eine zusätzliche Erwerbstätigkeit ausüben müssen.

Tabelle 5. Anstieg der Lebenserwartung vom Mittelalter bis zur Gegenwart

Beobachtungszeiträume	Lebenserwartung in Jahren		
	Mann	Frau	Beide Geschlechter
Mittelalter			33
Deutsches Reich			
1871–1880	35,58	38,45	37
1901–1910	44,82	48,33	47
Bundesrepublik			
1959–1960	66,69	71,94	70
1964–1965	67,59	73,45	70,5

Diese Fakten erklären, weshalb die Frauen aus diesen Schichten so zahlreich und so frühzeitig an Abnützungserkrankungen leiden. Auf dem gynäkologischen Sektor sind z. B. Genitalsenkungen und Varikosis mit ihren Folgekrankheiten in dieser Gruppe besonders häufig. Darüber hinaus bedeutet der Mangel an Kraftreserven ein erhöhtes Risiko bei zusätzlichen Belastungen, wie z. B. bei Operationen. Die Rekonvaleszenz ist oft verzögert, um so mehr, als diese Frauen – zu Hause unentbehrlich – vorzeitig wieder beansprucht werden. Auch die Zahl der verschleppten Carcinome in diesen Schichten ist noch immer überdurchschnittlich hoch. Die Frauen werden entweder durch die Krebsaufklärung nicht erreicht oder nehmen sich – oft genug in fatalistischer Einstellung – nicht die Zeit zum Arztgang. Angesichts dieser Tatsachen ist es eine Aufgabe der Präventivmedizin, den Frauen dieser Gruppe besondere Aufmerksamkeit zuzuwenden, sie schwerpunktmäßig der Carcinomfrüherfassung zuzuführen und sie über Maßnahmen der Familienplanung aufzuklären.

Der Familiencyclus

Erhöhte Lebenserwartung und Absinken des Heiratsalters sind wesentlich an der Umstrukturierung des *Familiencyclus* beteiligt. Unter Familiencyclus wird jene Zeitspanne verstanden, die mit der Eheschließung und dem eigenen Hausstand beginnt und die endet, wenn das letzte Kind dieser Familie das Elternhaus verläßt. Ablauf und Dauer des Familiencyclus werden heute dadurch bestimmt, daß die gewünschte Kinderzahl durch Verringerung der

Neugeborenen-, Säuglings- und Kindersterblichkeit schneller erreicht und in zunehmendem Maße Methoden der Familienplanung eingesetzt werden. Am häufigsten ist in der Bundesrepublik die Zweikinderehe; berechnet auf eine Ehedauer von 18 Jahren hatte 1966 ein Drittel der Ehepaare zwei Kinder. Die Geburtenabstände betragen in ca. 30% der Ehen 1–2 Jahre, in etwa 20% 2–3 Jahre, d. h. bei rund 50% der Ehen ist die gewünschte Kinderzahl in einem Zeitraum von 3 Jahren erreicht. Geht man davon aus, daß die Kinder bis zum Abschluß der Ausbildung innerhalb der Familie bleiben, so kann man annehmen, daß sie die Familie spätestens verlassen, wenn die Frau 48–50 Jahre alt ist. Meist ist es aber so, daß die Kinder die Mutter bereits vor Abschluß der Berufsausbildung nicht mehr voll auslasten, so daß die Frau mit ca. 40 Jahren nicht mehr vorwiegend durch Kindererziehung und Haushalt in Anspruch genommen wird. Allgemein wird der Familiencyclus mit etwa 25 Jahren angesetzt. Das bedeutet, daß die Frau nach dessen Abschluß noch eine Lebenserwartung von rund 25 Jahren hat, und zwar bei einem eindeutig verlangsamten Alterungsprozeß.

In den mittleren Schichten steht der Ehemann mit Abschluß des Familiencyclus auf dem Höhepunkt seiner Berufslaufbahn; seine gesamte Aktivität ist also zu einem Zeitpunkt vorwiegend beruflich gebunden, in dem bei der Frau ein relatives Vakuum eintritt. Hinzu kommt, daß in dieser Zeit die Frau in das Klimakterium gelangt. Das Erlöschen der fertilen Phase geht jedoch keineswegs mit einem Nachlassen der sexuellen Potenz der Frau einher. Häufig wird die Frau daher – nicht zuletzt infolge der beruflich ausgerichteten Aktivität des Ehepartners – die Zuwendung des Mannes vermissen. Kommt das Unausgefülltsein durch Wegfall der Sorgepflichten hinzu, so ist die Basis für einen Konflikt gegeben. Er läßt sich häufig genug vom Arzt aufdecken, wenn dieser sich die Zeit nimmt, den psychologischen Hintergrund der vielfältigen Beschwerden im Klimakterium abzuklären. Die Krise wird leichter zu überwinden sein, wenn die Frau nach Abschluß des Familiencyclus in das Berufsleben zurückkehrt. Vom Standpunkt des Arztes aus kann die Wiederaufnahme der Berufstätigkeit nach Aufdeckung und Bewußtmachung der eigentlichen Ursachen der Beschwerden gleichsam eine therapeutische Maßnahme darstellen.

Die Stellung der Jugendlichen

Eine besondere Situation besteht zweifellos für die *Jugendlichen*. Sie sehen sich mit der Tatsache konfrontiert, daß sich die Umstrukturierung der modernen Gesellschaft bei Fortbestehen der überkommenen sozialen Normen und Leitbilder vollzog. Hinzu kommt als biologisches Faktum die Acceleration der Pubertät bei beiden Geschlechtern. Die Mädchen sind mit 14–18 Jahren geschlechtsreif – die Hälfte von ihnen bereits mit 16 Jahren – (s. S. 54) und damit physisch erwachsen. Nach der gültigen sozialen Norm wird das Erwachsenenstadium den weiblichen Jugendlichen aber erst mit der Eheschließung oder dem Zeitpunkt des Ausscheidens aus dem Elternhaus zugebilligt. Auch der Gesetzgeber erkennt den Status des Erwachsenen erst etwa in dem gleichen Altersabschnitt mit Erlangung der „Volljährigkeit" und Wählbarkeit zu.

Die Berufsausbildung reicht durchschnittlich vom 15.–19. Lebensjahr, bei akademischen Berufen dauert sie entsprechend länger. Ausbildung und Erwerbstätigkeit auch der Mädchen gelten heute als gesellschaftliche Norm. Im Widerspruch zu diesem wichtigen Schritt der Emanzipation steht aber die *Statusunsicherheit,* die dadurch bedingt ist, daß eben die gleichen gesellschaftlichen Normen in diesem Altersabschnitt der vollen Selbständigkeit und Entscheidungsfreiheit noch gewisse Grenzen setzen. Damit besteht eine stete Diskrepanz zwischen der biologischen und der gesellschaftlichen Adoleszenz. Sie bedeutet für das Mädchen eine verlängerte Phase der Indeterminiertheit; d. h. physisch und häufig auch in der gesamten Persönlichkeitsentwicklung ist die sexuelle Reifung bereits erreicht, während der soziale Status noch ungeklärt ist. Dieser Zustand gilt für beide Geschlechter. Als Folge haben sich bei der Jugend neue Verhaltensnormen entwickelt einschließlich der Tendenz zur Aufnahme geschlechtlicher Beziehungen vor der Eheschließung und dem Zusammenleben in außerehelicher Gemeinschaft. Mit diesen Verhaltensweisen gerät sie in Opposition zu überkommenen Moralvorstellungen bzw. zu dem für die ältere Generation noch gültigen Normsystem. Die sexuelle Emanzipation kann daher individuell zu Schuldkomplexen und Spannungszuständen zwischen den Jugendlichen und ihrer Umwelt führen. Im Vordergrund steht als Folge des undeterminierten Status und gleichsam als Anpassungssyndrom der Konflikt zwischen überkommenen Leitbildern und der neuen Realität. Nicht selten entwickeln sich bei den weiblichen Jugendlichen neurotische Krisen und Angstsituationen, die mit somatischer Prägung, z. B. als Amenorrhoe, Dysmenorrhoe, Fluor, Anorgasmie in Erscheinung treten (s. S. 565).

Der Status der Indeterminiertheit bleibt bei unverheirateten Frauen das ganze Leben hindurch bestehen und kann die Ursache mannigfacher psychosomatischer Störungen sein.

Das Risiko der unerwünschten Schwangerschaft und die damit verbundene Gefahr einer voreiligen Partnerbindung sind durch die zunehmende sexuelle Aufklärung und kontrazeptive Maßnahmen verringert. Dennoch ist infolge der viel häufigeren frühzeitigen Aufnahme geschlechtlicher Beziehungen und infolge Unkenntnis oder Ablehnung der Contraceptiva die Zahl der Mütter im Alter von 15–17 Jahren zwischen 1950 und 1968 auf mehr als das Doppelte angestiegen. Eine gravierende Folge der sexuellen Emanzipation mit häufigem Partnerwechsel ist in der Zunahme der venerischen Erkrankungen zu sehen (s. S. 535).

Es ist eine dringliche Aufgabe unserer Gesellschaft und der Ärzte, die Statusunsicherheit der Jugendlichen zu beheben, Toleranz bei der Suche nach neuen Normen zu üben und psychischen und somatischen Schäden präventiv durch Aufklärung und Beratung zu begegnen.

8. Familienplanung – Empfängnisregelung – Empfängnisverhütung

Unter Empfängnis*regelung* versteht man das Bestreben, Zahl und Abstand der Kinder nach den eigenen Lebensumständen zu planen („Familienplanung"). Sie kann vorübergehende oder dauernde Empfängnis*verhütung (Kontrazeption)* beinhalten. Ihr Ziel ist letzten Endes die Schaffung einer sozial und medizinisch gesunden, von verantwortungsbewußtem Willen zum Kind bestimmten Familie. Die im englischen Sprachraum übliche Bezeichnung „Geburtenkontrolle" (birth control) schließt neben der Empfängnisverhütung auch den Schwangerschaftsabbruch mit ein.

Empfängnis*regelung* kann aus folgenden Gründen erforderlich oder erwünscht sein:

Medizinische Indikationen: Dabei geht es um die Erhaltung der körperlichen und psychischen Gesundheit oder des Lebens der Mutter, wenn zu erwarten ist, daß bestehende Erkrankungen sich in der Schwangerschaft verschlechtern. Bei einer Reihe von erblich bedingten Leiden muß die Empfängnisverhütung im Rahmen der genetischen Beratung empfohlen werden.

Die bewußte oder geplante Elternschaft: Diese kann die *Regelung des Abstandes* zwischen den einzelnen Geburten zum Ziele haben. Dabei sind persönliche Motive, insbesondere die Lebensumstände und die körperliche und seelische Leistungsfähigkeit der Frau, maßgebend. Die Einhaltung eines Abstandes von 2–3 Jahren zwischen den Geburten ist aus präventivmedizinischer Sicht anzuraten, da Morbidität und Mortalität der Mütter und der Kinder dann eindeutig niedriger liegen als bei rasch aufeinanderfolgenden Schwangerschaften und Geburten. Die Einhaltung eines optimalen Geburtenabstandes ist schließlich für die Erziehung und die soziale Anpassung der Kinder in der Familie von Bedeutung.

Die **Beschränkung der Kinderzahl** ist die häufigste und wichtigste Motivation der Familienplanung. Dabei spielen sozioökonomische Gründe, die Berufstätigkeit der Frau, ferner die zur Wahrnehmung der Aufstiegschancen aufwendige Ausbildung der Kinder sowie schließlich Gesichtspunkte der individuellen Daseinsgestaltung eine Rolle.

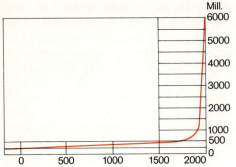

Abb. 62. Die Entwicklung der Weltbevölkerung seit der Zeitenwende

Unter den Begriff der geplanten Elternschaft fällt auch die Empfängnisverhütung Nichtverheirateter. Dieser Bereich der Kontrazeption ist durch die weitgehende Aufhebung sexueller und gesellschaftlicher Tabus und durch die teilweise Loslösung der Sexualität von der Fortpflanzung zu einem vielschichtigen Problem geworden. Die Verhinderung unerwünschter außerehelicher und ehelicher Schwangerschaften mit dem Ziel der *Reduzierung krimineller Aborte* und ihren schwerwiegenden gesundheitlichen Folgen gehören heute im weiteren Sinne in den Bereich der Präventiv- und Sozialmedizin. Somit gibt es gewichtige ärztliche und sozialmedizinische Gründe für die großzügige Anwendung der Kontrazeption.

Abgesehen von diesen Fragen der individuellen Daseinsgestaltung sind in den letzten Jahrzehnten weltweite soziologische, ökonomische und politische Motive zur Geburtenkontrolle durch Regierungen oder öffentliche Organisationen in den Vordergrund getreten. Durch das enorme Wachstum der Erdbevölkerung, nicht zuletzt bedingt durch die Erfolge der Seuchenbekämpfung, die Senkung der Neugeborenen- und Säuglingssterblichkeit sowie die erhöhte Lebenserwartung, steigt die Zahl der Menschen besonders in den Entwicklungsländern explosionsartig an. Sie droht alle wirtschaftlichen und zivilisatorischen Fortschritte zu gefährden. Die Erdbevölkerung nimmt dabei wesentlich schneller zu als die Ernährungsreserve der betreffenden Länder oder der ganzen Welt.

Noch im Jahre 1850 war die Erde von etwa 1 Milliarde Menschen bewohnt. Deren Zahl stieg bis 1925 auf das Doppelte an und vervierfachte sich bis 1977 auf ca. 4 Milliarden Menschen. Bis zum Ende dieses Jahrhunderts wird ein noch steilerer Anstieg auf nahezu 7 Milliarden Menschen vorausberechnet (Abb. 62). Gegenwärtig werden in jeder Sekunde etwa 3 Menschen geboren, während 2 andere sterben. Die Weltbevölkerung wächst also etwa um einen Menschen je Sekunde. Anders ausgedrückt: Pro Tag müssen etwa 80000 Menschen zusätzlich ernährt werden.

Die Konzeptionsverhütung stellt – namentlich bei umfassendem Einsatz in der dritten Welt – eine bedeutsame Maßnahme dar, diese Entwicklung zu beeinflussen.

Die bisher gewonnenen Erfahrungen zeigen jedoch eines sehr deutlich: Die Geburtenkontrolle kann weder durch staatliche Lenkung noch durch ein Angebot von kontrazeptiven Maßnahmen ausreichend gesteuert werden, solange nicht sozioökonomische Fortschritte, Industrialisierung, Ausbildung und Erziehung als Voraussetzungen gewährleistet sind. Die technischen und materiellen Probleme sind erst dann lösbar, wenn die politischen, religiösen und sozioökonomischen Hindernisse beseitigt werden können.

Die Aufgaben des Arztes bei der Empfängnisregelung: Die Beratung über Empfängnisverhütung und Geburtenplanung stellt heute einen nicht geringen Bestandteil der ärztlichen Tätigkeit dar. Die Aufgabe des Arztes besteht darin, die Frau oder die Partner über die für sie in Frage kommenden Methoden zu beraten, die Kontraindikationen und Risikofaktoren zu erwägen und im Falle der hormonalen Kontrazeption

---

Tabelle 6. Minimalforderungen für die Verordnung oraler Contraceptiva

Vor der Behandlung:
1. Ausschluß aller Kontraindikationen durch Anamnese und Befund
2. Untersuchung des Genitale und der Brüste, einschließlich Vaginalcytologie
3. Untersuchung des Urins auf Zucker
4. Blutdruckmessung
5. Auswahl des geeigneten Präparats

Während der Behandlung:
1. Halbjährliche gynäkologische Untersuchung mit Vaginalcytologie. Untersuchung der Brüste. Ausdrückliche gezielte Befragung nach Beschwerden
2. Halbjährlich Untersuchung auf Harnzucker
3. Halbjährlich Blutdruckmessung
4. Transaminasen bei Leber-Gallen-Beschwerden oder Hinweisen aus der Anamnese
5. Überprüfung der Wahl des Präparates und der Methode

das individuell geeignete Präparat zu berücksichtigen, Behandlungsanweisungen zu geben und die Betreuung während der Dauer der Anwendung zu übernehmen. Für die Verabfolgung der hormonalen Contraceptiva müssen bestimmte Minimalforderungen erfüllt sein (Tabelle 6).

Der Arzt steht hier insofern vor einer neuen Aufgabe, als die Anwendung der hormonalen Contraceptiva, von wenigen Ausnahmen abgesehen, weder eine medizinische Indikation voraussetzt noch eine therapeutische Maßnahme darstellt. *Der Arzt muß sein Handeln daher unter dem Gesichtspunkt einer sozialmedizinischen Prophylaxe sehen und Nutzen und Schaden einer Verabfolgung von Contraceptiva gegeneinander abwägen*, d. h. die sozialen, ökonomischen und medizinisch-prophylaktischen Vorteile etwaigen Nebenwirkungen gegenüberstellen.

Da es unter den kontrazeptiven Medikamenten auch solche gibt, die die Nidation eines befruchteten Eies verhindern und die somit als Abortiva angesehen werden könnten, ist es erforderlich, den Beginn der Schwangerschaft klar zu definieren. Biologisch gesehen beginnt das menschliche Leben mit der Befruchtung der Eizelle. Die Zygote besitzt die genetische Ausstattung und die Potenz zur Entwicklung des späteren Individuum. Geht man jedoch von der Individualität als Kriterium der Person im juristischen Sinne aus, so wird diese erst existent, wenn der Zeitpunkt der möglichen Zwillingsbildung überschritten ist. Dieser Zeitpunkt ist bis zum 13. Tag nach der Konzeption erreicht und fällt etwa mit der Implantation zusammen. Damit sind, unabhängig von weltanschaulichen Auffassungen, kontrazeptive Maßnahmen, die die Nidation und Implantation der Blastocyste verhindern (Pille danach – morning after pill – Intrauterinpessare und endometriumwirksame Steroide) als juristisch unbedenklich anzusehen. Ohnehin gehen vor der Implantation mehr als 50% befruchteter Eier zugrunde, und der Nachweis des Eintritts einer Schwangerschaft ist erst nach der Implantation möglich.

Erfolgsbeurteilung der kontrazeptiven Methoden: Die Zuverlässigkeit einer empfängnisverhütenden Methode wird nach der Formel von Pearl beurteilt. Sie benützt als objektives Bezugssystem eine statistisch relevante Zahl von Cyclen, ausgehend von der Tatsache, daß pro Cyclus nur eine Befruchtung stattfinden kann.

Tabelle 7. Versagerrate verschiedener Methoden der Kontrazeption (Pearl-Index)

Contraceptiva	Versager pro 100 Frauenjahre
Orale Contraceptiva kombinierte Präparate	0,2 (0–0,8)
Sequenz- und Stufenpräparate	0,4 (0–1,2)
Orale Gestagene (Minipille)	1,5 (0,2–1,5)
Gestagen-Depotinjektionen (Dreimonatsspritze)	0,4–2,0
Intrauterinpessare	0,5–4,6 (0,5–11,6)
Scheidendiaphragma	12–20
Scheidendiaphragma in Verbindung mit Spermatociden	4–10
Cervixpessar	10–15
Spermatocide Scheidentabletten	0,8–20
Spermatocides Scheidengelee	20
Spermatocider Spray	12
Rhythmusmethode	15–38
Condom	3–14
Coitus interruptus	35
Scheidenspülung	31
Tubensterilisation	0–0,3

Die Zahl der ungewollten Konzeptionen bzw. der „Versager" einer bestimmten Methode der Konzeptionsverhütung wird daher auf 1200 Anwendungsmonate bzw. -cyclen oder – anders ausgedrückt – *auf 100 „Frauenjahre" berechnet*. Neuerdings wird auch der Begriff der Gebrauchseffektivität („use effectiveness") verwendet. Die Sicherheit einer Methode hängt aber nicht nur von ihrer *qualitativen Wirkungsweise*, sondern in hohem Maße von der *gewissenhaften Anwendung* ab. Die mit Hilfe des Pearl-Index ermittelte Versagerquote ist also nicht der Maßstab für die Qualität einer bestimmten Methode, sondern für deren *praktische Brauchbarkeit*, da sie die Anwendungsfehler mit einschließt.

In Tabelle 7 sind die *Versagerquoten* der am häufigsten verwendeten empfängnisverhütenden Mittel und Maßnahmen aufgeführt.

Methoden ohne Anwendung von Mitteln (sog. natürliche Methoden)

Zeitwahlmethode (periodische Enthaltsamkeit)

Die Anwendung der natürlichen Verfahren ist auch beim religiös Gebundenen erlaubt. Die Zeitwahlmethode beruht auf den Beobachtungen von Ogino und Knaus über den Zeitpunkt der Ovulation im Verlaufe des Menstruationscyclus. Nach Ogino erfolgt die Ovulation zwischen dem 16. und 12. Tag *vor* Eintritt der nächsten Periodenblutung. Unter Berücksichtigung der Lebensdauer von Spermien von 3 Tagen berechnet er die fruchtbare Spanne vom 19.–12. Tag *vor* Einsetzen der nächsten Menstruation. Bei einem regelmäßigen Cyclus von 28 Tagen erstreckt sich infolgedessen die fruchtbare Phase vom 10.–17. Cyclustag. (Nach neueren Untersuchungen beträgt die Befruchtungsfähigkeit der Eizelle 6–12 st, die der Spermien ca. 2–3 Tage, was ebenfalls einem Gesamtzeitraum von maximal 3 Tagen entspricht, während dessen die Gameten befruchtungsfähig sind.) Nach Knaus erfolgt die Ovulation genau am 15. Tag *vor* Einsetzen der Regelblutung, da die Gelbkörper- oder postovulatorische Phase normalerweise mit 14 Tagen nahezu konstant ist (s. S. 43). Als fruchtbare Phase bezeichnet Knaus die Zeitspanne von 3 Tagen *vor* und 1 Tag *nach* der Ovulation.

Beide, Ogino und Knaus, forderten, daß vor der Anwendung ihrer Berechnungsmethode zunächst für 12 Monate die Konstanz des Cyclus bzw. die größte und geringste zeitliche Abweichung durch Kalenderführung festgestellt werden muß. Aus der kürzesten und längsten Cyclusdauer ergeben sich dann die individuellen fruchtbaren Tage der Frau nach der Formel von Knaus folgendermaßen:

längster Cyclus minus 15 plus 2
kürzester Cyclus minus 15 minus 2.

Beträgt also der längste Periodenabstand 32 Tage, der kürzeste 26 Tage, so erstreckt sich die fruchtbare Phase vom 9.–19. Tag des Intervalls.

Selbst bei Beachtung dieser Vorbedingungen können außergewöhnliche Cyclusschwankungen, z. B. infolge psychischer oder umweltbedingter Faktoren (s. S. 45), mit abweichenden Ovulationsterminen ungewollte Schwangerschaften zur Folge haben.

Insgesamt ist die Zeitwahlmethode vorteilhaft zur Berechnung der fruchtbaren Tage bei Kinderwunsch, aber weniger zuverlässig zur Festlegung der unfruchtbaren Tage mit dem Ziel der Empfängnisverhütung. Es ist daher nicht überraschend, daß die Versagerquote unterschiedlich und abhängig von der Stabilität des Cyclus, der Intelligenz und der Sorgfalt der Frau ist. Sie beträgt unter günstigsten Voraussetzungen ca. 15 Konzeptionen auf 100 Frauenjahre, dürfte aber meist darüber liegen (s. Tabelle 6).

Basaltemperaturmessung

Die Sicherheit der Zeitwahlmethode kann durch Messung der Basaltemperatur erhöht werden (s. S. 504). Die unfruchtbare Zeitspanne erstreckt sich vom 3. Tag der hyperthermen Phase bis zum 5. Tag nach Beginn der nächsten Regelblutung. Die Versagerquote dieser Methode beträgt bei strenger Anwendung etwa 1–10 auf 100 Frauenjahre. Für Ehepaare mit ausreichender Intelligenz und Disziplin kann die Methode als genügend zuverlässig empfohlen werden. Nachteilig ist, daß die Anzahl der Tage mit erlaubtem Verkehr u. U. weniger als 12 Tage pro Monat betragen kann.

Mechanische Methoden

Cervixkappen aus Gummi oder Kunststoff

Diese sog. Okklusivpessare werden in passender Größe auf die Portio vaginalis aufgesetzt und verhindern dadurch das Hochwandern der Spermien. Sie müssen vor der Periode entfernt und nach Abklingen der Blutung erneut eingeführt werden. Da nur wenige Frauen die Schutzkappe selbst einsetzen und allenfalls nur die Entfernung selbst vornehmen können, muß zumindest nach jeder Periode der Arzt aufgesucht werden. Kontraindikationen bestehen bei entzündlichen und anatomischen Veränderungen. Die Methode ist zu kompliziert und wird daher nur noch selten angewendet. Die Versagerquote beträgt 10–15/100.

Das Scheidendiaphragma

Dieses Pessar deckt die Cervix ebenfalls mechanisch ab, liegt aber im Gegensatz zum Okklusivpessar in der Scheide und kann durch seine Verformbarkeit aufgrund des federnden Außenringes leicht von der Frau eingeführt und entfernt werden. Gewöhnlich wird es zur Erhöhung der Sicherheit in Kombination mit spermatociden Gelees oder Schaumpräparaten benutzt. Es wird jeweils vor dem Verkehr eingesetzt und frühestens 8–10 st später wieder entfernt. Die Frau muß kontrollieren, daß der Spannring zwischen dem hinteren Scheidengewölbe und der Hinterwand der Symphyse liegt und die Portio sicher abschließt.

Die Versagerquote beträgt 12–20/100; sie läßt sich auf 4/100 senken, wenn das Diaphragma vom Arzt angepaßt und der Patientin die Handhabung genau erklärt und demonstriert wird.

Das Scheidendiaphragma wird von manchen Frauen aus ästhetischen Gründen abgelehnt. Kontraindikationen sind ein ausgeprägter Descensus vaginalis sowie narbige Prozesse der Portio und der Vagina.

Die *alleinige* Anwendung von *spermatociden Gelees* oder *Schaumpräparaten* als chemische Methode hat eine Versagerquote von 0,8–20/100 und ist somit wenig zuverlässig. Es sind bisher keine Hinweise dafür vorhanden, daß durch spermatocide Substanzen im Falle einer Konzeption vermehrt Mißbildungen auftreten.

Unmittelbar post cohabitationem vorgenommene *Scheidenspülungen* sind unsicher, da Spermien nachweislich schon binnen Sekunden nach der Ejaculation in den Cervicalkanal vordringen. Die Versagerquote beträgt 31/100.

Intrauterinpessare (IUP) (intrauterine contraceptive devices = IUCD)

Die modernen Intrauterinpessare bestehen aus inertem Plastikmaterial mit Metallen. Sie werden vom Gewebe toleriert. Infolge ihrer elastischen Spannung lassen sie sich leicht in gestrecktem Zustand einführen und nehmen im Cavum uteri ihre Ausgangsform wieder an. Außer den gebräuchlichen Modellen (Abb. 63) werden der Lippes-Ring und die Margulies-Spirale noch gelegentlich verwendet. Es scheint, daß die zusätzliche Verwendung von Metallen gegenüber dem reinen Kunststoff-IUP einen noch besseren kontrazeptiven Effekt gewährleistet. So ist z. B. das modifizierte Tatum-T-Pessar mit einem dünnen Kupferdraht umwickelt. Dadurch konnte die Versagerquote dieses Pessars von 19 auf 1 pro 100 gesenkt werden. Auch die Nebenwirkungen sind vergleichsweise seltener. Eine im Pessar enthaltene kleine Menge von Progesteron (die protrahiert ans Endometrium

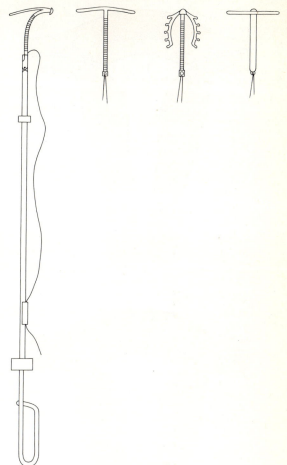

Abb. 63. Die gebräuchlichen Intrauterinpessare (IUP): Kupfer 7, Kupfer T, Multiload, Biograviplan-Progestasert

abgegeben wird) bietet eine weitere interessante Möglichkeit lokaler Kontrazeption mit kombiniert hormonal-mechanischer Wirkungsweise.

Anwendungsweise: Die Einlage erfolgt bei weitgestelltem Muttermund am letzten Tag der Periode oder an den beiden darauffolgenden Tagen. Asepsis ist Vorbedingung. Die Einlagen sollten von einem Arzt und nicht, wie es in Entwicklungsländern praktiziert wird, von medizinischem Hilfspersonal vorgenommen werden. Nach vorhergehender gynäkologischer Untersuchung *(einschließlich Cytodiagnostik),* nach Desinfektion der Portio und Sondenmessung der Länge des Cavum uteri zur Bestimmung der benötigten Größe wird das IUP unter sterilen Kautelen mit einem röhrenförmigen Applikator

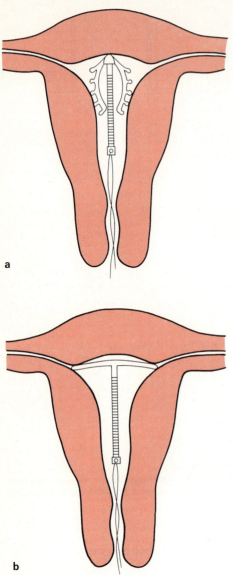

Abb. 64. a Multiload Cu 250 in utero – orthotoper Sitz. **b** Kupfer T in utero – orthotoper Sitz

durch den Cervicalkanal eingeführt (Abb. 64a u. b). Bei Mehrgebärenden ist die Dilatation des Cervicalkanals i. allg. nicht erforderlich; sie kann sich aber bei Nulliparae bis zu Hegar Nr. 4 als notwendig erweisen. Der orthotope Sitz des Pessars kann durch eine Ultraschalluntersuchung gesichert werden. Kontrolluntersuchungen sind nach der ersten und zweiten Periode und später alle 6 Monate zu empfehlen. Das IUP ist mit einem Faden versehen, der aus dem Cervicalkanal herausragt.

Bei Bedarf kann es durch Zug an dem Faden leicht entfernt werden. Nach einer Geburt oder Fehlgeburt sollte die Einlage nicht vor Ablauf von 5 Wochen erfolgen. Die modernen Kupferpessare müssen nach 3 Jahren entfernt werden, Progesteronpessare nach einem Jahr. Mögliche *Komplikationen* sind Perforation des Uterus und ascendierende Entzündungen. Die Gefahr der *Perforation* besteht vor allem bei unsachgemäßem Vorgehen durch medizinisches Hilfspersonal (Entwicklungsländer) und beträgt je nach Erfahrung 1 pro 200 bis 1 pro 2000 Einlagen. Die Perforation kann im Röntgenbild oder ultrasonographisch festgestellt werden, da die Pessare Kontrastmittel enthalten.

Entzündungen des Genitale werden in 2–3% beobachtet. Sie beruhen vorwiegend auf einem Mangel an Asepsis bei der Einführung durch Unerfahrene oder gehen darauf zurück, daß bereits vor der Einlage eine Entzündung bestanden hat, die übersehen wurde. Daher empfiehlt es sich, vorher Leukocyten zu zählen und die Blutsenkungsreaktion festzustellen.

Die **Wirkungsweise** der IUP ist bisher nicht geklärt. Die Annahme, daß die Tubenmotilität und damit der Eitransport beschleunigt und infolge des asynchronen Ablaufes entweder die Befruchtung oder die Nidation verhindert werden, ließ sich nicht bestätigen. Die Vermutung einer Mikrothrombosierung der Endometriumgefäße konnte elektronenmikroskopisch nicht erhärtet werden. Möglicherweise verhindert der im Cavum uteri liegende Fremdkörper die Nidation. Die kontrazeptive Sicherheit ist der Oberfläche des Pessars direkt proportional. Die Abgabe von Kupferionen durch die Spirale wirkt zusätzlich implantationshemmend. Das Intrauterinpessar ist nach kurzer Zeit mit Leukocyten beladen. Man denkt daher an enzymatische Prozesse, die von den Leukocyten ausgehen und die Einnistung der Blastocyste proteolytisch verhindern.

Nebenwirkungen der IUP:

a) *Spontanausstoßungen.* Die Sicherheit der Methode ist durch eine relativ hohe Rate von Spontanausstoßungen beeinträchtigt, die je nach Form der IUP 0,5–10% beträgt. Die Verweildauer spielt dabei eine entscheidende Rolle. Für die Lippes-Schleife wurde im 1. Jahr nach der Applikation eine Rate von

10,4% festgestellt, im 2. und 3. Jahr sank der Prozentsatz auf 1,6 resp. 0,7%. Ferner ist die Ausstoßungsrate höher, wenn das Intrauterinpessar vor Abschluß der Involution des Uterus post partum eingelegt wird. Aber auch bei Nulliparae muß mit einer überdurchschnittlichen Spontanausstoßungsrate gerechnet werden.

b) *Schmerzen und Blutungsstörungen.* Nach der Einlage treten gelegentlich Schmerzen, insbesondere bei Nulliparae auf, ferner Schmierblutungen, die sich während der ersten Cyclen wiederholen können. Verlängerte und verstärkte Blutungen, die zu einer Entfernung des Pessars zwingen, werden mit einer Frequenz von 1:100 angegeben. Ein späterer nochmaliger Versuch ist jedoch möglich. Blutungsdauer und -stärke können ggf. durch orale oder intrauterine Gabe von Antifibrinolytica normalisiert werden.

Kommt es bei liegendem Intrauterinpessar dennoch zu einer Schwangerschaft, so enden 60% termingerecht. Die Mißbildungsrate ist nicht erhöht. Die restlichen 40% enden als Aborte, von denen jedoch vermutlich ein großer Teil artefiziell induziert sein und nicht zu Lasten des IUP gehen dürfte. Ektopische Schwangerschaften treten wohl etwas häufiger als bei ungeschützten Frauen auf. Sind die Fäden des Pessars sichtbar, so soll es gezogen werden. Sind die Fäden verschwunden, so kann, insbesondere wegen der Infektionsgefahr, ein Schwangerschaftsabbruch erwogen werden.

Kontraindikationen für die Applikation eines IUP sind:

- Infektionen des Genitale,
- unklare Blutungsstörungen,
- Uterus myomatosus, Anomalien des Cavum uteri, Cervixrisse,
- verdächtiger Befund bei der Cytodiagnostik,
- Verdacht auf Frühschwangerschaft.

Zweifellos stellen die Intrauterinpessare die angenehmste Form der Konzeptionsverhütung dar; die Versagerquote differiert bei den einzelnen Formen und beträgt insgesamt zwischen 0,5 und 4 Schwangerschaften auf 100 Frauenjahre. *Der wesentliche Unsicherheitsfaktor ist die unbemerkte Spontanausstoßung.*

Die Intrauterinpessare eignen sich besonders für die Frauen, die im Rahmen der Familienplanung zwischen den Schwangerschaften Abstände einschalten wollen. Eine weitere Gruppe bilden die Frauen, die auf orale Kontrazeption verzichten müssen, insbesondere auch Frauen über 40 Jahre (Pillenrisiko) mit abgeschlossenem Familienbild und Pillenmüdigkeit, ferner diejenigen, die in der Tabletteneinnahme unzuverlässig sind, sowie psychiatrische Patientinnen. Bei Jugendlichen ist, insbesondere wegen der Häufung ascendierender Infektionen, Zurückhaltung geboten. Ihre weiteste Verbreitung haben die IUP in den Entwicklungsländern gefunden. Man schätzt, daß etwa 10 Millionen Frauen zur Empfängnisverhütung IUP tragen.

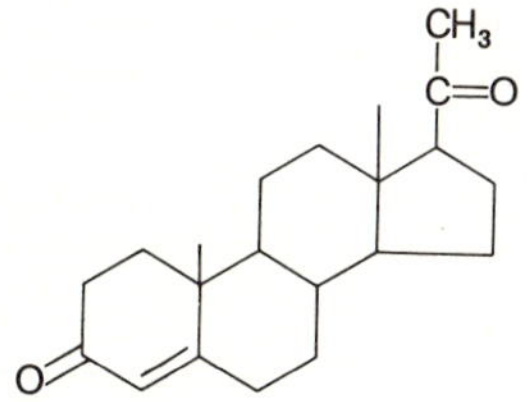

Abb. 65. Die am häufigsten verwendeten Gestagene in oralen Kontrazeptiva. **Links** Progesteron-, **rechts** Nortestosteronderivate

Progesteron

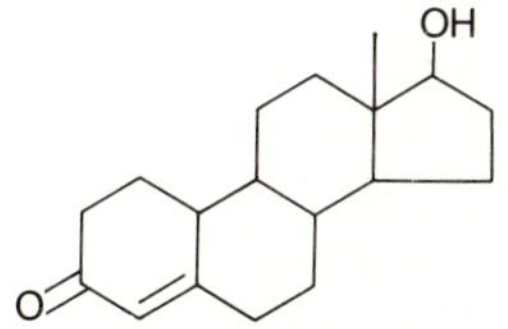

Nortestosteron

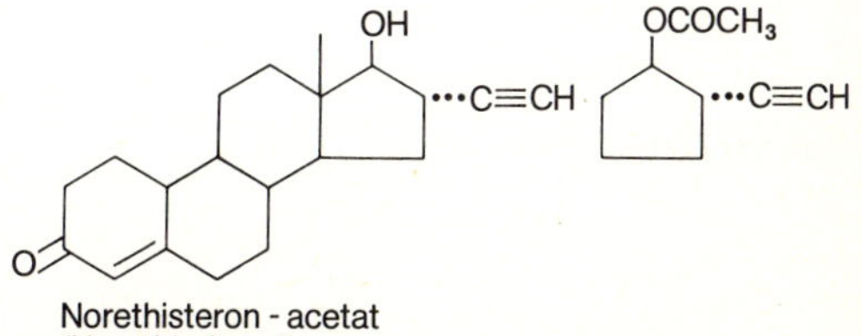

Norethisteron - acetat (Norethindrone)

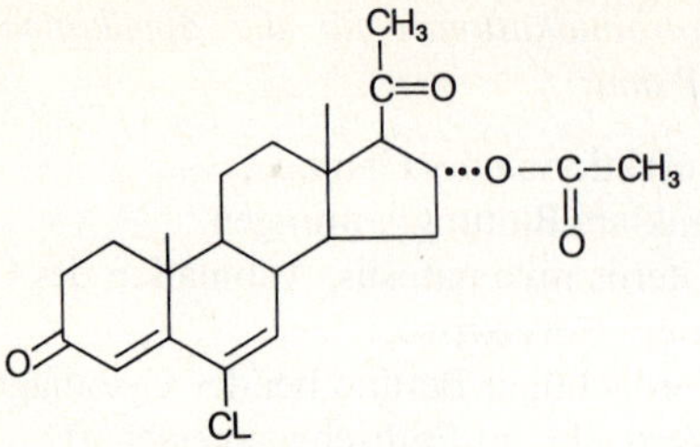

Chlormadinonacetat

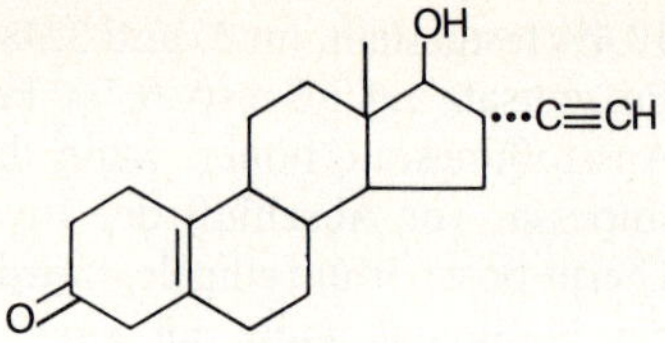

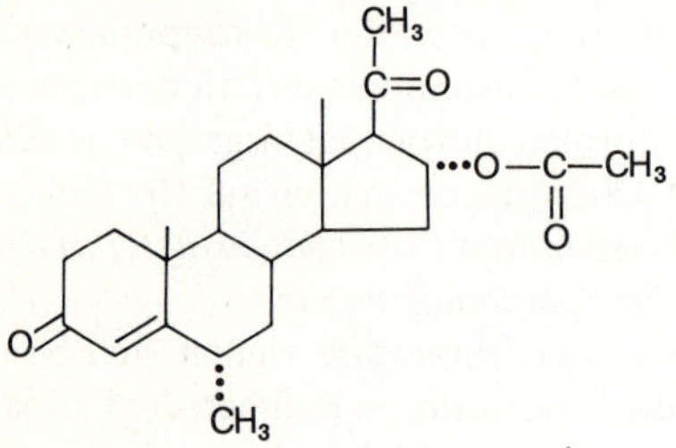

Medroxyprogesteronacetat

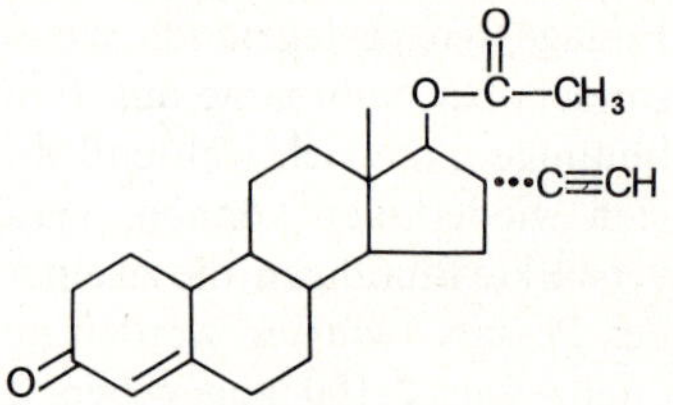

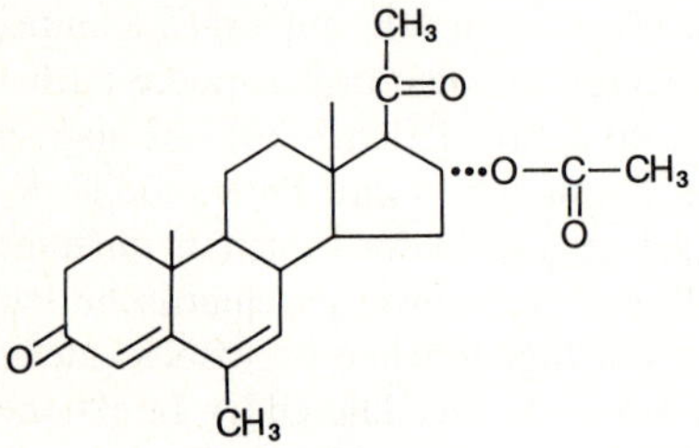

Megestrolacetat

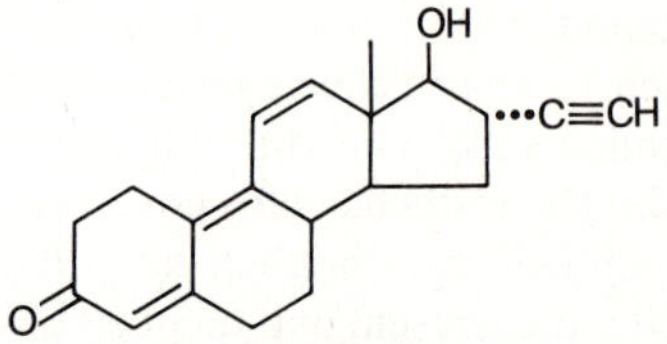

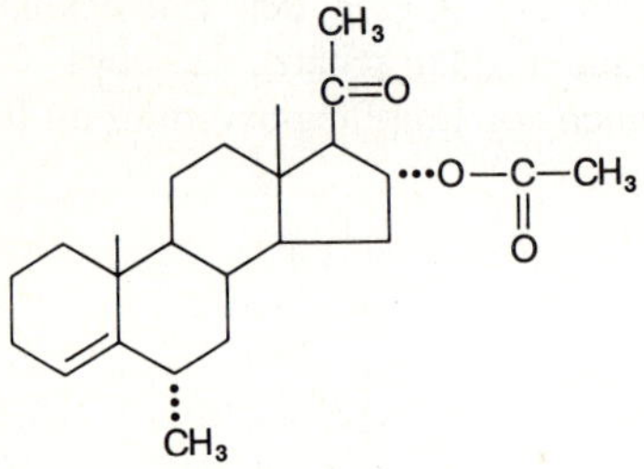

Anagestonacetat

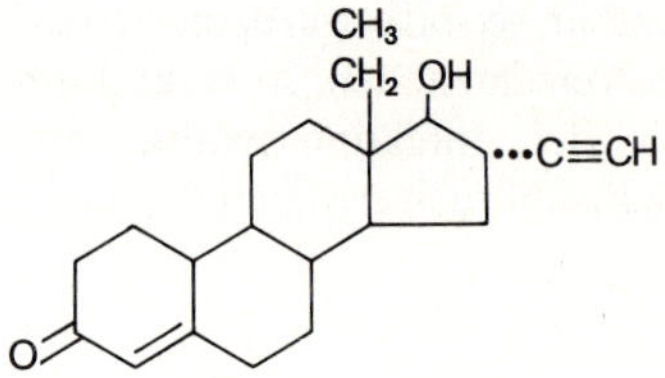

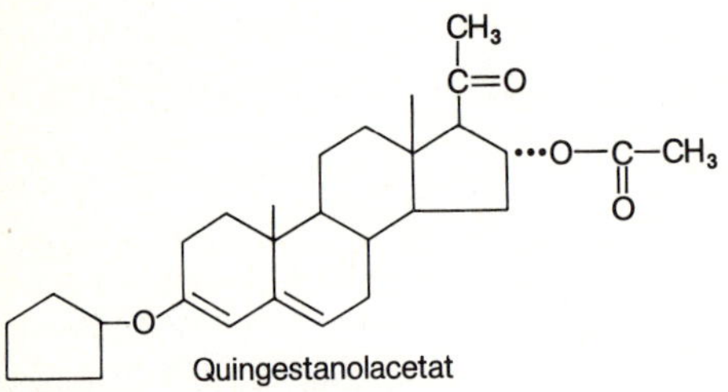

Quingestanolacetat

Norethinodrel

Ethinodioldiacetat

Norgestrienon

Norgestrel

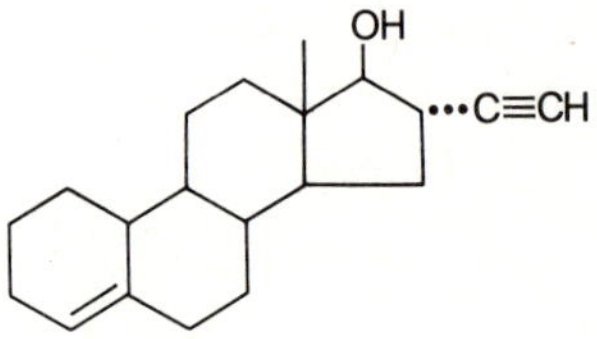

Lynoestrenol
(Äthinyloestrenol)

Abb. 65 (Fortsetzung)

Die hormonale Kontrazeption

Eine temporäre Hemmung der Ovulation durch Injektionen von Oestrogenen oder Progesteron wurde bereits in den Jahren 1930–1945 im Tierversuch beobachtet. Die zu dieser Zeit verfügbaren Progesteronpräparate waren jedoch oral inaktiv. Möglichkeiten zu einer hormonalen Kontrazeption auf breiter Basis boten sich erst an, als die Darstellung synthetischer Steroide mit hoher *oraler gestagener Wirksamkeit* gelungen war (Junkmann, Djérassi, 1954). Pincus und Rock (1956) waren die ersten, die in klinischen Reihenuntersuchungen solche synthetischen oral wirksamen Gestagene *mit dem Ziel der Ovulationshemmung* anwendeten.

Dabei zeigte sich, daß zur Vermeidung von Zwischenblutungen und zur Erzielung menstruationsähnlicher Entzugsblutungen ein Oestrogenzusatz zweckmäßig ist. Das ursprünglich verwandte Gestagen war Norethinodrel, ein Derivat des Nortestosterons. Wenn es als Mischpräparat in Kombination mit Oestrogenen vom 5.–25. Tag des Cyclus gegeben wurde, konnte die Ovulation unterdrückt und 2–3 Tage nach Absetzen des Präparates eine menstruationsähnliche Blutung herbeigeführt werden. Zur Zeit stehen eine Vielzahl von Nortestosteronderivaten, die entweder durch Äthinyl- oder Methylgruppen substituiert wurden, zum anderen einige Progesteronabkömmlinge zur Verfügung (Abb. 65). Sie werden gegenwärtig mit zwei Oestrogenen kombiniert (Abb. 66). Oestrogene und Gestagene können nach zwei Anwendungsprinzipien verabreicht werden, und zwar nach der *Kombinations-* und der *Sequenzmethode*.

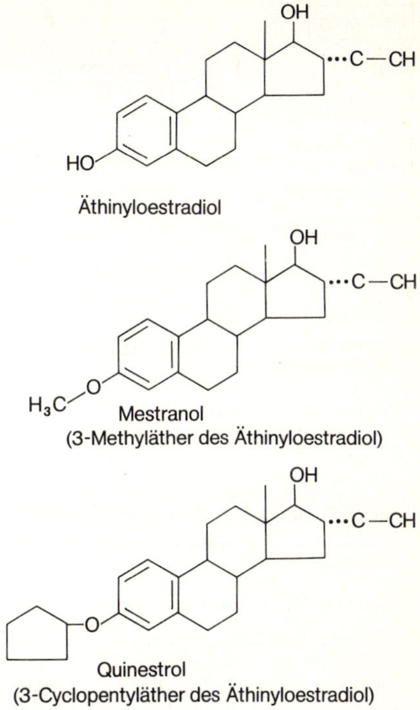

Die Kombinationsmethode

Hierbei werden Kombinationspräparate verwendet, die in jeder Tablette ein Gemisch von Oestrogenen und Gestagenen enthalten. Dieses Anwendungsprinzip entspricht der ursprünglichen „Pille" von Pincus und Rock. Pro Cyclus wird vom 5.–25. oder 26. Cyclustag täglich eine Tablette eingenommen. Das Oestrogen-Gestagen-Verhältnis differiert von Präparat zu Präparat (Tabelle 8). Die kontrazeptive Wirkung der Kombinationspräparate erstreckt sich auf das *hypothalamisch-hypophysäre System*, das *Ovar*, das *Endometrium* und das *Cervixsekret*. Die Wirkung auf die Tubenmotilität ist noch nicht abgeklärt (Abb. 67).

Abb. 66. Die am häufigsten verwendeten Oestrogene in oralen Contraceptiva

Die Wirkung auf das hypothalamisch-hypophysäre System: Die Ausschüttung von FSH wird durch den Oestrogenanteil mäßig stark gehemmt. Die Gestagenkomponente unterdrückt die in der Cyclusmitte zur Ovulationsauslösung notwendige LH-Ausschüttung (s. S. 46). Auf diese Weise wird der Follikelsprung unterdrückt (Ovulationshemmung). Der Mechanismus der Hemmung des Hypothalamus-Hypophysenvorderlappen-Systems verläuft über eine Bremsung der Freisetzungshormone.

Die Wirkung auf das Ovar: Die Hemmung der übergeordneten Zentren durch das Oestrogen-Gestagen-Gemisch und die Verminderung der Gonadotropinsekretion hat die Ruhigstellung des Ovars zur Folge. Die Wirkung auf das Ovar ist also eine vorwiegend indirekte; direkte Angriffspunkte auf Steroidbiogenese und -stoffwechsel des Ovars werden jedoch vermutet. Die Tubenmotilität und die sekretorische Aktivität der Tuben werden ebenfalls in einer für eine Befruchtung und den Eitransport ungünstigen Weise verändert.

8 Familienplanung – Empfängnisregelung – Empfängnisverhütung

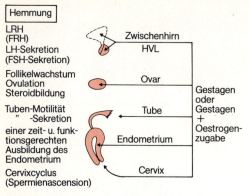

Abb. 67. Zielorgane der Wirkung oraler Gestagene und Oestrogen-Gestagen-Kombinationen

Tabelle 8. Oestrogen- und Gestagenaktivität in verschiedenen Kombinationspräparaten zur oralen Kontrazeption

Östrogenbetont	ausgeglichen	gestagenbetont
Kombiniert:	*Kombiniert:*	*Kombiniert:*
Contraceptivum 63	Anacyclin	Alfames E
Ortho-Novum 1/80	Ediwal	Anovlar
	Neogynon 21 28	Etalontin 21
	Neo-Stediril	28 Fe
	Orlest 21 28	Eugynon
	Stediril – d	
Sequenz:		
Eunomin	Diane	Gestamestrol
Lynestrenol 25	(Antiandrogen)	Lyndiol
Ovanon 22 28		Lynestrenol 2,5
Oviol	*Mikropille:* (niedrige Dosen)	Noracyclin
2 Stufen:	Conceplan 21 mite	Stediril
Perikursal	Marvelon	Ortho-Novum 2 mg
Sequilar 21 28	Microgynon Norlest 21 28 Fe	Ovulen Yermonil
3 Stufen:	Ovoresta M	
Trinordiol 21	Ovysmen 0,5/35	*Minipille:* (nur Gestagen)
Triquilar	1/35	Conceplan-micro
	Pregnon 28	Exlutona
	Stediril d 30/150	Microlut
		Micronovum
		Micro-30
		3 Monatsspritze: (nur Gestagen)
		Depo-Clinovir
		Noristerat

Die Wirkung auf das Endometrium: Das Endometrium zeigt das Bild der „starren Sekretion" mit regressiven Zellveränderungen. Das Stroma erscheint hyperaktiv mit Zeichen der decidualen Reaktion. Dieses Schleimhautbild findet sich sonst weder unter physiologischen noch unter pathologischen Bedingungen. Da die Einnistung des befruchteten Eies im Endometrium nur erfolgen kann, wenn die Mucosa morphologisch und biochemisch auf den Tag genau der Zeit des Cyclus entspricht (s. S. 49), verhindern wahrscheinlich schon geringe Störungen der notwendigen zeitlichen und morphologischen Koordination die Nidation. Wenn diese Vorstellung den Tatsachen entspricht, muß auch die Nidationshemmung als eine Folge der unphysiologisch kombinierten Hormonwirkung und als Mechanismus der Kontrazeption in Betracht gezogen werden.

Die Wirkung auf das Cervixsekret: Ein weiterer empfängnisverhütender Effekt ist die Veränderung des Cervixsekretes. Unter dem Einfluß von Oestrogenen wird das Sekret biochemisch und biophysikalisch in einer Weise verändert, daß die Spermien penetrieren können. Gestagene wirken sich dagegen in umgekehrter Richtung aus: Die Penetration der Spermien wird gehemmt. In den Kombinationspräparaten reicht die Gestagenkomponente aus, um die Spermienpenetration zu blockieren. Dieser Effekt ist wahrscheinlich neben der Ovulationshemmung der wichtigste Sicherheitsfaktor der Kombinationspräparate.

Die Sequenzmethode (Zwei-Phasen-Methode)

Bei dieser Methode der oralen Kontrazeption wird zunächst nur ein Oestrogen und erst kurz vor der Cyclusmitte die Oestrogen-Gestagen-Kombination verabreicht. Die Ovulationshemmung wird zunächst durch die Oestrogene bewirkt. Ab Tag 12 wird dann die Ovulationshemmung und Spermienpenetrationshemmung durch Gestagenzugabe gesichert.

Um den gestagenbedingten Cervixschutzfaktor auch während der Oestrogenphase zu nutzen, wurde die *Step-up-Methode* entwickelt. Bei diesem Verfahren werden den Oestrogentabletten der ersten Phase minimale Gestagendosen beigemischt und erst in den letzten 11 Tagen die Oestrogen-Gestagen-Dosis in üblicher Höhe gegeben.

Die alleinige Verabreichung von Oestrogenen oder Gestagenen

Oestrogene: Hohe Oestrogendosen, nach erfolgter Konzeption verabfolgt, vermögen die Implantation der Blastocyste zu stören. Darauf beruht der Effekt der *„Pille danach" („morning after pill")*. Innerhalb von 36 st post cohabitationem werden über 5 Tage hochdosiert Oestrogene verabreicht (5 mg Äthinyloestradiol pro Tag). Etwa 4 Tage nach dem Absetzen tritt eine *verlängerte Abbruchblutung mit Ausstoßung der Fruchtanlage* auf. Als Nebenwirkung macht sich eine starke Übelkeit bemerkbar, die aber durch Antiemetica bekämpft werden kann. Diese Anwendungsform wird Ausnahmesituationen (vermutete unerwünschte Befruchtung, Vergewaltigung, vorhersehbares Interruptio-Begehren, medizinische Kontraindikation gegen Schwangerschaft) vorbehalten bleiben.

Gestagene: Das Prinzip der sog. *„Dreimonatsspritze"* beruht auf der parenteralen Verabreichung einer *hohen, protrahiert wirksamen* Gestagendosis. Die Injektion von 150 mg eines Progesteronderivates (Medroxyprogesteronacetat) besitzt eine Wirkungsdauer von mindestens 90 Tagen. Da täglich mehr als 1 mg des Gestagens freigesetzt wird, tritt eine Hemmung der Gonadotropinproduktion – insbesondere von LH – ein, die zur Ovulationshemmung führt. Das Endometrium zeigt anfangs das Bild der „starren Sekretion", wird dann zunehmend atrophisch und verliert damit seine Eibettfunktion. Der Cervixschleim wird durch den Gestageneffekt für Spermien undurchdringbar. Die Versagerate beträgt 0,4–2,0 Graviditäten auf 100 Frauenjahre. Als Nebenwirkungen werden Kopfschmerzen, Depressionen und Abnahme der Libido genannt. Die Methode ist vor allem durch unregelmäßige Durchbruchsblutungen in Form von Dauerschmierblutungen oder Metrorrhagien belastet, die anfangs bei annähernd 80%, nach 12 Monaten noch bei annähernd 50% der Frauen auftreten und oft zum Absetzen zwingen. Nach der 5.–6. Injektion tritt häufig eine Amenorrhoe auf. Oft kommt der Cyclus nach Abklingen der Gestagenwirkung nicht in Gang, langdauernde Amenorrhoen wurden beobachtet. Sie können meist durch eine Induktion der Ovulation, z. B. mit Clomiphen, durchbrochen werden. Aus allen diesen Gründen wird die „Dreimonatsspritze" nur *wenigen* Spezialindikationen vorbehalten bleiben (Frauen über 40 Jahre, abgeschlossenes Familienbild, Unzuverlässigkeit, mangelnde Intelligenz, psychiatrische Kranke).

Da die Nebenwirkungen der Oestrogen-Gestagen-Kombinationen vorwiegend den Oestrogenen zugeschrieben werden, wurde versucht, die Kontrazeption durch *ausschließliche kontinuierliche Anwendung von Gestagenen* zu erreichen. Das Prinzip der Kontrazeption mit Gestagenen ist, die Gestagendosis so gering zu wählen, daß die Achse Hypophyse-Ovar-Uterus unbeeinflußt bleibt, aber doch hoch genug, um einen sicheren kontrazeptiven Schutz zu gewähren.

Als Applikationsform hat sich die *„Minipille"* durchgesetzt. *Die Implantation von gestagenhaltigen Kristallen* oder *Silikonplastikkapseln* sowie *die Einführung von gestagenhaltigen Scheidenringen* und *Intrauterinpessaren* sind noch im Versuch.

Der *Wirkungsmechanismus* einer kontinuierlichen Dauerbehandlung mit kleinen Gestagendosen beruht auf der Hemmung der cervicalen Spermienpenetration, ferner der Beeinflußung des Endometrium und der Verlangsamung der Tubenmotilität.

Der gute kontrazeptive Effekt der Minipille wird durch die häufigen intermenstruellen Durchbruchs- und Schmierblutungen sowie die häufigen „silent menstruations" (Ausbleiben der Menstruation) beeinträchtigt.

Beginn und Dauer der Anwendung oraler Contraceptiva

Man ist sich heute weitgehend darüber einig, daß orale Contraceptiva über mehrere Jahre cyclisch eingenommen werden dürfen. Selbst die als kritisch bekannte amerikanische Kontrollbehörde FDA (Food and Drug Administration) hat eine ursprünglich festgesetzte Begrenzung der Anwendungszeit aufgehoben. Sogenannte Pillenpausen nach Ablauf von 1–3 Jahren sind nicht erforderlich.

Nach einer Schwangerschaft soll nicht vor Ablauf der ersten Periode mit der Einnahme begonnen werden, um die Lactation nicht nachteilig zu beeinflussen und um das spontane Ingangkommen des Cyclus abzuwarten.

Die Verabfolgung hormonaler Contraceptiva an *Minderjährige* und *Jugendliche* bringt dem Arzt zusätzliche Probleme. Er muß in diesen

Fällen seine Beratungs- und Aufklärungspflicht besonders ernst nehmen. Die ärztlichen Überlegungen, welche die Indikation zur Verordnung des Contraceptivum geben, sind ausführlich zu dokumentieren. Der Arzt wird gegebenenfalls das junge Mädchen fragen, ob die Eltern eingeweiht werden sollen. Er ist jedoch nicht verpflichtet und nicht berechtigt, die Eltern zu unterrichten sondern an seine Schweigepflicht gebunden und braucht keine juristischen Komplikationen zu befürchten. Im Einzelfall werden juristische und ärztliche Bedenken hinter der Problematik der frühzeitigen Schwangerschaft und dem Schicksal eines unerwünschten – außerehelichen – Kindes bei fehlender Persönlichkeitsreifung der Kindesmutter oder den Risiken des artefiziellen Abortes zurückstehen müssen.

Die *Minimalforderungen,* die der Arzt bei der Verschreibung von Contraceptiva berücksichtigen muß, gehen aus Tabelle 6 hervor; dort sind auch die anläßlich der Kontrolluntersuchungen erforderlichen Maßnahmen aufgeführt.

Nebenwirkungen der oralen Contraceptiva

Die orale Kontrazeption ist mit einer Reihe von Nebenwirkungen belastet. Für ihre Bewertung erscheint wesentlich, daß einige der Beschwerden schon vor Beginn der hormonalen Empfängnisverhütung bestanden haben und damit nicht der Hormonzufuhr zugeschrieben werden können. Psychologische Momente spielen eine zusätzliche Rolle: Die gleichen subjektiven Beschwerden treten bei einem Teil der Frauen auch im Placeboversuch auf; Pressemitteilungen über bestimmte Nebenwirkungen haben gehäufte Klagen über diese Symptome zur Folge. Nach den Erfahrungen der Hormontherapie gehen die Nebenwirkungen z. T. auf die Oestrogen-, z. T. auf die Gestagenaktivität zurück. Als *oestrogenbedingt* gelten Übelkeit, Erbrechen, Natrium- und Wasserretention mit Ödemen, prämenstruelle Spannung (Brust), Kopfschmerzen während der Tabletteneinnahme, cervicale Hypersekretion und Hyperpigmentierung. Zu den *gestagenbedingten* Nebenwirkungen werden gerechnet: Appetit- und Gewichtszunahme, Müdigkeit, Depression, Abnahme der Libido. Bei Nortestosteronderivaten treten gelegentlich Akne, Seborrhoe, Hypertrichose, Haarausfall, Kopfschmerzen im einnahmefreien Intervall, Hypo- und Amenorrhoe auf (Tabelle 9).

Auf dieser Grundlage ist eine gewisse *gezielte Auswahl* des Präparates *bei der Erstverordnung* möglich. Nach Auftreten bestimmter Nebenwirkungen kann man versuchen, auf ein geeigneteres Präparat umzustellen. In Tabelle 8 sind

Tabelle 9. Prozentuale Häufigkeit von Nebenwirkungen oraler Contraceptiva in Abhängigkeit von der Dauer der Einnahme. (Zum Vergleich sind die Befragungsergebnisse nach Placebo-Versuchen und nach Applikation von IUP verzeichnet)

Nebenwirkungen	Letzter unbehandelter Cyclus	Placebo	Erster Behandlungs-Cyclus	Dritter Behandlungs-Cyclus	Patientin mit Intrauterinpessar
Übelkeit	1,9	9,4	8,4	1,4	1,1
Erbrechen	0,2	1,5	1,2	0,3	0,4
Leibschmerzen	1,5	1,5	1,7	1,4	7,0
Kopfschmerzen	4,0	8,3	11,5	3,5	12,0
Schwindel	6,7	11,0	9,8	2,2	5,4
Nervosität	16,1	23,5	15,9	3,1	8,7
Brustspannung	20,4	22,6	11,4	0,4	16,2
Libidominderung	16,8	15,3	9,7	4,3	17,6
Libidosteigerung	1,4	6,6	22,8	20,1	5,9
Depression prämenstruell	11,9	10,3	6,4	2,9	8,4
Müdigkeit	31,4	25,7	26,2	8,6	28,0
Schlaflosigkeit	10,8	9,3	11,4	5,1	11,7
Gewichtszunahme	3,0	3,0	14,2	0,8	2,7
Amenorrhoe	–	–	0,4	1,0	0,9
Hypomenorrhoe	8,3	8,0	5,1	7,9	0,3
Hypermenorrhoe	12,6	12,9	10,4	11,0	25,2
Durchbruchsblutungen	2,4	2,0	1,4	3,6	8,5
Dysmenorrhoe	18,7	16,4	3,5	3,0	31,8
Varicenbeschwerden	15,9	21,5	20,3	24,8	16,7
Akne	1,1	1,5	0,2	0,4	0,7

die im Handel befindlichen Präparate nach oestrogenbetonter, ausgeglichener und gestagenbetonter Wirkung geordnet. Da die in den Präparaten enthaltenen Gestagene eine unterschiedliche biologische Wirkung entfalten, kann die Auswahl nicht quantitativ auf mg-Basis getroffen werden. Vielmehr sind die gestagene und antioestrogene Wirksamkeit mit der Gesamtoestrogendosis in Relation zu setzen.

Übelkeit: 5–10% aller Frauen klagen zu Beginn der oralen Kontrazeption über Übelkeit. Bei länger dauernder Anwendung nimmt die Häufigkeit ab. Zur Vorbeugung ist es ratsam, die Tablette jeweils abends nach dem Essen mit reichlich Flüssigkeit zu nehmen. Zum *Erbrechen* kommt es bei ca. 1%. Tritt es kurz nach der Einnahme auf, so wird u. U. die Tablette mit erbrochen und der Kontrazeptionsschutz damit gefährdet.

Blutungsstörungen: Die während der Einnahme bei etwa 5% der Frauen auftretenden acyclischen Blutungen sind sog. *Durchbruchsblutungen,* meist in Form von Schmierblutungen („Spotting"). Da sie überwiegend in den ersten Monaten der Anwendung vorkommen, kann man sich zunächst abwartend verhalten. Die Patientin soll die Einnahme auf keinen Fall abbrechen (Versagergefahr). Wiederholte Schmierblutungen lassen sich durch zusätzliche Verabreichung von Oestrogenen oder durch eine vorübergehende Verdoppelung der Tagesdosis zum Stillstand bringen. In anderen Fällen empfiehlt sich ein Wechsel des Präparates: Treten die Durchbruchsblutungen in der ersten Cyclushälfte auf, so wird man auf ein oestrogenbetontes Präparat umstellen; bei Durchbruchsblutungen in der zweiten Cyclusphase wird man ein gestagenbetontes Präparat wählen.
Mitunter bleiben die *Entzugsblutungen* aus. Wenn eine Schwangerschaft infolge Einnahmefehler ausgeschlossen ist, muß nach der vorgeschriebenen Pause mit der Tabletteneinnahme wieder begonnen werden.

Libido: Abhängig von der Bevölkerungsgruppe und den angewendeten Präparaten kommt es in 3–60% zu einer *Steigerung* der Libido. Sie mag z. T. durch den Fortfall der Angst vor einer Schwangerschaft bedingt sein. Weniger häufig (ca. 3–10%) wird eine *Herabsetzung* der Libido bemerkt. In diesem Fall stellt man auf ein Präparat mit höherer Oestrogen- und niedrigerer Gestagendosis um. Oft ist jedoch die Libidoabnahme auch durch einen Präparatewechsel nicht zu normalisieren und sollte dann Veranlassung sein, auf hormonale Contraceptiva zu verzichten.

Depressionen: 5–8% der Patientinnen geben Depressionen unter Einnahme oraler Contraceptiva an, besonders dann, wenn das Präparat einen *höheren Gestagenanteil* oder eine *relativ* zu *niedrige Oestrogenbeimengung* enthält. Man wird daher ein hinsichtlich der Zusammensetzung geeigneteres Präparat verordnen oder auf die Sequenzmethode überwechseln. Eine Besserung der Depression läßt sich oft auch durch die Zufuhr von Vitamin B$_6$ erreichen.

Gewichtszunahme: Bei rund 10% der Frauen kommt es zu einer Gewichtszunahme. Sie beruht einmal auf einer vorübergehenden, durch die Oestrogenkomponente induzierten *Wassereinlagerung.* Eine weitere Ursache besteht in der *anabolen* und *appetitfördernden* Wirkung der Gestagene, insbesondere der Norsteroide. Man kann auf eine *niedrigere Gestagendosis übergehen* und *Nortestosteronderivate meiden*.
Die bisher erwähnten Nebenwirkungen können als relativ harmlos und *risikofrei* bezeichnet werden. Der Arzt muß sich aber darüber im klaren sein, daß durch die ständige unphysiologische Zufuhr von Hormonen und ihren noch nicht ausreichend bekannten Metabolismus bestimmte Organsysteme und ihre Funktionen *selektiv* beeinflußt werden können. *Dadurch können die Normalwerte bei Laboratoriumsuntersuchungen verändert sein.*
Bezüglich der hormonabhängigen Organe müssen die *Mastopathia fibrosa cystica und Myome* als relative Kontraindikationen gegen oestrogenbetonte Präparate gelten, da Wachstumsimpulse unter dem Einfluß solcher Contraceptiva nicht auszuschließen sind. Allenfalls ist ein Präparat mit hoher Gestagen- und niedriger Oestrogenaktivität zu wählen. Die Kontrolluntersuchungen müssen in kürzeren Intervallen erfolgen.

Amenorrhoe: Nach dem Absetzen insbesondere der Kombinationspräparate mit hohem Gestagenanteil und der „Dreimonatsspritze" können langdauernde amenorrhoische Phasen auftreten. Diese *meist zentral bedingten* Amenorrhoen

lassen sich i. allg. durch eine Induktion der Ovulation mit Clomiphen beheben (s. S. 511).
Auf der anderen Seite bringt die Einnahme oraler Contraceptiva einige *erwünschte „Nebenwirkungen"* mit sich. Die Cyclusabstände werden regelmäßig, jedoch treten nach Absetzen des Ovulationshemmers bei 90% der Frauen die früheren Cyclusschwankungen wieder auf. *Hypermenorrhoe* und *Menorrhagien* werden günstig beeinflußt, ebenso die *Dysmenorrhoe,* der *Mittelschmerz* und das *prämenstruelle Syndrom.* *Akne* und *Hirsutimus* pflegen bei Auswahl eines oestrogenbetonten Präparates mit einem gestagenwirksamen Antiandrogen zu verschwinden.

Ovarialfunktion: Unter hormonaler Kontrazeption und nach Beendigung der Einnahme wurden bisher *keine histopathologischen Veränderungen der Ovarien* festgestellt. *Die erste Follikelreifung erfolgt nach dem Absetzen i. allg. verzögert.* Insgesamt benötigen offenbar die Regulationsmechanismen eine gewisse Zeitspanne bis zur völligen Wiederherstellung der endokrinen Balance. *Die Fertilität erleidet keine Einbuße.*

Für eine mutagene Wirkung besteht nach den gegenwärtigen Kenntnissen kein Anhalt: Die Frequenz von *Chromosomenaberrationen* in den Lymphocyten des peripheren Blutes ist unter der Einnahme oraler Contraceptiva *nicht* erhöht. Die *Mißbildungsrate* der Kinder, die nach Absetzen der Ovulationshemmer empfangen und geboren wurden, weicht *nicht* von der durchschnittlichen Anomalierate ab. Die beobachteten *numerischen Chromosomenanomalien bei Aborten* von Frauen, die innerhalb von *6 Monaten nach Absetzen* der Ovulationshemmer konzipierten, dürften auf *Eireifungsstörungen* infolge der passageren endokrinen Imbalance zurückzuführen sein. *Es empfiehlt sich daher, nach Beendigung der hormonalen Kontrazeption vor einer neuen Konzeption die Einregulierung des Cyclus abzuwarten.*

Schilddrüse: Bei ca. 60% der Frauen ist eine Erhöhung des PBI und der Radiojodaufnahme nach Oestrogen-Gestagen-Gemischen zu beobachten, wie sie von der Schwangerschaft her geläufig ist. Eine pathologische Veränderung der Schilddrüsenfunktion ist aus den Werten nicht abzuleiten.

Nebennierenrinde: Die Nebennierenrindenfunktion wird durch einige Steroidkombinationen leicht gehemmt. Die physiologische Kapazität zur Corticosteroidgenese und das Reaktionsvermögen auf ACTH-Reize (Streßsituationen) bleibt auch unter Langzeitbehandlung erhalten.

Pigmentierung: Neigt eine Patientin zur Pigmentierung oder hatte sie in der Gravidität ein ausgeprägtes *Chloasma,* so ist von der Anwendung kontrazeptiver Steroide *abzuraten.* Die selten unter der Einnahme auftretenden Hyperpigmentierungen bleiben bestehen oder bilden sich nur gering zurück.

Kohlenhydratstoffwechsel: In 40% der Fälle wird eine *Verminderung der Glucosetoleranz* beobachtet. Die Veränderung ist aber *reversibel.* Eine WHO-Kommission kam zu der Schlußfolgerung, daß das *Risiko der beschleunigten Manifestation eines Diabetes durch orale Contraceptiva geringer ist als dasjenige eines Diabetes durch erneute Gravidität.* Wenn auch alle bisherigen Befunde nicht für eine diabetogene Wirkung der Ovulationshemmer sprechen, so ist es dennoch erforderlich, unter der Langzeitbehandlung mit Oestrogen-Gestagen-Kombinationen bei Frauen mit diabetischer Stoffwechsellage in kurzfristigen Abständen *Kontrolluntersuchungen* (Glucosetoleranztests) durchzuführen. *Frauen mit manifestem Diabetes sollten wenn möglich andere kontrazeptive Maßnahmen empfohlen werden.*

Fettstoffwechsel: Unter der Einnahme von Steroiden treten im Fettstoffwechsel Anstiege des β-Lipoprotein-Cholesterin-Spiegels, der Triglyceride und der ungesättigten Fettsäuren auf. Diesen Abweichungen kommt eine pathogene Bedeutung bei der Entstehung von Gefäßerkrankungen zu. *Bei Frauen mit einer Hyperlipidämie sind hormonale Contraceptiva zu vermeiden,* da auch Beziehungen zwischen Hyperlipidämie einerseits und thromboembolischen Erkrankungen andererseits bestehen (s. S. 89).

Eiweißstoffwechsel: Unter dem Einfluß von Oestrogen-Gestagen-Kombinationen sinken das Serumalbumin sowie der Albumin-Globulin-Quotient signifikant ab. Dagegen steigt die α_1-Globulin-Fraktion, insbesondere der α_1-Trypsininhibitor, an. Auch hier sind Veränderungen der Werte ähnlich denen in der Schwangerschaft und *nicht als pathologische Zeichen* anzusehen.

Leberfunktion: *Bei allen Formen einer vorausgegangenen Hepatitis, eines Schwangerschaftsikterus und eines Schwangerschaftspruritus sowie bei Enzymopathien der Leber (Dubin-Johnson- und*

Tabelle 10. Häufigkeit abnormer Leberfunktionsbefunde bei Einnahme oraler Contraceptiva und während der Gravidität

	Orales Contraceptivum Erhöhung %	Schwangerschaft Erhöhung %
Alkalische Phosphatase	2	4–42
Leucaminopeptidase	5–7	Regelmäßig im III. Trimester
Transaminasen (SGOT, SGPT)	3–8	10–15
Thymoltrübungsreaktion	10	6–16
Bromthalein-Retention	10–44	5–20

Rotor-Syndrom) ist die Anwendung der Ovulationshemmer kontraindiziert. Bei 3% der Frauen steigen die Transaminasen (SGOT, SGPT) vorübergehend an, und die Bromthaleinretention ist als Ausdruck cholestatischer Vorgänge namentlich zu Beginn der Einnahme von Steroiden verlängert (Tabelle 10). Sinken die Transaminasewerte nicht ab oder sind erhöhte Bilirubinwerte nachzuweisen, so muß das Contraceptivum abgesetzt werden. Eine dauernde Schädigung der Leberfunktion tritt durch die oralen Contraceptiva nicht ein. In letzter Zeit wurden jedoch Leberzelladenome gehäuft bei Patientinnen beschrieben, welche die Pille sehr lange eingenommen hatten. Über carcinomatöse Entartungen wurde berichtet.

Hypertonie: In wenigen Fällen wurde die Manifestation einer Hypertonie bei *disponierten Frauen* beobachtet. Die Blutdruckerhöhung scheint temporär ursächlich auf eine gestagenbedingte Störung des Renin-Angiotensin-Aldosteron-Systems zurückzugehen. *Erhöhte Werte machen eine regelmäßige Kontrolle des Blutdruckes erforderlich. Anhaltende oder fortschreitende Störungen der Blutdruckregulation zwingen zum Verzicht auf diese Form der Kontrazeption.* Generell stellt die hormonelle Kontrazeption für Frauen mit manifestem Hochdruckleiden ein erhöhtes Risiko dar und läßt die Anwendung mechanischer Methoden (IUP) geeigneter erscheinen.

Migräne, Kopfschmerzen: In etwa 8–12% wird über migräneartige Kopfschmerzen während der Einnahme geklagt. Es spricht einiges dafür, daß die orale Kontrazeption in diesen Fällen den auslösenden Faktor bei einer bisher *latenten Prädisposition* darstellt. EEG-Abweichungen sprechen für eine *Veränderung cerebraler Funktionen.* In vielen Fällen lassen sich die Beschwerden durch den Übergang auf ein Präparat mit niedrigem Oestrogengehalt oder auf die Sequenzmethode beheben. Tritt keine Besserung ein, so muß von Ovulationshemmern abgeraten werden, da in Einzelfällen eine „*cerebrovasculäre Empfindlichkeit*" vorliegen kann, die in Beziehungen zum apoplektischen Insult zu stehen scheint.

Thromboembolische Komplikationen: Ausgedehnte *retrospektive* Untersuchungen lassen auf einen Zusammenhang zwischen der Anwendung oraler Contraceptiva und der Häufigkeit thromboembolischer Erkrankungen (Thrombophlebitis, Phlebothrombose, cerebrale Thrombose, Lungenembolie) schließen.

Die *Häufigkeit tödlicher embolischer Komplikationen* ist bei Frauen im Alter von 35–44 Jahren, die orale Contraceptiva eingenommen hatten, mit 3,4 : 100 000 gegenüber jüngeren Frauen mit nur 1,3 : 100 000 deutlich erhöht (Tabelle 11). Nach amerikanischen Untersuchungen erhöhen die hormonalen Contraceptiva das Embolierisiko auf das 4,4fache. Gefährdet sind insbesondere starke Raucherinnen. Für die Zunahme von Coronarthrombosen und Hirnembolien gelten die gleichen Risikofaktoren.

Bezüglich der Ursachenfaktoren ergab sich eine *positive Korrelation zwischen Embolierisiko und*

Tabelle 11. Häufigkeit tödlicher Lungenembolien, berechnet auf 100 000 Frauen unter der Einnahme oraler Contraceptiva (im Vergleich zu Kontrollen und der Emboliehäufigkeit während und nach Schwangerschaften)

	Altersgruppe	
	20–34 Jahre	35–44 Jahre
Kontrollen	0,2	0,5
Unter der Einnahme von oralen Contraceptiva	1,3	3,4
Während und nach Schwangerschaften	22,8	57,6

Oestrogengehalt der Präparate. Die Rolle der Gestagene ist noch nicht geklärt. Verantwortlich scheinen die als Folge der Hormonzufuhr induzierten *Veränderungen im Gerinnungssystem* zu sein, die im Experiment eine deutliche Dosis-Zeit-Abhängigkeit aufweisen. Nach höheren Dosen über längere Zeit wurde in allen Untersuchungen eine Erhöhung der Gerinnungsfaktoren VII, VIII, X und Xa sowie des Fibrinogens und Plasminogens gefunden. Hierbei handelt es sich aber lediglich um eine Zunahme an Substrat. Eine bessere Erklärungsmöglichkeit für eine Änderung des physiologischen Systems unter Einwirkung hormonaler Contraceptiva ist in der Erhöhung des α_1-Trypsin-Inhibitors zu sehen, da etwa 90% der Antiplasminwirkung im menschlichen Organismus durch dieses Protein erfolgt. Außerdem wurde eine Reduzierung des Antithrombin III mit Sicherheit beobachtet. Zunahme des Antiplasmin und Abnahme des Thrombininhibitors deuten auf eine Verschiebung im Sinne einer *Hypercoagulabilität hin,* die in den meisten Fällen kompensiert wird und offensichtlich nur bei wenigen prädisponierten Frauen über eine Dekompensation zur Thrombose führt.

Für das Verhalten des Arztes ergeben sich folgende Konsequenzen: *Generell sind Ovulationshemmer mit niedrigem Oestrogengehalt vorzuziehen.* Für Frauen mit einer *belastenden Anamnese* (früher durchgemachte Thromboembolie oder Venenthrombose) *scheidet die Schwangerschaftsverhütung durch hormonale Kontrazeption aus.* Varicen geben nicht notwendigerweise eine Kontraindikation ab; es empfiehlt sich jedoch, bei deutlicher Zunahme von Krampfadern während der oralen Kontrazeption die Methode zu verlassen.

Zusammenfassend ist zu sagen: Zunehmend deuten statistische Untersuchungen und experimentelle Daten darauf hin, daß zwar seltene, aber gelegentlich schwerwiegende Nebenwirkungen oraler Contraceptiva durch den Oestrogenanteil hervorgerufen werden. Dies gilt für die Beeinflussung des Kohlenhydrat- und Fettstoffwechsels, für Veränderungen der Leberfunktion und die Entstehung von thromboembolischen Komplikationen. Die Herabsetzung der Oestrogenkomponente in einzelnen Präparaten hat zur Senkung der Komplikationsrate geführt. Bei der Blutdruckerhöhung und den Lipidveränderungen spielen auch Gestagene eine Rolle.

Zur Frage der carcinogenen Wirkung: *Es bestehen keine Anhaltspunkte für eine carcinogene Wirksamkeit der Oestrogen-GestagenKombinationen beim Menschen.* Nach großen Statistiken liegt die Zahl der suspekten cytologischen Abstriche und der durch Biopsien erfaßten Vor- und Frühstadien des Cervixcarcinoms sowie auch die Häufigkeit der manifesten Carcinome der Cervix, des Corpus uteri und der Mamma bei Frauen unter der Einnahme von Contraceptiva größtenteils niedriger als in den Kontrollgruppen. Da die Ergebnisse tierexperimenteller Untersuchungen zur Carcinogenese – allenfalls außer denjenigen an Affen – nicht auf den Menschen übertragbar sind (s. S. 113), wird man unter Anrechnung der Zeitspanne der malignen Transformation nicht vor Ablauf von etwa 20 Jahren ein endgültiges Urteil abgeben können.

Bei der weltweiten Verbreitung der hormonalen Contraceptiva – die Zahl der Anwendenden wird z. Z. auf 20 Millionen geschätzt – beansprucht die Erforschung und Kenntnis der Neben- und Späteffekte größte Aufmerksamkeit. Insgesamt betrachtet überwiegt der Nutzen der oralen Contraceptiva die möglichen Nebenwirkungen und Gefahren bei weitem. Dennoch muß der Arzt im Einzelfall das Für und Wider abwägen. Die *Kontraindikationen* (Tabelle 12) *sind strikt zu beachten. Die regelmäßige Überwachung* des Gesundheitszustandes während der Einnahmedauer ist notwendig, um ggf. ein Präparat rechtzeitig abzusetzen. Aus diesen Gründen ist der Rezeptzwang zu bejahen. Er dient nicht zuletzt der ärztlichen Aufgabe, die Frauen *vor Beginn* der hormonalen Empfängnisverhütung über die möglichen Nebenwirkungen zu *informieren. Die Frauen, die sich für die hormonale Kontrazeption entscheiden, müssen wissen, daß kein Eingriff in die physiologischen Funktionsabläufe völlig frei von Risiken ist.*

Die Häufigkeit der Nebenwirkungen machen es erforderlich, nach weiteren Pharmaka zu suchen, die bei gleicher Sicherheit und einfacher, unschädlicher Anwendbarkeit weniger in das physiologische Geschehen eingreifen. Ob die Verwendung von Derivaten der Releasing-Hormone oder *Prostaglandinen* wie des PG_E und PG_{F2}, in dieser Richtung neue Wege eröffnet, muß einstweilen offen bleiben. Zur Zeit befinden sich diese Substanzen u. a. als Vaginalsuppositorien in der Erprobung. Bei Ausbleiben der erwarteten Regelblutung verabfolgt,

Tabelle 12. Kontraindikationen zur oralen Kontrazeption

Absolute Kontraindikationen	Relative Kontraindikationen (individuelle Entscheidung)
Thromboembolie, Schlaganfall Cerebrale und retinale Gefäßleiden Hypertonie Diabetes (insbesondere Gefäßschäden) Hepatitis und Folgen Schwangerschaft Schwangerschaftspruritus, -gelbsucht in der Anamnese Enzymopathien (Rotor-Syndrom, Dubin-Johnson-Syndrom) Porphyriesyndrom Sichelzellanämie Genital- und Mammacarcinome	Schwere Herz-Nieren-Leiden Hyperlipidämien Epilepsie, multiple Sklerose Otosklerose Migräne Neigung zu Hyperpigmentierung (Chloasma) Langdauernde anovulatorische Cyclusanomalie (insbesondere Oligo-Amenorrhoe) Pilzinfektionen des Genitale Noch nicht abgeschlossenes Längenwachstum Stillperiode

führen sie bereits am selben oder an den darauffolgenden Tagen zur Blutung. Als Wirkungsprinzip scheint außer der Kontraktion und Vasoconstriction des Uterus ein luteolytischer Effekt zu bestehen, der die Funktion des Corpus luteum aufhebt. *Die Prostaglandine sind also keine Contraceptiva, sondern Abortiva.*

Die operative Sterilisierung der Frau – Die Tubensterilisation

Die operative Sterilisierung ist ein nur unsicher reversibler Eingriff. Sie erfolgt bei der Frau durch die *Unterbindung* oder – mit größerer Erfolgssicherheit – die *Unterbindung und Durchtrennung der Tuben.* Der Eingriff kann auf vaginalem, abdominalem oder inguinalem Wege erfolgen. Eine neuere Modifikation ist die bipolare Verkochung und Durchtrennung der Tuben mit Hilfe des Laparoskops. Das Operationsrisiko (Mortalität) beträgt maximal 25:100000, das Risiko einer nach einer Tubenligatur dennoch eintretenden Schwangerschaft 1:1000.

Die operative Unfruchtbarmachung als Methode der Empfängnisverhütung hat in den letzten Jahren zahlenmäßig erheblich an Bedeutung gewonnen. Eindeutige Richtlinien für die ärztliche und richterliche Praxis fehlen bisher. Der Eingriff gilt, ohne daß ein entsprechendes Gesetz vorliegt, heute als straffrei, wenn die Einwilligung der Eheleute vorliegt und die Operation unter der Verantwortung des Operateurs aus medizinischer und sozialmedizinischer Indikation durchgeführt wird.

Methoden zur Empfängnisverhütung von seiten des Mannes

a) Der Coitus interruptus: Die Unterbrechung der Cohabitation vor der Ejaculation kann nicht zu den sicheren empfängnisverhütenden Methoden gerechnet werden. Die Versagerrate beträgt 35 pro 1200 Anwendungscyclen. Die Frage, ob Spermien im Prostatasekret vorhanden sind und die Versagerquote erhöhen, ist umstritten; bei Mehrfachverkehr muß diese Möglichkeit jedoch einkalkuliert werden. Das gleiche gilt sicher auch für den *Coitus reservatus* (Coitus prolongatus ohne Ejaculation), obwohl Vergleichszahlen fehlen.

b) Der Coitus condomatus: Die Anwendung eines Präservativs ist eine der gebräuchlichsten Maßnahmen zur Konzeptionsverhütung. Die Zuverlässigkeit beträgt 3–14 pro 100 Anwendungsjahre. Sie kann durch die Kombination mit spermatociden Mitteln erhöht werden. Das Condom bietet gleichzeitig Schutz vor venerischen Infektionen. Diesem Verfahren wird dann der Vorzug vor anderen Methoden gegeben, wenn der Mann die Verantwortung für die Empfängnisverhütung übernehmen will. Versager sind vor allem auf Mehrfachcoitus zurückzuführen. Sensible Männer und Frauen lehnen das Präservativ wegen der Beeinträchtigung des Empfindens ab.

c) Antispermatogene Substanzen: Untersuchungen, die Spermiogenese durch antigonadotrope Steroide oder durch direkt in den Testes wirksame Pharmaka zeitweilig zu hemmen, haben bisher wegen Unzuverlässigkeit oder untragbarer Nebenwirkungen keine praktische Anwendung erfahren.

d) Die immunologische und enzymatische Steuerung der männlichen Fertilität steckt ebenfalls noch im Stadium des Experimentes.

e) Die Samenstrangunterbindung: Bezüglich der Unterbindung der Funiculi spermatici besteht in der Bundesrepublik die gleiche Rechtsunsicherheit wie für die Tubensterilisation (s. o.). Ebenso steht die schwierige Reversibilität einer Erweiterung der Indikation entgegen. In der dritten Welt nimmt dagegen das Verfahren an Bedeutung zu. Die Vita sexualis wird nicht beeinträchtigt.

9. Genetische Beratung

Aufgaben des Geburtshelfers und Gynäkologen

Der Geburtshelfer und Gynäkologe ist heute mehr denn je in den Komplex der genetischen Beratung einbezogen und bildet häufig die erste Anlaufstelle für Ratsuchende.
Im Rahmen seines Fachgebietes stehen folgende Aufgaben im Vordergrund:
- Mitwirkung bei der Abklärung der Diagnose,
- Übernahme der genetischen Beratung in geeigneten Fällen,
- Maßnahmen zur Familienplanung auf der Basis des genetischen Risikos einschließlich der pränatalen Diagnostik oder Kontrazeption.

Dem Geburtshelfer, der als erster bei der *Geburt eines abnormen Kindes* mit diesem Schicksal konfrontiert wird, obliegt es, sofort alle Maßnahmen in die Wege zu leiten, um die Diagnose und Hinweise auf die Ätiologie zu ermitteln. Bei der Abgrenzung von *genetischen* gegenüber *exogenen* Ursachen nimmt er eine Schlüsselposition ein.
Zeigt das Neugeborene Auffälligkeiten, so müssen besonderer Wert auf die eingehende Inspektion und *Dokumentation der phänotypischen Stigmata* in Wort und Bild gelegt und die notwendigen Spezialuntersuchungen veranlaßt werden. Dazu gehören neben den obligatorischen Suchtests (s. S. 244) spezielle serologische, virologische und cytogenetische Analysen. Es ist zur *Frage etwaiger Geburtstraumen* Stellung zu nehmen, die bei Kindern mit späterer psychomotorischer Retardierung ursächlich in Betracht zu ziehen sind. Bei perinatal verstorbenen Kindern stellt die detaillierte *Autopsie* eine Conditio sine qua non dar. Wird sie abgelehnt, so sind zumindest Röntgenaufnahmen zur Dokumentation der Skeletverhältnisse vorzunehmen.

Zuverlässige Aufzeichnungen während der *Schwangerenbetreuung über mögliche teratogene bzw. embryo/fetopathogene exogene Einflußfaktoren* und deren zeitliche Einwirkung tragen zur Abklärung der Ätiologie bei. Komplette Unterlagen dieser Art erleichtern die Abgrenzung von erblichen gegenüber nichterblichen Ursachen.

Besteht der Verdacht auf eine genetisch bedingte Störung, so sind die *Einzel- und Familienanamnese* zu vertiefen. Dazu gehören:
- Zahl der vorausgegangenen Aborte, evtl. Totgeburten,
- frühkindliche Todesfälle sowie deren vermeintliche Todesursachen,
- ähnliche Vorkommnisse in der engsten und der weiteren Familie mit Angabe des Verwandtschaftsgrades,
- Verwandtenehe.

Die genetische Beratung erfolgt in der Mehrzahl der Fälle *retrospektiv,* also *nach der Geburt* eines fehlgebildeten Kindes. Die Ratsuchenden erwarten Aufklärung über die Ursache, das Wiederholungsrisiko bei weiteren Schwangerschaften und über den Krankheitswert der aufgetretenen Anomalie für das betroffene Individuum, d. h. über die individuelle Prognose aufgrund verfügbarer Korrektur- und Behandlungsmöglichkeiten. Nicht selten geht es um das Problem der wiederholten resp. habituellen Aborte.

Prospektiv – vor der Erzeugung eigener Nachkommen – suchen Partner Rat, wenn einer oder beide erwiesene Träger oder Überträger eines erblichen Leidens sind und sie um das Risiko der Weitergabe an die Nachkommen wissen wollen. Ferner wünschen Verlobte oder Ehepartner eine Beratung, wenn in der Verwandtschaft Kinder mit angeborenen Defekten bekannt sind. Verwandtenehe, Probleme der verzögerten oder abnormen Geschlechtsentwicklung sowie der Adoption bei Kinderlosigkeit, nachgewiesenes hohes genetisches Risiko für eigene Nachkommen und nicht zuletzt Fragen nach der Wirkung exogener Noxen auf die Keimzellen oder die Fruchtentwicklung sind Ausgangspunkte der Beratung.

Eine weitere Veranlassung für eine prospektive genetische Beratung ergibt sich aus den Möglichkeiten der Familienplanung: Bei der Tendenz zur Zwei-, maximal Dreikinderehe wollen die Ehepartner wissen, ob alle Voraussetzungen für „normale" Kinder gegeben sind. Dies gilt auch für Fragen nach möglichen Nachteilen passagerer kontrazeptiver Maßnahmen (orale Contraceptiva, Intrauterinpessare).

Eine wichtige Gruppe stellen die Frauen im fortgeschrittenen fertilen Alter dar, die – sei es vor einer geplanten Schwangerschaft, sei es in der frühen Gravidität – das Risiko einer Fehlentwicklung der Frucht, insbesondere bezüglich des Down-Syndroms, erfragen.

Bei jeder Beratung geht es darum, *Unsicherheit und Furcht durch eine möglichst klare Bewertung der tatsächlichen Gefährdung zu ersetzen* und damit die Grundlage für eine *eigenverantwortliche Entscheidung* zu vermitteln. Stets ist zu bedenken, daß Konsequenzen nicht allein auf den Rat des Arztes hin gezogen werden, sondern daß individuelle religiöse, soziale und emotionale Faktoren das weitere Verhalten der Betroffenen in hohem Maße mit beeinflussen.

Die individuelle Problematik kann von vornherein die Einschaltung des klinischen Genetikers erforderlich machen. Umgekehrt ist der Humangenetiker auf die Zusammenarbeit mit dem Gynäkologen und Geburtshelfer angewiesen, da dieser in Fragen der Familienplanung zur Prävention angeborener Anomalien über das spezielle Rüstzeug wie Methoden der *pränatalen Diagnostik* und der *Kontrazeption* verfügt und die Konsequenzen – z. B. im Falle eines Schwangerschaftsabbruches – aus seiner Sicht ziehen und verantworten muß (s. S. 110).

Ist das genetische Risiko für Nachkommen sehr hoch, die vorgeburtliche Diagnostik bei dem in Frage stehenden Erbleiden jedoch nicht möglich, so kommt das Repertoire der passageren oder definitiven Kontrazeption, als die *negative Familienplanung,* zum Tragen. Diese Maßnahmen müssen zuverlässig sein, der individuellen Situation und der möglichen raschen Entwicklung weiterer pränataler Nachweismethoden gleichermaßen Rechnung tragen.

Alle diese Aufgaben setzen die Kenntnis der wesentlichen *Grundlagen der Humangenetik* voraus.

Einige Grundlagen der Humangenetik

Begriffsdefinitionen

Die Gene entsprechen umschriebenen Abschnitten der DNS auf den *Chromosomen* des Zellkerns (s. S. 7). Von den homologen Chromosomenpaaren ist eines väterlicher und eines mütterlicher Herkunft. Dementsprechend sind auch die in der DNS der Chromosomen verankerten Gene paarig vorhanden, und von jedem Genpaar stammt eines vom Vater und eines von der Mutter (eine Ausnahme machen nur die Gene der Geschlechtschromosomen des Mannes, da das männliche Gonosomenkomplement *unpaarig* aus einem X- und einem Y-Chromosom besteht).

Gene, die am selben Ort (Genlocus) homologer Chromosomen liegen und Instruktionen für das gleiche Merkmal enthalten, werden als *Allele* bezeichnet. Enthält ein Genpaar dieselbe Information, so ist das Individuum *homozygot* für die Anlage. Wenn die Allele unterschiedliche Informationen tragen, so ist das Individuum ungleicherbig – *heterozygot* – für das betreffende Merkmal.

Eine *Genmutation* bedeutet Veränderung der DNS des betreffenden Gens, d. h. des genetischen Informationsgehaltes. Die Genmutation wird – wie alle Merkmale – im Zuge der Segregation der Keimzellen während der Gametogenese (s. S. 118) nach den Mendel-Gesetzen vererbt.

Genotyp-Phänotyp-Beziehungen

Jedem Allelenpaar ist ein spezifisches Genprodukt – Phän – zugeordnet. Als Genprodukte der in der DNS codierten genetischen Information haben die Zellproteine zu gelten, die Struktur und Funktion der Zellen, der Organe und schließlich des gesamten Organismus bedingen.

Während die DNS die materielle Grundlage des *Genotypus* bildet, prägen die von den Genen codierten Polypeptide die meisten körperlichen Eigenschaften und damit den *Phänotypus*. Der Genotypus stellt die zugrundeliegende genetische Konstitution, der Phänotypus die biochemische, gestaltliche und funktionelle Expression der genetischen Information dar. Die Beziehungen zwischen Genotyp und Phänotyp sind jedoch nur selten auf ein einfaches Ursache-Wirkungs-Prinzip zurückzuführen (s. S. 95).

Die Hauptgruppen der menschlichen Erbleiden

Drei Hauptgruppen genetisch bedingter Anomalien sind zu unterscheiden:
- Einzelgendefekte – unifaktorielle Vererbung,
- multifaktoriell bedingte Defekte – multifaktorielle (polygene) Vererbung,
- chromosomal bedingte Defekte – Chromosomopathien.

Einzelgendefekte

Bei Einzelgendefekten, also Ein-Gen-Mutationen, hängt das genetische Risiko davon ab, ob das Merkmal dominant oder recessiv vererbbar ist. Führt eine Genmutation bereits in *heterozygotem Zustand* zur Erkrankung eines Individuum, so muß dieses Gen *dominant* für die Ausprägung sein. Eine Genmutation, die ausschließlich in *homozygotem Zustand*, also nur bei Vorhandensein auf beiden Allelen des paternen *und* maternen Chromosoms phänotypische Stigmata bewirkt, wird als *recessiv* erblich bezeichnet.

Ist das mutierte Gen auf einem *Autosom* lokalisiert, spricht man von *autosomal dominanter* bzw. *autosomal recessiver* Vererbung. Bei Lokalisation auf einem *Geschlechtschromosom* liegt ein *geschlechtsgebundener Erbgang* vor, der ebenfalls dominant oder recessiv sein kann.

Autosomal dominante Leiden

Ein Individuum, das heterozygot für ein autosomal dominant vererbbares Leiden ist, besitzt das mutierte Gen mit dominanter Genwirkung und das normale Allel. Autosomal dominante Störungen werden daher bei erhaltener Fertilität vertikal von dem betroffenen Elternteil theoretisch an die Hälfte der Nachkommen ohne Bevorzugung des Geschlechtes weitergegeben.

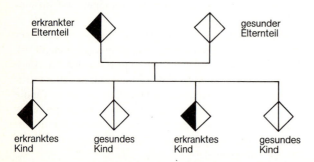

Das Symbol ◇ verweist darauf, daß das Merkmal unabhängig vom Geschlecht vererbt wird

Abb. 68. Autosomal dominanter Erbgang

Das bezüglich des Merkmals gesunde Kind besitzt das mutierte Gen nicht und wird daher die Erkrankung nicht weiter vererben. Für die Nachkommen merkmalsfreier Familienmitglieder besteht also kein Risiko (Abb. 68).

Bemerkenswert ist jedoch, daß es autosomal dominante Erkrankungen mit unterschiedlicher *Expressivität* (= Grad der phänotypischen Ausprägung) und *Penetranz* (= Durchschlagskraft = Häufigkeit der Manifestation) gibt. Zum Beispiel kann man bei der Geburt eines Kindes mit einer Osteogenesis imperfecta auf diese Problematik stoßen, wenn der heterozygote Elternteil äußerlich kaum wahrnehmbare Symptome aufweist. Weiterhin werden einige autosomal dominante Leiden erst relativ spät in der reproduktiven Phase manifest und erschweren daher die Beratung bezüglich der individuellen Prognose und Familienplanung.

Schließlich ist zu bedenken, daß eine Anomalie als *Neumutation* auftreten, die Familienanamnese also „leer" sein kann. Bei nicht eindeutig vertikalem Erbgang ist der Humangenetiker einzuschalten.

Leiden und Fehlbildungen mit autosomal dominantem Erbgang weisen darauf hin, daß die in heterozygotem Zustand wirksamen Genmutationen durch die Bildung abnormer Genprodukte, also spezieller abnormer Proteine, zur Manifestation führen. Im Vordergrund der phänotypischen Ausprägung stehen morphologische Anomalien mit Störungen der Gewebe- und Organstruktur.

Insgesamt fallen *dominant vererbbare Genmutationen hinsichtlich ihrer Verbreitung und Weitergabe an die Nachkommen weniger ins Gewicht als recessive.* Die meisten der dominanten Anlagen führen zu schweren Störungen, die mit der Fortpflanzung überhaupt nicht vereinbar sind oder Letalfaktoren im engeren und weiteren Sinne darstellen. Somit wird das Leiden durch Selektion eliminiert, insgesamt betrachtet der Pool jedoch durch Neumutationen ergänzt.

Autosomal recessive Leiden

Bei *autosomal recessivem Erbgang* tritt die abnorme Anlage nur in Erscheinung, wenn *beide Gene* des Genpaares gleichermaßen mutiert sind. *Der Erbgang setzt für die Manifestation den homozygoten Zustand voraus.* Das Leiden tritt daher überwiegend bei den Nachkommen *aus der Ehe von zwei für das gleiche Merkmal heterozygoten Elternteilen auf* (s. S. 97). Entsprechend dem Segregationsmuster beträgt die theoretische Erkrankungswahrscheinlichkeit für jedes Kind 25%. Unter den phänotypisch gesunden Kindern sind 50% heterozygot und damit unauffällige Überträger zu erwarten; weitere 25% werden merkmalsfrei sein (Abb. 69a).

Wesentlich erscheint, daß *zwei phänotypisch normale Ehepartner plötzlich ein erkranktes Kind haben können,* auch ohne daß sich in der Familienanamnese Hinweise für die Belastung finden. Da das erkrankte Kind bei recessivem Erbgang homozygot sein muß, setzt dies eine *Heterozygotie beider Elternteile* voraus.

Die Wahrscheinlichkeit einer Heirat von zwei für das gleiche Merkmal heterozygoten Partnern ist sehr gering. Sie ist abhängig von der Häufigkeit des mutierten Gens in Bevölkerungsgruppen. Die Frequenz heterozygoter Träger beträgt z. B. für die Phenylketonurie (PKU) 1:50 und für die Galaktosämie 1:150. Daraus läßt sich die Häufigkeit der mit einem dieser Defekte behafteten Kinder für die PKU mit 1:10000 und für die Galaktosämie mit 1:100000 berechnen.

Die genetische Belastung ist eine andere, wenn ein für ein *recessives Leiden homozygoter Merkmalsträger* – also ein Erkrankter – einen *homozygot normalen Partner* heiratet. Die Kinder werden nicht krank, jedoch alle heterozygot für das Merkmal sein (Abb. 69b). Wiederum anders gestaltet sich das Risiko für die Nachkommen im Falle der – extrem seltenen – *Heirat zwischen einem Erkrankten, d.h. Homozygoten, und einem für dieses Merkmal Heterozygoten.* Dann ergibt sich eine Erkrankungswahrscheinlichkeit von 50% für jedes Kind und dasselbe Risiko für heterozygote Nachkommen, also solche mit Überträgerstatus (Abb. 69c).

Bei der genetischen Beratung vor Eingehen einer Verwandtenehe spielen in erster Linie recessiv autosomale Erbgänge zur Abschätzung des Risikos eine Rolle. Vetter und Base 1. Grades haben durchschnittlich ⅛ ihrer Gene gemeinsam. Wenn keine belastende Familienanamnese besteht, ergeben sich bei Konsanguinität gegenüber der Normalpopulation leicht erhöhte, aber tragbare Risikoziffern. Die Situation ist belastender, wenn ein autosomal recessives Leiden in der Familie mehrfach aufgetreten ist. Heiratet z. B. eine Cousine einen Vetter mit erkrankten Geschwistern, so besteht ein Risiko von 1:24 für erkrankte Nachkommen.

Recessivem Erbgang folgen fast alle diejenigen Erbleiden, bei denen ein bestimmtes Enzym oder Protein fehlt. In heterozygotem Zustand genügt die genetische Information des normalen Gens, um eine ausreichende Merkmalsfunktion zu gewährleisten. In homozygotem Zustand manifestiert sich der Defekt, weil dann eine Stoffwechselkette nicht bis zum Ende durchlaufen wird oder weil im Metabolismus Nebenwege eingeschlagen werden, die zu pathologischen Intermediärprodukten führen.

Bisher sind rd. 500 autosomal recessiv erbliche Leiden bekannt geworden, und für etwa die gleiche Anzahl gilt dieser Erbgang als wahrscheinlich.

Angeborene Stoffwechselerkrankungen: Im Vordergrund der autosomal recessiv erblichen Lei-

9 Genetische Beratung

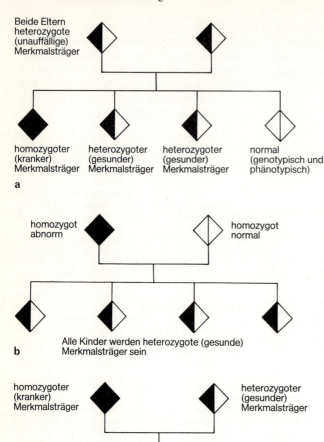

Abb. 69a–c. Autosomal recessiver Erbgang. **a** Beide Eltern sind heterozygote Merkmalsträger. **b** Ein Elternteil ist homozygot abnormer, der andere homozygot normaler Merkmalsträger. **c** Ein Elternteil ist homozygot, der andere heterozygot für den Gendefekt

den stehen die angeborenen *Stoffwechselerkrankungen – die „inborn errors of metabolism".* Etwa 200 von ihnen sind biochemisch aufgeklärt.
Die Stoffwechseldefekte lassen sich – ausgehend von der metabolischen Störung – in folgende Gruppen unterteilen:
– Störungen des Lipidstoffwechsels,
– Störungen des Mucopolysaccharidstoffwechsels,
– Störungen des Aminosäurestoffwechsels,
– Störungen des Kohlenhydratstoffwechsels,
– verschiedene andere biochemische Störungen.
Die angeborenen metabolischen Erkrankungen machen ca. *0,2% der connatalen Defekte* aus. Sie haben – wenn auch in unterschiedlicher Ausprägung – stets *geistige und körperliche Retardierung* zur Folge, die bei den meisten im *Säuglingsalter* oder in der *frühen Kindheit* manifest wird. Die Kinder fallen i. allg. bei der Geburt nicht auf.

Eine Ausnahme stellen z. B. die Fehlbildungen bei einem Neugeborenen mit einer *Mucopolysaccharidose* vom Typ Pfaundler-Hurler dar (großer, plumper Schädel, groteske Gesichtszüge – Gargoylismus –, Kyphose, plumpe Extremitäten). Die *Galaktosämie* tritt nach Beginn der Milchfütterung mit Erbrechen und Durchfällen in Erscheinung, gefolgt von Ikterus, Hepatosplenomegalie und Ascites. Die *Ahornsirupkrankheit* äußert sich gegen Ende der ersten Lebenswoche mit Rigidität, Opisthotonus und asphyktischen Krisen als Zeichen der cerebralen Störungen.

Tabelle 13. Pränatal und/oder durch Heterozygotentest nachweisbare angeborene Stoffwechselleiden. (Modifiziert nach H. Galjaard 1979)

Störungen im	Pränatal nachweisbare Erkrankungen resp. Enzymdefekte	Heterozygotentest möglich
Kohlenhydratstoffwechsel	Galaktosämie (Galaktose-1-phosphat-uridyl-transferase-Mangel)	+
	Galaktokinase-Mangel	
	Glykogenose II (M. Pompe)	+
	Glykogenose III (M. Cori)	+
	Glykogenose IV (M. Andersen)	+
	Pyruvatdecarboxylase-Mangel	+
	α-Fucosidase-Mangel	+
	α-Mannosidase-Mangel	+
Mucopolysaccharid- und Mucolipidstoffwechsel	MPS-Typ I/V (M. Hurler)	(+)
	MPS-Typ II (M. Hunter)[a]	(+)
	MPS-Typ III A + B (M. Sanfilippo)	+
	MPS-Typ V/I (M. Scheie)	(+)
	MPS-Typ VI (M. Maroteaux-Lamy)	(+)
	MPS-Typ VII (Glucuronidase-Mangel)	(+)
	Mucolipidose II und III	
Andere Stoffwechselstörungen	Adrenogenitales Syndrom	(+)
	Lesch-Nyhan-Syndrom[a]	+
	Xeroderma pigmentosum	(+)
	Mangel der lysosomalen sauren Phosphatase	
	β-Thalassämie	
	Sichelzellanämie	+
	α-1-Antitrypsin-Mangel	
	Kombinierter Immundefekt	+
Lipidstoffwechsel	GM1-Gangliosidose (Typ 1–4)	+
	GM2-Gangliosidose (Typ 1–3)	+
	Sphingomyelin-Lipidose (M. Niemann-Pick)	+
	Glucosylceramid-Lipidose (M. Gaucher)	+
	Galaktosylceramid-Lipidose (M. Krabbe)	+
	Ceramidtrihexidose (M. Fabry)[a]	+
	Metachromatische Leukodystrophie	+
	M. Wolman	
	Phytansäurehydroxylase-Mangel (M. Refsum)	+
Aminosäurestoffwechsel	Argininsuccinacidurie	+
	Citrullinämie	+
	Hyperammonämie II	
	Ahornsirupkrankheit	+
	Hypervalinämie	+
	Propionacidämie	
	Methylmalonacidämie (Typ 1–4)	+
	Homocystinurie	
	Cystathioninurie	+
	Cystinose	+
	Hyperlysinämie	
	Histidinämie	

[a] X-gebundener recessiver Erbgang

Bei der Seltenheit der Heirat zweier für den gleichen Gendefekt heterozygoter Träger wird die familiäre Belastung in der Regel *erst durch ein erkranktes Kind* offenbar. Entsprechend dem Erbgang besteht für jedes weitere Kind eine Erkrankungswahrscheinlichkeit von 25% (Abb. 69a).

Für die genetische Beratung ist wichtig, daß bei einigen dieser erblichen Stoffwechselleiden die heterozygoten Träger mit Hilfe biochemischer Tests ermittelt werden können (Tabelle 13). Der *Heterozygotentest* basiert auf der Tatsache, daß heterozygote Merkmalsträger nur die halbe Aktivität des in Frage stehenden Enzyms besitzen.

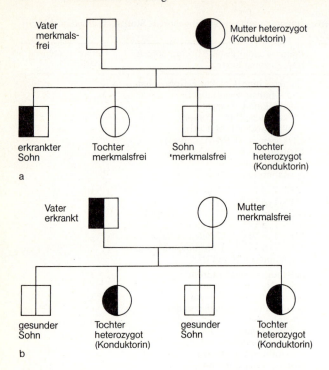

Abb. 70 a u. b. X-gebunden recessiver Erbgang. a Vater merkmalsfrei, Mutter heterozygote Merkmalsträgerin (Konduktorin). b Vater hemizygoter Merkmalsträger (erkrankt), Mutter merkmalsfrei

Damit läßt sich bei Verdacht auf eine familiäre Belastung der Heterozygotenstatus der Partner nachweisen oder ausschließen. Auf diese Weise ist eine *sichere Basis für die individuelle Beratung* gegeben.

Als Konsequenz der Identifizierung einer Reihe von Stoffwechseldefekten und der Entwicklung geeigneter Nachweismethoden haben sich für derartig belastete Familien neue Perspektiven durch die *pränatale Diagnostik* in der frühen Schwangerschaft eröffnet. *Mehr als 50 angeborene metabolische Leiden lassen sich nach Amniocentese* aus den kultivierten fetalen Zellen und/oder – seltener – direkt aus dem Fruchtwasser nachweisen (s. S. 107) (Tabelle 13).

Geschlechtsgebunden recessive Leiden

Nach den bisherigen Kenntnissen besitzt das Y-Chromosom keine für Erbleiden relevanten Merkmale, so daß unter den geschlechtsgebundenen erblichen Defekten die X-gekoppelten Erkrankungen verstanden werden. Die überwiegende Mehrzahl folgt dem *recessiven* Erbgang.

Die Besonderheiten der Weitergabe an die Nachkommen beruhen bei der X-gebundenen Vererbung auf dem unterschiedlichen Gonosomenkomplement beider Geschlechter. Da das X-Chromosom bei *männlichen Individuen unpaarig – hemizygot – vorliegt, wird ein abnormes Gen auf dem einzigen X-Chromosom bei männlichen Nachkommen zur manifesten Erkrankung führen*. Die weiblichen Individuen werden aufgrund der beiden X-Chromosomen – eines materner, eines paterner Herkunft – bezüglich des Merkmals gesund, aber für den Gendefekt heterozygot und damit Überträgerinnen (Konduktorinnen) des Merkmals sein (Abb. 70a).

Wenn eine Überträgerin eines X-gebundenen Erbleidens einen gesunden Mann heiratet, werden rechnerisch die Hälfte der Söhne erkrankt und die Hälfte der Töchter Überträger des Gendefektes sein (Abb. 70a). Der Konduktorinnenstatus läßt sich aus einer detaillierten Familienanamnese ableiten und kann bei einigen dieser Leiden, z.-B. bei der Hämophilie A und der progressiven Muskeldystrophie vom Typ Duchenne, biochemisch verifiziert werden.

Aus der Ehe eines erkrankten männlichen Individuum und einer homozygot normalen Partnerin gehen normale männliche Nachkommen hervor, während die Töchter alle Konduktorinnen sein werden (Abb. 70b).

Die häufigste Beratungssituation ergibt sich, wenn die Ehefrau oder Verlobte Überträgerin eines geschlechtsgebundenen recessiven Gendefektes ist. In diesen Fällen ist davon auszugehen, daß die Erkrankungswahrscheinlichkeit der Söhne 50% beträgt. Zur Prävention steht die *pränatale Diagnostik* mit der *Bestimmung des Geschlechtes* in der frühen Schwangerschaft zur Verfügung (s. S. 109).

Multifaktoriell – polygen – bedingte Leiden

Definitionsgemäß handelt es sich bei dieser Gruppe um Anomalien, deren Manifestation von einer polygenen Prädisposition, also von *mehreren Genen resp. deren Kombination und von zusätzlich wirksamen Umgebungsfaktoren* abhängt. Wahrscheinlich üben exogene Einflüsse bei gegebener Genkombination eine Art „Triggerfunktion" aus. Die Hypothese der polygenen bzw. multifaktoriellen Ätiologie basiert vor allem auf der Tatsache, daß der Erbgang *nicht* den Mendel-Gesetzen folgt, obwohl ein familiäres Auftreten und die Weitergabe an Nachkommen unbezweifelbar sind. Die *genetische Belastung* kann daher bei multifaktoriell bedingten Anomalien nur *empirisch aus Familienbeobachtungen* ermittelt werden. Die gewonnenen *Risikoziffern dienen dann für den individuellen Beratungsfall als Richtschnur.* Diese Situation ist unbefriedigend, um so mehr als diese Erbleiden die größte Gruppe der angeborenen Fehlentwicklungen ausmachen. Sie sind etwa doppelt so häufig wie die monogenen und chromosomalen Defekte zusammengenommen und damit von größerer Bedeutung für den Alltag des Arztes und Geburtshelfers.

Das *Wiederholungsrisiko beträgt generell 2–5%* und differiert in Abhängigkeit von der speziellen Anomalie. Es ist *signifikant erhöht*
– wenn bereits ein Kind behaftet ist,
– wenn ein Elternteil selbst betroffen ist – z. B. eine Hasenscharte hat –,
– wenn eine bestimmte Anomalie in der Verwandtschaft wiederholt aufgetreten ist.

In die Risikoabschätzung muß mit eingehen, wenn *Geschlechtsdifferenzen in der Manifestationshäufigkeit* bestehen. Die Pylorusstenose tritt z. B. häufiger bei Knaben, die Hüftluxation häufiger bei Mädchen auf.

Die *Beratung kann nur gezielt auf die in Frage stehende Entwicklungsstörung,* die Möglichkeiten ihrer Korrektur, die spätere Belastung des Individuums und der Familie ausgerichtet sein und unter Einbeziehung der gesamten familiären Situation erfolgen. Bei einigen der multifaktoriell verursachten Fehlbildungen kommt die *pränatale Diagnostik* als Präventivmaßnahme zum Tragen (s. S. 109). Bestehen keine pränataldiagnostischen Möglichkeiten und erscheint den Ratsuchenden das Wiederholungsrisiko zu hoch, so sind je nach Lage des Falles geeignete Maßnahmen zur Kontrazeption zu erörtern.

Bei familiärem Vorkommen der schweren multifaktoriell erblichen Krankheiten mit variierenden Verlaufsformen, d. h. unterschiedlicher individueller und familiärer Prognose, wie der Schizophrenie, Epilepsie oder Oligophrenie, obliegt die Beratung dem Humangenetiker in Zusammenarbeit mit dem für das Leiden zuständigen Spezialisten, während die Fragen der Familienplanung mit dem Gynäkologen und Geburtshelfer abzustimmen sind.

Chromosomopathien

Im Rahmen der genetischen Beratung geht es häufig um die Prävention eines Kindes mit einer Chromosomenanomalie. Wenn auch Chromosomopathien „nur" mit einer Frequenz von 1 : 200 (0,5% der Neugeborenen) auftreten, so stellen die Ratsuchenden doch das größte Kontingent, weil die Risikogruppen bekannt und die Möglichkeiten der Prophylaxe durch die pränatale Diagnostik gegeben sind.

Für die regelrechte intra- und extrauterine Entwicklung stellt die Konstanz des menschlichen Chromosomenkomplexes mit seinem Genbestand, dem Genom, eine unabdingbare Voraussetzung dar. Diese Konstanz des Karyotyps ist gebunden an die identische Reduplikation der DNS und die Weitergabe der Chromosomen als Einheiten der Genkomplexe in den Teilungsschritten der Meiose und der Mitose, d. h. also der Gametogenese und der somatischen Zellvermehrung (s. S. 7).

Es ist davon auszugehen, daß ein Zuviel oder ein Zuwenig an genetischer Substanz von der Natur nicht geduldet wird. Abweichungen von der normalen Gendosis sind entweder nicht mit der Entwicklung und dem postpartalen Dasein vereinbar oder führen zu zwar lebensfähigen, aber fehlgebildeten Kindern.

Numerische Chromosomenaberrationen – Aneuploidie

Abweichungen von der normalen Chromosomenzahl (Aneuploidie) sind als Ursache von Anomalien überwiegend auf Fehlverteilungen der Chromosomen während der Gametogenese zurückzuführen (s. S. 100).

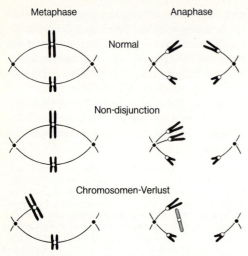

Abb. 71. Schema der Nondisjunction und des Chromosomenverlustes in der Anaphase

Auslösend sind Störungen des Mikromilieus in Betracht zu ziehen, ebenso aber auch ein Versagen der genetischen Steuerung der Meiose.

Ereignen sich Fehlverteilungen im *Mitoseablauf* der *postzygotischen Stadien,* so besitzt der Conceptus zwei oder sogar mehrere Zellinien unterschiedlicher Chromosomenzahl und wird als *Mosaik* bezeichnet (s. S. 102).

Unter den Aneuploidien stellen die *Trisomie* und die *Monosomie* die wichtigsten Formen dar.

Bei einer *Trisomie* ist ein bestimmtes Chromosom nicht paarig – disom –, sondern dreifach – trisom – vorhanden. Fehlt eines der beiden homologen Chromosomen, so handelt es sich um eine *Monosomie.* Beiden Formen liegt ein Verteilungsfehler während der *Gametogenese* zugrunde, sei es, daß ein Chromosomenpaar ausnahmsweise während der Anaphase I nicht auseinanderweicht (Non-disjunction), oder sei es, daß es im Zuge der Teilungsbewegungen keinen Anschluß an den Spindelapparat gewinnt (Anaphase lagging). Es resultiert dann eine Gamete mit einem Chromosom zuviel oder einem Chromosom zuwenig (Abb. 71).

Die *meiotische Non-disjunction* ist offenbar um so häufiger zu erwarten, je länger die Paarung der homologen Chromosomen in der I. meiotischen Prophase andauert. Während bei männlichen Individuen die Meiose ab der Pubertät kontinuierlich durchlaufen wird, treten die *Keimzellen bei weiblichen Individuen* bereits während der Fetalzeit in das letzte Stadium der meiotischen Prophase – das *Dictyotän* – ein und verharren in diesem Wartestadium, bis ab der fertilen Phase – nach 20, 30 oder gar erst nach 40 Jahren – eine Eizelle pro Cyclus „abgerufen" wird und erst dann die Reifeteilungen vollendet. Die Gefahr einer Non-disjunction während der mütterlichen Gametogenese steigt daher mit dem Alter der Frau, da die Eizelle entsprechend gealtert ist und möglicherweise nachteiligen exogenen Einflüssen ausgesetzt war. Daß diese Annahme zu Recht besteht, zeigt die Zunahme der Trisomien in Abhängigkeit vom Alter der Mutter (s. S. 109). Bei altersunabhängigem Auftreten einer Non-disjunction sind andere Faktoren wie eine *hormonale Imbalance* oder auch eine verzögerte Fertilisation – d. h. *Überreife der Eizelle* – ursächlich in Betracht zu ziehen. Ein *Einfluß des väterlichen Alters* scheint ebenfalls vorhanden zu sein (s. S. 108). Zweifellos treten Fehlverteilungen auch während der Spermiogenese auf; jedoch dürften Selektionsprozesse die Befruchtung durch normale Gameten begünstigen (s. S. 120).

Eine besondere Form meiotischer Teilungsstörungen stellt die *Polyploidie* dar. Hier handelt es sich um Komplemente mit Chromosomen-Mehrfachsätzen, z. B. in Form der Triploidie (3n = 69) oder der *Tetraploidie* (4n = 92). Auch diesen Anomalien liegt eine fehlerhafte *materne oder paterne Gametogenese* zugrunde, die je nach Herkunft der überzähligen Chromosomenkomplemente mit den Sammelbegriffen *Polygynie* resp. *Polyandrie* umrissen wird.

Bei der am häufigsten vertretenen *Triploidie* kommen formal folgende Entstehungsmodi in Frage: Störungen im Ablauf der I. oder II. Reifeteilung der *Eizelle* können dazu führen, daß ein Polkörperchen nicht ausgestoßen wird. Dadurch unterbleibt die Reduktion auf den haploiden Chromosomensatz. Bei der Befruchtung einer solchen diploiden Eizelle durch ein normales haploides Spermium entsteht eine triploide Zygote. Da die Störung in der Eizelle abgelaufen ist, liegt eine *Digynie* vor. Unterbleibt die Haploidisierung während der *Spermiogenese* und gelangt ein abnormes diploides Spermium zur Befruchtung einer normalen haploiden Oocyte, so ist die Triploidie paternal bedingt und es handelt sich um eine *Diandrie.* Als besonderer Entstehungsmodus im Rahmen der Diandrie ist das Eindringen zweier normaler haploider Spermien in die Eizelle in Betracht zu ziehen *(Dispermie).* Es muß offen bleiben, ob in diesem Falle die Barrierenfunktion der Zona pellucida und der Corona-radiata-Zellen der Oocyte, die normalerweise das Eindringen eines zweiten Spermium blockieren, insuffizient ist, oder ob das eindringende erste Spermium die abdichtende Funktion nicht auszulösen vermochte. Die Digynie dürfte weitaus häufiger sein als die Diandrie.

Strukturelle Chromosomenaberrationen

Strukturveränderungen der Chromosomen setzen *Bruchereignisse* voraus.

Der *Stückverlust* nach einem Chromosomenbruch (Deletion) hat die *partielle Monosomie* eines Chromosoms zur Folge. Die *Deletion* tritt meist sporadisch im Zuge der Gametogenese einer der elterlichen Keimzellen auf, kann jedoch auch die unbalancierte Form einer interchromosomalen Translokation sein, die ein Elternteil balanciert besitzt.

Chromosomenumbauten – Translokationen – setzen im einfacheren Fall zwei *Bruchereignisse* voraus, die zum reziproken Austausch nicht homologer Fragmente zwischen den betroffenen Chromosomen führen. Bleibt das Genom komplett erhalten, so handelt es sich um eine *balancierte Translokation;* die Träger sind phänotypisch unauffällig. Im Zuge der Segregation während der Gametogenese und anschließenden Befruchtung können Zygoten mit unbalancierten Typen der Translokation resultieren.

Die Mehrzahl der reziproken Translokationen beruht auf einer *zentrischen Fission zweier akrozentrischer Chromosomen der D- und G-Gruppe (Robertson Translokation).* Dabei verschmelzen nach zwei gleichzeitigen Bruchereignissen die langen Arme zweier akrozentrischer Chromosomen in der Centromerregion nach Verlust der kurzen Arme. Durch diesen Prozeß verringert sich die Chromosomenzahl des Komplements von 46 auf 45. Dieser Translokationsmodus spielt vor allem bei der *erblichen Form des M. Down – dem Translokationsmongolismus –* eine Rolle.

Eine z. B. im Rahmen der Gonosomopathien wichtige Strukturanomalie ist die Bildung eines *Isochromosoms.* Es entsteht dadurch, daß das betroffene Chromosom eine Querteilung statt der normalen Längsteilung durchmacht. Im Zuge der Chromosomenreduplikation resultiert dann ein abnorm langes oder kurzes Chromosom mit genetisch identischen Armen und ein Fragment, das, da ohne Centromer, bei der Teilung verloren geht (Abb. 72).

Tritt die Strukturanomalie spontan als *Neumutation* in einer der elterlichen Gameten auf, so ist nur der aus dieser Befruchtung stammende Conceptus betroffen. Diese Fälle bergen kein erhöhtes Risiko für weitere Geschwister, da es sich um ein Zufallsereignis handelt. Der Nachweis des sporadischen Auftretens muß jedoch vorsorglich durch die Analyse des elterlichen Karyotypus erbracht werden.

Die Situation ist eine andere, wenn bei *einem Elternteil eine Translokation in balancierter Form* vorliegt. Die Träger sind phänotypisch normal, aber Überträger, sog. Strukturheterozygote, und können die Aberration an die Nachkommen weitergeben. Der Erbgang folgt formal den Mendel-Gesetzen, wenn auch die empirische Verteilung – wahrscheinlich infolge von frühen Keimverlusten – den Erbgang nicht ohne weiteres erkennen läßt.

Bei Trägern von Strukturanomalien entstehen in der Meiose im Zuge der Segregation als Folge möglicher Paarungsstörungen *unbalancierte Gameten,* so daß nach der Befruchtung Conceptus mit abnormem Chromosomenkomple-

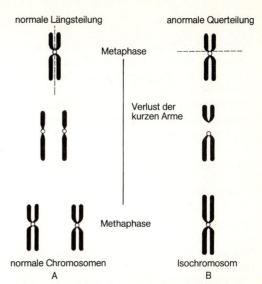

Abb. 72. Entstehung eines X-Isochromosoms. Diese Strukturanomalie entsteht, wenn ein X-Chromosom anstatt der normalen Längsteilung eine Querteilung durchmacht. Gehen die kurzen Arme in der Anaphase dieser Teilung verloren, so resultiert im Zuge der Chromosomenreduplikation vor der nächsten Zellteilung durch Verdoppelung der verbliebenen langen Arme ein abnorm langes X-Chromosom

ment resultieren können. Sie gehen entweder als Letalfaktoren im engeren Sinne unmittelbar nach der Befruchtung zugrunde oder enden als Abort. Wenn jedoch die intrauterine Entwicklung durchlaufen wird, kommt es zur Geburt eines Kindes mit schweren körperlichen und geistigen Störungen. Entsprechend dem Erbgang können aber ebenso gesunde Kinder mit *normalem Karyotyp* und solche mit der *balancierten Form* der Strukturanomalie geboren werden. Letztere sind als Strukturheterozygote wiederum *Überträger der Chromosomenaberration auf die nächstfolgende Generation.* Diese Gruppe spielt bei der genetischen Beratung in mehrfacher Hinsicht eine Rolle:

– *nach der Geburt eines mißgebildeten Kindes* mit einem strukturell abnormen Karyotypus; meist wird dann erst nachträglich ein Elternteil als Strukturheterozygoter ermittelt;
– bei *Fertilitätsstörungen,* z. B. bei wiederholten resp. habituellen Aborten; in ca. 2–3% liegt bei einem der Ehepartner ein Überträgerstatus mit balancierter Chromosomenstrukturaberration vor
– wegen der Möglichkeit der Prävention mit Hilfe der pränatalen Diagnostik (s. S. 108).

Klinische Syndrome

Numerische Chromosomenaberrationen haben vielfältige Veränderungen des Phänotypus zur Folge. In Abhängigkeit von den betroffenen Chromosomen herrschen jeweils phänotypische Stigmata vor, deren *Kombination* trotz individuell unterschiedlicher Ausprägung zu umschriebenen klinischen *Syndromen* führt. Dabei ist zwischen *gonosomalen* und *autosomalen Chromosomenmutationen* zu unterscheiden.

Numerische Gonosomenaberrationen: Bei den *Gonosomenaberrationen* stehen im Vordergrund der phänotypischen Expression Stigmata einer *defekten Geschlechtsentwicklung* und *-funktion;* Fehlbildungen der übrigen Organe und Organsysteme dürften auf Ausfall oder Überschuß der auf dem X-Chromosom verankerten autosomalen Gene zurückzuführen sein. Sie erreichen nie die Schwere der bei autosomalen Chromosomopathien zu beobachtenden Anomalien. Auch Intellekt und Psyche sind weniger gravierend beeinträchtigt, jedoch gilt als Regel, daß die geistige Retardierung bei der Polysomie X um so stärker ausgeprägt ist, je mehr X-Chromosomen das Gonosomenkomplement enthält.

Mutationen der Geschlechtschromosomen treten außer in der „reinen" monosomen oder trisomen Form als Folge von Fehlverteilungen während der Gametogenese in *zahlreichen Varianten*, z. B. als doppelte Non-disjunction in beiden Reifeteilungen, insbesondere aber als *Mosaikkonstellationen* infolge postzygotischer Non-disjunction auf. Die Monosomie X sowie die Trisomie X und die Trisomie XXY führen zu Syndromen, die auch für ihre vielfältigen Unterformen weitgehend zutreffen.

Gonosomale Monosomie – Ullrich-Turner-Syndrom und seine Varianten: Das *Ullrich-Turner-Syndrom* konnte 1959 – also bereits 3 Jahre nach der erstmaligen Darstellung des menschlichen Karyotyps – ätiologisch auf eine *Monosomie des Gonosomenkomplementes* zurückgeführt werden. Seine Frequenz beträgt etwa 1 auf 5000 weibliche Neugeborene.

Das Geschlechtschromosom geht wahrscheinlich in der Mehrzahl der Fälle nicht während der Gametogenese, sondern *während der frühen postmeiotischen Teilungen* verloren; vor allem während der ersten Furchungsteilung kann das mütterliche X-Chromosom oder das vom Vater stammende X- oder Y-Chromosom einer Fehlverteilung zum Opfer fallen. Für diese Annahme sprechen das *vom mütterlichen Alter unabhängige Auftreten* und ferner die *häufigen Mosaikformen.*
Etwa ⅓ aller Patientinnen mit einem Turner-Syndrom besitzen eine Mosaikkonstellation. Wenn auch die graduelle Ausprägung der phänotypischen Stigmata von dem quantitativen Verhältnis der beteiligten Zellinien abhängt, so ist doch die *Symptomatik des Turner-Syndroms* unverkennbar. Dies gilt auch für die wichtigste *strukturelle* Aberration des X-Chromosoms, die *Iso-X-Konstellation* (s. S. 101, Abb. 72). Meistens liegt hier eine Iso-Formation der langen Arme unter Verlust der kurzen Arme vor. Annähernd 20% der Patientinnen mit einem Turner-Syndrom besitzen ein Iso-X-Gonosomenkomplement, zwei Drittel von diesen als Mosaikkonstellation 45,X/46,X i (Xq).

Im Vordergrund der *phänotypischen Stigmata des Turner-Syndroms* steht das Bild der *Gonadendysgenesie.* Unabhängig davon, welches Geschlechtschromosom verloren ging und zum XO-Status führte, findet sich die Regel bestätigt, daß *bei Fehlen eines Y-Chromosoms die gonadale Entwicklung stets in weiblicher Richtung erfolgt* (s. S. 13). Das einzige X-Chromosom genügt jedoch nicht zur vollen Ausdifferenzierung der Gonaden. Die Ovarien durchlaufen zunächst eine annähernd regelrechte Entwicklung und bilden Primordialfollikel. Etwa um den 3. Fetalmonat verfallen sie der Degeneration mit völligem (bei Mosaiken möglicherweise partiellem) Parenchymverlust, und es verbleiben lediglich bindegewebige Stränge. Diese sog. *Streak-Gonaden* sind funktionslos und bedingen den abnormen endokrinen Status mit dem hervorstechenden Symptom der *primären Amenorrhoe.* (Bei den seltenen Mosaiken mit Beteiligung einer 46,XY-Zellinie finden sich gelegentlich extrem hypoplastische Hoden.) Die *Neugeborenen* fallen bereits durch ein *Pterygium colli* sowie Hand- und Fußrückenödeme auf. Diese Stigmata gehen ebenso wie die *inneren Fehlbildungen* und *Dysmorphien* (Tabelle 14) auf hochgradige generalisierte Ödeme während der Fetalperiode zurück, die im Zuge der weiteren Entwicklung durch Kanalisation der tiefen Lymphbahnen und Induration der bindegewebigen Strukturen weitgehend zurückgebildet werden. Ein weiteres, stets vorhandenes Symptom ist der *Minderwuchs* (Abb. 236). Individuen mit einem Turner-Syndrom werden höchstens 152 cm groß. Die Wachstumsstörung erklärt sich durch das Fehlen des zweiten X-Chromosoms, da die Gene für das Größenwachstum auf den kurzen Armen der X-Chromosomen liegen, der monosome Zustand jedoch für das normale Längenwachstum nicht ausreicht. Die *Intelligenz* ist häufig subnormal entwickelt (Tabelle 14).

Tabelle 14. Stigmata des Turner-Syndroms (Frequenz 1:5000 Neugeborene)

Bei der Geburt erkennbar	Ab der Pubertät im Vordergrund
Craniofaciale Dysplasien	Streakgonaden
Mikrognathie	Infantiles Genitale
Tiefsitzende Ohren	Fehlen der sek. Geschlechtsmerkmale
Tiefer Haaransatz	Primäre Amenorrhoe
Kurzer Hals	Niedrige Oestrogenwerte
Pterygium colli	Extrem erhöhte Gonadotropinwerte
Schildthorax	(FSH und LH)
Breiter Mamillenabstand	Minderwuchs (≤ 152 cm)
Hand- und Fußrückenödeme	Osteoporose
Pigmentnaevi	Hypertension
Verkürztes Os metacarpale IV	Herabgesetzte Glucosetoleranz
Cubitus valgus	Neurokognitive Defekte
Herzmißbildungen	Intelligenz häufig subnormal
Aortenisthmusstenose	
Pulmonalstenose	
Coarctation der Aorta	
Nierenmißbildungen	
Hufeisenniere (bei 80%)	

Die Mehrzahl der XO-Conceptus geht intrauterin zugrunde. Man schätzt aufgrund cytogenetischer Untersuchungen an Abortmaterial, daß von *200 Fruchtanlagen mit dieser Anomalie nur ein lebendes Kind mit einem Turner-Syndrom geboren wird.* Fruchtanlagen mit einer Monosomie X sind also 200mal häufiger als in der Neugeborenenfrequenz mit 1:5000 zum Ausdruck kommt.

Die Beratung der betroffenen Individuen – in die häufig und je nach Alter auch die Eltern einbezogen werden müssen – verlangt vor allem die Aufklärung über ihre *definitive Sterilität.* (Nur Mosaike mit einer schwachen XO-Linie sind gelegentlich fertil.) Die *Vita sexualis* ist meist erhalten. Diese Individuen können durchaus zu einer Ehe ermutigt werden, wenn der Partner die Kinderlosigkeit akzeptiert. Bei der Beratung müssen die vielfältigen individuellen und sozialen Probleme, auch die möglicherweise reduzierte Intelligenzentwicklung, berücksichtigt werden und Anlaß zur Betreuung und Führung bilden. Eine *hormonale Substitution* ist nach Abschluß des Längenwachstums, etwa ab dem 14./15. Lebensjahr in die Wege zu leiten. Sie vermag die Entwicklung der sekundären Geschlechtsmerkmale günstig zu beeinflussen, gelegentlich Entzugsblutungen auszulösen und einer frühzeitigen Osteoporose vorzubeugen. Der Minderwuchs läßt sich nicht durch Wachstumshormone korrigieren.

Gonosomale Trisomien und ihre Varianten: Die Häufigkeit der *gonosomalen Trisomien und ihrer Varianten* zeigt eine deutliche *Abhängigkeit vom mütterlichen Lebensalter.*

Die intrauterine Entwicklung wird bei diesen Gonosomenmutationen weitaus häufiger als beim Turner-Syndrom störungsfrei durchlaufen. Auf ein Neugeborenes mit einer solchen Anomalie entfällt ein Abort, das Verhältnis beträgt somit 1:1.

Triplo-X-Konstellation – Superfemale Syndrome: Die Frequenz der Triplo-X-Konstellation *(47, XXX)* ist mit ca. 1 auf 1000 weibliche Neugeborene gar nicht so selten. Die Mädchen sind bei der Geburt und in der Kindheit unauffällig und kommen daher dem Arzt i. allg. erst ab dem *Pubertätsalter* wegen der *gestörten Sexualentwicklung* zu Gesicht. Sie sind meist *kräftig und hoch gewachsen* („Germania-Typ"), besitzen in auffallendem Kontrast dazu jedoch ein *hypoplastisches Genitale,* entsprechend dem Grad der *ovariellen Dysgenesie* meist gekoppelt mit *primärer Amenorrhoe* oder *Oligomenorrhoe.*

Eine normale Ovarialfunktion mit Eumenorrhoe stellt die Ausnahme dar. Dementsprechend ist die Mehrzahl der betroffenen Individuen infertil; Schwangerschaften kommen nur ganz vereinzelt vor. Die Tatsache, daß die bisher beobachteten Kinder chromosomal normal sind, spricht für eine Art der „Selbstregulation" während der Oogenese der fertilen Triplo-X-Frauen.

Die *Beratung* muß nach Sicherung der cytogenetischen Diagnose auf der Basis der klinischen Daten erfolgen. Bei der individuellen Prognose sind vor allem die Frage der Sterilität und die Persönlichkeitsstruktur zu berücksichtigen.

Ca. 1% der Individuen mit einer Triplo-X-Konstellation oder einer der Varianten mit Polysomie X sind mehr oder minder geistig retardiert und/oder verhaltensgestört, so daß die soziale Einordnung in Familie und Beruf Schwierigkeiten bereiten kann. Unter weiblichen Anstaltsinsassen wurde die Frequenz des Triplo-X-Syndroms mit 4,5:1000 ermittelt. Das entspricht rd. dem 3fachen Wert der Häufigkeitsverteilung in der Bevölkerung und vermittelt zugleich einen Maßstab für Grad und Häufigkeit von Schwachsinn und psychosozialem Fehlverhalten, wenn man von der Dunkelziffer der nicht Anstaltsbedürftigen absieht.

Klinefelter-Syndrom: Die entsprechende Beratungssituation stellt sich für den männlichen Gegenpart – das Klinefelter-Syndrom *(47,XXY)* und seine Varianten –, das mit 2:1000 die häufigste Chromosomenaberration bei Neugeborenen darstellt, nicht zuletzt wiederum deshalb, weil auch bei dieser Gonosomenmutation die intrauterine Entwicklung im Verhältnis 1:1 durchlaufen wird (s. S. 103).

Bei der Geburt sind Knaben mit dieser Gonosomenkonstellation unauffällig. Bereits ab der Kindheit setzt jedoch ein *starkes Längenwachstum,* vornehmlich der *unteren Extremitäten* ein, das noch keine Pubertätsbeschleunigung erfährt, so daß die Durchschnittsgröße der erwachsenen Klinefelter-Patienten ca. 180 cm beträgt. In auffallendem Kontrast zu ihrem Hochwuchs stehen die *genitale Unterentwicklung* und mangelnde Ausprägung der sekundären Geschlechtsmerkmale (spärliche Behaarung, Fistelstimme) sowie die häufige Gynäkomastie. Das Klinefelter-Syndrom stellt den klassischen Typus der *testiculären Dysgenesie* mit konsekutiver *Azoospermie* oder – selten – hochgradiger Oligospermie mit pathologischer Spermienmorphologie dar. Während der intrauterinen Entwicklung läuft die geschlechtsspezifische Differenzierung zunächst regelrecht an, jedoch setzen bald regressive Veränderungen mit Degeneration und Fibrosierung der Hodenkanälchen ein; Leydig-Zellen sind vermehrt, Sertoli-Zellen spärlich nachweisbar.
Die *Intelligenz ist bei ca. einem Viertel der Betroffenen* – wenn auch graduell unterschiedlich – *herabgesetzt,* kann also durchaus normal und vereinzelt sogar überdurchschnittlich entwickelt sein. Unter Hilfsschülern oder leicht Oligophrenen sind ca. 1% Klinefelter-Individuen, unter Anstaltsschwachsinnigen beträgt ihr Anteil ca. 10%.

Die eigentlichen Beratungsprobleme stellen sich bei denjenigen Patienten mit Klinefelter-Syndrom, die begabt, sozial unauffällig und angepaßt sind. Sie müssen vor allem darüber aufgeklärt werden, daß sie *zeugungsunfähig* sind, auch wenn die Vita sexualis erhalten ist – eine Tatsache, die vor Eingehen einer Ehe erörtert werden sollte. Nicht selten wird die Anomalie jedoch erst im Rahmen der *Infertilitätssprechstunde* aufgedeckt.
47,XYY-Konstellation (verhaltensgenetisches Syndrom): Männliche Individuen mit der seltenen Chromosomenkonstitution 47,XYY sind zunächst körperlich unauffällig, werden jedoch ab der Kindheit *proportioniert überdurchschnittlich* – über 180 cm – groß. Sie sind *fertil* und ihre Nachkommen nach bisherigen Beobachtungen cytogenetisch normal.

Bei durchschnittlicher bis wechselnd herabgesetzter Intelligenz fallen einzelne durch *besondere Persönlichkeitsmerkmale* wie Kontaktschwäche, gesteigerte Erregbarkeit und Aggressivität auf. Fehlende Selbstbeherrschung, mangelnde soziale Eingliederung und kleinere Delikte können vor oder während der Pubertät erste Warnsignale für ein allmähliches Abgleiten in die Kriminalität sein, insbesondere bei ungünstigen Milieubedingungen. Bei straffälligen Delikten stellt sich die Frage, wie weit diese Individuen für ihr Verhalten verantwortlich sind.

Numerische Autosomenaberrationen: Unter den autosomalen numerischen Chromosomenaberrationen stehen die *Trisomien* zahlenmäßig im Vordergrund. Die dreifache Menge der auf dem trisomen Chromosomenkomplement lokalisierten Gene ist *nur bedingt mit der intrauterinen Entwicklung und der Geburt lebender Kinder vereinbar; weitaus häufiger kommt es zu frühen Keimverlusten und Spontanaborten.* Diejenigen Trisomien, die dem Geburtshelfer zu Gesicht kommen, sind nach der Häufigkeit ihres Auftretens die Trisomie Nr. 21 *(Down-Syndrom),* Nr. 18 *(Edwards-Syndrom),* Nr. 13 *(Patau-Syndrom),* selten die Trisomien Nr. 8 und Nr. 9.

Aber selbst für die bei Neugeborenen bekannten Trisomiesyndrome gilt, daß nur einige der Conceptus gleichsam als „Durchbrenner" die intrauterine Entwicklung zu durchlaufen vermögen. So schätzt man, daß von 7 Conceptus mit Trisomie 21 nur eines lebend mit den Stigmata des Down-Syndroms geboren wird, während 6 als Aborte enden. Für die Trisomie 13 (Patau-Syndrom) beträgt das Verhältnis 1:150 und für die Trisomie Nr. 18 (Edwards-Syndrom) 1:35 (Tabelle 15).

Die Neugeborenen mit einem der TrisomieSyndrome weisen stets *multiple innere und äußere Fehlbildungen* auf. Ihre Lebenserwartung variiert zwar in Abhängigkeit von der Schwere der Organmißbildungen, ist aber immer erheblich reduziert. Die phänotypischen Stigmata sind trotz individuell und graduell unterschiedlicher Ausprägung für jede Trisomie typisch, Schwachsinnsformen die Regel (Tabelle 15).
Die Eltern müssen über die *Ätiologie* und das *Wiederholungsrisiko* aufgeklärt werden. Unabdingbare Voraussetzung ist daher *die Sicherung der Diagnose* mit Hilfe der *Chromosomenanalyse,* die am besten *schon bei der Geburt* durch die Entnahme von *Nabelschnurblut* in die Wege ge-

Tabelle 15. Autosomale Trisomie-Syndrome

Mongolismus M. Down Trisomie 21 (1959)	Patau-Syndrom Trisomie 13 (1960)	Edwards-Syndrom Trisomie 18 (1960)	Trisomie 8 (Casperson 1972)	Trisomie 9 (1973)
Frequenz 1:600 Neugeborene ♀ = ♂ small for date	*Frequenz* 1:7600 bis 1:9000 ♀ > ♂ small for date	*Frequenz* 1:3500 bis 1:6700 ♀ > ♂ small for date	*Frequenz* unbekannt; selten ♀ : ♂ ? Größe u. Gewicht normal	*Frequenz* unbekannt; selten ♀ : ♂ ?
Schädel Hyperbrachycephalie m. flachem Occiput Dysplastische Ohren Schräge (mongoloide) Lidspalten Epicanthus Irisflecken (Brushfield) Strabismus Katarakt Flacher Nasenrücken Makroglossie Hoher spitzer Gaumen	*Schädel* Mikrophthalmie-Anophthalmie Kolobom Mißb. d. Groß- u. Kleinhirns Arhinencephalie Holoprosencephalie Deformierte Ohrmuscheln Hämangiome Lippen-Kiefer-Gaumenspalte (fast obligatorisch!)	*Schädel* „Vogelgesicht" Ausladendes Occiput Langer schmaler Schädel Hypertelorismus Deformierte Ohren Gehörgangsdefekte Mikrognathie Mikro-/Retrogenie Heterotopien im Kleinhirn	*Schädel* Asymmetrisch Kurzer Nacken *Rumpf* Zylindrisch (schmale Schultern u. Becken)	
Innere Organe 30% Herzfehler (Septum-Vorhof-Defekt!)	*Innere Organe* Herzfehler Nierenmißbildungen ♀ Uterus bicornis ♂ Kryptorchismus	*Innere Organe* Herzfehler ± Mißbildg. d. Urogenitalsystems ±	*Innere Organe* Herzfehler Nierenanomalien	
Extremitäten Verkürzter 5. Finger mit Klinodaktylie Vierfingerfurche Abnormes Papillarleistenmuster Abspreizung d. Großzehe Überstreckbarkeit d. Gelenke Muskelhypotonie Breit ausladendes Ileum m. flacher Gelenkpfanne	*Extremitäten* Hexadaktylie Muskelhypotonie	*Extremitäten* Beugekontraktur d. Finger Kurze Großzehe	*Extremitäten* Hypertonus d. Muskulatur	Multiple Mißbildungen
ZNS/Psyche Schwachsinn Psychomotorische Retardierung	*ZNS/Psyche* Krämpfe Taubheit Psychomotorische Retardierung	*ZNS/Psyche* Schwere Entwicklungsretardierung Wachstumsverzögerung	*ZNS/Psyche* Schwachsinn	

Tabelle 15 (Fortsetzung)

Mongolismus M. Down Trisomie 21 (1959)	Patau-Syndrom Trisomie 13 (1960)	Edwards-Syndrom Trisomie 18 (1960)	Trisomie 8 (Casperson 1972)	Trisomie 9 (1973)
Lebenserwartung Durchschnittlich 16 Jahre, aber steigend (40% d. Kinder > 10 Jahre Mortalität bis 5. Jr. bes. hoch) Mangelnde Infektabwehr Erhöhtes Leukämierisiko Fertilität kann bei weibl. Mongoloiden vorhanden sein, männl. scheinen infertil zu sein	*Lebenserwartung* 50% † bis Ende d. 1. Monats 65% † bis Ende d. 3. Monats 95% † bis Ende d. 3. Jahres	*Lebenserwartung* Nicht sicher bekannt	*Lebenserwartung* Noch nicht bekannt	*Lebenserwartung* Noch nicht bekannt

leitet wird. Mußte die cytogenetische Untersuchung beim Kinde unterbleiben, z. B. weil es perinatal zugrunde ging, ist der Karyotypus der Eltern zu erstellen.

Alle autosomalen – wie auch die gonosomalen – Trisomien zeigen eine deutliche *Frequenzabhängigkeit vom Alter der Mutter.* Die zuverlässigsten Werte liegen für das häufigste Trisomie-Syndrom – die Trisomie Nr. 21 (M. Down) – vor. Etwa 40% aller Mongoloiden werden von Schwangeren ab dem 35. Lebensjahr geboren, obwohl der Anteil dieser Mütter bei Aufschlüsselung der Geburtenjahrgänge nach dem Gebäralter nur rd. 7% beträgt.

Entscheidend für die genetische Beratung über das *Wiederholungsrisiko* ist die Feststellung, ob es sich um eine „freie" Trisomie handelt oder ob eine Translokationstrisomie vorliegt (s. S. 101). Das Wiederholungsrisiko einer „freien" Trisomie als Folge einer Non-disjunction ist *bei jungen Frauen* gegenüber der Vergleichspopulation leicht erhöht (s. S. 100).

Im *fortgeschrittenen Gebäralter* (ab dem 35. Lebensjahr) entspricht das Wiederholungsrisiko für eine Non-disjunction dem *mütterlichen Altersrisiko* (s. S. 108).

Das *Wiederholungsrisiko* nach vorausgegangener Geburt eines Kindes mit einer Chromosomenanomalie *und das mit dem steigenden Gebäralter erhöhte genetische Risiko* für eine Chromosomenmutation bilden heute *zahlenmäßig die häufigste Indikation zur pränatalen Diagnostik* (s. S. 109).

Bezüglich der *autosomalen Monosomien* muß angenommen werden, daß der Verlust eines Autosoms bereits zum Untergang der Zygote oder zu frühen Keimverlusten führt; selbst bei Spontanaborten werden nur vereinzelt Monosomien der Autosomen festgestellt.

Strukturelle Autosomenaberrationen: *Translokationsmongolismus:* Die wichtigste Anomalie als Folge einer *unbalancierten strukturellen autosomalen* Chromosomenaberration ist der *Translokationsmongolismus* auf dem Boden einer zentrischen Fission zweier akrozentrischer Chromosomen unter Beteiligung eines Chromosoms Nr. 21. Etwa *8% aller mongoloiden Kinder von jungen Müttern (unter 30 Jahren) sind Translokationsmongoloide,* jedoch nur bei *etwa 3% liegt die Translokation in balancierter Form bei einem Elternteil vor,* ist also erblich. Die restlichen 5% sind De-novo-Mutationen in einer der parentalen Gameten. Bei der *erblichen Form ist das genetische Risiko für weitere Nachkommen stets erhöht,* hängt zahlenmäßig jedoch von dem an der Translokation des Chromosoms Nr. 21 beteiligten D- oder G-Chromosom und außerdem vom übertragenden Elternteil ab. Ist die Mutter Überträgerin, so beträgt das Risiko unbalancierter Nachkommen mit M. Down 20–30%, ist der Vater Strukturheterozygoter, liegt das Risiko bei 1–2%.

Tabelle 16. Beobachtetes Risiko für die Nachkommen von phänotypisch normalen Eltern mit balancierter Translokation. (Modifiziert nach St. W. Wright 1968)

Translokation	Elternteil	Beobachtete Risiken		
		Normal	Balancierte Träger	Down-Syndrom
D/G 21	Mutter	2/5	2/5	1/5
	Vater	1/2	1/2	< 2%
G 22/G 21	Mutter	1/3	1/3	1/3
	Vater	1/2	1/2	< 2%
G 21/G 21	Mutter	0	0	1
	Vater	0	0	1

Für das erniedrigte paterne Risiko sind wahrscheinlich Selektionsprozesse mit der Ausschaltung unbalancierter Gameten verantwortlich (s. S. 120). Einen Sonderfall stellen Strukturheterozygote mit der seltenen 21q-/21q-Translokation dar; sie bekommen ausschließlich mongoloide Kinder. In der Anamnese finden sich oft Angaben über gehäufte Aborte, die nicht allein auf die Translokationstrisomie 21, sondern auch auf die mögliche monosome Alternativform zurückzuführen sind (Tabelle 16).

Die unterschiedliche Ätiologie und die differierende genetische Belastung durch die „freie" *Trisomie 21* einerseits und die Formen des *Translokationsmongolismus* andererseits unterstreichen einmal mehr die Notwendigkeit der *Abklärung des kindlichen Karyotyps,* insbesondere bei mongoloiden Neugeborenen junger Frauen, als Grundlage der genetischen Beratung. Familiäre Häufung mongoloider Nachkommen in der engeren und weiteren Familie, ebenso wiederholte resp. habituelle Aborte oder Subfertilität des männlichen Ehepartners deuten auf die erbliche Form des M. Down hin. Entscheidend ist in solchen Fällen die Erstellung des Karyotyps der *Eltern* und bei positivem Befund auch der gesunden Geschwister, da auch diese Strukturheterozygote sein können.

Die genetische Beratung mündet in die *präventive Anwendung der pränatalen Diagnostik* im Sinne einer sicheren und positiven Familienplanung.

Bei bekanntem Überträgerstatus einer 21q-/21q-Translokation ist von vornherein die Interruptio der bestehenden Gravidität und die Sterilisation des betroffenen Ehepartners indiziert.

Andere autosomale Strukturanomalien: Alle übrigen autosomalen Strukturanomalien sind seltene Vorkommnisse.

Das *Cri-du-chat-Syndrom* beruht auf einer Deletion des kurzen Armes eines Chromosoms Nr. 5 *(5p--Syndrom).* Seine Frequenz wird auf 1 : 50 000 bis 1 : 100 000 geschätzt. Das Verhältnis der erblichen Form als Folge einer parentalen Translokation zum De-novo-Stückverlust beträgt ca. 1 : 5. Die Kinder fallen bereits nach der Geburt durch das klägliche, dem Schreien der Katze ähnliche Wimmern auf, das den Namen des Syndroms veranlaßte und auf einer Laryngomalacie beruht. Dieses Symptom erlaubt die Abgrenzung gegenüber dem *4p--Syndrom (Hirschhorn-Wolf-Syndrom),* während die übrigen phänotypischen Stigmata einander sehr ähneln. Eine weitere autosomale Strukturanomalie ist das $E_{18}q--Syndrom$ *(De-Grouchy-Syndrom),* das auf eine partielle Monosomie des langen Armes von Chromosom Nr. 18 zurückgeht.

10. Pränatale Diagnostik genetisch bedingter Defekte in der Frühschwangerschaft

Bei der pränatalen Diagnostik geht es um den Nachweis oder Ausschluß von *Chromosomenanomalien,* einer Anzahl *angeborener Stoffwechselkrankheiten* und die *Ermittlung des Geschlechtes* bei *X-gebundenen Erbleiden.* Die Diagnose wird überwiegend nach In-vitro-Kultivierung der im Fruchtwasser suspendierten fetalen Zellen, bei einigen metabolischen Defekten auch parallel direkt aus der Amnionflüssigkeit gestellt. Hinzu kommt die Bestimmung der

Alphafetoproteine im Fruchtwasser bei Verdacht auf *offene neurale Spaltbildungen*.

Für eine Reihe connataler Anomalien läßt sich damit bereits zu einem frühen Zeitpunkt der Entwicklung die individuelle und *alternative* Feststellung treffen, ob das zu erwartende Kind normal oder mit einem der nachweisbaren angeborenen Defekte behaftet ist. Damit tritt die *sichere Diagnose* an Stelle der bisher empirisch ermittelten Erkrankungswahrscheinlichkeit.

Voraussetzung für die vorgeburtliche Diagnostik ist die *Gewinnung von Fruchtwasser mittels Amniocentese*.

Aufgrund der verfügbaren Nachweisverfahren ist sie bei folgenden Risikogruppen indiziert:
– Ein Elternteil ist Träger einer balancierten Chromosomentranslokation (s. S. 106),
– nach Geburt eines Kindes mit einer nicht vererbbaren Chromosomenanomalie – z. B. nach Geburt eines Kindes mit Trisomie-Mongolismus,
– bei Frauen mit erhöhtem Gebäralter (wünschenswert ≥ 35 Jahre, auf alle Fälle ≥ 38 Jahre),
– bei erhöhtem Alter des Vaters (> 50 Jahre),
– bei Überträgerinnen eines geschlechtsgebundenen Erbleidens,
– nach Geburt eines Kindes mit einem der pränatal nachweisbaren erblichen Stoffwechseldefekte,
– nach vorausgegangener Geburt eines Kindes mit offenen Spaltbildungen des Gehirns oder Rückenmarks in der eigenen Familie oder der unmittelbaren Verwandtschaft.

Chromosomentranslokationen: Familien mit erblichen Chromosomentranslokationen werden i. allg. erst nach der Geburt eines fehlgebildeten Kindes entdeckt oder/und fallen durch gehäufte Fehlgeburten auf. Ist ein Elternteil balancierter Überträger einer solchen strukturellen Chromosomenaberration, so geht es bei der pränatalen Diagnostik um die Bestimmung des fetalen Karyotypus zum Nachweis oder Ausschluß der segregationsbedingten unbalancierten Form, die schwere connatale Anomalien des Kindes zur Folge hat. Das wichtigste Beispiel ist der Translokationsmongolismus (s. S. 106). Trägt der Fetus das Translokationschromosom in der balancierten Form, so wird er phänotypisch unauffällig sein. Die Schwangerschaft kann ausgetragen werden, jedoch sollten die Eltern wissen, daß dieses Kind wie der belastete Elternteil die Strukturanomalie weitergeben wird.

Wiederholungsrisiko nach vorausgegangener Geburt eines Kindes mit einer nicht vererbbaren Chromosomenanomalie: Das Wiederholungsrisiko nach Geburt eines Kindes mit einer numerischen, nicht vererbbaren Chromosomenanomalie (z. B. einem M. Down auf der Basis einer freien Trisomie) ist erhöht und beträgt unabhängig vom Alter der Mutter 1,2–1,7% (Tabelle 17).

Die betroffenen Frauen drängen daher aus verständlichen Gründen auf die vorgeburtliche Diagnostik. Nicht wenige von ihnen wagen erst dann eine neue Schwangerschaft, wenn ihnen die Fruchtwasseruntersuchung in der frühen Gravidität zugesichert werden kann.

Erhöhtes Gebäralter: Das Risiko, ein Kind mit einem M. Down oder einer anderen Trisomie zur Welt zu bringen, steigt mit zunehmendem *Alter der Mutter* steil an. Die altersabhängige Frequenzzunahme der Trisomie liegt nach den Ergebnissen der pränatalen Diagnostik für die einzelnen Jahrgänge höher als aufgrund retrospektiver Erhebungen angenommen wurde (Tabelle 18).

Geschlechtsgebundene Erbleiden: Bei Überträgerinnen eines geschlechtsgebundenen Erbleidens (s. S. 98) wird durch die pränatale Diagnose das Geschlecht des Feten festgestellt. Bei der Beratung ist vorweg abzuklären, ob die Schwangere gewillt ist, bei Nachweis eines männlichen Feten den Schwangerschaftsabbruch durchführen zu lassen, in dem sicheren Wissen, daß sie entsprechend der Erkrankungswahrscheinlichkeit von 50% ggf. auch auf einen gesunden Sohn

Tabelle 17. Niedrigste und höchste prozentuale Häufigkeiten der abnormen Befunde in den einzelnen Indikationsgruppen (zusammengestellt aus regionalen und überregionalen Studien)

Mütterliches Alter ≥ 35 Jahre	2,0– 3,9%
Wiederholungsrisiko bei vorausgegangenem Kind mit Chromosomenaberration	1,2– 1,7%
Familiäre Translokation	7,1–28,6%
X-gebundene Erkrankungen	50,0–69,7%[a]
Metabolische Defekte insgesamt	16,7–33,3%
Neurale Spaltbildungen	1,6– 4,4%

[a] bezogen auf ♂ Feten

Tabelle 18. Häufigkeit chromosomal bedingter Anomalien in den einzelnen mütterlichen Altersgruppen und die daraus errechneten Risikoziffern (DFG-Studie 1977)

Altersgruppen	Anzahl	Pathologische Befunde	Errechnetes Risiko für die betr. Altersgruppe	
35–37 Jahre	554	5	1/110 (0,9%)	
38–39 Jahre	523	14	1/7 (2,7%)	
40–41 Jahre	526	17	1/31 (3,2%)	
42–43 Jahre	251	14	1/18 (5,6%)	5%
≥ 44 Jahre	123	14	1/9 (11,0%)	
Gesamt	1977	64 (darunter 39 Fälle mit Down-Syndrom)	1/31 (3,2%)	

verzichtet (s. S. 99). Eine Ausnahme macht bisher nur das Menkes-Syndrom, das biochemisch aus den Amnionzellen alternativ nachgewiesen oder ausgeschlossen werden kann. Die pränatale Diagnose der Hämophilie A ist an die Entnahme fetalen Blutes gebunden und setzt daher die Fetoskopie voraus (s. S. 110).

Pränatal nachweisbare Stoffwechseldefekte: Hierbei handelt es sich in der Mehrzahl um *autosomal recessiv vererbbare Enzymdefekte, die „inborn errors of metabolism"* (s. S. 96). Aufgrund des Vererbungsmodus werden sie meistens erst nach der Geburt eines abnormen Kindes aufgedeckt. Die Risikogruppe umfaßt daher Familien, in denen bereits ein (oder mehrere) Kind(er) mit einer pränatal nachweisbaren Stoffwechselkrankheit geboren wurde(n), (Tabelle 13, s. auch S. 96).

Wiederholungsrisiko nach Geburt eines Kindes mit Neuralrohrdefekten in der engeren und weiteren Familie: Offene Spaltbildungen des Gehirns und des Rückenmarks wie Anencephalie, Spina bifida aperta oder Meningomyelocele sind durch die Bestimmung der Alphafetoproteine (AFP) im Fruchtwasser der vorgeburtlichen Diagnostik zugänglich geworden. Diese Entwicklungsstörungen bergen ein Wiederholungsrisiko von generell ca. 5% (s. S. 99). Deshalb ist die pränatale Diagnostik indiziert, wenn bereits ein Kind (oder Kinder) mit Spaltbildungen in der eigenen Familie oder der engeren elterlichen Verwandtschaft geboren wurde(n). Bei der Beratung vor dem Eingriff muß bedacht werden, daß 5–10% der Neuralrohrdefekte als geschlossene Mißbildungen auftreten und daher der Diagnose mittels der AFP-Bestimmung entgehen.

Wird die Amniocentese bei gegebener Belastung zur AFP-Bestimmung durchgeführt, so gilt als Regel, auch stets eine Chromosomenanalyse zu veranlassen. Andererseits sollen die AFP-Werte im Fruchtwasser auch bei jeder aus anderen Gründen indizierten Amniocentese ermittelt werden. Dies ist von Bedeutung, da die AFP auch z. B. bei einer *Oesophagusatresie,* einer *angeborenen Nephrose,* einer *Omphalocele* und einem *Steißteratom* erhöht sein können.

Den Verdacht auf eine neurale Spaltbildung gewinnt man bereits mit der im Rahmen der Schwangerenbetreuung angewendeten und der pränatalen Diagnostik stets vorausgehenden Ultrasonographie. Dabei läßt sich die Anencephalie meistens zuverlässig diagnostizieren, während Defekte der Wirbelsäule nur mit Ultraschallgeräten neueren Typs erkannt werden können.

Die Amniocentese in der Frühschwangerschaft

Für die Durchführung der Amniocentese zur pränatalen Diagnostik in der Frühgravidität ist die 15./16. Schwangerschaftswoche (SSW) als frühester Zeitpunkt geeignet, weil dann folgende Vorbedingungen erfüllt sind:
– Es ist genügend Fruchtwasser gebildet (170–180 ml);
– das Fruchtwasser enthält ausreichend vitale fetale Zellen für die Züchtung;
– der Uterus steht hoch genug, daß er transabdominal erreicht wird.

Der Amniocentese muß eine eingehende Information und Beratung der Schwangeren bzw. der Eheleute über das Risiko des Eingriffes (≤ 0,5% kausal mit der Amniocentese verknüpfte Aborte) in Relation zu dem individuellen genetischen Risiko durch den Operateur vorausgehen.

Obligatorisch wird der Fruchtwasserpunktion die Ultraschalldiagnostik vorgeschaltet, um die zeitgerechte Entwicklung und die Intaktheit der Gravidität sicherzustellen. Auch kann so eine Mehrlingsschwangerschaft vor dem Eingriff diagnostiziert werden. Zusätzlich dient die ultrasonographische Vordiagnostik der genaueren Zielermittlung.

Der Eingriff wird nach bimanueller Exploration und Desinfektion mit oder ohne Lokalanaesthesie unter

Tabelle 19. Indikationen zur pränatalen Diagnostik: Häufigkeitsverteilung im Ulmer Beobachtungsgut (3000 Schwangere)

Indikationen	Anzahl	%
Erhöhtes Alter ≥ 35 Jahre	2270	75,7
Davon: 35–39 Jahre	1573	52,4
≥ 40 Jahre	697	23,2
Vorausgegangene Geburt eines Kindes mit Down-Syndrom (ohne elterliche Translokation)	261	8,7
Vorausgegangene Geburt eines Kindes mit chromosomal bedingtem Mißbildungssyndrom außer Down-Syndrom	50	1,7
Elternteil Träger einer balancierten Chromosomenaberration	28	0,9
Geschlechtsbestimmung bei X-recessiven Leiden	28	0,9
Verdacht auf Stoffwechseldefekte	30	1,0
Vorausgegangenes Kind mit Neuralrohrdefekt in der engeren und weiteren Familie	125	4,2
Varia	208	6,9

Verwendung von Einmalkanülen (0,7–1,0 mm Durchmesser, Länge je nach Dicke der Bauchdecke 8–18 cm) unter Ultraschallsicht mit dem Realtimescan durchgeführt. Für die Chromosomenanalyse werden 10–15 ml, für biochemische Untersuchungen möglichst 20 ml benötigt, für die AFP-Bestimmung genügen 0,5 ml.
Bei Rh-Konstellation ist eine Anti-D-Immunoglobulinprophylaxe mit einer einmaligen Gabe von 200–300 µg indiziert.
Die diagnostische Amniocentese in der Frühgravidität unterliegt keiner Gegenindikation. Sie übt keinen nachteiligen Einfluß auf Schwangerschaftsverlauf, Geburt und postnatale Entwicklung der Kinder aus.

Die Fetoskopie

Die unmittelbare Betrachtung des Feten mit Hilfe der Fetoskopie ist so weit entwickelt, daß sie bei strengster Indikation eingesetzt werden kann. Als bedeutsam dürften sich die pränataldiagnostischen Möglichkeiten nach Punktion eines fetalen Gefäßes unter fetoskopischer Sicht erweisen: Erste Ergebnisse liegen über die vorgeburtliche Diagnose bei der Thalassämie und der Hämophilie A vor. Selten kommt die Diagnostik bestimmter äußerlich sichtbarer morphologischer Defekte (inborn errors of morphogenesis) oder – noch seltener – bei Syndromen, die mit äußerlichen Fehlbildungen einhergehen, auf Anraten des klinischen Genetikers in Frage.

Stellung und Wert der vorgeburtlichen Diagnostik

Die Gesamtrate an abnormen Befunden liegt bei 4%. Am häufigsten ergibt sich die Indikation zur pränatalen Diagnostik bei erhöhtem Gebäralter und nach vorausgegangener Geburt eines Kindes mit Down-Syndrom. Die übrigen Indikationen betreffen zwar kleine, aber infolge des hohen genetischen Risikos bedeutsame Kontingente (Tabelle 19).
In ca. 96% werden pränatal Fehlentwicklungen ausgeschlossen. Diese Tatsache unterstreicht, daß sich die vorgeburtliche Diagnostik positiv auf die Erhaltung der Gravidität und die gesamte Familienplanung auswirkt.

Bemerkungen zum Schwangerschaftsabbruch bei pränatal nachgewiesener Anomalie

Die vorgeburtliche Diagnostik erlaubt zwar den eindeutigen Nachweis einer angeborenen Anomalie resp. die Feststellung des Geschlechtes bei X-gebundenen Erbleiden, jedoch stehen keine therapeutischen Möglichkeiten zur Verfügung. Als Konsequenz bleibt einzig der Schwangerschaftsabbruch. Die Anerkennung der genetischen Indikation zur Schwangerschaftsunterbrechung kann nicht darüber hinwegtäuschen, daß viele Fragen religiöser, moralischer und ethischer Natur offen bleiben. Die betroffenen Eheleute und der Arzt benötigen hier einen Ermessensspielraum, der im beratenden Gespräch abzustecken ist. Auf die Respektierung dieser individuellen Entscheidungsfreiheit muß auch die genetische Beratung von vornherein ausgerichtet sein.

11. Umweltfaktoren

Medikamente in der Schwangerschaft

Etwa 75% der Frauen nehmen während der Schwangerschaft Pharmaka der verschiedensten Arten und Zusammensetzungen ein. Die Applikation erfolgt nur bei einem relativ kleinen Anteil aus unabdingbarer medizinischer Indikation als kurative Therapie, häufiger aus nicht zwingenden Gründen. Nicht wenige Gravide nehmen Medikamente in Unkenntnis einer bereits bestehenden Schwangerschaft und erwarten vom Arzt Informationen über das Risiko für die Frucht. Des öfteren wird damit die Frage nach der Dringlichkeit eines Schwangerschaftsabbruches verknüpft.

Vorbemerkungen zur teratogenen Wirksamkeit von Medikamenten: Übereinkunftsgemäß gilt ein Agens als teratogen, wenn es nachweislich einen Conceptus im Verlauf seiner Entwicklung schädigt, der sich aufgrund seiner genetischen Ausstattung normal entwickelt hätte. Damit wird der Wirkungsbereich einer teratogenen Noxe auf die Zeitspanne der intrauterinen Entwicklung begrenzt. Nicht eingeschlossen sind Gen- und Chromosomenmutationen – also erbliche oder de novo entstandene Veränderungen der Keimzellen –, obwohl auch sie durch exogene Noxen – dann als Mutagene definiert – hervorgerufen werden können.

Die teratogene Wirksamkeit hängt von der Spezifität des Agens, von der Dosis, der Applikationsdauer und dem Zeitraum der Einwirkung während der embryofetalen Entwicklung ab, weiterhin von dem Zusammentreffen mit anderen Agenzien resp. den Interaktionen zwischen verschiedenen exogenen Faktoren. Nebeneffekte von Medikamenten dürften als Folge der Pharmakokinetik und -dynamik eher auf metabolische Intermediärprodukte als auf die Substanz als solche zurückzuführen sein. Das Prägungsmuster der Schädigung wird zudem durch den Genotyp der Mutter und des Conceptus wesentlich beeinflußt. Genetische Faktoren können eine Prädisposition für die Auswirkungen schädigender Agenzien schaffen.

Von entscheidender Bedeutung für die *teratogene Wirksamkeit* eines Agens ist das *Stadium der embryofetalen* Entwicklung. Generell lassen sich *drei sensible Phasen* unterscheiden:

Während der *ersten beiden Wochen nach der Empfängnis* gilt – auf eine kurze Formel gebracht – das *Alles-oder-nichts-Gesetz*. Wenn die teratogene Substanz in dem präimplantatorischen Stadium die junge Blastocyste überhaupt erreicht, so sind zu dieser Zeit die embryonalen Zellen noch nicht weit genug in der Differenzierung begriffen, sondern eher pluripotent; sie gehen entweder zugrunde oder überleben ohne Schaden für die weitere Entwicklung.

Während der *Organogenese* – vornehmlich zwischen der 3. und 8. SSW post conceptionem (p. c.) – besteht eine zeitlich begrenzte maximale und organspezifische Teratogenempfindlichkeit. Wenn aufgrund intervenierender Umwelteinflüsse und konsekutiver Wiederherstellungsversuche die Differenzierungsvorgänge langsamer und verzögert ablaufen, so wird die genetisch programmierte Zeitspanne überschritten. Die in dieser Phase aktiven Gene werden dennoch gemäß Zeitplan „abgeschaltet", und Anomalien sind die Folge. Das ZNS hingegen ist von der Bildung des Primitivstreifens bis zur Ausreifung des Cortex cerebri post partum teratogen beeinflußbar.

Während der *Fetalperiode* kann die Hemmung von Enzymen, aber auch die Beeinträchtigung von Energiequellen auf verschiedenen Ebenen zu Wachstumsstörungen führen, ohne daß es zu morphologisch faßbaren Fehlbildungen kommt. Der gesetzte Schaden kann sich jedoch in funktioneller Hinsicht auswirken – möglicherweise erst im postnatalen Dasein als Verhaltensstörung.

Die Extrapolation tierexperimenteller Ergebnisse auf den Menschen ist nur mit äußerstem Vorbehalt möglich. Die Teratogenempfindlichkeit variiert von Species zu Species. Unterschiede existieren selbst bei Säugern mit ähnlicher Placentation. Auch die Organempfindlichkeit wechselt innerhalb der gleichen Tierarten und -stämme. Insgesamt wirken auch Substanzen im Tierversuch teratogen, die beim Menschen über jeden Verdacht erhaben sind. Die experimentelle Teratologie besitzt daher nur eine begrenzte Aussagekraft für die Belange der Humanmedizin. Eine Koinzidenz zwischen experimentell verabfolgter Testsubstanz und den beobachteten Anomalien im Tierversuch sagt noch nichts über eine mögliche Koinzidenz beim Menschen aus. Wenn aber eine chemische Noxe bei Säugetieren, insbesondere bei Primaten, stets repro-

duzierbare Fehlbildungen hervorruft, müssen die Ergebnisse als Warnsignale für den Menschen dienen.
Bei der limitierten Beweiskraft tierexperimenteller Untersuchungen ist man in der Humanmedizin auf ärztliche Beobachtungen und statistische Erhebungen angewiesen. Jedoch sind auch hier von vornherein Einschränkungen zu machen. Vor allem erschwert die Heterogenität des Menschen die zweifelsfreie Aufdeckung von Ursachen. Ferner ist unsicher, wie weit das Grundleiden selbst und wie weit die zu seiner Behandlung applizierten Medikamente das Auftreten von Fruchtschäden verursachen. So sind Beobachtungen beim Menschen schwierig zu beurteilen und führen leicht zu Fehlassoziationen.

Zum Beweis der teratogenen Wirksamkeit eines Agens sind folgende Voraussetzungen unabdingbar:
- Bestimmte Anomalien müssen häufiger mit einem in Verdacht stehenden Agens assoziiert sein als in Vergleichskollektiven;
- die Substanz muß während der Organogenese des später mißbildeten Organs appliziert worden sein;
- die Anomalie muß vor der Einführung des spezifischen Agens signifikant seltener aufgetreten sein als danach;
- die Reproduzierbarkeit der Anomalie im Tierversuch erhärtet den Verdacht; negative Resultate räumen ihn nicht aus.

Zweifelsfrei teratogen wirkende Medikamente (Medikamentegruppen): Als sicher teratogen haben zu gelten:
- Thalidomid,
- bestimmte Hormone (Steroidhormone mit virilisierender Aktivität bei weiblichen und feminisierendem Effekt bei männlichen Feten, Stilboestrol),
- Folinsäureantagonisten.

Thalidomid ist als unbezweifelbar teratogene Substanz in keinem Medikament mehr enthalten. (Durch Einnahme zwischen dem 35. und 50. Tag p. m. wurden charakteristische Fehlbildungen, vor allem *Phokomelie* oder *Amelie,* meist kombiniert mit Anomalien der inneren Organe induziert.)

Androgene und einige *Progestagene,* insbesondere *Ethisteron* und *Norethisteron,* können eine *Maskulinisierung des äußeren Genitale bei weiblichen Feten* herbeiführen. Es handelt sich also nicht um eine teratogene Wirkung, da ausschließlich eine Hypertrophie des definitiv weiblich differenzierten äußeren Genitale in der Phase seiner Ausgestaltung (s. S. 16) induziert wird. Extrem selten wird die Ausdifferenzierung des Sinus urogenitalis in Mitleidenschaft gezogen.

Diäthylstilboestrol (DES), zur schwangerschaftserhaltenden Therapie in hohen Dosen in den 50er Jahren in den USA angewendet, hat bei den inzwischen herangewachsenen Mädchen häufiger zur *Vaginaladenosis* (⅓ der intrauterin exponierten Mädchen zeigen Epithelveränderungen) und vereinzelt zur *carcinomatösen Entartung* dieser Bezirke geführt. Grundlage dürfte eine hormoninduzierte Differenzierungsstörung in dem Grenzbereich Cervix/Vagina sein – also ein teratogener Effekt. Es ist noch unklar, ob die transplacentare Carcinominduktion mit der chemischen Struktur des Stilbens bzw. seiner Metaboliten zusammenhängt oder allein auf der oestrogenen Wirksamkeit des DES beruht (s. S. 33). Unter den männlichen Nachkommen DES-behandelter Mütter sind Nebenhodencysten, Penishypoplasien und Fertilitätsstörungen gehäuft beobachtet worden.

Folinsäureantagonisten (Aminopterin, Methotrexat) wirken sich überwiegend embryoletal aus. Nur etwa 30% der damit belasteten Conceptus vermögen die intrauterine Entwicklung überhaupt zu durchlaufen und werden dann mit morphologischen und/oder funktionellen Anomalien geboren, wenn die Substanz zur Zeit der Organogenese an die Mutter verabfolgt wurde.

Im Verdacht der teratogenen Wirksamkeit stehende Medikamente (Medikamentegruppen): Im Verdacht der teratogenen Wirksamkeit stehen folgende Pharmaka:
- Anticonvulsiva (Diphenylhydantoin, Trimethadion),
- Cumarine,
- Cytostatica,
- weibliche Sexualhormone.

Anticonvulsiva werden zur Behandlung der Epilepsie u. U. die ganze Schwangerschaft hindurch gegeben, häufig in Kombination mit anderen Pharmaka.

Vermutlich ist *Phenytoin* (bes. Diphenylhydantoin) infolge seiner leichten Placentagängigkeit das teratogene Agens; die Kombination mit Phenobarbital vergrößert noch das Risiko für die Frucht. Die Frage, wie weit das Grundleiden der Mutter selbst die Entstehung der Anomalien begünstigt, ist ungeklärt. Die Patientinnen stammen oft aus genetisch belasteten Familien. Es existieren Hinweise dafür, daß auch unbehandelte epileptische Mütter häufiger mißbildete Kinder zur Welt bringen. Vermutlich erhöht aber die Langzeitbehandlung mit Anticonvulsiva das durch das Grundleiden und den genetischen Hintergrund bereits vorhandene Risiko additiv oder potenzierend.

Die Rate mißgebildeter Kinder nach Anticonvulsivatherapie in der Schwangerschaft liegt 2–3mal höher als der Erwartungswert. Für das Mißbildungsmuster wurde der Begriff *„embryofetales Hydantoin-Syndrom"* vorgeschlagen (Tabelle 20). Das Risiko für die Ausprägung des kompletten Syndroms wird auf 10%, für die inkomplette Form auf 30% geschätzt.

Auch die Therapie mit *Trimethadion* hat ein häufigeres Auftreten bestimmter Anomalien zur Folge, so daß sich die Abgrenzung als *„embryofetales Trimethadion-Syndrom"* eingebürgert hat (Tabelle 20).

Bei dem eindeutig erhöhten Risiko sind behandlungsbedürftige Epileptikerinnen frühzeitig während – ab besten vor – einer Gravidität möglichst auf Wirkstoffe wie z. B. Ethosuximid oder Clonazepam umzusetzen, von denen keine teratogene Wirkung zu befürchten ist. Andernfalls sollten sichere Kontrazeptionsmaßnahmen gewährleistet sein. Dabei ist zu beachten, daß orale Contraceptiva während einer antiepileptischen Dauertherapie rascher metabolisiert werden und dadurch wider Erwarten Schwangerschaften eintreten können. Die Indikation zur Interruptio graviditatis sollte individuell je nach Schwere des Anfallsleidens, Dauer und Dosierung der Medikation, stets aber großzügig gehandhabt werden.

Kinder, deren Mütter während der ganzen Schwangerschaft oder auch nur im ersten Trimester *Cumarine* erhielten, weisen weitgehend übereinstimmende Anomalien auf, so daß man von einer *Cumarin-Embryopathie* spricht. Im Vordergrund stehen eine Hypoplasie der Nasalknochen, eine Chondrodysplasia punctata, Kalkspritzer in den Epiphysen und geistige Retardierung. Die Defekte ähneln denen des Conradi-Hünermann-Syndroms.

Das bedeutet, daß während einer Cumarinmedikation eine zuverlässige Konzeptionsverhütung gewährleistet sein muß. Bei einer Verabreichung in der frühen Gravidität ist ein Schwangerschaftsabbruch gerechtfertigt.

Heparin darf während einer Gravidität gegeben werden, da es die Placenta nicht passiert. Es kann daher eine Cumarinmedikation zumindest in den ersten 12 Wochen zum Schutz des Feten durch Heparin ersetzt werden.

Während die Folsäureantagonisten Aminopterin und Methotrexat zweifelsfrei als teratogen erwiesen sind (s. S. 112), gilt dies nicht in gleichem Maße für andere *cytotoxische* resp. *cytostatische Substanzen* (Alkylantien, Alkaloide, Antibiotica). Ein erhöhtes Risiko dürfte jedoch vornehmlich im ersten Trimenon bestehen. Wie weit die heute üblicherweise angewandte kombinierte Chemotherapie das Risiko einer additiv teratogenen Wirksamkeit birgt, ist offen, ebenso die Frage, ob bei dem meist niedrigen Geburtsgewicht der Kinder die Cytostatica oder das Grundleiden die ausschlaggebende Rolle spielen.

Bei dieser unsicheren Situation muß einer cytostatischen Therapie eine Beratung über die individuell geeigneten Maßnahmen zur Konzeptionsverhütung vorausgeschickt werden, eine Beratung, die angesichts des Grundleidens von vornherein zwingend ist. Im Falle einer Gravidität ist die Interruptio graviditatis indiziert. Werden Cytostatica außer zur Therapie von Malignomen auch als *Immunsuppressiva* angewendet, so gelten die gleichen Schlußfolgerungen.

Nach Anwendung des Immunsuppressivum *Azathioprin* (Imurek) wurden beim Menschen keine Anomalien bekannt.

Die gebräuchlichen *weiblichen Sexualhormone – Oestrogene und Progestagene –* stehen seit einigen Jahren in dem Verdacht einer teratogenen Wirksamkeit. Das Risiko für das Auftreten kardiovasculärer Fehlbildungen scheint leicht erhöht. Bei der multifaktoriellen Genese dieser

Tabelle 20. Vorherrschende Fehlbildungen nach Einnahme von Anticonvulsiva in der Gravidität

„Embryofetales Hydantoin-Syndrom" Anomalien	„Embryofetales Trimethadion-Syndrom" Anomalien
Faciale Dysmorphien	V-förmige, buschige Augenbrauen,
Skeletdefekte	Epicanthus
Herzfehler	Tiefsitzende Ohren mit nach vorn gekrümmter Helix
Hasenscharte/Gaumenspalte	
Abnorme Dermatoglyphen	Hoher Gaumen/Gaumenspalte
Hypoplasie der Nägel und Phalangen	Mentale Retardierung
Verzögerte geistige Entwicklung	Sprachstörungen
Wachstumsretardierung („small for date")	Fakultativ: Mikrocephalie Herzfehler Genitale Anomalien/ Hypospadie 4-Finger-Furche Minderwuchs

Anomalien dürfte eine Hormonbehandlung in der Frühschwangerschaft möglicherweise einen prädisponierenden Faktor bei entsprechender genetischer Ausstattung darstellen. Die Zweifel sollten genügen, auf jede diagnostische und „therapeutische" Hormonapplikation während der Gravidität zu verzichten.

Trotz der weltweiten Anwendung oraler Contraceptiva liegen keine Anhaltspunkte für eine Zunahme von congenitalen Anomalien nach vorausgegangener *oraler Kontrazeption* vor, auch dann nicht, wenn sie irrtümlich bis in die frühe Schwangerschaft hinein eingenommen wurden.

Antiandrogene (z. B. Cyproteronacetat) verhindern im Tierexperiment bei Applikation intra graviditatem die Entwicklung der Wolff-Gänge und damit der Samenleiter, Samenblase und Prostata, während die Hoden weitgehend normal erscheinen. Die Befunde ähneln denen der testiculären Feminisierung beim Menschen. Da die Entwicklungsstörungen im Tierversuch stets reproduzierbar sind, ist eine zuverlässige Konzeptionsverhütung erforderlich, wenn Cyproteron enthaltende Medikamente bei fertilen Frauen Anwendung finden. Eine Feminisierung der Frucht ist nicht zu befürchten, wenn antiandrogenhaltige orale Contraceptiva mit der üblichen Tagesdosis von 2 mg Cyproteronacetat versehentlich in der kritischen Phase der Differenzierung der Geschlechtsorgane eingenommen wurden. Tritt unter einer hochdosierten Androcur-Therapie zur Behandlung des Hirsutismus (s. S. 503) eine Schwangerschaft ein, so ist eine Interruptio graviditatis zu erwägen bzw. eine pränatale Geschlechtsbestimmung (s. S. 109) zum Ausschluß eines männlichen Feten in Betracht zu ziehen.

Vorübergehend als teratogen verdächtige Medikamente (Medikamentegruppen): Zu den Medikamenten, die vorübergehend in den Verdacht der teratogenen Wirksamkeit gerieten, inzwischen aber als *unbedenklich erklärt* wurden, gehören:
– bacteriostatische Sulfonamide,
– Corticosteroide,
– Antiemetica,
– einige Psychopharmaka,
– LSD.

Gegenwärtig gültige Beurteilung einiger häufig verwendeter Medikamente: Ohne Bedenken sind *Penicilline* anwendbar. *Tetracycline* sind nach Möglichkeit zu vermeiden. Sie entfalten eine spezifische Affinität zu den Calciumverbindungen des sich entwickelnden Skelets, insbesondere zu den Calcifizierungszonen und zum Dentin der Milchzähne, nach Verabreichung an die Mutter zwischen der 18. und 40. SSW und führen dosisabhängig zur Verfärbung der Milchzähne. Die Applikation von *Streptomycin* in der Schwangerschaft ist mit dem Risiko der Taubheit und Depression des ZNS belastet. *Chloramphenicol* birgt für das Neugeborene die Gefahr des peripheren Gefäßkollapses („graue Babies") und sollte in der Spätschwangerschaft und sub partu vermieden werden. Unter den *Tuberculostatica* ist vorsichtshalber auf Rifampicin, Ethambutol und Streptomycin zu verzichten. Paraaminosalicylsäure (PAS) und Isoniazid (INH) können angewendet werden. Eine tuberculostatische Therapie in der Frühschwangerschaft rechtfertigt jedoch keine Interruptio graviditatis, es sei denn, die Schwere der Erkrankung macht diesen Schritt notwendig.

Potentielle Nebeneffekte der *oralen Antidiabetica* auf die Frucht sind nicht von den Auswirkungen des Diabetes mellitus abzugrenzen. Wahrscheinlich stellt das *Grundleiden sogar den eigentlichen Kausalfaktor für das gehäufte Auftreten von Anomalien bei den Kindern diabetischer Mütter dar*. Weiterhin ist zu bedenken, daß zwischenzeitliche hypoglykämische Phasen der Mutter den Feten schädigen können. Im Falle einer Schwangerschaft muß die Diabetikerin frühzeitig auf Insulin umgestellt werden, das als ungefährlich gilt, da es die Placenta nicht passieren kann.

Bezüglich der Anwendung von *Thyreostatica* ist zu beachten, daß die fetale Thyreoidea im 4. Schwangerschaftsmonat bereits ihre Funktion aufnimmt. Ab dieser Zeit besteht demnach unter thyreostatischer Behandlung der Mutter die Möglichkeit einer (reversiblen) Kropfbildung beim Feten.

Für eine teratogene Wirksamkeit von *Antipyretica* oder *Analgetica* – kurzfristig oder langfristig eingenommen – besteht beim Menschen kein Anhalt. Nach hohen Dosen in der Spätschwangerschaft kann es jedoch offenbar zu hämorrhagischen Diathesen mit Absinken des Faktor XII und/oder Intoxikationen des Kindes kommen.

Die Exposition von Patientinnen in der frühen Gravidität gegenüber einer *Lokal-* oder auch *Allgemeinanaesthesie* ist unbedenklich. Anders verhält es sich mit der *beruflichen Exposition gegenüber Anaesthetica*. An einem echten Anstieg der Spontanaborte bei den *weiblichen Beschäftigten* im Operationsraum bestehen keine Zweifel, und das häufigere Auftreten congenitaler Defekte nach beruflicher Exposition gegenüber Anaesthetica scheint gesichert.

Über die Induktion von Mißbildungen bei Drogenabhängigen durch *suchterregende Substanzen* ist nichts Sicheres bekannt. Jedoch stehen eine erhöhte Rate an Aborten, Früh- und Mangelgeburten sowie eine um das Mehrfache gegenüber dem Durchschnittswert gesteigerte perinatale Mortalität außer Zweifel. Dabei dürften die mütterlichen Ausgangsbedingungen eine wesentliche Rolle spielen. Zu bedenken sind die gefahrvollen Entzugserscheinungen in der Neugeborenenperiode, die bei 70–90% der Kinder auftreten.

Abgesehen von den wenigen als zweifelsfrei teratogen akzeptierten oder den mit gutem Grund als verdächtig eingestuften Substanzen, scheint die große Mehrheit der Medikamente keine greifbaren nachteiligen Einflüsse auf die menschliche Entwicklung in utero auszuüben. Diese Aussage kann jedoch nicht über die Schwierigkeiten hinwegtäuschen, wenn es um die Analyse des möglichen schädigenden Einflusses von Medikamenten auf den Conceptus geht. Einerseits wird man niemals mit absoluter Gewißheit sagen können, daß ein Pharmakon unschädlich ist. Die Möglichkeit seltener, unvermuteter Schäden, auch in Kombination mit anderen Stoffen oder bei bestimmten Stoffwechsellagen, läßt sich nie ganz ausschließen. Aufgrund der unzulänglichen Kenntnisse über die Einflüsse von Pharmaka auf den Feten ergibt sich die Konsequenz, keine Medikamente in der Schwangerschaft, vor allem im 1. Trimenon, zu verordnen, die nicht zwingend indiziert sind. Dem Arzt obliegt die alleinige Verantwortung für eine Medikamentenverordnung in der Schwangerschaft, deren er sich bewußt sein muß.

Ionisierende Strahlen und Schwangerschaft

Die Basis für die Beurteilung des genetischen und somatischen Strahlenrisikos bildet die Kenntnis der „natürlichen" Strahlenbelastung des Menschen durch die Background-Strahlung, also die terrestrische und kosmische Strahlenemission. Für die BRD beträgt der Durchschnittswert 125 mrad/Jahr; der größte Teil des Bundesgebietes weist ein Expositionsniveau von 100 mrad/Jahr auf (Tabelle 21). [Etwa 4% der gesamten Umgebungsstrahlung gehen zu Lasten des künstlichen Fallout. Die von medizinischen und industriellen Quellen (Kernkraftwerke) stammende Strahlenemission liegt zur Zeit weit unter 1%.]

Jeder Mensch ist somit innerhalb der mit 30 Jahren angenommenen Generationszeit einer natürlichen Strahlenbelastung von ca. 3750 mrad ausgesetzt. Auf die Zeitspanne der intrauterinen Entwicklung entfallen etwa 90 mrad. (Tabelle 22). Diese „natürliche" Strahlenexposition stellt

Tabelle 21. Umweltbedingte „natürliche" Strahlenbelastung des Menschen. (Nach R. L. Brent 1976, 1977)

Strahlenquelle	Jährliche Strahlenbelastung des Menschen in mrad
Kosmische Strahlen	40
Terrestrische Strahlen	60
Körpereigene Ra-Nuklide (^{40}K, ^{14}C)	25
Zusammen	125

Tabelle 22. Absorbierte Dosis der „natürlichen" Background-Strahlung während der Schwangerschaft. (Nach R. L. Brent 1976, 1977)

Strahlenemission	„Natürliche" Strahlenbelastung während der intrauterinen Entwicklung in mrad	
	Mutter	Fet
Kosmische	37	37
Terrestrische	36	36
^{40}K	14–18	10–14
^{14}C	0,5–1,3	0,5–1,3
Zusammen	ca. 90	ca. 86

Tabelle 23. Belastung der Genitalorgane durch röntgendiagnostische Maßnahmen. (Modifiziert nach G. Drexler 1978)

Röntgendiagnostische Maßnahme	Strahlenbelastung in mrad		
	Ovarien	Uterus	Testes
Lendenwirbelsäule	190–210 (am focus-nahen Ovar)	59–67	2–7
Beckenübersicht			
a. p.	64–120	98–167	210–470
p. a.	71–90	64–87	32–40
sagittal	80–190	110–304	317–1094
i. v. Pyelogramm	114–138	168–218	4
Urethrocystogramm	30–36	64–72	530–695
Abdomen (Übersicht)	129–188	182–250	8–14
Hysterosalpingographie (Durchleuchtung + 1 Aufnahme)	200		

Tabelle 24. Geschätzte mittlere Dosis für den Embryo/Fetus bei röntgendiagnostischen Maßnahmen in der Schwangerschaft. (Modifiziert nach R. L. Brent 1976, 1977)

Diagnostisch belastete Körperregion der Mutter	Dosis für Embryo oder Feten in mrad
Schädel	4
Halswirbelsäule	2
Obere/untere Extremität	1
Brustwirbelsäule	9
Lendenwirbelsäule	275
Becken (Übersicht)	440
Hüftgelenk	300
Lungen	
Durchleuchtung	70
Aufnahme	8
Photofluorographie	8
Abdomen (Übersicht)	290
Oberer Gastrointestinaltrakt	
Durchleuchtung	200
Aufnahme	360
Insgesamt	560
Intestinaltrakt (Barium-Kontrastdarstellung)	
Durchleuchtung	360
Aufnahme	440
Insgesamt	800
Gallenblase	200
Pyelogramm (i. v. oder retrogr.)	400
Schwangerschaftsaufnahme	723

anerkannterweise keinen Kausalfaktor für die von Generation zu Generation gleichbleibende Incidenz von 4–5% connataler Anomalien dar.

Die *klinische Anwendung ionisierender Strahlen bildet für das Individium die größte künstliche Strahlenbelastungsquelle.* Den höchsten Anteil nimmt die *Strahlendiagnostik* ein, gefolgt von der *therapeutischen Strahlenapplikation.* Die Anwendung *radioaktiver Substanzen* (Radiopharmaka) steht z. Z. noch an letzter Stelle.

Das genetische und somatische Strahlenrisiko des Menschen läßt sich nur empirisch und durch Extrapolation experimenteller Daten abschätzen. So stellt sich bei strahlendiagnostischen und -therapeutischen Maßnahmen prae und post conceptionem die Frage nach dem Risiko für die Frucht.

Strahlenexposition in utero durch röntgendiagnostische Maßnahmen: Aufgrund der biologischen Strahlenwirkung kann zu keinem Zeitpunkt vor der Empfängnis und während der Gravidität eine radiologische Untersuchung des unteren Abdomen und der Beckenregion einer Frau ohne jegliches Risiko für den Conceptus durchgeführt werden, da es im Prinzip keine minimale oder Schwellendosis gibt. Gleichzeitig gilt jedoch, daß das Risiko denkbar gering ist und daß strahlendiagnostische Maßnahmen ergriffen werden müssen, wenn sie indiziert sind – ungeachtet einer bestehenden Schwangerschaft.

Aus Vorsichtsgründen muß die Strahlenbelastung so niedrig wie möglich gehalten werden. Nach internationalen Richtlinien (Euratom-Grundnormen), die auch in die bundesdeutschen Gesetz- und Verordnungsgebungen übernommen wurden, soll die Strahlendosis im unteren Abdomen im fertilen Alter der Frau 1,3 rem pro ¼ Jahr nicht überschreiten (Tabelle 23).

Vom Zeitpunkt einer festgestellten Schwangerschaft bis zur Entbindung dürfen nicht mehr als 1 rem auf das Abdomen verabfolgt werden. In den ersten beiden Schwangerschaftsmonaten soll die Dosis deutlich unter 0,8 rem liegen. Diese empfohlenen Richtwerte werden üblicherweise nicht erreicht (Tabelle 24). Es bleibt sogar noch Spielraum für spezielle röntgenologische Abklärungen. Das bedeutet, daß jede indizierte strahlendiagnostische Untersuchung mit einer Belastungsgröße des Abdomen von < 1 rad, unabhängig vom Cyclustermin und vom Schwangerschaftsalter, durchgeführt werden kann.

Bei Einhaltung dieser Richtwerte ist keine Schädigung der Frucht zu erwarten. Daher besteht auch keine Indikation zu einem Schwangerschaftsabbruch. Der vorsichtig angesetzte Grenzdosisbereich für die Berechtigung einer Interruptio graviditatis liegt bei Belastungsgrößen von 10–20 rad, also in Größenordnungen, die im Rahmen der Röntgendiagnostik nicht in Betracht kommen.

Bei ärztlichen Entscheidungen ist zu bedenken, daß das Risiko, eine Erkrankung während der Schwangerschaft nicht oder nicht rechtzeitig zu erkennen, größer ist als das Risiko einer mit der Diagnostik verbundenen Schädigung durch ionisierende Strahlung. Jedoch ist zu fordern, daß *die Indikation streng gestellt und die Möglichkeiten anderer diagnostischer, nicht radiologischer Verfahren,* wie z. B. der Ultrasonographie, *voll ausgeschöpft werden.*

Die diagnostische Anwendung von *Radiopharmaka* bedarf in graviditate einer besonders strengen Indikation, insbesondere wenn *radioaktives Jod* zur Anwendung gelangt (die fetale Thyreoidea nimmt dieses Isotop etwa ab der 10. SSW entsprechend ihrem Organgewicht auf). Da im diagnostischen Anwendungsbereich keine teratogenen oder cancerogenen Effekte bekannt sind, ist ein Schwangerschaftsabbruch nach Anwendung von Radiopharmaka nicht gerechtfertigt.

Problematik der Fortpflanzung bei therapeutischer Strahlenbelastung eines Elternteiles: Üblicherweise wird man bei einer malignen Erkrankung eines Ehepartners in Anbetracht der zweifelhaften Prognose des Leidens von einer Schwangerschaft abraten und individuell geeignete Maßnahmen zur Konzeptionsverhütung empfehlen. Bei carcinomkranken Frauen fällt dabei entscheidend die mögliche Verschlechterung des Grundleidens durch eine Gravidität ins Gewicht. Eine Strahlenbehandlung in graviditate rechtfertigt sowohl wegen der möglichen Beeinträchtigung der Prognose als auch in Anbetracht einer nicht auszuschließenden somatischen Gefährdung der Frucht durch Exposition im Streustrahlenbereich einen Schwangerschaftsabbruch aus mütterlicher und kindlicher Indikation.

Gelegentlich macht das Seminom des Mannes eine Stellungnahme erforderlich. Im Zuge der Stahlentherapie nach Hemiorchiektomie erhält der gesunde Hoden, je nach Strahlenqualität und -applikationsart, eine Streustrahlendosis im Bereich von 100–600 rad. Nach passagerer A- und/oder Oligozoospermie kann die normale Spermienzahl wieder erreicht werden. Tritt eine Schwangerschaft ein, so ist der Schwangerschaftsabbruch aus kindlicher Indikation im Einzelfall vertretbar. Bei dringendem Kinderwunsch wird man sich jedoch für die Erhaltung der Schwangerschaft aussprechen können.

12. Physiologie der Reproduktion

Einleitung

Die Kenntnis der menschlichen Fortpflanzung mit ihren vielfältigen und komplexen Schritten unter physiologischen und pathologischen Bedingungen bildet die Grundlage für den Geburtshelfer und Gynäkologen in der täglichen Praxis, Klinik und Forschung. Die Phasen der Reproduktion stellen insgesamt ein cyclisches Geschehen dar. Es beginnt mit der Gametogenese von Ei- und Samenzellen und setzt sich fort über Befruchtung, Tubentransport, Nidation, Implantation, Embryonalperiode und das fetale Wachstum unter Einschluß der engen und ununterbrochenen fetomaternalen Beziehungen bis hin zur Geburt. Der Kreis schließt sich, wenn das neue Lebewesen die Geschlechtsreife erreicht.

Die Grundlage zum Verständnis liefert die Kenntnis der pränatalen Entwicklung einschließlich genetischer, biochemischer und endokrinologischer Parameter. Sie gewährleistet die Synopse der Gestaltung des Normalen und der Abweichungen von der Norm bei congenitalen Defekten und intrauterinen Erkrankungen.

Auch die Fertilitätskontrolle muß unter diesem Aspekt betrachtet werden, da jede Methode der Kontrazeption in das generative Geschehen eingreift.

So gesehen geht es darum, Schwerpunkte der Reproduktion herauszugreifen, die in unmittelbarer Beziehung zur Geburtshilfe und Gynäkologie stehen.

Meiose – Reduktionsteilung – Reifeteilung

Im Zuge der Evolution ist der menschliche Karyotypus mit dem diploiden Satz von 46 Chromosomen, bestehend aus 22 Autosomenpaaren und 2 Geschlechtschromosomen – 2 X-Chromosomen beim weiblichen und 1 X- und 1 Y-Chromosom beim männlichen Geschlecht – ausgestattet. (s. S. 3).

Bei der Vermehrung *somatischer* Zellen erfolgt die Konstanthaltung des Karyotypus über die Mechanismen der *mitotischen* Zellteilung. Auch die Vorstufen der Keimzellen, die *Spermatogonien* und *Oogonien* vervielfachen sich *mitotisch* und besitzen somit ebenfalls den diploiden Chromosomensatz 46 XY resp. 46 XX.

Die Weitergabe dieses für den Menschen speciesspezifischen Chromosomenbestandes mit den auf den Chromosomen verankerten Genen – dem Genom – setzt jedoch voraus, daß der diploide Chromosomensatz *vor* der Befruchtung in den männlichen und weiblichen Keimzellen auf die Hälfte reduziert wird, um bei der Vereinigung von Ei- und Samenzelle den kompletten diploiden Status wieder herzustellen und aufrechtzuerhalten.

Diese Voraussetzung wird durch die *Reifeteilungen* erfüllt. Sie dienen

1. der Reduzierung der Chromosomenzahl auf die Hälfte, darüber hinaus gleichzeitig
2. der Umverteilung – Reassortierung – des genetischen Materials.

Zur Gewährleistung dieser Vorgänge laufen während der Gametogenese von Ei- und Samenzelle nach einem genetisch programmierten und gesteuerten Mechanismus hintereinander zwei Teilungen ab, die als *Meiose I und II* bezeichnet und untergliedert werden.

Die homologen Chromosomen replizieren nur einmal *vor* Eintritt in die *erste Reifeteilung* und paaren sich dann zur Vorbereitung der exakten Aufteilung in den Frühstadien der Meiose I longitudinal, Seite an Seite liegend (Synapse). Jedes der gepaarten Chromosomen besteht aus zwei Chromatiden, die durch ein Centromer zusammengehalten werden, so daß bei der Paarung jeweils vier Stränge nebeneinander liegen (Tetrade). Entscheidend für den Vollzug der Teilung durch die Trennung der homologen Chromosomen ist das Verhalten der Centromere. Diese bewegen sich nach Anordnung in der Äquatorialebene der Metaphase I entlang den Spindelfasern zu den entgegengesetzten Polen und führen dabei die durch sie zusammengehaltenen beiden Chromatiden des Chromosoms mit sich (Disjunktion). Auf diese Weise ist die Chromosomenzahl halbiert, und am Ende der Meiose I sind aus einer diploiden zwei haploide Keimzellen entstanden. Dieser halbe Chromosomensatz enthält jedoch zweisträngige – also aus zwei Chromatiden bestehende – Chromosomen. Eine DNS-Synthese-Phase (S-Phase) findet nicht mehr statt; die *zweite Reifeteilung* besteht vielmehr nur in der Trennung der Chromatiden. Sie vollzieht sich mechanisch durch die Längsspaltung der Centromere und Abwandern der Chromatiden zu den Spindelpolen wie bei der mitotischen Teilung.

Nach Abschluß der Meiose II sind zwei haploide Kerne mit jeweils 22 Autosomen und 1 Geschlechtschromosom gebildet (Abb. 73). Erst bei der Befruchtung, wenn der männliche und weibliche Pronucleus miteinander verschmelzen, wird die komplette diploide Chromosomenzahl wieder hergestellt und somit über den Modus der Haploidisierung dem Hauptprinzip der Meiose, nämlich der Konstanterhaltung der Chromosomenzahl von einer Generation zur anderen, Rechnung getragen.

Praktisch gleichzeitig mit der longitudinalen Paarung der homologen Chromosomen (s. o.) findet gegen Ende der ersten meiotischen Prophase ein Austausch von linearen Segmenten mit den auf ihnen verankerten Genen zwischen den Chromatiden mütterlicher und väterlicher Herkunft statt. Dieses Phänomen wird als *Crossing-over* bezeichnet und trägt dazu bei, die

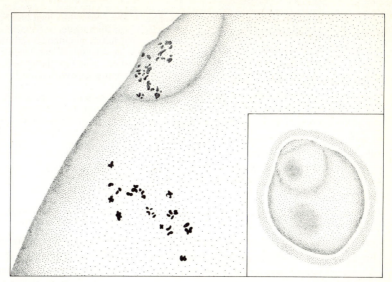

Abb. 73. Reifeteilung der Eizelle. Metaphase der Reifeteilung: Man sieht die Metaphase-II-Chromosomen im Ooplasma und das am oberen Rand bereits abgegrenzte Polkörperchen der I. Reifeteilung. (Invitro-Kultivierung, Präparation und Aufnahmen v. B.M. Uebele-Kallhardt 1978)

Gene zu vermischen und auf diese Weise eine *individuelle Rekombination genetischen Materials* zu garantieren (s. S. 118). Als Ort des Austausches nimmt man die Chiasmata an, deren Zahl durchschnittlich bei der männlichen Gametogenese insgesamt 44–58 mit einem Streubereich von 35–66 beträgt. Für die Oogenese wurde bei In-vitro-Reifung eine annähernd gleiche Frequenz von 42–50 Chiasmata ermittelt. Die Zahlen variieren bei den einzelnen homologen Chromosomen u. a. in Abhängigkeit von ihrer Größe.

Zusätzlich findet während der Meiose durch die zufällige Segregation haploider Sätze eine *unabhängige Assortierung* der *mütterlichen* und *väterlichen* Chromosomen innerhalb der Gameten statt.

Als Folge dieser Mechanismen besitzt *jede Gamete einen einmaligen individuellen Genotyp*. Die Vereinigung derartig vorbereiteter Ei- und Samenzellen bei der Befruchtung gewährleistet, daß kein Individuum dem anderen genotypisch und phänotypisch völlig gleicht.

Verständlicherweise bergen diese komplizierten Schritte und Mechanismen der Reduktionsteilungen das Risiko der Störanfälligkeit. Versagen der genetischen Steuerung der Meiose, Fehlverteilungen, Gen- und Chromosomenmutationen können bei erhaltener Befruchtungsfähigkeit zu abnormen Zygoten mit allen ihren Folgen für das sich daraus entwickelnde Individuum führen. Das bekannteste Beispiel ist die Trisomie des Chromosoms Nr. 21 auf der Basis einer Non-disjunction als Ursache des Mongolismus (s. S. 100). Dazu gehört aber auch die Entstehung von Chromosomentranslokationen und anderen strukturellen Chromosomenanomalien als Folge einer Neumutation während der Gametogenese in balancierter oder unbalancierter Form (s. S. 101)

Die Meiose läuft in männlichen und weiblichen Keimzellen nach den gleichen Prinzipien ab. Jedoch unterscheiden sich die Spermiogenese und Oogenese wesentlich im Hinblick auf den Zeitpunkt des Beginns und die Dauer der Reifeteilungen. Ferner weichen die befruchtungsbereiten Spermatozoen und Oocyten in Zahl und Struktur beträchtlich voneinander ab, entsprechend ihren spezifischen Aufgaben und Funktionen bei der Fertilisation.

Die Spermiogenese – Spermatogenese

Bereits in der undifferenzierten Gonadenanlage (s. S. 10) sind die Keimzellen morphologisch zu identifizieren. Besitzen sie ein männliches Geschlechtschromosomenkomplement mit den männlich determinierenden Genen auf dem Y-Chromosom – insbesondere dem H-Y-Antigen

–, so erfolgt die Differenzierung zu Testes. Die Keimzellen – nunmehr als *Spermatogonien* bezeichnet – bilden zusammen mit den ortsständigen mesodermalen Zellen die Tubuli seminiferi. Dabei liegen die späteren Sertoli-Zellen in der Peripherie und die an Zahl geringeren unreifen Keimzellen im Zentrum der Tubuli. Möglicherweise besteht zwischen der frühzeitigen Umschließung der Spermatogonien durch die Sertoli-Zellen und dem Aufschub der Meiose ein Kausalzusammenhang, ähnlich dem Modus der Einbettung der Eizellen in die Primordialfollikel (s. S. 11).

Die Tubuli seminiferi werden beim 15–17 mm langen Embryo erkennbar. Die Leydig-Zellen sind erst bei einem Keimling von 29–33 mm Länge zu beobachten. Sie sind nicht mit der Organogenese befaßt, sondern mit der Androgenproduktion, zunächst unter Kontrolle des placentaren HCG, später der fetalen Hypophyse (Ein Defizit findet sich z. B. bei Anencephalie!). Die Empfindlichkeit der Receptorzellen ist entscheidend für die Differenzierung und Entwicklung, wie man von der testiculären Dysgenesie und der testiculären Feminisierung her weiß (s. S. 499).

Vom Beginn der Pubertät an nehmen die Spermatogonien an Zahl zu. Während die mitotischen Teilungen die Population aufrechterhalten, bis ins Alter ein ständiges Reservoir für neue heranreifende Keimzellen bilden und für einen steten Nachschub sorgen, nehmen kontinuierlich andere Spermatogonien gruppenweise an Größe zu, transformieren zu *primären Spermatocyten* und durchlaufen die erste meiotische Teilung. Es entstehen zwei *sekundäre Spermatocyten,* die den haploiden Chromosomensatz von entweder 23,X oder 23,Y enthalten. Da sich das Cytoplasma gleichmäßig aufteilt, sind die beiden sekundären Spermatocyten nur halb so groß wie die primäre Spermatocyte. Auch die anschließende Meiose II geht wiederum mit gleichmäßiger Verteilung des Cytoplasma einher, so daß die nun gebildeten *Spermatiden* halb so groß sind wie die sekundären Spermatocyten. Aus einer primären Spermatocyte entstehen im Zuge der Reduktionsteilungen somit insgesamt 4 haploide Spermatiden, 2 mit einem X- und 2 mit einem Y-Chromosom.

Abnorme Gonosomenkomplexe bedingen offenbar durch die damit verknüpfte Instabilität des Karyotypus eine Hemmung der Differenzierung und Reifung zu Spermatozoen und werden eliminiert.

Die Spermatogonien und Spermatocyten bleiben bis zur Bildung der Spermatiden durch cytoplasmatische Brücken miteinander verbunden. Auf diese Weise findet der Ablauf der Meiose gruppenweise synchron statt. Neue Gruppen beginnen periodisch, bevor die vorangegangenen ihre Transformation beendet haben. Die Cyclusdauer beträgt ca. 16 Tage.

Das X- und Y-Chromosom der primären Spermatocyten sind genetisch inaktiv (erkenntlich daran, daß sie in Heterochromatin eingebettet als „sex vesicle" isoliert sind). Im Gegensatz dazu sind die beiden X Chromosomen während der Oogenese aktiv.

Da die haploiden Spermatiden keine Genaktion erkennen lassen, dürften die notwendigen Informationen durch das diploide Chromosomenkomplement der Spermatogonien in Form stabiler RNS bereits vorprogrammiert sein; außerdem findet wahrscheinlich während der Meiose ein Transfer ribosomaler RNS von Sertoli-Zellen in die Spermatocyten statt.

Die Spermatiden unterliegen einem langen Differenzierungsprozeß – *Spermiogenese* – zu den befruchtungsbereiten *Spermatozoen*. Die Transformation eines Spermatogonium in die 4 reifen haploiden Spermatozoen bis zur Freisetzung in das Lumen der Samenkanälchen benötigt 34,5 Tage, einschließlich der Passage und des Aufenthaltes im Epididymis durchschnittlich 64 Tage.

Die Differenzierungsschritte von der Spermatide zum befruchtungsfähigen Spermium beginnen in den Tubuli seminiferi in enger Attachierung an die Sertoli-Zellen; erst wenn die Spermienreifung komplett ist, gibt die Sertoli-Zelle das Spermium frei, behält aber dessen Überfluß an Cytoplasma zurück.

Die Spermiogenese unterliegt in allen ihren Schritten dem *Einfluß der tonischen Ausschüttung der Gonadotropine FSH und LH*. FSH stimuliert die Spermiogenese, während LH (ICSH) die Leydig-Zellen zur Androgenproduktion veranlaßt. Das *Testosteron* scheint lokal die Entwicklung der angrenzenden Samenkanälchen zu kontrollieren. Spermatogonien besitzen cytoplasmatische und proteingebundene Receptoren für Androgene, ebenso verfügen die Tubuluszellen über androgenbindendes Protein für Testosteron und Dihydrotestosteron. Somit besteht während der Spermiogenese ein *vielfältiges Sicherheitssystem* übergeordneter und regionaler/lokaler Kontrollmechanismen.

Das Prinzip der Differenzierung zur befruchtungsbereiten Gamete ist auf das Ziel ausgerichtet, die Eizelle zu erreichen und in sie eindringen zu können. Dazu dienen die Lokalisierung des Kernmaterials auf engem Raum im Kopf des Spermium, die Abstoßung des größeren Teiles des Cytoplasmas mit dem endoplasmatischen

Reticulum und den Ribosomen und die Bildung der *Kopfkappe* mit dem *Akrosom* aus Teilen des *Golgi-Apparates*. Für die Erreichung dieses Zieles werden alle nunmehr überflüssigen Bestandteile eliminiert und die für die Erlangung der Fertilisierungskapazität notwendigen umstrukturiert. Das Akrosom wird mit den für die Penetration essentiellen Enzymen wie *Akrosin* und *Hyaluronidase* ausgestattet. Der Nachweis polar angeordneter akrosomaler und basaler Chromozentren deutet darauf hin, daß die Information für die Morphogenese des Akrosoms und des Nucleus unmittelbar regional erteilt wird. Als essentieller Prozeß erfolgt gleichzeitig die *Ausbildung des Bewegungsapparates* mit einer spezifischen Fibrillenstruktur, den *axialen Filamenten*, die dem befruchtungsreifen Spermatozoon im Mittelstück eine *zweidimensionale* und im distalen Abschnitt des Schwanzes eine *dreidimensionale Beweglichkeit* verschaffen. Dazu liefern die in dem spiraligen Mittelstück angeordneten Mitochondrien die notwendige Energie durch oxydative Phosphorylierung zu ATP. Die biochemische Ausstattung dient vornehmlich der Aufrechterhaltung der ATP-Konzentration, denn nur bewegliche Spermien sind befruchtungsfähig.

Die endgültige *Ausreifung* und *der Gewinn der Motilität* vollziehen sich nach der Passage des *Rete testis im Epididymis,* dessen Sekret die funktionellen Veränderungen der Spermatozoen entscheidend beeinflußt. Hier wird das restliche Cytoplasma abgestoßen, und hier erfolgen der Formwechsel des Akrosoms, die Änderung der Membraneigenschaften sowie ein Rearrangement des Chromatins (s. o.). *Nur über den Aufenthalt im Epididymis wird die Befruchtungsfähigkeit erreicht.* Der Nebenhoden dient gleichzeitig als Speicher: Die Spermien können dort – solange sie noch unbeweglich sind und daher einen niedrigen Energiebedarf haben – einige Wochen verharren.

Schätzungsweise hält die Beweglichkeit ca. 1 Woche an, die Befruchtungsfähigkeit erstreckt sich jedoch nur über etwa 3 Tage. Die Länge der Spermatozoen beträgt 60 μm, der Anteil des Kopfes 4 μm (Abb. 74).

Während dieser begrenzten befruchtungsfähigen Phase sind die Spermatozoen auf extracelluläre Substrate – vor allem Fructose als Energiequelle zur Erhaltung der Bewegungsfähigkeit – aus dem Samenplasma angewiesen, das durch eine Reihe akzessorischer Drüsen ein-

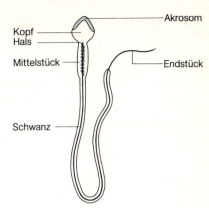

Abb. 74. Schematische Darstellung einer ausdifferenzierten menschlichen Samenzelle. (Nach K. L. Moore 1977)

schließlich des Sekretes der Samenkanälchen (vorwiegend Prostaglandine), der Prostata, der bulbourethralen Drüsen, des Nebenhodens und des Vas deferens geliefert wird. Die Sekrete der akzessorischen Drüsen enthalten wichtige Enzyme, deren Wirkung durch zugehörige Proteaseinhibitoren zeitlich und lokal begrenzt wird. Das Sekret der Prostata steigert die Motilität (Erwerb der Vorwärtsbeweglichkeit) und Vitalität der Spermien. Unmittelbar nach der Ejaculation trägt es zur Coagulation des Spermas bei; durch diese Art Schutzmechanismus werden die Spermien zunächst umschlossen, können sich jedoch infolge der 5–20 min später einsetzenden Verflüssigung „freischwimmen". Die Agglutination und die schnell darauf einsetzende Verflüssigung des Samens sind mitentscheidend für die Fertilität der im Ejaculat enthaltenen Spermien. Das an der Oberfläche des Spermienkopfes adsorbierte *Seminin* dient der Einschleusung in den Cervixmucus. Eine der wesentlichen Aufgaben des Samenplasmas ist seine Pufferfunktion gegenüber pH-Änderungen wie dem sauren Milieu der Vagina.

Die voll differenzierten Spermatozoen werden durch Muskelkontraktionen der Wand des Epididymis durch das Vas deferens geleitet und während des Orgasmus durch die Urethra ejaculiert. Die Menge des menschlichen Ejaculates beträgt 2–5 ml mit 60–100 Mill. Spermien/ml.

Die Oogenese

Die Schritte der *Oogenese* umfassen
- die Meiose mit der Haploidisierung des Chromosomensatzes, der Reassortierung der homologen Chromosomen in der ersten meiotischen Teilung und dem Genaustausch durch Crossing-over,
- die Entwicklung der Eizelle mit der Speicherung von Informationen und Nährstoffen für die ersten Schritte der Keimentwicklung,
- die endokrine Regulation der Eireifung und Freisetzung der Oocyte über den Mechanismus der Ovulation.

Die Oogenese beginnt im Gegensatz zur Spermiogenese bereits im fetalen Ovar und erstreckt sich somit über eine außerordentlich lange Zeitspanne. Zwischen dem 3. und 7. Fetalmonat findet zwar noch eine mitotische Vermehrung der *Oogonien* statt, aber gleichzeitig auch die Transformation zu Oocyten, die bereits während der Fetalperiode in die Prophase der ersten Reifeteilung eintreten. Zur Zeit der Geburt haben alle *primären Oocyten* das sog. Dictyotän erreicht und verharren in diesem Stadium bis zur Geschlechtsreife (Abb. 75) (s. S. 13).

Etwa 36 Stunden vor der *Ovulation* nimmt jeweils *eine* von ihnen pro Cyclus unter dem Einfluß von LH die Meiose wieder auf und entwickelt sich zur befruchtungsfähigen Eizelle. Infolge der Reifung nur einer Eizelle pro Cyclus stehen während der gesamten fertilen Phase auf Abruf Eizellen im Dictyotän bereit.

Die Gesamtzahl der Keimzellen erreicht während des 5. Fetalmonats ein Maximum von annähernd 6 Mill., wird jedoch schon während der weiteren Fetalzeit und in der Kindheit durch Zelldegeneration, verbunden mit Follikelatresie, auf ca. 100 000 bei Beginn der Pubertät reduziert; auch im Ovar der geschlechtsreifen Frau gehen weitere Eizellen mit ihren Follikeln zugrunde. Schließlich erreichen – berechnet aus der Zahl der Cyclen im fertilen Alter – nur etwa 300–500 Eizellen die volle Reife und werden mit der Ovulation jeweils freigesetzt.

Die Meiose verläuft bezüglich der Haploidisierung und Reassortierung der homologen Chromosomen und des Crossing-over bei beiden Geschlechtern formal nach den gleichen Prinzipien (s. S. 118). Eine Besonderheit der Eireifung besteht jedoch darin, daß jeweils der eine der beiden haploiden Chromosomensätze in der

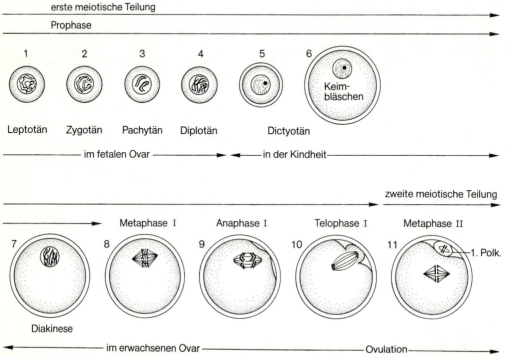

Abb. 75. Schematische Darstellung der Reifung der Eizelle von der Pränatalperiode bis zur Ovulation. (Nach B. G. Edwards, modifiziert von B.-M. Uebele-Kallhardt 1978)

Telophase der ersten und zweiten Reifeteilung als sog. *Polkörperchen* abgestoßen wird. Durch diesen Modus verbleibt der Großteil des Cytoplasmas der reifenden Eizelle. Die Meiose I wird kurz vor der Ovulation beendet, und das erste Polkörperchen erscheint im perivitellinen Raum (Abb. 75). Bis zur Ovulation hat die *sekundäre Oocyte* das Stadium der Metaphase II erreicht. Die zweite Reifeteilung mit der Ausstoßung des zweiten Polkörperchens wird *nur* im Falle der Befruchtung beendet.

Wie die Spermatocyten, so durchlaufen auch die Oocyten außer den Reifeteilungen eine komplexe Differenzierung zur befruchtungsbereiten Eizelle mit dem Ziel, die genetische Information, Ernährung und den Energiestoffwechsel für die frühen Stadien der Entwicklung zu gewährleisten.

Bereits mit der Arretierung im Dictyotän beginnt eine Phase der regen Genaktivität. Die Information wird in stabilen RNS-Molekülen gespeichert und steht z. T. bis in das Stadium der frühen Blastocyste hinein zur Verfügung. Wenn auch die Interaktionen zwischen Kern und Cytoplasma während der Oogenese noch nicht geklärt sind, so ist doch davon auszugehen, daß das Ooplasma die notwendigen Entwicklungsinformationen enthält. Während die Ribosomen die Proteinsynthese des ganz frühen Conceptus abstützen, dient der Reichtum an Mitochondrien mit der (maternen) Mitochondrien-DNS dem zukünftigen Energiestoffwechsel.

Wie bei der Formierung der Primordialfollikel, so vollziehen sich auch die Differenzierungsleistungen der reifenden Oocyte in enger Kommunikation mit den Follikelzellen resp. Granulosazellen des synchron heranwachsenden Follikels (s. S. 12).

Während der Entwicklung des sprungreifen Follikels gewinnt die Oocyte eine klare, durchsichtige glykoproteinreiche Membran, die *Zona pellucida*, die von der Oocyte und den Granulosazellen gemeinsam aufgebaut wird. Zwischen ihr und der Zellmembran der Oocyte verbleibt ein Spalt, der *perivitelline Raum*. Indessen bilden die Cumuluszellen durch Intercellularbrücken ein Reticulum, und ein Kranz von Granulosazellen legt sich der Zona pellucida dicht als sog. *Corona radiata* an. Ihre Zellfortsätze verflechten sich mit den Mikrovilli der Eihülle innerhalb der Zona pellucida. Diese enge Beziehung zwischen Oocyte und Granulosazellen gewährleistet die Ernährung und die Weitergabe von Informationen in den perivitellinen Raum und das Ooplasma. Die Corona-radiata-Zellen werden daher auch als Nährzellen bezeichnet.

Unmittelbar vor der Ovulation wird die Eizelle noch von 4000–5000 Cumuluszellen umschlossen. Mit Beendigung der ersten Reifeteilung retrahieren sie sich, verlieren ihre Intercellularbrücken und gehen in der Folge durch enzymatische Prozesse zugrunde. Eine verbleibende dünne Lage von Corona-radiata-Zellen verliert das Ovum erst, unterstützt durch die Einwirkung der Hyaluronidase des Spermas, in der Tube und wird damit befruchtungsbereit. Die Reifungsprozesse beider Kompartimente – der Oocyte und des Follikels vollziehen sich synchron und werden endokrin gesteuert: Wachstum und Differenzierung der Oocyte sowie Vermehrung und Funktion der Granulosazellen mit der Bildung des Cumulus oophorus stehen unter dem Einfluß von FSH und Oestrogen. Zielzellen für das ovulationsauslösende LH scheinen die Granulosazellen zu sein. Die engen Wechselbeziehungen zwischen Oocyte und Granulosazellen machen auch die Stimulation der Differenzierung von Granulosazellen zu Luteinzellen durch die Oocyte unter steter endokriner Rückkopplung wahrscheinlich. Entscheidend für den geordneten Ablauf ist die *Synchronisation aller Schritte*.

Capacitation der Spermatozoen

Das voll differenzierte Spermatozoon muß auf seinem Weg durch den weiblichen Genitaltrakt noch die Fähigkeit zur Durchdringung der Corona radiate und der Zona pellucida erwerben. Dieser Vorgang wird als *Capacitation* bezeichnet. Er ist mit der Ablösung von Inhibitoren der akrosomalen Enzyme verknüpft, die an die Spermatozoen gebunden sind. Erst dadurch werden die akrosomalen Enzyme frei und aktiviert, die das Eindringen in die Eizelle ermöglichen. Alle penetrationsfähigen Spermien haben nach der Capacitation die äußere akrosomale und Plasmamembran verloren. Durch die innere, nun frei liegende Akrosomenmembran können die Hyaluronidasen die Matrix des Cumulus oophorus auflösen, und die akrosomale Proteinase steht für die Penetration der Eihülle zur Verfügung.

Der Prozeß der Capacitation findet während der Migration der Spermien hauptsächlich im Uteruscavum und in den Tuben statt, jedoch

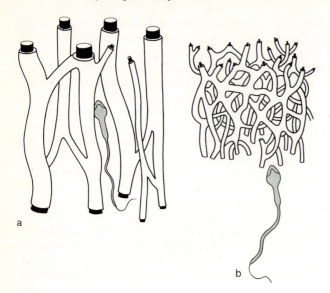

Abb. 76a u. b. Cyclusabhängige Veränderungen des cervicalen Mucus.
a parallele Längsanordnung der Mucusfilamente z. Z. der Ovulation (Spermienpenetration begünstigt);
b Aufhebung der Längsanordnung der Filamente nach der Ovulation (Penetration erschwert bis unmöglich).
(Nach Odeblad 1972)

dürfte auch das Cervixsekret beteiligt sein (s. unten). Nach den Erfahrungen mit der In-vitro-Fertilisation menschlicher Eizellen sind auch die Cumuluszellen aktiv an der Capacitation beteiligt.

Voraussetzung für die Capacitation ist ein ausgewogenes Oestrogen-Gestagen-Gleichgewicht z. Z. der Ovulation mit entsprechenden Milieubedingungen durch Cervix- und Uterussekrete sowie die Wirksamkeit der Cumuluszellen.

Migration der Spermatozoen durch den weiblichen Genitaltrakt – Durchdringung des Cervixschleims

Das Ejaculat wird bei der Cohabitation in das hintere Scheidengewölbe deponiert, und die Spermien müssen nun auf dem Wege zum Eileiter, dem Ort der Befruchtung, in Interaktion mit den Sekreten von Cervix, Uterus und Eileiter treten.

Das Sekret der Cervix nimmt um den Ovulationstermin an Viscosität zu und zeigt eine besonders ausgeprägte *Spinnbarkeit* (s. S. 516). Der Mucus besteht aus Filamenten von Glykoproteinen mit einem Kohlenhydratanteil von 70–80% und weist eine netzige Struktur auf, die durch die parallele Längsanordnung der Mucusfilamente z. Z. der Ovulation die Penetration der Spermatozoen begünstigt, sie nach der Ovulation durch Aufhebung der Längsrichtung jedoch erschwert oder unmöglich macht (Abb. 76).

Für die Erhaltung der Motilität der Spermatozoen ist die Glucose des Cervixschleims ein wichtiger Energielieferant. In den Krypten der Cervix können sich Spermien über eine begrenzte Zeit funktionsfähig erhalten und aus diesem Reservoir erneut in den Cervicalkanal vordringen.

Daneben übt der Mucus einen Filtereffekt aus: Immobile und wohl auch grob mißgestaltete Spermien werden zurückgehalten. Der Cervixmucus schützt vor Phagocytose durch die in den Sekreten vorhandenen Leukocyten. Das alkalische Milieu begünstigt die Migration.

Das Cervixplasma – der flüssige Anteil des Sekretes – dient als Trägermedium für die Spermatozoen. Es enthält Elektrolyte sowie cyclusabhängige Konzentrationen von Proteinen und Enzymen, die möglicherweise die Capacitation einleiten. Man nimmt an, daß die akrosomale Protease Akrosin als sog. „Pfadfinderreaktion" bereits den Cervixmucus anzudauen vermag.

Bestimmte Proteasen und deren Inhibitoren sowie die Konzentration von Immunglobulinen regulieren die Mucuspenetrationsfähigkeit zeitgerecht qualitativ und quantitativ. Zur Zeit der Ovulation liegen die Konzentrationen der Inhibitoren, z. B. des Akrosininhibitors, und der IgG und IgA sehr niedrig und begünstigen infolgedessen den Fertilisierungsvorgang.

Die Migration erfolgt unter günstigen Voraussetzungen sehr schnell; bereits 5 min nach der Ejaculation können die ersten Spermatozoen das Cavum uteri erreicht haben.

Die physikalischen und biochemischen Eigenschaften des Cervixsekretes und ihre endokrine Steuerung spielen somit eine wichtige Rolle im Rahmen der Fertilität und Infertilität (s. S. 516).

Migration durch Uteruscavum und Tuben

Unmittelbar nach der Deponierung des Ejaculates im hinteren Scheidengewölbe gehen auch im optimalen Milieu viele Spermien zugrunde. Binnen 4–6 h post coitum kann die Motilität zwar noch erhalten sein, die Befruchtungsfähigkeit geht als Folge der nachlassenden Pufferkapazität des Seminalplasma gegenüber dem sauren Milieu der Vagina jedoch bereits verloren. Die Wanderung durch den Cervicalkanal und das Uteruscavum vollzieht sich relativ schnell; nach 1–2 h haben bereits einige Spermien die Tuben erreicht und finden sich auch in der Peritonealflüssigkeit. Insensible Muskelkontraktionen dieser Organe dürften dabei eine unterstützende und beschleunigende Rolle spielen. Während der Passage findet eine weitere erhebliche Verminderung der Spermienzahl statt, und nur einige tausend Spermatozoen erreichen die Tube.

Auf ihrem Weg durch den Eileiter schwimmen die Spermatozoen gegen den Strom des auf diese Weise richtungsweisenden Tubensekretes. Nach ihrer Ankunft im ampullären Teil der Tube sind sie capacitiert (s. S. 123), können dort ca. 24–48 h überleben und gleichsam auf die Eizelle „warten".

Die Befruchtung

Die Befruchtung findet im ampullären Teil der Tube statt.

Die Oocyte, die mit ihrer Reifung einen Durchmesser von 100–120 µm erreicht und damit als die größte Zelle des menschlichen Körpers mit bloßem Auge sichtbar ist, wird bei der Ovulation durch die Bewegungen der Fimbrien in den Ovidukt geleitet. Die Fimbrien streichen rückwärts und vorwärts über das Ovar und „wedeln" die Eizelle in das Infundibulum der Tube. Von dort gelangt sie in die Ampulle des Eileiters, transportiert durch Bewegungen der Cilien der Schleimhautepithelzellen und durch Kontraktionen der Tubenmuskulatur.

Die Spermatozoen „finden" die Oocyte zufallsabhängig und ordnen sich rechtwinklig zur Oberfläche des Eies an. Mit Hilfe der akrosomalen Enzyme vermag ein Spermatozoon die

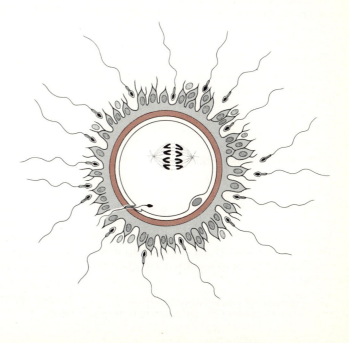

Abb. 77. Befruchtung. Eindringen eines Spermium in die Oocyte. Dabei verschmelzen die Plasmamembranen von Spermium und Oocyte. Das Spermium dringt einschließlich seines Schwanzteiles in die Eizelle ein. (Nach K. L. Moore 1977)

Corona radiata und die Zona pellucida zu durchdringen, unterstützt durch Proteasen von der Peripherie des Ooplasma. Nachdem der Spermienkopf bis in den perivitellinen Raum eingedrungen ist, verschmelzen die Mikrovilli der Plasmamembranen der Oocyte mit der Spermatozoenmembran und gehen dann am Ort des Kontaktes zugrunde. Beim Menschen dringt auch der Schwanzteil des Spermium in das Cytoplasma der Eizelle ein, degeneriert jedoch bald (Abb. 77). Vor allem gehen auch die mitgeführten Mitochondrien schnell zugrunde, so daß alle Mitochondrien der Zygote mütterlichen Ursprungs sind (s. S. 123).

Das Eindringen weiterer Spermien wird normalerweise durch die zonale Reaktion, also vom Ooplasma aus, mit Hilfe einer aus den corticalen Granula stammenden Protease verhindert, ein Mechanismus, der als „Polyspermieblock" bezeichnet wird (s. S. 100).

Mit der Penetration des Spermatozoon beendet die Eizelle die II. Reifeteilung. Das 2. Polkörperchen wird eliminiert und der *weibliche Pronucleus* formiert. Die Befruchtung findet innerhalb von ca. 12 h nach der Ovulation statt.

Unmittelbar nach dem Eindringen in das Ooplasma beginnt der Spermienkopf zu schwellen und erreicht die Größe des weiblichen Pronucleus. Die Bildung des *männlichen Pronucleus* ist von Theca- und Granulosazellen abhängig, die den „männlichen Pronucleus-Wachstums-Faktor" beisteuern.

Nach Auflösung ihrer Kernmembran *verschmelzen* beide Pronuclei miteinander. Mit der vollen *Integrierung des diploiden Chromosomenkomplements* ist der Befruchtungsvorgang vollzogen und die *Zygote* als Ausgangszelle des künftigen Individuum formiert.

Die Furchungsteilungen

Unmittelbar nach der Kernverschmelzung beginnt das Ovum die erste DNS-Synthese-Phase. Sie bildet den Auftakt einer etwa 30 h nach der Befruchtung während der Wanderung durch die Tube einsetzenden rapiden mitotischen Aktivität.

Die ungewöhnlich rasche Aufeinanderfolge der als *Furchungsteilungen* bezeichneten ersten Zellteilungen hängt u. a. mit dem Wegfall der G_1-Phase im Zellcyclus zusammen. Dieses relativ lange Stadium der Interphase wird erst ab dem Stadium der Blastocyste beobachtet (gleichzeitig mit der späten Replikation eines X-Chromosoms, d. h. der X-Inaktivierung).

Die Tochterzellen – *Blastomeren* genannt – werden von einer zur anderen Generation durch Aufteilung des (mütterlichen) Cytoplasma kleiner. Innerhalb von *3 Tagen* ist ein Zellkomplex von ca. 16 Blastomeren entstanden, seiner Form wegen als *Morula* bezeichnet. *In diesem Stadium wird der Uterus erreicht.*

Das eigene Genom des Ovum ist zunächst inaktiv. Die Zygote ist jedoch reich mit Informationen und Vorräten des maternen Ooplasma ausgestattet, die die früheste Entwicklung stimulieren und steuern. Dafür spricht die kontinuierliche Abnahme des RNS-Gehaltes während der Furchungsteilungen. Die Codierung und Synthese eigener individueller Proteine (Enzyme) beginnt erst kurz vor der Implantation im Stadium der mittleren Blastocyste. Die Aktivierung eigener Gene des Conceptus erfolgt *stufenweise*, möglicherweise gestützt durch Vorläufer mütterlicher Herkunft.

Die einzelnen Entwicklungs- und Differenzierungsschritte setzen sehr genaue und effiziente Kontrollmechanismen bezüglich der Aktivierung und Inaktivierung spezifischer Gene in Zellen und Geweben des Conceptus voraus. Die Synthese spezifischer Enzyme *am richtigen Ort, zur richtigen Zeit und in der richtigen Menge* hängt primär davon ab, daß die genetische Information transkribiert wird. *Das terminierte An- und Abschalten der Synthese eines spezifischen Proteins bedeutet letztlich Differenzierung auf molekularer Ebene und beinhaltet die zeitgerechte spezifische Genaktivität und Transkription der DNS in mRNS.* Codierung, Aufbau und Herstellung des ersten eigenen Proteins stellen sicherlich einen der wichtigsten und zugleich einen der kritischen Augenblicke der Entwicklung dar.

Wie der Conceptus während des gesamten Gestationsprozesses, so hängt auch das Ovum von dem unmittelbaren mütterlichen Milieu in Tube und Uterus ab. Als Zeichen der *Wechselbeziehungen zwischen frühembryonalem und mütterlichem System* zeigen die Sekrete von Tube und Uterus bereits *vor* der Implantation ein hormonsensitives, streng zeitspezifisches Proteinmuster. Dem Eileiter obliegt nicht nur der Transport des Eies; die Tubenmucosa bildet und sezerniert darüber hinaus spezifische Proteine, darunter ein dem Uteroglobin ähnliches β-Glykoprotein. Während der Passage steuert das Tubenepithel für das Ovum außerdem eine Hülle aus sauren Mucopolysacchariden, das Mucolemm, bei, das als unerläßlich für die Differenzierung der Morula zur Blastocyste angesehen wird.

Die Entwicklung der Blastocyste

Nach der Ankunft schwebt die Morula, eingehüllt in das Mucolemm, frei im Sekret des Uteruscavum. Etwa am 4. Tag nach der Befruchtung dringt in zunehmender Menge Uterussekret in die Intercellulärräume der Morula ein. Die flüssigkeitsgefüllten Räume fusionieren zur sog. *Blastocystenhöhle,* und die Zellen ordnen sich in zwei Lagen an. Die äußere dient der Formierung des *Trophoblasten,* aus dem später die Placenta hervorgeht. Die innere Zellmasse – *der Embryoblast* – bildet die Ausgangszellen für Entwicklung und Differenzierung des Embryo. Damit ist aus der Morula die *Blastocyste* geworden, die noch etwa 2 Tage frei schwebend im Uterus verharrt und vom uterinen Sekret mit einer „Klebeschicht" umhüllt wird, die zugleich mit dem Mucolemm erst ab der Kontaktaufnahme mit dem Endometriumepithel der Auflösung verfällt. Die menschliche Blastocyste ist relativ groß und besteht vor der Implantation aus etwa 186 Zellen (Abb. 78).

Nidation und Implantation

Nidation und Implantation vollziehen sich nach einem präzisen Zeitplan in enger Wechselbeziehung zwischen Blastocyste und Endometrium.
Die *Nidation* erfolgt am 6. Tag regelmäßig über einer subepithelialen Capillare, und zwar fundusnah dorsal oder ventral. Entscheidend für den Nidationsort sind letzten Endes lokale biochemische Veränderungen im Endometrium. Offenbar geht die Stimulation zur sekretorischen Aktivität und Freisetzung uteriner Proteasen im umgebenden Endometrium von der Blastocyste aus. Nur die *Interaktion* beider Compartimente mit reger Aktivität von Glykosidasen und trypsinähnlichen Peptidasen gewährleistet eine störungsfreie Einnistung. Eines der spezifischen Endometriumproteine ist das *Uteroglobin* (wahrscheinlich identisch mit *Blastokinin*), das seinerseits an der Entwicklung der Blastocyste beteiligt ist, indem es den Trophoblasten passiert oder transferiert wird und an Ort und Stelle die Mitoseaktivität und RNSSynthese des Keimlings stimuliert.

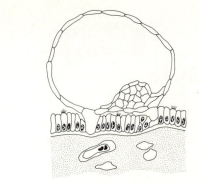

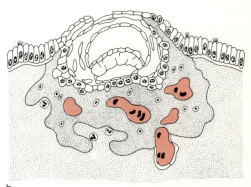

Abb. 78 a u. b. Nidation und Implantation der Blastocyste. **a** Nidation der polarisierten Blastocyste mit gerade beginnender Penetration des Endometrium (6. Tag); **b** frühes lacunares Stadium der Implantation und beginnende Proliferation des Trophoblasten (9. Tag). (Modifiziert nach K. L. Moore 1977)

Zur Zeit der Nidation ist die Blastocyste bereits eindeutig polarisiert und sinkt bei der Implantation stets mit dem embryonalen Pol, also mit dem „Embryonalknoten", in das Endometrium ein (Abb. 78 a).
Die *Implantation* kann nur im Stadium der Blastocyste erfolgen. Bei der ersten Kontaktaufnahme zwischen Mutter und Conceptus verkleben Trophoblast- und Endometriumepithelzellen miteinander. Nach Auflösung der Hüllschichten (s. oben) einschließlich der Zona pellucida mit Hilfe einer eigenen Protease können die nun freien Trophoblastzellen unmittelbar zwischen den Zellen der Endometriumoberfläche ein- und bis zu den Gefäßen der Tunica propria vordringen (Abb. 78 b).
Innerhalb von nur einer Woche vollzieht sich somit eine Vielzahl von Entwicklungsschritten:
– die Befruchtung im ampullären Teil der Tube,

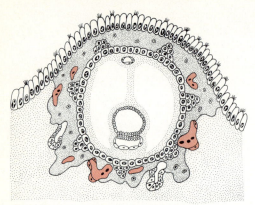

Abb. 79. Blastocyste nach Abschluß der Implantation (ca. 14. Tag). Endometrium über der Implantationsstelle geschlossen. Ausbildung von Lacunen (rot) im Syncytiotrophoblasten (dunkelgrau). (Nach K. L. Moore 1977)

- die Furchungsteilungen während des Eitransportes durch die Tube bis zum 16-Zellen-Stadium (Morula),
- die Ankunft im Uteruscavum am 3. Tag,
- die Entwicklung zur Blastocyste mit innerer und äußerer Zellmasse – Embryoblast und Trophoblast – und Bildung der Blastocystenhöhle,
- die Vorbereitung der Implantation mit Auflösung der Eihüllen am 4./5. Tag,
- die Nidation am 6. Tag,
- der Beginn der Implantation am 7. Tag mit dem oberflächlichen Vordringen des Trophoblasten durch Oberflächenepithel und Stroma des Endometrium.

Bemerkenswert erscheint, daß das Vordringen im Endometriumepithel anfangs nicht erosiv erfolgt; die Fortsätze des Trophoblasten schieben sich vielmehr zwischen den intakten angrenzenden Epithelzellen vor, es bestehen sogar Verbindungen zwischen Trophoblast- und Endometriumzellen, die die Verankerung zu festigen scheinen. Vermutlich kommt hier eine spezifische Oberflächenaktivität der Zellmembranen zum Tragen. Schließlich sind keine Zellgrenzen zwischen beiden Zellarten mehr zu erkennen. Eine Erosion findet erst beim Tieferdringen statt (s. S. 131).

Um den 9./10. Tag ist die Blastocyste bereits unterhalb der Oberfläche des Endometrium vorgedrungen, und am 12./13. Tag schließt sich die Lücke im Oberflächenepithel des Endometrium. Der Conceptus ist nun ganz im Endometrium eingebettet und von vollständig regeneriertem Epithel überdeckt. Damit ist einer der entscheidenden Schritte der frühen intrauterinen Entwicklung vollzogen, nämlich die *Implantation abgeschlossen.* (Abb. 79)

Während all dieser Schritte bestehen stete Interaktionen zwischen den spezifischen uterinen Proteinen und der normalen Entwicklung der Blastocyste. Dieses exakte Zusammenspiel setzt eine ausgewogene endokrine Steuerung voraus, die synchron synergistisch auf Endometrium und Blastocyste einwirkt.

Einer der ganz entscheidenden Schritte mit Beginn der Implantation und der Anschlußgewinnung an die uterinen Blutgefäße ist der Übergang vom anaeroben zum aeroben Stoffwechsel.

Eine Störung auch nur eines dieser Vorgänge kann unmittelbar zu Keimverlusten oder zu folgenschweren Verzögerungen der Implantation führen. Schätzungsweise gehen ein Drittel bis die Hälfte aller befruchteten Eizellen – meist unbemerkt – als frühe Keimverluste zugrunde. Für die Beeinflussung durch exogene Noxen gilt zu diesem Zeitpunkt das Alles-oder-nichts-Gesetz (s. S. 111).

Von nun an spielen sich die Ereignisse gleichlaufend, aber sich gegenseitig beeinflussend und aufeinander abgestimmt sowohl im Embryo- und Trophoblast als auch im mütterlichen Endometrium ab.

Immunologische Aspekte der Implantation

Man müßte eigentlich erwarten, daß spätestens ab der direkten Kontaktaufnahme zwischen dem Conceptus resp. Trophoblasten und dem Endometrium während der Implantation, ebenso in der Folge während der intrauterinen Entwicklung eine Immunreaktion ausgelöst würde. Der Conceptus ist gegenüber der Mutter erbungleich, da er zur Hälfte väterliche Erbanlagen und damit Histocompatibilitätsgene besitzt, die das Muster seiner Gewebsantigene mit bestimmen. Aufgrund dieser genetischen Unterschiede sind Implantation und Placentation als Allotransplantation aufzufassen.

Dennoch tritt zu keiner Zeit einer normalen Schwangerschaft ein immunologischer Konflikt auf; trotz der großen Kontaktfläche zwischen Chorion und mütterlichem Blut erfolgt keine Abstoßung. Auch mehrfache Schwangerschaften lösen keine Abwehrreaktion (im Sinne einer Sensibilisierung) aus.

Über die Ursachen der cellulären und humoralen Immunität existiert eine Reihe von Hypothesen, von denen jede einiges für sich hat.

So wird eine *immunologische Barriere* zwischen Trophoblast und mütterlichem Endometrium angenommen, wobei der Trophoblast der Träger der Barrierenfunktion ist. Vermutlich werden Trophoblastzellen weitgehend durch eine neuraminsäurehaltige Mucoproteinschicht gegenüber dem maternalen Kontakt abgeschirmt und die Transplantationsantigene dadurch maskiert. Dafür spricht, daß dieser Überzug selektiv durch Neuroamidase abgebaut werden kann. Außerdem tragen die so beschichteten Zellen ebenso wie die maternalen Lymphocyten eine negative Ladung, stoßen sich also gegenseitig ab.
Viel spricht für den Schutz des Conceptus durch *Enhancement*. Dieser Begriff umschreibt die Besetzung der Antigenorte – in diesem Falle der Trophoblastzellen – durch humorale Antikörper, die auf diese Weise die Bindungsstellen der sensibilisierten T-Lymphocyten blockieren. Blockierende Antikörper konnten auf Placentagewebe nachgewiesen werden. Es handelt sich um Antikörper der IgG-Klasse, die gleichsam den Trophoblasten umsäumen.
Unterstützend kommt hinzu, daß an der Kontaktstelle trotz der cellulären Durchmischung von Syncytium und Decidua keine Vascularisation durch embryofetale und materne Gefäße stattfindet.
Daß auf mütterlicher Seite die hormonabhängige Decidualisation eine Schutzfunktion übernimmt, ist weniger wahrscheinlich. Jedoch existieren gewichtige Anhaltspunkte dafür, daß die T-Zellfunktion in graviditate (unter Einfluß von HCG und/oder HPL?) reduziert ist, so daß sowohl lokal an der Front der immunologischen Auseinandersetzung als auch allgemein eine *Immunsuppression bei der Mutter* besteht (s. S. 315).
Nach der gegenwärtigen Auffassung wird der Schutz des Conceptus mehrfach abgesichert: Durch ein Zusammenspiel von Barrierenfunktion, lokaler Immunsuppression und Enhancement wird er vor der mütterlichen Immunreaktion abgeschirmt und vor der Abstoßung bewahrt, obwohl er mit Sicherheit hochwirksame Antigene besitzt.

Klinisches Interesse beansprucht dieses einzigartige Transplantationsphänomen in mehrfacher Hinsicht: Ein Teil ätiologisch unklarer Aborte, insbesondere habitueller Aborte, kann durchaus auf einer Defizienz dieser Schutzmechanismen beruhen. Die Abklärung gerade dieser Zusammenhänge könnte dazu beitragen, eine wirksame Kontrazeption auf immunologischer Basis zu entwickeln. Auf der anderen Seite wird möglicherweise die invasive Potenz der destruierenden Blasenmole und des Chorioncarcinoms gerade durch diese Schutzmechanismen und das Ausbleiben der mütterlichen Abwehrreaktion begünstigt (s. S. 311). Ferner ist der Verdacht nicht ganz von der Hand zu weisen, daß bestimmte Schwangerschaftserkrankungen (Gestosen) in einem Zusammenhang mit fetomaternaler immunologischer Inkompatibilität stehen können.

Die Decidualisation

Die schwangerschaftsbedingten Veränderungen am Endometrium werden als deciduale Umwandlung oder als Decidualisation bezeichnet. Die Uterusschleimhaut befindet sich z. Z. der Implantation in der Sekretionsphase unter dem Einfluß des Progesteron des Corpus luteum. Während der allerersten Stadien der Implantation tritt zunächst ein charakteristisches Ödem der Stromazellen in der oberflächlichen Schleimhautschicht auf (s. S. 50). Erst *nach* vollzogener Einnistung beginnt als Anpassung des Endometrium die eigentliche *deciduale Reaktion,* gekennzeichnet durch Speicherung von Glykogen und Lipiden. Sie ist anfangs auf die unmittelbare Nachbarschaft des Conceptus begrenzt, dehnt sich aber bald auf das gesamte Endometrium aus. Die Decidualisation dient einmal der Histotrophie (der Bereitstellung von Nährstoffen für den Conceptus), zum anderen bildet sie ein wichtiges Element zur Begrenzung der Invasion des Trophoblasten. Normalerweise bleibt eine deciduale Schicht zwischen Trophoblast und Myometrium erhalten. Ist jedoch die deciduale Reaktion insuffizient, so vermag der Trophoblast u. U. tiefer vorzudringen, und es resultiert eine Placenta accreta oder increta (s. S. 403). Die Grenze kann aber auch vom Trophoblasten im Falle einer Trophoblasterkrankung wie der invasiven Mole oder des Chorioncarcinoms durchbrochen werden.

Die Decidua, die zwischen Trophoblast und Myometrium erhalten bleibt, wird als *Decidua basalis* bezeichnet, derjenige Bereich, der das implantierte Ei überzieht, als *Decidua capsularis. Die Decidua parietalis* kleidet das übrige Cavum uteri aus. Gegen Ende des 3. Schwangerschaftsmonats verschmelzen Decidua capsularis und parietalis miteinander, da der Fet mit Placenta und Fruchtwasser die gesamte Uterushöhle ausfüllt (Abb. 80).

Entwicklung des graviden Uterus

Das Schwangerschaftswachstum des Uterus wird bewirkt durch die gemeinsame, vom Corpus luteum graviditatis ausgehende Oestrogen-

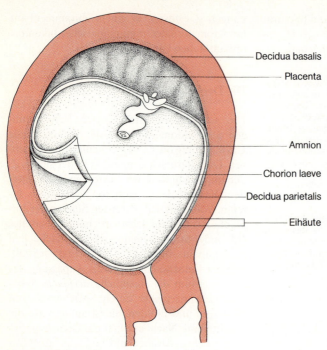

Abb. 80. Schematisierter Längsschnitt durch einen Uterus mit Placenta und Eihäuten. Amnion (innen) und Chorion (außen) sind fest verklebt, jedoch nicht miteinander verwachsen. Während sich im Bereich des Chorion laeve die Zotten zurückbilden, kommt es im Bereich des Chorion frondosum zur Ausbildung der Placenta. Die Decidua an der Placentahaftstelle wird als Decidua basalis bezeichnet, im übrigen Bereich des Uterus als Decidua parietalis

und Progesteronwirkung, dann, nach der 8. Woche, zunehmend von den gleichen Steroidhormonen des sich entwickelnden Syncytiotrophoblasten der Placenta. Unter Oestrogeneinfluß kommt es vor allem zu einer Zunahme der kontraktilen Muskelsubstanz, des Actomyosin. Zwischen dem 2. und 4. Monat der Schwangerschaft ist die äußere Form des Uterusfundus noch sphärisch, danach mehr elliptisch bis zylindrisch; die Streckung geschieht vornehmlich in der Längsrichtung auf Nabel und Rippenbogen zu. Die Umwandlung der sphärischen zur zylindrischen Gestalt hat wichtige Folgen für die Stärke und Wirkungsrichtung des intrauterinen Drucks. Während bei der sphärischen Form der Druck eine geometrische Funktion des Radius der Kurvatur ist, zeigt er bei zylindrischer Form eine lineare Funktion mit dem Maximum in Cervixrichtung.

Der Gestaltwandel zur zylindrischen Form bestimmt somit Stärke und Wirkungsrichtung des intrauterinen Druckes. Die Cervix besteht zu 90% aus Bindegewebe mit Kollagen und zu 10% aus Muskulatur. Die Anteile verhalten sich also gerade entgegengesetzt zu denjenigen des Fundus uteri. Während der Schwangerschaft unterliegen die bindegewebigen und musculären Fasern der Cervix einer plastischen Verformung. Die sich verschränkenden Muskelfasern verlagern sich nach cranial, insbesondere nachdem der obere Cervixabschnitt in das Cavum uteri mit einbezogen wurde. Am Ende der Zeit kommt es so zu einer langsamen Eröffnung der Cervix, die sich insgesamt verkürzt und in die Mittelachse der Scheide tritt (s. S. 175).

Der Uterusmuskel macht also während der Schwangerschaft Veränderungen durch, die ihn in die Lage versetzen, die Frucht 40 Wochen lang im Uterus zu schützen und wachsen zu lassen, am Ende der Zeit auszutreiben und schließlich durch Involution in den nichtschwangeren Zustand zurückzukehren (s. S. 195 u. 246).

Differenzierung und Entwicklung des Trophoblasten

Nach Abschluß der Implantation in der 2. SSW. erhält die Weiterentwicklung des Trophoblasten Priorität zur Sicherstellung der essentiellen Zufuhr von Metaboliten und des Energiestoffwechsels (O_2-Zufuhr). Dieser Vorrangigkeit wird schon frühzeitig Rechnung getragen: Schätzungsweise 8 Zellen der beginnenden Blastocyste werden für den Embryoblasten, dagegen 99 für den Trophoblasten zur Verfügung gestellt. Um den stetig steigenden Bedürfnissen der rapiden Entwicklung gerecht zu werden, ist die Herstellung der primitiven uteroplacentaren Zirkulation am dringlichsten. Die polaren Trophoblastzellen nehmen als erste Kontakt mit dem Endometrium auf und stellen die embryomaternale Beziehung her.

Der undifferenzierte sog. Implantationstrophoblast beginnt sich bereits am 7./8. Tag, sobald er Kontakt mit der Gewebsflüssigkeit der Tunica propria des Endometrium bekommt, in eine innere Zellage – den *Cytotrophoblasten* – und eine äußere – den *Syncytiotrophoblasten* – zu differenzieren (Abb. 78).
Der Cytotrophoblast besteht aus einzelnen Zellen mit scharfen Zellgrenzen – den *Langhans-Zellen* – mit hohem Mitosenreichtum. Sein Differenzierungsprodukt, der Syncytiotrophoblast, besteht aus einem Syncytium mit zahlreichen Zellkernen als Grenze zwischen mütterlichen und embryonalen Anteilen (Abb. 79).
Bei weiterem Vordringen des Syncytiotrophoblasten kommt es am 10./11. Tag p. c. zur Eröffnung von Gefäßen im Bereich der Decidua basalis (s. S. 129), die ihr Blut in syncytiale Einschmelzungsräume – die Lacunen – abgeben (Abb. 78 u. 79). Als erstes sind mütterliche Leukocyten und sehr bald auch Erythrocyten in diesen primitiven intervillösen Räumen anwesend. Die Lacunen konfluieren und erweitern sich zu einem kommunizierenden lacunaren Netzwerk. Die verbleibenden Trennwände werden als Trabekel bezeichnet. Sie verlaufen überwiegend in radiärer Richtung und bleiben von der Blastocystenhöhle durch eine massive Trophoblastlage – die *primäre Chorionplatte* – abgegrenzt. Diese besteht zur Blastocystenhöhle hin aus Cytotrophoblasten und auf der Seite der Lacunen aus Syncytiotrophoblasten. Aus den Trabekeln schieben sich nun syncytiale Sprossen in die Lacunen vor. Sie erhalten durch den einwachsenden Cytotrophoblasten von der primären Chorionplatte aus einen inneren „Kern" von Cytotrophoblastzellen und bilden auf diese Weise ab dem Ende der zweiten Gestationswoche die *Primärzotten*. Der Zottenausbau vollzieht sich durch fortschreitende Proliferation, die Trabekel werden zu *Stammzotten* und an den Stellen, an denen ihre Verbindung zur primären äußeren Trophoblasthülle erhalten bleibt, zu *Haftzotten*.
Das erosive Vordringen des Trophoblasten in die im Zuge der Decidualisation (s. S. 129) aus Endometriumcapillaren entstandenen sinusoiden Bezirke des Endometrium und der Austritt mütterlichen Blutes in die syncytialen Lacunen hat gelegentlich eine sog. *Implantationsblutung* zur Folge: Etwa zum Zeitpunkt der erwarteten Periode tritt eine leichte vaginale Blutung auf, die nicht selten als Menstruation registriert wird und über die bereits bestehende Schwangerschaft hinwegtäuscht.
Die Mechanismen zur Steuerung des „invasiven" Vordringens sind nicht bekannt. Wahrscheinlich spielt dabei die Zellfusion mit Änderung der Membraneigenschaften zur Drosselung der Antigenwirksamkeit eine Rolle.
Mit dem Eindringen mütterlichen Blutes in das lacunare Netzwerk ist die primitive uteroplacentare Zirkulation, d. h. die primitive *Placenta*, am 10.–12. Tag p. c. hergestellt.
Das Syncytium wird direkt von dem intervillösen mütterlichen Blut umströmt; damit sind die Voraussetzungen für den embryofetomaternalen Austausch geschaffen.
Das *Cytoplasma des Syncytium* besitzt zur Vergrößerung der Austauschfläche an der Oberfläche mikrovillöse Strukturen und stellt die *Bildungsstätten von HCG und HPL* dar. Auch der Steroidstoffwechsel und die aktiven Transporte werden durch das Syncytium kontrolliert. Wie frühzeitig die Interaktionen einsetzen, wird daran deutlich, daß bereits am *9. Tag p. c. Choriongonadotropin* in genügenden Mengen gebildet, in das mütterliche Blut zur Erhaltung des Corpus luteum und zur Steigerung der Progesteronproduktion abgegeben wird und damit der Verhinderung der Menstruation dient.
Extraembryonales Entoderm und Trophoblast bilden zusammen das *Chorion*. Die Differenzierung des Trophoblasten schreitet an der inneren Oberfläche des Cytotrophoblasten unter Bildung des extraembryonalen Mesoderm fort. Dieses vom Cytotrophoblasten stammende Bindegewebe füllt den zunehmenden Spalt zwischen Trophoblast und Embryoblast, aus dem durch Bildung von Cysten und deren anschließende Verschmelzung das *extraembryonale Cölom* hervorgeht. Es umgibt den primären *Dottersack* und die *Amnionhöhle* mit Ausnahme einer schmalen Verbindung, aus der sich später der sog. *Haftstiel* gestaltet.
Zwischen dem 14. und 20. Tag p. c. dringen Mesodermzellen aus dem extraembryonalen Mesoderm in die plumpen Primärzotten ein, die damit zu *Sekundärzotten* werden. Am Ende der dritten Gestationswoche beginnen sich aus Mesodermzellen im Zottenkern die ersten Capillaren zu differenzieren (autochtone Capillarisierung der Zotten). Damit sind die *Tertiärzotten* etabliert (Abb. 81). Das Zottencapillarsystem gewinnt bald Anschluß an die im extraembryonalen Mesoderm im Haftstiel entstehenden Capillaren. Im Laufe der 4. Gestationswoche (etwa am 24. Tag p. c.) treten diese Gefäße in Verbindung zum intraembryonalen Gefäßsystem und stellen damit die existentielle Verbindung zwischen Placenta und Embryo her. *Mit der Kontaktaufnahme embryonaler und extraembryonaler Capillaren (s. S. 143) ist nun außer der uteroplacentaren auch eine primitive embryoplacentare Zirkulation hergestellt, und zwar bereits zu einem Zeitpunkt, zu dem die Embryonalachse nicht mehr als 4 mm mißt.* Zunächst besitzen die gesamte Chorionmembran und die Zotten ein Gefäßsystem. Etwa zur gleichen Zeit dringen die Cytotrophoblastzellen aus den Zotten in zunehmendem Maße in das Syncytium gegen die Decidua basalis vor und vereinigen sich zur

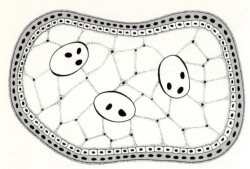

Abb. 81. Zotte einer Placenta im 1. Trimenon. Der Trophoblastsaum ist durchgehend zweischichtig: außen – ohne Zellgrenzen – der Syncytiotrophoblast, innen die Cytotrophoblastschicht mit deutlich erkennbaren Zellgrenzen. Die Capillaren sind relativ eng, sie liegen überwiegend zentral im Stroma. Die Diffusionsstrecke zwischen mütterlichem Blut und fetalem Blut ist vergleichsweise lang

sog. äußeren *Trophoblasthülle.* Dieser Überzug ist zunächst nur am Embryonalpol vorhanden und breitet sich von dort gegen den abembryonalen Pol aus, um schließlich die ganze Fruchtanlage zu umhüllen. Dadurch wird ein rasches, circumferentes Wachstum der Placenta mit Eröffnung zahlreicher decidualer Gefäße ermöglicht (Abb. 79).
Die fortschreitende Entwicklung und das Wachstum der placentaren Strukturen an der Implantationsstelle vollziehen sich bäumchenartig und bilden das *Chorion frondosum* (s. S. 130). Die embryofernen Strukturen dagegen werden mit zunehmender Ausdehnung der Amnionhöhle an die Uteruswand gedrückt und durch Degeneration und Atrophie auf die verbleibenden Membranen (Eihäute) reduziert *(Chorion laeve)* (Abb. 80).

Weitere Entwicklung der Placenta

Morphologie

Während im Bereich des Chorion laeve mit zunehmender Ausdehnung der Amnionhöhle zunächst der Syncytio-, dann der Cytotrophoblast degenerieren, entwickelt sich basal im Bereich des Chorion frondosum – wahrscheinlich aufgrund der besseren Durchblutungs- und damit Ernährungsbedingungen – durch Wachstum und Reifung die endgültige Placenta. Das Wachstum der Placentazotten, die sich nach Art eines Baumes bzw. einer Wurzel immer erneut verzweigen, verläuft stets nach dem gleichen Prinzip wie bei der Entstehung der primitiven Zotten (s. o.).

Inzwischen kommt es zu gewissen regressiven Veränderungen der Cytotrophoblastzellen im Bereich der Chorionplatte und der Trophoblastenhülle; die aus Cytotrophoblastzellen bestehenden Zellsäulen degenerieren und werden weitgehend durch Fibrinmaterial ersetzt *(Rohr- bzw. Nitabuch-Fibrinstreifen).* Währenddessen proliferieren etwa während der 12.–16. SSW. p. c. die endovasculären Cytotrophoblasten und ersetzen das Endothel der Spiralarterien in deren Verlauf bis zum Myometrium einschließlich der Tunica media dieser Gefäße. Dieser Vorgang wird von einer fibrinoiden Nekrose des musculoelastischen Gewebes in der Gefäßwand begleitet und bedingt eine fortschreitende Erweiterung der Gefäße und auf diese Weise die Anpassung an den stetig zunehmenden Blutstrom.
Die *Placentasepten* oder „Segel" beginnen sich im Laufe des 3. Schwangerschaftsmonats auszubilden. Sie entstehen durch das unterschiedlich tiefe Eindringen des Trophoblasten in die Decidua, wobei „Reste" von Decidua „stehenbleiben", möglicherweise mitbedingt durch die an dieser Stelle fixierten Haftzotten geringerer Wachstumstendenz. Der Verlauf der funktionell bedeutungslosen Placentasegel, zumindest der größeren von ihnen, läßt sich an der geborenen Placenta an den *Sulci* zwischen den einzelnen Placentalappen verfolgen. *Am Ende des 4. Schwangerschaftsmonats hat die Placenta ihre endgültige Ausgestaltung erreicht; sie dehnt sich ohne Veränderung der Haftfläche nur noch entsprechend dem wachsenden Uterus aus.* Die Zotten vermehren sich jedoch durch *fortschreitende Verzweigung* des Zottenbaumes, während sich mit steigender Verästelung ihre Durchmesser verringern. Dadurch vergrößert sich die syncytiale *Gesamtzottenoberfläche* stetig. Der mittlere Durchmesser der reifen Zotten beträgt 50 µm, ihre Gesamtoberfläche 12 m^2. Ein weiteres Prinzip zur Sicherstellung der Versorgung besteht darin, daß im Zuge der Zottenreifung gleichsam eine „innere Oberflächenvergrößerung" stattfindet. Sie kommt dadurch zustande, daß sich die Capillaren unter Verdrängung des Zottenstromas zu *Sinusoiden* ausweiten. Über den Sinusoiden bildet sich der Trophoblast zu besonders dünnen, sog. syncytialen Epithelplatten aus (Abb. 82), in deren Bereich die materne und fetale Blutbahn lediglich durch das Syncytium, dessen Basalmembran und die Capillarwand der Sinusoide voneinander getrennt sind. Au-

ßerdem wird gleichzeitig mit der Zottenverkleinerung und der Ausweitung der Capillaren zu Sinusoiden die *Diffusionsstrecke,* d. h. der Abstand zwischen maternem und fetalem Blutstrom, *verringert* (Abb. 82). Durch diese Wachstums- und Reifungsschritte vermag sich die Placenta, deren Haftfläche bereits sehr früh determiniert – und damit begrenzt – ist, durch Zottenvermehrung, deren innere Ausdifferenzierung und durch die Ausbildung der Sinusoide stetig den steigenden Bedürfnissen des wachsenden Feten anzupassen.

Mit fortschreitender Eröffnung von Spiralarterien formieren sich um ihre Einmündungsstelle die *placentaren Strömungseinheiten.* Sie bestehen aus dem fetalen Anteil – den Lobuli (Läppchen) –, der dazugehörenden Spiralarterie und der sie umgebenden Decidua. Diese Funktionseinheit wird als *Placenton* bezeichnet, von denen die reife Placenta insgesamt 40–60 besitzt (Abb. 83).

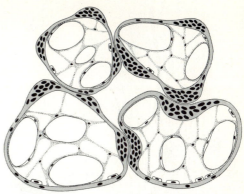

Abb. 82. Zotten einer Placenta am Termin. Die einzelnen Zotten sind verkleinert. Die Syncytiumschicht ist unterschiedlich dick, die Kerne des Syncytiotrophoblasten sind in Form der „syncytialen Knoten" angeordnet, der Cytotrophoblast ist nicht mehr durchgehend zu erkennen. Die zu Sinusoiden umgewandelten Capillaren sind vom Zentrum der Zotte nach außen gerückt. Über den Capillaren bezeichnet man das hier besonders dünne Syncytium als „Epithelplatten". In diesem Bereich ist die Diffusionsstrecke zwischen maternem und fetalem Blut extrem verkürzt

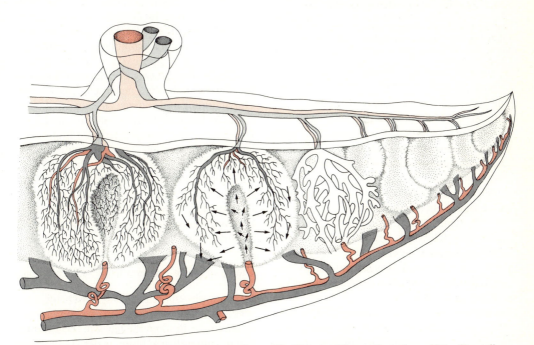

Abb. 83. Schematische Darstellung der Placentagliederung und der uteroplacentaren Durchblutung. Man erkennt oben einen Anschnitt der Nabelschnur mit 2 Nabelarterien und einer Nabelvene. Auf der Oberfläche der Placenta verlaufen die sog. Segmentgefäße, die sich in sekundäre und tertiäre Arterien bzw. Venen aufteilen und als Stammzottengefäße I. Ordnung bezeichnet werden. *Links:* Am Hilus eines Placentaläppchens teilen sie sich und werden zu Stammzottengefäßen II. Ordnung (Ramusgefäßen). Diese verzweigen sich weiter in Stammzottengefäße III. Ordnung, die in die Zottencapillaren übergehen. *Mitte:* Darstellung der Strömungsverhältnisse innerhalb eines Placenton (s. Text). Die Spiralarterien, die aus den sog. Arkadengefäßen entspringen, münden basal in das zottenarme Zentrum des Placenton. Das arterielle Blut verteilt sich von hier strahlenförmig und strömt im Bereich der Peripherie des Placenton nach basal, wo es von den decidualen Venen aufgenommen wird. *Rechts:* Grundgerüst eines Placentaläppchens mit Stammzotten I., II. und III. Ordnung. (Modifiziert nach Freese 1968)

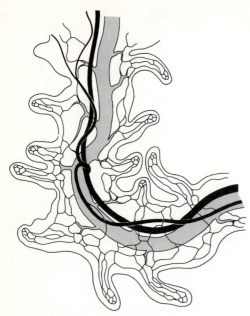

Abb. 84. Paravasculäre Capillaren eines Zottenstammes. Ein kleiner Ast der Hauptarterie spaltet sich nach proximal und distal in kleinere Äste, aus denen unter der Oberfläche des Zottenstammes zahlreiche Capillaren abgehen. Aus diesen sammeln sich venöse Äste, die das Blut in die Hauptvene weiterleiten. (Nach Bøe 1954)

Die in der *Nachgeburtsperiode* meist durch Zug an der Nabelschnur extrahierte Placenta (s. S. 210) präsentiert sich als rundes bis ovales Organ mit einer Fläche von 240–250 cm², einer Dicke von 2–3 cm und einem Gewicht von durchschnittlich 500 g. Die Haftfläche oder mütterliche Oberfläche ist meistens (ca. 90%) durch dazwischenliegende Sulci – in situ von den decidualen Placentasegeln ausgefüllt – in 20–25 unterschiedlich große Lappen (Lobi) oder Cotyledonen unterteilt (s. S. 210). Sie sind nicht oder nur ausnahmsweise mit den Placentonen identisch; ein Lobus enthält meist mehrere Placentone (Abb. 83).

Da sich die Lösung der Placenta in der Decidua spongiosa vollzieht, besitzt die mütterliche Oberfläche eine dünne Decidualage, die als grauweißlicher Schleier erkennbar und für die Beurteilung der Vollständigkeit der Placenta wichtig ist (s. S. 202). Die fetale Seite der Placenta ist vom Amnion überzogen; sie trägt die Insertionsstelle der Nabelschnur (s. S. 141).

Physiologie

Fetoplacentare Durchblutung

Die fetalen Gefäße der Placenta gliedern sich entsprechend den morphologischen Strukturen. Die Nabelschnurarterien (s. S. 141) anastomosieren nach Erreichen der Placenta und teilen sich dann in mehrere Segmentarterien. Diese ziehen geschlängelt auf der fetalen Placentafläche entlang und verzweigen sich in sekundäre und tertiäre Arterien, die in den Stammzotten verlaufen und als Stammzottengefäße erster Ordnung bezeichnet werden. Sie teilen sich am Hilus eines Placentaläppchens (Lobulus) in die Stammzottengefäße zweiter Ordnung – Ramusgefäße – und weiter in Stammzottengefäße dritter Ordnung – Ramulusgefäße – und durchziehen schließlich ebenso baumartig verzweigte Zotten (Abb. 83). Arterielle und venöse Schenkel der Zottengefäße sind durch ein paravasculäres dichtes Capillarnetz und durch die sinusoiden Capillaren der Zottenperipherie verbunden (Abb. 84). Das intraplacentare fetale Gefäßsystem faßt durchschnittlich 100 ml Blut.

Die fetale Durchblutung der Placenta bestimmt zusammen mit der maternen placentaren Durchblutung und anderen Größen den diaplacentaren Stofftransfer und damit die Stoffkonzentrationen des fetalen arteriellen Blutes. Die fetoplacentare umbilicale Durchblutung nimmt mit dem Wachstum des Feten zu und erreicht am Ende der Gravidität 100 ml/min pro kg. Der fetale arterielle Blutdruck steigt im Verlauf der Gravidität an. Zum Zeitpunkt der Geburt ist der Wert etwa halb so hoch wie der arterielle Druck des Erwachsenen.

Uteroplacentare – maternofetale – Durchblutung

Der uteroplacentare Kreislauf weist beim Menschen und anderen Primaten strukturelle und funktionelle Besonderheiten auf. Das Strombett des mütterlichen Blutes in der Placenta, der intervillöse „Raum", gleicht in seinem Strömungswiderstand einer arteriovenösen Fistel. Das Lumen der uteroplacentaren Arterien, der Spiralarterien und der diesen vorgeschalteten Radialarterien und Arkadengefäße bestimmt die Größe des placentaren Stromzeitvolumens. Die Weite dieser Gefäße steht unter hormoneller und sympathisch-nervaler Kontrolle. Durch die Einwirkung von Oestrogenen, möglicherweise auch der Prostaglandine $E_2\alpha$, werden sie dem Wachstum des Feten so angepaßt, daß die Durchblutung der Placenta annähernd proportional dem Gewicht des graviden Uterus ansteigt. Am Ende der Gravidität beträgt sie etwa das 100fache des „nichtschwangeren" Wertes, d. h. der Durchmesser der Gefäße steigt von 20 auf 2000 µm.

Das mütterliche Blut strömt durch die Spiralarterien in das Zentrum der Placentone, die sich durch eine besonders lockere Anordnung der Zotten auszeichnen. Der arterielle Druck in den Spiralarterien beträgt nur ca. 10–20 mm Hg; der wesentliche Druckabfall zwischen Aorta und Spiralarterien erfolgt bereits in den vorgeschalteten Arkadenarterien und Radialarterien, die damit die uteroplacentare Durchblutungsgröße bestimmen.

Vom Zentrum der Strömungseinheit (Placenton) verteilt sich das einströmende Blut radiär, durchströmt einen „Mantel" dichterer Zottenlagerung und fließt über venöse Ostien in die Decidua basalis ab (Abb. 83). Die Strömungsgeschwindigkeit beträgt hier im Mittel 1 mm/sec, die Druckdifferenz zwischen Zentrum und Peripherie der Strömungseinheit ca. 10 mm Hg.

Das uteroplacentare Stromzeitvolumen von 100 ml/min pro kg gravider Uterus entspricht einer Menge von 500 ml/min, wenn ein Volumen des intervillösen Capillarspaltes von 180 ml zugrunde gelegt wird. Nach ersten Messungen mittels Ultraschall beträgt dieses jedoch ca. 400 ml. Demnach müßte für das uteroplacentare Stromzeitvolumen ein Wert von 800 ml/min angenommen werden. Der intervillöse „Raum" erhält 90%, das Myometrium 10% des gesamten uterinen Blutzuflusses.

Die uteroplacentare Durchblutung wird durch die Wehentätigkeit erheblich reduziert. Bei einem intrauterinen Druckanstieg von 10 auf 30 mm Hg sinkt die Durchblutung auf die Hälfte ab, bedingt durch Kompression der uterinen Venen und intervillösen Spalten am venösen Ende sowie durch Constriction der uteroplacentaren Arterien durch myometrale Fasern.

Stoffwechsel- und Austauschfunktion

Intrauterine fetale Ernährung

Glucose, aus dem mütterlichen Organismus stammend, ist die Hauptquelle der für Wachstum und Stoffwechsel des Fetus erforderlichen Energie. Lipide werden für diesen Zweck vom Feten praktisch nicht benutzt. Das ist auch daraus ersichtlich, daß der Übergang von Lipiden durch die Placenta auf die Frucht gering ist und daß der respiratorische Quotient des Neugeborenen nahe bei 1 liegt. Die Menge der verstoffwechselten Glucose kann aus der Differenz zwischen der Glucosekonzentration in den Nabelarterien und der Nabelvene errechnet werden. Sie beträgt im Mittel 11 mg/100 ml. Bei einem fetalen Plasmadurchfluß von 180 ml/min am Ende der Schwangerschaft würde die Frucht etwa 20 mg Glucose/min verbrauchen. Nimmt man an, daß der Sauerstoff fast völlig für die Oxidation von Glucose verwendet wird, so müßte noch etwa ¼ des Glucoseangebots auf nicht-oxidativen Stoffwechselwegen metabolisiert werden. Für die Verstoffwechselung der Glucose wird das Insulin des fetalen Pankreas verwendet. Mütterliches Insulin vermag die Placenta nicht zu durchdringen. Dagegen ist der Glucosestrom von der mütterlichen Seite her durch die Placenta zur Frucht während Tag und Nacht ziemlich gleichmäßig, und die fetale Insulinsekretion zeigt dementsprechend keine wesentlichen Schwankungen. Dies ist beim Fetus der diabetischen Mutter anders: Es kommt zu wiederholten Episoden von Hyperglykämie und von fetaler Insulinhypersekretion. Diese führt zur Übergröße der Frucht bei der diabetischen Schwangeren (Riesenwuchs).

Der Fetus benötigt ferner *Aminosäuren* in ausreichender Menge zur Synthese von Proteinen, die für Wachstum und Aufbau der Gerüst- und Grundsubstanzen von Bedeutung sind. Aminosäuren und Peptide mütterlicher Herkunft werden vom Fetus auch für die Oxidation der Glucose und für die Gluconeogenese verwendet. Abgesehen von extremem Nahrungsmangel (Krieg, Flucht) ist die ausreichende Versorgung des Feten durch die Mutter – vor allem auch dank ihrer Proteinreserven – gewährleistet. Mangelernährung und Mangelentwicklung des Feten treten weitaus häufiger als Folge einer Störung der uteroplacentaren Durchblutung und einer Placentainsuffizienz auf, dann also, wenn der maternofetale Nährstoffstrom ungenügend und/oder die Placenta für Glucose und Aminosäuren nicht ausreichend durchgängig ist.

Normalerweise besitzen die epithelialen Gewebe des Fetus wie Haut, Lunge, Nierenepithel und Leber größere Glykogenreserven und Lipidspeicher, die eine wichtige Rolle in der Homöostase des Stoffwechsels spielen. Am Termin enthält z. B. die fetale Niere etwa 100 mg Glykogen/g, und die Gesamtlipidreserve beträgt etwa 171 g/kg.

Diaplacentarer Transfer

Es gilt heute als gesichert, daß die Placenta nicht nur eine semipermeable Membran, sondern ein aktives Austausch- und Transportorgan des Feten darstellt: Morphologisch, insbesondere elektronenoptisch, weist die Ausstattung des Syncytium mit cellulären Organellen auf ein stetes aktives Stoffwechselverhalten und einen aktiven Stofftransport in beiden Richtungen hin. Die histochemisch und biochemisch nachgewiesene hohe Enzymausstattung (60 Enzyme), insbesondere des Syncytium, spricht ebenfalls für aktive Stoffwechselvorgänge beim Austausch von Substanzen zwischen Mutter und Fetus.

Mit Ausnahme einiger Metalle, z. B. Eisen, und der hochmolekularen Hormone gehen alle Nährstoffe und Gase in beiden Richtungen durch die Placenta. Die angebotenen Mengen übersteigen üblicherweise beträchtlich den Bedarf des Fetus für Wachstum und Stoffwechsel. Der Syncytiotrophoblast stellt offenbar den begrenzenden Faktor für die Diffusionsgröße und den aktiven Transport dar. Das darunter liegende Bindegewebe und das Endothel der fetalen Capillaren spielen als Grenzmembran für größere Moleküle und Zellen eine Rolle. Die Durchgängigkeit der verschiedenen Stoffe durch die Placenta ist in erster Linie von ihrer Molekülgröße, -struktur und Ladung abhängig. Moleküle eines Molekulargewichtes von < 1000 gehen leicht durch die Placenta hindurch, für Substanzen von ca. 1000 ist die Durchgängigkeit gering. Stoffe mit einem Molekulargewicht von > 1000 vermögen die Placenta i. allg. nicht zu passieren. Undurchgängigkeit besteht auch, wenn die Stoffe fest an Eiweiß oder Zellmembranen gebunden sind, und ferner, wenn die Trophoblastzellen in der Lage sind, das Molekül zu binden oder abzubauen (z. B. Insulin).

Bemerkenswert erscheint, daß mit Ausnahme hochmolekularer Verbindungen die meisten Pharmaka durch die Placenta den Feten erreichen können, wenn auch die Rolle der Placenta bei der Pharmakokinetik in vieler Hinsicht unklar ist.

Insgesamt sind die Probleme des Placentatransportes mehr quantitativer als qualitativer Natur. Die Placenta bedient sich zur Durchschleusung der gleichen Vorgänge wie andere epitheliale Membranen, z. B. des Magen-Darm-Traktes oder des Tubulusepithels der Niere.

Folgende Transfermechanismen sind bekannt:
– die einfache Diffusion,
– die erleichterte Diffusion,
– der aktive Transport,
– die Pinocytose.

Der Transfer durch *einfache Diffusion* betrifft niedrigmolekulare Substanzen mit einem Molekulargewicht von 500–700, die die Placentamembran aufgrund ihrer chemischen oder elektrochemischen Gradienten passieren können. Wenn diese Gradienten sich ausgleichen, so ist die Austauschgröße durch die Membran nach beiden Seiten hin gleich. Die wichtigsten Substanzen, die durch einfache Diffusion die Placenta passieren, sind Sauerstoff und Kohlendioxid. Der mittlere Gradient des Sauerstoffdruckes zwischen Mutter und Fet beträgt 20 mm Hg für Sauerstoff und 5 mm Hg für Kohlendioxid. Beide Gradienten sind höher als man aufgrund der Gesamtoberfläche des Austauschorgans annehmen würde. Dies rührt daher, daß das uteroplacentare Blut ungleich verteilt wird und daß insbesondere in den Gegenden des Austausches höhere Konzentrationen vorliegen. Die Menge von Sauerstoff, die den Feten erreicht, ist jedoch überwiegend durch die Durchblutungs- und weniger durch die Diffusionsgröße bedingt. Der Sauerstoffgradient ist nicht nur infolge der niedrigeren Diffusionskonstante des Sauerstoffs so hoch, sondern auch weil etwa 40% des Sauerstoffs bereits durch Placenta und Myometrium verbraucht werden. Insgesamt erreicht die Placentamembran etwa die Austauschgröße der Lunge.

Bezüglich der Sauerstoffspannung ist als besonderer Schutzmechanismus für den Feten und zur Erleichterung des Übertrittes der höhere Hämoglobingehalt des fetalen Blutes und die höhere Sauerstoffaffinität des fetalen Hämoglobins gegenüber dem des Erwachsenen von Bedeutung (s. S. 149).

Der gleiche Austauschmechanismus gilt z. B. für Kohlendioxid, Wasser, Kreatin, Harnstoff und auch für körperfremde Stoffe mit entsprechend niedrigem Molekulargewicht.

Der Transfermechanismus der *erleichterten Diffusion* gilt vor allem für die Glucose. Sie wird nicht infolge eines chemischen Gradienten durch die Placenta geführt. Dennoch ist die Durchschleusungsrate signifikant höher und der Durchgang rascher als bei der einfachen Diffusion. Man nimmt daher an, daß der Trophoblast über ein besonderes Glucosetransportsystem – ein Trägersystem – verfügt, das den raschen Durchtritt, auch gegen den Gradienten, erleichtert, dadurch steigert und erst bei hohen Konzentrationen eine Sättigung erreicht. Die erleichterte Diffusion gilt auch für Milchsäure und möglicherweise Elektrolyte.

Der aktive Transport muß für anorganische Ionen, Aminosäuren, Hydratationswasser, Fettsäuren, Antimetaboliten sowie einige Vitamine angenommen werden. Es handelt sich dabei um aktive enzymatische Leistungen; der Transfer erfolgt z. T. entgegen einem Konzentrationsgradienten durch Trägermoleküle unter Energieverbrauch des Trophoblasten.

Die *Pinocytose* stellt einen weiteren, elektronenoptisch erkennbaren Transportmechanismus dar. Eiweißkörper, Lipide und andere hochmolekulare Stoffe werden von den Zellen aktiv durch Umfließen oder Aufsaugen aufgenommen und durch ultramikroskopisch kleine Kanäle der Membranen in die fetalen Capillaren geschleust. Dieser Mechanismus kommt insbesondere für die Überführung von Globulinen, Lipoproteinen, Phospholipiden und anderen Makromolekülen in Betracht.

Die Placenta als endokrine Drüse

Endokrinologie der Schwangerschaft

In der zweiten Hälfte des ovulatorischen Cyclus wird durch die gemeinsame Einwirkung von Oestrogenen und Progesteron aus dem Corpus luteum das Endometrium für die Einpflanzung des Eies vorbereitet. Aus der proliferierten wird eine sekretorisch transformierte Schleimhaut. Das Sekret besteht aus Glykogen und Proteinen und soll der Ernährung des sich implantierenden Eies dienen. Sobald die Verbindung mit dem mütterlichen Blutstrom durch die Zotten des Syncytiotrophoblasten hergestellt wurde, sendet das Ei als Signal, daß eine Schwangerschaft eingetreten ist, Choriongonadotropin (HCG = humanes Choriongonadotropin, ein Glykoproteid mit Molekulargewicht 30000) in den mütterlichen Kreislauf. Dementsprechend kann man zu diesem Zeitpunkt bereits durch radioimmunologische Bestimmung das Vorhandensein des β-HCG (spezifische Seitenkette des Choriongonadotropin) nachweisen. Der übliche Schwangerschaftstest wird nach weiterem Ansteigen der Produktion von Choriongonadotropin erst etwa 12 Tage nach ausgebliebener Regel bei einer HCG-Konzentration von etwa 2000 IE/ml Urin oder Blut positiv.

Aus dem Trophoblasten, der sich in die Decidua des Uterus eingesenkt hat und die mütterlichen Blutgefäße eröffnet, um die Verbindung beider Kreisläufe herzustellen, wird im Laufe der Entwicklung die Placenta (s. S. 132). Diese stellt in ihrer vollen Ausprägung ein Organ dar, das sich der Fetus aus eigenem Gewebe als endokrine Drüse auf Zeit erschafft. Sie übernimmt nach und nach die für die gesamte Entwicklung der Frucht notwendige Hormonproduktion. Die Biosynthese der wichtigsten mütterlichen Hormone wird während der ganzen Schwangerschaft durch die Placenta weitgehend ersetzt (Abb. 85). Dies ist deshalb nötig, weil die endokrinen Drüsen der Mutter nicht in der Lage sind, so große Mengen von Hormonen, wie sie zur Entwicklung und Erhaltung der Schwangerschaft erforderlich sind, zu bilden. Es kommt hinzu, daß Hypophyse und Zwischenhirn durch hohe periphere Steroidkonzentrationen gehemmt werden, während die Placenta einer solchen negativen Rückkopplung *nicht* unterliegt. Die im Hypophysenvorderlappen gebildeten Hormone haben zudem eine so kurze Halbwertszeit, daß sie den Uterus oder die Frucht gar nicht in genügender Menge erreichen würden. Die Placenta sitzt dagegen an der „Nahtstelle" zwischen Mutter und Frucht und gibt die Hormone in beiden Richtungen zu Mutter und Fetus ab, und zwar in zweckentsprechend unterschiedlichen Konzentrationen. Die Steroidhormone wie Oestrogene und Progesteron gelangen von der Placenta her durch direkte Diffusion in den Uterusmuskel. Sie sind daher hier in sehr hoher Konzentration vorhanden und uterotrop wirksam. Die Placenta ist eine endokrine

12 Physiologie der Reproduktion

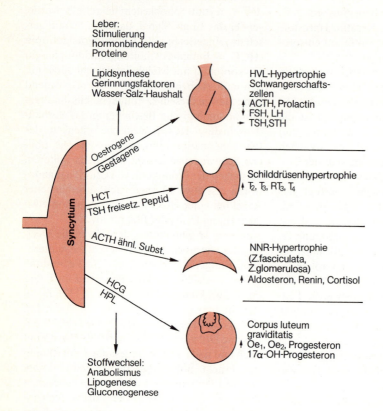

Abb. 85. Die Wirkungen placentarer Hormone auf den mütterlichen Organismus

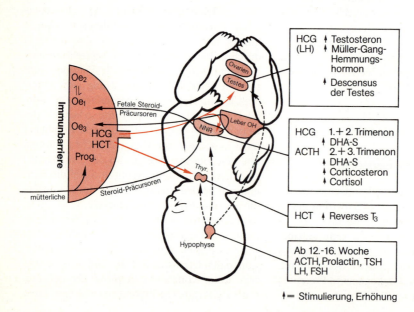

Abb. 86. Fetoplacentare hormonale Wechselbeziehungen

Drüse, die, was für den Organismus einmalig ist, Proteohormone wie auch Steroidhormone in *einem* Organ, ja sogar in *einer* Zellart, dem Syncytium, bildet. Sie ist darüber hinaus Nähr-, Ausscheidungs- und Stoffwechselorgan für den Feten – also eine Art Lunge, Leber, Darm und Niere. Schließlich stellt sie eine Barriere dar, welche für den Feten unerwünschte mütterliche Stoffe abfiltert und die erwünschten passieren läßt.

Die Placenta bildet die folgenden Hormone (Abb. 85 u. 86):

- *Proteohormone*
- HCG (= humanes Choriongonadotropin)
- HPL (= humanes placentares Lactogen, auch HCS = humanes Chorionsomatotropin genannt)
- HCT (= humanes Chorionthyreotropin)
- HCC (= humanes Chorioncorticotropin)
- Relaxin

- *Steroidhormone*
- Oestron
- Oestradiol
- Oestriol
- 20α-Dihydroprogesteron
- Progesteron

Die Placenta ist eine unvollkommen hormonbildende Drüse. Sie kann Steroidhormone nicht aus kleineren Molekülen (Acetat) herstellen, sondern ist für die Oestrogenbildung auf die Anlieferung höher aufgebauter Vorstufen Dehydroepiandrosteronsulfat (DHEA-S) vom Fetus wie auch von der Mutter her angewiesen. Vorläufer für die Oestron/Oestradiolbildung in der Placenta sind zu je 50% das Dehydroepiandrosteronsulfat und das Dehydroepiandrosteron der fetalen und der mütterlichen Nebennierenrinde. Vorläufer für Oestriol sind zu 90% das in der Leber des Feten an C_{16} hydroxylierte 16α-Hydroxydehydroepiandrosteron und zu nur 10% mütterliches 16α-Hydroxydehydroepiandrosteron (Abb. 87). Die fetale Nebennierenrinde ist relativ viel größer als im postnatalen Leben. Sie bildet in ihrer Zone X erhebliche Mengen von Dehydroepiandrosteronsulfat, nämlich 75 mg pro Tag und 15 mg freies DHA. Die mütterliche Nebennierenrinde bildet dagegen nur 15 mg bzw. 5 mg pro Tag (Abb. 87). Für die Biosynthese des Progesteron stammen die Vorstufen in Form von Cholesterin und Pregnenolon fast ausschließlich aus dem mütterlichen Organismus, nämlich von Leber, Darm und Nebennierenrinde (Abb. 88). Wegen des Zusammenwirkens von Fetus, Mutter und Placenta bei der Hormonbildung spricht man von der *feto-placento-maternalen Einheit*.

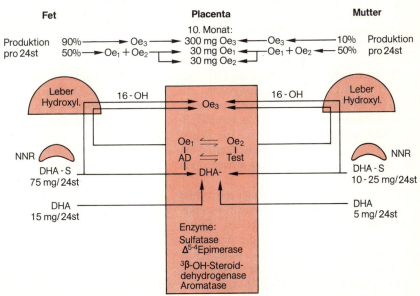

Abb. 87. Oestrogenproduktion im feto-materno-placentaren System während der Schwangerschaft (AD = Androstendion, Test = Testosteron)

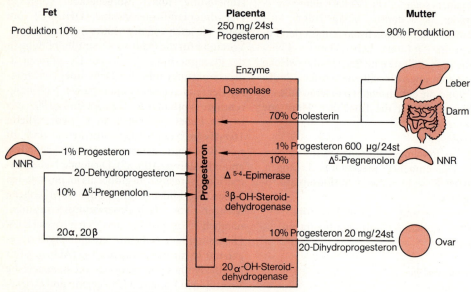

Abb. 88. Progesteronproduktion im feto-materno-placentaren System während der Schwangerschaft

HCG wird überwiegend zur mütterlichen Seite hin abgegeben, geht jedoch in kleineren Mengen auch auf den Feten über. Bei der Mutter stimuliert es die Produktion von Oestradiol und Progesteron aus dem Corpus luteum graviditatis. In der Placenta fördert es die Aromatisierung des aus Dehydroepiandrosteron entstehenden Androstendion zu Oestron. Bei der Frucht stimuliert es die Dehydroepiandrosteronsulfatbildung in der Nebennierenrinde im mittleren Schwangerschaftsdrittel. Später übernimmt mit zunehmender Reifung des Hypothalamus-Hypophysenvorderlappen-Systems das ACTH diese Rolle der Nebennierenstimulierung. Außerdem fördert HCG beim männlichen Neugeborenen den Descensus der Testes. Es gibt Hinweise, daß HCG von Bedeutung für die immunologische Abgrenzung zwischen Fet und Mutter ist.

HPL (ein hochmolekulares Polypeptid vom Molekulargewicht 38 000) wird ebenfalls im wesentlichen zur mütterlichen Seite hin abgegeben. Hier hat es Wirkungen, die denen des Wachstumshormons sehr ähnlich sind, insbesondere in seinem Einfluß auf die Gluconeogenese und Lipogenese. Es übt auch Antiinsulineffekte aus und ist daher diabetogen. Die Brustdrüse beeinflußt es ähnlich wie Prolactin. Mit HCG zusammen stimuliert es die Progesteronbildung im Gelbkörper. Beim Feten wirkt es als zusätzliches Wachstumshormon. Das fetale Wachstum wird aber hauptsächlich durch Insulin gefördert.

Oestrogene sind von Bedeutung für das Wachstum des Uterus, seine Kontraktilität und für die Reifung der Cervix bis zur Geburt. Wahrscheinlich werden durch die Oestrogene auch die Knorpelverbindungen des Beckenringes aufgelockert.

Progesteron spielt eine Rolle bei Bildung und Erhaltung der Decidua graviditatis, und zwar zusammen mit den Oestrogenen. Ferner stellt es synergistisch mit den β-Receptor-stimulierenden Hormonen (wie Adrenalin) den Uterus ruhig. Insgesamt ist es ein funktioneller Synergist und teilweiser Antagonist der Oestrogene.

Nabelschnur, Eihäute, Fruchtwasser – Paraplacentare Strukturen – Secundinae

Die Nabelschnur

Normalerweise enthält die Nabelschnur zwei *Arterien* und *eine Vene*. Die Gefäße sind von der sog *Wharton-Sulze*, einem Mucopolysaccharidmaterial, umhüllt, das mit der intercellulären Grundsubstanz im übrigen Körper identisch sein dürfte. Die äußere Umkleidung der Nabelschnur stammt vom Amnion ohne choriale Anteile. Man nimmt an, daß ein beachtlicher Flüssigkeitsaustausch zwischen der Nabelschnur und dem Fruchtwasser stattfindet (s. S. 142). Die *Länge der Nabelschnur* beträgt im Mittel *55 cm*, variiert jedoch erheblich zwischen 30 und 90 cm. Die extrem kurze, ebenso die überlange Nabelschnur können die Ursache von Nabelschnurkomplikationen unter der Geburt bilden (s. S. 394).

Etwa einmal unter rd. 200 Geburten findet sich nur eine Nabelschnurarterie. Es handelt sich entweder um eine primäre Anlagestörung oder eine sekundäre Obliteration während der frühen Entwicklung. Diese Anomalie tritt in etwa 15–20% zusammen mit kardiovasculären Fehlbildungen des Feten auf. Das fehlende Nabelschnurgefäß dürfte dann jedoch nicht die Ursache der kardiovasculären Defekte, sondern nur einer der Manifestationsorte im Rahmen einer komplexen Entwicklungsstörung des Kreislaufsystems sein.

Die Insertionsstelle der Nabelschnur liegt in der Placenta meistens zentral oder parazentral (70%), seltener randständig (marginal). Gelegentlich (etwa 1%) findet sich eine häutige Insertion – Insertio velamentosa. Bei ungünstigem Verlauf der Gefäße im Bereich des unteren Eipols können diese mit dem Blasensprung einreißen und zum Verblutungstod des Feten führen.

Durch eine besonders ausgeprägte Schlängelung der Nabelschnurgefäße kann es zu Auftreibungen der Nabelschnur, den sog. *falschen Nabelschnurknoten*, kommen, die ohne klinische Bedeutung sind, im Gegensatz zu den *echten Nabelschnurknoten* (bei ca. 2% der Geburten), die sich in ungünstigen Fällen zuziehen und dann Ursache einer intrauterinen Asphyxie sein können.

Die Eihäute

Die Eihäute oder fetalen Membranen, bestehend aus *Chorion* und *Amnion*, bilden die Wand der Fruchtblase. Das Chorion, die äußere der beiden Häute, verbleibt nach Degeneration der Chorionzotten am abembryonalen Pol der Chorionhöhle (Chorion laeve, s. S. 130) und geht mit der Decidua eine innige Verbindung ein. Innen lagert sich mit zunehmender Ausdehnung der Amnionhöhle (s. S. 130) etwa im zweiten Schwangerschaftsmonat das Amnion an. Chorion und Amnion verwachsen nicht fest miteinander, so daß eine gewisse Verschieblichkeit beider Komponenten gewährleistet ist, die beim Blasensprung eine Rolle spielen dürfte.

Der Aufbau des Chorion läßt noch seine Zugehörigkeit zur Placenta erkennen: Eine Fibrin- oder Trophoblastschicht mit Basalmembran und einer darunterliegenden degenerierten Bindegewebsschicht bildet die Grenze zur Decidua. Das Amnion besteht aus einer inneren, einschichtigen Lage kubischen Epithels mit Basalmembran sowie einer darunterliegenden Bindegewebsschicht.

Die Eihäute bilden nicht nur die Schutzhülle für die Frucht, sondern sind auch wesentlich an dem Wasser- und Elektrolytstoffwechsel des Fruchtwassers und dem sog. paraplacentaren Transfer zwischen Mutter und Fet beteiligt.

Das Fruchtwasser

Bis zur Stratifizierung und Verhornung der Haut des Feten, d. h. etwa bis zur 20. SSW, ist das Fruchtwasser vorwiegend ein Filtrat resp. Dialysat des fetalen Plasma der Cutis. Daher entspricht die Zusammensetzung der Amnionflüssigkeit in der frühen Gravidität weitgehend der extracellulären Flüssigkeit des Feten.

Die fetalen Membranen selbst sind zumindest so lange an der Bildung des Fruchtwassers beteiligt, wie das Amnion sekretorische Zylinderzellen aufweist.

Der Fetus schluckt Fruchtwasser (am Ende der Zeit stündlich 8–10 ml resp. täglich etwa 200 ml) und scheidet bereits ab der 14. SSW Urin aus (in der 38./40. SSW bis zu 500 ml pro Tag). Durch die Kommunikation mit dem Tracheobronchialsystem ist ein weiterer Zufluß gegeben (am Ende der Gravidität ca. 100–200 ml pro Tag).

Tabelle 25. Fruchtwassermenge in einzelnen Stadien der Schwangerschaft

Gestationsalter in Wochen	Fruchtwassermenge in ml
6. SSW	5 ml
10. SSW	30 ml
16. SSW	170–180 ml
20. SSW	350 ml
22. SSW	650 ml
30. SSW	950 ml
40. SSW	750 ml

Die *Fruchtwassermenge* steigt anfangs allmählich, ab der 15. SSW jedoch rasch und kontinuierlich an, und zwar von der 11. bis zur 15. SSW um ca. 25 ml, danach bis zur 20. SSW um ca. 50 ml pro Woche. Kurz vor der Geburt ist ein leichter Rückgang zu verzeichnen. In allen Stadien der Schwangerschaft besteht jedoch eine außerordentliche Variabilität der Fruchtwassermenge. So sind die Angaben in Tabelle 25 lediglich als Orientierungswerte anzusehen.

Der *Fruchtwasseraustausch* vollzieht sich rasch: In der fortgeschrittenen Gravidität wird die gesamte Menge binnen 3 h umgesetzt. Der Turnover erfolgt in beiden Richtungen, z. T. via Fetus zur Mutter, z. T. über die fetalen Membranen (40%), insbesondere durch das die Placenta und die Nabelschnur bedeckende Amnion (s. S. 141).

Bemerkenswert erscheint, daß das Fruchtwasser in nahezu 8% der Fälle trotz stehender Fruchtblase bakteriell kontaminiert ist (Enterokokken, Proteus, E. coli, Pseudomonas), ohne daß Zeichen einer Erkrankung auftreten. Diese Tatsache beruht auf antimikrobiellen Faktoren der Amnionflüssigkeit (nachgewiesen für E. coli und Staphylokokken). Der Schutzmechanismus (wahrscheinlich organisch gebundenes $MgPO_4$ und Zn) beginnt etwa in der 13. SSW, steigt kontinuierlich an, verringert sich jedoch gegen Ende der Gravidität. Durch den Blasensprung wird er unwirksam.

Durch Diffusion und per continuitatem (Lunge) gelangen Metaboliten über den Feten, aber auch direkt aus dem mütterlichen Blut in das Fruchtwasser. Außerdem sind fetale Zellen darin suspendiert. Daher liefern Proben von Amnionflüssigkeit – durch Amniocentese gewonnen – wichtige diagnostische Kriterien für die Beurteilung des Feten.

In drei Bereichen gilt die Fruchtwasserdiagnostik als unentbehrlich:

– zur Bestimmung der fetalen Lungenreife (Surfactant-Test – L/S-Ratio) (s. S. 332),
– zur Erkennung des Schweregrades des M. haemolyticus fetalis (Bestimmung von Bilirubin und Bilirubinoiden) (s. S. 351),
– zur pränatalen Diagnostik angeborener Defekte (Alphafetoproteinbestimmung, Kultivierung der im Fruchtwasser suspendierten fetalen Zellen zur cytogenetischen und biochemischen Diagnostik) (s. S. 107).

Das Fruchtwasser bildet also nicht nur ein Schutzpolster für den Feten gegenüber mechanischen Insulten, sondern erfüllt im Rahmen der fetoplacentomaternalen Einheit wesentliche Austauschfunktionen.

Die Entwicklung des Embryoblasten

Strukturelle Verbindungen zwischen Trophoblast und Embryoblast

Schon während sich in der 2. SSW von der äußeren Oberfläche des Trophoblasten aus die Primärzotten entwickeln, werden von seiner Innenfläche *und* den embryonalen Zellschichten Strukturen in Angriff genommen, die die *Verbindung zwischen Trophoblast und Embryoblast herstellen und die Grundlage für die zukünftige embryofetoplacentare Zirkulation* bilden.

Dazu gehören die Abgliederung des extraembryonalen Mesoderms aus der inneren Oberfläche des Trophoblasten (s. S. 131). Auch dort bilden sich Gefäßanlagen, die bald Anschluß an das Capillarsystem der Zotten gewinnen. Die gleiche Differenzierung vollzieht sich im Haftstiel (s. u.). Im Laufe der 4. SSW. gewinnen diese Capillaren Anschluß an das inzwischen entstandene intraembryonale Kreislaufsystem. Damit ist die *embryoplacentare Zirkulation* hergestellt.

Innerhalb des extraembryonalen Mesoderms entstehen Räume, aus denen das extraembryonale *Cölom* hervorgeht. Bald umgibt das Chorion die Cölomhöhle (s. S. 132). Am 19./20. Tag verbindet den Embryo nur noch ein schmaler Stiel mit seiner Trophoblasthülle. Er besteht aus extraembryonalem Mesenchym, das in das Mesenchym auf der Innenseite des Trophoblasten übergeht, und ist mit dem caudalen Ende des Embryo verbunden. *Der Haftstiel wird später zur Nabelschnur gestaltet.* Zunächst ist der Embryo mit seinem Amnion und Dottersack sowie der Allantois an dem Haftstiel suspendiert und durch die umgebende Flüssigkeit geschützt.

Zur gleichen Zeit erscheint die *Amnionhöhle* zunächst als schmaler Spalt zwischen Trophoblast und Epiblast, der nun 2 blättrigen Keimscheibe. In der 3. SSW. vergrößert sie sich und erwirbt ein dünnes

epitheliales Dach, das *Amnion*. Wahrscheinlich stammen diese Zellen vom Cytotrophoblasten ab, während der embryonale Epiblast den Boden der Höhle begrenzt. Beide Anteile vereinigen sich seitlich (Abb. 79).
Die *Amnionhöhle* zwischen Ektoderm und Chorionmembran dehnt sich mit Wachstum des Embryo, seiner Faltung und Achsenbildung rasch aus. Mit Vergrößerung der Amnionhöhle und der Faltung des Embryo bildet sich der Haftstiel zum *Gefäßstiel* (s. o.), der *künftigen Nabelschnur*, um. *Der Embryo stülpt sich nach rückwärts gleichsam wie eine Hernie in die Amnionhöhle hinein.*
Auf diese Weise bedeckt das Amnion die gesamte Länge der Nabelschnur und nach voller Ausdehnung bis zum 3. Schwangerschaftsmonat den gesamten Chorionraum (Abb. 80).
Dottersack und Allantois sind beim Menschen nur rudimentär entwickelt, erfüllen aber dennoch wichtige Funktionen. Bevor der *Dottersack* der Atrophie verfällt, ist er die *Bildungsstätte* der *primitiven Gefäße* und der *Blutzellen*. Hier entstehen die *Urkeimzellen*, und der Dottersack verfällt erst der Rückbildung, nachdem die Urkeimzellen zur Gonadenregion abgewandert sind (s. S. 10) (Abb. 7).
Das embryonale Zirkulationssystem wird auch als Chorion- oder Allantois-Gefäßsystem bezeichnet. Die Allantois – ebenfalls eine rudimentäre Struktur – erscheint als Divertikel des Dottersackes und trägt später proximal zur Gestaltung der Nabelschnur und ihrer Gefäße bei. *Die umbilicalen (Allantois-) Gefäße sind letzten Endes als Beitrag des Embryo zu seiner eigenen placentaren Versorgung zu sehen.*

Der Embryoblast

Die Entwicklung der Embryoanalanlage schreitet im Vergleich zum Trophoblasten zwar korrespondierend, aber zunächst eher langsamer voran.

Nach der Umgestaltung der inneren Zellmasse (s. S. 128) zur zweiblättrigen Keimscheibe mit der Verdickung des embryonalen Entoderm im Bereich der späteren cranialen Region vollzieht sich in der 3. SSW die Differenzierung des dritten Keimblattes durch Invagination von Zellkomplexen des Epiblasten, die zwischen ihm und dem Entoderm zu liegen kommen. Damit sind die Ausgangszellaggregate *Ekto-, Meso- und Entoderm für zukünftige spezifische Organ- und Körperstrukturen* gebildet.
Gelegentlich persistieren Reste des Primitivstreifens. Sie können Ausgangszellen eines *Teratoms* werden, das wegen der Pluripotenz dieses Reststreifens verschiedenste Gewebe enthalten kann. Teratome in oder nahe den Gonaden leiten sich nicht von derartigen Residuen ab, sondern gehen aus späteren fehlorganisierten fetalen Anteilen hervor (s. S. 616).

Ein ganz wesentlicher Schritt zur Sicherung von Energie- und Wachstumsstoffwechsel ist der Beginn der *Blutbildung* und der *Blutgefäße* und die Anschlußgewinnung an die extraembryonale Vascularisation (s. S. 132). Die intraembryonale Differenzierung läuft etwa zwei Tage später an als in den extraembryonalen Bildungsstätten im Dottersack, der Allantois, dem Haftstiel und Chorion. Blut- und Endothelzellen gehen aus dem embryonalen Mesenchym hervor. Es entstehen sog. Blutinseln – angiogenetische Zellnester –, deren Intercellularspalten konfluieren und Lumina bilden. Die zentral gelegenen Zellen werden zu *Stammzellen* der roten Blutkörperchen (Erythroblasten), die peripheren differenzieren sich zu abgeflachten *Endothelzellen*. Durch aussprossende Endothelzellen wird die Vereinigung mit benachbarten Räumen hergestellt, und damit existiert das *primitive embryonale Gefäßsystem*.
Am Ende der 3. SSW. p. c. ist aus denselben Elementen das Herz beiderseits als *Herzschlauch* vorgebildet und mit den Blutgefäßen im Embryo verbunden. Durch weitere Aussprossungen treten extraembryonale Capillaren mit denen des Embryo in Kontakt und stellen somit eine erste Zirkulation zwischen Embryo und Placenta her (s. S. 132).
Unter teratogenetischen Gesichtspunkten ist der *frühe Beginn der neuralen Strukturen* hervorzuheben. Die Anlage des vom Ektoderm stammenden *Zentralnervensystems* beginnt sich bereits am *Anfang der 3. SSW* zu formieren. Aus einer Ektodermverdickung im cranialen Teil des Embryo ist bis zum Ende der 3. SSW die längliche *Neuralplatte* als Ursprung des zentralen Nervensystems hervorgegangen (18. Tag). Sie verbreitert sich und bildet durch Invagination die *Neuralrinne*. Ihre lateralen Bezirke, die Neuralfalten beiderseits, nähern sich einander, fusionieren zunächst in der späteren Halsregion und von dort aus cranial und caudalwärts fortschreitend und verwandeln damit die Neuralplatte zum *Neuralrohr* (21. Tag). Aus dem cranialen Teil bilden sich bald die ersten *Hirnbläschen*, und der caudale Anteil wird allmählich zum Rückenmark gestaltet.

Von den Neuralleisten wandern Zellen ventralwärts ab; aus ihnen gehen später die *sympathischen Ganglien* hervor. Andere Zellgruppen bilden nach ihrer Abwanderung den Ursprung des *Nebennierenmarkes*, wieder andere die parafolliculären Calcitonin-sezernierenden Zellen der *Schilddrüse*, deren primordiale Struktur bereits 2½ Wochen p. c. erscheint.
Am Ende der 3. Woche entstehen aus dem Mesoderm, cranial beginnend, die *Somiten* – mesodermale Zellblöcke –, deren Zahl bei embryopathologischen Untersuchungen zur Bestimmung des Schwangerschaftsalters herangezogen werden kann.

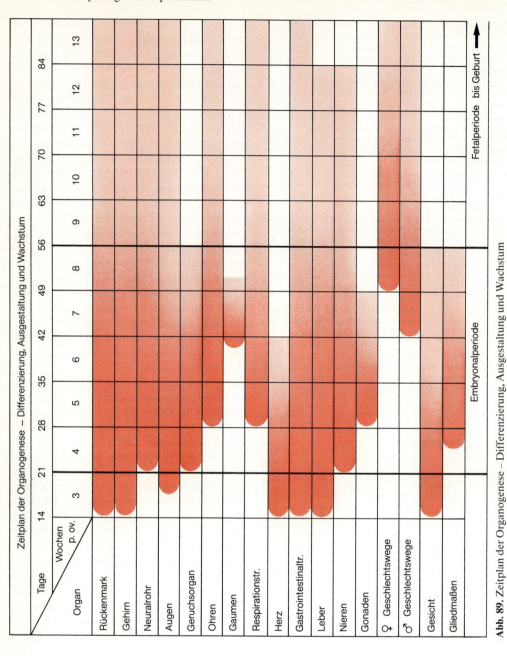

Abb. 89. Zeitplan der Organogenese – Differenzierung, Ausgestaltung und Wachstum

Die Embryonalperiode (3.–8. Entwicklungswoche)

Der Conceptus wird ab der Befruchtung bis zur Bildung der Blastocyste vielfach als Ovum, resp. Blastula, vom Beginn der 3. bis Ende der 8. Woche als Embryo bezeichnet. Für die anschließende Zeitspanne bis zur Geburt ist der Begriff Fetus gebräuchlich.

Die Embryonalperiode umfaßt insgesamt eine entscheidende Phase der menschlichen Entwicklung. Alle größeren äußeren und inneren Strukturen differenzieren sich in dieser relativ begrenzten Zeitspanne. Damit ist sie zugleich eine äußerst kritische und störanfällige Periode. Die embryo-placento-maternale Blutzirkulation ist etabliert, und daher können nachteilige endogene und exogene Einflüsse und Noxen den Embryo erreichen. Ihre Einwirkung birgt während der Organogenese die Gefahr gröberer einzelner oder multipler congenitaler Fehlbildungen (s. S. 111).

Der in dieser Hinsicht so wichtige Zeitplan der Differenzierungs- und Entwicklungsschritte lebensnotwendiger Organe und Strukturen ist der Abb. 89 zu entnehmen.

Der Embryo hat bis zum Ende der 8. SSW bereits unverwechselbar menschliche Züge erhalten: Der Kopf ist annähernd rund und aufgerichtet, wenn auch noch unproportional groß, da er noch etwa die Hälfte des Embryo einnimmt. Augenlider und Ohrmuscheln sind deutlich zu erkennen, ebenso die Nackenregion. Die Gliedmaßen sind strukturiert, z. B. die Finger gestreckt und die Zehen zu unterscheiden. Das Geschlecht kann zu diesem Zeitpunkt noch nicht sicher identifiziert werden, da die Ausdifferenzierung des äußeren Genitale später erfolgt (s. S. 16).

Der zeitliche Ablauf der Organdifferenzierung trägt den Entwicklungs- und Wachstumsbedingungen der Embryonalperiode und zugleich den Anforderungen während der Fetalzeit Rechnung. Dies gilt beispielsweise für die z. T. sehr frühe Differenzierung des endokrinen Systems. So kann die Thyreoidea bereits in der 4. SSW Thyreoglobulin synthetisieren, bis zur 8. SSW sind ihre Follikel gebildet und ab der 12. SSW verfügt der Fetus über eine endokrin leistungsfähige, Thyreoidhormon synthetisierende Schilddrüse (s. S. 114).

Die *Altersbestimmung* erfolgt bei Aborten während der Embryonalperiode in Tagen/Wochen. Dazu werden die äußeren Charakteristiken und das Längenmaß des Embryo bestimmt. Als Vergleichswerte werden die Längenangaben des Carnegie-Institutes international empfohlen (Tabelle 26).

Die Fetalperiode
(9. SSW bis zur Geburt)

Die Fetalperiode beginnt mit der 9. Entwicklungswoche und endet mit der Geburt. Sie ist in erster Linie auf Wachstum, Ausdifferenzierung der

Tabelle 26. Länge des Embryo (in mm) zur Altersbestimmung bis zum Ende der Embryonalperiode. (Daten des Carnegie-Institutes, modifiziert nach K. L. More 1977)

Alter (in Tagen p. c.)	Länge in mm
22–23	2,0–3,5[a]
24–25	2,5–4,5[a]
26–27	3,0–5,0
28–31	4,0–6,0
32	5,0–7,0
33–36	7,0–9,0
37–40	8,0–11,0
41–43	11,0–14,0
44–46	13,0–17,0
47–48	16,0–18,0
49–51	18,0–22,0
52–53	22,0–24,0
54–55	23,0–28,0
56	27,0–31,0

[a] Diese Angaben beziehen sich auf die größte Länge, die übrigen auf die Scheitel-Steiß-Länge

Gewebe und Organe sowie Aufnahme eigener Körperfunktionen ausgerichtet.

Die Entwicklungs- und Wachstumsprozesse während der Fetalperiode sind daher auch nicht mehr so gefährdet wie die Differenzierungsschritte der Embryonalzeit. Der Fetus ist weit weniger vulnerabel gegenüber exogenen Noxen, wenn auch keineswegs unempfindlich. Milieu- und Umweltfaktoren können vielmehr die normale funktionelle Ausreifung stören, insbesondere die des Gehirns. In dieser Periode kann die Hemmung von Enzymen, aber auch die Beeinträchtigung von Energiequellen auf verschiedenen Ebenen zu Störungen mit unterschiedlicher Manifestation führen. Ein Teratogen vermag in der Fetalzeit das Wachstum eines bestimmten Organs oder auch des gesamten Organismus zu beeinträchtigen, ohne daß es zu morphologisch faßbaren Fehlbildungen kommt. Der gesetzte Schaden kann sich jedoch in funktioneller Hinsicht auswirken. Die Verhaltensforschung nach Einwirkung exogener Noxen während der Fetalperiode steht erst am Beginn.

Ab der frühen Fetalzeit – i. allg. ab der 16. SSW – ermöglichen diagnostische Eingriffe wie die Amniocentese und Fetoskopie den Zugang zum Feten, um bestimmte angeborene Krankheiten und Defekte bereits vor der Geburt aufzudecken (s. S. 107).

In der Fetalzeit verlangsamt sich das Kopfwachstum im Verhältnis zu dem des Rumpfes. Lanugo- und Kopfbehaarung erscheinen. Etwa

Tabelle 27. Altersbestimmung der Frucht in der Fetalperiode nach dem Gewicht. (Modifiziert nach K. L. Moore 1977)

Alter in Wochen p. c.	Gewicht in Gramm
9	8
10	14
12	45
14	110
16	200
18	320
20	460
22	630
24	820
26[a]	1000
28	1300
30	1700
32	2100
36	2900
38	3400

[a] Ab der 26. SSW p. c. – zunächst bedingt – lebensfähig

am Beginn der 20. Woche wird die Haut mit der Vernix caseosa bedeckt. Die Augenlider, die während des ersten Teiles der Fetalperiode geschlossen sind, öffnen sich um die 26. Woche p. c. herum. Bis etwa um die 30. Woche hat der Fet wegen der dünnen Haut und des fehlenden subcutanen Fettgewebes ein rötliches Aussehen. Die Fettschicht entwickelt sich erst während der letzten 6–8 Schwangerschaftswochen, so daß in diesem Entwicklungsabschnitt die Gewichtszunahme stärker ausgeprägt ist als die der Körperlänge. Die Endphase des intrauterinen Wachstums dient hauptsächlich dem Aufbau von Geweben und der Vorbereitung der Systeme, die für den Übergang vom intrauterinen zum extrauterinen Dasein notwendig sind. Feten, die unreif geboren werden, können bei intensiver Überwachung und Förderung der vitalen Funktionen ab der 26. SSW überleben und den Entwicklungsrückstand aufholen (s. S. 335). Feten, die nach normaler intrauteriner Entwicklung zum Termin geboren werden, sind bei komplikationsloser Geburt durch ihren Reifegrad auf eine reibungslose Anpassung an das extrauterine Dasein vorbereitet.

Das *fetale Alter* wird in *Wochen* berechnet. Die fetalen Durchschnittsgewichte in den einzelnen Schwangerschaftswochen sind aus Tabelle 27 ersichtlich (s. auch Tabelle 26).

Embryofetale Entwicklung und Funktionsaufnahme einiger Organe und Organsysteme

Die embryofetale Entwicklung und Funktionsaufnahme einiger Organe und Organsysteme werden unter den Aspekten der Anfälligkeit bzw. der Störungsmöglichkeiten und ihrer Auswirkungen in funktioneller Hinsicht dargelegt. Dabei werden die Möglichkeiten der Entstehung einer Anomalie und das Auftreten geburtshilflicher Notsituationen besonders herausgestellt.

Lungen

Ihre Entwicklung beginnt in der 4. SSW, und in der 17. SSW sind bereits alle gröberen Strukturen der Lungen bzw. des Respirationstraktes formiert. Bis zur 25. SSW bilden sich die primitiven Einheiten für den Gasaustausch durch Epitheldifferenzierung der späteren Alveolenwand und Verzweigung der Capillaren bis dicht an den zukünftigen terminalen Luftraum.
Ab der 24. SSW p. c. entstehen aus den bis dahin gebildeten Bronchioli durch vielfache Verzweigung weitere respiratorische Bronchiolen, deren letzte in dünnwandigen Alveolen enden. Von diesem Stadium an ist die Lunge morphologisch so weit gereift, daß sie den Gasaustausch zur Lebenserhaltung wahrnehmen kann. Jedoch ist die endgültige Ausbildung der Alveolen in Zahl und Größe erst mit dem Ende des 2. Lebensmonats abgeschlossen.
Das Alveolarepithel differenziert sich zwischen der 20. und 24. SSW in zwei Zelltypen. Außer dem flachen Epithel der Alveolarzellen (Typ I) erscheinen polygonale Zellen – die granulären Pneumocyten mit osmiophilen Einschlußkörperchen (Typ II) – zwischen den Capillarschleifen. Diese *Pneumocyten Typ II* können Proteine, Fettsäuren und Phospholipide synthetisieren. Damit beginnt die *Produktion der oberflächenaktiven Substanzen – der Surfactants*. Diese bestehen aus einem Lipoproteinkomplex mit Lecithin als essentiellem Lipid. Zur Synthese werden aus gemeinsamen Vorstufen zwei Wege beschritten: der erste zu Beginn der Syntheseleistung in der 22.–24. SSW, der zweite Weg bevorzugt in der späteren Gravidität ab der 35. SSW (s. S. 331).

Die Surfactants sind fähig, die Oberflächenspannung an der Kontaktstelle von Luft und Flüssigkeit in den Alveolen herabzusetzen und dadurch die Öffnung der Alveoli mit Beginn der Atmung aufrechtzuerhalten. Etwa 41% dieser oberflächenaktiven Substanzen bestehen aus Lecithin, das die essentielle molekulare Komponente des oberflächenaktiven Materials in den Alveolen darstellt und die Grundsubstanz eines *Oberflächenfilms* bildet, der einer hohen Kompression widersteht und dadurch die Oberflächenspannung in den Alveolen herabsetzt. Sein schneller Aufbau wird durch die Verbindung mit Proteinen, ungesättigten Phospholipiden und neutralen Lipiden gewährleistet. Glucocorticoide können die Synthese dieses Enzyms induzieren. Demnach scheint die Reifung dieser metabolischen Schritte nahe dem Termin von adrenalen Steroiden abhängig zu sein (s. S. 331).

Die Lungen bilden ab der 2. Schwangerschaftshälfte reichlich Flüssigkeit, die in das Fruchtwasser gelangt und damit den Nachweis der Surfactants aus dem Liquor amnii zur Bestimmung der Lungenreife ermöglicht (s. S. 332).

Beginn der Atmung

Die reibungslose Umstellung vom placentaren Gasaustausch auf die Lungenatmung beruht nicht allein auf der *kardiorespiratorischen Systemänderung* sondern auch auf *chemischen* und *neuralen Kontrollen*. Bereits in utero erfolgen fetale Atembewegungen, die sich ultrasonographisch verfolgen lassen. Sie treten nachweislich ab dem 2. Trimenon episodisch mit einer Frequenz von 30–70 Atemzügen/min auf. Die Steuerung erfolgt wahrscheinlich durch das primitive medulläre Atemzentrum. Die extrauterinen Atemexkursionen werden also bereits intrauterin gebahnt.

Bei der Geburt wird der Rumpf auf dem Wege durch den Geburtskanal einem erhöhten Druck ausgesetzt und dadurch die Flüssigkeit weitgehend aus den Lungen herausgepreßt. Mit der Erweiterung des Thorax nach der Geburt dringt statt dessen Luft in die Lungen ein. Das auch unter physiologischen Bedingungen bei der Austreibungsperiode herabgesetzte Sauerstoffangebot und die Anreicherung von Kohlendioxid stimulieren den Beginn der Atmung über zentrale und vor allem periphere Chemoreceptoren. Die Kinder beginnen meistens einige Sekunden nach der Geburt – auch bereits vor der Durchtrennung der Nabelschnur – zu atmen. Der ersten Inspiration folgt gewöhnlich ein Schrei, weil das Kind gegen den z. T. geschlossenen Kehlkopf ausatmet. Beim ersten Atemzug sind die Viscosität der noch vorhandenen Flüssigkeit in den Luftwegen und die Oberflächenspannung zu überwinden. Nach wenigen Atemzügen sind die Lungen weitgehend entfaltet, und das gesunde Neugeborene kann eine während der Austreibungsperiode eingegangene Sauerstoffschuld durch erhöhte Atemanstrengungen innerhalb der ersten 10–20 min des extrauterinen Lebens ausgleichen. Das Atemzentrum und die Atemreflexe funktionieren, und das Neugeborene ist nun unabhängig.

Kreislauf

Der Beginn der Lungenatmung unmittelbar mit der Geburt bedingt eine Umstellung des bis dahin auf den placentaren Gasaustausch ausgerichteten Kreislaufs (Abb. 90).

Der fetale Kreislauf

Das sauerstoffbeladene Blut der Nabelvene besitzt einen Sauerstoffpartialdruck von durchschnittlich 30 mmHg. Ungefähr die Hälfte dieses Blutes wird für die existentiell wichtige *Versorgung der Leber* abgezweigt. Die übrige Hälfte erreicht durch den Ductus venosus die Vena cava inferior, die in den rechten Vorhof mündet. Von dort wird das Blut größtenteils durch das Foramen ovale in den linken Vorhof und über diesen in den linken Ventrikel geleitet. Dadurch ist Vorsorge getroffen, daß der größte Teil des Blutes der Vena cava inferior der ascendierenden Aorta zugeführt wird und daß auf diese Weise sauerstoffangereichertes Blut für die *coronare und cerebrale Versorgung* zur Verfügung steht. Das Blut aus der Vena cava superior fließt durch den rechten Vorhof in den rechten Ventrikel. Von hier aus erreichen nur 10–15% die Lungen, während die überwiegende Blutmenge durch den Ductus arteriosus in die absteigende Aorta mündet. Von dort kehren 40–50% des Blutes direkt über die Aa. umbilicales zur Placenta zurück, während der übrige Anteil durch die untere Hälfte des Körpers zirkuliert.

Die fetalen Lungen erhalten nur 10–15% des gesamten Herzvolumens und zudem relativ gering oxygeniertes Blut, also nur so viel, wie sie zur

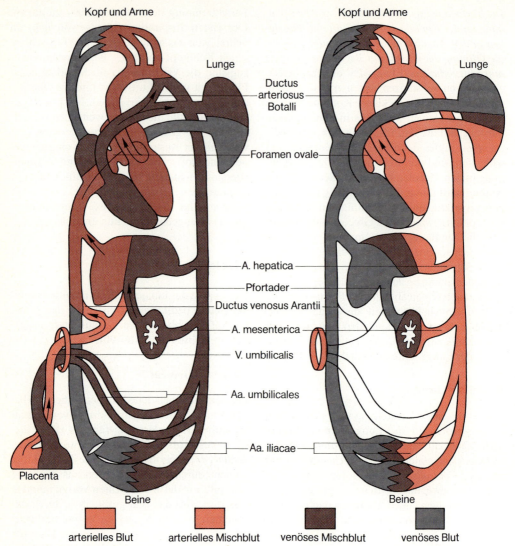

Abb. 90. Kreislauf vor und nach der Geburt. *Links:* Kreislauf während der Fetalperiode, *rechts:* Kreislaufumstellung nach der Geburt

Deckung ihres Wachstumsstoffwechsels benötigen. Diese gedrosselte Zufuhr wird durch den hohen Gefäßwiderstand in den Lungen als Folge des niedrigen Sauerstoffpartialdruckes des anströmenden Blutes erreicht. Als Reaktion auf diesen hohen Gefäßwiderstand nimmt die Muskelschicht der Lungenarterien gegen Ende der Schwangerschaft an Dicke zu.

Besonderheiten des fetalen Kreislaufs sind:
- Parallelschaltung beider Herzhälften,
- bevorzugte Versorgung der lebenswichtigen Organe Leber, Gehirn, Herz,
- relative Minderdurchblutung der Lungen.

Kreislaufumstellung nach der Geburt

Die Belüftung der Lunge geht einher mit:
- einem deutlichen Abfall des Widerstands der Lungengefäße,
- einem prompten Anstieg des pulmonalen Blutstroms,
- einer allmählichen Abnahme der Gefäßwanddicke der Pulmonalarterien.

Der Abfall des Gefäßwiderstandes ist die Folge einer steigenden Sauerstoffspannung, wahrscheinlich vermittelt durch vasoaktive Substanzen aus dem Lungenparenchym. Der Strömungswiderstand wird auf 20% und weniger gesenkt und dadurch die Durchblutung der Lungen auf das 5–10fache gesteigert. Durch dieses Verhalten wird die Ausnahmesituation der Lunge unterstrichen: Die Lungenarterien reagieren mit einer Vasodilatation, während die meisten Arterien des Körpers auf einen höheren Sauerstoffgehalt mit einer Constriktion antworten.

Das Sistieren der Placentazirkulation ein paar Minuten nach der Geburt und der Beginn der Atmung verursachen einen beachtlichen Anstieg des gesamten Gefäßwiderstandes und haben eine Reorientierung des Blutverteilungsmusters zur Folge. Der Druck in den Vorhöfen kehrt sich um und führt zu einem funktionalen Verschluß des Foramen ovale, indem sich die rechte und linke Vorhofklappe nahe der Öffnung aneinanderlegen (bei einigen Kindern besteht die Verbindung noch über einige Monate fort). Der Ductus arteriosus schließt sich innerhalb von 10–15 st nach der Geburt. Bei unreifen Kindern oder im Falle einer fortbestehenden Hypoxie kann er über eine größere Zeitspanne offen bleiben. Die Abnabelung beendet den Strom durch den Ductus venosus (das spätere Lig. venosum) und durch die intraabdominalen Anteile der umbilicalen Venen (späteres Lig. teres). Der Wechsel von der fetalen zur postpartalen Zirkulation benötigt Stunden bis Tage, unter abnormen Umständen sogar Wochen, insbesondere bei extrauterin fortbestehender Asphyxie.

Erythropoese-Hämoglobin

Ebenso wie sich das respiratorische und das Kreislaufsystem während der Entwicklung auf die spätere Lungenatmung vorbereiten müssen, so wird auch für die celluläre Respiration durch die differenzierte Entwicklung der Erythrocyten und des Hämoglobins Sorge getragen.

Die *Erythropoese* beginnt etwa um den 14. Tag p. c. im Dottersack und im Haftstiel (s. S. 132). Die primitiven Erythrocyten vermehren sich bis zur 9. SSW und persistieren etwa bis zum Ende des 3. Schwangerschaftsmonats.

Die *definitive Erythropoese* läuft im Dottersack und in der Leber etwa um die 6. SSW an und in der 7. SSW enthalten diese Erythrocyten bereits Hämoglobin. In der 10. SSW werden die Leber und zwischen dem 3. und 7. Schwangerschaftsmonat die Milz zu den Hauptbildungsstätten; um den 5. Schwangerschaftsmonat beginnt die Erythropoese im Knochenmark, das etwa ab dem 7. Schwangerschaftsmonat die dominierende Bildungsstätte darstellt. Bereits bei der Geburt findet die Hämatopoese wie im postpartalen Dasein mit über 90% im Knochenmark statt.

Die Stammzellen im Knochenmark – Hämocytoblasten – differenzieren sich über Proerythroblasten zu Normoblasten, nach Abstoßung ihres Kernes zu Reticulocyten und durch weitere Reifung zu definitiven Erythrozyten. Die Hämoglobinsynthese steigt erstmals in den Proerythroblasten an und setzt sich in den Normoblasten und den Reticulocyten fort; damit ist der reife Erythrocyt mit Hämoglobin ausgestattet.

Das Fetalblut besitzt als ideale Anpassung an die intrauterinen Versorgungsbedingungen eine wesentlich höhere Sauerstoffaffinität als das Blut des Erwachsenen. Dieser Vorteil beruht darauf, daß der Fet das spezifische *Hämoglobin F* synthetisiert. Der Unterschied gegenüber dem adulten Hämoglobin (Hb A_1, Hb A_2) besteht in der Zusammensetzung der Aminosäuren in den Gammaketten des Hb F. Dadurch sind die physikochemischen Eigenschaften einschließlich der Alkaliresistenz und des Membranpotentials des Erythrocyten verändert. Diese Faktoren erhöhen die O_2-Bindungskapazität und erleichtern die O_2-Aufnahme.

Die chronologische Folge der verschiedenen Hämoglobine liefert ein eindrucksvolles Beispiel für die genetische Steuerung spezifischer Syntheseleistungen zur rechten Zeit, am richtigen Ort und in der erforderlichen Menge.

Zunächst existiert bis zur 10. SSW ein embryonales Hämoglobin Hb P, dessen Funktion unbekannt ist. Anschließend bestehen im ersten Trimenon annähernd 100% des Hämoglobins aus Hb F. Die Synthese des adulten Hämoglobins beginnt bereits im 2. Trimester, jedoch sind bis zu den letzten 4–5 Wochen vor dem Termin noch 90% Hb F-Zellen vorhanden. Bei der Geburt ist ihr Anteil auf etwa 20% abgesunken. Post partum vollzieht sich der weitere Abfall innerhalb des ersten Vierteljahres; geringe Mengen können während des ersten Lebensjahres persistieren.

Erythropoetin läßt sich ab der 32. SSW nachweisen. Durch die Mehrproduktion dieses Hormons kann der menschliche Fet auf eine Anämie und/oder eine chronische Hypoxie mit einer Steigerung der Hämoglobinsynthese reagieren.

Leber

Auch die Differenzierung und Entwicklung der Leber vollzieht sich während der Hauptperioden der Organogenese. Bereits mit 4½ Wochen sind die Leberlappen erkennbar.

Das Enzymmuster des Organs variiert im Laufe der Entwicklung entsprechend den zunehmenden Stoffwechselanforderungen. Während der Zeit, in der die Hämoglobinsynthese vorwiegend in der Leber stattfindet (s. S. 149), beginnt dort auch die Bildung von Bilirubin. Zwischen der 16. und 30. SSW findet es sich in steigenden Konzentrationen im Fruchtwasser. Seine quantitative Bestimmung mittels Amniocentese bildet einen wichtigen diagnostischen Parameter bei einer Rh-Incompatibilität (s. S. 351). Das fetale Bilirubin liegt in nichtkonjugierter Form vor, da es nur so über die Placenta eliminiert werden kann. Die im Rahmen des postpartalen Metabolismus für die Konjugation von Bilirubin benötigten Enzyme (Glucuronyltransferase, Uridindiphosphoglucose-dehydrogenase) reifen nur langsam und spät heran. Das reife Neugeborene weist noch ein Defizit auf, das die Ursache für den Icterus neonatorum abgibt (s. S. 246).

Um die 15. SSW besitzt die Leber bereits Enzyme für die Lipolyse und Utilisierung freier Fettsäuren. So ist das Neugeborene in der Lage, zusätzlich außer auf die Kohlenhydratdepots auf Fettreserven zurückzugreifen.

Der Fet ist auf ausreichende Kohlenhydratvorräte angewiesen. Die von der Mutter angelieferte Glucose wird überwiegend in der Leber, außerdem in der Herz- und Skeletmuskulatur als Glykogen gespeichert. Bereits in der 10. SSW läßt sich Glykogen in der Leber nachweisen; es nimmt im Verlauf der Gravidität stetig zu. Im letzten Schwangerschaftsdrittel überschreitet der Kohlenhydratgehalt dieser Depots relativ diejenigen des Erwachsenen. Der hohe Leberglykogengehalt des reifen Feten vermindert sich schnell unter der Geburt und in den ersten Lebensstunden, erkennbar an einem steilen Abfall der Serumglucose. Dieser Vorgang führt zur physiologischen Hypoglykämie des Neugeborenen. Die Leber des reif geborenen Kindes ist jedoch in der Lage, den Ausgleich über eine Glykogenolyse, Gluconeogenese und ebenso durch Lipolyse und Utilisierung freier Fettsäuren für den Energiehaushalt herbeizuführen.

Eine anhaltende Hypoglykämie findet sich häufiger bei Früh- und Mangelgeborenen. Sie besitzen geringere Glykogenreserven und keine ausreichenden Kompensationsmöglichkeiten.

Nieren

Die sog. permanente Niere beginnt mit ihrer Differenzierung und Entwicklung in der 5. SSW. Nierenbecken und Nierenkelche sind bis zur 10. SSW gebildet. Im zweiten Schwangerschaftsmonat sind bereits gut differenzierte Glomeruli und Tubuli vorhanden, und es wird Urin gebildet. Nicht alle Nephra werden gleichzeitig funktionell aktiv: Schätzungsweise sind in der 11.–13. SSW 20% und etwa 30% zwischen der 16. und 20. SSW morphologisch ausgereift. Die Zahl der Nierenkanälchen verdoppelt sich von der 20. bis zur 40. SSW auf ihre endgültige Zahl.

Der Urin wird in die Amnionflüssigkeit ausgeschieden. Der Fet schluckt Fruchtwasser – gegen Ende der Schwangerschaft bis zu täglich 200 ml –, das vom Gastrointestinaltrakt absorbiert und z. T. über die Nieren wieder eliminiert wird (s. S. 141). Auf diese Weise sind die Nieren des Feten an der Regulation der Menge und Zusammensetzung des Liquor amnii beteiligt.

Bei Fehlbildungen, wie z. B. einer Nierenagenesie, ist die Fruchtwassermenge reduziert. Eine Stenose oder Atresie im Bereich des Oesophagus oder Intestinaltraktes hat dagegen eine Vermehrung des Fruchtwassers bzw. ein Hydramnion (Polyhydramnie) zur Folge (s. S. 384).

Nervensystem

Das *Gehirn* entwickelt sich aus dem Neuralrohr früher und schneller als die meisten anderen Organe, aber die endgültige Ausreifung reicht bis in das extrauterine Dasein. Unter endokrinologischen Aspekten ist bemerkenswert, daß der *Thalamus* und *Hypothalamus* bereits in der 5. SSW gebildet sind und daß die *Releasing-Hormone* frühzeitig erscheinen. In der 8. Woche beginnt die cytomorphologische Differenzierung der *Hypophyse*. *ACTH* ist ab der 10. und *TSH* ab der 11. SSW nachweisbar. Die fetale

Hypophyse bildet ab der 12. Woche *Gonadotropine*. Es bestehen – für die Gonadenentwicklung bedeutungsvoll – geschlechtsspezifische Unterschiede: Bei weiblichen Feten wird mehr *FSH* als bei männlichen produziert.

Die neurologische *Reifung* ist zeitlich programmiert und vollzieht sich unabhängig davon, ob das Kind sich bis zum Termin im Uterus entwickelt oder als Frühgeborenes zur Welt kommt.

Sowohl die embryonale Phase der *Differenzierung* als auch die fetalen *Wachstums- und Reifungsperioden* des ZNS müssen als *störanfällig* gelten. Während der Organogenese stehen grobe morphologische Anomalien (Anencephalie, Hydrocephalie) im Vordergrund; spätere Insulte wirken sich eher in cerebralen Störungen mit psychomotorischer Entwicklungsretardierung aus (s. S. 111).

Die cerebralen Strukturen sind gegenüber Sauerstoff- und Glucosemangel außerordentlich empfindlich, wenn auch ihre Gefäße auf einen Abfall der Sauerstoffspannung oder einen Anstieg von Kohlendioxid mit einer Dilatation reagieren, um die O_2-Versorgung so lange wie möglich sicherzustellen (anhaltende intrauterine und/oder fortbestehende extrauterine Hypoxie).

Immunsystem

Bezüglich der Entwicklung des *cellulären Immunsystems* ist davon auszugehen, daß die Lymphocyten ihren Ausgang schon sehr frühzeitig von den Stammzellen im Dottersack nehmen (s. S. 143) und von dort aus hämatogen Leber, Thymus und Knochenmark erreichen. Der *Thymus* differenziert sich in der 6. SSW und besitzt in der 8. SSW bereits Kolonien von Lymphocyten, die im Zuge eines Reifungsprozesses ihre Immunkompetenz erlangen und damit zu *T-Lymphocyten* werden (ab der 9. SSW). Sie besiedeln in der Folgezeit Lymphknoten und Milz. In der *Milz* ist ab der 16. SSW die Lymphopoese etabliert. Der Thymus erreicht seine maximale Größe kurz vor der Geburt. Kurz danach beginnt die Rückbildung, da die Funktion durch andere Organe (Milz, Lymphknoten) übernommen wird.

Bereits ab der 11./12. SSW beträgt der Anteil des lymphoiden Kompartiments im Knochenmark ungefähr 25% aller kernhaltigen Zellen. Lymphocyten aus dem Knochenmark (B-Lymphocyten) haben Oberflächenmarker und können Immunglobuline produzieren. Die maximale Aktivität wird in der 30. SSW erreicht.

Insgesamt dürfte die celluläre Immunkompetenz ab Beginn der zweiten Schwangerschaftshälfte qualitativ und quantitativ ausgereift sein. Auch das *humorale Immunsystem* wird schon früh vom Feten aufgebaut; dadurch wird er zeitig zur eigenen Immunantwort fähig. Das genetisch zeitlich programmierte immunologische Reifungsmuster beginnt sich im 1. Trimenon zu entwickeln.

Die Synthese von fetalem *IgM* ist bereits in der 10./11. SSW angelaufen, also kurz nachdem die Lymphocyten in dem fetalen lymphoiden Gewebe zu identifizieren sind. Um die 20. SSW lassen sich IgM im fetalen Serum in ausreichenden Konzentrationen nachweisen, die bis zur Geburt in der gleichen Höhe bleiben und 10% der IgM-Werte des Erwachsenen betragen.

Im 2. Trimenon werden auch schon IgA, IgD und IgE synthetisiert, jedoch nur in geringen Mengen.

Um die 12. SSW können die fetale Leber und der Gastrointestinaltrakt bereits *IgG* synthetisieren; zwischen der 17. und 18. SSW beginnt die Produktion auch in der Milz.

Ab Beginn der zweiten Schwangerschaftshälfte darf der Fet immunologisch als weitgehend ausgereift betrachtet werden, ohne jedoch einen ausreichenden Schutz vor allem gegenüber den Erregern zu besitzen, die durch *IgG* inaktiviert werden. Diese werden selektiv und als einzige Immunglobuline von der Mutter *diaplacentar* zum Feten transferiert. Im Verlauf des 1. Trimenon erreichen die fetalen IgG-Spiegel etwa 10% der Erwachsenenwerte. Zwischen der 20. und 24. SSW kommt es zu einem steilen Anstieg im fetalen Blut auf Konzentrationen, die etwa denen im mütterlichen Blut entsprechen.

Durch die von der Mutter stammenden IgG-Antikörper ist der Fetus – und auch das Neugeborene – gegenüber allen Antigenen geschützt, die durch IgG neutralisiert werden. Jedoch gefährden diejenigen Erreger, die durch IgM oder IgA inaktiviert werden, insbesondere in der frühen Schwangerschaft vor dem Erreichen der fetalen Immunkompetenz den sich entwickelnden Organismus.

Insgesamt kann man davon ausgehen, daß der Fet weitgehend durch die Mutter geschützt wird, jedoch auch selbst durch eine frühe eigene IgM-Produktion auf intrauterine Infektionen reagieren kann.

nelle Bindegewebsschwäche scheint die Hautveränderungen zu begünstigen.

Häufig tritt eine *verstärkte Pigmentierung* der Linea alba – dann als Linea fusca bezeichnet –, der Warzenhöfe und im Bereich der Vulva und des Anus auf. Die Pigmentansammlungen im Gesicht und auf der Stirn werden *Chloasma uterinum* genannt. Die Pigmentierung bildet sich post partum allmählich vollständig zurück, gelegentlich verbleibt eine verstärkte Hauttönung. Ursächlich wird eine vermehrte durch Oestrogeneinfluß angeregte Bildung des hypophysären Melanophorenhormons angenommen.

Ein vorübergehender Haarausfall während der Schwangerschaft und Stillzeit kommt vor und ist durch eine oestrogengestagenbedingte Synchronisierung des Haarcyclus verursacht.

Psychische Veränderungen

Im Verlaufe der Schwangerschaft – namentlich im 1. Trimester und bei Erstgraviden – können sich je nach der Grundstruktur der Persönlichkeit sowie psychosozialen und sozioökonomischen Gegebenheiten Verhaltensänderungen bemerkbar machen. Auffällig sind Stimmungsinstabilität – „Launenhaftigkeit" –, ein Wechsel zwischen intro- und extrovertierten Phasen und Zeiten gesteigerter Aktivität und Agilität, unvermittelt abgelöst von Antriebs- und Konzentrationsschwäche. Die korrespondierende somatische Reaktion bedingt einen Teil der Schwangerschaftsbeschwerden (s. S. 165).

Die Ursachen sind vielschichtig. Auch die erwünschte Schwangerschaft erfordert die Realisierung der neuen Situation, eine Umorientierung unter mancherlei Verzichten und einer Zurücknahme emanzipierter Vorstellungen. Der durch den plötzlich erweiterten Lebens- und Erlebnisbereich notwendige Reifungsprozeß kann oft nicht ohne weiteres bewältigt werden, insbesondere dann nicht, wenn Rollenkonflikte, wie z. B. der Verzicht auf die Berufsausübung, hinzutreten. Vor allem aber verbirgt sich hinter den vordergründigen Verhaltensschwankungen eine tiefe, unterschwellige oder auch reale – meist tradierte – Angst vor der Geburt und ihren möglichen Gefahren.

Es gilt als gesichert, daß sich eine positive oder negative pränatale *Mutter-Kind-Beziehung* gleichermaßen nachhaltig sowohl auf Schwangerschaftsverlauf und Geburt als auch auf die postnatale Entwicklung der Kinder auswirkt, d. h. daß die „Biographie" des vorgeburtlichen Daseins nicht belanglos für das postnatale frühkindliche Verhaltensmuster ist. Die Förderung der vorgeburtlichen Mutter-Kind-Bindung gehört daher zu den Aufgaben der Schwangerenvorsorge.

Schwangerschaftsveränderungen der Genitalorgane

Die schwangerschaftsbedingten Veränderungen des *Uterus,* die dazu dienen, seinen Aufgaben als Fruchthalter und als Geburtsorgan gerecht zu werden, sind gesondert dargestellt (s. S. 129).

In den übrigen Genitalorganen einschließlich des Stütz- und Halteapparates laufen eine Reihe von Umbauvorgängen ab, die sowohl die Anpassung an die veränderten Raum- und Lagebeziehungen als auch die zunehmende Belastung durch den graviden Uterus sowie schließlich die spezielle funktionelle Beanspruchung durch den Geburtsvorgang und die Involution post partum gewährleisten. Gemeinsames Kennzeichen ist eine schon in der frühen Gravidität einsetzende Hyperämie und Vascularisation, eine Hypertrophie der Muskelzellen, Auflockerung des Bindegewebes mit vermehrter Wassereinlagerung und Zunahme der Kollagenfasern bei gleichzeitiger Streckung der elastischen Fasern.

Vagina – Vulva

Die Anpassungsvorgänge der Vagina dienen der Vorbereitung auf ihre Funktion als Durchtrittsorgan. Schon in der frühen Schwangerschaft setzt eine starke Vascularisation ein; es kommt zu einer schwellkörperartigen Erweiterung der Venenlumina, Hypertrophie der Lymphbahnen und dadurch zu vermehrter Succulenz des Gewebes. Diese Veränderungen führen zu einer lividen Verfärbung von Introitus, Vagina und Portio vaginalis (Chadwick-Schwangerschaftszeichen, s. S. 165). Der Urethralwulst hypertrophiert beträchtlich.

Die Muskelzellen der Vaginalwand hypertrophieren, die Kollagenfasern nehmen zu, das Netz der Zwischensubstanz wird weitmaschiger, und die elastischen Fasern erscheinen gestreckter. Die Scheide macht also ein echtes Wachstum durch, wird länger, vor allem aber elastischer und dehnbarer.

Ähnliche Umbauvorgänge vollziehen sich im Bereich der *Vulva* und des *Dammes* sowie des *Beckenbodens*.

Das *Vaginalepithel* wird aufgelockert und erscheint durch die stärker vortretenden Papillen samtartig. Die Epithelschichten weisen quantitativ veränderte Relationen auf: Die Intermediärschicht hypertrophiert, während die Superficialschicht vergleichsweise dünn erscheint. Daher findet man bei ⅔ aller Graviden im Zellabstrich überwiegend Intermediärzellen (Navicularzellen); seltener überwiegt entweder der Oestrogentypus mit einem hoch proliferierenden Epithel oder der Cytolysetypus.

Trotz des Vorherrschens einiger cytologischer Kriterien ist das Zellbild nicht schwangerschaftsspezifisch und unterliegt während der Gestationsperiode keinen typischen Veränderungen. Daher ist der diagnostische Aussagewert, z. B. zur Erkennung der echten Übertragung, begrenzt.

Der *Scheideninhalt* nimmt zu, bedingt durch ein vermehrtes Transsudat und den Reichtum an abgeschilferten Epithelzellen.

Tuben

Die Adnexe werden durch den wachsenden Uterus nach cranial gedrängt und liegen bereits ab dem 4. Schwangerschaftsmonat oberhalb des kleinen Beckens. Die Tuben verlaufen dann gestreckt und erscheinen länger, zumal es auch zu einer echten Hypertrophie ihrer Muskelfasern und bindegewebigen Strukturen kommt. Ihre Motilität nimmt ab.

Das Tubenepithel ist flacher als außerhalb der Gravidität, der Flimmerbesatz geht größtenteils verloren. Selten finden sich Bezirke mit einer decidualen Reaktion.

Ovar

Im Vordergrund der Schwangerschaftsveränderungen steht zunächst das Corpus luteum graviditatis und seine anschließende Rückbildung. Anfangs nehmen aber beiden Ovarien infolge verstärkter Vascularisation und Wassereinlagerung sowie Hypertrophie der Stromazellen und Auflockerung des Bindegewebes an Volumen zu. In der zweiten Schwangerschaftshälfte werden dagegen die Organe als Zeichen ihrer Funktionsruhe kleiner.

Häufig finden sich an der Oberfläche kleine, unregelmäßige erhabene Bezirke, die frischem Granulationsgewebe ähneln und bei mechanischer Irritation, z. B. bei einem Kaiserschnitt, leicht bluten. Histologisch handelt es sich um eine Art deciduale Reaktion oberflächennaher Bindegewebszellen dicht unterhalb des sog. Keimepithels.

Schwangerschaftsveränderungen der Halte- und Stützgewebe

Die hormonell bedingte *Auflockerung des knöchernen Beckens* erlaubt eine – wenn auch geringgradige – Anpassung an die Geburtsvorgänge (s. S. 181).

Das Lig. teres wird durch Hypertrophie und vermehrte Succulenz auf über Bleistiftdicke verstärkt und auf diese Weise für seinen Zügeleffekt auf das Corpus uteri während der Austreibungswehen vorbereitet. Unterstützend wirken dabei die gleichfalls während der Gravidität verstärkten Ligg. sacrouterina.

Die zunehmende statische Beanspruchung der Wirbelsäule und des Beckens führt zu einer verstärkten Lordose. Im Zusammenhang mit der Auflockerung der Ileosacralgelenke werden bestimmte Muskelgruppen – vor allem die Streckmuskulatur des Rückens – mehr als außerhalb der Gravidität belastet. Die veränderte Statik, insbesondere die Vorderlastigkeit durch den Uterus in der späten Schwangerschaft, bildet die Ursache der nicht seltenen Rückenschmerzen.

14. Untersuchung und Betreuung während der Schwangerschaft

Schwangerenvorsorge

In der Geburtshilfe steht der Arzt vor der außergewöhnlichen Situation, daß er sein Augenmerk stets gleichzeitig auf zwei Individuen, nämlich die Mutter und das Kind richten muß.

So dient die regelmäßige Untersuchung und Betreuung während der Schwangerschaft – unter dem Begriff der *Schwangerenvorsorge* zusammengefaßt – dem Ziel, sowohl die fetale Entwicklung als auch den Gesundheitszustand der Mutter kontinuierlich zu überwachen, mütterliche *und* kindliche Gefahrenzustände früh zu erkennen, um rechtzeitig notwendige Maßnahmen einleiten zu können. Man muß davon ausgehen, daß sich nicht nur mütterliche Krankheitszustände, sondern auch vielfältige Umgebungseinflüsse einzeln oder insgesamt – falls sie unerkannt und unbeeinflußt bleiben – nachteilig auf den Schwangerschaftsverlauf auswirken können. Es gilt daher, die geburtshilfliche Vorgeschichte und mütterliche Erkrankungen ebenso zu berücksichtigen wie die Lebensbedingungen der Schwangeren, ihren sozioökonomischen Status, die körperlichen und psychischen Belastungen in Haushalt und Beruf zu erfassen und ungünstige Umweltbedingungen auszuschalten bzw. zu mindern.

Die *kontinuierliche Überwachung* beider Individuen – der *Mutter und des in utero heranwachsenden Feten* – stellt zweifellos eine der *entscheidenden Präventivmaßnahmen zur Risikoverminderung für Mutter und Kind, insbesondere zur Senkung der perinatalen Morbidität und Mortalität* dar.

Dieser Bedeutung tragen das *Mutterschutzgesetz* (s. Anhang I) und die vom Bundesausschuß der Ärzte und Krankenkassen in der BRD aufgestellten *Mutterschaftsrichtlinien* Rechnung, in denen ein diagnostisches Minimalprogramm vorgeschrieben ist (s. Anhang II). Die Gravida erhält außerdem nach Feststellung der Schwangerschaft einen „*Mutterpaß*", in den nach jeder Kontrolle die Daten und Befunde vom Arzt eingetragen werden (s. Anhang III). Diese engmaschige Überwachung, die jederzeit durch spezielle diagnostische Verfahren zu ergänzen ist, gewährleistet, daß die individuelle Prognose für den Schwangerschaftsausgang von Mal zu Mal neu festgelegt werden kann.

Ergeben sich von der Norm abweichende Befunde – sei es von seiten der Mutter oder von seiten des Feten – so ist die Gravida als *Risikoschwangere* einzustufen und die Betreuung zu intensivieren. Im allgemeinen wird dann die Geburt prophylaktisch auch als *Risikogeburt* eingestuft (s. S. 257).

Die erste Untersuchung zur Diagnose einer Frühgravidität

Die erste Untersuchung sollte möglichst bald nach dem Ausbleiben der Periode erfolgen, damit ein Basisbefund erhoben werden und die Betreuung schon zu einem frühen Zeitpunkt in der Schwangerschaft einsetzen kann.

Anamnese

Die Erhebung der Anamnese erfolgt nach denselben Richtlinien wie vor einer gynäkologischen Untersuchung (s. S. 441). Zur Feststellung der Schwangerschaft und zur gezielten nachfolgenden Überwachung erfahren jedoch einige anamnestische Erhebungspunkte eine Akzentuierung.

Cyclusanamnese

Im Vordergrund steht die *Cyclusanamnese*: Prinzipiell macht jede amenorrhoische Phase (sekundäre Amenorrhoe) im fertilen Alter der Frau den Nachweis oder Ausschluß einer Gravidität erforderlich.

Die Regelanamnese beginnt obligatorisch mit den Fragen nach *Datum, Dauer und Stärke der letzten und vorletzten Periode* und dem bisherigen Menstruationscyclus. Schwankungen der Cyclusintervalle verdienen besondere Beachtung, da sie bei der Bestimmung des Gestations-

alters und des voraussichtlichen Geburtstermins im Vergleich zu den jeweiligen Untersuchungsbefunden zu berücksichtigen sind (s. S. 176).
In diesem Zusammenhang spielt die Frage nach einer *vorausgegangenen oralen Kontrazeption* eine Rolle. Nach Absetzen der Ovulationshemmer treten Follikelreifung und Ovulation während der ersten Cyclen häufiger verzögert auf und bedingen infolgedessen auch einen zeitlich abweichenden Konzeptionstermin.

Nicht selten sind die Angaben über die letzte Periode für die Zeitbestimmung der Schwangerschaft gar nicht (ca. 2%) oder nur begrenzt verwertbar: Die als letzte Menstruation angegebene Blutung kann nach bereits erfolgter Konzeption als sog. *Implantationsblutung* (s. S. 131) aufgetreten sein. Dieser Verdacht erhebt sich, wenn sie verkürzt und/oder abgeschwächt verlaufen ist. Die Häufigkeit von verkürzten und/oder abgeschwächten *menstruationsähnlichen Blutungen* um den Zeitpunkt der erwarteten Periode beträgt 4%, die Frequenz von *Blutungen gleicher Stärke und Dauer* ca. 1%. Bestehen Diskrepanzen zwischen den angegebenen Blutungsdaten und der Uterusgröße, so ist die objektive Befunderhebung zugrunde zu legen und frühzeitig durch weitere Parameter wie vor allem die ultrasonographische Bestimmung des Gestationsalters zu verifizieren (s. S. 177 u. 222). Eindeutig verwertbar sind die Angaben über die letzte Periode, wenn gleichzeitig der mutmaßliche Konzeptionstermin erinnerlich ist oder im Zuge der Familienplanung (Spacing) oder einer Sterilitätsbehandlung die *Basaltemperatur* gemessen wurde (s. S. 504). Bekannt ist der Zeitpunkt der Empfängnis nach einer *Induktion der Ovulation* oder einer *Insemination*. Die auf diese Weise erzielten Graviditäten haben von vornherein als Risikoschwangerschaften zu gelten, z. B. wegen der erhöhten Abortrate und der nach Ovulationsinduktion häufigeren Mehrlingsschwangerschaften.

Spezielle geburtshilfliche Anamnese

Vorausgegangene Schwangerschaften: Entscheidendes Gewicht für die Prognose der in Frage stehenden Gravidität kommt der *Zahl, dem Verlauf und dem Ausgang vorangegangener Schwangerschaften zu* (s. S. 258). Definitionsgemäß wird sowohl aus anamnestischen als auch aus prognostischen Gründen unterschieden zwischen der *Zahl der Graviditäten* – also der summarischen Angabe der bisher abgelaufenen Geburten und Aborte einschließlich der ektopischen Schwangerschaft(en) – und der *Zahl der Geburten* (ab der 21. SSW p. c.).
Demnach ist eine
Nulligravida die Frau, die bisher noch nicht schwanger war,

Primigravida (Erstgravida) die Frau, die erstmalig gravide ist,
Plurigravida die Frau, die wiederholt (2–5mal) gravide war,
Multigravida die Frau, die 6mal und häufiger gravide war,
Nullipara die Frau, die noch nicht geboren hat,
Primipara (Erstgebärende) die Frau, die erstmalig entbunden wird,
Pluripara (Mehrgebärende) die Frau, die 2–5 Geburten durchgemacht hat,
Multipara (Vielgebärende) die Frau, die 6 und mehr Geburten durchgemacht hat.
Eine Schwangere kann also z. B. Primipara, jedoch Plurigravida sein, wenn sie nach wiederholten resp. habituellen Aborten zur ersten Geburt kommt.
Die spezielle geburtshilfliche Anamnese dient als erstes Filter für die Aussonderung der Risikoschwangeren.
Handelt es sich um die erste Schwangerschaft – ist die Patientin also Primigravida –, so ist zur Beurteilung der Fertilität zu erfragen, seit wann Kinderwunsch besteht, ebenso nach Methoden und Zeitspanne einer etwaigen Kontrazeption.
Sind bereits Schwangerschaften vorausgegangen, so müssen ihr *Abstand, Verlauf und Ausgang* detailliert abgeklärt werden. Dazu gehören Angaben über *Schwangerschaftserkrankungen*, die jeweilige Schwangerschaftsdauer, die Art der Entbindung (spontan, operativ), die *geburtshilflichen Komplikationen* einschließlich der Nachgeburtsperiode. Weiterhin sind Geschlecht und Größe des (der) Kindes (Kinder), der Zustand bei der Geburt mit besonderer Berücksichtigung *perinataler Todesfälle* und *Fehlbildungen*, der Wochenbettverlauf, das Stillen und die weitere Entwicklung des Kindes zu dokumentieren.
Bei vorausgegangenen *Frühgeburten* gilt die Aufmerksamkeit der Schwangerschaftsdauer und der vermuteten Ursache der vorzeitigen Geburt. Die gleichen Erhebungen müssen auch bei früheren *Mangelgeburten* erfolgen. Da gerade diese Ereignisse für die Überwachung und Prognose der jetzigen Schwangerschaft und Geburt wichtige Warnsignale setzen, empfiehlt sich die Einholung der entsprechenden Geburtsberichte und ggf. der pädiatrischen Daten.
Vorausgegangene *Spontanaborte* sind in der zeitlichen Folge zu eruieren, vor allem ob der

(oder die) Abort(e) ausgetragenen Schwangerschaften vorangingen oder zwischenzeitlich auftraten oder ob bisher ausschließlich eine oder mehrere Fehlgeburten erfolgten. Das Gestationsalter des (der) abgelaufenen Abortes (Aborte) mit der Zuordnung zu Früh- oder Spätaborten liefert erste Hinweise auf die möglichen Ursachen, die Einstufung der jetzigen Gravidität als Risikoschwangerschaft, die zu ergreifenden Präventivmaßnahmen und erlaubt insgesamt eine Prognose für die neuerliche Gravidität. Dabei fallen die Art der Beendigung des (der) Abortes (Aborte) durch Aus- oder Nachräumung sowie ein fieberhafter Verlauf mit ins Gewicht. In Zweifelsfällen sind ergänzende ärztliche Unterlagen einzuholen.

Vorausgegangene Schwangerschaftsabbrüche müssen bezüglich Zeitpunkt, Technik und evtl. Komplikationen – auch im Hinblick auf eine mögliche Cervixinsuffizienz (s. S. 292) – erfragt und festgehalten werden.

Vorausgegangene gynäkologische Erkrankungen und Operationen: Nach vorausgegangenen *gynäkologischen Erkrankungen* und *Operationen* (z. B. Konisation, Metroplastik) gehört die Gravide von vornherein in das Kollektiv der Risikoschwangeren, weil Schwangerschaft und Geburt mit einem erhöhten Gefährdungsgrad behaftet sein und gezielte Maßnahmen intra graviditatem und sub partu erforderlich machen können. Deshalb sind Art der Erkrankung und/oder des Eingriffes genau zu erfragen und ggf. ärztliche Informationen einzuholen.

Vorausgegangene extragenitale (allgemeine) Erkrankungen und Operationen: Gegenüber der speziellen geburtshilflich-gynäkologischen Vorgeschichte darf die *Allgemeinanamnese* nicht zu kurz kommen. Bei der Eruierung früherer akuter und chronischer Erkrankungen stehen Fragen nach Störungen von seiten der *Nieren* und *Harnwege* sowie nach einem *Diabetes mellitus,* nach *Herz-* und *Kreislaufleiden,* aber auch nach durchgemachten akuten und chronischen Infektionskrankheiten (einschließlich venerischer Erkrankungen) im Vordergrund, da diese Krankheitsbilder von vornherein das mütterliche und fetale Risiko, wenn auch graduell unterschiedlich, erhöhen und dementsprechend gewichtet werden müssen (s. S. 257). Ebenso sind frühere *Operationen im Bereich des Abdomen* (Darmoperationen, Appendektomie) festzuhalten; nach *Unfällen* ist eine Beteiligung des Beckens abzuklären. Schließlich verdienen *Allergien* – vor allem gegenüber Medikamenten und Narkotica – bei der Anamneseerhebung unter prospektiven Aspekten Beachtung.

Familienanamnese

Der Schwerpunkt der *Familienanamnese* liegt in der Geburtshilfe vornehmlich auf der Erfassung einer *genetischen Belastung.* Nicht selten fragt die Gravida selbst angesichts von geistig oder körperlich behinderten eigenen und angeheirateten Verwandten nach dem genetischen Risiko für das zu erwartende Kind, ganz sicher aber, wenn sie selbst bereits ein Kind mit connatalen Defekten geboren hat. Die Familienanamnese hat an Aktualität gewonnen, seit für eine Reihe von genetisch bedingten Anomalien die Möglichkeiten der *pränatalen Diagnostik* genutzt werden können (s. S. 107 u. 109).

Erkrankungen und Beschwerden seit dem Zeitpunkt der vermuteten Empfängnis

Gezielte Aufmerksamkeit muß der Frage nach *Erkrankungen seit dem Zeitpunkt der vermuteten Empfängnis* gelten, die sich nachteilig auf die Entwicklung der Frucht ausgewirkt haben könnten. Hierzu rechnen *Infektionskrankheiten,* vor allem die *Röteln,* aber auch andere *Virusinfektionen* und fieberhafte Infekte. Zeitpunkt und Ablauf der Erkrankung, diagnostische und therapeutische Maßnahmen (serologische Untersuchungen, Röntgendiagnostik, Medikamente) sind zu dokumentieren. Das gleiche gilt für Operationen und besondere Ereignisse mit außergewöhnlichen physischen und psychischen Belastungen.

Besonderer Aufmerksamkeit bedürfen die *sozialen Hintergrundfaktoren.* Es bleibt dem Arzt vorbehalten, ob er die soziale resp. psychosoziale Anamnese schon jetzt erhebt oder sie bis zum beratenden Gespräch nach der Untersuchung zurückstellt. Auf alle Fälle ist davon auszugehen, daß ungünstige soziale Verhältnisse u. U. von vornherein die Einstufung als Risikoschwangerschaft erforderlich machen (z. B. jugendliche und/oder ledige Gravidae) (s. S. 170).

Bei Rückfragen nach *gegenwärtigen Beschwerden* ist davon auszugehen, daß im 1. Trimenon

Änderungen im subjektiven Befinden eintreten können, die auf der schwangerschaftsbedingten Umstellung des mütterlichen Organismus beruhen. Sie sind als physiologisch anzusehen und zählen nach der klassischen Definition zu den *unsicheren Schwangerschaftszeichen.* Zu ihnen gehören:
- morgendliche Übelkeitserscheinungen (Vomitus matutinus),
- gelegentliches Erbrechen,
- Spannen in den Brüsten,
- eine gewisse physische und psychische Labilität mit Abnahme der Leistungsfähigkeit,
- ungewohnte Bevorzugung oder Ablehnung bestimmter Speisen und Genußmittel.

Schon frühzeitig werden häufig Änderungen in der Blasen- und Darmfunktion wie gehäufte Miktionen und eine Neigung zur Obstipation bemerkbar, gelegentlich ein verstärkter Fluor vaginalis.

Die gynäkologische Untersuchung zur Diagnose der frühen Schwangerschaft

Zur Diagnose einer frühen Schwangerschaft wird die Untersuchung in der gleichen Weise wie bei der gynäkologischen Exploration vorgenommen. Obligatorisch werden im Rahmen der Krebsfrüherfassung von Ekto- und Endocervix Zellabstriche entnommen und die Kolposkopie durchgeführt (s. S. 446 u. 447).

Zur Schwangerschaftsdiagnose sind einige Besonderheiten bei der Befunderhebung zu beachten: Schon in den ersten Wochen nach der Konzeption kommt es zu einer *lividen Verfärbung* und Auflockerung von Introitus, Vagina und Cervix infolge einer Weiterstellung der Gefäße und einer verstärkten Durchblutung. Diese bei der *Inspektion* des Introitus nach Entfaltung der kleinen Schamlippen und bei der Speculumeinstellung auffallenden Veränderungen gelten zwar als *unsichere Schwangerschaftszeichen,* vermitteln aber diagnostische Hinweise. Der *Tastbefund* läßt üblicherweise erst ab der 7./8. SSW post menstruationem (p. m.) die Vergrößerung des Uterus erkennen. Vor diesem Zeitpunkt kommt daher der tastbaren *Auflockerung des Uterus* die größere diagnostische Bedeutung zu, zumal in der Frühgravidität die Größen- und Lagebestimmung des Uterus erschwert sein kann. Es kommt hinzu, daß der Uterus bei Erstgraviden zunächst kleiner imponiert als bei Frauen, die bereits geboren haben, und daß in den ersten Schwangerschaftsmonaten das Uteruswachstum eine gewisse Variabilität aufweist und in Schüben verlaufen kann.

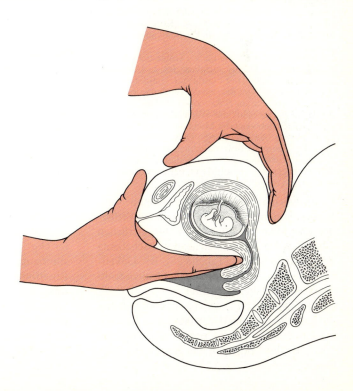

Abb. 93. Hegar-Schwangerschaftszeichen: Infolge der Cervixauflockerung können sich die Finger der inneren und äußeren Hand berühren

Tabelle 28. Größe des Uterus bzw. Stand des Fundus uteri im Verlauf der Schwangerschaft

Schwangerschaftszeitpunkt p. m.	Größe des Uterus resp. Stand des Fundus uteri
8. SSW	gänseei- bis frauenfaustgroß
12. SSW	faustgroß
16. SSW	1½ bis doppelfaustgroß resp. Fundus Mitte zwischen Symphyse und Nabel
22. SSW	Fundus in Nabelhöhe
28. SSW	Fundus 2 Querfinger oberhalb des Nabels
32. SSW	Fundus Mitte zw. Nabel und Schwertfortsatz
36. SSW	Fundus am Rippenbogen
40. SSW	Fundus 2 Querfinger unterhalb des Rippenbogens

Die Auflockerung macht sich in den ersten Wochen der Gravidität – graduell zunehmend – vornehmlich an der Cervix bemerkbar. Darauf beruht das vor der Ära der immunologischen Schwangerschaftstests diagnostisch wertvolle *Hegar-Schwangerschaftszeichen* (Abb. 93).

Bei der bimanuellen Palpation berühren die Finger der inneren Hand vom vorderen Scheidengewölbe aus und die von den Bauchdecken her hinter den Uterus eindringenden Finger der äußeren Hand einander, weil die aufgelockerte Cervix und der Isthmus keinen Widerstand bieten.
Gelegentlich kommt es während der Befunderhebung zu Uteruskontraktionen, dem sog. „Konsistenzwechsel" (früher als wahrscheinliches Schwangerschaftszeichen gewertet).
Ferner kann bei der bimanuellen Untersuchung eine Asymmetrie des Uterus auffallen: Im 2.–4. Schwangerschaftsmonat lädt der Fundus uteri häufig nach einer Seite, und zwar im Bereich der Implantations- und Placentationsstelle aus *(Piskaček-Ausladung)*, bedingt durch ein stärkeres lokales Wachstum und eine vermehrte Nachgiebigkeit des Myometrium als Folge der lokalen Progesteronwirkung. Diese Formveränderung des Uterus ist differentialdiagnostisch zur Abgrenzung gegenüber einer uterusnahen Tubargravidität oder gegenüber einem Myom bei bestehender intrauteriner Gravidität von Bedeutung.

Im allgemeinen erlaubt die vergleichende Größenbestimmung des Uterus im weiteren Verlauf der Gravidität im Zuge der kontinuierlichen Überwachung eine ausreichende Abschätzung des Gestationsalters (Tabelle 28). Bei Unklarheiten sind Ultraschallverlaufskontrollen frühzeitig einzuschalten (s. S. 221).
Selbstverständlich gehört zur Befunderhebung auch die Beurteilung der Adnexe und Parametrien (s. S. 452). Häufig findet sich dasjenige Ovar, das das Corpus luteum graviditatis trägt, vergrößert.

Grundsätzlich gilt es, die bimanuelle Untersuchung bei Verdacht auf eine junge Gravidität vorsichtig vorzunehmen, um die intrauterine Entwicklung nicht durch brüskes Vorgehen zu gefährden. Die Diagnose darf nicht durch die Palpation, z. B. die forcierte Prüfung des Hegar-Schwangerschaftszeichens oder des Konsistenzwechsels, erzwungen werden. Ergibt die Untersuchung keinen eindeutigen Hinweis auf das Bestehen einer jungen Gravidität, so steht der immunologische Schwangerschaftstest zur Verfügung. Er fällt bei Verwendung von Morgenurin ab dem 36.–40. Tag p. m. bzw. bereits 8–12 Tage nach Ausbleiben der erwarteten Regel positiv aus (s. S. 228).
Die Tatsache, daß eine frühe Gravidität durch einen der gebräuchlichen Schwangerschaftstests zuverlässiger als durch Inspektion und Palpation festzustellen ist, sollte nicht dazu verleiten, auf die komplette gynäkologische Untersuchung zu verzichten. Nur dadurch verschafft man sich eine objektive Ausgangssituation, die bei späteren Kontrolluntersuchungen Vergleichsmöglichkeiten für die Beurteilung der intrauterinen Entwicklung bietet.

Es sei dahingestellt, ob man sich schon bei der ersten Untersuchung über die Beckenverhältnisse orientiert. Die Austastung des Beckens gegen Ende der Schwangerschaft hat den Vorteil, daß gleichzeitig die Abschätzung der Größe des Kindes, insbesondere des kindlichen Kopfes, in Relation zur Weite des Beckens vorgenommen werden kann (s. S. 174). Nicht versäumen sollte man allerdings im Zuge der Allgemeinuntersuchung, den Konstitutionstyp der Graviden mit seinen Hinweiszeichen auf die Beckenform zu erfassen (s. S. 181).

Obligatorische Zusatzuntersuchungen

Steht die Diagnose einer Gravidität fest, schließen sich gemäß den Mutterschaftsrichtlinien (s. Anhang II) obligatorisch folgende Untersuchungen an:
– Überprüfung des Allgemeinzustandes,
– Bestimmung des Körpergewichtes,
– Messung des Blutdrucks,
– Untersuchung des Mittelstrahlurins [Eiweiß, Zucker, Sediment, ggf. bakteriologische Untersuchung (Uricult)],
– Hämoglobinbestimmung und bei Werten unter 11 g% Zählung der Erythrocyten oder Bestimmung des Hämatokritwertes,
– Ermittlung der Blutgruppe und des Rh-Faktors,
– Durchführung der Antikörpersuchtests,
– Veranlassung des Rötelnagglutinations- (HAH-)tests,
– Vornahme der Luessuchreaktion (TPHA-Test).

Ausgehend von diesen Basiswerten und je nach Ausfall der Reaktionen und zusätzlichen anamnestischen Hinweisen werden dann weitere diagnostische und ggf. therapeutische Maßnahmen in die Wege geleitet.

Die Beratung nach Feststellung der Gravidität

In dem ersten Gespräch nach Feststellung der Gravidität ist die Patientin unmittelbar über das Ergebnis der Untersuchung zu informieren, vor allem darüber, ob die Schwangerschaft intakt und zeitgerecht entwickelt zu sein scheint oder ob Abweichungen von der Norm bestehen, die Konsequenzen nach sich ziehen. Der voraussichtliche Geburtstermin (s. S. 176) wird mitgeteilt und der Mutterpaß ausgestellt (s. Anhang III).
Besteht Kinderwunsch bzw. wird die Schwangerschaft ohne weiteres akzeptiert, so stehen bei der anschließenden Beratung Hinweise auf das Verhalten und evtl. Änderungen in den Lebensgewohnheiten während der jetzigen Gravidität im Vordergrund.
Im einzelnen sollten folgende Punkte zur Sprache kommen:

– Notwendigkeit regelmäßiger Kontrolluntersuchungen,
– Hinweise auf die Ernährung in der Schwangerschaft,
– Genußmittel in der Schwangerschaft,
– körperliche Belastung in der Schwangerschaft,
– Sport in der Schwangerschaft,
– Reisen in der Schwangerschaft,
– Sexualverhalten in der Schwangerschaft,
– Medikamente in der Schwangerschaft,
– Hinweise für Risikoschwangere.

Notwendigkeit regelmäßiger Kontrolluntersuchungen

Es besteht kein Zweifel daran, daß die turnusmäßige Schwangerschaftsüberwachung zur *Risikoverminderung bei Mutter und Kind* und entscheidend zur Senkung der perinatalen Mortalität und Morbidität beiträgt (s. S. 162).

Hinweise auf die Ernährung in der Schwangerschaft

Die Ernährung der Schwangeren muß dem Energie- und Nährstoffbedarf von Mutter und Kind Rechnung tragen. Das im Volksmund geläufige, quantitativ verstandene „Essen für zwei" ist als Folge der Fortschritte auf dem Gebiet der Ernährungswissenschaften und der Kenntnisse über die Bedarfsgrößen des Feten in den einzelnen Entwicklungs- und Wachstumsphasen auf eine rationale Basis gestellt. Empfehlungen auf nationaler und internationaler Ebene geben Richtwerte an, die die Bedarfsdeckung quantitativ und vor allem qualitativ sicherstellen (Tabelle 29).

Das Problem der Unterernährung besteht in den Industrieländern praktisch nicht, wohl aber das der Fehl- und Überernährung. So neigen z. B. die ganz jungen werdenden Mütter zur *Fehlernährung* und benötigen daher detaillierte Angaben zur notwendigen Umstellung ihrer bisherigen Eß- und Trinkgewohnheiten.
Besondere Situationen bieten die übergewichtigen Schwangeren, d. h. diejenigen, die mit einem überhöhten Ausgangsgewicht, meist als Folge steter *Überernährung*, gravide werden. Da bei ihnen häufiger geburtshilfliche Komplikationen auftreten und die kindliche Morbidität und Mortalität erhöht ist, gehören sie zur Gruppe der Risikoschwangeren. Eine Reduktion des Übergewichtes während der Schwangerschaft ist mit Rücksicht auf den Feten nicht ratsam, jedoch soll die graviditätsbedingte Zunahme kontrolliert und qualitativ balanciert werden (Tabelle 29).

Insgesamt ist der tägliche Calorienbedarf gegenüber den Richtwerten außerhalb der Gravidität unter Berücksichtigung der körperlichen Beanspruchung um etwa 1260 kJ (= 300 kcal) in der Schwangerschaft und um ca. 2100 kJ (= 500 kcal) während der Stillperiode zu erhöhen (Tabelle 29).
Dabei gilt es vor allem, dem vermehrten *Proteinbedarf* Rechnung zu tragen. Als günstig wird ein Verhältnis tierischer zu pflanzlichen Proteinen von ⅔ zu ⅓ empfohlen, um die Zufuhr essentieller Aminosäuren für den Feten und die Stickstoffbilanz für die Stillperiode sicherzustellen. Die tägliche *Kohlenhydratmenge* als wichtige Energiequelle wird mit annähernd 200 g pro Tag angegeben, die tägliche Fettzufuhr darf etwa 25% der Gesamtcalorien ausmachen, da die *Fette* als Vehikel für Transport und Absorption fettlöslicher Vitamine dienen. Bei landläufiger Kost impliziert dieser Richtwert eher eine Reduzierung der gewohnten Aufnahme.

14 Untersuchung und Betreuung während der Schwangerschaft

Tabelle 29. Empfohlene Bedarfsdeckung während der Schwangerschaft und Stillzeit. (In Anlehnung an die Empfehlungen des Food and Nutrition Board; Nat. Acad. of Sci.-Nat. Research Council, USA, 1974)

Tägl. Bedarf	Durchschnittswerte		
	Außerhalb der Schwangerschaft	In der Schwangerschaft	Während der Stillperiode
Calorienbedarf kcal (kJ)	~ 8400 kJ (2000 kcal)	~ 9660 kJ (2300 kcal)	~ 10500 kJ (2500 kcal)
Proteinbedarf (g)	46	76 2. u. 3. Trim. 85–90	66
Kohlenhydrate (g)		200	
Fette (g)		90 (25% d. Cal.-bedarfs)	
Eisen (mg)	18	50–80	18
Calcium (mg)	800	1200	1200
Phosphor (mg)	800	1200	1200
Vitamin A (I. U.)	4000	5000	6000
Vitamin B			
B_6 (µg)	2,0	2,5	2,5
B_{12} (mg)	3,0	4,0	4,0
Thiamin (mg)	1,0	1,3	1,3
Riboflavin (mg)	1,3	1,6	1,8
Vitamin C (mg)	45	60	80
Vitamin D (I. U.)	400	400	400
Vitamin E (I. U.)	12	15	15
Folsäure (µg)	400	800	600

Unter den *Mineralstoffen* und *Spurenelementen* verdient der erhöhte Calcium- und Eisenbedarf Beachtung. Die erforderlichen Mengen an Calcium lassen sich durch Milch- und Milchprodukte zusammen mit anderen proteinhaltigen Nahrungsmitteln während der Schwangerschaft und Stillzeit ausreichend decken. Ein Engpaß besteht jedoch leicht für *Eisen*, namentlich im letzten Schwangerschaftsdrittel. Bei erniedrigten Hb-Werten (unter 12 g%) ist die Verordnung eines Eisenpräparates erforderlich.

Der erhöhte Bedarf an *Vitaminen* und Folsäure ist i. allg. durch gesunde Mischkost mit Obst und Gemüse gedeckt. Allenfalls besteht eine inadäquate Versorgung mit Vitaminen der B-Gruppe. Da die Vitaminbilanzierung je nach Eßgewohnheiten unzulänglich sein kann, ist die vorsorgliche Gabe von Vitamin-Kombinationspräparaten in der Schwangerschaft insbesondere bei Massenverpflegung (Kantinenessen!) zu empfehlen.

An *Kochsalz* werden 2–4 g als tolerabel angesehen; diese Richtwerte werden eingehalten, wenn die Schwangere unter Berücksichtigung des in den Hauptnahrungsmitteln enthaltenen Kochsalzes (Wurst, Käse!) für die von ihr zubereiteten Speisen wenig Salz verwendet. (Bei Neigung zu Ödemen und Symptomen des EPH-Syndroms gelten besondere diätetische Vorschriften (s. S. 287). Die zusätzlich zu den Speisen benötigte *Flüssigkeitsmenge* pro Tag in Form von Getränken soll etwa 1000 ml betragen.

Die einfachste Form der diätetischen Überwachung ist die *Gewichtskontrolle* anläßlich der regelmäßigen Untersuchungen im Rahmen der Schwangerenbetreuung. *Die durchschnittliche Gewichtszunahme während der Gravidität sollte 11–12 kg betragen.* In den ersten 3 Monaten erfolgt kein Gewichtsanstieg, gelegentlich bei anhaltender Emesis sogar eine Gewichtsabnahme. *In der 2. Schwangerschaftshälfte soll die Gravide pro Woche ca. 400–500 g, bzw. pro Monat nicht mehr als 2 kg zunehmen.* Das bedeutet, daß die Gewichtszunahme vornehmlich in der Zeit erfolgt, in der der Fet seine hauptsächliche Wachstumsphase durchmacht.

Genußmittel in der Schwangerschaft

Rauchen und regelmäßiger *Alkohol*genuß beeinträchtigen den Schwangerschaftsverlauf und die fetale Entwicklung (s. S. 327 u. 337). Es gilt daher, diese negativen Einflußfaktoren möglichst ab der frühen Gravidität auszuschalten oder wenigstens zu reduzieren. Man muß bedenken, daß ca. jede dritte Gravida Raucherin ist. Gerade bezüglich der Genußmittel und insbesondere des Rauchens bietet die Phase der Übelkeitserscheinungen und der Emesis gravidarum im 1. Trimenon die Chance, das Rauchen aufzugeben oder auf „die gelegentliche Zigarette" einzuschränken und ebenso den Alkoholgenuß zu reduzieren. Wird die Gelegenheit zu Beginn der Gravidität verpaßt, so erreichen die Frauen i. allg. in der Folgezeit keine Reduktion ihres gewohnten Zigaretten- oder/und Alkoholkonsums mehr.

Körperliche Belastungen in der Schwangerschaft

Da sich starke *körperliche Beanspruchung durch Haushalt und/oder Beruf* (Arbeit im Stehen und Gehen, Heben schwerer Lasten, Akkordarbeit) nachteilig auf den Schwangerschaftsausgang auswirken und zweifelsfrei mit einer erhöhten Frühgeburtenrate assoziiert sind (s. S. 327 u. Tabelle 58), sollten alle Möglichkeiten der Erleichterung unter Berücksichtigung der im Mutterschutzgesetz festgelegten Schutzvorschriften und Schutzfristen (s. S. 162 und Anhang I) ausgeschöpft und ggf. ein Arbeitsplatzwechsel ärztlich befürwortet werden.

Sport in der Schwangerschaft: Gemäßigte sportliche Betätigung – Schwimmen, Wandern, auch Skiwandern, Ausgleichsgymnastik und Bewegungsspiele – wirken sich bei ungestörter Schwangerschaft angesichts der zivilisationsbedingten relativen Bewegungsarmut durchaus positiv auf das Befinden der Gravida aus (Förderung des Kreislaufs, Stärkung der Muskulatur). Dagegen sind Leistungssport und Sportarten mit abrupten Bewegungen und erhöhter Sturzgefahr – z. B. Leichtathletik, Tennis, Skiabfahrtslauf – zu vermeiden.

Reisen in der Schwangerschaft: Weite und anstrengende Reisen – z. B. in Länder mit extremen Klima- und Höhenschwankungen sowie mit speziellen Impfvorschriften – sollten nach Möglichkeit während der Schwangerschaft unterbleiben. Im 1. Trimenon besteht ohnehin immer ein gewisses Abortrisiko, im letzten Trimenon die Gefahr der Frühgeburt. Das mittlere Trimenon ist als der am wenigsten gefährdete Schwangerschaftsabschnitt anzusehen. Die Luftverkehrsgesellschaften gestatten in den letzten 6 Wochen vor dem errechneten Geburtstermin keine Flugreisen mehr. Bei unverzichtbaren Reisen ist unmittelbar vorher eine Kontrolluntersuchung zu empfehlen; dabei geht es vor allem um die Überprüfung des Cervixverschlusses. Auch bei normalem Befund ist anzuraten, sich über die ärztliche Versorgung am Zielort und ggf. an Zwischenstationen vorsorglich zu informieren.

Sexualverhalten in der Schwangerschaft

Im Beginn der Schwangerschaft, etwa bis Ende des 2. Monats, wird eine Zurückhaltung bezüglich Cohabitationen empfohlen. Während der weiteren Schwangerschaft braucht das Sexualverhalten bei normalem Befund und wenn sich aus dem Ablauf früherer Graviditäten keine Bedenken (z. B. Verdacht auf Cervixinsuffizienz, habituelle Aborte) ergeben, zunächst keinen Einschränkungen zu unterliegen. In der fortgeschrittenen Gravidität ist die Seiten- oder Knie-Ellenbogen-Lage vorzuziehen (s. S. 69). In den letzten vier Wochen vor dem Geburtstermin ist von Cohabitationen jedoch abzuraten; die mechanische Irritation der Cervix kann zur vorzeitigen Auslösung von Wehen und/oder zum vorzeitigen Blasensprung führen. Machen sich schon früher Zeichen einer drohenden Frühgeburt (Eröffnung des Muttermundes, Verkürzung der Cervix, Kontraktionsbereitschaft des Uterus) bemerkbar, so muß der Arzt auf die zusätzliche Gefahr durch den Geschlechtsverkehr hinweisen.

Medikamente und Röntgendiagnostik in der Schwangerschaft

Die Einnahme von *Medikamenten* während der Schwangerschaft, insbesondere in den ersten drei Monaten, ebenso *röntgendiagnostische Maßnahmen* bedürfen einer strengen Indikationsstellung (s. S. 111 u. 115).

Hinweise für Risikoschwangere

Werden bereits anamnestisch oder anläßlich der Erst- oder einer Kontrolluntersuchung Risikofaktoren (s. S. 257 u. Tabelle 42) bekannt oder nachgewiesen, so ist die Patientin am besten einer *Sprechstunde für Risikoschwangere* zu überweisen, wo die erforderlichen diagnostischen und therapeutischen Maßnahmen je nach Lage des Falles einschließlich einer Hospitalisierung in die Wege geleitet werden können.
Eine beratungsintensive Situation ergibt sich, wenn Hinweise auf ein erhöhtes fetales *Risiko pränatal nachweisbarer genetisch bedingter Defekte* vorliegen. Die Patientin (und der Ehepartner) müssen dann ausführlich über die Möglichkeiten und Konsequenzen der Amniocentese informiert und zur zeitgerechten Vornahme der Fruchtwasserpunktion in der 16. SSW in einem der Zentren für Pränataldiagnostik angemeldet werden (s. S. 107).

Die ungewollte Schwangerschaft

Schwerwiegende individuelle Beratungsprobleme stellen sich, wenn die Schwangerschaft ungeplant und ungewollt ist und der Wunsch nach einem Schwangerschaftsabbruch geäußert wird. Es hängt von dem Vertrauensverhältnis zwischen Arzt und Patientin und nicht zuletzt von ihrer Kooperationsbereitschaft ab, ob man diese Problematik mit allem Für und Wider schon bei der ersten Konsultation oder – wenn es die gesetzlich vorgegebene Zeitspanne erlaubt – erst bei späteren Sprechstundenbesuchen, möglichst im Beisein des Ehemannes oder Partners, erörtert.

Unter der Voraussetzung, daß keine schwerwiegende Beeinträchtigung der körperlichen Gesundheit bzw. keine medizinische Indikation für einen Schwangerschaftsabbruch vorliegt, wird der Arzt alle verfügbaren biographischen, sozialen und psychischen Faktoren analysieren und gewichten müssen. Dabei gilt es im einzelnen abzuklären, welchen besonderen familiären und/oder beruflichen sowie sozialen Belastungen die Gravida ausgesetzt ist und bis zu welchem Grad die (erneute) Schwangerschaft ihre Lebenssituation psychisch und physisch erschwert. Die Klarlegung dieser und ähnlicher Fragen erlaubt zugleich eine Einordnung und Beurteilung der Gesamtpersönlichkeit der Schwangeren, ihrer Verhaltensweisen und vorhandenen Anpassungsmöglichkeiten an die durch eine Schwangerschaft meist eingreifend veränderten Lebensbedingungen, vor allem aber einen allmählichen Abbau der anfänglichen, rein emotional bedingten Ablehnung eines (weiteren) Kindes.

Man muß bedenken, daß der Arzt – unabhängig von seiner positiven Einstellung zur Schwangerschaft – oftmals die einzige und unparteiische Bezugsperson ist, mit dem die Schwangere ihre Nöte besprechen kann. Er ist auch derjenige, der die mögliche Konfliktsituation nach einem Schwangerschaftsabbruch besser einzuschätzen vermag.

Einer eingehenden Beratung bedürfen in diesem Zusammenhang unverheiratete Gravide. Mit ihnen gilt es zu überlegen, wie die Zukunft mit und trotz Schwangerschaft gestaltet werden kann. Entscheidend fällt dabei ins Gewicht, ob die Eheschließung oder das Bestehenbleiben der Partnerschaft möglich und vorgesehen ist. Bei etwa 50% der Primigravidae erfolgt in der BRD die Empfängnis vor der Eheschließung. Bei Unverheirateten sind von vornherein die de facto ungünstigeren persönlichen und Milieufaktoren mit nachteiligen gesellschaftlichen Bedingungen für sie selbst und ihr Kind zu bedenken. Die nachweislich höhere Frühgeburtenrate der Ledigen macht schon während der Schwangerschaft eine intensive ärztliche und soziale Betreuung erforderlich (s. S. 257).

Zusätzliche Schwierigkeiten ergeben sich bei einer minderjährigen Schwangeren; ihr Einverständnis vorausgesetzt, sollten die Eltern bald zur Bewältigung der Situation herangezogen werden.

Erscheint angesichts einer in vielfacher Hinsicht ungünstigen Ausgangskonstellation ein Schwangerschaftsabbruch vertretbar, so ist ohne Verzug eine Beratungsstelle einzuschalten, wie es das Gesetz vorsieht (s. S. 303).

Die weitere Überwachung der Schwangeren

Intervalle der Vorsorgeuntersuchungen

Über das in den Mutterschaftsrichtlinien vorgesehene Minimalprogramm hinausgehend, sind Kontrolluntersuchungen in folgenden Abständen zu empfehlen:
In den ersten 4 Monaten: alle 4 Wochen,
vom 5.–7. Monat: alle 3 Wochen,
vom 8.–9. Monat: alle 2 Wochen,
im 10. Monat: individuell unterschiedlich alle 1–2 Wochen.

Der Befunderhebung geht jeweils eine *Zwischenanamnese* voraus, um intercurrente Störungen des Befindens zu erfassen. Dabei soll auch der *Zeitpunkt der ersten Kindsbewegungen* erfragt werden. Sie werden von der Erstgebärenden etwa in der 20. SSW und von der Mehrgebärenden in der 18. SSW verspürt.

Obligatorische Befunderhebungen

Folgende Kontrollen sind regelmäßig durchzuführen:
– Blutdruckmessung,
– Kontrolle auf Ödeme und Varicosis,
– Bestimmung des Gewichtes unter Beachtung der zwischenzeitlichen Gewichtszunahme,
– Untersuchung des Mittelstrahlurins (Eiweiß, Zucker und Sediment, Uricult),
– Hämoglobinbestimmung – im Regelfall ab dem 6. Schwangerschaftsmonat, falls bei Erstuntersuchung normal –; bei Werten von weniger als 11,2 g% Zählung der Erythrocyten.
Außerdem sollen obligatorisch 2 Ultraschalluntersuchungen erfolgen, die erste möglichst in der 16.–20. SSW und die zweite in der 32.–36. SSW.

Geburtshilfliche Untersuchung

Bestimmung der Größe und Lage der Frucht

Die *Größenzunahme des Uterus* als Parameter für das Wachstum des Feten wird bis zum 6. Schwangerschaftsmonat auf dem Untersuchungsstuhl mit Hilfe der üblichen bimanuellen gynäkologischen Untersuchungstechnik überprüft, aber stets mit 2 Fingern vorgenommen (s. S. 449). Dabei dient die innere Hand zugleich der *Zustandsdiagnostik der Cervix,* während mit der äußeren Hand die *Größe des Uterus* und der *Höhenstand des Fundus uteri* bestimmt werden.

Ab der 28. SSW wird die Gravide vorzugsweise auf einem Untersuchungsdiwan gelagert, weil dann der Stand des Fundus uteri sowie die *Größe* und *Lage der Frucht* von außen durch die Bauchdecken besser palpiert und auch die *kindlichen Herztöne* registriert werden können.

Anläßlich jeder Kontrolle ist eine vaginale Exploration (steriler Handschuh) vorzunehmen, um Länge und Verschluß der Cervix zu überprüfen und dadurch einer drohenden Frühgeburt rechtzeitig begegnen zu können (s. S. 328).

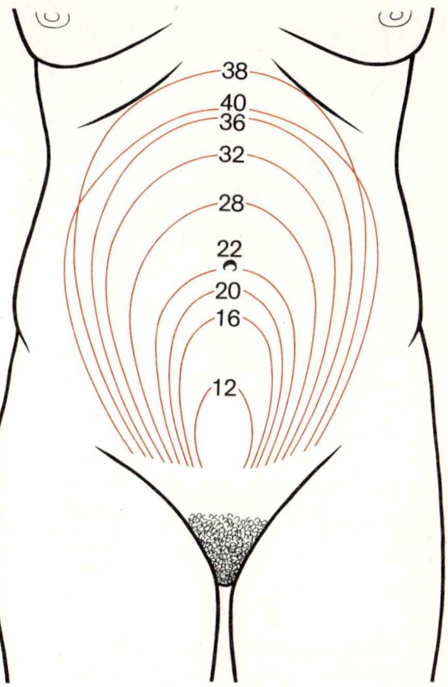

Abb. 94. Höhenstand des Fundus uteri in den einzelnen Schwangerschaftswochen

Kontrolle der Beziehung des vorangehenden kindlichen Teiles zum mütterlichen Becken

Diese läßt sich gegen Ende der Schwangerschaft feststellen. Dabei bedient man sich zur äußeren Untersuchung der vier *Leopold-Handgriffe,* die, in der angegebenen Reihenfolge systematisch angewendet, Aufschluß erbringen über:

- den Stand des Fundus uteri als Maß für das Gestationsalter,
- die Beziehung der Längsachse des Kindes zur Längsachse des Uterus und – bei Längslage – die Stellung des kindlichen Rückens,
- den vorangehenden kindlichen Teil,
- die Beziehungen zwischen dem vorangehenden Kindsteil und dem mütterlichen Beckeneingang,
- die derzeitige Größe des Kindes,
- die Fruchtwassermenge.

Wie es bei der vaginalen bimanuellen Palpation auf das Zusammenspiel der „inneren" und „äußeren" Hand ankommt, so arbeiten auch bei der äußeren Untersuchung beide auf das Abdomen aufgelegten Hände in der Weise korrespondierend miteinander, daß wechselseitig die

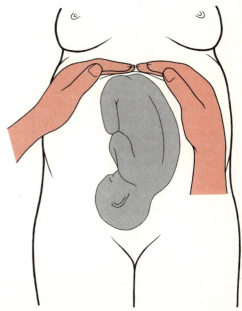

Abb. 95. 1. Leopold-Handgriff: Ermittlung des Fundusstandes

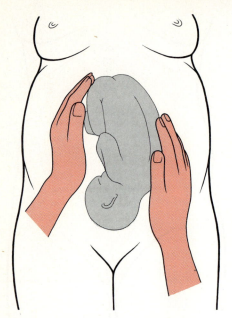

Abb. 96. 2. Leopold-Handgriff: Ermittlung der Stellung des Rückens bzw. der kleinen Teile

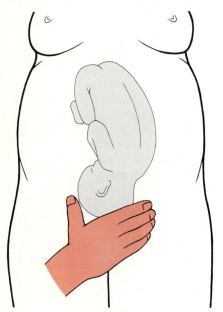

Abb. 97. 3. Leopold-Handgriff: Ermittlung des vorangehenden Teiles

eine Hand palpiert und die andere als Widerlager dient. Nachdem die Gravide gelagert ist, nimmt der Untersucher zur Durchführung der ersten drei Leopold-Handgriffe auf der rechten Seite der Untersuchungsliege Platz, das Gesicht der Schwangeren zugewandt.

Erster Leopold-Handgriff: Man geht mit der ulnaren Kante beider Hände über dem Fundus uteri ein und ermittelt seinen Höhenstand, indem der Nabel, Rippenbogen oder Schwertfortsatz als Bezugspunkte benutzt werden (Abb. 94). Auf diese Weise kann man prüfen, ob der Fundusstand dem errechneten Gestationsalter entspricht (Abb. 94 u. 95). Gleichzeitig läßt sich durch Palpation des im Fundus uteri befindlichen Kindsteiles ein erster Anhaltspunkt über die gegenwärtige Lage des Kindes gewinnen.

Zweiter Leopold-Handgriff: Beide Hände werden flach den Seiten des Uterus aufgelegt, und nacheinander versuchen die rechte und die linke Hand – während die andere jeweils als Widerlager dient – die durchgehende Partie des kindlichen Rückens und die „kleinen Teile" zu palpieren (Abb. 96). Bei erschwerter Exploration infolge straffer oder adipöser Bauchdecken lohnt es sich, mit beidseits flach aufgelegten Händen auf Kindsbewegungen zu warten, die am stärksten auf der Seite der Extremitäten – der „kleinen Teile" – spürbar werden. Meistens kann die Schwangere angeben, wo sie die Kindsbewegungen am lebhaftesten empfindet.

Dritter Leopold-Handgriff: Er dient dazu, zwischen dem abgespreizten Daumen und den übrigen Fingern der rechten Hand den über dem Beckeneingang stehenden kindlichen Teil zu lokalisieren und zu identifizieren (Abb. 97). Als erstes läßt sich durch vorsichtiges Verschieben feststellen, ob der vorangehende Teil noch beweglich über dem Beckeneingang steht. Geht der kindliche Kopf voran, ist er als kugelige, harte Resistenz zu tasten. Durch leichte ruckartige Bewegungen kann man das sog. *Ballottement* – ein Ausweichen des Kopfes aufgrund der flexiblen Halswirbelsäule – auslösen. Dieses Phänomen fehlt, wenn er bereits Beziehungen zum Becken aufgenommen hat und daher nicht mehr beweglich ist oder wenn der Steiß über dem Beckeneingang steht. Dieser fühlt sich außerdem vergleichsweise weicher und unebener an.

Wird eine Beckenendlage vermutet, so kann man mit dem gleichen Handgriff entgegengesetzt von oben her versuchen, den Kopf im Fundus zu tasten und seine Größe abzuschätzen.

Vierter Leopold-Handgriff: Seine Anwendung gewinnt gegen Ende der Schwangerschaft und am Beginn der Geburt dann an Bedeutung, wenn es darum geht, zu prüfen, wie weit der vorangehende Kindsteil bereits Beziehungen zum Becken aufgenommen hat. Der Untersucher steht dazu neben der Untersuchungsliege mit dem Rücken zum Gesicht der Schwangeren. Die ulnaren Kanten beider Hände dringen zwischen dem Rand des oberen Schambeinastes bds. und dem vorangehenden Teil gegen den Beckeneingang vor (Abb. 98). Auf diese Weise läßt sich der Höhenstand von Kopf oder Steiß abschätzen.

Unter der Geburt und nach dem Blasensprung resp. nach der Eröffnung der Fruchtblase liefert der *Handgriff nach Zangemeister* in einfacher Weise zusätzliche diagnostische Informationen zum Nachweis oder Ausschluß eines Mißverhältnisses zwischen Kopf und Becken. Es ist vorteilhaft, beide Hände zu benutzen. Durch Auflegen der einen Handfläche auf die Symphyse und der anderen auf den kindlichen Kopf läßt sich feststellen, ob dieser die Symphyse überragt – also ein Mißverhältnis anzunehmen ist. Befinden sich bei guter Wehentätigkeit beide Handflächen in gleicher Ebene, so ist es wenig wahrscheinlich, daß der Kopf den Beckeneingang überwinden kann. Liegt die den Kopf palpierende Handfläche tiefer als die Hand auf der Symphyse, so steht der Kopf bereits im Beckeneingang, und ein Mißverhältnis in diesem Beckenbereich scheidet aus.

Symphysen-Fundus-Abstand

Die für das Wachstum des graviden Uterus in Abhängigkeit vom Gestationsalter gängigen Angaben über den Stand des Fundus uteri sind mit Unsicherheiten behaftet. Abgesehen von der subjektiven Beurteilung des Untersuchers können die Dicke und Straffheit der Bauchdecken und nicht zuletzt die biologische Variabilität des intrauterinen Wachstums die Abschätzung des Gestationsalters erschweren. Die in Tabelle 28 und Abb. 94 angegebenen Durchschnittswerte stellen daher zwar brauchbare, aber relativ grobe Orientierungsgrößen dar. Zuverlässigere objektive Daten liefert die *Messung des Symphysen-Fundus-Abstandes*. Im letzten Trimenon sollte auf diese einfache Maßnahme nicht verzichtet werden, da sie erste wertvolle Hinweise auf eine Mangelentwicklung und ebenso auf ein übergroßes Kind vermittelt (Tabelle 30, Abb. 99). Bestehen Diskrepanzen zum

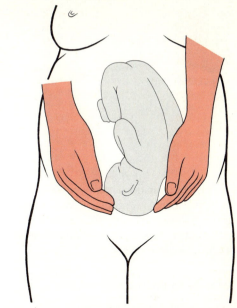

Abb. 98. 4. Leopold-Handgriff: Ermittlung der Beziehung des vorangehenden Teiles zum Beckeneingang

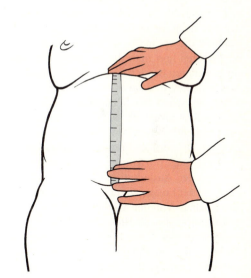

Abb. 99. Messung des Symphysen-Fundus-Abstandes

Tabelle 30. Durchschnittlicher Symphysen-Fundus-Abstand im letzten Trimenon

Schwangerschaftszeitpunkt p. m.	Symphysen-Fundusabstand in cm
Ende 28. SSW	26,7
Ende 32. SSW	29,5
Ende 36. SSW	32,0
Ende 40. SSW	37,7

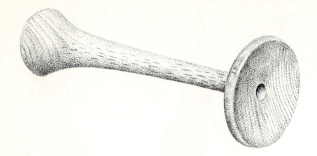

Abb. 100. Geburtshilfliches Stethoskop

errechneten Gestationsalter oder Verdacht auf ein Abweichen vom normalen Wachstum, liefert die Ultraschalldiagnostik, insbesondere bei wiederholter Anwendung (Verlaufskontrolle), die zuverlässigsten Werte (s. S. 224).

Kontrolle der kindlichen Herzaktion

Die fetale Herzaktion läßt sich bereits ab der 12. SSW. mittels *Ultraschall-Doppler-Geräten* (s. S. 221), mit dem *konventionellen Herztonrohr* erst ab der 20.–24. SSW nachweisen. Solange der Fet noch keine bestimmte Lage einnimmt, wechselt die optimale Auskultationsstelle. Am deutlichsten hört man die Herztöne über dem subscapularen Bereich des kindlichen Rückens. Das bedeutet, daß sie in der fortgeschrittenen Schwangerschaft bei Schädellage rechts oder links seitlich unterhalb und bei Beckenendlage entsprechend oberhalb des Nabels zu auskultieren sind. Die normale Frequenz beträgt 120–160 Doppelschläge pro Minute. Überlagern können sich bei der Auskultation Nabelschnurgeräusche, die der Frequenz der kindlichen Herztöne entsprechen. Von der Mutter stammen je nach Lokalisation des Gerätes Geräusche, die auf Pulsationen der Aorta, der A. uterina oder der Spiralarterien zurückgehen. Sie lassen sich durch gleichzeitige Pulskontrolle der Mutter gegenüber der fetalen Herzaktion abgrenzen.

Das früher übliche *geburtshilfliche Stethoskop* (Abb. 100) ist heute weitgehend abgelöst durch die Anwendung der Ultraschall-Doppler-Geräte, die eine akustische Darstellung der Herztöne über eine längere Zeitspanne gestatten (s. S. 221).

Besteht Verdacht auf eine Gefährdung des Kindes, z. B. infolge einer Placentainsuffizienz (s. S. 336), so wird schon im Rahmen der Überwachung in der Spätschwangerschaft die *Kardiotokographie* eingesetzt (s. S. 212). Mit der gleichzeitigen kontinuierlichen Registrierung von Herztönen und Wehen lassen sich Veränderungen in der Herzfrequenz mit den Uteruskontraktionen korrelieren und pathogenetische Rückschlüsse ableiten (s. S. 213).

Besondere Aspekte bei der Untersuchung und Beratung in den letzten Wochen vor dem Geburtstermin

Die Befunderhebung und die Beratung in den letzten Wochen vor dem Geburtstermin sollen auf die bevorstehende Geburt ausgerichtet sein. Die Schwangere ist ggf. über Regelwidrigkeiten und die sich daraus für die Geburt ergebenden Konsequenzen zu informieren.

Beckendiagnostik

Etwa 4–6 Wochen vor dem errechneten Geburtstermin ist der geeignete Zeitpunkt, um sich eingehend über Größe und Form des Beckens zu informieren. Das Kind ist inzwischen so groß, daß man in etwa ermessen kann, ob es das mütterliche Becken zu passieren vermag. Die Austastung des Beckens erfolgt vaginal mit 2 Fingern. Es wird geprüft, ob das Promontorium mit den Fingerspitzen zu erreichen ist und wie weit die seitlichen Anteile der Linea terminalis verfolgt werden können (Prüfung der Querspannung). Ist das Promontorium auch bei stärkerem Druck der eingeschlagenen Finger gegen das Perineum nicht erreichbar und die Linea terminalis nach lateral nicht abzutasten, so kann der Beckeneingang als ausreichend weit angenommen werden (Abb. 101) (s. S. 184). Die Exploration der Beckenhöhle soll ergeben, ob das Kreuzbein gut ausgehöhlt ist und die Spinae ischiadicae nicht zu weit vorspringen. Die Finger gleiten anschließend nach caudal und kontrollieren zur Beurteilung des Beckenausgangs die Nachgiebigkeit (das „Federn") des Steißbeines und des Beckenbodens. Nach Abschluß der inneren Untersuchung wird die Weite des Beckenausgangs bzw. des Schambogenwinkels geschätzt. Die unteren Schambeinäste bilden normalerweise einen Winkel von ca. 90°; ein spitzer Winkel spricht für eine Verengung des Beckenausgangs. Die notwendige Information läßt sich gewinnen, wenn beide Daumen entlang den absteigenden Schambeinästen angelegt werden (Abb. 102). Ein weiteres Verfahren für die Bestimmung der Weite des Beckenausgangs besteht darin, die Faust quer gegen den Damm zu pressen (Abb. 103). Kann man auf diese Weise zwischen die Tubera ischiadica eindringen, so ist der Beckenausgang als ausreichend weit anzusehen. Zusätzlich lassen sich Höhe und Festigkeit bzw. Nachgiebigkeit des Dammes durch die rectale Exploration beurteilen. Auf die äußere Beckenmessung kann heute verzichtet werden, da die Rückschlüsse auf die inneren Beckenmaße zu unsicher sind.

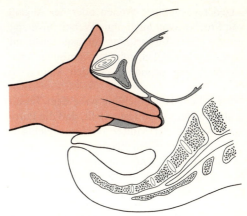

Abb. 101. Vaginale Austastung des Beckens

Kontrolle der Cervix

Ab der 38. SSW geht es darum, die *Geburtsbereitschaft der Cervix* zu erfassen. Auf die bevorstehende Geburt weisen die *Verkürzung der Cervix,* die *beginnende Eröffnung des Muttermundes bzw. des Cervicalkanales* und die *weicher und nachgiebiger werdende Portio vaginalis* hin – die Portio wird allmählich „aufgebraucht" und rückt aus der sacralwärts gerichteten Position mehr und mehr in Mittelstellung.

Bei den Kontrollen wird das Fortschreiten dieser Vorgänge geprüft. Das vaginale Vorgehen ermöglicht eine zuverlässigere Beurteilung als die rectale Exploration. Dabei genügt eine vorsichtige Palpation; ein zu forciertes und intensives Austasten des Muttermundes und des Cervicalkanals muß wegen des Risikos der Keimverschleppung und nachfolgenden Amnionitis vermieden werden. Die Länge, Konsistenz und Position der Portio lassen sich durch vorsichtiges Umfahren mit dem Finger kontrollieren. Gleichzeitig werden jeweils *Größe,* Festigkeit, *Einstellung* und *Höhenstand* des Kopfes vom Scheidengewölbe aus im Zusammenwirken mit der äußeren Hand überprüft (*pelvic score,* s. S. 341).

Rückt der Geburtstermin heran, so ist die Schwangere dahingehend zu beraten, bei Ein-

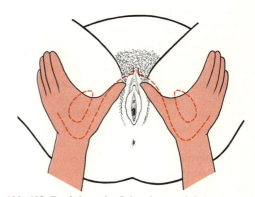

Abb. 102. Ermittlung des Schambogenwinkels

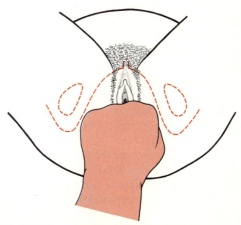

Abb. 103. Ermittlung der Weite des Beckenausgangs

setzen regelmäßiger Wehen oder bei Abgang von Fruchtwasser auch ohne Wehen unverzüglich die Entbindungsstation aufzusuchen, damit so bald wie möglich mit der kontinuierlichen Überwachung begonnen werden kann (s. S. 205).

Wird bei der Untersuchung nahe dem Termin und bei reifem Kind festgestellt, daß die Portio aufgebraucht, der Muttermund nachgiebig ist und sich zu eröffnen beginnt, kann man die Schwangere sofort hospitalisieren und die Geburt im Sinne einer „programmierten Geburt" einleiten. Auf diese Weise ist von vornherein die Überwachung des Kindes gewährleistet.

Es ist für die Schwangere beruhigend, wenn sie bereits vor der Geburt die Entbindungsräume besichtigen kann, über den Sinn der Überwachungsinstrumente orientiert wird und nach Möglichkeit auch Geburtshelfer und Hebamme kennenlernt. Dieser Kontaktbesuch mit Informationen und der Möglichkeit der Beantwortung von Fragen erfolgt am besten im Rahmen der psychoprophylaktischen Geburtsvorbereitung (s. S. 178). Bei dieser Gelegenheit – oder anläßlich der Beratung vor der Entbindung – werden auch die Möglichkeiten der Geburtserleichterung besprochen. Der Wunsch nach dem bewußten Miterleben der Geburt ist zu respektieren, unter dem Vorbehalt, daß regelwidrige Situationen sub partu eine Änderung des geplanten Vorgehens und eine Anaesthesie erfordern können.

Die Berechnung des voraussichtlichen Geburtstermins

Der Berechnung des voraussichtlichen Geburtstermins wird üblicherweise das Datum des 1. Tages der letzten Periode zugrunde gelegt. Ein genaues Bezugsdatum ergibt sich für die seltenen Fälle, in denen Ovulations- bzw. Konzeptionstermin – z. B. aus Basaltemperaturmessungen – bekannt ist (s. S. 515). Wiederholte Ultraschalluntersuchungen im ersten Trimenon erlauben die zuverlässigste Festlegung des Geburtstermins (s. S. 177).

Unsichere Hinweise sind die Angaben über den Zeitpunkt der ersten Kindsbewegungen, über die Senkung des Leibes in den letzten Wochen vor der Geburt und der Stand des Fundus uteri.

Schwangerschaftsdauer post menstruationem (p. m.)

Die durchschnittliche *Dauer der Schwangerschaft* beträgt – ausgehend vom ersten Tag der letzten Menstruation – bei reif geborenen Kindern im Mittel 281 ± 12,7 Tage, bzw. 40 Wochen oder 10 Lunarmonate à 28 Tagen. Diese Berechnung setzt einen annähernd 28tägigen Cyclus voraus. Bei verkürzten oder verlängerten Cyclen ist die Abweichung nach oben und unten in die Berechnung mit einzubeziehen, davon ausgehend, daß die Corpus-luteum-Phase als konstant anzusehen ist und Cyclusschwankungen auf die präovulatorische Phase zurückgehen (s. S. 43).

Die Berechnung des *voraussichtlichen Geburtstermins* erfolgt nach der *Naegele-Regel:* Man geht aus vom Datum des 1. Tages der letzten Menstruation, subtrahiert 3 Kalendermonate, addiert 7 Tage und 1 Jahr und erhält so das voraussichtliche Datum der Geburt.

Bei *verkürzten* oder *verlängerten Cyclen* und Anwendung der Naegele-Regel ist eine entsprechende Korrektur anzubringen. Beträgt der Cyclus z. B. 24 Tage, so lautet die Berechnungsformel: Voraussichtlicher Geburtstermin = Datum des 1. Tages der letzten Menstruation minus 3 Kalendermonate + 3 Tage + 1 Jahr.

Bei einem verlängerten Cyclus von z. B. 35 Tagen rechnet man: Datum des 1. Tages der letzten Menstruation minus 3 Kalendermonate + 14 Tage + 1 Jahr = voraussichtlicher Geburtstermin.

Diese Regel enthält den sog. Kalenderfehler, da die verschiedene Länge der Kalendermonate unberücksichtigt bleibt. Bei dem heute allgemein verwendeten *Schwangerschaftskalender* in Form einer Scheibe (Gravidarium) oder eines Rechenschiebers ist der Kalenderfehler ausgeschaltet. Er erlaubt es, den voraussichtlichen Geburtstermin direkt abzulesen. Die Schwangerschaftsdauer p. m. ist in Tagen, Wochen und Monaten angegeben, und als zusätzliche Orientierungsdaten sind der Zeitpunkt der ersten Kindsbewegungen bei Erst- und Mehrgebärenden sowie der Beginn des gesetzlichen Mutterschutzes markiert.

Diese Berechnungen unterliegen jedoch einer Einschränkung durch die biologische Variabilität der Tragzeit, die etwa einer Normalverteilung folgt. Nach einer Schwangerschaftsdauer von 281 Tagen erfolgen nur 3,9% der Geburten, innerhalb einer Woche um den vorausberechneten Termin 26,4% (Abb. 104). Man tut daher gut daran, bei der Beratung der Schwangeren den voraussichtlichen Termin mit seiner Schwankungsbreite anzugeben.

Die Angaben der Schwangeren über die ersten Kindsbewegungen (s. S. 170) sind erheblich mit Wahrneh-

partu durch Haltungs- und Einstellungsanomalien des vorangehenden kindlichen Teiles manifest werden und operative Maßnahmen zur Beendigung der Geburt erforderlich machen kann.

Der Geburtskanal

Von entscheidender Bedeutung für den Geburtsablauf sind zunächst Gestalt und Dimensionen des *knöchernen Geburtskanals* – des sog. *kleinen Beckens* – unter Berücksichtigung der Maße des Kindes und der geburtsmechanischen Gesetze (s. S. 193). Wichtige geburtshilfliche Orientierungshilfen für die Höhendiagnostik des vorangehenden kindlichen Teiles liefern die Unterteilung des knöchernen Durchlaßorgans in gedachte *Ebenen* und *Räume* und die Kenntnis der regelrechten (normalen) Maße der zugehörigen Durchmesser (Tabelle 33).
Die knöcherne *Wand des Beckenkanals* besteht aus den *beiden Hüftbeinen,* die beiderseits von lateral her bogenförmig nach vorn verlaufen und durch die *Symphyse* aneinandergefügt sind, und wird dorsal durch die Innenfläche des *Os sacrum* und des *Os coccygis* vervollständigt.

Geburtshilflich bedeutsame Räume, Ebenen und Maße des Beckens

Der *Beckeneingangsraum* – der Übergang vom großen zum kleinen Becken – wird durch zwei gedachte Ebenen abgegrenzt. Die obere, als *Beckeneingangsebene* – auch *obere Schoßfugenrandebene* – bezeichnet, erstreckt sich in Höhe der Verbindungslinie zwischen dem oberen Rand der Symphyse und dem Promontorium. Die caudale Abgrenzung ist durch eine parallel dazu gedachte Ebene – die *Terminalebene* – in Höhe der seitlichen Anteile der Linea terminalis gegeben.
Der *Eingangsraum* des „normalen" gynäkoiden Beckentypus besitzt eine querovale Gestalt. Der kleinste sagittale Durchmesser des Beckeneingangs ist die *Conjugata vera obstetrica*. Sie verläuft von der am weitesten nach innen vorspringenden Stelle der Symphysenhinterwand zum Promontorium, ihre Distanz beträgt in der Regel 11 cm. Sie ist nur röntgenologisch oder ultrasonographisch genau zu messen. Von praktischer Bedeutung ist die *Conjugata diagonalis*, die sich anläßlich der geburtshilflichen Untersuchung abschätzen läßt (Abb. 109 und s. S. 174). Sie reicht vom unteren Rand der Sym-

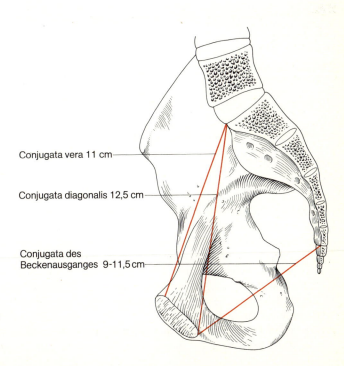

Abb. 109. Die geraden Durchmesser des Beckens: Conjugata vera (11 cm), Conjugata diagonalis (12,5 cm), Conjugata des Beckenausganges (9–11,5 cm)

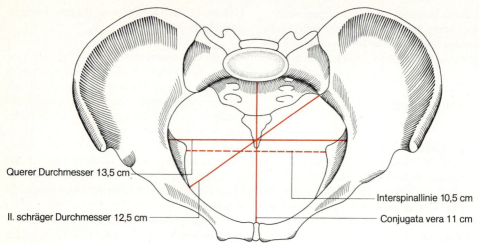

Querer Durchmesser 13,5 cm

II. schräger Durchmesser 12,5 cm

Interspinallinie 10,5 cm

Conjugata vera 11 cm

Abb. 110. Beckeneingang mit querem, geradem Durchmesser

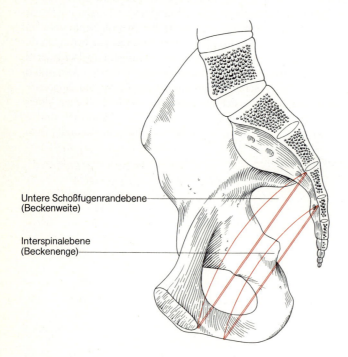

Untere Schoßfugenrandebene (Beckenweite)

Interspinalebene (Beckenenge)

Abb. 111. Die gedachten Ebenen der Beckenhöhle: untere Schoßfugenrandebene als untere Begrenzung der „parallelen Beckenweite" (12–12,5 cm), Interspinalebene, sog. „parallele Beckenenge" (ihr querer Durchmesser – = Interspinallinie – beträgt nur 10,5 cm)

physe zum Promontorium und mißt normalerweise 12,5 cm. Die Differenz zwischen der Conjugata vera obstetrica und der Conjugata diagonalis beträgt somit 1,5 cm. Daher erhält man, einer Faustregel folgend, durch den Abzug von 1,5 cm von der Conjugata diagonalis die Distanz der Conjugata vera obstetrica (Tabelle 33). Das bedeutet für die Praxis:
Wenn bei der vaginalen Untersuchung der touchierende Mittelfinger bei maximal abgewinkeltem Daumen das Promontorium vom hinteren Scheidengewölbe aus *nicht* erreicht, kann die Conjugata diagonalis als normal angenommen und zugleich auf ein regelrechtes Maß der Conjugata vera obstetrica geschlossen werden. Läßt sich dagegen das Promontorium tasten, so spricht der Befund für eine Verengung des Beckeneingangs im geraden Durchmesser. Zur Sicherheit der Beurteilung sollte der Geburtshelfer seine individuelle Distanz zwischen der Ba-

Tabelle 34. Kindliche Kopfmaße

Längsdurchmesser	cm	Verlauf	zugehörige Umfänge in cm	
Diameter frontooccipitalis = gerader Durchmesser	12,0 cm	Glabella – Hinterhaupt	Circumferentia frontooccipitalis	35,0 cm
Diameter suboccipitobregmatica = kleiner schräger Durchmesser	9,5 cm	Nacken – große Fontanelle	Circumferentia suboccipitobregmatica	33,0 cm
Diameter mentooccipitalis = großer schräger Durchmesser	13,5 cm	Kinn – Hinterhaupt	Circumferentia mentooccipitalis	39,0 cm
Querdurchmesser	cm			
Diameter biparietalis = großer querer Durchmesser	9,5 cm	Distanz der Scheitelbeinhöcker		
Diameter bitemporalis = kleiner querer Durchmesser	8,5 cm	größte Distanz zwischen den Kranznähten		

sis des Daumens und der Kuppe des Mittelfingers in Zentimetern kennen.

Der *quere Durchmesser (Diameter transversa)* des Beckeneingangs in Höhe der linea terminalis zwischen deren am weitesten seitlich ausladenden Partien mißt 13,5 cm (Abb. 110).

Die *schrägen Durchmesser* betragen der querovalen Form des Beckeneingangs entsprechend in Höhe der Terminalebene 12,5 cm. Übereinkunftsgemäß wird als *I. schräger Durchmesser* die Distanz zwischen der linken Eminentia iliopubica und der rechten Articulatio sacroiliaca und als *II. schräger Durchmesser* entsprechend die Distanz von rechts vorn nach links hinten bezeichnet. Ihre geburtshilfliche Bedeutung liegt darin, daß sich bei der ersten (linken) vorderen Hinterhauptslage die Pfeilnaht durch den I. schrägen in den geraden Durchmesser dreht. Entsprechendes gilt für die Beziehung zwischen der II. (rechten) Hinterhauptslage und dem II. schrägen Durchmesser (s. Abb. 110).

Als nächste Etappe des Geburtsweges muß die *Beckenhöhle* passiert werden; ihre craniale Ebene ist gleichbedeutend mit der caudalen Begrenzung des Beckeneingangs, also durch die Terminalebene vorgegeben. Geburtshilflich ist die *untere Schoßfugenrandebene* von Bedeutung, die zwischen dem unteren Rand der Symphyse und etwa der Höhe des 2. Sacralwirbels verläuft (Abb. 111). Der Raum dieses Beckenabschnittes zwischen Terminal- und unterer Schoßfugenrandebene wird als *„parallele Beckenweite"* mit Durchmessern von ca. 12,5 cm bezeichnet. In diesem Bereich wird dem kindlichen Kopf keine Formanpassung abverlangt, und er hat die Möglichkeit zur Drehung. Die Beckenhöhle besitzt eine annähernd *runde, tassenförmige Gestalt,* verjüngt sich jedoch caudalwärts bis zu der knöchernen Engstelle des Beckens in Höhe der Spinae ossis ischii. An dieser Stelle beträgt der quere Durchmesser, *die Interspinallinie,* nur 10,5 cm. Die gedachte *Interspinalebene* wird daher auch als *„parallele Beckenenge"* bezeichnet. Dieser geburtshilfliche Terminus bringt zum Ausdruck, daß der Kopf in dieser Höhe zur Überwindung der Engstelle durch Beugung den kleinsten Umfang einnehmen und seine Drehung in den geraden Durchmesser fortsetzen muß (s. S. 194 u. Tabelle 33 u. 34).

Die untere Abgrenzung der Beckenhöhle wird durch eine gedachte Ebene zwischen dem Unterrand der Symphyse und der Steißbeinspitze festgelegt, der sich der *Beckenausgangsraum* anschließt. Caudal wird dieser seitlich durch die beiden Tubera ischiadica und die Ligg. sacrotuberalia, hinten durch die Steißbeinspitze und vorn durch den Schambogen begrenzt. Die caudale Öffnung des Beckenausgangsraumes entspricht damit zwei Dreiecken, deren gemeinsame Basis eine Verbindungslinie zwischen den Tubera ischiadica bildet und deren Spitzen vorne den unteren Symphsenrand und hinten die Steißbeinspitze darstellen. Die Beckenausgangsebenen stoßen also an der Basis der beiden Dreiecke winklig aufeinander. Das wichtigste Maß für den Beckenausgangsraum ist die Distanz zwischen dem Unterrand der Symphyse und der Steißbeinspitze. Sie beträgt nur 9 cm, jedoch vermag das Steißbein im Sacrococcygealgelenk nach dorsal auszuweichen und dadurch die Conjugata auf 11,5 cm zu erweitern; dadurch wird dem kindlichen Kopf der Austritt im geraden Durchmesser ermöglicht (s. S. 194). Die Tubera ischiadica begrenzen den queren Durchmesser starr mit einem Abstand von 11 cm. Der Beckenausgangsraum wird hier je-

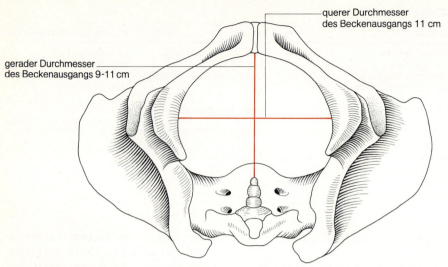

Abb. 112. Die Durchmesser des Beckenausgangs: gerader Durchmesser (9–11 cm), querer Durchmesser (11 cm). (In Anlehnung an G. Martius 1967)

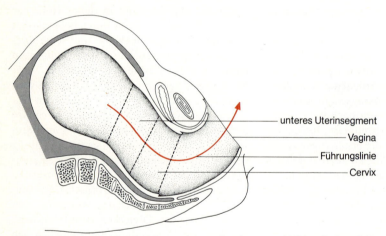

Abb. 113. Weichteilschlauch mit erweiterter Cervix und Vagina. Die Grenze zwischen der passiv dilatierten Cervix und dem sich kontrahierenden Corpus uteri bildet die Bandl-Furche. Die Führungslinie gibt die Richtung des Geburtsweges vom Beckeneingang bis zum Beckenausgang an. (Nach G. Martius 1967)

doch durch die Levatorschenkel auf ca. 8 cm eingeengt (s. S. 17 u. Abb. 112), die durch ihre Anordnung dem Kopf ein Drehmoment verleihen und ihn in den geraden Durchmesser lenken.

Durch die funktionelle Anpassung während der Schwangerschaft – wahrscheinlich unter dem Einfluß der Oestrogene und des placentaren Relaxins – und unter der Geburt ist ein gewisser Spielraum gegeben: Infolge der Auflockerung des Beckenringes wird die Symphyse bei Eintritt des kindlichen Kopfes erweitert, leicht nach caudal verlagert und trägt auf diese Weise zur Vergrößerung der Conjugata vera um 0,5–1 cm bei. Beim Austritt des Kopfes kommt es, abgesehen von der Ausweichbewegung des Steißbeines, zusätzlich zu einer gewissen Cranialbewegung der Symphyse als Folge der kontrahierten Rectusmuskulatur während der Preßwehen und der Lagerung mit stark gebeugten Oberschenkeln. Dadurch wird ingesamt der gerade Durchmesser des Beckenausganges bis zu 2 cm verlängert (Tabelle 33).

Den caudalen Verschluß des Beckenkanals bil-

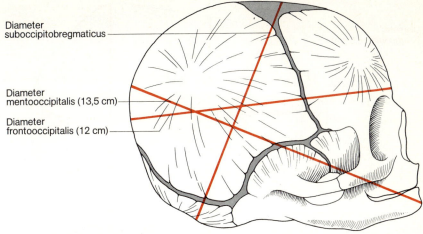

Abb. 114. Die geraden Durchmesser des kindlichen Kopfes: Diameter suboccipitobregmaticus (9,5 cm), Diameter frontooccipitalis (12 cm), Diameter mentooccipitalis (13,5 cm)

den die Muskelschichten des Beckenbodens (s. S. 4). Die tieferen Schichten schließen sich dem Beckenausgang unmittelbar an und werden daher auch als *Weichteilansatzrohr* bezeichnet. Sie gehören zu den weichen Geburtswegen, die außerdem durch die Cervix uteri, die Vagina und Vulva gebildet und zu dem unter der Geburt nach vorn gebogenen Weichteilschlauch vollständig aufgeweitet und ausgezogen werden. Die Grenze zwischen der in den Weichteilschlauch einbezogenen passiv dilatierten Cervix und dem sich kontrahierenden Corpus uteri bildet die *Bandl-Retraktionsfurche* (s. S. 371 u. Abb. 113).

Die Beckenachse (Führungslinie)

Eine cranial-caudalwärts verlaufende gedachte Linie beschreibt die *Richtung des Geburtsweges, den der kindliche Kopf vom Beckeneingang bis zum Beckenausgang nehmen muß*. Sie wird als *Führungslinie* oder *Beckenachse* bezeichnet (Abb. 113). Ihr cranialer Teil – die obere Achse – verläuft parallel zum Os sacrum und endet im sacrococcygealen Bereich auf der sog. „sacrococcygealen Plattform". Hier erfährt die Führungslinie ihre Abbiegung als „Knie des Geburtskanals" nach vorne. Ihr unterer Abschnitt – die untere Achse – verläuft dann zum Zentrum des Beckenausgangs. Demnach tritt der Scheitel des kindlichen Kopfes zunächst parallel dem Os sacrum tiefer und vermeidet dadurch die knöcherne Resistenz des oberen Anteiles des Schambogens und der Spinae ischiadicae. Nach Erreichen der sacrococcygealen Plattform wird er gezwungen, sich nach vorn in das Areal der unteren Achse zu bewegen und kann dabei seine Drehung in den geraden Durchmesser beenden.

Das Kind unter der Geburt

Maße und diagnostische Orientierungspunkte

Aus geburtsmechanischer Sicht wird die Passage durch das mütterliche Becken in erster Linie durch *Form und Maße des kindlichen Kopfes* bestimmt, da er den umfänglichsten und den am wenigsten verformbaren kindlichen Teil darstellt und da 96% der Geburten in Schädellage, d. h. mit dem Kopf als vorangehendem Teil, erfolgen (s. S. 192). Die Maße des unkonfigurierten kindlichen Kopfes finden sich in Abb. 114, 115, 116 und Tabelle 34).
Der Vergleich der Maße des kindlichen Kopfes mit denen des kleinen Beckens (Tabelle 33 u. 34) verweist einmal mehr auf den im Zuge der Evolution notwendig gewordenen „knappen" Kompromiß zwischen mütterlichem Becken und kindlichem Kopf bei der Geburt (s. S. 181). Es gilt daher, von vornherein festzuhalten, daß nur durch die Anpassungsmöglichkeiten des

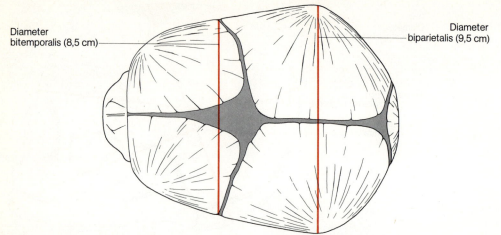

Abb. 115. Die queren Durchmesser des kindlichen Kopfes: Diameter bitemporalis = kleiner querer Durchmesser (8,5 cm), Diameter biparietalis = großer querer Durchmesser (9,5 cm)

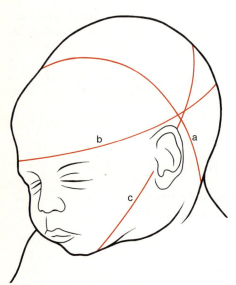

Abb. 116. Die Umfänge des kindlichen Kopfes: *a* Circumferentia suboccipitobregmatica = kleiner schräger Kopfumfang (33 cm), *b* Circumferentia frontooccipitalis = großer Kopfumfang (35 cm), *c* Circumferentia mentooccipitalis = großer schräger Kopfumfang (39 cm). (Nach G. Martius 1967)

male Anpassung des kindlichen Kopfes an die vorgegebenen räumlichen Verhältnisse des knöchernen Beckenkanals vermag das Kind das mütterliche Becken ohne bedrohlichen Zwang zu passieren. Nur der gebeugte und sich rechtzeitig vom queren in den geraden Durchmesser drehende Kopf benötigt jeweils den geringsten Raum; die Flexionshaltung bedeutet daher die bestmögliche Anpassung an den Geburtskanal. Dabei ist auch von Bedeutung, daß die Kopfmaße des reifen Kindes am Termin eine relativ geringe Variationsbreite aufweisen.

Die Schädelknochen sind bei der Geburt noch durch bindegewebige *Nähte (Suturae)* verbunden, die an den *Fontanellen* (Knochenlücken) zusammentreffen und eine bedingte Konfigurierbarkeit des Kopfes unter der Geburt gestatten – im Gegensatz zu dem nicht verformbaren Gesichtsschädel und der Schädelbasis.

Für die *geburtshilfliche Diagnostik* ist die Kenntnis des Verlaufes der Nähte und der Gestalt der Fontanellen von größter Bedeutung, da sich der Untersucher nur anhand dieser Strukturen über die Haltung und Einstellung des kindlichen Kopfes orientieren kann (Abb. 117a u. b). Es handelt sich um

- die Pfeilnaht (Sutura sagittalis) zwischen den Scheitelbeinen,
- die Stirnnaht (Sutura frontalis) zwischen den Stirnbeinen,
- die Kranznaht (Sutura coronaria) seitlich zwischen Stirn- und Scheitelbein,
- die Lambdanaht (Sutura lambdoidea) zwi-

Kindes unter der Geburt mit Hilfe der Konfiguration des Kopfes, seiner Haltungsänderung und Rotation, unterstützt durch die treibenden und richtenden mütterlichen Geburtskräfte gewährleistet wird, daß der Kopf mit seinem kleinsten Umfang das Becken passiert. Anders ausgedrückt: Nur durch die opti-

mungsfehlern behaftet, so daß sie nur ergänzend und hilfsweise zur Berechnung des voraussichtlichen Geburtstermins herangezogen werden können.

Schwangerschaftsdauer post conceptionem (p. c.)

Ausgehend vom Konzeptionstermin beträgt die Tragzeit im Mittel bei reifgeborenen Kindern 267 Tage. Die Schwankungsbreite ist mit ± 7,6 Tagen deutlich geringer als bei der Schwangerschaftsdauer p. m. (Tabelle 31).

Berechnung des Geburtstermins aufgrund von Ultraschalluntersuchungen

Zuverlässige Unterlagen für den voraussichtlichen Geburtstermin liefert die Ultraschalldiagnostik. Die ultrasonographische Messung der Scheitel-Steiß-Länge des Feten erlaubt die Bestimmung des Gestationsalters mit einer Genauigkeit von ± 3 Tagen (Tabelle 31) (s. S. 222).

Die psychoprophylaktische Geburtsvorbereitung

Die natürliche, angstfreie Geburt nach Read

Read (1933) entwickelte das Konzept, daß der Schmerz bei dem physiologischen Vorgang der Geburt in erster Linie psychisch bedingt ist und vorwiegend auf Angst (psychischer Spannung) als Ausgangspunkt seelisch-körperlicher Fehlsteuerungen (Verkrampfung) zurückgeht. Aus dieser psychosomatischen Fehlhaltung entsteht das *„Angst-Spannung-Schmerz-Syndrom"*. Diese Reaktionskette soll bereits in der Schwangerschaft durch intensive Vorbereitung der Frauen mit dem Ziel der „natürlichen, angstfreien Geburt" durchbrochen resp. vermieden werden.

Die psychosomatische Geburtsprophylaxe beginnt etwa zwischen der 28. und 32. SSW., nur ausnahmsweise später. Am Anfang stehen ärztliche Aufklärungsvorträge über:
- Ziel der Vorbereitung (Ausschaltung von Angst-Spannung-Schmerz),
- anatomische und physiologische Grundlagen der Schwangerschaft,
- den Verlauf der Schwangerschaft und Kindesentwicklung,
- den Ablauf der Geburt mit Hinweisen auf das günstigste Verhalten zur Entspannung.

Die theoretischen Informationen und die anschließenden Gruppengespräche (5–8 Gravide mit annähernd gleichem Geburtstermin) dienen

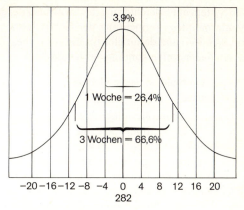

Abb. 104. Mittlere Schwangerschaftsdauer p. m. (Nach H. Hosemann 1952)

der Förderung der Mutter-Kind-Beziehung und dem Abbau irrationaler und realer Ängste. Einen wesentlichen Bestandteil bildet die Schwangerschaftsgymnastik und die Schulung der Atmung und der inneren Konzentration auf die in den einzelnen Geburtsphasen günstigste Atemtechnik. Drei Atmungstypen werden so eingeübt, daß sie auf das Stichwort der Hebamme unter der Geburt von den Kreißenden eingesetzt werden können. Es sind:
- die natürliche Vollatmung,
- die Hechelatmung zur Verarbeitung und Steuerung der Preßwehen,
- die Preßatmung für die Austreibungsperiode.

Der Vorbereitungskurs gliedert sich in wöchentliche Sitzungen; auf häusliches Training – je nach Belastbarkeit und sonstiger Beanspruchung – wird Wert gelegt.

Mit dem erstrebten frühzeitigen Abbau der psychischen Spannung geht gleichzeitig eine affektive, vegetative Gefäß- und Muskelentspannung einher, die durch gymnastische Lockerungsübungen zur aktiven (bewußten) und positiven Ausrichtung auf das Ziel (die Geburt) gebahnt wird. Unter der Geburt trägt die besondere Atemtechnik zur Entspannung im vegetati-

Tabelle 31. Sicherheit der Bestimmung des Geburtstermins

Berechnungsgrundlage	Schwankungsbereich
1. Tag der letzten Regel (Naegele-Regel)	± 12,7 Tage
Bekannter Konzeptionstermin	± 7,6 Tage
Ultraschallmessung der Scheitel-Steiß-Länge	± 3 Tage

ven System mit Erleichterung der Eröffnung des Muttermundes (Vermeidung der Cervixdystokie, s. S. 364) und damit gleichzeitig zur verbesserten Sauerstoffversorgung des Kindes bei.

Die psychoprophylaktische Methode nach Lamaze

Von einem neurophysiologischen Ansatz geht die „russische Methode" aus, die von Lamaze übernommen und modifiziert wurde.

Der Circulus: Angst-Spannung-Schmerz beruht im Sinne der Pawlow-Theorie auf negativen (weil hinderlichen) bedingten Reflexen, die über das sog. 2. Signalsystem, d. h. das Wort, durch positive ersetzt bzw. überspielt werden können. Die Psychoprophylaxe besteht daher aus einer Kombination von Aufklärung und Wortsuggestion – der „Erziehung" zur Geburt, um im Cortex cerebri einen positiven Erregungsherd – eine „Geburtsdominante" – zu schaffen. Die positive Geburtsmotivation und ein gewisses Leistungsprinzip sind mitbestimmend für den Erfolg.

Lamaze hat zum Anheben der Bewußtseinsschwelle durch Konzentration zusätzlich Atemtechniken angegeben, die nach intensiver Einübung den Durchbruch negativer bedingter Reflexe unter der Geburt verhindern und dadurch zur schmerzfreien Geburt führen sollen. Es sind die:
– Tief-langsam-Atmung, (Muttermundweite (0,4–4 cm),
– Kurz-langsam-Atmung (Muttermundweite 4–6 cm),
– angepaßte Kurz-langsam-Atmung, Muttermundweite 6–8 cm),
– Preß- und Hechelatmung.

Auch diese Methode wird ab der 28. SSW. empfohlen, damit genügend Zeit für die Einübung (Umerziehung) bleibt.

Mehr und mehr rücken *Informationsveranstaltungen* mit anschließenden Gesprächsrunden in kleinen Gruppen – immer häufiger unter Einschaltung eines Psychologen – in den Vordergrund. Sie bieten die Möglichkeit, die heute von einem großen Teil der Schwangeren (und ihrer Lebensgefährten) vorgetragenen Wünsche nach einer „sanften" bzw. „natürlichen" Geburt mit dem Geburtshelfer mit allem Für und Wider zu erörtern. Zunehmend werden dabei die Erkenntnisse der Verhaltensforschung berücksichtigt, daß die Art des Geborenwerdens und des Entbundenwerdens eine nicht zu unterschätzende prägende Wirkung auf die Mutter-Kind-, resp. Eltern-Kind-Beziehung ausübt. Eine wesentliche Zielsetzung der vorbereitenden Gespräche geht dahin, in der Kommunikation und verbalen Interaktion zwischen dem Geburtshelfer, den Hebammen, dem Neonatologen und ggfs. dem Psychologen einerseits und den Schwangeren andererseits, aber auch den Schwangeren der Gruppe untereinander, Erwartungsängste abzubauen, irrige Vorstellungen über Schwangerschaft und Geburt zu korrigieren und auf diese Weise die für die Geburt so wichtige körperliche und seelische Entspannung sowie die Kooperationswilligkeit zu fördern.

Psychoprophylaxe durch Arzt und Hebamme unter der Geburt

Beide Methoden der Geburtsvorbereitung entbinden den Arzt während der *Schwangerenvorsorge* nicht von der individuellen Betreuung und dem persönlichen Gespräch. Dazu gehört auch, daß die Schwangeren während der Geburtsvorbereitung Gelegenheit haben und wahrnehmen, den Entbindungsraum – ihre unmittelbare Umgebung während der Geburt – und die Methoden der apparativen Überwachung kennenzulernen. Besonderer Wert ist außerdem darauf zu legen, daß die werdenden Väter in den Prozeß der Vorbereitung mit einbezogen werden, z. B. am Unterricht teilnehmen und schon dann entscheiden können, ob sie bei der Geburt anwesend sein wollen.

Die Atmosphäre bei der *Aufnahme zur Geburt* ist mitentscheidend für den Erfolg der Geburtsvorbereitung. Das erste Gespräch mit der Hebamme und dem Arzt, das nochmals das für die Geburtserleichterung erlernte Verhalten zur Sprache bringt, sowie der persönliche Kontakt bilden ein ganz wesentliches Element der Entspannung.

Je nach Verarbeitung der Wehen während der Eröffnungsphase wird sich sehr schnell zeigen, ob und wann zusätzlich eine medikamentöse Schmerzerleichterung eingesetzt werden muß. Es geht nicht darum, Medikamente um jeden Preis zu vermeiden, sondern um ihren individuell gezielten Einsatz. Insgesamt hat sich gezeigt, daß eine gute Geburtsvorbereitung nach einer der beiden Methoden den Medikamentenverbrauch zu verringern vermag und daß die Geburt, insbesondere die Eröffnungsphase, nachweislich schneller verläuft.

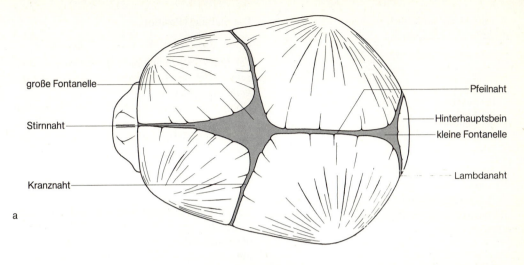

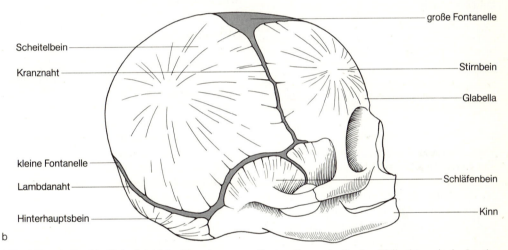

Abb. 117 a u. b. Der kindliche Schädel. **a** Von oben gesehen mit kleiner (dreieckig gestaltet) und großer (rhombisch gestaltet) Fontanelle, der zwischen beiden Fontanellen verlaufenden Pfeilnaht sowie der Lambda-, Stirn- und Kranznaht. **b** Der kindliche Schädel von der Seite gesehen

schen Hinterhauptsschuppe und Scheitelbeinen.

Die Nähte lassen sich durch die dazugehörigen Fontanellen identifizieren:
- Die *große Fontanelle (Stirnfontanelle – Fonticulus anterior)* besitzt eine *viereckig-rhombische* Gestalt durch das Zusammentreffen von Stirn- und Pfeilnaht mit den beiderseitigen Kranznähten.
- Die *kleine Fontanelle (Hinterhauptsfontanelle – Fonticulus posterior)* ist *dreieckig* durch die Vereinigung der Pfeilnaht und der Schenkel der Lambdanaht (Abb. 117 a u. b).
- Die *Seitenfontanellen (Keilbeinfontanellen –*

Fonticuli anterolaterales resp. posterolaterales) beiderseits vor und hinter dem Schläfenbein. Von ihnen liefern die *kleine Fontanelle* mit ihrer *dreieckigen Form*, die *Stirnfontanelle* als größte Lücke mit ihrer *viereckigen Begrenzung* und die zwischen beiden verlaufende *Pfeilnaht* die wichtigsten geburtsdiagnostischen Orientierungshilfen.

Der aus dem Verlauf der Nähte und dem Stand der Fontanellen erhobene Befund erlaubt Rückschlüsse auf die Einstellung des kindlichen Kopfes in Anpassung an die vorgegebenen Verhältnisse in den verschiedenen Etagen des mütterlichen Beckens.

Tabelle 35. Geburtshilflich wichtige Körpermaße des Kindes

	Durchmesser	Umfang
Schulterbreite	12 cm	ca. 34 cm
Hüftbreite	12 cm	ca. 28 cm
Bei Fußlage		ca. 24 cm
Bei Steißlage		ca. 27 cm
Bei Steiß-Fuß-Lage		ca. 32 cm

Schulter und *Steiß* des Kindes sind konfigurierbar und daher geburtsmechanisch weniger wirksam. Die größten Durchmesser des Rumpfes besitzen die *Schulterbreite* und die *Hüftbreite* (Tabelle 35).

Geburtsmechanisch spielt im Zusammenwirken mit Einstellung und Haltung des Kopfes – oder des Steißes bei Beckenendlage – die *Biegsamkeit der Wirbelsäule* eine Rolle; sie ist in ihren einzelnen Abschnitten in unterschiedlicher Richtung erleichtert oder erschwert. Die leichteste Abbiegbarkeit – das *Biegungsfacillimum* – der Halswirbelsäule ist nach hinten gerichtet, die der Brustwirbelsäule sowohl seitlich als auch nach hinten. Die jeweils entgegengesetzt gerichtete eingeschränkte Abbiegbarkeit der Wirbelsäulenabschnitte wird als *Biegungsdifficillimum* bezeichnet.

Lage, Stellung, Haltung, Einstellung und Leitstelle der Frucht

Für den Ablauf der Geburt bzw. die Beurteilung der geburtshilflichen Situationen sind unter geburtsmechanischen Gesichtspunkten zur Bestimmung der Beziehungen zwischen mütterlichem Geburtskanal und Nasciturus folgende Bezeichnungen gebräuchlich:

Die Lage (Situs)

Sie bezeichnet das *Verhältnis der Längsachse des Kindes zur Längsachse der Mutter resp. des Uterus*.
99% der Geburten erfolgen aus einer Längslage, 1% aus regelwidrigen Quer- und Schräglagen des Kindes.
Bildet der Kopf den vorangehenden Kindsteil, so spricht man vereinfacht von einer Schädellage. Geht der Steiß voran, so handelt es sich um eine Beckenendlage.
Von den Längslagen entfallen 96% auf eine Schädellage und 4% auf eine Beckenendlage. Die Schädellage stellt die normale, regelrechte Lage des Kindes unter der Geburt dar.

Die Stellung (Positio)

Sie beschreibt die *Beziehungen der Oberfläche der Frucht zur Innenfläche des Uterus;* in praxi geht es bei der *Längslage um die Position des kindlichen Rückens.*
Übereinkunftsgemäß befindet sich der Rücken bei I. Stellung auf der linken, bei II. Stellung auf der rechten Seite der Mutter. Zeigt dabei der Rücken eine Tendenz nach vorn, so spricht man von einer Ia- oder IIa-Stellung, bei einer Tendenz nach hinten von einer Ib- bzw. IIb-Stellung.
Besteht eine *Querlage,* so richtet sich die Angabe der *Stellung nach dem kindlichen Kopf:* Befindet er sich auf der linken Seite, so handelt es sich um eine I. Querlage, wird der auf der rechten Seite getastet, liegt eine II. Querlage vor.

Die Haltung (Habitus)

Sie definiert die *Beziehungen der einzelnen kindlichen Teile zueinander,* z. B. bei den zahlenmäßig überwiegenden Schädellagen das Verhalten des Schädels zum Rumpf in den verschiedenen Etagen des Geburtskanals. Während des Tiefertretens im Beckenkanal macht der kindliche Kopf *Haltungsänderungen* durch, und je nach Höhenstand nimmt er eine *indifferente,* eine *Beuge-* oder *Deflexionshaltung* ein. Die Diagnose wird bei der *inneren Untersuchung* anhand der Form der Fontanellen – bezogen auf die Höheneinstellung des Kopfes – gestellt. Im Falle einer regelwidrigen Streckhaltung werden die Vorderhaupts-, Stirn- und Gesichtshaltung unterschieden.
(Deflexionslagen, s. S. 378).
Die genannten Begriffe Lage, Stellung und Haltungen werden bei der Diagnose zusammengefaßt; z. B. bedeutet die Angabe II. vordere Hinterhauptslage, daß sich die Frucht in Schädellage und der Rücken in IIa-Position befindet und daß der Kopf eine Flexionshaltung eingenommen hat.

Die Einstellung (Praesentatio)

Die Einstellung des vorangehenden Teiles zum Geburtskanal ergibt sich aus Lage, Stellung und Haltung der Frucht und beschreibt seine mechanische Anpassung an die vorgegebenen Formen der verschiedenen Etagen des Geburtskanals – mit anderen Worten, wie sich der voran-

B. Die normale Geburt und das Wochenbett

15. Die physiologisch-anatomischen Grundlagen der Geburt

Der Ablauf der Geburt hängt ab
- *von der Form und Weite des mütterlichen Geburtskanals,*
- *von der Größe und Form des kindlichen Kopfes,*
- *von der Wehentätigkeit.*

Das weibliche Becken

Im Verlauf der Evolution des Menschen vollzogen sich zwei einzigartige Schritte: Die Entwicklung des Großhirns mit gleichzeitiger entsprechender Größenzunahme des Kopfes und der Erwerb des aufrechten Ganges, dessen Stabilisierung mit adaptiven Veränderungen der Beckenarchitektonik in Position und Form erkauft werden mußte. Vornehmlich trugen die Verkürzung der Lebenwirbelsäule um ein Segment und die Vergrößerung des Os sacrum dazu bei, das Becken stärker mit der Wirbelsäule zu verankern, während der Beckengürtel durch das weiter ausladende Os ileum breiter und flacher gestaltet wurde.
Unter diesen Aspekten stellen Schwangerschaftsdauer und Geburtsablauf eine Kompromißlösung dar: Die Geburt wird – wahrscheinlich unter Mitwirkung des Feten – zu einem Zeitpunkt der intrauterinen Entwicklung terminiert, zu dem der kindliche Kopf unter Einhaltung bestimmter geburtsmechanischer Bedingungen das mütterliche Becken – noch – passieren kann. Zu diesem Termin ist aber das menschliche Neugeborene noch vergleichsweise hilflos und mangelhaft für das extrauterine Leben vorbereitet; die anatomischen Beziehungen zwischen mütterlichem Becken und kindlichem Kopf verbieten jedoch eine längere intrauterine Wachstumsphase. Die Geburt bedeutet also, allein ausgehend von den Veränderungen im Zuge der Evolution, auch heute noch einen der risikoreichsten Augenblicke im Dasein des Menschen.

Grundlage der Geburtshilfe und der Geburtsleitung bildet daher die Beherrschung der *geburtsmechanischen Gesetze*, denen das Kind, insbesondere der kindliche Kopf, auf seinem Wege durch das mütterliche Becken unterworfen ist. Diese wiederum setzen die Kenntnis sowohl der Gesamtarchitektonik als auch der *anatomischen Bezugspunkte*, der *gedachten Hauptebenen* und *Räume des knöchernen Geburtskanals*, als auch der *kindlichen Maße* voraus. Dabei sind die physiologischen Anpassungsmöglichkeiten des weiblichen Beckens, die in der Schwangerschaft sozusagen als spezielle Geburtsvorbereitung ablaufen, und ebenso die Konfigurationsmöglichkeiten des kindlichen Kopfes unter der Geburt zu berücksichtigen.

Klassifizierung der Beckenformen

Schwere pathologische Beckenveränderungen, wie die verschiedenen Formen und Grade des engen Beckens, sind in den letzten Jahrzehnten dank der Fortschritte der präventiven Medizin, der ärztlichen Versorgung und der besseren sozioökonomischen Lebensbedingungen selten, traumatisch bedingte Beckendeformierungen dagegen häufiger geworden.
Im Vordergrund der prognostischen Beurteilung der Geburtswege stehen heute die „normalen", sowohl genetisch als auch durch Umwelteinflüsse bedingten *konstitutionellen Varianten des weiblichen Beckens*. Sie bestimmen das moderne Konzept der geburtshilflich ausgerichteten Klassifizierung nach morphologischen Charakteristiken – im Gegensatz zu der früheren Einteilung nach ätiopathologischen Gesichtspunkten.

Das *fetale* Becken zeigt noch keine sicheren Geschlechtsunterschiede. Die normalen Differenzen zwischen dem *adulten* männlichen und weiblichen Becken werden erst ab der Pubertät manifest. Auch die konstitutionellen Beckenvarianten treten definitiv erst unter dem Einfluß des Endokrinium in Erscheinung. Umwelteinflüsse (Krankheit, Traumata) greifen modifizierend ein.

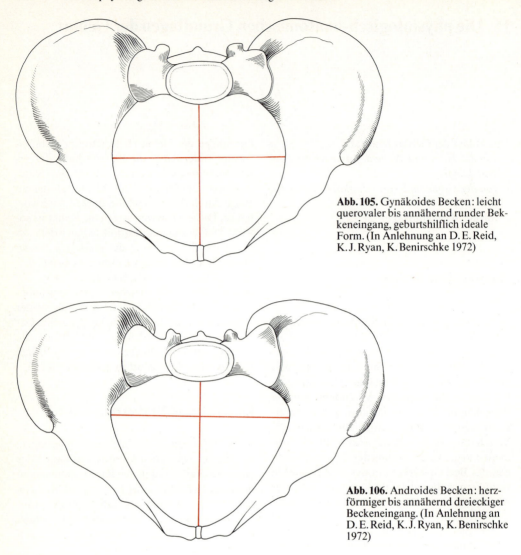

Abb. 105. Gynäkoides Becken: leicht querovaler bis annähernd runder Beckeneingang, geburtshilflich ideale Form. (In Anlehnung an D. E. Reid, K. J. Ryan, K. Benirschke 1972)

Abb. 106. Androides Becken: herzförmiger bis annähernd dreieckiger Beckeneingang. (In Anlehnung an D. E. Reid, K. J. Ryan, K. Benirschke 1972)

Unter Rückgriff auf anthropologische und anatomische Begriffe werden *vier konstitutionelle Haupttypen* unterschieden:

Das gynäkoide Becken

Diese Form repräsentiert die „weibliche" *geburtshilflich ideale Form* des Beckens mit einem *leicht querovalen* oder *angenähert runden* Beckeneingang. Vorderes und hinteres Beckeneingangssegment sind gleichförmig gestaltet. Die Aushöhlung des Kreuzbeines ergibt eine runde, geräumige Beckenmitte. Der *subpubische Winkel* beträgt $\geq 90°$, entspricht etwa einem romanischen Bogen; der Beckenausgang ist ausreichend weit (Abb. 105).

Das androide Becken

Die dem männlichen Becken angenäherte Variante ist gekennzeichnet durch einen eher *herzförmigen bzw. dreieckig geformten Beckeneingang*, eine gegenüber dem gynäkoiden Becken *relative Verengung der Beckenmitte* infolge *flacherer Kreuzbeinhöhle* sowie eine *leichte Konvergenz der Seitenwände*. Als Folge des *geringen Abstandes der Spinae ischiadicae* und des *spitzwinkligen Arcus pubis*, der eher einem gotischen Bogen ähnelt, resultiert auch ein vergleichsweise *engerer Beckenausgang* (Abb. 106). Das androide Becken begünstigt aus geburtsmechanischen Gründen eine occipitoposteriore Einstellung des Kopfes im Beckeneingang (s. S. 376).

15 Die physiologisch-anatomischen Grundlagen der Geburt 183

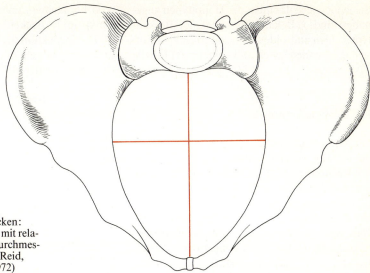

Abb. 107. Anthropoides Becken: längsovaler Beckeneingang mit relativ vergrößertem geraden Durchmesser. (In Anlehnung an D. E. Reid, K. J. Ryan, K. Benirschke 1972)

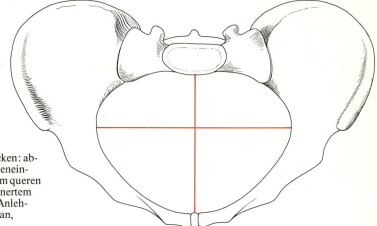

Abb. 108. Platypeloides Becken: abgeflachter, querovaler Beckeneingang mit relativ vergrößertem queren und vergleichsweise verkleinertem geraden Durchmesser. (In Anlehnung an D. E. Reid, K. J. Ryan, K. Benirschke 1972)

Das anthropoide (affenähnliche) Becken

Bei dieser Variante ist der *Beckeneingang längsoval* gestaltet, gekennzeichnet durch einen im Vergleich zum gynäkoiden Becken größeren anterior-posterioren Diameter, der dem Beckeneingang eine annäherend *eiförmige Gestalt* verleiht. Das Becken ist vergleichsweise elongiert, der *Beckenausgang leicht verengt* (Abb. 107). Damit besteht eine gewisse Prädisposition zum hohen Gradstand (s. S. 372) und zur hinteren Hinterhauptslage (s. S. 376).

Das flache (platypeloide) Becken

Die Charakteristiken dieser konstitutionellen Variante sind ein *abgeflachter querovaler Beckeneingang* mit relativ vergrößertem queren und vergleichsweise *verkleinertem geraden Durchmesser*. Der Schambogenwinkel und der Beckenausgang sind ausreichend weit (Abb. 108). Die Extremform stellt das einfache platte Becken der älteren Definition dar.

Die „reinen" Formen der genannten Varianten sind selten; es überwiegen die Übergangsformen, die jedoch jeweils einem der Haupttypen angenähert sind; z. B. kann der gynäkoide Beckentypus einen androiden oder anthropoiden Einschlag erkennen lassen und umgekehrt (Tabelle 32).

Die Beckendiagnostik

Die Beckendiagnostik erfolgt bereits während der Schwangerschaft, muß aber sub partu überprüft werden (s. S. 174 u. 203). Erste Hinweise, daß die Geburt durch die Form des Beckens erschwert werden könnte, liefern die geburtshilfliche Anamnese und die Beurteilung der *körperlichen Konstitution* anläßlich der Allgemeinuntersuchung. Hoher Wuchs mit breiten Schultern, schmalen, schlanken Hüften sowie annähernd männliche Schambehaarung deuten auf einen eher androiden Beckentypus hin, während bei kleinen, untersetzten Frauen an eine platypeloide Beckenkonfiguration zu denken ist. Die Inspektion der Michaelis-Raute erweist sich zusätzlich als nützlich (s. S. 359). Bei der Primipara deutet der Eintritt des kindlichen Kopfes ins Becken innerhalb der letzten vier Wochen vor dem Termin auf normale Verhältnisse im Beckeneingang hin.

Auf die äußere Beckenmessung kann verzichtet werden, da ihre Werte geburtsprognostisch zu unsicher sind (s. S. 175).

Die wichtigsten Informationen ergibt die *innere Austastung des Beckens per vaginam,* ergänzt durch die äußere Abtastung des Schambogenwinkels (s. S. 175). Der Befund muß in Relation zur Größe des kindlichen Kopfes interpretiert werden.

Wenn erforderlich, ist die *Ultraschallbiometrie des Feten* zu Hilfe zu nehmen (s. S. 228). Die Ultrasonometrie des Beckens erlaubt während der Schwangerschaft – solange der Kopf noch hoch über dem Becken steht – die zuverlässige Bestimmung der Conjugata vera obstetrica (s. S. 185). Auf die Röntgenpelvimetrie und die damit verbundene Strahlenbelastung kann heute bis auf ganz wenige Ausnahmen verzichtet werden.

Trotz normaler Befunde oder nur leichter Formabweichungen des Beckens ist aber einzukalkulieren, daß eine Beckendystokie noch sub

Tabelle 32. Häufigkeit der vorherrschenden konstitutionellen Varianten des weiblichen Beckens einschl. der Übergangsformen. (Modifiziert nach W. E. Caldwell 1933)

Formvarianten überwiegend	Relative Häufigkeit
Gynäkoides Becken	50,0%
Androides Becken	18,5%
Anthropoides Becken	26,5%
Platypeloides Becken	4,5%

Tabelle 33. Einteilung und Bezugsgrößen des Beckenkanals

Räume	Ebenen	Durchmesser	Regelmaße in cm	Bezugspunkte/Distanz
Beckeneingangsraum	Beckeneingangsebene = obere Schoßfugenrandebene	Conjugata diagonalis	12,5	Unterrand d. Symphyse ↔ Promontorium
		Conjugata vera obstetrica	11,0	Symphysenhinterwand ↔ Promontorium
	Terminalebene	Diameter transversa	13,5	Linea terminalis
		Diameter obliquia	12,5	Articulatio sacroiliaca ↔ Eminentia iliopectinea der Gegenseite
Beckenhöhle	Untere Schoßfugenrandebene („parallele Beckenweite")	Conjugata	12,5	Unterrand d. Symphyse ↔ Linea transversa zw. 2. u. 3. Sacralwirbel
		Diameter transversa	12,5	
		Diameter obliqua	13,5	
	Interspinalebene („parallele Beckenenge")	Diameter transversa „Interspinallinie"	10,5	Abstand ↔ der Spinae ossis ischii
Beckenausgangsraum		Conjugata	9,0 (–11,5)	Unterrand der Symphyse ↔ Spitze d. Steißbeins (Ausweichmöglichkeit im Sacrococcygealgelenk)
	Beckenbodenebene	Diameter transversa	11,0	Abstand ↔ der Tubera ischiadica

gehende Teil bei der *inneren Untersuchung* „präsentiert". Entscheidend sind der Verlauf der Schädelnähte und die Orientierung über den Stand der großen oder kleinen Fontanelle in Beziehung zu den Ebenen und Durchmessern des Beckens. Wesentlich ist die Erkennung von regelwidrigen Einstellungen (s. S. 372). Als *Leitstelle* wird derjenige Abschnitt des vorangehenden Kindsteiles bezeichnet, der in der Führungslinie des Geburtskanals am tiefsten steht – also „führt" –, z. B. die kleine Fontanelle bei der regelrechten Hinterhauptslage.

Der Geburtsmechanismus

Unter der Geburt muß sich der kindliche Kopf beim Tiefertreten der vorgegebenen Form und unterschiedlichen Weite des Beckenkanals in dessen verschiedenen Etagen anpassen. Er folgt dabei in dem Bestreben nach *Formübereinstimmung* und *Abbiegungsübereinstimmung* zwischen Kopf und Becken dem mechanischen *Gesetz des geringsten Zwanges*. Dazu muß er folgende Bewegungen mit Haltungs- und Einstellungsänderungen vollziehen:
– Tiefertreten,
– Beugung,
– Drehung (Rotation) und
– Streckung (Deflexion).
Beim Eintritt in das kleine Becken paßt sich der *Kopf* dem querovalen Beckeneingang an, indem er sich *quer und in indifferenter Haltung* zwischen Beugung und Streckung mit der Circumferentia frontooccipitalis von 35 cm einstellt. Auf diese Weise passen sich die kleinen Querdurchmesser des Kopfes (Diameter bitemporalis bzw. biparietalis) dem geringeren Längsdurchmesser des Beckeneingangs (Conjugata vera) am besten an. Die querverlaufende Pfeilnaht steht dabei meist in der Führungslinie zwischen Symphyse und Promontorium (= *synklitische* – achsengerechte – Einstellung); die große und kleine Fontanelle befinden sich in gleicher Höhe (Abb. 118).

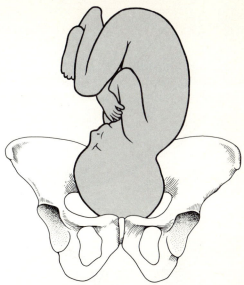

Abb. 118. Einstellung des Kopfes in indifferenter Haltung mit quer verlaufender Pfeilnaht im Beckeneingang

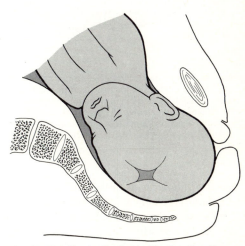

Abb. 119. Kopf in der Beckenhöhle. Der Kopf beugt sich und dreht sich mit dem Hinterhaupt nach vorn. Die kleine Fontanelle übernimmt die Führung. (In Anlehnung an G. Martius 1967)

Gelegentlich besteht *vor* Wehenbeginn eine leichte Lateralflexion des quer im Beckeneingang stehenden Kopfes zur Symphyse hin, die als physiologisch gelten kann. Es führt dann das hintere Scheitelbein, und es handelt sich um einen *hinteren Asynklitismus* oder die *Litzmann-Obliquität*. Bleibt diese Einstellungsvariante auch *nach* Wehenbeginn bestehen, so liefert sie erste Hinweise auf einen möglicherweise im geraden Durchmesser verengten Beckeneingang. Verläuft *nach* Einsetzen regelmäßiger Wehen die Pfeilnaht nä-

her dem Promontorium und führt infolgedessen das vordere Scheitelbein, so besteht ein *vorderer Asynklitismus* resp. eine *Naegele-Obliquität*. Wenn es sich auch in beiden Fällen um passagere Einstellungsvarianten handelt, so ist bei Fortbestehen die vordere asynklitische Einstellung prognostisch günstiger als die hintere zu beurteilen (s. S. 374).

In der Beckenhöhle muß der Kopf zur Formübereinstimmung und Raumersparnis eine

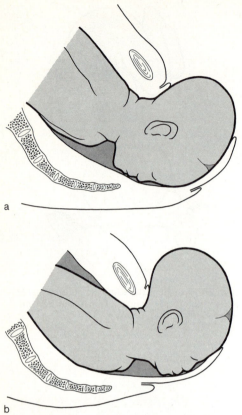

Abb. 120.a Kopf im Beckenausgang mit gerade verlaufender Pfeilnaht. Die Flexionshaltung wird aufgegeben, und der Nacken beginnt sich am unteren Symphysenrand anzustemmen. **b** Austritt des Kopfes mit zunehmender Streckung unter Anstemmen des Nackens an der Symphyse. (In Anlehnung an G. Martius 1967)

Beugung und Drehung ausführen. Die Beugung wird daran erkenntlich, daß die *kleine Fontanelle in Führung* geht. Sie wird dadurch begünstigt, daß die Gewebswiderstände am Vorderhaupt wirksamer werden können als am Hinterhaupt. Das voluminöse Vorderhaupt fügt sich auch besser in die Kreuzbeinhöhle ein. Auf diese Weise paßt sich der Kopf mit dem kleinsten Umfang, der Circumferentia suboccipitobregmatica (= 33 cm) resp. mit dem suboccipitobregmaticalen Durchmesser von 9,5 cm, der runden Form der Beckenhöhle an (Tabelle 33, Abb. 119). Diese *Formübereinstimmung* ermöglicht ihm auch die notwendige Drehung. Im Sinne der *Abbiegungsübereinstimmung* dreht sich dabei das *Hinterhaupt nach vorn*. Der Levatormuskulatur kommt dabei eine richtende Kraft zu. Auf diese Weise gelangt der Kopf bis zum Beckenausgang mit der Pfeilnaht in den geraden Durchmesser. Die Drehung ist palpatorisch an dem *Verlauf der Pfeilnaht aus dem queren über den ersten oder zweiten schrägen in den geraden Durchmesser* des Beckens zu verfolgen.

Mit *Erreichen des Beckenausgangs* wird der *Austrittsmechanismus* wirksam. Bei Durchtritt des in den geraden Durchmesser gedrehten Kopfes durch den *Längsspalt des Hiatus genitalis,* den *längsovalen Beckenausgang* und das *Weichteilansatzrohr* werden die Flexionshaltung und die Führung durch die kleine Fontanelle als Leitstelle zunächst noch beibehalten, bis sich im Sinne der Abbiegungsübereinstimmung und unter Ausnutzung des Biegungsfacillimum der Nacken des Kindes beim Austritt des Kopfes an der Symphyse in optimaler Anpassung an die gegebene Form des Arcus pubis anstemmt (Abb. 120a). Dann kann er mit zunehmender Streckung und *Dehnung der Weichteile des Beckenbodens* den Beckenausgang passieren. Die Abbiegung des Geburtskanals nach vorn und die Richtung der leichtesten Abbiegbarkeit der Halswirbelsäule nach hinten entsprechen somit einander. Nachdem das Hinterhaupt unter der Symphyse sichtbar geworden ist, werden durch anhaltende Streckung des Kopfes unter Dehnung der Weichteile des Beckenbodens der Scheitel, die Stirn und schließlich das Kinn über den Damm geboren (Abb. 120b). Bei diesem regelrechten Geburtsmechanismus werden die mütterlichen Weichteile am wenigsten belastet, wenn sie auch durch den Kopf aus ihrer präpartalen Lage vorn um 3–6 cm und hinten um 8–11 cm nach caudal gedrängt und ausgezogen werden.

Anschließend folgt *die Geburt der Schultern.* Der Abstand vom Kopf zu den Schultern des Kindes entspricht etwa der Entfernung zwischen Beckeneingang und Beckenausgang. Während der Kopf im geraden Durchmesser geboren wird, treten gleichzeitig die Schultern entsprechend dem Bestreben nach Formübereinstimmung mit *querverlaufender Schulterbreite in das Becken ein,* vollziehen dann eine *Drehung* in der *Beckenhöhle,* um den *Beckenausgang mit der Schulterbreite im Längsdurchmesser* zu passieren. Die innere Drehung der Schultern überträgt sich über die Halswirbelsäule auf den bereits geborenen Kopf, so daß dieser noch zu einer äußeren Drehung veranlaßt wird. Damit erfolgt eine Rückdrehung des Kopfes in seine ursprüngliche Ausgangsstel-

lung: Das Gesicht ist bei der ersten Lage dem rechten und bei der zweiten Lage dem linken Oberschenkel der Mutter zugewandt. Das Austreten der Schultern im geraden Durchmesser wird in der Weise von der Hebamme oder dem Geburtshelfer aktiv unterstützt, daß der Kopf nach hinten abwärts gesenkt wird, bis sich die vordere Schulter an der Symphyse anstemmen kann (s. Abb. 127). Durch anschließendes Heben des Kopfes wird die hintere Schulter über den Damm geleitet (s. S. 209).
Rumpf und Extremitäten folgen spannungslos, da keine Raumanpassung benötigt wird.

Die Physiologie der Wehen

Der Uterus hat zwei spezialisierte, einander entgegengesetzte Funktionen wahrzunehmen: Ab der Implantation dient er mit Hilfe eines sehr komplexen Sicherungssystems als *„Fruchthalter"* und ist zugleich mit Ernährungsaufgaben betraut. Mit Geburtsbeginn muß er binnen Stunden zum *Austreibungsorgan* werden und im Myometrium koordinierte Erregungs- und Kontraktionsabläufe zur zügigen Expulsion des Feten entwickeln.

Erregungsbildung und Erregungsablauf im Myometrium

Die biochemischen energetischen Reaktionen sind im Myometrium dieselben, wie sie im quergestreiften Muskel ablaufen. Der Gehalt an Kreatinphosphat, ATP, ADP und Actomyosin steigt in den Uterusmuskelzellen gegen Ende der Schwangerschaft an.
Auch für die *Erregungsbildung* in der Muskelzelle des Uterus gelten grundsätzlich die für kontraktile Zellen und Systeme bekannten *bioelektrischen Erregungsabläufe*. Spezifisch für die Uterusmuskulatur ist jedoch, daß das Niveau des „Membranpotentials" oder „Ruhepotentials" durch die Oestrogen- und Progesteronkonzentration mit gesteuert wird. Dabei wirken beide Hormone eher antagonistisch: *Oestrogen* steigert die Erregbarkeit und den Actomyosingehalt, *Progesteron* entfaltet in der Schwangerschaft einen blockierenden Effekt; am wehenbereiten Uterus scheint es dagegen mitverantwortlich für die Koordinierung der Kontraktionen zu sein.
Erregungsbildung und -ablauf sowohl in der Einzelzelle als auch im gesamten Uterusmuskel entsprechen dem Typ der tetanischen Kontraktion. Wesentlich erscheint, daß einzelne oder Gruppen von Muskelfasern zu isolierten Erregungsbildungen fähig sind, die als *Schrittmacherpotentiale* zu gelten haben. Sie entstehen unter physiologischen Bedingungen *bevorzugt in einer – meist der linken – Fundusecke*. Es besteht also eine *physiologische regionale Dominanz der Erregungsbildung*. Die Erregung kann jedoch grundsätzlich multifocal ausgelöst werden und von beliebigen Regionen des Uterus in variierender Zahl ausgehen. Dieses Phänomen erklärt z. T. die pathophysiologischen Vorgänge der Wehendystokie (s. S. 363).

Auslösung der Erregung – Auslösung der Wehentätigkeit

Die Funktion des Uterus als Fruchthalter wird durch ein komplexes System an Sperrvorrichtungen gewährleistet. Die *Auslösung der Wehentätigkeit* hat demzufolge eine *koordinierte Entsperrung* dieser Schutzmechanismen zur Voraussetzung. Die Erregung der Muskelfasern wird humoral und vegetativ durch *mütterliche* und *fetale* Faktoren ausgelöst. Dazu gehören u. a. die Reifungsvorgänge von Fet und Placenta – Regulative, die als sicher gelten, aber in ihrem Zusammenwirken noch weitgehend unbekannt sind.
Im einzelnen handelt es sich um:
– Prostaglandine,
– die fetale Nebenniere,
– Oxytocin (maternal, fetal),
– das α- und β-Stimulatoren-System,
– Oestrogen – Progesteron,
– mechanische Faktoren.
Eine entscheidende Rolle für die Vorbereitung des Uterus zur Geburt, für den Geburtsbeginn und den Geburtsablauf kommt den *Prostaglandinen* (PG) $F_{2\alpha}$ und E_2 – vornehmlich aber dem PG $F_{2\alpha}$ – zu. Bei der Geburt am Termin steigen die PG-$F_{2\alpha}$-Spiegel mit zunehmender Erweiterung des Muttermundes signifikant an und erreichen unter der Geburt die höchsten Werte. PG $F_{2\alpha}$ und PG E_2 werden während der Schwangerschaft in der Decidua und den Eihäuten synthetisiert, unter der Geburt entste-

hen sie zusätzlich im Myometrium. Steigende Raten *placentaren Oestradiols* induzieren und stimulieren gegen Ende der Tragzeit eine vermehrte Synthese von Prostaglandin $F_{2\alpha}$ in der mütterlichen Decidua.

Die Mehrzahl aller Faktoren, die die Uterusmotilität beeinflussen, übt ihre Wirkung indirekt durch Steuerung der Prostaglandinsynthese aus. Die Prostaglandine greifen außerdem selbst direkt am Myometrium an, möglicherweise durch Steigerung der Cyclo-AMP-Synthese.

Die *fetale Nebenniere* scheint nach tierexperimentellen Ergebnissen den Geburtsbeginn im Sinne einer Triggerfunktion zu beeinflussen, indem die fetalen Corticosteroide die endogene Prostaglandin-$F_{2\alpha}$-Synthese im Endometrium stimulieren. Erste Befunde beim Menschen weisen in die gleiche Richtung.

Zum Beispiel ist das Nebennierenrindengewicht der Neugeborenen bei spontanem Wehenbeginn höher als bei Kindern nach Schnittentbindung am wehenlosen Uterus. Hingegen findet sich häufig bei einer Anencephalie, die mit einer Dystrophie der fetalen Nebennierenrinde einhergeht, eine verzögerte Wehentätigkeit.

Oxytocin, im Zwischenhirn gebildet und über den Hypophysenhinterlappen freigesetzt, senkt bei vorhandener Sensibilität des Myometrium das Membranpotential, erhöht also die Erregbarkeit des Uterus (s. S. 233).

Das Konzept, daß ausschließlich die *mütterliche* Oxytocinsekretion wesentlich für den Geburtsvorgang sei, ist durch den Nachweis von Oxytocin im fetalen Blut erschüttert. Vermutlich trägt die *fetale Oxytocinproduktion* mehr als die mütterliche zum Geburtsbeginn bei. Dafür spricht, daß bei anencephalen Feten, bei denen Schwangerschaft und Geburt gehäuft verzögert ablaufen, kein fetales Oxytocin im Nabelschnurblut nachweisbar ist.

Intermittierend freigesetztes Oxytocin *vor* der Geburt wird durch Cystin, Lysin und eine Aminopeptidase sowie zusätzlich durch andere antagonistische Funktionskreise wie einen „Uterus-Hemmstoff" oder über β-andrenergische Systeme abgebaut (s. u.). Zusätzlich wird die Blockierung der Erregbarkeit durch placentares Progesteron über eine veränderte Stellwirkung der β-Rezeptoren abgesichert. Damit ist vielfache Vorsorge getroffen, daß die Freisetzung von Oxytocin *erst nach* Ingangkommen der Wehen deren Stärke und Dauer bestimmt.

Wesentlich erscheint, daß *Oxytocin* unter Umgehung von Prostaglandinen die Kontraktilität des Uterusmuskels *direkt* im Sinne der Erregbarkeitssteigerung beeinflußt. Um einen Geburtsfortschritt zu erzielen, bedarf es jedoch ausreichender Mengen von Prostaglandinen. *Die Wehentätigkeit beruht also auf der direkten Wirkung von Oxytocin auf den Uterusmuskel, ist aber an die Bereitstellung von Prostaglandinen gebunden.* Insgesamt darf heute als gesichert gelten, daß der *Wehenbeginn an die Hypothalamus-Hypophysen-Nebennieren-Achse des Feten, die fetoplacentare Steroidproduktion, die uterine und intrauterine Bildung von Prostaglandin $F_{2\alpha}$ gebunden ist.*

Eine wichtige Aufgabe in dem komplexen System von Sperrung und Entsperrung bei der *Mutter* haben die *β-adrenergischen* Erregungsüberträger und -blocker.

Nach der 2-Receptoren-Theorie regelt die glatte Muskelzelle ihre Funktion durch Übertragersubstanzen, die an den sog. *α- und β-Receptoren* angreifen. Die Erregungsübertragung erfolgt durch die sympathischen Nervenendigungen des vegetativen Nervensystems, die in engster Nachbarschaft der Myometriumfasern hüllenlos in ein terminales Reticulum einmünden. Wahrscheinlich wirkt *Noradrenalin* als vegetativer Transmitter am α-Receptor der Muskelfaser und *stimuliert die Uteruskontraktion. Adrenalin* besitzt dagegen eine überwiegende Affinität zu den β-Receptoren und *führt* durch deren Stimulation *zur Erregungshemmung.* Die Stellwirkung der Receptoren wird dabei durch Oestrogen und Progesteron maßgeblich beeinflußt: *Oestrogen steigert die Empfindlichkeit der α-Receptoren* und fördert die Erregbarkeit des Myometrium. *Progesteron erhöht* dagegen die *Empfindlichkeit der β-Receptoren* und bremst damit die Erregbarkeit des Uterusmuskels. Auf diese Weise bilden beide Hormone ein bedeutsames zusätzliches Sicherheitspotential während der Gravidität (Abb. 121).

Einer Änderung der *maternen neurovegetativen Erregbarkeit,* die zentralnervös ausgelöst wird und über das α-Stimulatoren-System zu Frühgeburtsbestrebungen führen kann, steht die spezielle β-adrenergische Blockierung entgegen, die mit durch die Prostaglandine und durch die Oestrogen-Gestagen-Produktion der fetoplacentaren Einheit gesteuert wird.

Die Aufdeckung der adrenergen Kontrolle, speziell der Vermittlung der Kontraktilitätshem-

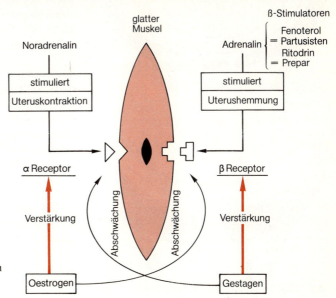

Abb. 121. Wirkungen von Hormonen und β-Stimulatoren auf den Uterusmuskel

mung durch die β-Receptoren, hat zur *Anwendung β-adrenergischer Substanzen* (β-Stimulatoren, β-Sympathicomimetica) in der Geburtshilfe geführt. Ihre Zufuhr bietet die Möglichkeit, die *vorzeitige Wehentätigkeit bei Frühgeburtsbestrebungen* zu unterbinden (s. S. 329).
Außer den membranaktiven Substanzen wie Oxytocin, Oestrogen und Progesteron dienen mütterliche humorale und vegetativnervöse sowie fetale und placentare Einflußfaktoren einmal dazu, als mehrfach gesicherte Sperrvorrichtung die Funktion des Uterus als Brutraum zu gewährleisten, zum anderen dazu, auf Signale eines übergeordneten Schrittmachers zur synchronen Entsperrung die Wehentätigkeit in Gang zu setzen und den Uterus als Austreibungsorgan wirksam werden zu lassen. Daraus folgt aber auch, daß *Störungen in der Kette der erregungsstimulierenden und erregungshemmenden Regulative* sowohl den *Zeitpunkt der Geburt* beeinflussen – z. B. zur Frühgeburt oder auch Übertragung führen – als auch *pathologische Kontraktionsvorgänge*, eine Wehendystokie, unter der Geburt auslösen können.
Schließlich bilden *mechanische Faktoren* wie der intraamniale Druck, die Dehnung des Myometrium durch die wachsende Frucht und der Cervixverschluß schwangerschaftserhaltende oder geburtsauslösende Regulative. So führen die Cervixinsuffizienz oder ein vorzeitiger Blasensprung zur Durchbrechung der Sicherheitsfunktionen, gehen allerdings dann häufig mit einer Wehendystokie einher (s. S. 363), wenn die Erregungsabläufe asynchron, gegenläufig oder unkoordiniert sind.

Der Ablauf der Wehen in den einzelnen Phasen der Geburt

Die Analyse der einzelnen Uteruskontraktionen – der *Wehen* – zeigt eine steile Amplitude mit einem Anstieg – der *Crescente* – während ca. 50 sec bis zu einem Wehengipfel – der *Acme* –, gefolgt von einer Erschlaffungsphase – der *Decrescente* – von durchschnittlich 150 sec Dauer.
Man unterscheidet *drei physiologische Wehentypen:* Der Typ 1 ist charakterisiert durch einen allmählichen Druckanstieg vor und einen steilen Abfall nach der Acme. Diesen Verlauf nehmen ca. 80% der Wehen in der *beginnenden Eröffnungsphase;* ihr Anteil sinkt bis zur vollständigen Erweiterung des Muttermundes auf 10%. Spiegelbildlich verhält sich der *Wehentyp 3* mit einer steilen Crescente und einem langsamen Abfall nach Überschreiten des Wehengipfels. Etwa 90% der *Austreibungswehen* verlaufen

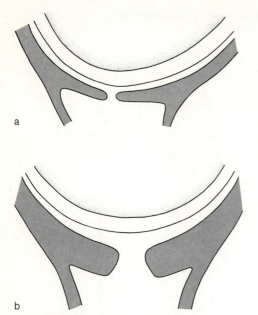

Abb. 122. a Eröffnung des Muttermundes bei einer Primipara. Die Cervix wird aufgebraucht, bevor sich der äußere Muttermund zu öffnen beginnt. **b** Eröffnung des Muttermundes bei einer Multipara. Die Cervix bleibt zunächst noch weitgehend erhalten, während sich der gesamte Cervicalkanal weitstellt. (In Anlehnung an G. Martius 1977)

nach diesem Muster, und es scheint, daß diese Wehenform den Geburtsfortschritt begünstigt und auch die uteroplacentare Durchblutung am wenigsten einschränkt. Der *Wehentyp 2* mit gleichmäßiger Kontraktion und Erschlaffung, d. h. gleichförmiger Crescente und Decrescente, findet sich sowohl in der Eröffnungs- als auch in der Austreibungsperiode, aber nur mit einem Anteil von weniger als 30%. Die *äußere Tokometrie* (s. S. 213) erlaubt eine *begrenzte Aussage über Wehenfrequenz und Wehentyp.* Die *Amplituden* und der *Ruhetonus* lassen sich *nur durch intrauterine Druckmessung* mittels der transcervicalen Katheterableitung registrieren (s. S. 213).

Als Maß für die *Wehenfrequenz* gilt die Zahl der Kontraktionen/10 min. Die sog. *Montevideo-Einheit* (Caldeyro-Barcia) wertet die gesamte Wehentätigkeit als das Produkt aus der Wehenfrequenz/10 min und den intrauterin gemessenen Druckamplituden in der Wehenacme.
Anhaltspunkte für die erforderliche *Energie* und *Leistung* der Uterusmuskulatur unter der Geburt liefert die *Summe der Druckamplituden,* die ab einem Muttermundsdurchmesser von 2 cm bis zu seiner vollständigen Eröffnung 4000–8000 mm Hg beträgt und durch *80–160 Kontraktionen* erreicht wird.

Die *Kontraktion* beginnt in der Nähe einer – meist der linken – Tubenecke als dem Bereich mit regionaler Dominanz der Erregungsbildung (s. S. 195). Die Erregung breitet sich von dort mit einer Geschwindigkeit von 2 cm/sec innerhalb von 15 sec in sog. absteigenden Gradienten über den gesamten Uterus aus. Dabei bestehen zwischen Corpus, Isthmus und Cervix Intensitätsunterschiede mit einer ausgesprochenen Corpusdominanz in der Eröffnungsphase. Die Ausbreitung der Wehen vom Fundus uteri caudalwärts sowie ihre Dauer und Intensität sind essentiell für die Dilatation der Cervix. Die synchrone Entspannung in der Wehenpause gewährleistet die Rückkehr des intraamnialen Druckes in seine Ausgangslage von ca. 10 mm Hg und damit in der Wehenpause eine vorübergehende Erholung des Kindes von dem Streß der Druckerhöhung, vor allem eine verbesserte placentare Durchblutung.

Schwangerschaftswehen

Die häufigen *Schwangerschaftswehen* in den letzten Wochen vor der Geburt, als *Braxton-Hicks-Kontraktionen* bezeichnet, unterscheiden sich von Eröffnungswehen durch ihren niedrigeren Tonus, geringere Amplitude und Frequenz. Diese – schmerzlosen – Wehen bedeuten eine wichtige *Vorbereitung für die aktiven Geburtsvorgänge.* Sie haben die Aufgabe, die Cervix in den letzten Schwangerschaftswochen geburtsbereit zu machen. Der Vorgang läuft bei Primiparae und Multiparae unterschiedlich ab. Bei Primiparae beginnt die Eröffnung am inneren Muttermund, und die Cervix wird damit „aufgebraucht", während der äußere Muttermund sich zunächst nur wenig eröffnet. Bei der Multipara bleibt die Cervix noch weitgehend erhalten, während sich der gesamte Cervicalkanal von innen her bis zum äußeren Muttermund weit stellt und für den Finger durchgängig wird (Abb. 122 a u. b). Die Schwangerschaftswehen werden als *Senkwehen* bezeichnet, wenn der Kopf – vorwiegend bei Erstgebärenden – gegen Ende der Zeit Beziehung zum Beckeneingang aufnimmt oder bereits in das Becken eintritt. Dabei rückt der Fundus um etwa 2 Querfinger tiefer, ein Vorgang, der von der Schwangeren als Entlastung im Oberbauch empfunden wird. Die Schwangerschaftswehen gehen meist allmählich in Geburtswehen über.

Eröffnungswehen

Als Initialvorgang steigt der Ruhetonus des Myometrium in der Eröffnungsperiode auf 8–12 mm Hg. Schrittmacher zur Wehenauslösung bilden Serien von Spitzen im Aktionspotential, die mit Beginn der Eröffnungsperiode synchron werden. Der intrauterine Druck erreicht nun Werte bis zu 50 mm Hg. Die Wehen werden ab einem Druck von ca 25 mm Hg als schmerzhaft empfunden, zumal dann, wenn sie über das Corpus uteri hinaus im Sinne der Distraktion und Dilatation der Cervix wirksam werden. In der Eröffnungsphase vollziehen sich eine fortschreitende Auflockerung und Dilatation der Cervix und das allmähliche Tiefertreten des vorangehenden kindliches Teiles. Sie endet mit der vollständigen Erweiterung des Muttermundes. Die *Frequenz der Eröffnungswehen* schwankt zwischen *5 und 20 pro Stunde* bei einer Dauer von 30–60 sec pro Wehe; generell nimmt ihre Häufigkeit mit fortschreitender Eröffnung zu. Die durchschnittliche Dauer der Eröffnungsperiode beträgt ohne geburtserleichternde und beschleunigende Maßnahmen bei Erstgebärenden bis zu 12 st, bei Mehrgebärenden durchschnittlich 7 st. Angesichts der Unsicherheit in bezug auf den exakten Zeitpunkt des Geburtsbeginns sowie der großen Variationsbreite der Zahl und Stärke der Eröffnungswehen kann es jedoch durchaus sein, daß die vollständige Erweiterung des Muttermundes bei der Primipara z. B. bereits nach 3 st und bei der Multipara nach 2 st erreicht ist.

Austreibungswehen

Auch der Übergang der Eröffnungswehen in die Austreibungswehen nach vollständiger Eröffnung des Muttermundes vollzieht sich meist mit einer allmählichen *Steigerung der Wehen in Qualität und Quantität* bis zu 2–3 Kontraktionen innerhalb von 10 min. Dabei nimmt die Wehenintensität reflektorisch mit der Erhöhung der Kopf-Cervix-Spannung zu (wichtig bei cervicaler Dystokie, s. S. 363). Der intraamniale Druck steigt auf mehr als 100 mm Hg mit maximalen Werten von 220 mm Hg. Die durchschnittliche Dauer der Austreibungsperiode beträgt für Erstgebärende 50 min und für Multiparae 20 min, wenn nur der unbeeinflußte, biologische Ablauf betrachtet wird (s. S. 201).

Nachgeburtswehen

Nach einer kurzen Phase der Adaptation unmittelbar nach der Geburt des Kindes, während der sich der Uterus durch Kontraktion dem verringerten Volumen anpaßt, setzen die *Nachgeburtswehen* ein. Sie bewirken die *Lösung des Mutterkuchens von der Uterushaftfläche*. Die Kontraktionen in der Placentarperiode verlaufen mit gleicher Amplitude – sind also kräftig –, jedoch mit nachlassender Frequenz und weitgehend schmerzlos. Die Lösung und Ausstoßung der Placenta benötigt durchschnittlich weniger als 10 min. Die Nachgeburtswehen führen außerdem zum *Verschluß der uterinen Gefäße* und vermeiden auf diese Weise einen höheren postpartalen Blutverlust der Mutter.

Nachwehen

Die *vor allem bei Mehrgebärenden* in den ersten Wochenbettstagen häufigen, mit der Zahl der Geburten zunehmenden schmerzhaften *Nachwehen* stellen lokale Kontraktionen bei rückläufigem Erregungsmuster dar. Sie dienen der *Blutstillung* besonders an der Placentahaftstelle und fördern die *Involution des Uterus*.

16. Der physiologische Ablauf der Geburt

Der Ablauf der Geburt wird eingeteilt in
- *Eröffnungsperiode,*
- *Austreibungsperiode,*
- *Nachgeburtsperiode.*

Die Eröffnungsperiode

Diese erste Phase der Geburt ist gekennzeichnet durch eine fortschreitende Auflockerung und *Dilatation der Cervix* bis zur vollständigen Eröffnung des Muttermundes und durch das allmähliche Tiefertreten des vorangehenden Teiles. Dabei verlagert sich der Muttermund aus der sacralen Position (s. S. 175) mehr und mehr in die Führungslinie des Geburtskanals.
Die Eröffnung des Muttermundes ist das Resultat der treibenden Wehenkräfte und des nachlassenden Dehnungswiderstandes. Die Erweiterung der Cervix wird jedoch nicht nur passiv durch die mechanisch wirksame *Retraktion der Corpusmuskulatur* und die *Distraktion im Bereich des unteren Uterinsegmentes* vollzogen. Vielmehr laufen im Kollagenfaserbereich und in der Grundsubstanz des cervicalen Bindegewebes erhebliche aktive Stoffwechselveränderungen ab, die die Nachgiebigkeit begünstigen. Eine Triggerfunktion für diese metabolische Umprogrammierung kommt möglicherweise dem placentaren Relaxin zu. Vermutlich spielen auch die Prostaglandine bei der Reifung und Eröffnung der Cervix eine Rolle.
Zusätzlich wirken sich – wenn auch in geringerem Maße – der hydraulische Druck der Fruchtblase und ihr Vordringen in die sich öffnende Cervix, der nachfolgende Kopf und ebenso die Entleerung der cervicalen Schwellkörper aus.
Mit Wehenbeginn erfolgt die *Ausstoßung des cervicalen Schleimpfropfes,* meist durch erste Gewebsläsionen blutig tingiert, – seit altersher zur Markierung des Geburtsbeginns *„Zeichnen"* benannt.
Die Eröffnungsperiode dauert bei Erstgebärenden länger als bei Mehrgebärenden. *Der Vorgang der Eröffnung* – durch die Schwangerschaftswehen vorbereitet (s. S. 198) – läuft außerdem bei *Primiparae und Multiparae in unterschiedlicher Weise* ab. Bei Erstgebärenden muß sich zunächst die Cervix weiter verkürzen. Die Eröffnung beginnt am inneren Muttermund. Der äußere Muttermund erweitert sich erst, nachdem die Cervix „aufgebraucht" ist. Bei der Mehrgebärenden verlaufen Verkürzung der Cervix und Eröffnung des äußeren und inneren Muttermundes gleichzeitig; dadurch bleibt die Cervix graduell wechselnd relativ länger erhalten (Abb. 122a u. b). Dieser Unterschied der Eröffnung des Muttermundes ist bei der Befunderhebung nach Geburtsbeginn zu berücksichtigen (s. S. 198).
Mit der *vollständigen Erweiterung des Muttermundes* und seinem allmählichen Zurückziehen über den tiefertretenden Kopf ist die *Eröffnungsperiode* beendet. Dabei kommt es gelegentlich zu einem leichten Blutabgang aus lädierten Cervixgefäßen.
Die Dauer der Eröffnung sollte bei Erstgebärenden nicht länger als 12 st, bei Mehrgebärenden nicht mehr als 6–7 st dauern. Das Bestreben geht heute dahin, diese Zeitspanne zur Schonung von Mutter und Kind durch die prophylaktische Geburtsvorbereitung und die Verfahren der geburtshilflichen Analgesie abzukürzen (s. S. 177 u. 238).

Der Blasensprung

Meist beginnt bereits in den letzten Wochen vor der Geburt unter dem Einfluß der Senk- und Schwangerschaftswehen (s. S. 198) eine erste Ablösung des unteren Eipols im Bereich des inneren Muttermundes. Mit Eröffnung des Cervicalkanals entfaltet sich auch das untere Uterinsegment. Durch die Kraft der Wehen bzw. des intraabdominalen Druckes bildet sich dann die *Vorblase,* d. h. die Ansammlung von Fruchtwasser zwischen unterem Eipol und dem nachfolgenden Kopf.
Unter der Geburt hängt der Zeitpunkt des *spontanen Blasensprunges* von der Weite des Muttermundes und der Wehenintensität ab, außerdem

von der sog. Bruchspannung und der Verschieblichkeit der Eihäute gegeneinander.
Bei 60–70% der Kreißenden tritt der Blasensprung gegen Ende der Eröffnungsperiode auf und wird dann als *rechtzeitiger Blasensprung* bezeichnet. Nach Abgang des Vorwassers gleitet der Kopf durch die wirksamen Wehenkräfte tiefer, und der Muttermund legt sich ihm fest an. Dadurch übernimmt der Kopf zugleich eine abdichtende Funktion; der größte Teil des Fruchtwassers wird noch zurückgehalten und dadurch die Aufrechterhaltung des intrauterinen Druckes gewährleistet.
Abweichend vom rechtzeitigen Blasensprung sind der *vorzeitige,* der *verspätete* und der *hohe Blasensprung* zu unterscheiden. Der *vorzeitige Blasensprung* erfolgt vor Einsetzen regelmäßiger Eröffnungswehen. Er betrifft ca. 20% der Geburten und ist häufiger bei Erst- als bei Mehrgebärenden zu beobachten (s. S. 386). Der vorzeitige Blasensprung geht am häufigsten auf einen primär weitgestellten Cervicalkanal oder einen sich frühzeitig eröffnenden Muttermund zurück. Beide Dispositionen begünstigen die Keimbesiedlung des unteren Eipols, die zu einer Arrosion der Eihäute und ihrer Ruptur führen kann.

Der *verspätete Blasensprung* tritt erst während der Austreibungsperiode auf.
Als *hoher Blasensprung* wird die Ruptur der Eihäute oberhalb des unteren Eipols bezeichnet; die Fruchtblase ist dann noch zu tasten, obwohl Fruchtwasserabgang beobachtet wird. Die Rupturstelle kann sich wieder verschließen. Folgt dem hohen Blasensprung ein regelrechter im Bereich des Muttermundes, so spricht man von einer zweizeitigen Ruptur der Eihäute.

Die Austreibungsperiode

Die Austreibungsperiode als zweite Geburtsphase erstreckt sich von der *vollständigen Eröffnung des Muttermundes* (ca. 10–12 cm) *bis zur Geburt* des Kindes.
Wenn der Kopf als vorangehender Teil den Beckenboden erreicht, so löst er durch seinen Druck reflektorisch bei der Kreißenden während der Wehen bald den Drang zum aktiven Mitpressen aus. Die *Austreibungswehen* werden also durch die *willkürliche Betätigung der Bauchdeckenmuskulatur unterstützt.* Intrauteriner und synchron wirksamer intraabdomineller Druck sind notwendig, um die Scheide und das Weichteilansatzrohr auszuweiten. Sind Vulva und Damm so weit gedehnt, daß der Kopf (resp. der vorangehende Kindsteil) während der Wehe in der klaffenden Vulva sichtbar wird, so spricht man vom „*Einschneiden*" des Kopfes.
Bleibt der Kopf auch während der Wehenpause sichtbar und gleitet er nicht mehr zurück, so ist die Phase erreicht, in der die Vulvaebene passiert werden und damit der Kopf „*durchschneiden*" kann. Während des Durchschneidens erreicht der Damm seine maximale Dehnung, und der Sphincter ani klafft weit.
Nachdem das Hinterhaupt unter der Symphyse und nachfolgend das Vorderhaupt, die Stirn und das Gesicht mit dem Kinn geboren sind, nimmt der Kopf seine äußere Drehung vor und ist mit dem Gesicht nach der Innenseite des rechten oder linken Oberschenkels der Mutter gerichtet (s. S. 195).
Es folgt die Geburt der vorderen Schulter unter der Symphyse und der hinteren über den Damm unter Mithilfe der Hebamme oder des Arztes (s. S. 207). Mit der Entwicklung des Rumpfes und der Extremitäten, wobei noch restliches Fruchtwasser nachströmt, ist das Kind geboren und damit die Austreibungsperiode beendet.
In der *Austreibungsperiode besteht für das Kind eine erhöhte Gefährdung,* weil die Preßwehen mit einer Minderdurchblutung des Uterus und der Placenta einhergehen und das Kind dadurch in *akute Sauerstoffnot* geraten kann. Zusätzlich wird der kindliche Kopf in dieser Phase einem verstärkten Druck mit der Gefahr einer verminderten Hirndurchblutung ausgesetzt. Die Austreibungsperiode bedarf daher der *intensiven Überwachung* (s. S. 207). Sie sollte bei Erstgebärenden nicht länger als eine Stunde, bei Mehrgebärenden maximal 20–30 min dauern.

Die Nachgeburtsperiode

Die Nachgeburtsperiode oder dritte Phase der Geburt endet mit der *Ausstoßung der Placenta* und benötigt durchschnittlich 10 min. Die Nachgeburtswehen setzen unverzüglich ein, sobald sich der Uterus an den verminderten Füllungszustand angepaßt hat. Der Fundus uteri steht nach der Geburt des Kindes zunächst in Nabelhöhe. Durch die Verkleinerung des Ute-

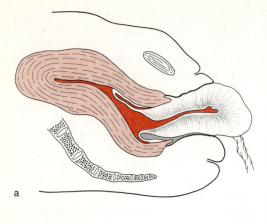

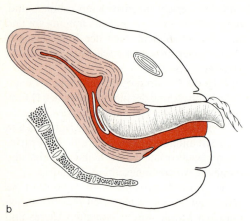

Abb. 123a u. b. Ausstoßung der Placenta. **a** Lösungsmodus nach Schultze: Zuerst erscheint in der Vulva die fetale Fläche der Placenta mit der Ansatzstelle der Nabelschnur. **b** Lösungsmodus nach Duncan: Zuerst erscheint in der Vulva eine Randpartie der Placenta

rus infolge der starken Muskelkontraktionen vermindert sich die Placentahaftfläche, und die daraus resultierende Flächenverschiebung führt zur *Ablösung des Mutterkuchens in der Decidua spongiosa.* Der basale Rest der Decidua verbleibt am Myometrium und wird erst mit den Lochien abgesondert (s. S. 247). Die mit der Nachgeburt gelöste Schicht der Decidua ist auf der maternen Placentafläche als grauweißlicher Schleier erkennbar.

Die *Ablösung der Placenta* beginnt meistens im *Zentrum der Haftfläche* (Abb. 123 a). Dabei kommt es zu einer Eröffnung von uteroplacentaren Gefäßen mit *Bildung eines retroplacentaren Hämatoms,* das ringsum zur Peripherie hin die weitere Ablösung begünstigt. Mit der vollzogenen Lösung retrahiert sich der Fundus uteri cranialwärts, als *„Hochsteigen" der Gebärmutter* bezeichnet. Die Ausstoßung der Placenta mit dem ihr anhaftenden retroplacentaren Hämatom erfolgt meist durch eine kräftige Uteruskontraktion. Bei diesem nach Schultze benannten Lösungsmodus erscheint die Placenta mit der fetalen Fläche und der Ansatzstelle der Nabelschnur zuerst in der Vulva, während die Eihäute nachfolgen (Abb. 123 a).

Bei etwa einem Viertel der Geburten beginnt die *Lösung der Placenta randständig* und ist daher von einer Blutung nach außen begleitet (Lösungsmechanismus nach Duncan) (Abb. 123 b). Zuerst erscheint eine Randpartie der Nachgeburt in der Vulva. Der Blutverlust ist infolge der peripher beginnenden Lösung und der dadurch bedingten leicht verringerten Gefäßkompression meist etwas größer als bei dem Lösungsmodus nach Schultze.

Die *Blutstillung* wird *während der Nachgeburtsperiode* durch mehrere Mechanismen sichergestellt: Die *Nachgeburtswehen bewirken eine Kompression der Gefäße* und drosseln so den uterinen Blutzufluß, unterstützt durch die *veränderte Hämodynamik* bereits ab der Austreibungsperiode und die *Unterbrechung der maternofetalen Blutzufuhr nach Abklemmen der Nabelschnur.* Als weitere Folge wird das *Gerinnungssystem aktiviert:* Über den Zerfall von Thrombocyten kommt es zur Thromboplastinaktivierung mit nachfolgender Gefäßthrombosierung. Außerdem treten bereits gegen Ende der Gravidität vorbereitende *Endothelproliferationen* an den uteroplacentaren Gefäßen auf.

Durch diese Absicherungen hält sich der physiologische mütterliche Blutverlust in der Nachgeburtsperiode in Grenzen und beträgt bis zu 300 ml. Versagt auch nur eine dieser Sperrvorrichtungen, wie es z. B. bei der postpartalen Uterusatonie der Fall ist (s. S. 404), so besteht die Gefahr der Hämorrhagie post partum.

17. Die Leitung und Überwachung der normalen Geburt

Aufnahme und vorbereitende Maßnahmen zur Geburt

Signale der bevorstehenden Geburt und Veranlassung, die geburtshilfliche Abteilung unverzüglich aufzusuchen, sind:

- wiederkehrende und häufiger auftretende Wehen in Abständen von 20(-30) min,
- Zeichnen (Abgang hellen oder leicht blutig tingierten Schleimes),
- Abgang von Fruchtwasser (auch ohne Wehen!).

Einige Geburtshelfer treten für die „programmierte Geburt" ein, d. h. die Einleitung der Geburt nach Erreichen des optimalen Reifezustandes des Kindes bei noch ausreichender Placentafunktion und geburtsbereitem Mutermund. Dieses Vorgehen hat eine intensive prä- und subpartale Überwachung zur Voraussetzung.

In praxi kommen die Schwangeren meist im Laufe der Eröffnungsphase, manchmal aber auch später zur Aufnahme. Dann richtet sich das Handeln von Hebamme und Arzt nach der aktuellen geburtshilflichen Situation, und es hängt von der noch verbleibenden Zeit bis zur Geburt und der Stärke und Häufigkeit der Wehen ab, welche der im folgenden angegebenen Untersuchungs- und Vorbereitungsmaßnahmen noch vorgenommen werden können.

Obligatorisch sind in jedem Fall die *umgehende Auskultation der kindlichen Herztöne* sowie die *äußere und innere Untersuchung*, um Klarheit über den Stand der Geburt zu gewinnen.

Bleibt genügend Zeit, so sind die *Aufnahmeuntersuchungen* in der angegebenen Reihenfolge vorzunehmen.

Als erstes wird die *fetale Herzaktion über ca. 20 min kardiotokographisch aufgezeichnet* (sog. Aufnahme-CTG (s. S. 217).

Währenddessen kann man unter Zuhilfenahme aller verfügbaren Unterlagen einschließlich des Mutterpasses die *Anamnese* unter besonderer Berücksichtigung von Risikofaktoren vervollständigen.

Anschließend folgt die *äußere Untersuchung* mit Hilfe der Leopold-Handgriffe (s. S. 172).

Die weitere Befunderhebung wird unter der Annahme einer normalen Schädellage geschildert.

Die stets erforderliche *innere Untersuchung* (unter sterilen Kautelen) dient der *Zustandsdiagnostik des Muttermundes* und der *Kontrolle des vorangehenden Kindsteiles*. Im einzelnen werden geprüft:

- die Weite des Muttermundes in cm,
- die Konsistenz bzw. Nachgiebigkeit des Muttermundes,
- die Position der Portio bzw. des Muttermundes in Beziehung zur Führungslinie,
- Die Spannung und Vorwölbung der Fruchtblase,
- der Höhenstand des Kopfes in Beziehung zu den parallelen Beckenebenen,
- der Stand und die Form der erreichbaren Fontanelle bezogen auf die Beckenachse als Indiz für Haltung und Einstellung des Kopfes,
- der Verlauf der Pfeilnaht als Hinweis auf die Einstellung und Rotation,
- die Abschätzung der Größe des Kopfes in Relation zum mütterlichen Becken.

Die Beziehung zur Führungslinie bzw. zur Beckenachse kann nur richtig beurteilt werden, wenn die *touchierenden Finger in der Mitte des Geburtskanals vorgehen*.

Als nächster Schritt der inneren Untersuchung wird zur Ergänzung der Beckendiagnostik während der Schwangerschaft (s. S. 174) nochmals die *Austastung des Beckens* vorgenommen, die folgende Fragen alternativ beantworten muß:

- Ist das Promontorium zu erreichen?
- Ist die Querspannung normal?
- Ist das Kreuzbein gut ausgehöhlt und normal lang?
- Springen die Spinae ischiadicae verstärkt vor?
- Ist das Steißbein federnd?
- Ist der Beckenboden ausreichend nachgiebig?
- Ist der Beckenausgang normal weit?

Nach vorausgegangenem Blasensprung sind Farbe und Trübungsgrad des abgehenden Fruchtwassers als Hinweis auf das Befinden des Kindes zu beurteilen (s. S. 220).

Bei regelrechtem geburtshilflichen Befund und normaler Herzaktion des Kindes erfolgt die *Erhebung des Allgemeinstatus* der Mutter mit *Bestimmung des Gewichtes, Messung von Blutdruck, Puls und Temperatur* sowie *Urinkontrolle*.

Wenn nach den vorliegenden Befunden und der Wehentätigkeit mit einem baldigen Fortgang der Geburt zu rechnen ist, wird die Kreißende aus Gründen der Hygiene und Asepsis folgendermaßen für die Entbindung vorbereitet:
– Entleerung des Darmes durch Einlauf,
– Vollbad oder Dusche [diese beiden Maßnahmen sind nur bei fest stehendem Kopf und bei erhaltener Fruchtblase erlaubt (cave Nabelschnurvorfall!)],
– Rasieren oder Kürzen der Schamhaare im Bereich der Vulva,
– Desinfektion des äußeren Genitale.

Danach wird die Kreißende auf dem Entbindungsbett gelagert.

Schon ab der Aufnahme und im weiteren Verlauf der Geburt müssen die *persönliche Zuwendung* und die *psychische Betreuung* der Kreißenden für Hebamme und Arzt als den wesentlichen Bezugspersonen eine Selbstverständlichkeit sein. Dazu gehört auch, die Gebärende über die erhobenen Befunde ausführlich zu informieren, sie in verständlichen Worten über die Prognose der Geburt und ihren voraussichtlichen Ablauf zu orientieren, sie von der Notwendigkeit aller zu treffenden Maßnahmen zu überzeugen, um Ängste abzubauen und die für die Geburt notwendige Entspannung zu fördern.

Auch die Frage der *medikamentösen* und *anaesthesiologischen Geburtserleichterung* (s. S. 238) bedarf einer erneuten Besprechung. Erst unter der Geburt zeigt sich der Effekt der psychoprophylaktischen Geburtsvorbereitung, und erst aufgrund der aktuellen Geburtsprognose kann über Einsatz und Wahl der Verfahren entschieden werden. Ist der Ehemann anwesend, wird er in das informierende Gespräch einbezogen und erhält zusätzliche Hinweise für seine aktive und passive Rolle.

Allgemeine Prinzipien der Leitung und Überwachung der Geburt

Die Überwachung unter der Geburt hat die Aufgabe, das Wohlbefinden beider Individuen, also von Mutter *und* Kind sicherzustellen, den Fortgang der Geburt zu kontrollieren und mütterliche und kindliche Gefahrenzustände unmittelbar zu erfassen.

Der Allgemeinzustand der Kreißenden wird auch unter der Geburt regelmäßig durch Puls-, Blutdruck- und Temperaturmessung überprüft. Die Blutdruck- und Pulskontrolle erfolgt in Abständen von einer Stunde, die Temperaturmessung bei erhaltener Fruchtblase in 2stündigen Intervallen, nach dem Blasensprung oder nach der Eröffnung der Fruchtblase jedoch stündlich.

Der *Fortgang der Geburt* wird mit Hilfe der vaginalen Untersuchung durch die Bestimmung der *Weite des Muttermundes in cm* verfolgt und dabei dessen *Konsistenz* bzw. *Nachgiebigkeit* beurteilt. Gleichzeitig werden der *Höhenstand des Kopfes in Beziehung zu den Beckenebenen* und der *Verlauf der Pfeilnaht* ermittelt (s. S. 193). Der *Stand der Leitstelle* kann in cm über (−) oder unter (+) der Interspinalebene angegeben werden (Abb. 124). Bei jeder Exploration muß die Aufmerksamkeit darauf gerichtet sein, Regelwidrigkeiten in Einstellung und Haltung rechtzeitig zu erfassen. Die innere Untersuchung ist in Abhängigkeit von der Stärke und Frequenz der Wehen zu wiederholen, etwa alle 2 h. Zwischenzeitlich läßt sich das Tiefertreten des Kopfes von außen mit dem 4. Leopold-Handgriff verfolgen (s. S. 172).

Die vaginale Untersuchung erlaubt eine genauere Befunderhebung als die rectale Exploration, ist aber an die strikte Einhaltung aseptischer Kautelen gebunden (Desinfektion der Hände, sterile Handschuhe, Desinfektion des entfalteten Introitus).

Die Rückenlagerung führt häufig in der späten Schwangerschaft und bei der Kreißenden durch Druck des graviden Uterus auf die Vena cava und/oder die Aorta zu hypotonen Reaktionen (Vena-cava-Druck-Syndrom, s. S. 155) mit konsekutiver Hypoxie des Feten, die sich als Deceleration der Herzaktion anzeigt. Zur Vermeidung dieses Syndroms und zur besseren Entspannung ist großzügig von der *Seitenlagerung* Gebrauch zu machen.

Unter der Geburt ist keine *Nahrungsaufnahme* mehr gestattet, da bei einer plötzlich notwendigen Allgemeinnarkose die Gefahr des Erbrechens und der Aspiration besteht – eine der häufigsten anaesthesiologischen Komplikationen (Mendelson-Syndrom). Um die erforderliche – erhöhte – Flüssigkeitszufuhr zu gewährleisten, wird nach der Lagerung eine *Dauertropfinfusion* angelegt. Damit ist zugleich ein ständiger Zugang zum Kreislauf für die Zufuhr von Medikamenten und bei Notsituationen für die Einleitung der Narkose geschaffen.

Die *Überwachung des Kindes* geschieht vornehmlich apparativ mit dem *Kardiotokographen,* der die fortlaufende Registrierung der kindlichen Herzaktion und gleichzeitig der Wehentätigkeit gestattet (s. S. 212). Nur dadurch wird die *kontinuierliche Überwachung* gewährleistet, und es lassen sich Abweichungen von der Norm, z. B. der kindlichen Herzaktion, momentan erfassen und entsprechende Maßnahmen unverzüglich ergreifen.

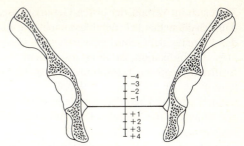

Abb. 124. Stand der Leitstelle in cm über (−) oder unter (+) der Interspinallinie

Verständlicherweise besteht bei vielen Frauen eine Abneigung gegen den Einsatz der Technik bei einem so natürlichen Vorgang wie dem der Geburt. Daher gehört es zu den Aufgaben von Arzt und Hebamme, der Kreißenden die Notwendigkeit der laufenden Kontrolle zu erklären und die mehr instinktive Ablehnung zum Wohle des Kindes sukzessive abzubauen (s. S. 178).

Für die Beurteilung des Geburtsverlaufes ist es unerläßlich, alle Untersuchungsbefunde *zeitlich* genau und zuverlässig mit Angabe der Weite des Muttermundes, seiner Konsistenz resp. Nachgiebigkeit, dem Höhenstand der Leitstelle und der Einstellung des Kopfes und in gewissen Abständen eine Interpretation der kardiotokographischen Aufzeichnungen zu dokumentieren. Ebenso sind der Zeitpunkt des Blasensprunges oder der instrumentellen Eröffnung der Fruchtblase und die Beschaffenheit des Fruchtwassers festzuhalten. Die Befunde und Daten können auch in ein sog. Partogramm eingetragen werden, in dem alle Parameter bereits vorgegeben sind.

Leitung und Überwachung der Eröffnungsperiode

Die beginnende Eröffnungsperiode benötigt eine individuell variierende Zeitspanne. Auch die nachgewiesene Geburtsbereitschaft des Muttermundes bedeutet nicht ohne weiteres, daß seine Eröffnung kontinuierlich fortschreiten wird. Das gilt sowohl für Erstgebärende als auch für Mehrgebärende, ungeachtet ihres unterschiedlichen Eröffnungsmodus.

Daher wird sich der Geburtshelfer in dieser Phase zunächst abwartend und beobachtend verhalten. Seine Aufmerksamkeit richtet sich – abgesehen von den objektiven geburtshilflichen Befunden – auch darauf, ob und wieweit die Kreißende die während der psychoprophylaktischen Geburtsvorbereitung erlernten Techniken der Atmung und Entspannung in die Praxis umzusetzen vermag. Gegebenenfalls wird sie erneut angeleitet.

Wenn sich zeigt, daß sie die Wehen nicht verarbeiten kann, nicht die notwendige Entspannung findet und der Muttermund eine Tendenz zur Dystokie erkennen läßt (s. S. 364), so stellt sich die Frage nach der medikamentösen Geburtserleichterung resp. der Geburtsanalgesie.

Gelegentlich muß man auch eine passagere Ruhigstellung mit Tokolytica in Erwägung ziehen (s. S. 235), um dem Muttermund Zeit für die Adaptation zu lassen. Eine zeitlich begrenzte Wehenhemmung kann sich insbesondere bei hyperaktiven und schmerzhaften Kontraktionen und rigidem Muttermund als sinnvoll erweisen.

Die *kontinuierliche Kontrolle der kindlichen Herztöne* erfolgt in der Eröffnungsperiode bei erhaltener Fruchtblase üblicherweise über die *externe Ableitung* (s. S. 213). Die Registrierung der fetalen Herzaktion vom mütterlichen Abdomen aus kann jedoch auf Schwierigkeiten stoßen, z. B. bei starker Beweglichkeit des Kindes, adipösen Bauchdecken, Unruhe der Kreißenden oder bei erforderlicher Seitenlagerung. Dann ist zur Überwachung des Kindes die Elektrode des CTG an der kindlichen Kopfschwarte anzulegen. Die *interne Ableitung* ermöglicht die zuverlässige fortlaufende Kontrolle. Zugleich hat die Kreißende mehr Bewegungsfreiheit, und die Gefahr eines Vena-cava-Druck-Syndroms mit seinen nachteiligen Folgen für den Feten wird vermieden. Das Anbringen der Kopfschwartenelektrode hat die *instrumentelle Eröffnung der Fruchtblase* zur Voraussetzung und bildet damit eine der Indikationen zur Blasensprengung in der Eröffnungsperiode.

Zeigt sich im Verlauf der ersten Geburtsphase, daß sich die stehende Fruchtblase nachteilig auf den Fortgang der Geburt auswirkt, so ist ebenfalls die Indikation zu ihrer instrumentellen Eröffnung gegeben. Typisch für eine solche Situation ist der hochstehende Kopf bei ausgedehnter und prall gefüllter Vorblase, ohne daß ein Mißverhältnis besteht. Das Ablassen des Fruchtwassers ermöglicht dann dem Kopf das Tiefertreten. Er kann nunmehr einen direkten Druck auf den Muttermund ausüben und dadurch reflektorisch eine Steigerung der Wehen auslösen. Auf diese Weise trägt die Eröffnung der Fruchtblase entscheidend zur Geburtsbeschleunigung bei. Das vorsichtige Ablassen des Fruchtwassers durch die kleine instrumentell gesetzte Öffnung in der Fruchthülle vermindert zudem die Gefahr eines Nabelschnurvorfalles gegenüber einem spontanen unkontrollierten Blasensprung mit dem oft schwallartigen Abströmen des Fruchtwassers.

Erweist sich die Cervix als noch nicht ausreichend geburtsbereit, so ist im Interesse des Kindes nach Möglichkeit die Vorblase zu belassen, da sie ein schonendes Polster zwischen vorangehendem Teil und rigidem Muttermund darstellt und den Kopf dadurch weniger den Geburtskräften unmittelbar aussetzt.

Die Blasensprengung bedarf also in der Eröffnungsphase einer Indikationsstellung. Sie sollte nur vorgenommen werden, wenn in absehbarer Zeit die Beendigung der Geburt zu erwarten ist, weil nunmehr durch die eröffnete Amnionhülle Keime hochwandern und binnen Stunden zur Infektion der Fruchthöhle und des Feten führen können (s. S. 389).

Die Eröffnung der Fruchtblase geschieht unter vaginaler Kontrolle mit zwei Fingern, die entweder den sog. Blasensprenger, ein gezahntes zangenartes Instrument, oder die Branche einer Kugelzange an den unteren Eipol heranführen und die Eihäute aufritzen. Das Vorgehen unter amnioskopischer Sicht hat den Vorteil, daß die Beschaffenheit des Fruchtwassers noch in situ kontrolliert (s. S. 220), vor allem aber die Läsion eines aberrierenden placentaren Gefäßes vermieden werden kann (s. S. 221).

Erfolgt der *Blasensprung* spontan, so ist umgehend eine vaginale *Befundkontrolle* erforderlich, weil damit eine neue geburtshilfliche Situation entstanden ist und weil bei zuvor hoch stehendem Kopf die Gefahr des Nabelschnurvorfalles besteht (s. S. 392).

Einige geburtsprognostisch wichtige Etappen geben bei der Befunderhebung Aufschluß darüber, ob der Kopf die Beckenpassage geburtsmechanisch regelrecht vollzieht. Wird er mit seiner *Leitstelle in der unteren Schoßfugenrandebene* getastet, so steht er im Begriff, den *Beckeneingang in Höhe der Conjugata vera mit seinem größten Umfang zu passieren.* Es ist also noch nicht entschieden, ob dieser Kopf die engste Stelle dieses Beckens überwinden kann. Steht er dagegen mit seiner *Leitstelle* bereits in der *Interspinalebene,* so kann man – wenn der Kopf nicht zu stark konfiguriert und ausgezogen ist – davon ausgehen, daß er mit seinem *größten Umfang in das Becken eingetreten ist.*

Aus dem *Verlauf der Pfeilnaht* und der *Erreichbarkeit der Fontanellen* ist abzuleiten, ob sich die Pfeilnaht tiefertretend in den entsprechenden Durchmesser dreht, und ob die kleine Fontanelle die Führung übernimmt.

Bei jeder Befunderhebung muß sich die Aufmerksamkeit darauf richten, Regelwidrigkeiten in Einstellung und Haltung zu erfassen. Ebenso ist bei großem Kopf dessen *Konfigurabilität* (s. S. 190) zu beurteilen. Bei der Ermittlung des Höhenstandes gilt es, die *Kopfgeschwulst* (Caput succedaneum, s. S. 414) zu berücksichtigen, die bei kräftigen Wehen und langer Geburtsdauer stark (bis 2 cm) ausgebildet sein kann. *Die Angabe der Leitstelle bezieht sich immer auf den tiefsten Punkt des knöchernen Schädels in der Führungsachse;* die Dicke der Geburtsgeschwulst ist also abzuziehen.

Zur Unterstützung der inneren Drehung des Kopfes ist ggf. die *Lagerungsregel* anzuwenden: Die Kreißende wird auf diejenige Seite gelagert, auf der sich der Teil des kindlichen Kopfes befindet, der tiefer treten und nach vorn rotieren, also die Führung übernehmen soll.

Die Eröffnungsperiode ist beendet, wenn sich der Muttermund vollständig erweitert hat.

Leitung und Überwachung der Austreibungsperiode

Der Beginn der Austreibungsperiode ist gekennzeichnet durch:
– Retraktion des vollständig erweiterten Muttermundes über den kindlichen Kopf,
– weiteres Tiefertreten des Kopfes,
– Vollzug der inneren Drehung des Kopfes,
– Drang zum aktiven Mitpressen.

Der Übergang von der Eröffnungs- in die Austreibungsperiode kündigt sich häufig durch ein stärkeres Zeichnen infolge von Gefäßläsionen bei der maximalen Ausweitung des Muttermundes und sein Zurückweichen über den kindlichen Kopf an (sog. 2. Zeichnen). Bedingt durch die Retraktion sind die letzten Eröffnungswehen besonders schmerzhaft, und die Kreißende wird unruhig. In der letzten Etappe des Tiefertretens „verschwindet" der Kopf hinter der Symphyse (4. Leopold-Handgriff!). Das Punctum maximum für die Auskultation der kindlichen Herztöne rückt dadurch ebenfalls tiefer und im Zuge der Drehung des Rückens nach median.

Wenn der Kopf den Beckenboden erreicht hat, so wird reflektorisch der Drang zum aktiven Mitpressen ausgelöst.

Bevor man die Kreißende mitpressen läßt, muß vaginal untersucht werden. Unterblieb bisher der Blasensprung, wird bei dieser Gelegenheit die Fruchtblase eröffnet. Ist noch ein Saum vom Muttermund zu tasten und hat er sich noch nicht völlig über den kindlichen Kopf zurückgezogen, so muß mit dem Pressen noch abgewartet werden, weil sich sonst die vordere Muttermundslippe zwischen Kopf und Symphysenhinterwand einklemmen kann; starke Schmerzen und ein Geburtsstillstand sind die Folge (s. S. 364). Dieses Abwartenmüssen läßt sich am besten durch eine Hechelatmung während der Wehen überwinden (s. S. 177). Ebenso muß das Mitpressen hinausgezögert werden, wenn der Kopf noch nicht tief genug steht, um die Austreibungsperiode mit ihrer Belastung für Mutter und Kind nicht zu lange auszudehnen; mit anderen Worten: Die Kreißende darf nicht zu früh mitpressen!

Hat sich die Pfeilnaht noch nicht in den geraden Durchmesser gedreht, so wird die Kreißende gemäß der Lagerungsregel vorübergehend auf die entsprechende Seite gelagert und kann aus dieser Position mitpressen.

Verläuft die Pfeilnaht im geraden Durchmesser, so erfolgt die Austreibung üblicherweise aus Rückenlage. Dabei ist zu beachten, daß die Gegend des Kreuzbeines flach aufliegt. Dadurch läßt sich die Lordose der Lendenwirbelsäule ausgleichen, und der intraabdominale Druck wirkt sich besser in Richtung des Beckenbodens aus. Während der Preßwehen werden die Beine in Hüft- und Kniegelenken angewinkelt und gespreizt sowie die Brust- und Halswirbelsäule gebeugt. Die Stützung des Kopfes erfolgt durch eine Hilfsperson – evtl. durch den Ehemann. Die Hände der Kreißenden umfassen die gebeugten Oberschenkel oder greifen die Zugringe. Von manchen Gebärenden wird die Hockstellung als Erleichterung empfunden; sie ist auch geburtsmechanisch nicht unphysiologisch. Die Kreißende kann i. allg. während einer Wehe 2–3mal mitpressen, soll jedoch erst in der Wehenacme damit beginnen. In der Wehenpause wird sie zur Entspannung und zur tiefen Bauchatmung angehalten, um die Durchblutung von Uterus und Placenta zu fördern.

Die physische Belastung der Mutter durch die Preßwehen führt zu einem Anstieg des Blutdrucks und der Tendenz zur Bradykardie.

Obligatorisch wird die Kreißende vor Beginn der Austreibung in Ergänzung zur Geburtsvorbereitung in der Technik und Verarbeitung der Preßwehen unterwiesen (s. S. 177). Zeigen sich Fehler, z. B. häufig das Pressen „in den Kopf", so sind zwischenzeitlich erneute und korrigierende Anleitungen notwendig.

Die Austreibungsperiode ist für das Kind der gefahrvollste Abschnitt seiner Geburt:
- Durch die starke Wehentätigkeit wird die placentare Durchblutung vermindert, und dadurch leidet seine Sauerstoffversorgung;
- der Kopf ist während der Passage des Beckens und des Beckenbodens einem verstärkten Druck ausgesetzt;
- in dieser Phase wirken sich Nabelschnurkomplikationen vermehrt aus.

Ist die kontinuierliche Überwachung der kindlichen Herzaktion nicht gewährleistet, so müssen nach jeder Wehe die Herztöne auskultiert werden, um bei einer Notsituation des Kindes die Geburt sofort zu beenden.

Das Klaffen des Anus und die Vorwölbung des Dammes zeigen das beginnende „Hochsteigen" des Kopfes an, der zunächst in der Tiefe sichtbar wird und dann bald einschneidet. Das Tempo bei der Überwindung des Dammes hängt neben der Wehenkraft und der Intensität des Mitpressens von seiner Höhe und Elastizität, weiterhin von der Weite des Schambogens sowie der Größe und Haltung des kindliches Kopfes ab. Beim Durchschneiden des Kopfes beginnt die Hebamme mit dem *Dammschutz* (Abb. 125). Mit der linken Hand umfaßt sie das Hinterhaupt und reguliert durch leichten Gegendruck das Tempo des Durchtritts, während ihre rechte gespreizte Hand den gedehnten Damm umgreift, um das Hochsteigen des Kopfes zu unter-

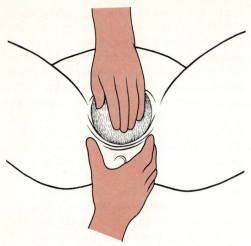

Abb. 125. Dammschutz: Die linke Hand reguliert durch leichten Gegendruck das Tempo des hochsteigenden Kopfes, während die rechte Hand den Kopf über den Damm leitet

stützen. Der Dammschutz dient weniger dem Schutz des Dammes; vielmehr soll der Kopf durch das Zusammenspiel beider Hände möglichst geschont und entlastet über den Damm geleitet werden.

Verzögert sich der Durchtritt des Kopfes, so kann er vom Hinterdamm aus an der Stirn angehoben werden (Hinterdammgriff nach Ritgen).

Der Entlastung des kindlichen Kopfes und der mütterlichen Weichteile dient der *Scheidendammschnitt* – die *Episiotomie*. Man vermeidet auf diese Weise Dammrisse der verschiedenen Grade (s. S. 405). Bei nachgiebigem bzw. flachem Damm und zügigem Durchschneiden des Kopfes kann – insbesondere bei Mehr- und Vielgebärenden sowie bei in der Schwangerschaft gut vorbereiteten Frauen – auf diesen Eingriff verzichtet werden.

Man unterscheidet nach der Schnittführung die *mediane, mediolaterale und laterale Episiotomie* (Abb. 126).

Sie wird auf der Höhe einer Wehe mit einer speziellen Episiotomieschere angelegt, da zu diesem Zeitpunkt der Damm gespannt und die lokale Schmerzempfindlichkeit herabgesetzt ist. Wenn zur Geburtserleichterung keine der Leitungsanaesthesien angewendet wurde (s. S. 239), kann man zuvor eine Lokalanaesthesie anbringen.

Die *mediane* Episiotomie durchtrennt den bindegewebigen Teil des Dammes, schont die musculären Strukturen, läßt sich einfach versorgen und ergibt die besten Narbenverhältnisse. Der Raumgewinn ist jedoch begrenzt, sodaß die Gefahr des Weiterreißens mit Läsion des M. sphincter ani besteht. Dieser Komplikation muß man durch eine rechtzeitige Weiterführung des Schnittes um den Sphinctermuskel zuvorkommen. Von vornherein mehr Raum verschafft die meist gebräuchliche *mediolaterale* Schnittführung. Dabei werden aber Fasern des M. bulbospongiosus durchtrennt, der Blutverlust ist größer und die Rekonstruktion des Dammes technisch schwieriger. Die *laterale* Episiotomie kommt i. allg. nur bei operativen Entbindungen in Frage, wenn viel Raum benötigt wird. Bei dieser Schnittführung wird der M. bulbospongiosus in seinem Muskelbauch quer durchtrennt. Die Wiederherstellung der topographischen Verhältnisse erfordert technisches Können, um Wundheilungsstörungen und ein späteres Klaffen der Vulva zu vermeiden (s. S. 20). Einige geburtshilfliche Schulen bevorzugen grundsätzlich die *mediane* Episiotomie, wenn notwendig mit kompletter *Perineotomie* und *Sphincterotomie*. Die glatten und übersichtlichen Wundverhältnisse erlauben eine exakte Naht des Sphincter ani und eine gute Restitution des Dammes.

Nach Anlegen der Episiotomie wird der Kopf in der gleichen oder in der folgenden Wehe geboren.

Hat der Kopf nach seiner Geburt die physiologische Rückdrehung mit dem Gesicht zur Seite hin vorgenommen, so faßt ihn die Hebamme mit bitemporal flach aufgelegten Händen und senkt ihn nach hinten, bis die vordere Schulter unter der Symphyse geboren ist (Abb. 127). Das Vorgehen wird durch Hochlagerung des Steißes erleichtert. Dann hebt sie den kindlichen Kopf und leitet die hintere Schulter über den Damm, wobei sich die vordere Schulter am unteren Symphysenrand anstemmt. Rumpf und Extremitäten folgen zwanglos, unterstützt durch leichten Zug nach vorne, indem die 5. Finger der den Kopf schienenden Hände in die Achselhöhle des Kindes greifen.

Damit ist das Kind geboren und die Austreibungsperiode beendet.

Erste Beurteilung und Versorgung des Neugeborenen unmittelbar nach der Geburt

Das Neugeborene wird zunächst zwischen die Beine der Mutter gelegt. Als erstes werden aus seiner Mundhöhle und dem Nasen-Rachenraum mit einem Spezialkatheter *Schleim und*

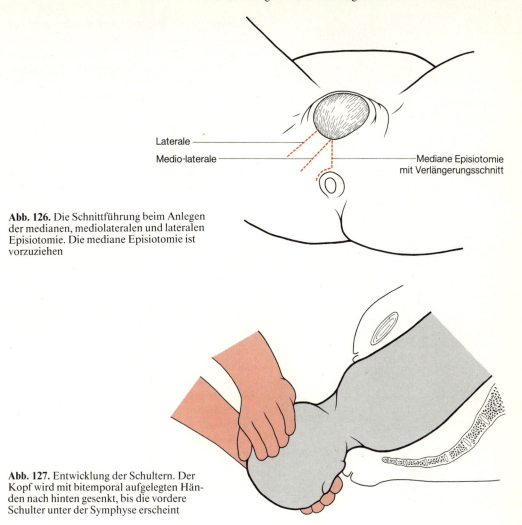

Abb. 126. Die Schnittführung beim Anlegen der medianen, mediolateralen und lateralen Episiotomie. Die mediane Episiotomie ist vorzuziehen

Abb. 127. Entwicklung der Schultern. Der Kopf wird mit bitemporal aufgelegten Händen nach hinten gesenkt, bis die vordere Schulter unter der Symphyse erscheint

Fruchtwasser abgesaugt, um die Gefahr der Aspiration zu vermeiden. Das *Abnabeln* erfolgt mit Nachlassen der Nabelschnurpulsation entweder provisorisch oder sofort definitiv. Bei der vorläufigen Versorgung wird die Nabelschnur etwa 10 cm vom Nabel entfernt zwischen zwei stumpfen Klemmen durchtrennt und die endgültige Abnabelung erst später vorgenommen. Statt dessen kann auch zur endgültigen Versorgung ein Kunststoffclipp ca. 1 cm distal vom Nabel gesetzt werden. Die Durchtrennung der Nabelschnur erfolgt dann zwischen Clip und einer Klemme.
Ein unauffälliges Neugeborenes kann nach der Geburt bzw. nach dem Absaugen und Abnabeln mit dem Bauch auf den nackten Leib der Mutter gelegt werden, um den ersten Haut- und Sichtkontakt zu fördern. Dabei wird es mit vorgewärmten Tüchern bedeckt. Da das schreiende Kind durch den Kontakt mit der Mutter sofort ruhig wird, ist die ständige Beobachtung seiner Atmung um so wichtiger. Die Mutter kann indessen versorgt werden (Gewinnung der Placenta, Naht der Episiotomie).
Parallel wird der *Vitalitätszustand des Neugeborenen 1, 5 und 10 min nach der Geburt nach dem Apgar-score* (s. S. 243) sowie durch Bestimmung des pH-Wertes im Nabelschnurarterienblut beurteilt (s. S. 242).
In Gegenwart der Mutter versieht die Hebamme das Kind zur sicheren Identifizierung mit dem Namensband.
Nach der Abnabelung und vor Entwicklung der Placenta gewinnt man 5–10 ml *Blut aus der Na-*

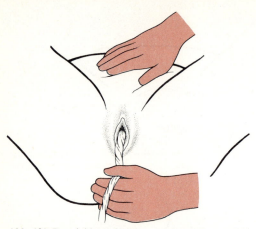

Abb. 128. Entwicklung der Placenta durch Zug an der Nabelschur (cord traction)

belvene, damit folgende Untersuchungen aus dem kindlichen Blut vorgenommen werden können:
- Bestimmung der Blutgruppe, des Rh-Faktors und Durchführung des direkten Coombs-Tests, wenn die Mutter rh-negativ ist (s. S. 350),
- Bestimmung der Blutgruppe und des Rh-Faktors, wenn die Mutter die Blutgruppe 0 besitzt (s. S. 353),
- Bestimmung unspezifischer IgM-Antikörper (nicht obligatorisch).

Weitere Versorgung des Neugeborenen s. S. 243.

Leitung der Nachgeburtsperiode

Die Leitung der Nachgeburtsperiode ist darauf ausgerichtet, den Blutverlust auf ein Minimum zu beschränken. Dazu werden bereits während der Entwicklung der Schultern Uteruskontraktionsmittel verabreicht, und zwar 1 ml eines Secalepräparates oder 3 IE Oxytocin intravenös. Mit der ersten Wehe wird die Placenta durch *leichten kontinuierlichen Zug an der Nabelschnur* extrahiert *(cord traction).* Gleichzeitig übt die andere Hand einen gelinden Druck auf die Vorderwand des kontrahierten Uterus aus, um ihn in Streckstellung zu bringen und um dadurch die Extraktion zu erleichtern (Abb. 128). Auf diese Weise wird der auf S. 202 geschilderte physiologische Lösungsmechanismus abgekürzt und der Blutverlust verringert. Bei der Mehrzahl der Frauen (ca. 80%) erscheint der Mutterkuchen bereits mit der ersten Traktion; andernfalls wird der Versuch nach einigen Minuten wiederholt. Folgt die Nachgeburt auch dann noch nicht, so empfiehlt es sich, zunächst abzuwarten, weil der inzwischen spastisch gewordene Muttermund die Placenta, auch wenn sie gelöst ist, nicht passieren läßt. Im allgemeinen weicht dieser Spasmus nach 20–30 min. Bleibt der Zug an der Nabelschnur auch dann

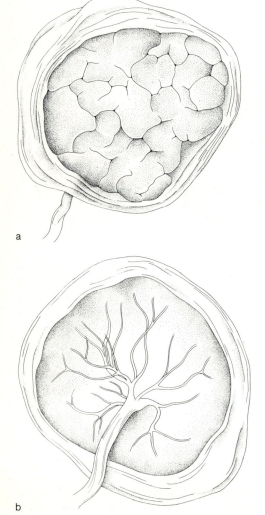

Abb. 129 a u. b. Placenta. a Mütterliche Seite: Man erkennt auf der Haftfläche – durch Furchen (Sulci) getrennt – die einzelnen Placentalappen (Lobi, Cotyledonen). Die Placenta weist keine Defekte auf. Die Eihäute sind überall intakt. b Fetale Seite: Die Nabelschnur zeigt einen zentralen Ansatzpunkt. Man erkennt, unter dem Amnion verlaufend, die sich verzweigenden Äste der Nabelschnurgefäße

erfolglos, so muß die Placenta manuell gelöst werden.
Der *normale Blutverlust* ist mit *300 ml* anzusetzen. Bei stärkerer Blutung und vergeblichem Versuch der „cord traction" wird sofort die *manuelle Lösung* vorgenommen (s. S. 403).
Drohen bei der Entwicklung der Placenta die *Eihäute* abzureißen, so werden sie durch Nachfassen mit stumpfen Klemmen oder durch Drehen der Placenta unter leichtem Zug herausgeleitet.
Anschließend erfolgt die *Prüfung der Nachgeburt auf ihre Vollständigkeit* (Abb. 129a u. b). Man hält die Placenta an der Nabelschnur hoch, um die herunterhängenden *Eihäute zu beurteilen.* Dabei ist vor allem auf frei endigende Gefäße zu achten, da sie einen Hinweis auf eine zurückgebliebene *Nebenplacenta* vermitteln, die eine Nachtastung des Cavum uteri erforderlich macht (s. S. 403). In utero retinierte Eihautreste gehen unter Secalegaben im Wochenbett spontan ab. Zur *Beurteilung der mütterlichen Seite* wird der Mutterkuchen flach ausgebreitet; Reste des retroplacentaren Hämatoms werden abgestreift und das Organ unter fließendem Wasser abgespült. Dadurch gewinnt die anhaftende Decidua einen weißlichen Glanz. Ein *ununterbrochener decidualer Überzug gilt als sicheres Zeichen für die Vollständigkeit der Placenta.* Jeder Verdacht auf einen *Substanzdefekt* placentaren Gewebes macht die *Nachtastung* notwendig, um die Entwicklung eines Placentarpolypen zu vermeiden (s. S. 421).
Nach Gewinnung und Beurteilung der Nachgeburt erfolgt ggf. die *Versorgung der Episiotomiewunde.*
Damit ist die Geburt beendet. Die Frischentbundene verbleibt jedoch noch 2 h in Überwachung der Hebamme, um eine Uterusatonie mit der Gefahr einer postpartalen Hämorrhagie sofort zu erfassen (s. S. 404). Die Lagerung erfolgt mit gekreuzten Beinen; auf diese Weise läßt sich eine Nachblutung durch Hochsteigen des Blutes zwischen den Oberschenkeln und der Vulva zuverlässig und frühzeitig erkennen. Der Fundusstand – normalerweise post partum 2 Querfinger unterhalb des Nabels – und der Kontraktionszustand des Uterus werden wiederholt kontrolliert. Der Blutverlust in der Nachgeburtsperiode muß mit Zeit- und Mengenangabe dokumentiert werden.

18. Methoden der Überwachung des Feten während Schwangerschaft und Geburt

In den letzten Jahren sind eine Reihe von Verfahren zur Zustandsdiagnostik des Kindes in utero und sub partu entwickelt worden. Man kann sie in *physikalisch-chemische* und *endokrinologische Überwachungsmethoden (Placentafunktionstests)* unterteilen.
Zu den *physikalisch-chemischen Überwachungsmethoden* gehören:

- *die Kardiotokographie*
  - antepartal
    - unbelastet
    - belastet
  - sub partu
- *die fetale Mikroblutanalyse*
  - sub partu
- *die Amnioskopie*
  - präpartal
  - sub partu
- *die Ultraschalluntersuchung*
  - in graviditate
  - sub partu

Zu den *biochemisch-endokrinologischen* Überwachungsmethoden zählen außer den diagnostischen Schwangerschaftstests:

- Oestrogenbestimmungen im Urin und im Plasma
- HPL-Bestimmungen im Plasma
- DHEA-S-Test (Dehydroepiandrosulfat-Belastungstest)

Alle Methoden zur Überwachung des Feten dienen dem Ziel, eine intrauterine Gefährdung frühzeitig zu erkennen, damit die geburtshilflichen Konsequenzen gezogen und das Kind aus der Notsituation ohne Schaden zu nehmen befreit werden kann.

Ein intrauteriner bedrohlicher Zustand ist immer Ausdruck einer *Unterversorgung und Störung des maternofetalen Austausches mit konsekutivem O_2-Mangel.*

Folgende *Ursachen* kommen in Frage:
Von seiten der Mutter
- generelle maternale Hypoxämie (z. B. Vitium cordis)
- Hypovolämie (z. B. EPH-Gestose)
- systemische Hypotension
- Schock (akut: Rückenlage-Schocksyndrom)
- Vasoconstriction (EPH-Gestose)
- medikamentöse Hypotension
  β-Sympathicomimetica
  α-Receptoren-Blocker
  α-mimetische Substanzen
- pathologische Uterusmotilität, vor allem Hyperaktivität (erhöhter Basaltonus, erhöhte Wehenfrequenz)

Von seiten der Placenta und Nabelschnur
- Placentainsuffizienz
  - chronisch (nutritiv)
  - akut (respiratorisch)
- Placenta praevia
- Abruptio placentae
- Nabelschnurkomplikationen
  - Nabelschnurumschlingung
  - Nabelschnurkompression (Vorliegen, Vorfall)

Physikalisch-chemische Methoden

Eine Reihe physikalisch-chemischer Methoden hat den direkten und indirekten Zugang zum Feten ermöglicht.

Die Kardiotokographie

Die Kardiographie hat wie kaum eine andere Methode die Geburtshilfe beeinflußt, da sie bereits in der Schwangerschaft als Screening-Verfahren ein Profil der *kindlichen Herzaktion* zu registrieren gestattet, vor allem aber sub partu die kontinuierliche Überwachung des Nasciturus ermöglicht. Damit wurde die stichprobenartige, diskontinuierliche Auskultation der kindlichen Herztöne mit dem Stethoskop (s. S. 174) durch die fortlaufende akustische Wiedergabe und graphische Aufzeichnung der momentanen fetalen Herzfrequenz abgelöst.

Parallel vollzogen sich die Bemühungen um die klinische Anwendung der lückenlosen graphischen Darstellung der *Wehentätigkeit*, der *Tokographie*. Sie ersetzt heute weitgehend die empirische Beurteilung der Wehen, die „Wehentastung" durch Handauflegen auf das Abdomen im Bereich des Fundus uteri.

Die kombinierte Anwendung beider Verfahren – die *Kardiotokographie* (CTG) mit *simultaner Registrierung der fetalen, momentanen Herzfrequenz und der Uteruskontraktionen* – gibt Aufschluß über die aktuelle fetale Sauerstoffversorgung. Diese Information beruht auf den Beziehungen zwischen Sauerstoffangebot und reaktiver Herzfrequenz unter physiologischen und pathophysiologischen Bedingungen. Die normale Herzfrequenz wird durch die konstante Sauerstoffversorgung gewährleistet; das bedeutet, daß jede Minderung des O_2-Angebotes zur Alteration der fetalen Herzaktion führt. Die für den Feten verfügbare Sauerstoffmenge ist abhängig vom O_2-Gehalt des mütterlichen Blutes und der uteroplacentaren Durchblutungsgröße. Außer einer durch systemische Erkrankungen bedingten generellen maternalen Hypoxämie (s. oben) kann es unter der Geburt vor allem durch die Kontraktionen des Myometrium zu einer Minderdurchblutung mit einer konsekutiven fetalen Hypoxämie und somit zu Abweichungen von der normalen fetalen Herzfrequenz kommen. Durch gleichzeitiges Mitschreiben der Wehen besteht die Möglichkeit, die fetale Herzfrequenz dem Kontraktionsablauf des Myometrium simultan zuzuordnen und das Verhalten der fetalen Herzaktion bei Belastung durch die Wehe zu beobachten. Die synchrone Aufzeichnung beider Parameter bedeutet die Überwachung der Versorgungsbedingungen des Feten während der Druckänderungen, denen die utero-placentaren Gefäße, der intervillöse Raum, die Nabelschnur und der kindliche Kopf durch die Erhöhung der Kopf-Cervix-Spannung während der Wehen unterliegen, um daraus Schlüsse auf die fetale Reservekapazität zu ziehen.

Es darf als gesichert gelten, daß die Einführung der Kardiotokographie gegenüber der konventionellen diskontinuierlichen – stichprobenartigen – Überwachung zu einer Senkung der intrapartalen und neonatalen Mortalität geführt hat. Ein Rückgang der perinatalen Acidosemorbidität und der neonatalen Depressionsrate (s. S. 410) ist ebenfalls gesichert. Die gleichzeitige Steigerung der Sectio-Häufigkeit dürfte nur zum kleineren Teil auf die intensivierte Überwachung, größtenteils auf die generell erweiterte und großzügigere Indikationsstellung zur Schnittentbindung zurückgehen.

Methoden zur Erfassung und Registrierung der fetalen Herzfrequenz

Zur Überwachung der *fetalen Herzfrequenz* stehen verschiedene Methoden zur Verfügung:

1. Phonokardiographie: Die Ableitung des fetalen Herzschalls erfolgt über ein Mikrophon von den mütterlichen Bauchdecken. Die durch die Herzaktion induzierten Impulse werden aufgefangen und die Zeitintervalle zwischen den aufeinanderfolgenden Herztönen verglichen und von Schlag zu Schlag (beat-to-beat) auf die Frequenz pro Minute hochgerechnet.

2. Ultrasonokardiographie: Die ultrasonographische Registrierung der fetalen Herzfrequenz basiert auf der Ausnutzung des Doppler-Effektes – der Erfassung der Echos eingestrahlter Ultraschallwellen von bewegten Grenzflächen als Frequenzunterschiede (s. S. 221). Die „beat-to-beat"-Analyse oder instantane Analyse ist jedoch problematisch.

3. Elektrokardiographie: Zur Erstellung des fetalen EKG werden die elektrischen Herzpotentiale entweder *extern* von den mütterlichen Bauchdecken oder *direkt* über eine Elektrode in der Haut des vorangehenden Teiles („Kopfschwartenelektrode") erfaßt; die momentane Herzfrequenz wird aus dem Abstand von R-Zacke zu R-Zacke errechnet. Die *externe Ableitung* vom Abdomen der Mutter ist zur Überwachung in der Gravidität ausreichend zuverlässig und wegen der instantanen Messung der Ultrasonographie überlegen. In den neueren Geräten sind die Störfaktoren weitgehend eliminiert; durch Filterung werden nur die fetalen R-Zacken freigegeben.
Die *direkte Ableitung* von der Haut des vorangehenden Teiles sub partu nach dem Blasensprung oder der Eröffnung der Fruchtblase stellt die störungsärmste und damit sicherste Methode zur Registrierung der fetalen Herzfrequenz dar.

Methoden zur Erfassung und Registrierung der Wehentätigkeit

Hierzu stehen zur Verfügung:

1. Die externe Tokographie: Die Tonussteigerung des Uterus in der Wehe wird durch einen auf die mütterlichen Bauchdecken aufgesetzten Druckaufnehmer als isometrische Messung registriert.

2. Die interne Tokographie: Nach dem Blasensprung oder der Eröffnung der Fruchtblase wird ein dünner, steriler flüssigkeitsgefüllter Katheter am vorangehenden Teil vorbei in das Cavum uteri eingeführt, und der intrauterine Druck wird über die Flüssigkeitssäule im Katheter auf einen Druckwandler übertragen. Dieser wandelt Druckänderungen in elektrische Impulse um, die gemessen und registriert werden können.
Die äußere Wehenregistrierung stellt das übliche und für die klinische Routine ausreichende Verfahren dar. Nur die innere Ableitung gibt jedoch Aufschluß über Basaltonus, Dauer und Amplitude (s. S. 198). Die innere Messung des Wehendrucks ist wegen des größeren methodischen Aufwandes und wegen der Infektionsgefahr einer besonderen Indikationsstellung vorbehalten. Sie gelangt gelegentlich dann zur Anwendung, wenn die Kenntnis des Basaltonus, der Amplitude und der Dauer der Kontraktionen erforderlich ist (z. B. Geburtseinleitung bei Zustand nach Sectio caesarea, Weheninduktion mit Prostaglandinen).

Beurteilungskriterien der Kardiotokographie

Für die *basale Herzfrequenz* gelten folgende Grenzbereiche:
normale fetale Herzfrequenz 120–160 Spm[8],
leichte Tachykardie 161–180 Spm,
schwere Tachykardie ≥ 181 Spm,
leichte Bradykardie 119–100 Spm,
schwere Bradykardie ≤ 99 Spm.

---

8 Spm = Schläge pro Minute – auch bpm = beats per minute

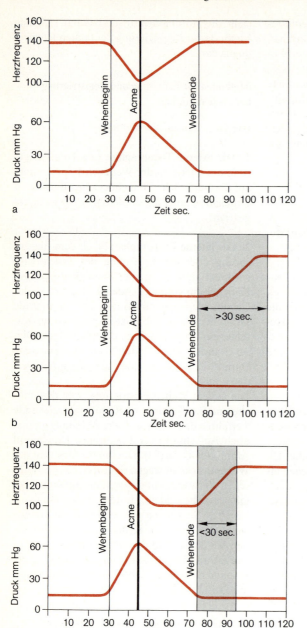

Abb. 130 a–c. Periodische Decelerationen der fetalen Herzfrequenz. **a** Frühe Deceleration (dip I): spiegelbildliches Verhalten der Herzfrequenz zur Wehe. **b** Späte Deceleration (dip II): Absinken der fetalen Herzfrequenz nach der Wehenacme; Erreichen der Ausgangsfrequenz > 30 sec nach Ende der Wehe. **c** Variable Deceleration (variabler dip): Absinken der fetalen Herzfrequenz während oder auch kurz nach der Wehenacme; die Ausgangsfrequenz wird innerhalb von 30 sec nach Wehenende erreicht. (Nach J. Bretscher 1972)

Abgesehen von der genauen Erfassung der fetalen Tachy- und Bradykardie sind vor allem zwei Parameter für die prognostische Aussage wichtig:

– der Wehenreaktionstypus,
– der Oscillationstypus.

Die *Wehenreaktionstypen* gliedern sich in die intermittierend auftretenden Frequenzänderungen mit einem *Anstieg – Acceleration –* oder *Abfall – Deceleration –* gegenüber dem basalen Herzfrequenzbereich im Vergleich zum Kontraktionsablauf der Wehen. Dauer und Häufigkeit der Frequenzänderung, ihr sporadisches oder periodisches Auftreten gehen in die Beurteilung mit ein.

Die *Acceleration* bedeutet in erster Linie die physiologische Anpassung an einen erhöhten

Sauerstoffverbrauch oder an ein vermindertes O_2-Angebot und kann dann als ein Zeichen der Kompensation angesehen werden.

Eine *sporadische Acceleration* ist daher ohne klinische Bedeutung. Sie wird z. B. bei Kindsbewegungen oder dem „Weckversuch" beobachtet, auch bei der Mikroblutentnahme, Anlegen der Kopfschwartenelektrode oder auch der vaginalen Untersuchung.

Die *periodische Acceleration* ist ernster zu bewerten. Wehenkonform deutet sie als kompensatorische Reaktion eine beginnende fetale Hypoxie an oder ist bereits Ausdruck eines verminderten O_2-Angebotes während der Wehe oder einer Nabelschnuralteration. Hält der pO_2-Abfall an, so wird die kompensatorische Herzfrequenzsteigerung insuffizient, und es kommt zur Deceleration (s. u.). Ebenso prognostisch ungünstig ist zu bewerten, wenn die gehäufte periodische Acceleration in die kontinuierliche Tachykardie übergeht.

Zur prognostischen Beurteilung der *Deceleration* unterscheidet man drei Wehenreaktionstypen:

Die *frühe Deceleration* (Typus I – dip I) setzt mit der Wehe ein und ist mit Wehenende bereits wieder aufgehoben (Abb. 130a). Sie stellt die physiologische, reflektorische Antwort auf die intrauterine Drucksteigerung, vor allem den erhöhten Kopfdruck, während der Uteruskontraktion dar. Es kommt zu einer Herabsetzung des Sympathicotonus und damit zur Vagotonie mit konsekutiver Verlangsamung der Herztöne. Die frühe Deceleration ist aus dem spiegelbildlichen Verhalten des fetalen Herzfrequenzmusters zum Verlauf der Wehenkurve abzulesen.

Die *späte Deceleration* setzt erst nach Beginn der Wehe ein, der Wiederanstieg zur Basalfrequenz hinkt dem Wehenabfall um weniger oder mehr als 30 sec nach (Deceleration Typus II – dip II) (Abb. 130b). Eine sporadische Deceleration Typus II muß als Warnzeichen betrachtet werden. Wiederholtes Auftreten ist als Zeichen einer drohenden intrauterinen Asphyxie infolge erniedrigter O_2-Spannung, z. B. bei Placentainsuffizienz, zu werten. Die Konsequenzen bestehen in der zusätzlichen pH-Metrie (s. S. 218) und/oder je nach geburtshilflicher Situation in der baldigen Entbindung, möglichst unter Zwischenschaltung der intrauterinen Reanimation (s. S. 411).

Als *variable Decelerationen*, werden Folgen von Frequenzabfällen, die variierend kurz vor, während und nach der Wehe einsetzen, definiert (Abb. 130c). Sie stellen Zeichen einer einschneidend eingeschränkten Hämodynamik dar und treten vor allem bei Nabelschnurkompression auf (Vagotonie oder hypoxisch bedingte Tonusverminderung des Sympathicus). Auch die wehenkontemporäre uteroplacentare Mangeldurchblutung kann zu wiederholten späten oder sporadisch prolongierten Decelerationen führen.

Läßt sich die Ursache beseitigen, so vollzieht sich entweder ein Rückschwingen in die Ausgangsfrequenz, oder aber das ursprüngliche Frequenzniveau kann infolge der Dekompensation nicht wieder erreicht werden. Das geburtshilfliche Handeln entspricht dem Verhalten bei späten Decelerationen.

Antepartal ohne Wehentätigkeit auftretende *sporadische Decelerationen* werden als Deceleration Typus 0 (dip 0) bezeichnet. Sie sind als Ausdruck einer Alteration der Nabelschnur, z. B. einer Nabelschnurumschlingung mit passager verminderter O_2-Zufuhr während der Kindsbewegungen, und damit als potentielles Gefahrenzeichen zu deuten. Bestehen aufgrund weiterer Parameter (Oestrogen-, HPL-Bestimmungen, Ultrasonographie) Anhaltspunkte für eine Placentainsuffizienz und/oder Mangelentwicklung, so verweist dieser Decelerationstypus auf die Gefahr der Dekompensation. Die Schwangerschaft ist so bald und so schonend wie möglich nach Sicherstellung der Lungenreife zu beenden.

Zusätzliche Informationen zur Beurteilung der Versorgungssituation des Kindes liefert der *Oscillationstypus* (Fluktuation-Undulation).

Die momentane Herzfrequenz ist durch ständige Schwankungen um die Basislinie, die sog. Irregularität, charakterisiert, die bei Schlag-zu-Schlag-Registrierung als Oscillationen in Erscheinung treten. Sie sind sowohl unter physiologischen als auch unter pathophysiologischen Bedingungen als qualitativer Ausdruck der Reaktionsfähigkeit des fetalen Herz-Kreislauf-Systems auf endogene und exogene Reize zu werten. Meßbare Parameter sind die *Oscillationsamplitude (Bandbreite)* und die Oscillationsfrequenz (Anzahl der Nulldurchgänge/min = Zahl der Schnittpunkte der Oscillationsamplituden mit einer gedachten Nullinie, die durch die Mitte der registrierten Amplituden verläuft) (Abb. 131).

Bandbreite und Frequenz der Oscillationen än-

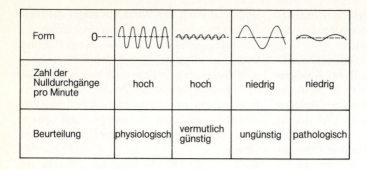

Abb. 131. Schematische Darstellung und Bewertung der fetalen Oscillationsfrequenz (Anzahl der Nulldurchgänge/min)

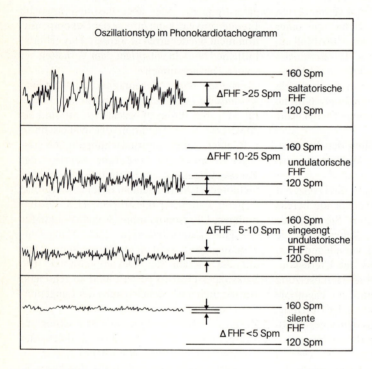

Abb. 132. Schematische Darstellung der Oscillationstypen. ▷ FHF = Schlag-zu-Schlag-Variationen der fetalen Herzfrequenz, Spm = (Herz-)Schläge pro Minute. (Nach K. Hammacher 1969)

dern sich gegenüber der Norm bei Beeinträchtigung der Reaktionsfähigkeit durch Hypoxie und/oder Acidose. In Abhängigkeit von der Amplitude (Bandbreite) unterscheidet man 4 Fluktuationsmuster (Abb. 132):
– den silenten Typus (Oscillationstypus 0),
– den eingeschränkt undulatorischen Typus (Oscillationstypus I),
– den undulatorischen Typus (Oscillationstypus II),
– den saltatorischen Typus (Oscillationstypus III).

Der *undulatorische Typus* (Oscillationstypus II) spiegelt das normale Reaktionsmuster wieder (Abb. 132).

Der *silente Typus* (Oscillationstypus 0), der als Verlust der Oscillationsamplitude im Maßstab der Schlag-zu-Schlag-Frequenz unter 5 Spm verstanden wird, ist als potentielles Hypoxiezeichen zu interpretieren. Sein Auftreten unter der Geburt verlangt die weitere Abklärung durch Mikroblutuntersuchung. Als besonders ungünstig ist der silente Typus in Kombination mit späten Decelerationen zu bewerten. Die Geburt muß umgehend angestrebt werden (Abb. 130b u. 132).

Ohne prognostische Bedeutung ist der silente Verlauf, wenn sich der Fetus im Ruhezustand befindet (durch Weckversuch zu identifizieren) oder medikamentös gedämpft ist. Außerdem findet sich dieser Typus bei der Anencephalie als Ausdruck der fehlenden zentralen Steuerungsmechanismen.

Der *eingeschränkt undulatorische Typus* (Oscillationstypus I) ist als potentielles Hypoxiezeichen zu interpretieren und stellt daher ein Warnzeichen dar (Abb. 132).

Die *saltatorische Undulation (Oscillationstypus III)* verweist auf Nabelschnurkomplikationen; wenn sie zusammen mit späten Decelerationen auftritt, ist in Abhängigkeit von der pH-Metrie die Beendigung der Geburt angezeigt (Abb. 130b u. 132).

Zusammen mit der Analyse der fetalen Herzfrequenz vermag die Differenzierung des Oscillationstypus die prognostische Aussagekraft wesentlich zu erhöhen. Bei der antepartalen Kardiotokographie am wehenlosen Uterus steht die Oscillationsanalyse im Vordergrund (Abb. 131 u. 132).

Die Indikationsgebiete der Kardiotokographie *vor* und *unter* der Geburt ergeben sich aufgrund der zahlreichen Informationen und der Möglichkeit, fetale Notsituationen frühzeitig zu erfassen und das geburtshilfliche Handeln danach auszurichten.

Antepartale Kardiotokographie

In der Schwangerschaft ist die Kardiotokographie bei jeder Risikoschwangerschaft angezeigt, wenn eine intrauterine Gefährdung des Kindes, insbesondere durch eine Placentainsuffizienz, zu befürchten ist. Eine untere zeitliche Grenze für den Beginn der Überwachung ist schwer anzugeben. Sie soll einsetzen, wenn nach dem Entwicklungsstand eine Überlebenschance für den Feten besteht, um in einer Notsituation die Schwangerschaft durch eine Schnittentbindung unverzüglich beenden zu können; das kann schon in der 26. Schwangerschaftswoche der Fall sein.

Man unterscheidet bei der antepartalen Kardiotokographie die *unbelastete* Registrierung am wehenlosen Uterus von der *belasteten* nach Weheninduktion. Sie wird zunächst unbelastet vorgenommen. Am wehenlosen Uterus steht zur Beurteilung der Versorgungslage des Feten das Fluktuationsmuster im Vordergrund (s. S. 215 u. 216). Die Abstände zwischen den obligatorischen Kontrollen richten sich nach den klinischen Befunden und dem Gefährdungsgrad des Feten.

Ein normales unverdächtiges Frequenzmuster ist für den weiteren Schwangerschaftsverlauf und mit Einschränkung auch für die Belastung durch die Geburt prognostisch günstig.

Abweichungen vom normalen Oscillations- und Frequenzmuster sprechen für eine bereits bestehende Gefährdung. Präpathologische Werte machen den *Oxytocinbelastungstest* notwendig. Er beruht auf der Tatsache, daß die den verdächtigen Werten zugrundeliegende Placentainsuffizienz jederzeit, insbesondere bei Auftreten von Wehen, zu vitaler Gefährdung des Feten führen kann. Daher werden bei dem Test durch Oxytocingaben Kontraktionen induziert und die Reaktion des Feten auf diese Belastung (Minderdurchblutung) kardiotokographisch registriert und analysiert. Dosierung und Zeitdauer des Oxytocinbelastungstests verlangen größte Vorsicht. Das Prinzip besteht darin, daß über 15–20 min eine unbelastete Registrierung durchgeführt wird, der sich eine vorsichtige und langsame Oxytocininfusion in niedriger Dosierung anschließt, bis regelmäßige Kontraktionen auftreten. Das Belastungs-CTG wird in Analogie zum unbelasteten ausgewertet. Nach Beendigung der Syntocingabe wird die kardiotokographische Überwachung noch mindestens 30 min lang fortgesetzt.

Der Oxytocinbelastungstest muß unter steter ärztlicher Kontrolle erfolgen, damit bei Dekompensationszeichen sofort Tokolytica zur Entlastung des Feten eingesetzt werden können.

Ein Verfahren, das zwischen der unbelasteten Registrierung und dem Oxytocinbelastungstest angesiedelt ist und im Sinne eines Screening angewendet werden kann, ist der sog. *Non-stress-Test*. Er besteht darin, daß nach einem vorgegebenen Zeitschema die Kindsbewegungen zur Herzfrequenz in Beziehung gesetzt werden, um zu prüfen, ob bereits der erhöhte Sauerstoffbedarf infolge der Aktivität des Feten kardiographische Verlaufsänderungen der fetalen Herzfrequenz auslöst. Bei unsicheren oder verdächtigen Befunden wird der Oxytocinbelastungstest angeschlossen.

Intrapartale Kardiotokographie

Bei *Beginn der Geburt* ist im Zuge der Untersuchung und Vorbereitung der Schwangeren das sog. *Aufnahme-CTG* obligatorisch. Durch externe Ableitung wird über einen Zeitraum bis zu 20 min die Reaktion des Nasciturus auf die Wehentätigkeit ermittelt und damit die Grundlage für die individuelle Beurteilung und das weitere Vorgehen geschaffen. Nach Blasensprung oder instrumenteller Eröffnung kann ab einer Muttermundweite von 2–3 cm von der externen auf die interne Ableitung übergegangen und dazu eine „Skalp"-Elektrode in der Haut des vorangehenden Teiles zur Aufzeichnung des fetalen EKG angebracht werden (s. S. 213). Der Einsatz der Telemetrie erlaubt der Kreißenden eine größere Bewegungsfreiheit, die in der Eröffnungsphase vorteilhaft sein kann.

Die optimale Überwachung des Kindes unter der Geburt ist heute durch die kontinuierliche Kardiotokographie gewährleistet. Die fortlaufende Registrierung und Analyse der fetalen Herzfrequenz erlauben es, die drohende intrauterine Asphyxie frühzeitig zu erkennen und die Leitung der Geburt an objektiven Auswertungskriterien zu orientieren.

Die ante- und subpartale kardiotokographische Überwachung ist damit zu einem unverzichtbaren Bestandteil der modernen Geburtshilfe geworden. Die apparative Überwachung verlangt eine vermehrte Rücksichtnahme auf die besondere psychische Situation der Schwangeren und Kreißenden. Sie muß möglichst schon während der Schwangerenbetreuung über Sinn und Notwendigkeit sowie das praktische Vorgehen der externen und internen Ableitung informiert werden und sollte vor der Geburt Gelegenheit haben, sich mit den Einrichtungen in den Entbindungsräumen vertraut zu machen.

Die Mikroblutuntersuchung (MBU) beim Feten – Fetalblutanalyse (FBU)

Die Mikroblutuntersuchung stellt *die* diagnostische Methode zur Abklärung einer tatsächlichen Gefährdung des Fetus dar, ist also im Gegensatz zu den übrigen Überwachungsverfahren kein Screening. Von allen meßbaren Parametern eignet sich für die klinische Zustandsdiagnostik am besten der *pH-Wert des Blutes*.

Das Verfahren basiert auf der Tatsache, daß jeder Sauerstoffmangel über eine anaerobe Glykolyse mit erhöhter Bildung von Milchsäure zur Vermehrung der H-Ionen-Konzentration führt und dadurch eine metabolische Acidose auslöst.

Als Ursache der *metabolischen Acidose* kommen zwei Faktoren in Betracht: Erstens nimmt durch die Uteruskontraktionen die Alkalireserve im mütterlichen Blut ab. Die vermehrt gebildeten Säuren, vor allem Milchsäure, treten via Placenta auf den Feten über und bedingen die sog. Infusionsacidose. Dieser Faktor spielt für den Feten jedoch zunächst keine Rolle. Der zweite und entscheidende Faktor ist die Hypoxie des Feten infolge placentarer Minderdurchblutung oder Nabelschnurkomplikation und konsekutiver Reduktion des O_2-Angebotes. Dann kommt es bei ihm zur anaeroben Glykolyse mit eigener Lactatbildung und infolgedessen metabolischer Acidose.

Der Abfall des pH-Wertes im fetalen Blut resultiert z. T. auch aus einer *respiratorischen Acidose*. Diese stellt sich ein, wenn der Gasaustausch gestört und CO_2 retiniert wird bzw. nicht eliminiert werden kann (Hyperkapnie). Auch die Störung des Gasaustausches läßt sich – einfacher als aus dem O_2- oder CO_2-Partialdruck oder dem Grad der Sauerstoffsättigung – durch die Bestimmung des pH-Wertes im Blut erfassen.

Somit kann der aus einer metabolischen und respiratorischen Acidose resultierende Abfall des fetalen pH als Meßgröße für die Beurteilung des aktuellen Vitalitätszustandes herangezogen werden.

Die Differenzierung in respiratorische und metabolische Acidose läßt sich durch Äquilibrieren der Blutprobe mit Gasgemischen bekannter Zusammensetzung vornehmen.

Folgende Parameter können im Fetalblut gemessen werden: pH, pO_2, pCO_2, Hb. In modernen Geräten werden die Werte simultan bestimmt und automatisch berechnet.

Als Maß für die metabolische Acidität gilt der sog. *Basenüberschuß – base excess – BE*. Er entspricht der Differenz aus dem tatsächlichen Pufferbasengehalt der Blutprobe und dem physiologischen Pufferbasengehalt (= Gehalt an Anionen, die zur Pufferung normalerweise zur Verfügung stehen). Der *Standardbicarbonatwert* als Bezugswert in mval/l bedeutet Bicarbonatgehalt im Plasma bei 40 mmHg CO_2-Partialdruck und 37° nach O_2-Sättigung des Blutes.

Technik der Mikroblutuntersuchung

Sub partu wird nach dem Blasensprung oder instrumenteller Eröffnung der Fruchtblase der vorangehende Teil endoskopisch mit einem Spezialtubus eingestellt, mechanisch (durch

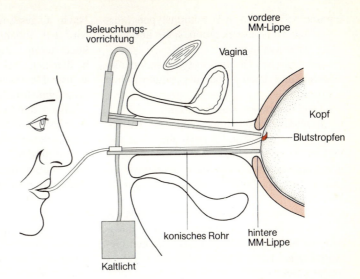

Abb. 133. Schematische Darstellung der Blutentnahme unter der Geburt vom vorangehenden Teil des Feten. (Mikroblutuntersuchung nach E. Saling 1966)

Reiben) eine lokale Hyperämie erzeugt und aus ein bis zwei kleinen Stichincisionen Blut in eine heparinisierte Glascapillare angesaugt und analysiert (Abb. 133).

Bewertung und Interpretation der Befunde

Für die einzelnen Phasen der Geburt existieren Normbereiche – definiert als doppelte Standardabweichung vom Mittelwert – mit denen die gemessenen Größen verglichen und entsprechend beurteilt werden.
Die wichtigsten physiologischen Meßwerte sind
- pH_{act} als meist ausreichender Wert:
    - in der Eröffnungsperiode   pH 7,33
    - Ende der Austreibungsperiode   pH 7,28
- pCO_2 (physikalisch gelöster Anteil CO_2):
    - in der Eröffnungsperiode   44,5 mmHg
    - in der Austreibungsperiode   51,1 mmHg
    (Grenzwerte zwischen 31 und 62 mmHg)
- *Standardbicarbonatwerte – STB* (Alkalireserve):
    - in der Eröffnungsperiode   18,92 mval/l
    - in der Austreibungsperiode   16,48 mval/l
    (Grenzwerte 13–15 resp. 20–23 mval/l)

Abweichungen von der Norm lassen sich empirisch in einer prognostischen Bewertungsskala für den Grad der aktuellen Gefährdung unterteilen. An diesen pH-Bereichen orientiert sich das geburtshilfliche Vorgehen (Tabelle 36).

Indikationen zur Mikroblutuntersuchung

Die Indikationsstellung zur Mikroblutuntersuchung basiert heute auf der laufenden Überwachung des Feten mit Hilfe der Kardiotokographie. Sie wird dann vorgenommen, wenn die Registrierung der fetalen Herzaktion Abweichungen von der Norm erkennen läßt, insbesondere bei:
- suspekter Herz-Basisfrequenz (anhaltende Brady- oder Tachykardie ≤ 120/min oder ≥ 160/min bzw. kurzfristig ≤ 100/min oder ≥ 180/min),

Tabelle 36. Prognostische Bewertung der Mikroblutuntersuchung (MBU)

Physiologischer Bereich:	pH	≥ 7,25	MBU wiederholen, wenn Warnsignal auftritt
Präpathologischer Bereich:	pH	7,24–7,20	Bei Risikogeburt Entbindung, sonst Wiederholung innerhalb von 30 min; bei fallender Tendenz: je nach geburtshilflicher Situation intrauterine Reanimation und/oder Entbindung
Pathologischer Bereich:	pH	< 7,20	Intrauterine Reanimation, Entbindung

- pathologischen Wehenreaktionstypen (ausgeprägte frühe Deceleration, späte und variable Decelerationen),
- pathologischen Oscillationstypen (bei der silenten und bedingt bei der saltatorischen Form),
- schwer deutbarem Kurvenverlauf.

In die Indikationsstellung gehen die Risikosituation der Mutter und der aktuelle Stand und Verlauf der Geburt mit ein. *Die Fetalblutanalyse ist nur dann sinnvoll, wenn auch unmittelbare geburtshilfliche Konsequenzen gezogen werden können.*

Für die Indikationsstellung ist nicht zuletzt die Sicherheit der Aussage über die aktuelle metabolische Situation, d. h. den tatsächlichen Gefährdungsgrad des Feten, maßgebend. Die Zahl der Versager ist mit 1 : 1000 FBU zu vernachlässigen und das fetale Risiko (Blutung aus der Einstichstelle oder Infektion) sehr gering.

Die Amnioskopie

Mit der Entwicklung der Amnioskopie (Saling 1961) wurde der erste Schritt vollzogen, einen direkten Zugang zum Kind für eine prä- und intrapartale Zustandsdiagnostik zu gewinnen.

Die Amnioskopie erlaubt es, den unteren Eipol mit der Vorblase der Sicht zugänglich zu machen und die Beschaffenheit des Fruchtwassers anhand *optischer Kriterien* als Indiz für das Befinden des Feten zu beurteilen.

Technik der Amnioskopie

Man benutzt ein der Weite des Muttermundes entsprechendes Spezialendoskop mit einem Durchmesser von 12, 16 oder 20 mm (ausgestattet mit Obturator und Lichtquelle), das entweder nach Einstellung der Portio im Speculum unter Sicht eingeführt oder unter digitaler Kontrolle transvaginocervical durch den inneren Muttermund an den unteren Eipol herangeleitet wird.

Im Vordergrund steht die Beurteilung der Farbe, insbesondere einer Grünfärbung des Fruchtwassers. Dieses Kriterium beruht auf der Tatsache, daß bei hypoxischen Gefahrenzuständen die Darmperistaltik des Feten stimuliert und Meconium in das Fruchtwasser abgegeben und dadurch eine Grünfärbung der Amnionflüssigkeit herbeigeführt werden kann.

Nach ungestörtem Schwangerschaftsverlauf wird bei annähernd 5% der amnioskopisch überprüften Graviden grünes Fruchtwasser beobachtet, bei Risikoschwangeren jedoch sechsmal häufiger. Die Wertigkeit des Befundes als prognostisches Zeichen wird ferner dadurch umrissen, daß bei ca. 20% der Feten mit meconiumhaltigem Fruchtwasser eine Präacidose oder Acidose besteht. Das bedeutet aber auch, daß in rund 80% keine Gefährdung vorliegt.

Die Amnioskopie liefert somit lediglich Verdachtsmomente für eine potentielle intrauterine Gefahrensituation des Feten, die bereits abgelaufen sein oder noch bestehen kann. Gemessen an den inzwischen entwickelten Überwachungsmethoden, die den momentanen Zustand des Feten resp. des Nasciturus wiedergeben, ist der amnioskopische Nachweis von Meconium nicht länger als Frühwarnsignal zu werten, zumal er bereits eine Folge der hypoxischen Phase darstellt.

Dementsprechend stellt die Amnioskopie heute nur ein zusätzliches Verfahren im Rahmen aller Überwachungsmethoden *vor* und *nach* Geburtsbeginn dar.

Indikation zur Amnioskopie

Präpartal ist die Amnioskopie bei Risikoschwangerschaften angezeigt, die mit einer Placentainsuffizienz bzw. einer herabgesetzten O_2-Versorgung des Feten einhergehen, vornehmlich bei

- Überschreitung des errechneten Geburtstermins,
- gestationsbedingtem Hochdruck,
- Diabetes mellitus,
- intrauteriner Mangelentwicklung.

Das Verfahren wird ab der 38. Schwangerschaftswoche – selten früher – eingesetzt. Voraussetzung ist die Durchgängigkeit des inneren Muttermundes, zumindest für den kleinsten Tubus (s. o.).

Kontrollamnioskopien erfolgen i. allg. alle 2–5 Tage. Kurzfristige Wiederholungen sind bei Verdacht auf Übertragung ab dem 5. Tag der Überschreitung des errechneten Geburtstermins erforderlich.

Eine auffallend geringe Vorwassermenge findet sich bei Oligohydramnie, Präklampsie, Übertragung oder einem intrauterinen Mangelzustand.

Das amnioskopisch nachgewiesene Fehlen der Fruchtblase sichert die Diagnose des vorzeitigen Blasensprunges (s. S. 387).
Nach Geburtsbeginn kann die Methode – auch nach unauffälligem Schwangerschaftsverlauf – als sog. Aufnahmeamnioskopie für die prognostische Beurteilung des Geburtsablaufes eingesetzt werden.
Weiterhin bietet die Anwendung des Amnioskops den Vorteil, die instrumentelle Eröffnung der Fruchtblase sub partu unter Sicht vornehmen zu können (s. S. 206).
Eine strikte Kontraindikation stellt die vaginale Blutung wegen der möglichen Placenta praevia dar.
Die Anwendung der Amnioskopie zum Nachweis des intrauterinen Fruchttodes aufgrund rötlich-bräunlichen (fleischwasserfarbenen) Fruchtwassers oder Gelbfärbung bei M. haemolyticus fetalis ist heute überholt (s. S. 343 u. S. 350).

Bewertung der Befunde

Die Amnioskopie hat trotz der durch die neueren Verfahren eingeschränkten Aussagekraft Vorteile, die ihre Anwendung auch weiterhin nützlich erscheinen lassen: Sie ist eine risikoarme, wiederholbare, materiell und zeitlich wenig aufwendige Suchmethode, die in einfacher Weise auf eine potentielle Gefährdung des Feten aufmerksam macht. Die gebotene Wiederholung in kurzen Abständen garantiert eine engmaschige Überwachung gut umrissener Risikogruppen. Die Befunderhebung schließt außerdem gleichzeitig den Reifezustand der Cervix als wertvolle Information für das weitere geburtshilfliche Vorgehen mit ein.
Man muß sich jedoch darüber im klaren sein, daß der Meconiumnachweis mit Hilfe der Amnioskopie heute ausschließlich diagnostische und nicht unmittelbar geburtshilfliche Konsequenzen hat und nicht mehr und nicht weniger als die Veranlassung zur sofortigen Überwachung mit den verfeinerten Methoden der momentanen Zustandsdiagnostik bildet.

Die Ultraschalldiagnostik

Die Ultrasonographie gehört heute zum unentbehrlichen diagnostischen Rüstzeug im Rahmen der Schwangerenüberwachung. Über das momentane Zustandsbild hinaus erlauben Verlaufskontrollen eine zuverlässige prognostische Beurteilung und liefern die besten differentialdiagnostischen Hinweise auf Entwicklungsstörungen ab der frühen Gravidität. Das geburtshilfliche Handeln kann anhand sicherer Parameter im voraus geplant oder unter der Geburt diagnostisch abgesichert werden.
Als obligatorisch wird daher im Verlauf der Schwangerenvorsorge mindestens eine Ultraschalluntersuchung bis zur 20. SSW und eine weitere 6–4 Wochen vor dem errechneten Geburtstermin verlangt. Bei atypischen Befunden und bei Risikoschwangerschaften (Verdacht auf Placentainsuffizienz mit Mangelentwicklung) sind Kontrollen in kurzen Abständen erforderlich.
Für die großzügige Anwendung der Ultrasonographie in der Geburtshilfe ist ausschlaggebend, daß Ultraschallwellen im Bereich der diagnostisch benötigten Intensitäten nach experimenteller und klinischer Erfahrung keine schädigenden Effekte zur Folge haben. Damit kann auf die nicht unbedenkliche Röntgendiagnostik weitgehend verzichtet werden.
Zur Zeit stehen für die Ultraschalldiagnostik im Prinzip zwei Verfahren zur Verfügung:

Darstellung der Ultraschallechos auf dem Bildschirm: dazu existieren zwei Gerätetypen:

das A-Bild-Verfahren: Die Darstellung erfolgt im eindimensionalen Amplituden- oder Zakkenbild;

das B-Bild-Verfahren: Die Wiedergabe erfolgt im zweidimensionalen Schnittbild entweder über ein Speicheroscilloskop (Compoundscan) oder mit schneller Bildgestaltung (Realtime-scan).
Das zweidimensionale Schnittbildverfahren liefert eine reale, maßstabsgetreue Aufzeichnung der Echos.

Das Doppler-Prinzip: Auf dem Doppler-Phänomen beruht die Ultraschallherztonkontrolle (Callagan 1964). Ultraschallwellen, die auf ein sich bewegendes Objekt treffen, kehren mit veränderter, leicht erhöhter Frequenz zurück, während Ultraschallwellen von einem immobilen Objekt in der gleichen Frequenz reflektiert werden. Auf dieser Basis arbeiten die fetalen Herz/

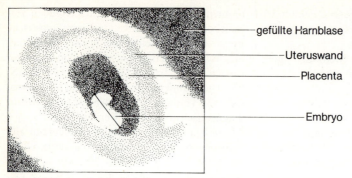

Abb. 134. Längsschnitt durch den graviden Uterus in der 8. SSW p. m. Der Embryo ist in seiner größten longitudinalen Ausdehnung abgebildet, so daß sich elektronisch die Scheitel-Steiß-Länge abgreifen läßt. Die Placenta bedeckt den größten Teil der Uterusinnenwand

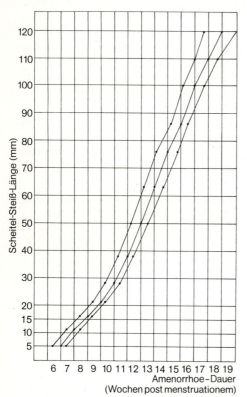

Abb. 135. Bestimmung des Gestationsalters anhand der Wachstumszunahme der Scheitel-Steiß-Länge. *Ordinate:* Scheitel-Steiß-Länge in mm, *Abszisse:* Schwangerschaftsdauer in Wochen p.m. (E. Müller 1980)

Pulsdetektoren, die reflektierte, in ihrer Frequenz geänderte Schallwellen in akustische und/oder optische Signale umwandeln. Eine Registrierung der fetalen Herzfrequenz ist möglich.

Die Ultraschalldiagnostik im 1. Trimenon
Im 1. Trimester stehen folgende Parameter zur Verfügung:
– die Bestimmung des Fruchthöhlendurchmessers, ggf. des Fruchthöhlenvolumens,
– die Messung der Scheitel-Steiß-Länge,
– die Kontrolle der fetalen Herzaktion.

Diese Daten erlauben:
– die frühe Diagnostik der Schwangerschaft,
– die Bestimmung des Gestationsalters,
– den diagnostischen Einsatz bei Verdacht auf eine gestörte Frühschwangerschaft.

Der *Fruchthöhlendurchmesser* läßt sich ab der 7. SSW p. m. mit großer Zuverlässigkeit bestimmen. Seine lineare Zunahme bis zur 12. SSW p. m. ermöglicht eine genaue Aussage über das Gestationsalter. Das *Fruchtsackvolumen* steigt von durchschnittlich 1 ml am Ende der 6. SSW p. m. auf durchschnittlich 100 ml am Ende der 13. SSW p. m. an. Beide Kriterien sind wichtige diagnostische Parameter zur Kontrolle des Wachstums bei Verdacht auf eine gestörte Frühschwangerschaft (s. S. 295 u. Abb. 134).

Die *Fruchtanlage* ist gelegentlich schon am Ende der 5. SSW p. m., häufiger in der 6. SSW p. m. und praktisch immer am Ende der 7. SSW p. m. mit Hilfe des Compound-scan darstellbar.

Die Messung der *Scheitel-Steiß-Länge* ermöglicht die Bestimmung des Gestationsalters und damit des voraussichtlichen Geburtstermins in der Hand des Erfahrenen mit einer Sicherheit von ± 3 Tagen, da das Längenwachstum eine nur gering variierende stete Zunahme erfährt. Der Embryo resp. Fetus wächst zwischen der 9. und 15. SSW p. m. pro Tag durchschnittlich um

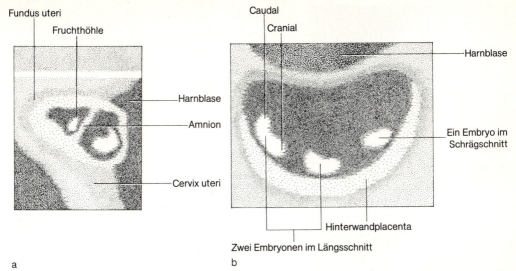

Abb. 136a u. b. Ultrasonographische Diagnose der Mehrlingsschwangerschaft. **a** Biamniale Zwillingsschwangerschaft am Beginn der 8. SSW p. m. (Längsschnitt). Die Größenrelation Embryo : Fruchtwasser entspricht derjenigen von Einlingen. **b** Drillingsschwangerschaft am Ende der 8. SSW p. m. (Querschnitt). Einer der Embryonen ist im Schrägschnitt abgebildet. Die Conceptus zeigen im Vergleich zu Einlingen noch identisches Wachstumsverhalten. Die Fruchthöhle ist in Relation zum Gestationsalter gegenüber der Einlingsschwangerschaft deutlich vergrößert

1,6 mm. Als Folge der zunehmend gekrümmten Lage des Conceptus ist die Scheitel-Steiß-Länge als Maß für die Wachstumsdiagnostik auf die Entwicklungsphase zwischen der 7. und 14. SSW p. m. begrenzt (Abb. 134 u. 135).

Die Basisinformation für *das Leben der Frucht* liefert die Aufzeichnung der *Herzaktion*. Sie läßt sich mit geeigneten Geräten und entsprechender Erfahrung erstmals um den 50. Tag p. m. nachweisen. Die Basisfrequenz der embryonalen/fetalen Herzaktion steigt von durchschnittlich 123 Schlägen pro Minute (Spm) in der 7. SSW p. m. auf 171 Spm in der 9. SSW p. m. und pendelt sich dann auf eine mittlere Rate von 147 Spm ein. Dieser Wechsel der embryonalen/fetalen Herzfrequenz erklärt sich durch die funktionelle Differenzierung des Herzens, insbesondere der Vorhöfe.

Mit Hilfe der Ultraschall-Doppler-Geräte lassen sich die Bewegungen der Herzwand des Feten gelegentlich schon in der 10. SSW p. m., regelmäßig und sicher ab der 12. SSW p. m. feststellen und – auch für die Mutter! – hörbar machen (s. S. 174).

Eine *Mehrlingsschwangerschaft* läßt sich frühestens ab der 5.SSW p. m. durch den Nachweis mehrfacher Fruchtanlagen diagnostizieren (Abb. 136 a u. b). Dabei ist jedoch zu beachten, daß ein gewisser Anteil von Mehrlingsfruchtanlagen innerhalb des 1. Trimesters partiell oder ganz zugrunde geht. Häufiger als bisher angenommen, kommt es zur Reduzierung auf nur eine Frucht. Vorsichtshalber teilt man daher der Graviden die Diagnose erst dann mit, wenn die individuelle Herzaktion eines jeden der Mehrlinge getrennt und sicher nachgewiesen ist.

Aufgrund der diagnostisch zuverlässigen Parameter nimmt die Ultraschall-(Verlaufs-)Kontrolle einen festen Platz bei der Aufdeckung von Entwicklungsstörungen ein. Sie ist vor allem indiziert bei Blutungen in der Frühschwangerschaft, wenn es um den Nachweis oder Ausschluß eines (einer)

– verhaltenen Abortes (missed abortion – Windei, Abb. 137, s. S. 297),
– intakten Gravidität bei Abortus imminens,
– Blasenmole (Abb. 138, s. S. 310),
– Uterus myomatosus plus Gravidität,
– Extrauteringravidität (Abb. 139, s. S. 307)

geht.

Speziell bei einem Abortus imminens lassen sich mit Hilfe der Ultraschalldiagnostik eindeutige Hinweise auf das weitere Vorgehen gewinnen (s. S. 295).

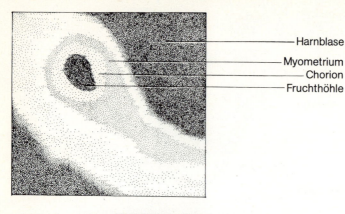
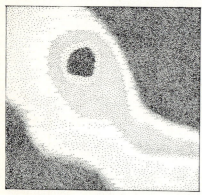
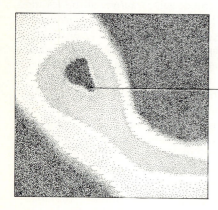

Abb. 137. Windei (blighted ovum). In chronologischer Abfolge durch Kontrollen am 48., 51. und 54. Tag p. m. lassen sich die charakteristische Abnahme der Fruchthöhlendiameter und der Reflexionsintensität des Trophoblasten sowie die Entrundung der Fruchthöhle durch Turgorverlust nachweisen. Embryonale Strukturen fehlen

Für die Relation zwischen intakter und gestörter Fruchtentwicklung wurden ultrasonographisch folgende Frequenzen ermittelt:
Annähernd die Hälfte der Schwangerschaften erwies sich als intakt; nur noch bei 10% von diesen kam es später zu einem Abort. Bei rund einem Viertel der Beobachtungen ließ sich ein Abortivei (Windei) nachweisen, ebenso häufig ein verhaltener Abort (missed abortion) und bei ca. 3% eine Blasenmole.
Das bedeutet, daß sich bei der Hälfte der Schwangeren mit den Zeichen eines Abortus imminens durch die sichere Diagnose der gestörten Fruchtentwicklung ein unnötiges Abwarten und Maßnahmen der symptomatischen Therapie vermeiden lassen.

Die Ultraschalldiagnostik im 2. und 3. Trimenon

Die Ultraschallbiometrie ist die Methode der Wahl, um nach Beginn des 2. Trimesters die *Größe des Feten* in utero zu bestimmen und daraus das genaue *Gestationsalter, das Gewicht* und den *Entwicklungsstand* abzuleiten. Dazu stehen nun anstelle der Scheitel-Steiß-Länge der *biparietale Durchmesser des kindlichen* Kopfes und die *Thoracoabdominometrie* zur Verfügung. Diese Parameter gewinnen im 3. Trimenon an

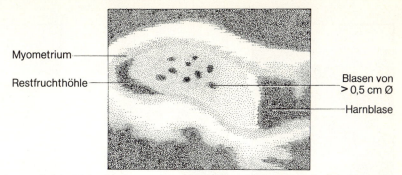

Abb. 138. Blasenmole (Längsschnitt). Kleine blasige Strukturen liegen unterhalb des Auflösungsvermögens. Vereinzelt kommen größere Blasen zur Darstellung; oft ist eine deformierte Restfruchthöhle zu erkennen

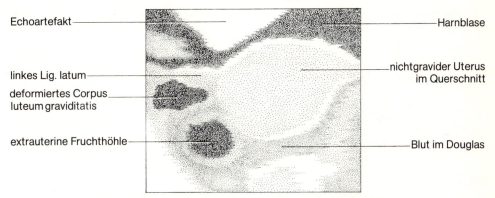

Abb. 139. Linksseitige Tubargravidität (Querschnitt suprasymphysär). Die betroffene Tube und das Corpus luteum graviditatis sind dargestellt. Retrouterin im Douglas-Raum läßt sich Blut als echoleeres Areal nachweisen. Der nichtgravide (leere) Uterus ist im Querschnitt sichtbar

Bedeutung, wenn der Verdacht auf eine fetale Mangelentwicklung besteht (s. S. 337).

Die *Cephalometrie* ergibt die zuverlässigsten Werte bei kombinierter Anwendung von A- und B-Scan-Technik. Im Vergleich zu Standardwachstumskurven für den biparietalen Durchmesser kann der individuelle Wert zur Feststellung des Gestationsalters und – bei bekannter Tragzeit – des Entwicklungsstandes des Feten benutzt werden (Abb. 140).

Zur genaueren Diagnose von Wachstumsstörungen eignen sich die am Rumpf des Feten gewonnen Meßdaten wie der quere *Thoraxdurchmesser* und der größte abdominale *Querdurchmesser*. Sie erlauben anhand von Normwertkurven und -tabellen bessere Rückschlüsse auf das Gewicht des Feten, vor allem dann, wenn bei geeigneter Position des Feten zusätzlich *Umfangmessungen des Thorax* und des Abdomen im Bereich der größten Circumferenz eingesetzt werden können.

Zur exakten Bestimmung des Gestationsalters *und* des Gewichtes werden Cephalometrie und Thoracometrie kombiniert angewendet. Der *Kopf-Thorax-Index* gibt zugleich Aufschluß über die entsprechenden Körperproportionen. In die Bestimmungen geht mit ein, daß die Wachstumsgeschwindigkeiten von Kopf und Rumpf während der normalen Entwicklung differieren. Der tägliche Zuwachs des biparietalen Durchmessers fällt im 3. Trimester signifikant ab, während die Wachstumsraten des thorakalen Durchmessers im 2. und 3. Trimenon konstant bleiben, so daß gegen Ende der Tragzeit ein Verhältnis beider Durchmesser von 1 : 1 erreicht wird.

Spätestens ab der 15. SSW p. m. sind die *Wirbelsäule* und bald auch die *Extremitäten* auszumachen.

Mit hochleistungsfähigen Grauwertgeräten kann man ca. ab der 15. SSW p. m. zunehmend auch einzelne innere Strukturen beurteilen, so das Herz und die Aorta, die Nabelvene bzw. den Ductus venosus Arantii, die

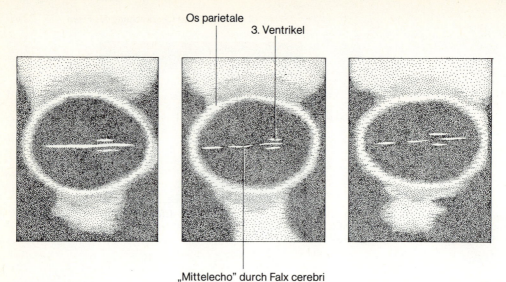

Abb. 140. Biparietaler, frontooccipitaler Querschnitt in der 34. SSW p. m. zur Messung der zugehörigen Durchmesser des fetalen Schädels

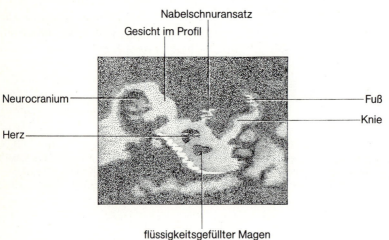

Abb. 141. Fetus im sagittalen Längsschnitt (19. SSW p. m.). Simultane Darstellung von Kopf und Körperproportionen, der Wirbelsäule, der Bauchdecken, des Nabelschnuransatzes, des Füllungszustandes von Magen und Blase

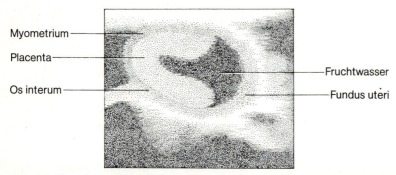

Abb. 142. Placenta praevia totalis (24. SSW p. m.). Die Placenta überdeckt vollständig den inneren Muttermund. Der gewählte Schrägschnitt bringt das untere Uterinsegment zur Darstellung und erlaubt gleichzeitig das „Ausblenden" fetaler Körperteile

Nieren und gelegentlich auch Magen und Darm. Die gefüllte *Harnblase* läßt sich ab der 24. SSW p. m. sichtbar machen. Die Urinproduktion steigt von täglich 9,6 ml in der 30. SSW auf 27,3 ml durchschnittlich in der 40. SSW p. m. Bei Kindern mit *pränataler Hypotrophie* ist auch die Urinproduktion für das Gestationsalter zu gering. Bei *Nierenagenesie* fehlt die Füllung der Harnblase, ebenso bei einem *intrauterin abgestorbenen Feten* (s. S. 343). Die *männlichen Geschlechtsorgane* sind zuweilen erkennbar.
Die *Atembewegungen* des Feten werden an rhythmischen Formveränderungen erkennbar und betragen 40–50/min. Wahrscheinlich existieren verschiedene Atemfrequenzmuster, deren Korrelation mit dem kindlichen Befinden zwar sicher, aber diagnostisch noch nicht eindeutig zu beurteilen ist.

Die Ultraschallplacentographie

Die ultrasonographische Placentadiagnostik stellt heute das Verfahren der Wahl zur Lokalisation und Darstellung der Placenta dar (Abb. 142). Die Diagnose des *Placentasitzes* ist von geburtsprognostischer Bedeutung bei Blutungen in der Früh- und Spätgravidität, auch im Zusammenhang mit Lageanomalien der Frucht. Als unentbehrlich hat sich die ultrasonographisch bestimmte Lokalisation der Placenta vor jeder diagnostischen Amniocentese im 2. und 3. Trimester erwiesen (Abb. 142, s. unten u. S. 109). Die verfeinerte Diagnostik liefert Auskunft über die Größe (Ausdehnung) und Dicke der Placenta bei Verdacht auf intrauterine Mangelentwicklung und Erkrankungen des Feten (s. S. 337).

Von allgemeiner Bedeutung ist, daß sich mit der Größenzunahme des Uterus die Placentahaftfläche in ihrer Relation zur Uterusinnenfläche ändert. Die Placenta nimmt anfänglich ein verhältnismäßig größeres Areal der Uteruswand ein als in der fortgeschrittenen Gravidität. Dadurch kann eine im 1. Trimenon festgestellte Placenta praevia totalis mit Fortgang der Schwangerschaft zu einer Placenta praevia partialis oder zu einer Placenta mit tiefem Sitz werden. Im Rahmen der pränatalen Diagnostik ist dies von Belang, weil z. B. bei einer Vorderwandplacenta ein Abwarten von 10–14 Tagen genügt, um die Amniocentese im placentafreien Raum durchführen und damit eine transplacentare Punktion vermeiden zu können (s. S. 109).

Die Messung der *Ausdehung* und *Dicke* der Placenta vermittelt wichtige Rückschlüsse: Der Verdacht auf eine Placentainsuffizienz im Zusammenhang mit einer Mangelentwicklung der Frucht kann durch den Befund einer kleinen Placenta gestützt werden, während eine auffallend große Placenta zur prognostischen Beurteilung bei Feten diabetischer Mütter und beim Hydrops fetalis des M. haemolyticus fetalis angetroffen wird.

Der Einsatz der Ultrasonographie zur Diagnostik congenitaler Anomalien und pränataler Erkrankungen des Feten

Dank der Vielzahl der Beurteilungskriterien und der gewonnenen Erfahrungen lassen sich eine Reihe congenitaler Defekte und fetaler Erkrankungen bereits intrauterin ultrasonographisch aufdecken. Ihre Zahl nimmt angesichts der rapiden Entwicklung verfeinerter Darstellungstechniken stetig zu.
Den Verdacht auf Entwicklungsstörungen erwecken ein abnormes Wachstumsmuster und/oder abnorme Körperstrukturen des Feten. Überschreitet das Maß des biparietalen Durchmessers die 2-σ-Grenze, so muß an eine Mißbildung, vor allem an einen *Hydrocephalus* gedacht werden. Der Verdacht erhärtet sich, wenn die erweiterten Ventrikel, eine Hernia cerebri media, erkannt werden können (s. a. Abb. 140). Ein thanatophorer Zwergwuchs fällt frühzeitig durch überdurchschnittliche Schädelmaße im Verhältnis zur reduzierten Rumpfgröße auf.
Ein abnorm kleiner biparietaler Kopfdurchmesser – wiederum in Relation zu den Rumpfmaßen – spricht für eine *Mikrocephalie* und die potentiell damit verknüpften Fehlbildungen (z. B. eine Transposition der großen Gefäße, ein Potter-Syndrom – die zugehörige Nierenagenesie ist durch die fehlende Füllung der Harnblase differentialdiagnostisch einzuengen –, multiple Mißbildungen einschließlich chromosomal bedingter, mit Mikrocephalie einhergehender Defekte). Frühzeitig ist aus abweichenden, resp. fehlenden Schädelkonturen eine *Anencephalie* zu erkennen (Abb. 143). Defekte des knöchernen Schädels, ein Fehlen von Hals- und Brustwirbel mit daraus resultierender extremer Deflexion des Kopfes sind der Ultrasonographie zugänglich. Eine *Myelomeningocele* kann je nach Ausdehnung vom Erfahrenen bei entsprechender apparativer Ausstattung diagnostiziert werden. Ohne Schwierigkeiten läßt sich das *Hydramnion* erkennen. Die Feststellung der Polyhydramnie macht die intensive Suche nach Mißbildungen des Feten erforderlich (s. S. 385).
Eine charakteristische *Doppelkontur des Schädels* mit pathologischer Verdickung oder Abhe-

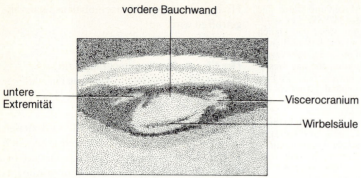

Abb. 143. Anencephalus im sagittalen Längsschnitt (14. SSW p.m.) Die Halswirbelsäule geht cranial in amorphe Echostrukturen über, die dem meist ebenfalls mißgebildeten Viscerocranium entsprechen. Das Neurocranium fehlt

bung der Kopfschwarte vom Schädeldach findet sich bei:
- M. haemolyticus fetalis (durch Ödem),
- schwerem Hydrops fetalis aus anderen Gründen, z. B. bei Herzfehler,
- Fetopathia diabetica (durch subcutanes Fettgewebe),
- intrauterinem Fruchttod.

Der intrauterine Fruchttod läßt sich außer durch Doppelkonturierung des Schädels – entsprechend dem Spalding-Zeichen der Röntgendiagnostik – durch fehlende Herzaktion und Pulsation der fetalen Gefäße sowie durch Abknickung der Wirbelsäule differentialdiagnostisch abklären und mit Sicherheit verifizieren.

Abnorme Weichteilstrukturen wie eine Omphalocele, Cystenniere, Hydronephrose und Struma congenita sowie ein Steißteratom sind mit Hilfe leistungsfähiger Ultrasonographen erkennbar.

Spezielle Ultraschalldiagnostik vor und unter der Geburt

Der diagnostische Einsatz der Ultrasonographie in unmittelbarem Zusammenhang mit der prognostischen Beurteilung und Leitung der Geburt dient aufgrund der angeführten Parameter zur:
- Verifizierung von Lageanomalien, z. B. bei starker Adipositas,
- Lokalisation der Placenta (Placenta praevia mit Blutungen in der Spätschwangerschaft resp. unter der Geburt, s. a. Abb. 142),
- Diagnose und Lokalisation der Abruptio placentae.

Einen weiteren Anwendungsbereich in der späten Schwangerschaft stellt die *Ultrasonopelvimetrie* bei Verdacht auf ein verengtes Becken dar. Solange der kindliche Kopf noch keine Beziehung zum Becken aufgenommen hat, ist es mit Hilfe des Schnittbildverfahrens möglich, die mütterliche Wirbelsäule, das Promontorium und die Symphyse darzustellen und die Messung der Conjugata vera im (gleichzeitig aufscheinenden) eindimensionalen Bild exakt vorzunehmen. Durch die zusätzliche Bestimmung des biparietalen Durchmessers läßt sich ein Mißverhältnis zwischen kindlichem Kopf und mütterlichem Becken frühzeitig erkennen und die Sectio caesarea präventiv planen. Auch bei einer Beckenendlage erlaubt die antepartale Bestimmung der Relation zwischen mütterlichem Becken und dem nachfolgenden Kopf, das geburtshilfliche Vorgehen prospektiv zu planen.

Biochemisch-endokrinologische Überwachungsmethoden

Immunologischer Schwangerschaftstest

Die biologischen und immunologischen Schwangerschaftsreaktionen beruhen alle auf dem Nachweis des Choriongonadotropin (HCG = humanes Choriongonadotropin), das vom Syncytiotrophoblasten als erstes Hormon gebildet wird und nach der Implantation und Aufnahme des Kontaktes mit den mütterlichen Blutgefäßen in zunehmend hohen Mengen im

Blut und Harn der Mutter erscheint (s. S. 140 u. Abb. 144). Wie alle Glykoproteide besteht es aus α- und β-Untereinheiten. Die α-Untereinheit hat ein Molekulargewicht von 18000, die β-Untereinheit von 28000. Die Konzentrationen in den Körperflüssigkeiten zeigen einen steilen Anstieg und Abfall mit einem Maximum zwischen dem 80.–100. Tag post conceptionem.

Die früher gebräuchlichen biologischen Schwangerschaftstests sind seit einigen Jahren verlassen, da sie durch die einfacheren und schnelleren immunologischen Schwangerschaftstests ersetzt werden konnten. Diese stehen als Ampullen- oder Objektträgertest zur Verfügung.

Die *immunologische Schwangerschaftsreaktion* beruht auf der Erzeugung von Antikörpern bei Tieren gegen das als Antigen wirksame Choriongonadotropin. Das Prinzip besteht in der Agglutination und kompetitiven Agglutinationshemmungsreaktion; als Träger des Antigens dienen Erythrocyten oder Latexkörnchen, die an ihrer Oberfläche HCG binden. Die Zugabe eines HCG-Antiserums bewirkt eine Agglutination dieser Partikel.

Wird freies Antigen in Form von HCG-haltigem Urin hinzugefügt, so reagieren die Antikörper mit diesem HCG aus dem Harn und sind danach nicht mehr frei für die Agglutinationsreaktion mit den HCG-sensibilisierten Erythrocyten oder Partikeln. Es kommt zu einer kompetitiven Agglutinationshemmung: Der Test ist positiv. Ist die Frau nicht schwanger, enthält der Urin also kein HCG, so reagiert das zugefügte Antiserum mit den HCG-beladenen Partikeln. Es erfolgt eine Agglutination und der Schwangerschaftstest ist somit negativ. Das Ergebnis liegt nach etwa 2 min vor. In der Reagenzampulle wird es als Ring (positiv) oder als diffuse Sedimentation (negativ) abgelesen. Bei Verwendung des Objektträgerverfahrens ist der Schwangerschaftstest positiv, wenn die Agglutination ausbleibt und negativ, wenn sie eintritt.

Die Empfindlichkeit der im Handel angebotenen immunologischen Schwangerschaftstests wie Chorignost, Gonavislide, Gravindex, Prepurex, Pregnex, Pregnosticon und UCG-Test ist auf etwa 1000–1500 IE HCG pro Liter Urin eingestellt. Diese Konzentration im Harn wird bei einer normalen Gravidität 10–12 Tage nach Ausbleiben der Regelblutung erreicht. Zu diesem Zeitpunkt ist demnach frühestens eine po-

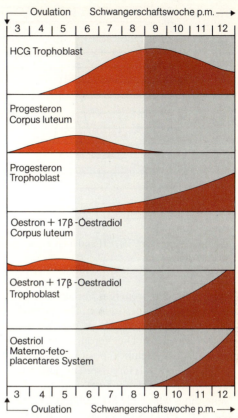

Abb. 144. Verlaufskurven der vom Corpus luteum sowie vom Syncytiotrophoblasten gebildeten Hormone bis zur 12. Schwangerschaftswoche. (J. Zander u. B. Nitsch 1977)

sitive Reaktion zu erwarten. Die diagnostische Sicherheit liegt bei etwa 99%. Auf methodische Fehler als Ursache falscher Ergebnisse wird in den Anweisungen hingewiesen. Falsch positive Tests sind selten. Sie beruhen auf einer Kreuzreaktion mit hypophysärem LH, das in dem nicht völlig HCG-spezifischen Test immer mit bestimmt wird. Erhöhte LH-Spiegel (> 150000 IE/l) finden sich um die Ovulation, auch bei entzündlichen Erkrankungen oder bei Einnahme bestimmter Medikamente, die den LH-Spiegel erhöhen (z. B. Reserpin, Alphamethyldopa und Psychopharmaka). Eine Sekretion von HCG kommt auch bei einigen genitalen und extragenitalen Tumoren vor; der Nachweis dient als Tumor-Marker. Bei Verdacht auf Mehrlingsgraviditäten, auf eine gestörte Schwangerschaft oder Trophoblasttumoren kann eine halbquantitative Bestimmung von HCG diagnostisch von Nutzen sein, um die ungefähre

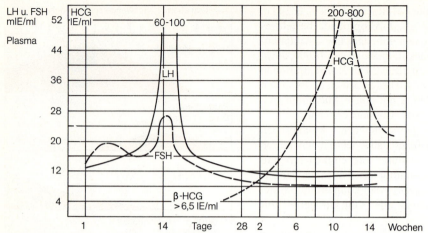

Abb. 145. Werte von FSH, LH und β-HCG im Cyclus und in den ersten 14 Wochen der Schwangerschaft

Höhe und den weiteren Verlauf der HCG-Konzentration zu bestimmen. Hierzu wird eine Verdünnungsreihe des Harns mit destilliertem Wasser angesetzt. Die Verdünnungsstufe, bei der noch eine deutlich positive Reaktion erkennbar ist, wird als Grenzwert angegeben (z. B. HI-Gonavis-2-Stunden-Test).

Neuerdings wurde die Spezifität und Genauigkeit des HCG-Nachweises im Blutplasma durch Einführung des Radioimmunoassays erheblich verbessert. Mit ihm wird die β-HCG-Untereinheit spezifisch erfaßt, so daß LH nicht mehr mitbestimmt wird (s. S. 137). Neben dem Radioimmunoassay ist auch die Bestimmung durch den kompetitiven Proteinbindungstest möglich geworden, der mit Bindung von HCG an Zellmembranen arbeitet, die aus Corpora lutea von Rindern gewonnen wurden. Mit diesen beiden Verfahren ist HCG bereits 8–12 Tage nach der Ovulation, also vor Ausbleiben der Regel, nachweisbar. Die untere Grenze der Empfindlichkeit des Tests liegt bei 6 IE HCG/ml Plasma. Die Werte steigen rasch bis zu einem Gipfel von < 50 IE um den 80. Tag an, danach tritt ein Abfall auf 10–20 Einheiten bis zum Ende der Schwangerschaft ein. Im 10. Monat kann oft ein zweiter, kleinerer Gipfel nachgewiesen werden (Ab. 145 u. 147).

Hormonbestimmungen zur Schwangerschaftsüberwachung

Durch die radioimmunologische Messung (Radioimmunoassay = RIA) des β-HCG (spezifische Seitenkette des HCG) ist es heute möglich, das Vorhandensein einer Schwangerschaft bereits kurz nach der Implantation des Eies und noch vor Ausbleiben der Regel (25.–26. Tag post menstruationem) festzustellen. Die Spezifität des HCG-Nachweises wurde durch die β-HCG-Bestimmung erheblich verbessert, da die immunologischen Tests bisher immer eine unerwünschte Kreuzreaktion mit hypophysärem LH zeigten (s. S. 229).

HCG-Bestimmungen

Im Verlauf der Schwangerschaft steigt das HCG zu einem Maximum zwischen dem 80. und 120. Tag an, um danach rasch zu bis an den Entbindungstermin heran etwa gleichbleibenden Werten abzusinken (Abb. 145). Die Bestimmung von HCG hat nur im ersten Drittel der Schwangerschaft diagnostische Bedeutung, insbesondere zum Nachweis der eingetretenen Gravidität (Schwangerschaftstest, s. S. 229), auch der Extrauteringravidität und der Blasenmole oder des Chorionepithelioms. Bei Trophoblasttumoren hat die Bestimmung von HCG, insbesondere von β-HCG, für die Diagnose, die Verlaufsbeurteilung und den Nachweis von Rezidiven großen Wert und stellt daher einen idealen „Tumor-Marker" dar. Im Falle einer drohenden Fehlgeburt kann ein absin-

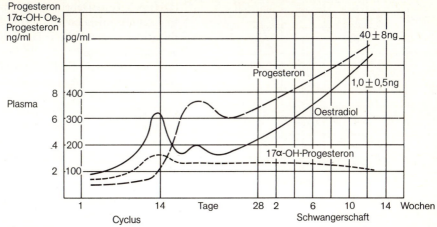

Abb. 146. Werte von Progesteron, 17α-OH-Progesteron und Oestradiol im Plasma während des Cyclus und der ersten 14 Wochen der Schwangerschaft

kender HCG-Spiegel Hinweis auf die schlechte Prognose geben, bei missed abortion liegen die HCG-Konzentrationen niedrig. In diesem diagnostischen Bereich ist jedoch die HCG-Bestimmung durch die Ultraschalldiagnostik weitgehend ersetzt (s. S. 223), zumal die HCG-Werte relativ langsam absinken, so daß die aktuelle HCG-Bestimmung den Ereignissen nachhinkt.

Oestriol- und Gesamtoestrogenbestimmungen

Die *Oestrogene* Oestron-Oestradiol, aber insbesondere Oestriol, steigen in der Schwangerschaft kontinuierlich und von der 30. SSW steil an (Abb. 146). Zwischen Oestron-Oestradiol und dem Volumen sowie dem Gewicht der Placenta besteht eine enge Beziehung. Oestriol korreliert dagegen mehr mit dem Gewicht des Feten und der Größe sowie dem Gewicht seiner Nebennierenrinden, aus deren Zone X die Hauptvorläufer für die placentare Oestrogenbildung stammen.

Oestriol und Gesamtoestrogene im 24-Stunden-Harn oder freies Oestriol im Blutplasma zeigen eine gute Korrelation mit dem Zustand des Embryo und des Feten. Von der 8.–16. SSW an geben Oestrogenbestimmungen einen wichtigen Anhalt für die Intaktheit einer Schwangerschaft und für die Prognose einer drohenden Fehlgeburt. Später, nach der 34. SSW, sind sie für die Überwachung der gefährdeten Schwangerschaft zusammen mit anderen Hormonparametern wie HPL und dem Oxytocinbelastungstest von Wert. Besonders die Bestimmungen von Oestriol zeigen aus den obengenannten Gründen enge Beziehung zum Befinden der Frucht, da eine Beeinträchtigung ihres Zustandes sogleich zu einer Herabsetzung der Bildung fetaler adrenaler Oestrogenvorläufer führt. Die Oestrogensynthese in der Placenta ist darüber hinaus in hohem Grade sauerstoffempfindlich. Außer bei Placentainsuffizienz können die Oestrogenwerte auch bei schweren Mißbildungen der Frucht, bei Enzymmangelzuständen der Placenta (z. B. Sulfatasemangel) und bei Verwendung bestimmter Medikamente (Antibiotica, Tuberkulostatica) erniedrigt sein.

Die prospektive Sicherheit der Oestriolbestimmungen liegt bei etwa 70%. Versager mit falsch-positiven oder falsch-negativen Ergebnissen sind also möglich, erfahrungsgemäß insbesondere bei mütterlichem Diabetes mellitus und der Erythroblastose (s. S. 270 u. 348). Zur Erhöhung der Sicherheit sind daher bei Untersuchungen im Harn exakte Sammeltechnik und kontrollierte Bestimmungsverfahren erforderlich. Die Messungen sollen möglichst täglich erfolgen, um eine Verlaufsbeurteilung zu ermöglichen. Stichproben in größerem Abstand sind von geringem Wert, zumal ein Absinken überraschend innerhalb von 24–48 st erfolgen kann. Nach Möglichkeit sollten mehrere Verfahren gleichzeitig verwendet werden, z. B. Oestrogene und HPL-Bestimmungen, ergänzt durch weitere Tests (z. B. Oxytocinbelastungstest), um zu einer möglichst zuverlässigen Entscheidungsgrundlage zu kommen.

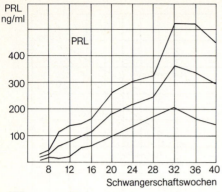
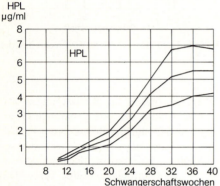
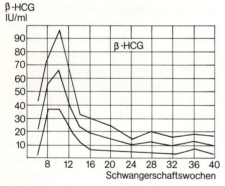

Abb. 147. Verlaufskurven von hypophysärem Prolactin (PRL), placentarem Lactogen (HPL) und β-HCG in der normalen Schwangerschaft

Dehydroepiandrosteronsulfat-Belastungstest (DHEA-S-Test)

Zusätzliche Information über die Placentafunktion gibt bei fraglichen Hormonwerten der Dehydroepiandrosteronsulfat-Belastungstest (DHEA-S-Test). Dabei wird der Placenta durch intravenöse Injektion von 50 mg DHEA-S an die Schwangere eine hohe Dosis dieses Oestrogenvorläufers angeboten. Die Verstoffwechselung des Steroids in der Placenta wird durch die Bestimmung von Oestron oder Oestradiol im Plasma gemessen, und Art sowie Höhe des Oestrogenanstiegs werden nach einem Punktesystem beurteilt. Die Korrelation dieses Funktionstests mit kindlichen Parametern wie APGAR- und pH-Wert liegt bei über 80%, zeigt also deutlich bessere Ergebnisse als die rein statische Oestrogenbestimmung.

Wenn zur Verbesserung der Lungenreife bei drohender Frühgeburt Betamethason verabfolgt werden muß, tritt dieses der Mutter injizierte Corticosteroid durch die Placenta hindurch und hemmt die fetale hypophysäre ACTH-Synthese und -sekretion und damit die Cortisol- und DHEA-S-Produktion der fetalen Nebennierenrinde. Durch das Absinken dieses placentaren Oestrogenvorläufers sinkt der Oestrogenspiegel im Plasma und Harn der Schwangeren auf niedrige Werte ab. Während dieser Tage sind daher Oestrogenbestimmungen unbrauchbar. Mit dem DHEA-S-Test, der auch nach Corticosteroidgaben voll anwendbar ist, läßt sich diese Zeit überbrücken. Die Geschwindigkeit, mit welcher der Oestrogenspiegel der Mutter nach der Corticosteroidhemmung wieder zur Norm ansteigt, kann zusätzlich als Maß für den Funktionszustand der fetoplacentaren Einheit verwendet werden. Je rascher die Werte ansteigen, desto günstiger ist die Prognose zu stellen, je langsamer (mehr als 5 Tage), desto ungünstiger.

Bestimmungen von Oestetrol (15α-OH-Oestriol), Progesteron, 17α-Hydroxyprogesteron, Pregnandiol, Oxytocinase, hitzestabiler alkalischer Phosphatase, 17β-Oxidoreductase oder schwangerschaftsspezifischem Protein haben sich bisher zur Schwangerschaftsüberwachung als weniger geeignet erwiesen. Der quantitative HPL-Nachweis erlaubt eine Aussage über die Placentafunktion; die Zuverlässigkeit ist allerdings umstritten.

19. Medikamentöse Beeinflussung – Steuerung – der Wehentätigkeit

Basierend auf den Erkenntnissen der Wehenphysiologie (s. S. 195) stehen heute wirksame Pharmaka sowohl zur Auslösung und Förderung von Uteruskontraktionen als auch zur Wehenhemmung zur Verfügung. Die differente Wirkungsweise der einzelnen Stoffgruppen begrenzt die Anwendungsgebiete, verlangt eine strikte Indikationsstellung und – im Hinblick auf Nebenwirkungen – eine vorsichtige individuelle Dosierung.

Wehenauslösung – Wehenverstärkung

Zur Auslösung bzw. Steigerung der Uterusaktivität stehen als *„Wehenmittel"* zur Verfügung:
- Oxytocin,
- Prostaglandine,
- Mutterkornalkaloide (Secalepräparate).

Oxytocin

Oxytocin, das als körpereigenes Proteohormon bei der Wehenauslösung eine mitentscheidende Rolle spielt (s. S. 196), steht in vollsynthetischen, chemisch reinen Präparaten zur Verfügung, z. B. das Octopeptid Syntocinon, und ist nach internationalen Einheiten standardisiert. (Das aus tierischen Hypophysen gewonnene Hypophysin ist nicht frei von Vasopressin und den damit verknüpften Nebenwirkungen, z. B. einer Hypoxie des Feten.)
Voraussetzung für die aktivitätssteigernde Wirkung des Oxytocin ist eine bereits angebahnte Wehenbereitschaft bzw. die Ansprechbarkeit des Uterusmuskels.

Indikationen

Die Hauptindikationsgebiete sind:

in der späten Schwangerschaft:
- der Oxytocinbelastungstest (s. S. 217),
- Einleitung der Geburt (s. S. 203);

unter der Geburt:
- Behandlung der abnormen Wehentätigkeit (Hypoaktivität), wobei das Oxytocin nicht nur einen stimulierenden, sondern auch koordinierenden Effekt entfaltet;

nach der Geburt des Kindes:
- anläßlich der Sectio caesarea nach Entwicklung des Kindes,
- bei atonischen Nachblutungen.

Bezüglich der Dosierung gilt vor und unter der Geburt die Regel, entsprechend der individuellen Oxytocinempfindlichkeit des Uterus mit der geringsten Menge des Wirkstoffes auszukommen. Daher ist die kontinuierliche Zufuhr per infusionem vor und unter der Geburt die Applikationsform der Wahl, wobei der exakt einstellbaren Infusionspumpe gegenüber der Tropfinfusion der Vorzug zu geben ist. Als Richtdosis können 3–4 mE/min angesehen werden, die in allmählich steigernder Dosis erreicht und nur gelegentlich überschritten werden müssen.
Die Oxytocinapplikation ante- und subpartal setzt die *kontinuierliche Kardiotokographie* zur Kontrolle der Frequenz und des Typus der Wehen sowie der fetalen Herzaktion voraus.
Nur in der Plazentarperiode und bei atonischen Nachblutungen kann höher und per injectionem dosiert werden.

Im Wochenbett wird die buccale oder nasale Applikation (Nasenspray) als zusätzlicher Anreiz beim Ingangkommen der Lactation empfohlen (s. S. 251)

Komplikationen – Kontraindikationen

Die nicht individuell gesteuerte Applikation birgt die Gefahr der Überdosierung mit Hyperaktivität, vor allem mit einem *Anstieg des Basaltonus,* mit der Gefahr der Uterusruptur für die Mutter und – als Folge der Minderdurchblutung – der *Hypoxie des Feten.*
Deuten die Überwachungsparameter auf eine Überdosis hin, muß sofort eine Tokolyse und ggf. die Beendigung der Geburt vorgenommen werden.
Wegen dieser Risikofaktoren ist die Wehenstimulierung durch Oxytocin *kontraindiziert* bei:

- Mißverhältnis zwischen Kopf und Becken,
- Lageanomalien,
- Status nach früherer Sectio caesarea (mit Einschränkung als relative Kontraindikation),
- Status nach gynäkologischen Operationen am Uterus mit Eröffnung des Cavum uteri (Myomenucleation, Metroplastik),
- vorzeitiger Placentalösung.

Prostaglandine

Sie sind ebenso wie Oxytocin bei der Auslösung der physiologischen Wehentätigkeit als wesentlicher Wirkungsfaktor beteiligt (s. S. 195). Unter klinischen Aspekten haben sie den Vorteil, daß keine Wehenbereitschaft vorhanden sein muß. Sie vermögen daher auch in der frühen Schwangerschaft das ruhigstellende Sicherungssystem zu durchbrechen und Kontraktionen am Uterus auszulösen, und zwar im Fundus stärker als in den caudalen Abschnitten.

Gebräuchlich sind entsprechend dem physiologischen Vorkommen die natürlichen, primären Prostaglandine E_2 und $F_{2\alpha}$ (s. S. 195). Sie haben eine kurze Wirkungsdauer, da sie schnell metabolisiert resp. inaktiviert werden.

Nebenwirkungen

Aufgrund der Verbreitung der Prostaglandine in praktisch allen Zellen und Geweben des Organismus und der vielfältigen pharmakologischen Reaktionsmöglichkeiten ist in Abhängigkeit von dem verwendeten Prostaglandin, seiner Dosierung und Applikationsform mit Nebenwirkungen, vor allem an Verdauungs- und Respirationstrakt sowie der Gefäßmuskulatur, zu rechnen. So kommt es vornehmlich bei *intravenöser* oder *oraler* Verabfolgung verstärkt zu wiederholten Episoden von gastrointestinalen Reaktionen wie Nausea, Vomitus und Diarrhoe, sowie zu abdominalen oder thorakalen Schmerzen, Husten, Kopfschmerzen, Sehstörungen. An der Injektionsstelle entwickelt sich häufig eine Thrombophlebitis. Die genannten Nebenerscheinungen sind bei Verwendung synthetischer, modifizierter Methylprostaglandine in Abhängigkeit von der Dosis und Dosisverteilung meist stärker ausgeprägt. Die schwerwiegendsten Komplikationen sind Hypotension bis zum Schock, Krämpfe, Bronchospasmen, insbesondere dann, wenn es zu akzidenteller, bolusartiger intravasculärer Anreicherung von Prostaglandinen kommt. Insgesamt liegt die benötigte Dosis um so niedriger, je näher der Geburtstermin herangerückt ist. (Im 2. Trimenon beträgt die erforderliche Menge etwa das 10–20fache derjenigen am Geburtstermin.)

Seltener und schwächer sind die genannten Nebeneffekte bei *lokal-regionaler Applikation* zu beobachten. Daher beschränkt man sich bei lebenden Feten im 2. Trimenon fast ausschließlich auf die lokal-regionale Anwendung. Die intrauterinen Applikationsformen sind *effektiv und bezüglich der Nebeneffekte akzeptabel*. Außerdem können sie prophylaktisch durch Antiemetica und Sedativa in Grenzen gehalten werden. Die Wehen sind kräftig und treten im Beginn nicht selten als äußerst schmerzhafte Dauerkontraktionen auf. Eine Periduralanaesthesie ist daher zu empfehlen. Prostaglandin $F_{2\alpha}$ scheint nach den bisherigen Erfahrungen mit der besseren Verträglichkeit ausgestattet zu sein.

Applikationsformen

Als lokale, intrauterine Anwendungsart sind gebräuchlich:
- *die extraamniale Applikation;*
  je nach Reaktion des Myometrium erfolgen wiederholte Instillationen von Prostaglandinen $F_{2\alpha}$ oder E_2 extraamnial in das Gebiet des unteren Uterinsegmentes durch einen transcervical gelegten Foley-Katheter;
- *die intraamniale Applikation*
  wird abdominal nach Amniocentese unter Ultraschall-Sichtkontrolle vorgenommen. Nach vorsorglicher Aspiration klaren Fruchtwassers erfolgt die Instillation der Prostaglandine durch einen dünnen, in die Amnionhöhle eingeführten Katheter und entsprechend der individuellen Ansprechbarkeit bevorzugt diskontinuierlich über einen Zeitraum von 24–30 h.

Die intraamniale Applikation ist das aufwendigere der beiden Verfahren. Bei der extraamnialen Zufuhr besteht ein gewisses Infektionsrisiko.

- *Die intracervicale Applikation*
  eines geringen Depots von Prostaglandinen in Form eines Gels führt zu einer meist leichteren Wehentätigkeit mit schonender Erweiterung und Auflockerung (Priming, Softening) der Cervix.

Indikationen

Wegen der unvorhersehbaren Nebenwirkungen, insbesondere nach intravenöser und oraler Applikation, und der noch nicht hinreichend überschaubaren Auswirkungen auf den Feten dürfen Prostaglandine bei lebendem Kind und noch unreifer Portio, aber zwingender *Geburtseinleitung nur in vorsichtiger Dosierung und unter strenger Überwachung benutzt werden. Die Domäne der Anwendung von Prostaglandinen ist die Abortinduktion, namentlich im 2. Trimester.*
Daraus ergeben sich als Indikationen für die Weheninduktion mit Prostaglandinen:
– missed abortion,
– Induktion von Spätaborten aus genetischer (kindlicher) oder mütterlicher Indikation,
– Weheninduktion bei intrauterinem Fruchttod,
– Atoniebehandlung post partum.

Damit hat sich in der generell risikoreichen Aborteinleitung ein entscheidender Wandel vollzogen. Gegenüber der zur Induktion von Spätaborten benutzten intraamnialen Instillation hypertoner Kochsalzlösungen bietet die Prostaglandinanwendung den Vorteil des kürzeren Abortintervalls bei kleinerem Risiko schwerer Komplikationen.

Mutterkornalkaloide

Eine weitere Wirkstoffgruppe zur Kontraktionsauslösung am Uterus stellen die Alkaloide des *Secale cornutum* dar.

Indikationen

Mutterkornalkaloide kommen in der Geburtshilfe heute nur noch in der *Nachgeburtsperiode* und im *Wochenbett* zur Anwendung. Zur Verfügung stehen halbsynthetische gereinigte Präparate in wasserlöslicher Form, wie Methylergobasin (Methergin). Im Gegensatz zu Oxytocin besitzen die Mutterkornalkaloide *keine wehenkoordinierende Wirkung, sondern steigern die Wehenfrequenz zur Dauerkontraktion.* Dieser Effekt ist erwünscht zur Beschleunigung der *Placentarperiode* im Zusammenhang mit der „cord-traction" (s. S. 210). Die Applikation dient gleichzeitig als Prophylaxe und als Therapeuticum gegen *atonische Nachblutungen*. Alternativ stehen für die Placentar- und Postplacentarperiode auch Mischpräparate aus Oxytocin und Methergin (Syntometrin) zur Verfügung.
Im Wochenbett haben Secalepräparate ihren Platz zur Therapie der *Lochialverhaltung* und der *mangelhaften Involution* des Uterus (s. S. 420). Es kann dann allerdings zu einem vorübergehenden Rückgang der Milchsekretion kommen.

Wehenhemmung – Tokolyse

Zur Wehenhemmung stehen heute mit den *β-Adrenergica* bzw. *β-Mimetica* wirksame Pharmaka zur Verfügung.

Wirkungsmechanismus der β-Mimetica

Die β-Mimetica entfalten eine aktivitätshemmende Wirkung auf den Uterusmuskel über die sog. β-Receptoren (s. S. 196). Durch die Erregung von β-Receptoren wird in der Zellmembran die Adenylcyclase aktiviert, die in der Zelle die Umwandlung von ATP in cyclisches AMP katalysiert und unter Hemmung der Energiefreisetzung aus ATP zu dessen Anstieg führt. *Calcium* spielt bei der Muskelrelaxation *als Mittlersubstanz* eine entscheidende Rolle. Mit der Anreicherung von AMP nimmt das freie Calcium ab und bewirkt so die Relaxation. (Durch Hemmung des Einstroms von freiem Calcium in die Zelle mittels Verapamil (Isoptin) ist es möglich, die calciumabhängige Intensität der Zellfunktion weiter zu senken.

Den Prostaglandinen kommt eine regulierende Funktion zu, indem sie, durch cyclisches AMP induziert, die Aktivität der Adenylcyclase bremsen oder dadurch, daß sie in der Zellmembran direkt zwischen Rezeptor und Adenylcyclase geschaltet sind.

Die diaplacentare Passage dieser Pharmaka, z. B. von Fenoterol (Partusisten) und seiner Metaboliten ist *niedrig* anzusetzen, so daß das fetale Risiko durch die Tokolyse auch bei Langzeitbehandlung nicht erhöht ist, vor allem keine Kardiotoxizität zu befürchten steht. Ein entscheidender Vorteil der Relaxierung durch diese Pharmaka besteht in der *Verbesserung der uteroplacentaren Durchblutung*. Durch die Reduktion des uterinen Muskeltonus wird der Strömungswiderstand verringert, und das uteroplacentare Blutvolumen steigt um ca. 10%. Das bedeutet eine *bessere Sauerstoffversorgung des Feten*. Die Tokolyse zeigt keinen nachweisbaren Effekt auf die Placenta-Funktionswerte, so daß auch bei dem therapeutischen Einsatz bei der drohenden Frühgeburt und einer möglicherweise bestehenden Placentainsuffizienz keine nachteiligen Effekte auf die Versorgungslage des Feten zu befürchten sind.

Indikationen

Auf den genannten Grundlagen gelten folgende Indikationsgebiete für die Tokolyse mit β-adrenergischen Substanzen:

in der Schwangerschaft:
– prophylaktisch während und nach der Cerclage ab dem 2. Trimenon,
– vor und während der äußeren Wendung aus Querlage oder Beckenendlage,
– prophylaktisch bei einer notwendigen Laparotomie in der Gravidität,
– als Langzeittokolyse zur Arretierung vorzeitiger Wehen bei drohender Frühgeburt;

unter der Geburt:
– kurzfristige Unterbindung der Geburtswehen zur sog. „intrauterinen Reanimation" (s. S. 411),
– Normalisierung pathologischer Wehentätigkeit (hyperaktive Wehen),
– Uterusrelaxierung bei schwieriger Kindesentwicklung per vaginam oder laparotomiam.

Nebenwirkungen – Kontraindikationen

Da die gesamte glatte Muskulatur mit α- und β-Receptoren ausgestattet ist, sind die β-Rezeptoren des Myometrium nicht spezifisch resp. isoliert zu stimulieren. Man kennt aufgrund ihrer pharmakologischen Wirkung inzwischen die β_1-Receptoren, die die Herzaktion und Lipolyse stimulieren, und die β_2-Receptoren, die dagegen die glatte Muskulatur unter Aktivierung der Glykogenolyse relaxieren. Daher verwendet man für Wehenhemmung Sympathicomimetica mit möglichst selektiver Wirkung auf die β_2-Receptoren. Jedoch sind z. Z. die Substanzen noch nicht frei von β_1-Aktivität. Auf dieser Tatsache beruhen die Nebenwirkungen und die daraus abzuleitenden Einschränkungen der Indikation.

Über die prophylaktische gleichzeitige Anwendung von β_1-blockierenden Substanzen zur Vermeidung von Nebenwirkungen, insbesondere von kardiovasculären Störungen, bei Anwendung der β-Sympathicomimetica liegen erste günstige Erfahrungen vor.

Die unter *β-Mimetica auftretenden systemischen Wirkungen*, die bei intravenöser Applikation stärker als bei oraler in Erscheinung treten können, sind durch folgende Symptome gekennzeichnet:

– allgemeine Unruhe,
– Herzklopfen,
– Angstgefühl,
– Händezittern,
– Wärmegefühl,
– Kopfschmerzen,
– Übelkeit.

In der Regel handelt es sich dabei um *transitorische reversible Reaktionen*. Unter den organischen Nebenwirkungen stehen kardiotoxische Effekte im Vordergrund mit Beschleunigung der Herzfrequenz, Steigerung der Reizleitung, Steigerung der Reizautomatie und Verstärkung der Kontraktionskraft mit Anstieg des Herzzeitvolumens. Eine Potenzierung dieser Nebeneffekte kann durch Corticosteroide, Calciumsalze, Vitamin D, sowie Kalium- oder Magnesiummangel eintreten, da diese Substanzen zu einem erhöhten transmembranären Calciumeinstrom führen. (Nützlich ist dann die Verabfolgung der Calciumantagonisten, insbesondere von Verapamil (Isoptin). Insgesamt sind die Nebenwirkungen bei Verwendung von Fenoterol (Partusisten) geringer.

Aus diesen Nebenwirkungen leiten sich die Gegenindikationen gegen die Tokolyse mit β-Mimetica ab. Sie ist kontraindiziert bei:

– Thyreotoxikose,
– Hypokaliämie,
– Myokarditis,
– Herzfehler (auch nach Operation eines Vitium cordis),
– Herzrhythmusstörungen.

Relative Kontraindikationen bilden je nach Schweregrad:
- Diabetes mellitus,
- Präeklampsie.

Kreislaufgesunde, auch kreislauflabile Schwangere zeigen keine vermehrten Reaktionen; wenn sie auftreten, sind sie dosisabhängig und binnen 48 h reversibel.

Unter den Nebenwirkungen auf den Stoffwechsel verdient vor allem der *Kohlenhydratstoffwechsel* Beachtung: Es kommt zu einem *Anstieg des Blutzuckerspiegels* mit rasch folgender *Insulinausschüttung*. Das bedeutet, daß eine diabetogene Stoffwechsellage vorübergehend außer Kontrolle geraten kann; der Insulinbedarf während der Behandlung ist erhöht, die geborenen Kinder haben unterschiedliche, meist leicht erniedrigte Blutzuckerwerte.

Die durch β-Adrenergica ausgelöste Lipolyse führt bei ca. 20% der Graviden zur Ketonurie mit Übelkeit und Erbrechen. Die metabolischen Veränderungen haben u. U. eine leichte metabolische Acidose zur Folge, die auch bei dem Feten nachweisbar werden kann.

Obwohl die Thrombocytenaggregation möglicherweise vermindert und verzögert wird, besteht insgesamt bei Langzeittokolyse gesunder Schwangerer keine erhöhte Blutungsneigung.

Weitere Nebenwirkungen können Obstipation und Stauungen im Bereich der Nieren und Harnwege sein.

Die systemischen Nebenwirkungen der β-Sympathicomimetica erfordern aufgrund der Verbreitung der β-Receptoren in der glatten Muskulatur eine sorgfältige Indikationsstellung, vor allem aber Aussonderung derjenigen Schwangeren, bei denen eine Kontraindikation von vornherein besteht. (Dazu gehören auch Lebererkrankungen.)

Daraus wird verständlich, daß gerade bei der Langzeittokolyse der drohenden Frühgeburt mit Rücksicht auf die möglichen Nebenwirkungen die Überwachung der mütterlichen Kreislauf- und Stoffwechselfunktionen, des kindlichen aktuellen Zustandes (Kardiotokographie, Hormonparameter) und des Wachstums (Ultraschall) besondere Sorgfalt erfordert. Treten therapiebedingte Zwischenfälle auf oder ändert sich die geburtshilfliche Situation, so müssen Notwendigkeit und Risiken der weiteren Behandlung überprüft und den neuen Gegebenheiten angepaßt werden.

Besondere Beachtung verdient dabei die zur Lungenreife notwendige *Verabfolgung von Corticoiden*. β-Mimetica können bei der Mutter Wassereinlagerung und Natriumanreicherung in der Lunge verursachen, und dieser Effekt kann durch Corticoide potenziert werden. Um eine erhöhte Wassereinlagerung im Zusammenhang mit einer oft verdeckten gestotischen Stoffwechsellage zu vermeiden, empfiehlt sich die gleichzeitige Flüssigkeitseinschränkung, auch die Verwendung einer konzentrierteren Partusistenlösung. Eine *relative Kontraindikation gegen Corticoide im Zusammenhang mit der Langzeittokolyse ist* je nach klinischem Verlauf und Schweregrad gegeben bei:
- schwerer Präeklampsie
- Diabetes mellitus,
- Tbc,
- Ulcusanamnese.

Es mehren sich die Hinweise, daß die Langzeittokolyse aufgrund der verbesserten placentaren Durchblutung auf den Feten einen gewissen wachstumsfördernden Effekt ausübt. Entscheidend dürfte jedoch die Placentafunktion sein. Bei einer Placentainsuffizienz ist dieser Effekt kaum zu erwarten.

20. Medikamentöse Geburtserleichterung – Geburtshilfliche Analgesie und Anaesthesie

Trotz intensiver psychoprophylaktischer Geburtsvorbereitung (s. S. 177) und des Wunsches nach bewußtem Miterleben der Geburt des Kindes kann sich sub partu die zusätzliche *medikamentöse Schmerzbekämpfung* als notwendig und sinnvoll erweisen. Wenn keine Geburtsvorbereitung mit dem Training in der Verarbeitung der Wehen und Wehenschmerzen vorausging, wird die geburtshilfliche Analgesie zur schonenden Geburtsleitung häufiger benötigt. Die Durchbrechung des Angst-Spannung-Schmerz-Syndroms verringert nicht nur den Geburtsstreß der Mutter, sondern durch Vermeidung der schmerzbedingten Geburtsverzögerung (Cervixdystokie) auch die intrapartale Belastung des Kindes.
Der Einsatz der geburtshilflichen Analgesie und Anaesthesie macht das informative Gespräch mit der Kreißenden und deren Mitentscheidung erforderlich (s. S. 204).
Die Wahl der Substanzen, ihre Applikationsform und Dosierung bedeuten ein Abwägen der erstrebten Wirkung gegenüber den Nebenwirkungen unter Berücksichtigung ihrer Pharmakokinetik und -dynamik, die sie in beiden Organismen – dem der Mutter und dem des Nasciturus – entfalten. Die physiologischen Schwangerschaftsveränderungen des *mütterlichen* Organismus, insbesondere die der Atem- und Herz-Kreislauf-Funktion, müssen in Rechnung gestellt werden, und die Beeinflussung der Wehentätigkeit und Placentafunktion muß bekannt sein. Bezüglich der Auswirkung auf das *Kind* ist zu berücksichtigen, daß alle z. Z. für die Sedierung, Analgesie und Anaesthesie zur Verfügung stehenden Mittel durch einfache Diffusion entsprechend dem Partialdruck bzw. dem Konzentrationsgefälle von der Mutter auf den Feten übergehen. Die Konzentration im fetalen Plasma ist dabei von der Dosis, Applikationsart und Dauer der Medikation sowie den hämodynamischen Besonderheiten des fetalen Kreislaufs abhängig. Die meisten Analgetica, Anaesthetica und Adjuvanzien passieren die Placenta schnell und führen zu entsprechend hohen fetalen Konzentrationen, die u. U. bis in die ersten Stunden post partum nachwirken.

Es kommt hinzu, daß jede *Schmerzbekämpfung* so geartet sein muß, daß sie in Notfallsituationen die völlige *Schmerzausschaltung* zur operativen Geburtsbeendigung ohne erhöhtes Risiko für Mutter und Kind ermöglicht.
Angesichts der Anforderungen, die aufgrund dieser Besonderheiten an die geburtshilfliche Anwendung schmerzbekämpfender Medikamente gestellt werden müssen, gibt es nur wenige Pharmaka und Gruppen von Pharmaka, die einen tragbaren Kompromiß zwischen erstrebter Wirkung und unerwünschten Nebenwirkungen einzugehen gestatten. Jedoch sind die Möglichkeiten der Schmerzbekämpfung in den letzten Jahren differenzierter geworden und erlauben eine bessere individuelle Anpassung an die geburtshilflichen maternen und fetalen Bedingungen.

Sedativa – Analgetica

Mit Wehenbeginn stehen – insbesondere bei unvorbereiteten Kreißenden – Angst und Unruhe im Vordergrund. Mit Einsetzen häufigerer, kräftigerer und regelmäßiger Wehen überwiegen die Schmerzen, die jedoch durch psychische Überlagerung verstärkt empfunden werden können.
Für die Analgesie in der *Eröffnungsperiode* kommen daher vor allem Kombinationen von *Sedativa* und *Analgetica* in Frage. Für die Sedierung eignen sich Tranquilizer der Minor- oder Major-Gruppe. Aus der Minor- oder Benzodiazepin-Reihe gelangt bevorzugt Valium zur Anwendung, das bei adäquater Dosierung und Applikation nur geringe Nebeneffekte aufweist. Die Substanz passiert zwar die Placenta leicht, wird aber schnell aus dem fetalen Plasma eliminiert.
Ähnlich günstig wirkt bei gesteuerter Dosierung aus der Major-Gruppe das Neurolepticum Dehydrobenzperidol. Psyquil nimmt eine Zwischenstellung ein.
Die genannten Pharmaka reduzieren die Angst- und Spannungsgefühle. Sie üben selbst keinen

schmerzlindernden Effekt aus, vermögen jedoch die analgetischen Eigenschaften der reinen Schmerzmittel zu steigern bzw. zu potenzieren.

Unter den *Analgetica* ist Pethidin (Dolantin) am gebräuchlichsten. Es hat sich im klinischen Vergleich hinsichtlich der Wirkung und Nebenwirkungen als das bisher günstigste Präparat zur Schmerzbekämpfung unter der Geburt herausgestellt, wenn es zeitgerecht und gesteuert dosiert, also i. v. appliziert wird. Bei der Applikation in niedriger Dosierung (25 mg) über den intravenösen Zugang (s. S. 241) und bei nicht zu später Anwendung – nicht später als 2–3 h vor der zu erwartenden Geburt – ist kein nachteiliger Effekt auf das Kind zu befürchten. Dagegen können die intramusculäre und zu späte Verabfolgung zu Atemdepressionen des Neugeborenen infolge Rückverteilung führen und die Gabe von Naloxon als Antidot erforderlich machen.

Pethidin ist bezüglich der Nebenwirkungen sowohl Morphinderivaten als auch den Analgetica Pentazocin (Fortral) und Dipidolor sowie Fentanyl überlegen. Die Anwendung in Kombination mit Valium oder Dehydrobenzperidol ist effektiv und trägt außerdem zur Einsparung von Pethidin bei.

Barbiturate sind in erster Linie Schlafmittel; ein analgetischer Effekt ist nur mit Überdosierung zu erkaufen.

Die Indikationsstellung für die Anwendung von Analgetica ist im Ablauf der Geburt durch den erzielbaren Wirkungsgrad bei gleichzeitig nebenwirkungsarmer Dosis begrenzt. Daher muß, falls erforderlich, auf ein anderes Verfahren übergegangen werden.

Als – begrenzte – Alternative zur kombinierten Anwendung von Tranquilizern und Analgetica kann die *Inhalationsanalgesie* gelten. Ihr Ziel ist die Erhaltung des Bewußtseins und der guten Kooperation der Kreißenden bei minimaler Beeinträchtigung des Feten.

Die Inhalation erfolgt über den Weg der intermittierenden Selbstapplikation zu Beginn jeder Wehe in der Eröffnungsperiode. Der Effekt wird jedoch dadurch beeinträchtigt, daß gerade durch die Selbstanwendung selten der Gipfel der Schmerzintensität mit dem Maximum der analgetischen Wirkung zusammenfällt.

Gebräuchlich sind Lachgas-Sauerstoff-Gemische. Das Sensorium bleibt aber nur unbeeinflußt, wenn das Stickoxidul kontinuierlich reduziert wird (von anfangs 70% auf 50% bei entsprechendem Sauerstoffanteil).

Methoxyfluran (Penthrane) ist dem Lachgas überlegen. Bei einer Konzentration von 0,35 Vol. % besitzt es einen guten analgetischen Effekt und führt nur selten zu Bewußtseinsstörungen.

Die Anwendung der günstigen Kombination von 60% N_2O, 40% O_2 und 0,35 Vol % Methoxyfluran muß durch den Anaesthesisten erfolgen.

Die Inhalationsanalgetica haben bei optimaler Konzentration den Vorteil, daß sie die Wehentätigkeit nicht oder kaum beeinflussen.

Erweist sich eine Anaesthesie als notwendig, so stehen die Verfahren der *Regionalanaesthesie* (Leitungs- und Lokalanaesthesie) und die *Allgemeinanaesthesie* zur Verfügung.

Regionalanaesthesie

Die Indikationen für die einzelnen Methoden der *Leitungs- und Lokalanaesthesie* richten sich danach, ob die Schmerzausschaltung für den gesamten Geburtsverlauf angestrebt wird oder nur für bestimmte Phasen der Geburt sowie operative Eingriffe unter und nach der Geburt, oder ob es sich um Notfallsituationen handelt.

Generell gilt für die *Leitungsanaesthesien,* daß sie während der Eröffnungsphase die unteren Thoraxsegmente D 11 und D 12 (Uterus und/oder Geburtskanal) und für die Austrittsphase die Segmente S 2–S 4 einbeziehen müssen.

Die Periduralanaesthesie (PDA)

Sie gestattet Schmerzfreiheit während des gesamten Geburtsverlaufes einschließlich aller notwendig werdenden Eingriffe unter und nach der Geburt. Der Zugang für die Injektion des Anaestheticum wird vom lumbalen Teil der Wirbelsäule aus gewonnen; sie wird und im Sitzen oder in Seitenlagerung durchgeführt. Die bedarfsgerechte Zufuhr durch einen eingeführten Katheter (Kathetertechnik) ist aufgrund ihrer individuellen Steuerbarkeit der Einzelinjektion überlegen.

Die PDA kommt primär bei der geplanten Sectio caesarea und der Geburtseinleitung zur Anwendung. Sekundär ist die Indikation zur Durchbrechung der Cervixdystokie und bei zu

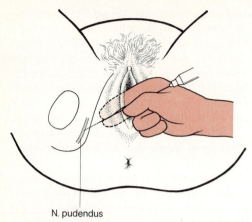

Abb. 148. Technik des Anlegens der transvaginalen Pudendusanaesthesie. (Nach H. Nolte 1977)

schmerzhaften Wehen gegeben. Sie kann denjenigen Kreißenden zur Verfügung stehen, die für den gesamten Ablauf die schmerzlose Geburt wünschen, um durch die Schmerzfreiheit die Geburt intensiver miterleben zu können. Will die Kreißende bewußt das Geburtserlebnis einschließlich der Wehenschmerzen erfahren, so ist ihre ablehnende Haltung unbedingt zu respektieren, es sei denn, es besteht eine medizinische Indikation für den Einsatz dieses Anaesthesieverfahrens. Bei der Erstgebärenden soll die Muttermundsweite 5–6 cm und bei der Mehrgebärenden 4–5 cm nicht überschritten haben.

Die Kathetertechnik erlaubt es, die Zufuhr des Lokalanaestheticum bei der Spontangeburt so rechtzeitig zu unterbrechen, daß die Kreißende den Preßreflex empfinden, kontrolliert mitpressen und sich die richtende Kraft der Beckenbodenmuskulatur auf den vorangehenden Teil auswirken kann. Auf diese Weise läßt sich die Zahl der Einstellungs- und Haltungsanomalien und damit die Frequenz an operativen vaginalen Entbindungen gegenüber der Einzelinjektionstechnik verringern.

Für weitere nachfolgende Eingriffe (z. B. manuelle Placentalösung, Versorgung der Episiotomiewunde, postpartale Tubenligatur) reicht die Anaesthesie aus, wenn sie nach der Geburt des Kindes durch Nachinjektion via Katheter verstärkt wird. Das Verfahren erlaubt, jede sub partu notwendige operative Entbindung durchzuführen. Das gilt für die Sectio caesarea ebenso wie für vaginale Entbindungsoperationen.

Die Caudalanaesthesie

Sie stellt eine Modifikation der lumbalen PDA dar; die Injektion erfolgt direkt vom Hiatus sacralis aus. Sie gleicht in der Wirkungsbreite und dem Anwendungsbereich der PDA, erfordert jedoch mehr Anaestheticum. Auch bei diesem Zugang ist die Katheterdaueranaesthesie aus den oben genannten Gründen zu bevorzugen. Sie wird in Seitenlage (Sims-Position) ausgeführt.

Sowohl die Periduralanaesthesie als auch die Caudalanaesthesie stellen für Mutter und Kind schonende und risikoarme Verfahren dar. Kontraindiziert sind beide Verfahren u. a. bei:

- Unruhe der Kreißenden, die das Anlegen der Anaesthesie beeinträchtigen kann,
- anatomischen und neurologischen Veränderungen,
- entzündlichen Prozessen im Bereich des Applikationsortes,
- Gerinnungsstörungen.

Die Spinalanaesthesie

Diese Anaesthesieform kommt in der Geburtshilfe in Form des Sattelblocks (Reithosenanaesthesie) zur Anwendung. Mit ihr läßt sich für die Austreibungsperiode, für postpartale Eingriffe im Bereich des Dammes und der Vagina eine komplette Schmerzausschaltung erzielen.

Während die bisher angeführten Methoden der Regionalanaesthesie für die Applikation und laufende Überwachung i. allg. den Einsatz des Anaesthesisten erfordern, können die folgenden Verfahren der Leitungsanaesthesie vom Geburtshelfer wahrgenommen werden.

Die Pudendusanaesthesie

Am häufigsten wird die technisch einfache Pudendusanaesthesie für die Austreibungsperiode und nachfolgende Versorgung des Dammes (Episiotomie) angewendet. Nach vollständiger Eröffnung des Muttermundes, aber bevor der vorangehende Teil auf den Beckenboden tritt, wird das Anaestheticum transvaginal mit Hilfe einer Führungsschiene beiderseits dorsocaudal der Spinae ossis ischii und anschließend medial der Spinae im Bereich der Ligg. sacrospinalia appliziert (Abb. 148).

Die Infiltrationsanaesthesie

Diese Form dient praktisch nur der peripheren Schmerzausschaltung im Bereich des Dammes bei der Episiotomie, wenn bisher keine PDA oder Pudendusanaesthesie vorgenommen wurde.

Der *paracervicale Block (PCB)* beinhaltet die Infiltration der Parametrien beiderseits vom Fornix vaginae aus unter Benutzung einer Führungsschiene. Diese für die Eröffnungsperiode geeignete Methode ist zwar technisch einfach, aber umstritten wegen der häufig vorkommenden Bradykardie des Kindes. Man nimmt als Folge der schnellen Resorption in dem stark vascularisierten Gebiet eine direkte Wirkung des Anaestheticum auf die fetale Herzreizleitung an.

Allgemeinanaesthesie

Jede, auch die kurz dauernde Allgemeinanaesthesie erfordert eine kontinuierliche Kontrolle der vitalen Funktionen und die Angleichung an die physiologischen Besonderheiten der Mutter am Ende der Schwangerschaft unter Berücksichtigung der Situation des Feten. Daher muß jede Allgemeinnarkose nach den Prinzipien der „balancierten Allgemeinanaesthesie" erfolgen. Dabei kommt der Intubation eine besondere Bedeutung zu, weil die schwangerschaftsbedingte verzögerte Magenentleerung und die verstärkte Regurgitation (s. S. 204) die Aspirationsgefahr und damit das Risiko des Mendelson-Syndroms (chemische Pneumonie mit exsudativem Lungenödem nach Aspiration von saurem Magensaft) beträchtlich erhöhen. Dies ist einer der Gründe, weshalb jede Art von Monoanaesthesie problematisch ist. Unter den Narkoseverfahren beeinträchtigt die balancierte Allgemeinanaesthesie Mutter und Fetus am wenigsten und gestattet am besten die Anpassung an die operativen Erfordernisse.

Die Allgemeinanaesthesie kommt in Frage bei:

- der Sectio caesarea,
- operativen vaginalen Entbindungen,
- postpartalen Komplikationen.

Die balancierte Entbindungsnarkose ist die Methode der Wahl, wenn der Zeitfaktor im Vordergrund steht und nicht von vornherein eine Regionalanaesthesie (PDA, Caudalanaesthesie) gelegt wurde.

Um sie optimal gestalten zu können, benötigt der Anaesthesist eine gewisse Zeit für seine Vorbereitungen. Dem muß der Geburtshelfer durch vorausschauende Planung Rechnung tragen. Diese beginnt bereits mit der *Schaffung des intravenösen Zugangs zu Beginn der Geburt,* der die ausreichende Zufuhr von Flüssigkeit, Energieträgern und Elektrolyten bei oraler Nahrungskarenz sicherstellt.

Bei der *primären Sectio caesarea* liegen die Verhältnisse aus anaesthesiologischer Sicht günstig, da es sich um einen „geplanten" Eingriff handelt.

Das gilt auch für die Risikoschwangere, bei der von vornherein die Risikogeburt mit operativer Entbindung einkalkuliert werden muß und der Anaesthesist bereits bei der Aufnahme verständigt werden kann, um Zeit für seine speziellen Vorbereitungsmaßnahmen zu gewinnen.

Akute geburtshilfliche Situationen, die eine schnelle Allgemeinnarkose erfordern, verschlechtern die anaesthesiologischen Voraussetzungen.

Prinzipiell wird der Anaesthesist bestrebt sein, jede Möglichkeit zu nutzen, *aus dem ungeplanten Eingriff einen geplanten und aus der für eine Narkose unvorbereiteten Patientin eine vorbereitete zu machen.* Diesem Bestreben muß der Geburtshelfer Rechnung tragen, soweit dies aus geburtshilflicher Sicht vertretbar ist. Einen Fortschritt, besonders bei sekundärem Kaiserschnitt, stellt die zwischengeschaltete Tokolyse dar, die nicht nur im Falle einer drohenden Asphyxie eine intrauterine Reanimation ermöglicht, sondern auch dem Anaesthesisten Zeitgewinn verschafft, um Mutter und Kind noch ausreichend auf den operativen Eingriff vorzubereiten.

Ist jedoch der Geburtshelfer gezwungen, binnen kürzester Frist – meist aus kindlicher Indikation – die Geburt per sectionem (Nabelschnurvorfall, Placenta praevia, vorzeitige Placentalösung) oder operativ vaginal zu beenden (drohende Asphyxie in der Austreibungsperiode), so verschiebt sich das vitale Risiko so sehr zu Lasten des Kindes und ggf. auch der Mutter, daß die anaesthesiologischen Belange der ausreichenden Vorbereitung zurücktreten müssen. Eine Notfallsituation besteht auch bei den in etwa 5% aller Geburten auftretenden Nachgeburtskomplikationen mit der Gefahr der postpartalen Hämorrhagie, bei denen die Allgemeinnarkose binnen kürzester Frist – also unvorbereitet – erforderlich und durch den hinzutretenden Blutverlust noch zusätzlich kompliziert wird.

Es besteht kein Zweifel, daß die Integration des Anaesthesisten in die Geburtshilfe einen wesentlichen Beitrag zur Senkung der mütterlichen und kindlichen Mortalität und Morbidität leistet.

21. Das reife Neugeborene

Die Anpassung an das extrauterine Leben

Die präpartal und sub partu nicht beeinträchtigten Kinder atmen nach der Geburt spontan. Sie benötigen nur ein sofortiges Absaugen des Fruchtwassers aus Mund und Nase, um die Atemwege frei zu bekommen (s. S. 208). Der *erste Atemzug* erfolgt i. allg. nach 20–30 sec und der *erste Schrei* nach 1½ min. Die *komplette Rötung* der Haut wird nach etwa 4 min erreicht.

Das normale Neugeborene kommt mit einer leichten Sauerstoffschuld zur Welt, die es durch gesteigerte Atmung und Herzfrequenz innerhalb von 10–20 min nach der Geburt ausgleicht.

Während der ersten 15–30 min des extrauterinen Lebens läuft die erste Periode der Umstellung mit einer ausgeprägten sympathicotonen Reaktionslage ab. (Tachykardie bis 180/min im Alter von 3 min, unregelmäßige Atmung von 60–90/min, Abfall der Körpertemperatur, erhöhter Muskeltonus.) Der Einfluß des Parasympathicus macht sich am Auftreten von Darmgeräuschen und durch Salivation bemerkbar.

Innerhalb der ersten Stunde pendeln sich Herz- und Atemfrequenz ein, und die motorische Aktivität vermindert sich.

Nach 2–6 h kommt das Kind in eine *zweite Aktivitätsperiode* mit Tachykardie bzw. Schwankungen der Herzfrequenz und Tachypnoe, auch zwischenzeitlich irregulärer Atmung. Diese Phase kann kurz sein, aber auch mehrere Stunden andauern. Danach wird i. allg. als Ausdruck der vollzogenen Anpassung an die neuen Lebensbedingungen ein stabiler Zustand erreicht.

Die Temperaturregulierung des Neugeborenen ist noch insuffizient (s. S. 411). Alle Maßnahmen am Kind müssen daher unter Wärmezufuhr (Wärmelampe) erfolgen und zügig durchgeführt werden.

Die Zustandsdiagnostik des Neugeborenen

Objektive Daten über den Zustand des Neugeborenen vermitteln der *Apgar-Index* (Tabelle 37) und die Bestimmung des *pH-Wertes aus dem Nabelschnurarterienblut*. Das Apgar-Schema erlaubt mit Hilfe einfacher Kriterien eine schnelle und unmittelbare Beurteilung der *kardiopulmonalen und neurologischen Funktionen*. Nach Punkten bewertet werden:
– Herzfrequenz,
– Atmung,
– Hautfarbe,
– Muskeltonus,
– Reaktion auf Schleimhautreizung (Reflexe).
Der *1-Minuten-Apgar-Wert* ermöglicht eine schnelle Abschätzung des Zustandes nach der Geburt. Die erneute Beurteilung nach *5 und 10 min* gibt Aufschluß über die Stabilität der Funktionen.

Zur Bestimmung des *Säure-Basen-Status* werden nach der Geburt des Kindes aus der Nabelschnurarterie oder nach Ausstoßung der Placenta aus einer der Arterien, die auf der fetalen Seite der Placenta an Kreuzungsstellen über den Venen verlaufen, etwa 0,5 ml Blut gewonnen. Der ph-Wert und ggf. die Bestimmung von pO_2, pCO_2, base excess (BE) und Standardbicarbonat vermitteln einen *objektiven Befund über den aktuellen Zustand* des Kindes in Ergänzung zu

Tabelle 37. Apgar-Index

Benotung	0	1	2	nach 1 min	nach 5 min	nach 10 min
Herzfrequenz	Keine	< 100/min	> 100/min			
Atmung	Keine	Unregelmäßig	Regelmäßig			
Hautfarbe	Blaß/cyanotisch	Stamm rosig, Extremitäten cyanotisch	Komplett rosig			
Muskeltonus	Schlaff	Leicht gebeugte Extremitäten	Aktive Bewegungen			
Reflexe	Keine Reaktion	Grimassieren	Niesen/Husten, Schreien			
APGAR-Punktsumme:						

Bewertung:
Punktsumme 10–8: lebensfrisch
Punktsumme 7–5: mäßig asphyktisch
Punktsumme 4–1: schwerst asphyktisch

den Apgar-Werten. Das lebensfrische Neugeborene hat einen *durchschnittlichen* pH-Wert von 7,27, der im Mittel innerhalb von 3 h auf 7,32 ansteigt. Werte von 7,20 und darüber gelten als normal; pH-Werte unter 7,20 erfordern unverzüglich Sofortmaßnahmen (s. S. 412) und die Anwesenheit des Neonatologen.

Die Untersuchung des Neugeborenen im Kreißsaal (U_1)

Wenn Atmung und Herzfrequenz als gleichbleibend normal festgestellt sind, werden die Maße und der Reifezustand des Kindes bestimmt und die erste Durchuntersuchung vorgenommen.

Die meßbaren Reifemerkmale

Von den meßbaren Reifemerkmalen müssen Länge, Gewicht, und frontooccipitaler Kopfumfang (Hutmaß) als die wichtigsten dokumentiert werden (Tabelle 38 u. 39). Die Beurteilung erfolgt durch Vergleich mit Standardwachstumskurven bzw. -tabellen in Abhängigkeit von Gestationsalter (s. Abb. 163 a u. b). Die zwischen der 10. und 90. Perzentile liegenden Maße gelten als Normwerte, die über der 90. bzw. unter der 10. Percentile als außerhalb der Norm (s. S. 325).

Tabelle 38. Durchschnittsmaße des reifen Neugeborenen

Scheitel-Fersen-Länge: 48–54 cm (50 cm)
Gewicht: 2800–4100 g (3400 g)
Kopfumfang (Hutmaß): 33,5–37,0 cm (35 cm)
Brustumfang: 30–35 cm (33 cm)
Schulterumfang: 35 cm
Schulterbreite: 12 cm
Hüftbreite: 12 cm
Hüftumfang: 27 cm

Die nicht meßbaren Reifemerkmale

Nicht weniger wichtig ist die Erfassung und Dokumentation der *nicht meßbaren Reifemerkmale,* weil sie insbesondere bei Früh- und Mangelgeborenen Informationen über den Grad der funktionellen Reife vermitteln (Tabelle 40 u. S. 330 u. 339).

Die erste Durchuntersuchung

Diese erfolgt noch im Kreißsaal nach den Kriterien der Inspektion, Palpation und Auskultation. Neben der Beurteilung der Adaptation ist besonders auf Abweichungen von der Norm zu achten (Tabelle 41).
Die *Oesophagus-Luftprobe* empfiehlt sich bei jedem Neugeborenen, da im Falle einer Oesophagusatresie oder einer Oesophageotrachealfistel die Aspirationsgefahr bei der ersten Nahrungs-

Tabelle 39. Weitere Parameter des reifen Neugeborenen

Blutvolumen	80–100 ml/kg
Erythrocyten	4,5–7,0 · 10^{12}/l
Hämatokrit	0,6 l/l
Hämoglobin	215 g/l
Mittlere Hb-Konzentration/ Ery (mch)	37,5 pg
Leukocyten	18,0 · 10^9/l
Thrombocyten	225 · 10^9/l
Gerinnungsfaktoren	Faktoren II, VII, IX, X vermindert durch transitorischen Vitamin-K-Mangel
Blutzucker	Absinken auf 2,66 mmol/l 4–6 h post partum

Tabelle 40. Die nicht meßbaren Reifemerkmale des reifen Neugeborenen

Kräftiger Schrei, ruhige Atmung
Rosige Haut
Gleichmäßig ausgeprägtes subcutanes Fettgewebe
Reste von Vernix caseosa
Reste von Lanugobehaarung im Bereich des Rückens und der Streckseite der Oberarme
Kopfhaare 3–7 cm, Stirn frei
Ohrknorpel tastbar ausgebildet
Nägel überragen die Fingerkuppen und erreichen die Zehenkuppen
Fußsohlen durchgehend gefurcht
Geschlechtsorgane:
Bei Knaben: Hoden bds. descendiert
Bei Mädchen: Große Labien bedecken die Clitoris und kleinen Labien

aufnahme besteht und damit die Erfolgschancen der sofort notwendigen Operation verschlechtert werden.
Zur *Oesophagus-Luftprobe* wird eine Sonde bis in den Magen geleitet, und es werden 2 ml Luft mittels Spritze appliziert. Bei Durchgängigkeit läßt sich der Austritt der Luft in den Magen mit dem Stethoskop verfolgen. Stößt die Sonde im Bereich des Oesophagus auf einen Widerstand und löst sie einen Hustenreiz aus, so besteht Verdacht auf eine Oesophagusatresie bzw. eine Fistel.
Die Hüftgelenksluxation entwickelt sich i. allg. erst nach einigen Monaten aus einer angeborenen *Hüftgelenksdysplasie*, die sich bereits beim Neugeborenen durch das *Ortolani-Zeichen* nachweisen läßt: Die Hände des Untersuchers umfassen die Beine des Kindes so, daß die Daumen der Innenseite der Oberschenkel und die Kuppen der 4. und 5. Finger in der Gegend des Trochanter major anliegen, während die Knie- und Hüftgelenke gebeugt und die Oberschenkel leicht nach innen rotiert werden. Abduziert man nun die gebeugten Oberschenkel und rotiert sie etwas nach außen unter leichtem Druck nach dorsal und dann ventral mit gegen den Trochanter gerichtetem Druck der 4. und 5. Finger, so tastet man bei pathologischem Befund ein leichtes Schnappen oder Springen im Hüftgelenk des Kindes.

Jede Abweichung von der Norm und jede Unsicherheit im Befund macht auch bei sonst unauffälligen Neugeborenen die Konsultation des Neonatologen erforderlich.

Nach Abschluß der Untersuchung erfolgt die *vorgeschriebene Dokumentation über die Neugeborenenerstuntersuchung* (U 1) in das Untersuchungsheft für Kinder (s. Anhang IV), das bei der Entlassung der Mutter ausgehändigt wird.

Nach dem Messen, Wiegen und der Durchuntersuchung des Kindes erfolgt die *gesetzlich vorgeschriebene Gonoblenorrhoeprophylaxe* mit 1%iger Argentum-nitricum-Lösung. Dazu wird in jedes Auge 1 Tropfen der Lösung gegeben.

Die physiologisch niedrigen Vitamin-K-abhängigen Gerinnungsfaktoren II, VII, IX, X und die geringen Vorräte der Neugeborenen an Vitamin K bedürfen bei gesunden, reifen und durch die Geburt nicht belasteten Kindern keiner Substitution, da es sich um einen transitorischen Vitamin-K-Mangel handelt (Tabelle 39 u. s. S. 413).

Erscheint das Neugeborene adaptiert und stabilisiert, so kann es der Mutter wieder übergeben und erstmals angelegt werden, um die Mutter-Kind-Beziehung zu fördern und um das Fassen der Brustwarze und das Saugen zu bahnen. Reflektorisch erfolgt dabei eine Oxytocinausschüttung bei der Mutter, die zugleich die Uteruskontraktion anregt (s. S. 251).

Im Kreißsaal und nach der Verlegung auf die Neugeborenenstation muß die kontinuierliche Überwachung des Kindes gewährleistet sein – auch wenn das Rooming-in-System praktiziert wird.

Die Neugeborenenbasisuntersuchung (U_2) und Suchtests

Die weitere Betreuung des Neugeborenen übernimmt in der Regel der Pädiater. Ihm obliegt auch die Durchführung der *vorgeschriebenen*

Tabelle 41. Durchuntersuchung des Neugeborenen im Kreißsaal

Körperregion / Organ	Hinweise auf mögliche Anomalien
Kopf:	
Schädel:	
Ausmaß der Kopfgeschwulst, Festigkeit der Schädelknochen, Größe und Spannung der Fontanellen, Breite der Nähte	Hydrocephalus, Mikrocephalus
Augen:	
Lidachse, Lidspalte	Epicanthus (mongoloide Lidspalte), Hypertelorismus, antimongoloide Lidspalte
Ohren:	
Vorhandensein des Ohrknorpels, Form und Sitz der Ohren	Tiefsitzende Ohren
Nase:	
Form und Gestalt	Sattelnase
Mund und Mundhöhle:	
Farbe der Lippen, Größe der Zunge	Spaltbildungen der Lippen und des Gaumens, Makroglossie, Epignathus, Mikrognathie
Kinn	Mikrogenie, Retrogenie
Gesamtbeurteilung des Hirn- und Gesichtsschädels:	
Normoplasie	Craniofaciale Dysplasien als Hinweis auf eine Chromosomenanomalie
Nasopharynx:	
Oesophagus-Luftprobe	Oesophagusatresie, Tracheooesophagealfistel
Hals:	
Schilddrüse, Kieferwinkel	Struma congenita, Halscysten
Nackenhaargrenze	Tiefer Haaransatz ⎫
	Pterygium colli ⎬ (Turner-
Thorax:	Schildthorax ⎬ Syndrom)
Clavicula (Fraktur!)	Breiter Mamillenabstand ⎭
Atemexkursionen	
Auskultation der Lunge auf ihre Entfaltung	
Herzfrequenz	
Kontrolle auf Herzgeräusche	Congenitales Herzvitium
Abdomen	
Leber/Milzgrenzen	
Intraabdominale Resistenzen	Cystennieren
Nabel	Nabelbruch
Wirbelsäule:	Spina bifida aperta/occulta
	Sacralsinus
Äußeres Genitale:	
Männlich:	
Descensus testis	Kryptorchismus, Maldescensus testis
Penis – Urethramündung	Hypospadie
Weiblich:	
Labien, Clitoris	Zeichen von Intersexualität, Clitorishypertrophie, Hypospadie
Analbereich:	Analatresie
Extremitäten:	
Zahl der Finger und Zehen	Polydaktylie, Syndaktylie, Klinodaktylie, Vierfingerfurche (Mongolismus)
Form und Gestalt der Extremitäten	Cubitus valgus, Hackenfuß, Klumpfuß
Hüftgelenke, Symmetrie der Hautfalten, Ortolani-Probe	Congenitale Hüftgelenksluxation
Haut:	
Hautfarbe	Pigmentnaevi, Hämangiome
Ausmaß der Lanugobehaarung	Hand- und Fußrückenödeme (Turner-Syndrom)
Vernix caseosa (Unreife)	
Hautabschilferungen (Überreife)	

Neugeborenen-Basisuntersuchung zwischen dem 3. und 10. Lebenstag (U 2).
Es ist jedoch unerläßlich, daß Geburtshelfer und Pädiater bzw. Neonatologe in ständigem Kontakt bleiben, damit eine aufeinander abgestimmte Information und Beratung der Mutter insbesondere bezüglich des Stillens stets gewährleistet sind.
Zur *Früherkennung von bestimmten angeborenen Stoffwechselanomalien* (Phenylketonurie,

Leucinose, Galaktosämie) wird von jedem Neugeborenen frühestens am 5. Lebenstag Blut für den Guthrie-Test abgenommen (3 Tropfen Fersenblut auf präparierte Filterpapiervordrucke). Gleichzeitig wird der Suchtest auf Hypothyreose (TSH-Bestimmung) aus Capillarblut durchgeführt, da er zu diesem Zeitpunkt zuverlässigere Ergebnisse als die frühe Bestimmung aus dem Nabelschnurblut liefern soll.

Die *Grundimmunisierung gegen Tuberkulose* kann innerhalb der ersten Lebenswoche durch 2 malige intracutane Injektion von 0,1 ml BCG-Impfstoff in die Außenseite des linken Oberarmes vorgenommen werden *(BCG-Impfung).*

Endokrine Reaktionen des Neugeborenen

Eine Anzahl weiblicher und männlicher Neugeborener zeigt innerhalb der ersten Lebenswochen eine Hypertrophie der Brustdrüsen. Einige sezernieren eine milchige Flüssigkeit, die sog. „Hexenmilch". Diese Reaktionen werden durch mütterliches Prolactin ausgelöst. Außerdem kann es durch den Einfluß der maternoplacentaren Oestrogene zur Akne des Gesichtes und vereinzelt bei Mädchen zu vaginalen Blutaustritten (im Sinne einer Entzugsblutung) kommen. Die hormonalen Begleiterscheinungen sind als physiologisch anzusehen.

Der physiologische Ikterus des Neugeborenen

Bei etwa der Hälfte der Neugeborenen tritt eine mehr oder weniger ausgeprägte Gelbfärbung der Haut auf, die am 2./3. Tag post partum beginnt, am 4./5. Lebenstag ein Maximum erreicht und im Laufe der 2. Lebenswoche allmählich abklingt. Das Maximum des Bilirubinspiegels beträgt durchschnittlich 7 mg/100 ml mit Schwankungen zwischen 1 und 14 mg/100 ml. Der Ikterus beruht auf der noch verminderten Fähigkeit der Leber, Bilirubin mit Hilfe von Glucuronyltransferase an Glucuronsäure zu binden. Daher bestehen auch 98% des Serumbilirubin aus der unkonjugierten Form. Eine vorübergehende Beeinträchtigung des Neugeborenen wird an herabgesetztem Reaktionsvermögen und Trinkunlust bemerkbar. Der physiologische Ikterus tritt verstärkt und verlängert besonders bei Frühgeborenen auf (s. S. 331). Eine krankhafte Hyperbilirubinämie liegt vor, wenn die Serumkonzentration in der ersten Lebenswoche 14 mg/100 ml überschreitet. Dann droht die Gefahr der Durchbrechung der Blut-Liquor-Schranke und damit des Kernikterus (s. S. 350).

Ein verlängerter und verstärkter Ikterus findet sich bei Erkrankungen wie der Hyperthyreose, der Virushepatitis und anderen Infektionen sowie der Galaktosämie.

Wenn die Hyperbilirubinämie in der 2. Lebenswoche nicht abklingt, muß bei gestillten Kindern auch an eine Hemmung der Glucuronyltransferase durch mütterliches Pregnandiol in der Muttermilch gedacht und die Ernährung umgestellt werden.

22. Das Wochenbett

Physiologie des Wochenbettes

Das Wochenbett erstreckt sich von der Entbindung bis 6 Wochen post partum. Innerhalb dieser Zeit wird die Rückbildung des Genitale abgeschlossen. Daher ist auch die Nachuntersuchung nach Ablauf dieser Zeit üblich.

Die Involution des Uterus

Die Rückbildung des Uterus vollzieht sich schnell von ca. 700 g bei der Geburt auf 500 g nach einer Woche bis auf 50–60 g nach 6 Wochen. Sie beruht vorwiegend auf der Autolyse des Proteinmaterials der Zellen (Actomyosin) und dem Rückgang der Muskelhypertrophie und -hyperplasie. Der *Fundus uteri* steht am *ersten Tage* nach der Geburt *in Nabelhöhe bis 1 Querfinger unterhalb* des Nabels und tritt im Zuge der Involution *pro Tag um 1 Querfinger* tiefer. Nach einer Woche ist er 2–3 Querfinger oberhalb der Symphyse zu tasten. Das *Corpus uteri* fühlt sich kugelig und hart an, die *Cervix* bleibt dagegen weich und ödematös.

Die post partum an Intensität wechselnden Kontraktionen komprimieren die Blutgefäße und Sinus im Bereich der *Haftfläche,* die schon in den ersten Minuten nach Ausstoßung der Nachgeburt thrombosiert werden. Die Insertionsstelle ist durch die verbliebene basale Schicht der Decidua, thrombosierte und hyalinisierte Gefäße und nekrotische Bezirke rauh und uneben. Das Stroma enthält reichlich Leukocyten, Lymphocyten und Makrophagen. Die Regeneration erfolgt zungenförmig vom Rand und von basalen Endometriuminseln aus. Die Um- und Abbauprodukte werden mit den *Lochien* abgestoßen. Die komplette Wiederherstellung benötigt mindestens drei Wochen. Es bleibt keine Narbe zurück.

Die *Decidua parietalis* wird in ihrer äußeren Schicht von Leukocyten durchsetzt und abgestoßen. Am 3. Tag post partum beginnt von der basalen Lage nahe der Muscularis aus bereits die Differenzierung in Epithel- und Stromazellen, so daß innerhalb von 10 Tagen die Uterushöhle mit einem niedrig proliferierenden Endometrium ausgekleidet ist. Der Wiederherstellungsprozeß verläuft also in der Decidua parietalis schneller als im Bereich der Haftfläche.

Die *Cervixschleimhaut* regeneriert etwa im gleichen Zeitraum. Am 2. Tag post partum sind sowohl Zylinderzellen als auch regressive Bezirke mit focalen Blutaustritten nachweisbar. Am 10. Wochenbettstag sind Stroma und sezernierendes Epithel restauriert.

Die Lochien

Die *Lochien* (Wochenfluß) spiegeln quantitativ und qualitativ den Verlauf der Regeneration im Cavum uteri wider. Sie sind während der ersten 2–3 Tage stark *blutig durchsetzt – Lochiae rubrae.* Das Blut stammt vornehmlich aus der Placentahaftfläche und evtl. auch aus Läsionen der Cervix und Vagina. Der Wochenfluß enthält mucoide Beimengungen und ist reich an lysosomalen Enzymen und Proteinen. In der 2. Woche erscheint er durch Blutabbauprodukte *bräunlich – Lochiae fuscae –* und wird allmählich *gelblich – Lochiae flavae.* In der 3. Woche post partum ist er durch die überwiegende Beimengung von Leukocyten weißlich tingiert – *Lochiae albae.*

Anfänglich beträgt die Absonderung bis zu 500 g täglich, nimmt koninuierlich ab und sistiert, sobald die Placentahaftfläche epithelisiert ist.

Ab dem 3. Tag post partum ist das Cavum uteri *mit Mikroorganismen der Vaginalflora* bis zu einer Keimzahl von 10^5–10^8/ml *besiedelt.* Normalerweise tritt keine Infektion auf; möglicherweise bietet das frische Granulationsgewebe genügend Schutz.

Weitere Rückbildungsvorgänge

Die *Vagina* ist anfangs weit und schlaff. Innerhalb von ca. 3 Wochen erscheinen die *Rugae* wieder. Mit der Vernarbung des Hymenalrandes verbleiben die *Carunculae myrtiformes,* die als Zeichen der Parität zu werten sind.

Die Rückbildung der anfangs oft ödematösen und überdehnten *Beckenbodenmuskulatur* vollzieht sich innerhalb von etwa 6 Wochen, kann jedoch durch Einrisse unter der Geburt inkomplett bleiben. Das Lig. latum braucht einige Wochen, um die Dehnung rückgängig zu machen.

Die Bauchecken sind während der ersten Wochen post partum weich und faltig; ihre Involution benötigt ebenfalls 6–7 Wochen, erreicht aber selten den prägraviden Zustand; vor allem persistiert insbesondere bei Mehrgebärenden eine *Rectusdiastase.*

Endokrine Umstellung im Wochenbett

Mit der Ausstoßung der Placenta kommt es zu einem raschen *Abfall aller placentaren Hormone* – der Oestrogene, des Progesteron-Pregnandiol sowie des HCG und HPL – im mütterlichen Blut und Harn. Der Entzug der Oestrogene führt zur Enthemmung der während der Schwangerschaft gebremsten hypophysären *Prolactinbildung* und -sekretion. Ferner werden die bis dahin steroidbesetzten *Prolactinreceptoren der alveolaren Zellen* der Mammae freigesetzt, so daß am 3. Tag nach der Entbindung der Milcheinschuß erfolgt und die eigentliche *Lactation* beginnt. Bei jedem Stillen kommt es erneut zur vermehrten Sekretion von Prolactin. Diese Prolactinspitzen beim Stillvorgang nehmen jedoch im Laufe des Wochenbettes immer mehr ab, bis sie im Spätwochenbett ganz verschwinden. Die Lactation erhält sich dann von selbst ohne Prolactinreaktion (s. S. 251). Jedes Anlegen des Kindes führt zu einer Freisetzung von *Oxytocin*. Dieses Hormon fördert den Milchfluß und beschleunigt gleichzeitig die Rückbildung des Uterus über die insbesondere bei Mehrgebärenden häufigen Nach- und Stillwehen innerhalb der ersten Wochenbetttage.

Durch den Hormonentzug kommt es zu tiefgreifenden *Veränderungen im mütterlichen Organismus*. Die während der Schwangerschaft gebildeten Natrium-Wasser-Depots werden entleert. Neben vermehrtem Schwitzen setzt am 2.–6. Tag post partum eine starke Diurese bis zu 3000 ml/Tag ein, verbunden mit einer Gewichtsabnahme von 1,5–3 kg. Bestanden in der Schwangerschaft Ödeme, so können diese Mengen noch überschritten werden. Die Wöchnerin hat daher einen großen Flüssigkeitsbedarf – insbesondere, wenn sie stillt –, und die Flüssigkeitszufuhr muß reichlich bemessen werden (bis zu 3000 ml/Tag).

Die *erste Ovulation/Menstruation* ist bei nicht stillenden Müttern nach 8–12 Wochen, bei stillenden Müttern in Abhängigkeit von der Dauer der Stillperiode zu erwarten.

Psychische Veränderungen im Wochenbett

Nach der Geburt eines gesunden Kindes dominiert das Gefühl der Erleichterung und des gesteigerten Selbstwertes. Je enger die Beziehungen zwischen Mutter und Kind bereits in der Schwangerschaft gebahnt und je bewußter die psychoprophylaktische Geburtsvorbereitung und die Geburt erlebt wurden, desto leichter kann auch die Umstellung auf die aktuellen Erfordernisse nach der Entbindung vollzogen werden. Eine vorübergehende vegetative und/oder emotionale Labilität – möglicherweise Folge des plötzlichen Oestrogenentzugs – ist dann ohne Belang. Konnte die Mutter unmittelbar nach der Geburt bereits die ersten Kontakte zu ihrem Kind aufnehmen (s. S. 209), so trägt nun im Wochenbett das enge und häufige Zusammensein (Rooming-in), vor allem aber das Stillen, zur Intensivierung der positiven Gefühlswerte und zum Abbau des Fremdempfindens gegenüber dem Kind mit seinen vitalen Ansprüchen sowie gleichzeitig zur Bewältigung der neuartigen Beziehung zu Familie und Umwelt bei. Zweifellos wirken sich die häufige Gegenwart und das Stillen nicht nur positiv auf die frühkindliche Prägung, sondern rückwirkend auch auf das Zuwendungsverhalten der Mutter aus.

Die Betreuung der Wöchnerin

Wochenpflege

Die Verlegung aus dem Entbindungstrakt auf die Wochenstation erfolgt nach Abschluß der postpartalen Überwachung i. allg. nach 2 h (s. S. 211).

Zur *stationären Betreuung der Wöchnerin* gehören:
– *Temperatur-* und *Pulskontrolle* zweimal täglich. Die Körpertemperatur ist zu Anfang des Wochenbettes leicht erhöht und bis zu 37,5 ° ohne Krankheitswert. Ein gelegentlicher kurzfristiger Temperaturanstieg um den 3. Tag ist durch die lokal begrenzte intrauterine Auseinandersetzung mit den hochgewanderten Vaginalkeimen bedingt (s. S. 247);
– Kontrolle der
  – *Miktion* an den beiden ersten Wochenbettstagen sowie der *Darmfunktion*,
  – *Lochien*,
  – *Episiotomiewunde*,
– *Anleitung zur Genitalhygiene:*
  – Wechsel der Vorlagen; die Vorlagen, die den Wochenfluß auffangen, sind kontaminiert. Das Pflegepersonal darf sie daher nur instrumentell entfernen. Wechselt die Wöchnerin die Vorlagen selbst, so muß sie anschließend die Hände sorgfältig waschen (Seifenreinigung, Desinfektionslösung),
– Anleitung zum *Stillen* und zur *Brustpflege* (s. S. 252),
– *Wochenbettgymnastik* zur Kräftigung der Muskulatur des Beckenbodens und der

Bauchdecken sowie zur Förderung der Zirkulation (Thromboseprophylaxe),
- qualitativ und quantitativ angemessene Ernährung; die Wöchnerin benötigt ca. 2800 kcal mit 90 g Protein und bis zu 3000 ml Flüssigkeit (Milch!) täglich.

Die Frischentbundene soll so bald wie möglich herumgehen, anfangs in Begleitung der Schwester. Das Frühaufstehen begünstigt:
- den Wochenfluß,
- die spontane Miktion,
- die Zirkulation und dient der Prophylaxe einer Thrombophlebitis, Thrombose und Lungenembolie.

Varicenträgerinnen erhalten Spezialstrümpfe.

Bei rh-negativen Müttern und Rh-positivem Kind muß die Anti-D-Prophylaxe durchgeführt werden (s. S. 352). Noch für Röteln empfängliche Mütter erhalten eine Rötelnschutzimpfung; Konzeptionsschutz muß dann für drei Monate gewährleistet sein.

Untersuchung und Beratung bei der Entlassung

Im allgemeinen erfolgt nach komplikationsloser Geburt und glattem Wochenbettverlauf die Entlassung am 5.–7. Tage post partum. Sind die Überwachung und Betreuung von Mutter und Kind gewährleistet, so kann sie auch schon früher nach Hause gehen.

Der Entlassung geht die *Abschlußuntersuchung* voraus. Sie erstreckt sich auf
- die Kontrolle der Brüste,
- die Überprüfung der Rückbildungsvorgänge des Genitale,
- ggf. die Beurteilung der Episiotomiewunde.

Bei der Inspektion und Palpation der Mammae (unter sterilen Kautelen) wird vor allem darauf geachtet, ob sie frei von entzündlichen Veränderungen sind und die Brustwarzen keine Fissuren oder Schrunden aufweisen. Bei den nicht stillenden Wöchnerinnen sollen die Mammae bereits weich und nachgiebig sein.

Die Untersuchung des Genitale wird auf dem gynäkologischen Stuhl vorgenommen, damit der Damm und ggf. die Abheilung der Episiotomiewunde beurteilt werden können. Dabei ist auf Infiltrationen oder Hämatomreste in ihrer Umgebung und im Bereich des Beckenbodens zu achten.

Auf eine Speculumeinstellung kann zu diesem Zeitpunkt wegen der Schmerzhaftigkeit des Introitus insbes. nach einer Episiotomie verzichtet werden.

Bei der bimanuellen Exploration wird überprüft, ob sich die Portio entsprechend dem Zeitabstand nach der Geburt formiert hat. Im allgemeinen ist der Cervicalkanal bis zum 5.–7. Wochenbetttag noch für einen Finger durchgängig. Der Uterus steht zwei Querfinger oberhalb der Symphyse, ist eineinhalb Faust groß, noch etwas weich und üblicherweise nicht druckempfindlich. Klafft zu diesem Zeitpunkt der Cervikalkanal noch weit und erreicht man bequem das Cavum uteri, so besteht eine Subinvolutio uteri (s. S. 420), die die Ordination von Uteruskontraktionsmitteln erforderlich macht (s. S. 235). Die üblichen Secalepräparate beeinträchtigen gelegentlich vorübergehend die Milchsekretion. Erreicht man bei weit offenstehendem Cervicalkanal im Cavum uteri den unteren Pol einer fest-weichen Vorbuckelung, so besteht – vor allem bei anhaltend stärkerem blutigen Lochialfluß – der Verdacht auf einen Placentapolypen (s. S. 421). Dann muß die Patientin wegen der Gefahr der jederzeit möglichen profusen Blutung unter Kontrolle bleiben, bis der Verdacht ausgeräumt oder bestätigt ist.

Weiterhin werden die Adnexe kontrolliert. Der Zustand der Bauchdecken wird hinsichtlich der Rückbildung und auf eine Rectusdiastase beurteilt. Bei Varicen der Extremitäten ist auf thrombotische bzw. thrombophlebitische Zeichen zu achten (s. S. 422).

Die anschließende Beratung erstreckt sich auf aktuelle Hinweise für das Verhalten in den ersten Tagen und Wochen nach der Entlassung. Nach Möglichkeit soll vor allem die stillende Mutter Überbelastungen vermeiden und genügend Ruhe und Zeit für das Stillen finden. Auf die konsequente Fortführung der Wochenbettgymnastik ist zu drängen.

Brust- und Genitalhygiene müssen nochmals durchgesprochen werden. Duschen ist erlaubt; nicht stillende Mütter sollen während der ersten zwei Wochen nach der Entbindung und stillenden Mütter während der Stillperiode keine Vollbäder nehmen.

Von Cohabitationen ist in den ersten 4–6 Wochen abzuraten.

Kontrolluntersuchung nach Abschluß des Wochenbettes

Die abschließende Kontrolle der Rückbildung erfolgt etwa 6 Wochen post partum. Dabei wird die übliche gynäkologische Untersuchung einschließlich der Krebsvorsorgemaßnahmen vorgenommen (s. S. 446); Blutdruck, Hämoglobin sowie Urin werden nochmals kontrolliert. Besteht die Tendenz zu einem Descensus der Genitalorgane und erscheinen die Bauchdecken noch mangelhaft gefestigt, ist die Fortsetzung der erlernten gymnastischen Beckenboden- und Bauchdeckenübungen anzuraten.

Zu diesem Zeitpunkt ist die Beratung über die künftige Familienplanung bzw. Konzeptionsverhütung meist erwünscht und sinnvoll. Bei Bevorzugung der oralen Kontrazeption gilt es, darauf aufmerksam zu machen, daß der erste Behandlungscyclus noch nicht sicher vor einer Empfängnis schützt, so daß zusätzlich konventionelle Methoden der Empfängnisverhütung angewendet werden müssen (s. S. 78).

Während der Stillzeit ist eine Empfängnis außergewöhnlich, aber nicht unmöglich, vor allem nicht in der Phase des Abstillens.

Wünscht die Patientin ein Intrauterinpessar, so sollte die Einlage wegen der anfangs hohen Ausstoßungsrate erst nach Ablauf von 8 Wochen erfolgen.

23. Die Lactation

Lactogenese

Die *Lactation wird bereits während der Schwangerschaft* unter dem Einfluß der placentaren Oestrogene und des Progesteron sowie des HPL und des Prolactin morphologisch und funktionell *vorbereitet*.

Das *Parenchym der Mamma* nimmt in Relation zum Stütz- und Fettgewebe zu. Die *Drüsenzellen* enthalten zunehmend Fettröpfchen. In den *Drüsengängen* finden sich Sekrettropfen mit Epithelien und Colostrumkörperchen, die sich exprimieren lassen und bei I.-Gravidae ein frühes Hinweiszeichen auf eine Schwangerschaft darstellen.

Die Volumenzunahme der Mammae erzeugt nicht selten ein Spannungsgefühl; auch die *Brustwarzen* vergrößern sich, werden berührungsempfindlich und stärker erigierbar; die Pigmentierung der Warzenhöfe verstärkt sich.

Galaktogenese

Der *Beginn der Lactation – die Galaktogenese –* beginnt unmittelbar, nachdem die Placenta gelöst, also ihre Funktion erloschen ist, und Oestrogene und Progesteron aus dem mütterlichen Kreislauf ausgeschieden sind. Wenn der eigentliche *„Milcheinschuß"* am 3./4. Wochenbettstag einsetzt, sind Oestrogene und Pregnandiol im Urin auf Niedrigstwerte abgesunken.

Die Mammae werden als Zeichen der gesteigerten Syntheseleistung hyperämisch und ödematös. Die Syntheserate der Milchproteine, Fette und Kohlenhydrate steigt schnell an.

Die *Vormilch – Colostrum –* ist vergleichsweise konzentriert; sie besteht vorwiegend aus phagocytierten Fettröpfchen *(Colostrumkörperchen);* außerdem enthält sie 5% Lactose, 3,5% Proteine, 3% Fette, 0,4% Mineralstoffe.

Das Colostrum ist bis zum 5. Tag post partum bereits reduziert, und man spricht nun von der sog. *„Übergangsmilch"*, ab dem 15. Tag nach der Geburt von der *„reifen" Frauenmilch*.

Galaktopoese

Die bei der Aufrechterhaltung der Milchsekretion – *Galaktopoese –* wirksamen mütterlichen hormonellen Synergismen werden *reflektorisch* durch *Mutter-Kind-Interaktionen* gesteuert. Das Kind besitzt ab der 32.–36. SSW bereits einen ausgeprägten *Such-, Saug-* und *Schluckreflex*. Etwa 30 min post partum erreicht der Saugreflex beim reifen Neugeborenen ein erstes Maximum der Intensität.

Der Saugreiz des Kindes löst bei der *Mutter* folgende Reflexe aus:

– den Milchsekretionsreflex – *Prolactinreflex;* dadurch wird Prolactin, das Schlüsselhormon der Lactogenese, freigesetzt,
– den *Erektionsreflex* der Brustwarze zur Erleichterung des Auspressens beim Saugakt,
– den Milchsekretionsreflex – *Oxytocinreflex* oder sog. *Let-down-Reflex* –, der perialveoläre Kontraktionen zur Beförderung der Milch in die Milchgänge induziert. Dieser Reflex gehört zu den Steuerungsmechanismen der Achse Hypothalamus-Hypophyse-Nebenniere und unterliegt der psychischen Beeinflussung. Er kann z. B. durch den Anblick des Kindes ausgelöst, durch Streß jedoch blockiert werden.

Diese Zusammenhänge setzen einen *Lernprozeß* vor allem der Mutter, aber auch des Kindes voraus. Fördernd auf die Stilleistung (Milchmenge, Frequenz und Dauer des Anlegens, Dauer der Stillperiode) wirken sich aus:

– frühzeitige Stillberatung,
– frühes Anlegen unmittelbar nach der Geburt,
– kontinuierliche Mutter-Kind-Kontakte in den ersten Lebenstagen (Rooming-in) zum Einspielen der Fütterungsgewohnheiten (Bedarfsfütterung).

Die *Milchmenge* nimmt normalerweise bis zum 10. Tag post partum stetig zu bis zu einem Maximum von 500 g/Tag. Für die Berechnung der erforderlichen Tagesmenge bis zu diesem Zeitpunkt kann die sog. Finkelstein-Regel – Lebenstage minus 1 mal 50 – herangezogen werden. Angesichts der möglichen Qualitätsunterschiede der Milch ist jedoch die Gewichtszunahme des Kindes entscheidend.

Zusammensetzung der Muttermilch

Für die Stillberatung gilt, daß die künstliche Säuglingsernährung zweifellos große Fortschritte hinsichtlich der Adaptierung an die natürliche Brustmilchernährung zu verzeichnen hat. Die Muttermilch ist aber dank ihrer *arteigenen Zusammensetzung* für die noch ausreifungsbedürftigen spezifischen Stoffwechselfunktionen und für den Infektionsschutz während der Neonatal- und Säuglingsperiode nicht voll nachzuahmen und daher nicht gleichwertig zu ersetzen. Außerdem bildet das Stillen einen wichtigen Faktor zur Intensivierung der Mutter-Kind-Beziehung.

Die Muttermilch ist gegenüber der Kuhmilch eiweißarm (0,9 g/100 ml, von denen 20% auf non-proteine Stickstoffverbindungen entfallen), dafür aber reich an spezifischen Polyaminen, die eiweißsparend wirken. Das *Brustmilchprotein* enthält unter anderem *Lactoferrin,* dem eine bacteriostatische Wirkung zukommt, da es Bakterien das lebensnotwendige Eisen entzieht, ferner *Lysozym* als unspezifischen Abwehrstoff gegen Bakterien, bestimmte *Komplementfaktoren* und *spezifische Immunglobuline, vor allem IgA.* Im Colostrum sind davon 20–50 mg/ml enthalten, in der reifen Muttermilch noch 0,3 mg/ml. Es bietet Schutz vor den wichtigsten Bakterien und Viren der Umwelt (Enterobakterien, Enterotoxine) sowie vor nutritiven Allergenen. Hinzu kommt, daß 90% der in der Muttermilch enthaltenen Leukocyten zur Phagocytose fähige Makrophagen sind. Die mit dem Stillen überführten Lymphocyten sind etwa zur Hälfte *T-Lymphocyten* und zur Bildung von Immunglobulinen und Interferon fähig, abgesehen davon, daß sie bereits vorgebildete Antikörper auf das Kind übertragen. *Gestillte Kinder sind daher weniger anfällig gegenüber den häufigsten Infektionen und Allergenen.*

Der Fettgehalt der Muttermilch beträgt 4,5%. Die *Fettsäurenzusammensetzung* gewährleistet eine 90%ige Ausnutzung und die Versorgung mit essentieller Linolsäure zur Aktivierung der Immunabwehr.

An *Kohlenhydraten* sind ca. 7–8 g in 100 ml enthalten, die zu 20% aus unnachahmbaren Oligosacchariden bestehen. Sie fördern die *Lactobacillus-bifidus-Flora* und hemmen das Wachstum von E. coli. Die langsame Spaltung der *Muttermilchlactose* begünstigt ein acidophiles colifeindliches Milieu und eine geringere Belastung des kindlichen Insulinhaushaltes im Gegensatz zur künstlichen Ernährung.

Der *Mineralgehalt* der Muttermilch beträgt 0,2 g/100 ml. Die Resorption wichtiger Mineralstoffe wie des *Eisens* ist derjenigen aus der Kuhmilch überlegen, die von Zink sogar spezifisch.

Die Brustmilch schont durch ihre Zusammensetzung die noch heranreifende intestinale Resorptionsfähigkeit und die Ausscheidungsfunktionen der Nieren und beläßt dem Kind hohe Wasserreserven.

Einen Nachteil bildet der Pesticidgehalt (DDT) der Muttermilch, der z. Z. höher ist als in der künstlichen Säuglingsnahrung. Schädliche Auswirkungen sind jedoch nicht bekanntgeworden.

Stilltechnik

Das Stillen will von Mutter und Kind erst erlernt sein. Entscheidend für diesen *beiderseitigen Lernprozeß* und damit für die Stillfähigkeit und ausreichende Milchmenge ist die geduldige Unterrichtung und Hilfeleistung durch das Pflegepersonal. Immer ist zunächst davon auszugehen, daß auch die „schwergehende", hypoplastisch und unergiebig scheinende Brust zur ausreichenden Milchsekretion stimuliert werden kann, wenn das Einspielen der Reflexmechanismen gelingt. Das Anlernen kann zeitraubend sein und erfordert den persönlichen, psychologisch positiv motivierenden Einsatz der betreuenden Schwestern. Das setzt voraus, daß das Pflegeteam der Wochen- und Neugeborenenstation einheitlich von den Vorteilen des Stillens für Mutter und Kind überzeugt ist.

Das *erste Anlegen* sollte bereits im Kreißsaal erfolgen und nach der Verlegung auf die Station erneut ca. 6 Stunden post partum.

Die Mutter wird angehalten, vor dem Stillen die Hände gründlich zu waschen. Die Brustwarzen werden vor und nach dem Stillen mit in abgekochtem Wasser getränkten sterilen Mullkompressen gereinigt.

In bequemer Haltung (liegend oder sitzend) hält die Mutter die Brust mit einer Hand und dabei mit dem Daumen und Zeigefinger die Brustwarze frei. So kann das Kind – mit einer Wange der Brust anliegend – die Warze bis zum inneren Rand des Warzenhofes fassen, und die Nasenatmung wird nicht behindert. Auf jeder Seite wird es etwa 10 min angelegt. Häufigeres Stillen fördert die Milchleistung; die Kinder „melden" sich anfangs nach 2–3 h, später nach 4–5 h. Ein Nachtrhythmus mit größeren Abständen pendelt sich ein. Dieses „Stillen auf Verlangen" – feeding on demand – hat sich gegenüber dem reglementierten 4-Stunden-Abstand bewährt. Es entspricht mehr dem mütterlichen Zuwendungsverhalten mit dem Eingehen auf das Kind und steigert daher die Milchsekretion.

Zwischenzeitlich werden die Brustwarzen mit einer sterilen Mullkompresse, zusätzlich – zum Abfangen der nachtropfenden Milch – mit einer sterilen Mullwindel bedeckt und durch einen bequemen Stillbüstenhalter gestützt. Bei empfindlichen Brustwarzen empfiehlt es sich, zur Vermeidung von Rhagaden nach dem Stillen eine der gängigen Brustwarzensalben oder -puder (antibioticafrei) aufzutragen.

Als Stilldauer sind 3, besser 6 Monate anzuraten. Muß ein Neugeborenes in die pädiatrische Abteilung verlegt werden, so soll die Mutter das Kind nach Möglichkeit dort stillen oder ihm die abgepumpte Milch zukommen lassen.

Wenn man davon ausgeht, daß nur etwa 1% der Mütter stillunfähig sind, so werden doch nur 60% der Kinder bei der Entlassung aus der Klinik voll- oder teilgestillt. Nach 6 Wochen sind es nur noch 10%. Auf die Stillfrequenz wirken sich vielfältige soziale Faktoren aus.

Abstillen

Sobald keine vollständige Entleerung der Brust mehr erfolgt oder Mahlzeiten übersprungen werden, setzt die allmähliche Rückbildung der sezernierenden Zellen zum ruhenden Epithel ein. Einer zwischenzeitlichen Anstauung kann durch leichte Entlastung (Abpressen oder Abpumpen) begegnet werden.

Ist aus kindlicher oder mütterlicher Indikation ein sofortiges *primäres Abstillen* erforderlich (intrauteriner Fruchttod, perinataler Verlust des Kindes), so gilt als zuverlässigstes Verfahren die Verabfolgung des Prolactinhemmers 2-Bromo-α-ergocriptin (Pravidel) 2mal 2,5 mg täglich über 10–14 Tage. (Bei hypotonen Reaktionen muß die Dosis reduziert werden.)

Auch wenn sich die Notwendigkeit des Abstillens zu einem späteren Zeitpunkt ergibt – *sekundäres Abstillen* –, z. B. bei einer Mastitis (s. S. 420), ist ein Prolactininhibitor das Mittel der Wahl. Physikalische Methoden sind demgegenüber wenig effektiv, werden aber unterstützend eingesetzt: Hochbinden der Mammae, Alkoholumschläge/Eisbeutel, Flüssigkeitseinschränkung.

Stillhindernisse

Stillhindernisse und Kontraindikationen gegen das Stillen bestehen insgesamt bei ca. 1% der Mütter.

Stillhindernisse von seiten der Mutter bilden *Flach- oder Hohlwarzen*. Wenn sie mangelhaft

erigierfähig sind und vom Kind nicht unter Luftabschluß gefaßt werden können, ist ein Saughütchen anzuwenden oder die Milch abzupumpen. Das Anlegen sollte aber auf alle Fälle versucht werden. *Die funktionelle Hypogalaktie,* d. h. die zu geringe Milchbildung trotz regelmäßigen Anlegens, kommt als primäre Störung vor. Gerade in diesen Fällen spielen psychische Faktoren – die Angstvorstellung der ungenügenden Leistung – eine Rolle, die mit Hilfe des Arztes und des Pflegepersonals durch verstärkte Motivierung und Erlernen der Stilltechnik überwunden werden können. Nach komplizierter Schwangerschaft oder Geburt (Kaiserschnitt) besteht häufiger eine *passagere Hypogalaktie.*
Bei ausgedehnten Narben, z. B. nach früherer Mastitis, hängt die Stillfähigkeit vom verbliebenen Parenchym ab.
Von *seiten des Kindes* kommen als Stillhindernisse in Betracht:
- schwaches Saugvermögen bei Früh- und Mangelgeborenen,
- faciale Spaltbildungen (Hasenscharte, Lippen-Kiefer-Gaumen-Spalte).

Gerade für diese Kinder ist jedoch die Brustmilch wichtig. Die Sekretion sollte daher durch Abpumpen in Gang gehalten und die Milch dem Kind zugeführt werden.
Kontraindikationen gegen das Stillen sind *von seiten der Mutter:*
- konsumierende Erkrankungen, z. B. dekompensiertes Vitium cordis, Nierenerkrankungen, Wochenbettpsychose,
- Infektionskrankheiten.

Stillen und Medikamente

In der Regel gehen in die Milch nur geringe Mengen der an die Mutter verabreichten Medikamente über. Die Konzentrationen liegen etwa um den Faktor 10 niedriger als „therapeutische" Spiegel und entfalten i. allg. auch keine toxische Wirkung. Dennoch sollten aus Vorsichtsgründen bestimmte Substanzen in der Stillperiode vermieden werden.

Antibiotica – Chemotherapeutica: Auf die Anwendung von Tetracyclinen und Isoniazid sollte wegen der möglichen Schädigung des Skeletsystems und der Leberfunktion während der Stillzeit verzichtet werden. Das gleiche gilt für Chloramphenicol, Kanamycin, Lincomycin. Penicilline, die eine Sensibilisierung oder eine Keimverschiebung und Keimresistenz verursachen können, sollten ebenfalls vermieden werden. Bei Sulfonamiden, Nitrofurantoin und Nalidixinsäure besteht die Gefahr einer akuten Hämolyse, wenn ein G-6-P-D (Glucose-6-phosphat-Dehydrogenase)-Mangel vorliegt (selten!).
Bei strenger Indikation können an die Mutter gegeben werden: Erythromycin, Gentamycin, Oxacillin, Carbenicillin.

Psychopharmaka – Hypnotica – Sedativa: Psychopharmaka lösen u. U. eine Muskelhypotonie bei gestillten Kindern aus. Das gilt für Lithium und vor allem für Diazepam, das infolge der noch geringen Proteinbindungskapazität der Neugeborenen vermehrt in freier Form vorkommen kann. Höhere Dosen sollten daher nicht in der Stillzeit verabreicht werden.
Hypnotica und Sedativa, speziell Phenobarbital, gehen in die Muttermilch über und vermögen bei höherer Dosierung zu hypnotischen Zuständen beim Neugeborenen zu führen.

Analgetica – Antipyretica: Stillende sollten Phenylbutazon und alle Pyrazolonderivate nicht in höheren Dosen erhalten, da es sonst zu cerebralen Symptomen bei Neugeborenen kommen kann. Gegen Gaben von Acetylsalicylsäure und Paracetamol bestehen keine Bedenken. Das in Migränemitteln enthaltene Ergotamin und seine Derivate (nicht hydrierte Mutterkornalkaloide) gehen leicht in die Muttermilch über und vermögen Intoxikationssymptome beim Neugeborenen auszulösen.

Hormone: Nach den bisherigen Beobachtungen dürfen Mütter während der Einnahme oraler Contraceptiva weiterstillen.
Eine Cortisonmedikation ist während der Lactation erlaubt, da keine nachteiligen Wirkungen auf das Neugeborene bekannt wurden.

Weitere Medikamente: Thyreostatica geben eine Kontraindikation gegen das Stillen ab, da sie in die Milch übertreten und zur Kropfentwicklung beim Kinde führen können.
Von Vitamin-D-haltigen Präparaten ist angesichts der üblichen Rachitisprophylaxe abzuraten.

Als Richtlinie kann gelten, daß eine in der Stillperiode bei der Mutter notwendige kurative Therapie durchgeführt werden kann, da genügend Ausweichmöglichkeiten auf Pharmaka bestehen, die ohne Gefahr für den Säugling sind. Ein Abstillen oder Verwerfen der Muttermilch (um die Stilleistung zu erhalten) ist nur ausnahmsweise erforderlich.

C. Pathologie der Schwangerschaft

24. Mütterliche Risikofaktoren und Erkrankungen in der Schwangerschaft

Risikoschwangerschaft – Risikogeburt

Dem Ziel der Senkung der mütterlichen und kindlichen Morbidität und Mortalität dient die frühzeitige präventive Einstufung der Graviden als *Risikoschwangere,* wenn sich von vornherein oder im Verlauf der Schwangerenvorsorge Belastungsfaktoren ergeben, die Komplikationen erwarten lassen und den Gestationsprozeß und/ oder die Geburt gefährden. Vom Gestationsgeschehen unabhängig sind möglicherweise präexistente, also schon vor der Schwangerschaft vorhandene oder während einer Gravidität manifest werdende *Risikofaktoren.* Weiterhin können mit der Gravidität in Zusammenhang stehende Belastungsmomente bzw. Komplikationen während der laufenden Überwachung in Erscheinung treten.

Wird eine erhöhte Gefährdung festgestellt, so gilt es, der Schwangeren das Risiko verständlich zu machen und sie zu einer verstärkten Kooperation zu bewegen. Die Maßnahmen zur intensiven Betreuung richten sich nach den jeweiligen Risikofaktoren. Die entsprechenden Hin-

---

Tabelle 42. Kriterien zur Einstufung als Risikoschwangerschaft

Früher durchgemachte und bestehende Erkrankungen der Mutter
- Hypertonie
- Nieren-, Harnwegserkrankungen
- Diabetes mellitus
- Herzerkrankungen
- Lungenerkrankungen
- Hämatologische Erkrankungen
- Gastrointestinale Erkrankungen
- Lebererkrankungen
- Neurologisch-psychiatrische Erkrankungen
- Hyper-, Hypothyreose
- Abdominale Operationen
- Skelet- und Beckendeformierungen
- Genetische Belastung

Vorausgegangene oder bestehende gynäkologische Erkrankungen
- Vorausgegangene Sterilitätsbehandlung (Operationen)
- Uterusmyome (operiert oder vorhanden)
- Uterusfehlbildungen (operiert oder vorhanden)

Habitus
- Kleinwuchs (< 155 cm)
- Enges Becken
- Untergewicht – Übergewicht

Sozioökonomischer Status
- Schlechte soziale Verhältnisse
- Ledige
- Alkohol-/Drogenabhängige

Geburtshilflich-anamnestische Belastungsfaktoren
- Vorausgegangene mehrfache Aborte
- Vorausgegangene Interruptio(nes)
- Vorausgegangene Frühgeburt(en)
- Vorausgegangene Mangelgeburt(en)
- Vorausgegangene Geburt eines Riesenkindes
- Vorausgegangene regelwidrige resp. protrahierte Geburt(en)
- Status nach Sectio caesarea
- Frühere Präeklampsie
- Vorausgegangener peri-/neonataler Verlust eines Kindes
- Vorausgegangene Geburt eines Kindes mit
  - congenitalen Anomalien
  - traumatischen Schädigungen

Während der jetzigen Schwangerschaft auftretende Risikofaktoren

Von seiten der Mutter:
- Primigravida ≤ 17 Jahre oder ≥ 35 Jahre
- Vielgebärende > 40 Jahre
- Cervixinsuffizienz (Cerclage!)
- Akute Erkrankungen, z. B. pränatale Infektionen
- Schwangerschaftsbedingte Erkrankungen, z. B. Präeklampsie, akute Pyelonephritis, Anämie
- Unzureichende pränatale Vorsorge

Von seiten der Frucht:
- Blutungen in der Frühschwangerschaft (drohender Abort)
- Blutungen in der Spätschwangerschaft (Placenta praevia)
- Mehrlinge
- Lageanomalie
- Hydramnion
- Drohende Frühgeburt – vorzeitige Wehentätigkeit
- Placentainsuffizienz – Mangelentwicklung
- Übertragung
- Rh- und AB0-Incompatibilität

weise finden sich in den einzelnen Spezialkapiteln.
Eine Risikoschwangerschaft führt i. allg. auch zu einer Risikogeburt.
Darüber hinaus können plötzlich und unvorhersehbar Ereignisse auftreten, die eine bis dahin unbelastete Gravidität zu einer Risikogeburt werden lassen.
Die wichtigsten und häufigsten Risikofaktoren sind über die in den Mutterschaftsrichtlinien und im Mutterpaß verzeichneten (s. Anhang III) hinausgehend in den Tabellen 42 und 43 aufgeführt.
Das perinatale Risiko des Kindes läßt sich eindeutig vermindern, wenn prospektiv dafür Sorge getragen wird, daß der Neonatologe bei einem vorhersehbaren erhöhten Gefährdungszustand zur Geburt anwesend ist (Tabelle 44).

Der Einfluß von Alter und Parität auf den Schwangerschaftsausgang

Einen wesentlichen Einfluß auf den gesamten Verlauf und Ausgang der Schwangerschaft übt das *Alter der Schwangeren* aus; dies gilt gleichermaßen für Primi- und Multigravidae. Mit dem Alter eng verknüpft ist die *Parität*. Beide Faktoren wirken sich sowohl unabhängig voneinander als auch additiv aus.
Bei ganz jungen Gravidae (unter 17 Jahren) dürften der noch nicht ausgereifte mütterliche Organismus und insbesondere der hypoplastische, mangelhaft durchblutete Uterus die hauptsächlichen Risikofaktoren für den Schwangerschaftsausgang bilden. Sie sind außerdem durch eine erhöhte Gestose- und Anämiefrequenz gefährdet.
Hinzu kommen die vielfältigen nachteiligen sozioökonomischen Einflußfaktoren, insbesondere bei Ledigen (s. S. 170). Aus den genannten Gründen resultieren häufiger Frühgeburten und Mangelkinder. Entsprechend hoch liegt die perinatale Mortalität, besonders der unehelich Geborenen.
Den steigenden Gefahren für Mutter und Kind im *höheren Alter der Erstgraviden* wird durch die Begriffe „ältere Erstgebärende" (35–39jährige) und „alte Erstgebärende" (40 Jahre und darüber) oder allgemein „ältere Gravida" ab dem Alter von 35 Jahren (FIGO 1958) Rechnung getragen. Ab der Mitte des 3. Dezennium treten *mütterliche Erkrankungen* (Herz- und Kreislaufinsuffizienz, Hypertonie, Diabetes mellitus) und schwangerschaftsbedingte Erkrankungen, insbesondere die Präklampsie, häufiger auf und beeinträchtigen die Prognose für die Kinder. Einen weiteren Risikofaktor stellt die mit dem Alter an Frequenz zunehmende *Placentainsuffizienz* dar. So steigen in den höheren Altersgruppen die Raten an Frühgeburten und Mangelgeborenen kontinuierlich an. Die Geburt verläuft häufiger verzögert. Die perinatale Mortalität und Morbidität sind um ein Vielfaches erhöht.
Daher gehören ganz junge Erstgebärende und solche ab der Mitte des 4. Lebensjahrzehntes zur Gruppe der Risikoschwangeren, und die Geburt muß von vornherein als *Risikogeburt* eingestuft werden.
Der Anteil der Erstgraviden wird verständlicherweise mit zunehmendem Alter geringer. Damit wirkt sich bei den älteren Schwangeren die *Parität* zusätzlich gewichtig für die Prognose von Mutter und Kind aus.
Altersabhängig nehmen bei *Erst- und Mehrgraviden* mütterliche Erkrankungen, Blutungen in der Frühschwangerschaft, die Abortfrequenz, die Frühgeburtenrate und damit zugleich die

Tabelle 43. Kriterien zur Einstufung als Risikogeburt

- In der Regel alle Risikoschwangerschaften (Tabelle 42)
- Einstellungs- und Haltungsanomalien
- Riesenkind
- Relatives Mißverhältnis
- Vorzeitiger Blasensprung
- Protrahierte Geburt
- Drohende intrauterine Asphyxie
- Placenta praevia
- Abruptio placentae

Tabelle 44. Risikofaktoren, die von vornherein die Anwesenheit des Neonatologen bei der Geburt erfordern

- Präeklampsie
- Diabetes mellitus
- Protrahierte Geburt
- Placenta praevia
- Alte Erstgebärende
- Unreifes Kind
- Mangelkind
- Riesenkind
- Übertragung
- Mehrlinge
- Lage-, Haltungs- und Einstellungsanomalien
- Fieber unter der Geburt
- Rh-Incompatibilität
- Pathologisches CTG

perinatale Mortalität zu. Ebenso findet sich sowohl bei Erstgraviden als auch bei Multiparae eine altersabhängige Frequenzsteigerung der Geburtskomplikationen und damit auch der geburtshilflichen Eingriffe, die wiederum das kindliche Risiko erhöhen.

Der Vollständigkeit halber sei auf die *altersabhängige Häufigkeitszunahme der chromosomalen Anomalien* als Folge von Störungen der mütterlichen Gametogenese hingewiesen (s. S. 100).

Zahl und Ausgang früherer Schwangerschaften wirken sich maßgeblich auf das neuerliche Gestationsgeschehen aus. Die zweite und dritte Gravidität haben insgesamt eine bessere Prognose als die erste Schwangerschaft. Ab der vierten Gravidität, also bei Vielgebärenden, steigt die perinatale Mortalität jedoch an, insbesondere wenn frühere Schwangerschaften durch Aborte, Totgeburten oder perinatale Todesfälle kompliziert waren.

Die Frequenz von *Blutungen in der Schwangerschaft und von Aborten* zeigt neben dem Alter eine deutliche Abhängigkeit von der Parität sowie der Zahl der vorausgegangenen Aborte und Frühgeburten. Die Häufigkeit von *Frühgeburten* ist mit der Zahl der vorausgegangenen Schwangerschaften, speziell früherer Fehl- und Frühgeburten, korreliert, und ebenso läßt die perinatale Sterblichkeit eine Abhängigkeit von der Zahl der früher durchgemachten Schwangerschaften erkennen. Dagegen werden *Mangelkinder* häufiger von Primigravidae geboren.

Geburtshilfliche Komplikationen wie kindliche Lageanomalien, Placenta praevia und Abruptio placentae zeigen eine Frequenzabhängigkeit von der Zahl der vorausgegangenen Schwangerschaften, und zwar unabhängig vom Alter. Da auch mütterliche Erkrankungen allgemein und speziell die Schwangerschaftserkrankungen mit steigender Parität häufiger werden – insbesondere die hypertensiven Erkrankungen –, sind zusätzliche Risiken für Kindesentwicklung und Geburt vorgegeben. Diese erhöhte Gefährdung des Kindes betrifft vor allem die Vielgebärenden. Erwartungsgemäß ist bei ihnen die Sectio-Frequenz, aber auch die perinatale kindliche Mortalität erhöht.

Daraus folgt, daß *alle Graviden mit früheren ungünstigen Schwangerschaftsverläufen* (Aborte, Früh- und Mangelgeburten, intrauteriner Fruchttod, perinatale Verluste) und *Vielgebärende als Risikoschwangere zu überwachen sind.* Die Entbindung muß als *Risikogeburt* geleitet werden (Tabelle 42 u. 43).

Mütterliche Erkrankungen und Schwangerschaft

Gravide mit präexistenten oder in graviditate acquirierten akuten oder chronischen systemischen oder organischen Erkrankungen bilden eine wichtige Gruppe in dem Kollektiv der Risikoschwangeren. Dabei geht es um eine möglichst frühzeitige Beurteilung der Fragen, ob:
- die Schwangerschaft das Grundleiden verschlechtert und dadurch die Mutter in ernste Gefahr bringt,
- das Grundleiden die Schwangerschaft und die Entwicklung des Kindes negativ beeinflußt,
- unterschiedliche Belastungsphasen während der Gestation, Geburt oder/und im Wochenbett bestehen.

Im Zusammenwirken mit dem Spezialisten wird vorab bzw. im weiteren Schwangerschaftsverlauf zu klären sein:
- ob die Schwangerschaft vertretbar oder aus vitaler mütterlicher Indikation eine Interruptio notwendig ist (einschließlich der anschließenden Kontrazeption),
- in welchem Umfang bei Austragen der Gravidität eine Hospitalisierung erforderlich ist,
- ob eine notwendige medikamentöse oder chirurgische Behandlung in der Schwangerschaft durchführbar ist,
- wie der Ablauf der Geburt im speziellen Einzelfall zu planen ist, ob und welche Geburtserleichterungen im Spezialfall vorzusehen sind,
- ob in der Neonatalperiode besondere Vorkehrungen für das Kind zu treffen sind (z. B. Isolierung des Kindes, Frage des Stillens).

Die dargestellten Krankheitsbilder sind als Beispiele für die erforderliche Risikoabwägung und als Hinweise darauf zu betrachten, daß jede mütterliche Erkrankung in graviditate
- die intensive Überwachung durch den Geburtshelfer und den für das Leiden zuständigen Spezialisten erfordert,
- die Einstufung der Geburt als Risikogeburt bedingt,
- die Fortsetzung der krankheitsspezifischen Überwachung im Wochenbett, ggf. des Kindes während der Neonatalperiode notwendig macht.

Herzerkrankungen

Häufigkeit

Entsprechend der Frequenz der Herzerkrankungen in der Bevölkerung ist bei 1–3% der Schwangeren mit einem Vitium cordis der verschiedenen Manifestationen und Ursachen zu rechnen. Rheumatisch bedingte Herzleiden stehen mit 80–90% zahlenmäßig im Vordergrund; von ihnen entfallen 75–80% auf Mitralklappenfehler (Mitralstenose). Die Häufigkeit angeborener Vitien unter Einschluß der congenitalen Defekte der großen Gefäße beträgt zwischen 1 und 5% aller mütterlichen Herzerkrankungen resp. 0,1–0,2%, bezogen auf alle Geburten.

Dank der antibiotischen Therapie ist die rezidivierende bakterielle Endokarditis in der Schwangerschaft ein seltenes Ereignis geworden.
Wenn nach operativer Korrektur eines Vitium cordis eine kontinuierliche Therapie mit Anticoagulanzien zwingend ist, sollte die zuverlässige Kontrazeption gesichert sein.

Überwachung und Verlauf der Schwangerschaft

In der Mehrzahl der Fälle ist den Frauen ihr Leiden bekannt, und sie können bei Erhebung der Anamnese ihre körperliche Leistungsfähigkeit sowie Art, Dosis und Dauer der Medikation angeben. Man wird jedoch spezielle Auskünfte von dem behandelnden Internisten/Kardiologen einholen und die gemeinsame Überwachung in der Gravidität sicherstellen. Wichtig sind Berichte und Befunde über den Verlauf und Ausgang früherer Schwangerschaften.

Wenn eine Herzerkrankung erst durch die schwangerschaftsbedingte Mehrbelastung in Erscheinung tritt, kann die Abgrenzung gegenüber den physiologischen Schwangerschaftsveränderungen des Herz-Kreislauf-Atem-Systems schwierig sein (s. S. 155). Bei Hinweissymptomen wie verstärkter Dyspnoe, Husten (Hämoptoe), pectanginösen Beschwerden, Tachykardie, Ermüdbarkeit, Leistungseinschränkung, Ödemen, Verdacht auf eine Herzvergrößerung (unter Berücksichtigung der schwangerschaftsbedingten Querverlagerung des Herzens), Herzgeräuschen und/oder Herzrhythmusstörungen muß umgehend der Kardiologe eingeschaltet werden.
Jede Gravida mit einer Herzerkrankung ist eine *Risikoschwangere* und bedarf der intensiven pränatalen Vorsorge gemeinsam mit dem Internisten. Die Behandlung folgt den gleichen Richtlinien, die außerhalb der Gravidität gültig sind.

Beurteilung der Leistungsfähigkeit des Myokards bei Herzerkrankungen

Entscheidend für die Prognose des Schwangerschaftsausganges ist die frühzeitige Einstufung der Schwangeren nach dem funktionellen Leistungsvermögen des Myokard, d. h. dem klinischen Schweregrad. Dazu hat sich die Einteilung der New York Heart Association als vorteilhaft erwiesen. Sie geht von der Beurteilung im prägraviden Zustand aus und erlaubt es, etwaige schwangerschaftsbedingte Leistungsänderungen zu berücksichtigen (Tabelle 45).
Schwangere, die den Gruppen I und II zuzurechnen sind, haben – eine konsequente geburtshilfliche und internistische Überwachung vorausgesetzt – von vornherein eine günstigere Prognose für den Ablauf und Ausgang der Schwangerschaft als diejenigen der Gruppen III und IV.
Insgesamt ist die Mehrbelastung durch die Schwangerschaft erheblich. *Kritische Phasen* mit der Gefahr der Dekompensation sind vor allem:
– die *28.–34. (–36.) SSW* durch die benötigte Anpassung an die Hypervolämie und das erhöhte Herzminutenvolumen,
– die *Geburt* infolge der erhöhten körperlichen Leistungsbeanspruchung in der Eröffnungs- und Austreibungsperiode, der Blutvolumen-

---

Tabelle 45. Beurteilung der Leistungsfähigkeit des Myokard bei Herzerkrankung. (In Anlehnung an die New York Heart Association)

Grad I: Patientinnen mit organischer Herzerkrankung ohne Symptome und ohne Einschränkung der körperlichen Leistungsfähigkeit
Grad II: Herzkranke, die ihre körperliche Aktivität aufgrund rascher Ermüdbarkeit und Dyspnoe einschränken müssen, sich bei Ruhe und leichter Tätigkeit aber wohl fühlen
Grad III: Herzkranke mit mäßiger bis starker Einschränkung der körperlichen Leistungsfähigkeit und subjektiven Beschwerden bereits bei leichter körperlicher Tätigkeit
Grad IV: Herzkranke, die zu keiner körperlichen Tätigkeit fähig sind und bereits in Ruhe Zeichen der Dekompensation aufweisen

schwankungen während der Wehen, eines Anstiegs des zentralen Venendruckes,
- das *Wochenbett* bis zum 10. Tag post partum durch die Blutumverteilung nach Wegfall des placentaren Kreislaufs.

Überwachung während der Schwangerschaft

Die ärztlichen Maßnahmen während der Schwangerschaftsüberwachung im Einvernehmen mit dem Kardiologen sind:
- Körperliche Schonung (frühzeitige Herausnahme aus dem Beruf),
- Verhütung einer Anämie,
- diätetische Maßnahmen unter Kontrolle des Natrium-Wasser-Haushaltes (Gewichtskontrolle!),
- regelmäßige Kontrolle des aktuellen Zustandes,
- Früherkennung der häufig komplizierend hinzutretenden Spätgestose (20%),
- rechtzeitige Hospitalisierung je nach Zustand ab der 30. SSW, spätestens ab der 36. SSW.

In der Frühschwangerschaft kann sich bereits wegen drohender oder vorhandener Dekompensation die Frage des *Schwangerschaftsabbruches* aus mütterlicher Indikation stellen. Sie ist in Absprache mit dem Internisten großzügig zu handhaben, fast immer bei Herzkranken der Gruppe IV anzuraten, insbesondere wenn erschwerende Faktoren (alte Erstgebärende, Vorhofflimmern, rheumatische Krisen, Endocarditis lenta, zusätzliche Erkrankungen wie Diabetes mellitus, Nephritis) hinzutreten. Der Schwangerschaftsabbruch wird bei 5–20% der graviden Herzkranken (etwa bei 7% der Frauen mit angeborenem Vitium cordis) erforderlich. Er sollte so früh wie möglich, nicht später als in der 14. SSW erfolgen; sofern die Belastung vertretbar erscheint, kann gleichzeitig die Tubensterilisation vorgenommen werden.
Eine operative Korrektur, z. B. die Valvulotomie bei Mitralstenose, ist während der Gravidität möglich. Für den Eingriff eignet sich am besten die Zeit zwischen der 16. und 28. SSW.

Leitung der Geburt

Als Richtlinie gilt es, den Entbindungstermin im voraus zu planen, um die Anwesenheit des Kardiologen und Anaesthesisten (Periduralanaesthesie) zu gewährleisten. Nach Möglichkeit wird man eine schonende vaginale Entbindung anstreben. Vor allem ist die *operative Entbindung mit Forceps oder Vakuumextraktion* zur Vermeidung von Volumenschwankungen während der Preßwehen und zur Reduktion der körperlichen Beanspruchung angezeigt. Dies gilt vor allem für Herzkranke der Gruppe I und II. Bei den Schwangeren der Gruppen III und IV ist im Einzelfall die Sectio caesarea im Konsilium mit dem Internisten und Anaesthesisten zu diskutieren. Es ist aber zu bedenken, daß das Risiko der kardialen Dekompensation *nach* dem Eingriff höher einzuschätzen ist als während der Operation.
In der Placentarperiode sollen möglichst keine Uterotonica wegen der damit verbundenen akuten Belastungen des Herzens gegeben werden (allenfalls Oxytocin).

Wochenbett

Namentlich die erste Woche post partum birgt nochmals die Gefahr der Dekompensation. Etwa die Hälfte der mütterlichen Todesfälle ereignen sich in den ersten Wochenbetttagen. Die Ursache liegt in der hämodynamischen Umverteilung, die plötzlich zum Kollaps und Lungenödem führen kann. Ferner treten häufiger thromboembolische Komplikationen auf. Da oft – je nach der Einschränkung der kardialen Leistungsfähigkeit – nur eine begrenzte Mobilisierung im Wochenbett möglich ist, ergibt sich die Notwendigkeit einer Thromboseprophylaxe sowie einer adaptierten Krankengymnastik.
Über das Stillen ist individuell von Fall zu Fall zu entscheiden.
In Abhängigkeit vom Verlauf der Erkrankung und der Geburt muß ggf. über die Frage einer passageren oder definitiven Kontrazeption beraten werden.

Prognose für Mutter und Kind

Mutter: Die Mortalität beträgt bei Zusammentreffen von Herzerkrankung und Schwangerschaft bis zu 6 Wochen post partum ≈ 0,8%; sie ist abhängig vom Schweregrad der Erkrankung und steigt von 0,5% in der Gruppe I auf 5,5% in den Gruppen II–III. Faßt man die Schweregrade III und IV zusammen, so ergibt sich eine Mortalitätsrate von 22,5%.
Durch konsequente Überwachung während des gesamten Gestationsprozesses und Ausschöp-

fung aller therapeutischen Möglichkeiten läßt sie sich eindeutig senken. Insgesamt liegt die Mortalität bei mangelnder Überwachung etwa 7mal höher als bei intensiver pränataler Vorsorge.

Kind: Die perinatale Mortalität ist je nach Schwere des mütterlichen Krankheitsverlaufes erhöht. Annähernd 60% der Kinder sind bei der Geburt unreif und/oder dystroph; die perinatale Mortalität und Morbidität werden somit durch die Schwere der mütterlichen Erkrankung und ganz wesentlich die Untergewichtigkeit der Neugeborenen bestimmt.

Erkrankungen der Lunge

Lungentuberkulose

Das Zusammentreffen von Lungentuberkulose und Schwangerschaft ist selten geworden. Ausgehend von den Erkrankungsziffern betrug 1971, bezogen auf die Gesamtgeburtenzahl der BRD, der Erwartungswert 1772 Schwangere mit aktiver pulmonaler Tuberkulose. Die Frequenz der erst während der Gravidität entdeckten Erkrankungen wird mit 10% der tuberkulosekranken Frauen angegeben. Bei dieser Zahl dürfte die häufigere Verbreitung der Tuberkulose in Gastarbeiterfamilien eine Rolle spielen.

Verlauf der Schwangerschaft: Mit einer Exacerbation oder einem Rezidiv in der Schwangerschaft ist nicht häufiger als außerhalb der Gravidität zu rechnen, wenn die Voraussetzungen der intensiven Überwachung im Zusammenwirken mit dem Lungenspezialisten gegeben sind. Eine Interruptio graviditatis ist – von extremen Ausnahmefällen abgesehen – nicht mehr notwendig. Die kombinierte Chemotherapie muß kontrolliert und konsequent durchgeführt bzw. fortgeführt werden.
Auf Aminoglykoside wie Streptomycin und auf Rifampicin sollte im Hinblick auf eine potentielle Fruchtschädigung nach Möglichkeit verzichtet werden (s. S. 114).
Alle dringlichen chirurgischen Maßnahmen (Pneumothorax, Hämothorax, Pneumolyse, Lungenresektion, Thoracoplastik) können in der Gravidität ergriffen werden.
Ein frühzeitig beginnender Heilstättenaufenthalt ist zu empfehlen, jedoch ist auch die ambulante Behandlung bei günstigen häuslichen Verhältnissen vertretbar.

Leitung der Geburt: Es hat sich bewährt, daß die Geburt in einer der in Verbindung mit den Heilstätten eingerichteten Entbindungsabteilungen stattfindet. Die Gravide sollte dort spätestens ca. 4 Wochen vor dem errechneten Geburtstermin aufgenommen werden. Andernfalls muß die Geburt in jedem Falle in einem isolierten Entbindungsraum erfolgen, der nach der Verlegung der frisch Entbundenen auf die Isolierstation der vorgeschriebenen Desinfektion unterzogen wird. Die Geburt ist nach Möglichkeit auf vaginalem Wege anzustreben. Dabei soll zur Schonung der Kreißenden und Vermeidung des Mitpressens die Austreibungsperiode mit Hilfe der Vakuumextraktion oder des Forceps abgekürzt werden. Gegen eine Leitungsanaesthesie (Periduralanaesthesie) bestehen keine Bedenken. Insgesamt ist die Indikation zur operativen Entbindung aber wie auch sonst aus mütterlicher oder kindlicher Indikation zu stellen.

Das Neugeborene muß unverzüglich so lange von der Mutter getrennt werden, bis die BCG-Schutzimpfung voll wirksam ist (6–8 Wochen).
Die connatale Tuberkulose ist ohnehin selten und kann heute durch rechtzeitige optimale Therapie der Mutter vermieden werden. Für eine Miterkrankung während der Fetalzeit spricht eine positive Tuberculinreaktion vor dem 23. Tag post partum.

Wochenbett: Der Gefahr der Exacerbation im *Wochenbett* kann durch die Fortsetzung der adäquaten Chemotherapie, ggf. in Heilstättenbetreuung, begegnet werden.
Auf das *Stillen* wird vorsichtshalber verzichtet, vor allem auch dann, wenn bei Fortsetzung der Chemotherapie mit einem Übertritt der Tuberculostatica in die Muttermilch zu rechnen ist.
Die *mütterliche Mortalität* als Folge der Lungentuberkulose in der Schwangerschaft ist dank der Chemotherapie nicht mehr erhöht.

Lungentuberkulose und Kontrazeption: Wenn auch ein nachteiliger Einfluß der Gravidität auf den Heilungsprozeß bei der Lungentuberkulose verneint werden kann, stellt sich für den Geburtshelfer doch häufiger die Frage nach einer individuell adäquaten passageren oder definitiven Konzeptionsverhütung. Bei sicherer Inaktivität soll über 2 Jahre, bei leichten aktiven Formen über 3 Jahre und bei fortgeschrittenen Fällen über 5 Jahre eine Konzeption vermieden werden. Die Dringlichkeit einer Tubensterilisation muß vor der Geburt abgeklärt werden, damit der Eingriff post partum unter Ausnutzung der Leitungsanaesthesie (PDA) vorgenommen werden kann.

Asthma bronchiale

Bei Asthmakranken kommt es während der Gravidität nicht häufiger zu Anfällen (93%); gelegentlich tritt sogar eine Besserung (3%) und nur selten (4%) eine Verschlechterung ein.
Je nach Schwere des Leidens müssen bzw. können die Medikamente, die sich im Individualfall als günstig erwiesen haben, auch Cortison, wie außerhalb der Gravidität fortgesetzt werden. Entsprechend der Genese des Asthma bronchiale ist die Intensivierung der Psychotherapie und nach Möglichkeit der psychoprophylaktischen Geburtsvorbereitung als vorrangig anzustreben. Ein Status asthmaticus macht die umgehende Hospitalisierung notwendig.
Die Leitung der Geburt richtet sich nach dem Zustand der Kreißenden und zielt auf eine schonende vaginale Entbindung unter Periduralanaesthesie, ggf. mit Hilfe der Zangen- oder Vakuumextraktion ab.

Sarkoidose der Lungen – Morbus Boeck

Der M. Boeck tritt häufiger bei Frauen und vorwiegend zwischen dem 20. und 40. Lebensjahr – also im reproduktiven Alter – auf. Die Frequenz des Zusammentreffens mit einer Schwangerschaft wird mit 1 : 2000 bis 1 : 5000 angegeben. Der Verlauf in der Gravidität ist prospektiv nicht sicher zu beurteilen. Meist bessert sich das Leiden (möglicherweise durch die höheren Corticosteroidspiegel in der Gravidität). Eine Verschlechterung im Wochenbett ist jedoch nicht auszuschließen. Jede Progredienz erfordert den Einsatz der Corticoidtherapie.
Die fetale Entwicklung wird nicht beeinträchtigt.
Für die Geburt bedarf es keiner besonderen Maßnahmen.
Kontrollen und ggf. die Fortführung der Therapie im ersten Jahr nach der Entbindung sind angezeigt.

Nieren- und Harnwegserkrankungen

Der Verlauf und die Behandlungsmöglichkeiten jeder Nierenerkrankung müssen in Abhängigkeit von der Funktionskapazität der Nieren und vom Blutdruckprofil (Hypertonie) differenziert beurteilt werden. Präexistente Nierenerkrankungen sind in der Schwangerschaft neben dem ihnen eigenen Verlauf immer mit dem Risiko der Exacerbation oder der Pfropfgestose belastet.

Congenitale Anomalien

Congenitale Anomalien der Nieren wie Solitärniere, Hufeisenniere und ektopische Niere begünstigen vor allem in der Schwangerschaft Harnstauungen, Steinbildungen und bakterielle Infektionen. Eine *Beckenniere* kann ein Geburtshindernis bilden und die Schnittentbindung erforderlich machen (s. S. 551). Bei ektopischer Solitärniere ist von vornherein die Schnittentbindung zu planen.

Eine *polycystische Degeneration der Nieren* (Cystennieren) wird durch die Schwangerschaft i. allg. nicht beschleunigt, und der Schwangerschaftsverlauf bleibt meist unbeeinflußt. Jedoch müssen vornehmlich im fortgeschrittenen Gebäralter die Leitsymptome Hypertonie und/oder Hämaturie mit Anämie beachtet werden. Im fortgeschrittenen Stadium mit nachgewiesener Funktionseinschränkung ist der Schwangerschaftsabbruch indiziert. Besteht jedoch dringender Kinderwunsch, so muß im Zuge der intensiven Überwachung in Zusammenarbeit mit dem Nephrologen immer wieder neu entschieden werden, ob die Schwangerschaft belassen werden kann.

Pyelonephritis

Akute Pyelonephritis: Die *akute Pyelonephritis* stellt die häufigste Erkrankung in der Schwangerschaft dar und wird dann als *Pyelonephritis gravidarum* bezeichnet. Das Krankheitsbild wird daher im Kapitel der durch eine Schwangerschaft begünstigten Erkrankungen abgehandelt (s. S. 275).

Chronische Pyelonephritis: Die *chronische Pyelonephritis* führt verlaufsmäßig zu einer fortschreitenden Atrophie der Tubuli und Verödung der Glomeruli. Je nach Ausmaß des Leidens wird das Krankheitsbild durch Nierenfunktionsstörungen gekennzeichnet. Tritt eine Schwangerschaft hinzu, so besteht die *Gefahr der Exacerbation und der Pfropfgestose* (s. S. 281).

Diagnose: Bei der Mehrzahl finden sich *positive Urinkulturen*. Ein negatives Ergebnis spricht jedoch nicht gegen das Vorliegen dieser Erkrankung. Im Urinsediment sind als Zeichen einer Pyurie *Leukocytenzylinder* nachzuweisen. Fast immer besteht eine *Anämie,* die als Infektanämie oder nephrogene Anämie aufzufassen ist.

Behandlung und Überwachung: Die Behandlung erfolgt mit Antibiotica- bzw. Chemotherapeutica, die je nach Erreger- und Sensibilitätstest gezielt eingesetzt und mindestens über 6 Monate gegeben werden. Gleichzeitig bedarf die Gravide einer intensiven Betreuung durch Geburtshelfer und Nephrologen, um rechtzeitig die ersten Anzeichen einer Verschlimmerung bzw. einer *Gestose* und ebenso die *häufige Placentainsuffizienz* mit *Mangelentwicklung des Feten* zu erkennen. Eine *frühzeitige Hospitalisierung* ist meistens nicht zu umgehen.

Prognose: Es hängt vom Grad der Niereninsuffizienz und Anämie sowie der Schwere der Infektion ab, ob bei dieser chronischen Erkrankung in Anbetracht der zweifelhaften Gesamtprognose und Komplikationsrate das Austragen der Schwangerschaft vertretbar ist. Die gleichen Gesichtspunkte gelten für die Beratung über eine zeitweilige oder definitive Kontrazeption.

Urotuberkulose

Die Prognose der Urotuberkulose wurde durch die tuberculostatische und chirurgische Therapie entscheidend verbessert, so daß auf eine Interruptio graviditatis mit Ausnahme schwerster Verläufe verzichtet werden kann. Eine Verschlechterung ist bei sachgerechter Fortsetzung der Behandlung (evtl. Heilstätte mit Entbindungsabteilung) nicht mehr zu befürchten. Dringende chirurgische Maßnahmen sind auch während der Gravidität durchführbar.

Das Neugeborene muß ebenso wie bei einer mütterlichen Lungentuberkulose isoliert werden (s. S. 262).

Nierenparenchymerkrankungen

Akute Glomerulonephritis: Eine akute Glomerulonephritis tritt in der Gravidität extrem selten auf. Die Differentialdiagnose zur Abgrenzung von einer Gestose oder einem nephrotischen Krankheitsbild kann erschwert sein, ist aber mit Hilfe des typischen Urinsedimentes (Erythrocyten und Zylinder) und Bestimmung des Antistreptolysintiters sowie der KBR zu stellen.

Die akute Erkrankung ist immer bedrohlich für Mutter und Kind. Nur im Zusammenwirken mit dem Nephrologen und bei konsequenter Therapie kann die Streptokokkeninfektion beherrscht und ein nachteiliger Einfluß auf die bestehende Schwangerschaft vermieden werden. Eine früher durchgemachte akute Glomerulonephritis hat keinen negativen Einfluß auf die Gravidität, wenn sie ad integrum ausgeheilt ist. Liegt die Erkrankung jedoch weniger als 2 Jahre zurück, so ist ein Restschaden nicht auszuschließen; dies zeigt sich daran, daß die Gestosehäufigkeit und die Zahl der Mangelkinder erhöht sind.

Chronische Glomerulonephritis: Grad und Ausmaß der Auswirkung einer Schwangerschaft auf eine chronische Glomerulonephritis werden durch deren Verlaufsform bestimmt, und umgekehrt kann die Erkrankung den Schwangerschaftsverlauf und -ausgang beeinträchtigen.

Besteht als einziges Symptom eine Proteinurie, so ist die Präeklampsierate auf 30% erhöht. Läßt sich die Spätgestose vermeiden, so besteht eine gute Prognose für Mutter und Kind.

Im Stadium der Proteinurie *und* Hypertonie muß mit einer *Pfropfgestose* gerechnet werden (bis zu 70%). Die *kindliche Mortalität* ist erhöht und wird mit 8–45% angegeben.

Besteht außer der Proteinurie und Hypertonie noch eine Rest-N-Erhöhung, so muß die Schwangerschaft als sehr bedenklich quoad vitam angesehen werden. Eine *Interruptio* ist im Zusammenwirken mit dem Nephrologen zu erwägen.

Sobald das Leiden in diese fortgeschrittene Phase gelangt ist, muß vorrangig für eine zuverlässige *Kontrazeption* Sorge getragen werden.

Schwangerschaft bei Einzelniere, bei Dialyseabhängigen und nach Nierentransplantation

Bei erkrankter Einzelniere oder sekundär durch Exstirpation einer erkrankten Niere verbliebenem Einzelorgan ist die enge Zusammenarbeit mit dem Urologen/Nephrologen zwingend. Das Risiko einer Gestose ist erhöht, und es kommt häufiger zu Frühgeburten.

Die wegen einer dekompensierten Niereninsuffizienz *dialyseabhängigen Frauen* sind in der Mehrzahl amenorrhoisch oder oligomenorrhoisch; es kommt daher selten zu einer Schwangerschaft. Ob diese ausgetragen werden kann, muß mit dem Nephrologen abgestimmt werden.

Nach *Nierentransplantation* sind inzwischen zahlreiche Schwangerschaften beobachtet worden; sie gehen jedoch gehäuft mit zahlreichen mütterlichen und fetalen Risiken (Früh-, Mangelgeburten) einher. Eine engmaschige Überwachung zur Früherkennung von Transplantatkrisen, einer Pyelonephritis und Gestose ist zwingend, wenn wegen dringenden Kinderwunsches auf einen Schwangerschaftsabbruch verzichtet wird.

Bei der Beratung dieser Patientinnen über kontrazeptive Maßnahmen ist zu berücksichtigen, daß sowohl orale Contraceptiva als auch Intrauterinpessare kontraindiziert sind.

Urolithiasis

Die Häufigkeitsangaben von Steinbildungen in der Schwangerschaft schwanken zwischen 0,03 und 0,8%; sie sind also trotz der begünstigenden Urinstase und der häufigen Harnwegsinfektionen relativ selten. Die typischen kolikartigen, einseitigen Schmerzen im Ureterverlauf sind weniger ausgeprägt; die Zeichen der Pyelonephritis überwiegen. Bei Nachweis von Erythrocyten im Urinsediment oder leichterer Makrohämaturie ist der dringende Verdacht gegeben. Die *Differentialdiagnose* zwischen einem

prävesicalen Ureterstein, einer Extrauteringravidität, einer Appendicitis und Uteruskontraktionen in der Spätschwangerschaft kann schwierig sein.
Führen bei gleichzeitiger Behandlung der meist begleitenden Pyelonephritis Gaben von Spasmolytica nicht zum Spontanabgang, so sind urologische Interventionen angezeigt. Die Prognose für das Kind wird nicht beeinträchtigt.

Generell ist bei chronisch-entzündlichen oder vasculären Nierenprozessen von einer Schwangerschaft abzuraten, wenn sich ein progredienter Verlauf abzeichnet, eine therapierefraktäre Hypertonie vorliegt, die Kreatininwerte 2–3 mg% überschreiten, wenn es sich um eine erkrankte Einzelniere handelt, die chronische Dialyse erforderlich ist oder ein Status nach Nierentransplantation besteht.
Die gleichen Kriterien gelten auch für die Indikationsstellung zur Interruptio graviditatis.

Gastrointestinale Erkrankungen

Ulcus ventriculi

Akute peptische Ulcera sind infolge der schwangerschaftsbedingt verminderten Säuresekretion selten (s. S. 159). Bereits bestehende Magengeschwüre bessern sich. Nach der Entbindung muß jedoch mit Rezidiven gerechnet werden, die möglicherweise durch die gesteigerte Magensäuresekretion während der Lactation gefördert werden.

Erkrankungen des Dünn- und Dickdarmes

Morbus Crohn: Beim M. Crohn handelt es sich um eine chronische transmurale Entzündung mit Beteiligung des Mesenterium und der regionalen Lymphknoten, meist vom Bereich des terminalen Ileum ausgehend.
Zur Beurteilung einer gegenseitigen Beeinflussung beim Zusammentreffen mit einer Schwangerschaft ist von Bedeutung, ob die Erkrankung zur Zeit der Konzeption inaktiv oder aktiv war, oder ob sie in der Gravidität oder unmittelbar nach der Entbindung begann.
Unter Berücksichtigung dieser aus prognostischen Gründen vorgenommenen Einteilung ist eine Verschlechterung des Leidens *durch* eine Gravidität möglich – insbesondere bei der in der Gravidität aktiven Form –, aber nicht sicher erwiesen. Es spricht viel dafür, daß die Erkrankung auch während der Schwangerschaft mit der gleichen Rezidivhäufigkeit wie bei nicht graviden Frauen verläuft. Das bedeutet, daß die Therapie und Überwachung in der Gravidität konsequent und engmaschig erfolgen müssen.
Eine Exacerbation nach der Entbindung soll vorsorglich einkalkuliert und post partum daher eine intensive Nachbehandlung zur Vermeidung einer Aktivierung durchgeführt werden.

Mit einer termingerechten Entbindung ist in mehr als 80% zu rechnen. Die Rate an Fehl- Früh- oder Totgeburten ist nicht erhöht.
Eine Interruptio graviditatis ist nur noch dann angezeigt, wenn die Erkrankung trotz der therapeutischen Maßnahmen einen foudroyanten Verlauf nimmt oder Komplikationen wie enteroenterale Fisteln, Konglomerattumoren oder Darmstenosen zum Schwangerschaftsabbruch zwingen. In die Überlegungen muß auch eine u. U. dringliche chirurgische Intervention mit eingehen.
Bei fortgeschrittenem Leiden und erheblich reduziertem Allgemeinzustand wird die zuverlässige Konzeptionsverhütung notwendig.

Colitis ulcerosa: Die *Colitis ulcerosa* stellt eine entzündliche Erkrankung unbekannter Ätiologie dar, die auf die Mucosa des Dickdarmes beschränkt bleibt. Auch bei dieser Erkrankung unterscheidet man zur prospektiven Beurteilung zwischen einer inaktiven und aktiven Form zur Zeit der Konzeption, dem erstmaligen Auftreten während der Gravidität (ca. 10%) und der Manifestation post partum. Etwa ¾ der betroffenen Schwangeren befinden sich im aktiven Stadium.
Die *Exacerbations- und Rezidivraten in der Gravidität von je rd. 45%* weichen nicht von den außerhalb der Gravidität beobachteten Verlaufsformen ab, d. h. Verschlechterungen und Rezidive kommen relativ häufig vor. Ein bedrohlicher Verlauf muß befürchtet werden, wenn das Leiden erstmalig in der Gravidität auftritt. Aber auch dann läßt sich bei der Mehrzahl der Erkrankten eine Remission erreichen. Nur selten wird in der Gravidität ein chirurgischer Eingriff notwendig. *Die Gefährdung ist jeweils im ersten Trimester und im Wochenbett am höchsten.*
In 85% ist mit der Geburt eines gesunden Kindes zu rechnen, jedoch *häufig eine Mangelentwicklung* zu erwarten.
Es besteht *keine Indikation zur Interruptio graviditatis*. Die Therapie (Sulfasalazin, Corticosteroide) kann als unbedenklich für den Feten gelten. Auch nach einer Ileostomie ist ein Austragen der Gravidität vertretbar. Dennoch stellt eine behandlungsbedürftige Colitis ulcerosa keine günstige Voraussetzung für eine Gravidität dar; es ist besser, erst nach einer längeren Remission eine Schwangerschaft zu planen.
In der aktiven Phase ist eine zuverlässige Kontrazeption unabdingbar.

Erkrankungen der Leber

Ein *Ikterus* als Hauptkennzeichen einer Lebererkrankung kommt in der Gravidität mit einer Häufigkeit von 1:1500 Schwangeren vor (0,07%). Bei über 40% liegt eine infektiöse Hepatitis zugrunde, bei ca. 6% handelt es sich um einen Verschluß des D. choledochus. In 10% tritt die Gelbsucht sekundär als Folge einer Schwangerschaftskomplikation auf und in etwa 21% im Zusammenhang mit einer Schwangerschaftscholestase.
Dementsprechend wird der Ikterus während der Schwangerschaft unterteilt in einen:

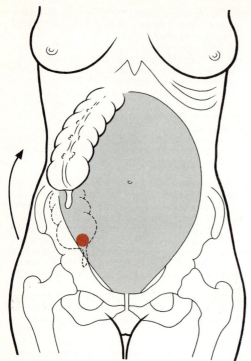

Abb. 149. Verlagerung des Coecum und der Appendix in der Schwangerschaft

- Ikterus *in* graviditate und
- Ikterus *e* graviditate (s. S. 278).

Icterus in graviditate

Virushepatitis: Eine *Virushepatitis* vom Typ A, B und Nicht-A-Nicht-B ist auch in der Schwangerschaft die häufigste Ursache einer Gelbsucht. Die Frequenz liegt bei Schwangeren nicht höher als in der Durchschnittsbevölkerung (0,04%).
Die Erkrankung verläuft bei Graviden eher weniger ausgeprägt, jedoch nicht selten mit cholestatischer Symptomatik. *Auch in der Schwangerschaft nimmt die Hepatitis B einen schwereren Verlauf als die Hepatitis A.*
Die Mortalität entspricht mit 1,4% der Rate der Nichtschwangeren.
Eine Indikation zur Interruptio graviditatis aus mütterlicher Indikation besteht bei der akuten Virushepatitis i. allg. nicht, da selbst ein foudroyanter Verlauf der Erkrankung durch den Schwangerschaftsabbruch nicht gebessert wird.
Es ist davon auszugehen, daß die *Viren transplacentar zum Feten gelangen*. In der frühen Schwangerschaft wird in etwa 10% mit einem Übertritt auf die Frucht gerechnet; das Vorkommen einer Embryopathie ist jedoch nicht sicher erwiesen. Die *Infektion des Kindes* erfolgt meist nicht intrauterin sondern *unter der Geburt*.
Die HBsAg-Trägerrate unter einheimischen Schwangeren beträgt ca 0,3–0,4%, unter ausländischen (südeuropäischen) Graviden dagegen etwa 3,0–4,0%, die Gesamtrate von HBsAg-Trägern unter den Schwangeren der Bundesrepublik 0,5–1,0%.

Der Nachweis von HBe-Antigen als Marker für die Infektiosität der Hepatitis B im mütterlichen Blut gibt einen verläßlichen Hinweis auf die Möglichkeit einer prä-, sub- oder postnatalen Infektion des Kindes. Ist die Mutter im letzten Trimenon oder zur Zeit der Geburt HBeAg-positiv, so muß mit einer Übertragung auf das Kind in nahezu 100% gerechnet werden. Die Neugeborenen können eine Hepatitis durchmachen, einen chronischen Trägerstatus entwickeln und eine chronische Hepatitis erleiden. Langfristig sind diese Kinder dann dem Risiko einer Lebercirrhose oder sogar eines Lebercarcinoms ausgesetzt, weil offenbar ein Teil der Hepatitis B-Virus-DNS in das Genom der Leberzellen integriert und dadurch eine maligne Transformation ausgelöst wird. Der Nachweis von HBeAg bei der Mutter ist eine zwingende Indikation für eine Hepatitis B-Immunglobulinprophylaxe beim Neugeborenen, deren Durchführung aber auch bei den Kindern HBeAg-negativer Mütter empfohlen wird (s. S. 321).

Die Kinder müssen von anderen Neugeborenen isoliert, dürfen jedoch gestillt werden.

Vor Reisen in Entwicklungsländer mit endemischer Verbreitung der Hepatitis B wird während der Gravidität prophylaktisch Hepatitis-B-Immunglobulin (sicherer als Gammaglobulin) empfohlen.

Chronische Hepatitis: Der Schwangerschaftsverlauf wird durch eine *chronisch persistierende Hepatitis* nicht nachteilig beeinträchtigt. Jedoch stellt die *chronisch aktive Form* eine ernste Erkrankung wegen der möglichen Verschlechterung der Leberfunktion dar. Ein Schwangerschaftsabbruch ist daher rechtzeitig in Erwägung zu ziehen.
Der Übergang der Erreger auf das Kind vollzieht sich wie bei der akuten Form, so daß die Maßnahmen für Behandlung, Immunprophylaxe und Isolierung in gleicher Weise zu ergreifen sind.
Es kommt häufiger zu Spontanaborten (15–20%) und Frühgeburten (ca. 20%). Die perinatale Mortalitätsrate beträgt ebenfalls etwa 20%.

Cholecystitis: Eine Cholecystitis in der Schwangerschaft ist selten. Für die Differentialdiagnose muß bedacht werden, daß *die Gallenblase in der Schwangerschaft eher tiefer liegt* im Gegensatz zur Appendix, die nach oben verdrängt wird (Abb. 149).

Lebercirrhose: Eine Schwangerschaft kommt gelegentlich bei Frauen mit kompensierter Lebercirrhose vor.
Die Gefahr der Blutung aus Oesophagusvaricen wird *während der Schwangerschaft* durch den Anstieg des intraabdominalen Druckes, den oesophagealen Reflux, die Hypervolämie und eine Vena-cava-Kompression in Rückenlage begünstigt.
Es kommt häufiger zu einem für das *Kind ungünstigen Schwangerschaftsausgang:* In 8–17% sind Fehlgeburten zu erwarten, in ca. 15% Frühgeburten und in 10–16% Totgeburten.
Die Indikation zur *Interruptio graviditatis* wird man angesichts der Belastung des mütterlichen Organismus und der herabgesetzten Lebenserwartung auch im kompensierten Stadium großzügig stellen.
Eine rechtzeitige Kontrazeption ist zwingend.

Akute Pankreatitis

Die akute Pankreatitis tritt mit einer Frequenz von 1:4000 bis 1:12 000 Schwangerschaften auf. Die auslösenden Ursachen sind wie außerhalb der Gravidität Gallensteinleiden, Hyperlipoproteinämie, Alkoholismus.
Die mütterliche Mortalität ist abhängig vom Verlauf und dem Beginn der Therapie, aber stets erhöht. Eine Interruptio in der frühen Schwangerschaft beeinflußt die Lebenserwartung der Mutter günstig. Die fetale Letalität beträgt über 30%, kann jedoch bei frühzeitigem Therapiebeginn auf ca. 10% gesenkt werden.

Chirurgische Eingriffe während der Schwangerschaft

Bei optimaler Anaesthesie und sichergestelltem Volumenersatz sind chirurgische Eingriffe während der gesamten Schwangerschaft ohne Nachteile für die Fruchtentwicklung durchführbar. Postoperativ ist über den Einsatz einer Tokolyse zu entscheiden.

Unfälle

Am häufigsten werden heute chirurgische Interventionen während der Gravidität durch Verkehrsunfälle bedingt.
Bei bekannter Schwangerschaft muß schon während oder sofort nach der Akutversorgung je nach dem Ausmaß und der Lokalisation der Verletzungen die geburtshilfliche Befunderhebung erfolgen und die Überwachung einsetzen. Besondere Beachtung verdienen stumpfe Bauchtraumen, da sie wegen der begrenzten Verschieblichkeit der Placenta zur Placentaruptur mit (partieller) vorzeitiger Lösung führen können. Die Symptomatik entwickelt sich nicht selten schleichend und protrahiert. Die Gefährdung des Kindes wird daher nur durch eine laufende Überwachung rechtzeitig erkannt.
Eine Uterusruptur ist selbst bei Polytraumatisierten mit stumpfem Bauchtrauma höchst selten.
Führt ein hoher Blutverlust zum hypovolämischen Schockzustand der Mutter, so wird der Fetus gleichermaßen durch dieses Ereignis betroffen.

Das Anlegen des Sicherheitsgurtes sollte bei Graviden oberhalb des Fundus uteri erfolgen.

Appendicitis

Eine Appendicitis wird mit einer Häufigkeit zwischen 0,07–0,13% aller Entbindungen angegeben, ist also selten. Sie tritt vorwiegend innerhalb der ersten 6 Monate der Schwangerschaft auf, nur ganz vereinzelt im Wochenbett.
Die Diagnose muß schnell gestellt werden, da während der Schwangerschaft eine Neigung zur frühzeitigen Perforation und Peritonitis besteht (dreimal häufiger als außerhalb der Gravidität). Sie ist jedoch durch Verlagerung des Coecum und der Appendix nach oben seitlich oder hinten erschwert (Abb. 149). Zudem läßt sich bei Graviden eine Bauchdeckenspannung nicht so zuverlässig beurteilen.
Differentialdiagnostisch geht es in der Frühschwangerschaft um den Ausschluß einer Extrauteringravidität, während in der fortgeschrittenen Gravidität eine Pyelitis, Cholecystopathie und Perforation der Gallenblase bedacht werden müssen.
Im Zweifelsfalle ist es besser, die Indikation zur Appendektomie großzügig zu stellen, da eine Appendicitis in der Schwangerschaft in jedem Stadium – auch bei einer Perforation – operiert werden muß.
Das mütterliche Risiko liegt am höchsten im dritten Trimenon und unter der Geburt. Die kindliche Mortalität ist erhöht.

Cholelithiasis

Gallensteine führen in der Schwangerschaft zu gehäuften und verstärkten Beschwerden. Die differentialdiagnostische Abklärung durch Ultraschall gelingt bereits ab einem Durchmesser der Gallensteine von 0,5 cm. Über die Dring-

lichkeit der Cholecystektomie muß konsiliarisch von Fall zu Fall entschieden werden.
Eine Operation ist in der Gravidität notwendig, wenn gehäufte Koliken und Ikterus, ein rezidivierendes Empyem, eine Perforation, ein Gallensteinileus oder eine sekundäre Pankreatitis auftreten. Der Eingriff bedeutet kein zusätzliches Risiko für Mutter und Kind.

Ileus in der Gravidität

Ein Ileus stellt während der Schwangerschaft eine extrem seltene Komplikation dar. Wichtige Hinweise auf einen mechanischen Darmverschluß liefert die Anamnese (vorausgegangene Laparotomien mit Verwachsungen, entzündliche Prozesse). Die Operation des Obturationsileus ist zwingend, während der paralytische Ileus e graviditate konservativ angegangen wird.

Hämatologische Erkrankungen

Bei allen präexistenten und bekannten hämatologischen Leiden hat die Überwachung unter den Erfordernissen der Risikoschwangerschaft in steter Rückkoppelung mit dem Hämatologen zu erfolgen. Mit ihm sind auch die Fragen der rechtzeitigen Interruptio graviditatis bzw. der passageren oder definitiven Kontrazeption zu erörtern.
Da auch Neuerkrankungen in der Gravidität vorkommen, muß der Geburtshelfer über die schwangerschaftsbedingten Anämien hinausdenken und rechtzeitig differentialdiagnostische hämatologische Untersuchungen veranlassen.
Eine *präexistente Eisenmangelanämie* (s. S. 277) und *Megaloblastenanämie* (s. S. 278) erfordern in der Schwangerschaft Fortsetzung und Intensivierung der Therapie, um einer Verschlechterung durch die erhöhten Bedarfsgrößen mit allen ihren Folgen für Mutter und Kind vorzubeugen. Das gleiche gilt für *Blutungs-* und *Infektanämien*.

Hämolytische Anämien

Sphärocytose: Unter den *korpuskulären hämolytischen Anämien* ist die autosomal dominant erbliche *Sphärocytose (Kugelzellanämie, familiärer hämolytischer Ikterus)* in der Bevölkerung mit 1:5000 anzunehmen. Hämolytische Krisen sind in der Schwangerschaft gefürchtet, so daß sich die Frage einer Milzexstirpation in der Gravidität stellen kann. Die kindliche Mortalität ist erhöht.
Die Kontrazeption sollte angesichts dieses dominanten Leidens in Erwägung gezogen werden.

Enzymopathien: Unter den durch eine *Enzymopathie* hervorgerufenen hämolytischen Anämien ist der X-gekoppelt hereditäre *G-6-P-D (Glucose-6-phosphat-Dehydrogenase)-Mangel* besonders innerhalb der Bevölkerungsgruppen aus (früheren) Malariagebieten nicht selten. Bedeutung haben unter den zahlreichen Varianten auch diejenigen, die auf toxische Substanzen und Medikamente erst zur manifesten hämolytischen Anämie führen. Die Anämie wird durch eine Gravidität nicht verschlimmert.
Bei *Pyruvatkinasemangel,* einer autosomal rezessiven Erkrankung mit intermediären Werten bei heterozygoten und ausgeprägter hämolytischer Anämie bei homozygoten Merkmalsträgern, ist mit einer höheren Incidenz hämolytischer Krisen in der Schwangerschaft zu rechnen.

Hämoglobinopathien:

Thalassämien: Unter den zahlreichen Hämoglobinvarianten sind im Mittelmeerraum die Thalassämien relativ weit verbreitet und werden daher in der Bundesrepublik bei Gastarbeiterfamilien häufiger beobachtet. Die Hauptformen sind durch eine verminderte Syntheserate der α-Ketten (α-Thalassämie) oder β-Ketten (β-Thalassämie) für das Hämoglobin-A-Molekül charakterisiert und haben eine gesteigerte Hämolyse und Anämie mit Ikterus und meist auch eine Splenomegalie zur Folge.
Die Heterozygoten dieser autosomal rezessiven Blutkrankheit weisen eine milde Form – *Thalassaemia minor* – auf; sie verläuft meist asymptomatisch oder nur mit leichter Anämie. Die Homozygoten erkranken schwer – *Thalassaemia major*. Homozygote Kranke mit einer β-Thalassämie gelangen selten in das Erwachsenenalter, homozygote mit α-Thalassämie gehen bereits intrauterin oder unmittelbar post partum zugrunde.
Diagnostisch wichtige Kriterien stellen mißgestaltete Erythrocyten in Schießscheibenform, Fragmento- oder Schistocyten dar. Eisen wird abnorm schnell ausgeschieden. Persistierendes Hb F kann 20–80% ausmachen. In der Schwangerschaft verstärkt sich meistens die durch die Hämoglobinopathie ausgelöste Anämie.
Neue Aspekte für die Nachkommen betroffener Eltern haben sich durch die Möglichkeit des pränatalen Nachweises oder Ausschlusses der Hämoglobinopathie mit Hilfe der Fetoskopie zur Gewinnung fetalen Blutes ergeben (s. S. 110).

Sichelzellanämie: Eine bei Negern weit verbreitete Hämoglobinopathie stellt die *Sichelzellanämie* dar. Das abnorme Hämoglobin – Hb S – ist charakterisiert durch den Austausch eines Moleküls Glutaminsäure der β-Kette durch ein Molekül Valin. Dadurch verändert sich die Oberfläche des Hämoglobinmoleküls in der Weise, daß es mit benachbarten Molekülen in Reaktion tritt und durch Polymerisation lange Stränge bildet. Infolgedessen werden die Erythrocyten deformiert und eliminiert oder bilden Mikrothromben und Mikroembolien sowie Infarkte; es resultiert eine hämolytische Anämie.

Homozygote Merkmalsträger (HbSS) erreichen selten das Erwachsenenalter. Wenn eine Schwangerschaft eintritt, ist für die Mutter die Gefahr der Sichelzellkrisen (Mikroembolien) sehr hoch. Austauschtransfusionen mit Hb-A-Blut sind dann notwendig. Die Schwangerschaft endet vermehrt mit Aborten oder Totgeburten.
Bei *Heterozygoten* bestehen meist eine milde Hämolyse und kaum klinische Erscheinungen. Sie können jedoch gleichzeitig ein anderes abnormes Hämoglobin besitzen, z. B. HbSC, Hb-β-Thal.
Die sog. *Hb-C-Krankheit* – HbCC – ist durch eine hämolytische Anämie als Folge der instabilen kurzlebigen Erythrocyten gekennzeichnet.

Thrombocytäre hämorrhagische Diathese

Von den *Thrombocytopathien* spielen in der Geburtshilfe die
– *idiopathische Thrombocytopenie* und die
– *Thrombasthenie* (Glanzmann-Naegeli) eine Rolle.

Idiopathische Thrombocytopenie (ITP, essentielle thrombocytopenische Purpura, früher M. Werlhof): Die *idiopathische Thrombocytopenie* stellt eine nicht eindeutig geklärte Autoimmunerkrankung dar. In den meisten Fällen ist als „Antiplättchenfaktor" ein Immunglobulin der IgG-Klasse nachweisbar.
Die ITP tritt bei Frauen etwa 3mal häufiger als bei Männern und meist vor dem 30. Lebensjahr auf. Die Diagnose stützt sich auf den Nachweis der verminderten Plättchenzahl, morphologischer Veränderungen der Thrombocyten (Riesenformen) und einer vermehrten Zahl von Megakaryocyten. Die Blutungszeit ist in kompensiertem Zustand normal, bei Exacerbation verlängert.
In der Mehrzahl der Fälle ist die Krankheit bereits bekannt; nur selten entwickelt sie sich erst in der Schwangerschaft.
Das Zusammentreffen von Gravidität und Geburt mit dieser Form einer hämorrhagischen Diathese birgt die Gefahr lebensbedrohlicher Blutungen, wenn auch Thrombocytopeniker Thrombocytenzahlen bis zu ≈ 30000/mm³ tolerieren und daher Blutungen sub- und postpartal nur bei etwa 10% der Kranken auftreten.
Eine Besonderheit der ITP besteht darin, daß auch das Neugeborene gefährdet ist; der antithrombocytäre Faktor vermag die Placenta zu passieren und eine neonatale Thrombocytopenie zu induzieren.
In der Gravidität muß die Corticosteroidtherapie strikt fortgeführt werden. In kritischen Phasen sind Frischblut- und Plättchenkonzentrattransfusionen notwendig. Unter diesen Voraussetzungen und konsequenter Anwendung der Überwachungskriterien einer Risikogravidität verläuft die Schwangerschaft i. allg. komplikationslos bis zum Termin. Nach Erreichen der fetalen Reife ist der elektiven Sectio caesarea im Interesse von Mutter (klare Wundverhältnisse) und Kind (Vermeidung intrakranieller Blutungen) der Vorzug zu geben.
Die Splenektomie in der Gravidität ist umstritten, anläßlich der Sectio caesarea jedoch zu erwägen.
Auf das *Stillen* sollte verzichtet werden. Rhagaden der Brustwarzen bergen die Gefahr der Blutung und einer Mastitis. Außerdem ist zu bedenken, daß die Antikörper der IgG-Klasse in der Muttermilch enthalten sind und vom Kind aufgenommen werden.

Die Abortrate ist auf ca. 30% erhöht, die perinatale Mortalität auf 10–25%. Die hohe Verlustrate beruht vor allem darauf, daß die Autoantikörper der Mutter via Placenta auf den Feten übergehen und eine fetale Thrombocytopenie auslösen, die sich post partum entsprechend der Halbwertszeit der mütterlichen Autoantikörper erst etwa nach 3 Wochen normalisiert.

Hereditäre Thrombasthenie – M. Glanzmann-Naegeli: Die seltene *hereditäre Thrombasthenie* ist eine *autosomal rezessiv erbliche funktionelle Störung der Blutplättchen*. Die Thrombocyten können nicht auf ADP (Adenosindiphosphat) mit einer Plättchenaggregation reagieren. In etwa 80% besteht zusätzlich eine Störung der Gerinnselretraktion.
Die Symptomatik entspricht der der hämorrhagischen Diathese, so daß Schwangerschaft und Geburt eine ernste Bedrohung darstellen.
Zur Behandlung hämorrhagischer Krisen sind Frischbluttransfusionen und Thrombocytenkonzentrate am günstigsten. Die primäre elektive Sectio caesarea erscheint wegen der übersichtlichen Wundverhältnisse und der dann möglichen Vorbehandlung mit (möglichst HL-A-compatiblen) Thrombocytenkonzentraten das günstigste Verfahren zur Entbindung, evtl. mit gleichzeitiger Tubenligatur.
Wie bei allen hämorrhagischen Diathesen ist vom *Stillen* abzuraten, da kleinste Rhagaden gefährlich bluten können, und da außerdem die Gefahr einer Mastitis unbedingt vermieden werden muß.

Willebrand-Jürgens-Syndrom: Eine Störung der Homöostase liegt bei dem Willebrand-Jürgens-Syndrom vor. Es handelt sich um einen *autosomal dominanten Plasmadefekt*, der einem Mangel oder Defekt des Willebrand-Blutfaktors entspricht. Die Blutungsneigung beruht auf einer verlängerten Blutungszeit und Verminderung des Gerinnungsfaktors VIII bei normaler Gerinnungszeit sowie einem Kontraktionsmangel lädierter Capillaren.
Die Erkrankung wird durch eine Gravidität offenbar nicht negativ beeinflußt, da die in der Schwangerschaft physiologisch erhöhte Faktor-VIII-Bildung möglicherweise kompensierend wirkt.
Die eigentliche Gefahr besteht unter der Geburt. Die primäre Sectio ist zu erwägen, um Blutung und Wundverhältnisse unter Kontrolle zu halten. Kryopräcipitate und Frischblut müssen bereitstehen.

Maligne hämatologische Erkrankungen

Bei akuten und chronischen *Leukämien sowie Reticulosen* (M. Hodgkin, Lymphosarkom) stellt die Gravidität eine schwere Belastung dar. Postpartale Blutungen bilden bei 50–80% der Kranken eine ernste Komplikation.

Leukämien: Die mütterliche Mortalität beträgt bei akuter Leukämie 50–90% und die durchschnittliche Überlebenszeit post partum annähernd 5 Monate; bei chronischer Leukämie ist die Sterblichkeit mit 30–40% anzusetzen. Die kindliche perinatale Mortalität beläuft sich auf 15–20%.
Das Abortrisiko ist ebenfalls erhöht.
In Anbetracht des Grundleidens, der schlechten Prognose und des notwendigen Verzichtes auf eine Cytostaticatherapie ist der Schwangerschaftsabbruch indi-

ziert. Vorrangig erscheint eine zuverlässige Antikonzeption – möglichst Sterilisation –, um die Therapie bei der Mutter voll ausschöpfen zu können.

Lymphogranulomatose: Die Frequenz für das Zusammentreffen einer Lymphogranulomatose und Schwangerschaft wird mit 1:6000–8000 angegeben. Der Krankheitsverlauf erfährt i. allg. keine Verschlechterung. Eine Indikation zum Schwangerschaftsabbruch ist dann gegeben, wenn es sich um eine progressive Verlaufsform mit der Tendenz zur Dissemination handelt oder die Notwendigkeit einer Strahlen- oder/und Chemotherapie besteht.
Auch in diesem Falle ist die rechtzeitige Kontrazeption erforderlich.
Bei Kinderwunsch wird im Stadium I/II des M. Hodgkin eine 2jährige Remission, im Stadium III/IV ein rückfallfreies Intervall von 4 Jahren vor einer Gravidität empfohlen. Dementsprechend sind kontrazeptive Maßnahmen einzuschalten.

Endokrine Erkrankungen

Diabetes mellitus

Vor der Einführung des Insulin war die Diabetikerin fast immer unfruchtbar, heute ist die Sterilität bei der Diabetikerin selten. Auf 500 Gravide ist mit einer schwangeren Diabetikerin zu rechnen.
Von der *manifest diabetischen* Schwangeren ist die Gravide mit einem *latenten Diabetes* zu unterscheiden. Das Gestationsgeschehen übt bei „latentem" oder „subklinischem" Diabetes eine manifestationsfördernde Wirkung aus, und es kann sich ein sog. *Gestationsdiabetes* entwickeln. Die diabetische Stoffwechsellage ist von der physiologischen Schwangerschaftsglucosurie durch einen *Glucosebelastungstest* abzugrenzen. Diese Diagnostik ist wichtig, weil der Schwangerschaftsdiabetes, ebenso wie der unerkannte latente Diabetes oder Prädiabetes, fast ebenso häufig zu Komplikationen durch übergewichtige Kinder, Mißbildungen, Hydramnion und Totgeburten führt wie der manifeste Diabetes.
Ursachen für die diabetogene Wirkung der Schwangerschaft sind wahrscheinlich die erhöhten Mengen von Wachtumshormon, HPL und Corticosteroiden.

Betreuung und Überwachung diabetischer Schwangerer: Der Verlauf der Gravidität und das Risiko für Mutter und Kind hängen in erster Linie von einer sorgfältigen *Schwangerschaftsüberwachung* und einer *strengen Einstellung* und *laufenden Kontrolle des Diabetes* ab. Bei bekanntem Diabetes soll die Schwangerschaft möglichst in einer Phase der optimalen Einstellung des Diabetes geplant werden. Nach erfolgter Konzeption ist die diabetische Gravide sogleich *internistisch stationär* aufzunehmen und der Diabetes auf die Erfordernisse der Schwangerschaft neu einzustellen, weil sich die Stoffwechselsituation häufig zunächst verschlechtert. Wurden bisher orale Antidiabetica eingenommen, so muß auf Insulin umgestellt werden. Prinzipiell ist der Diabetes straff einzustellen; die Blutzuckerwerte dürfen 130 mg% (7 mmol) auf keinen Fall überschreiten. Die weitere Betreuung erfolgt in enger Zusammenarbeit zwischen dem Internisten und Geburtshelfer. Die Schwangerschaftskontrollen sollen in Anbetracht der erhöhten Fehl-, Totgeburten- und Mißbildungsrate in einer Ambulanz für Risikoschwangere ablaufen.
Die Gravide selbst muß wissen, daß die Prognose des Schwangerschaftsausganges, insbesondere die Vermeidung eines Riesenkindes oder eines intrauterinen Fruchttodes, entscheidend von ihrer Mitwirkung und Selbstdisziplin abhängt. Ihr obliegt es, die straffe Stoffwechseleinstellung zu unterstützen und in den Zeiten der ambulanten Überwachung die tägliche Urinzuckerausscheidung (Teststreifen) zu protokollieren und zweimal wöchentlich Blutzucker-Tagesprofile nach Anweisung unter Benutzung eines Reflektometers zu erstellen. Als Langzeitparameter der Einstellung dienen zusätzlich die glykosilierten Hämoglobine HbA I a–c.
Im 2. Trimenon stabilisiert sich i. allg. die Stoffwechsellage, und es tritt häufig eine Toleranzverbesserung ein, so daß eine erneute stationäre internistische Einstellung notwendig wird.
Im letzten Schwangerschaftsdrittel bedingt das schnelle Wachstum des Feten eine starke Belastung des Glucosemetabolismus, und es kann leicht zur Toleranzverschlechterung und Entgleisung kommen. Daher muß die Schwangere zwischen der 28. und 30. SSW bei Stadium White B–F internistisch stationär überprüft werden (Tabelle 46 u. 47).
Die stationäre Aufnahme auf der geburtshilflichen Abteilung zur laufenden Überwachung des Feten und zur Planung des Entbindungstermins erfolgt in Abhängigkeit vom Schweregrad des Diabetes zwischen der 30. und 38. SSW (Tabelle 47). Oestrogene im Plasma oder Urin sowie HPL im Plasma werden 1–2tägig bestimmt. Neben Ultraschalluntersuchungen zur Kontrol-

Tabelle 46. Diabeteseinteilung nach White und fetale Überlebenserwartung

Klasse		Ungefähre fetale Überlebenserwartung %
A	Glucosetoleranztest positiv (Chemischer Diabetes)	100 ±
B	Beginn > 20 Jahre. Dauer < 10 Jahre. Keine Gefäßbeteiligung	67
C	Beginn im Alter von 10–19 Jahren. Dauer 10–19 Jahre. Keine Gefäßschäden	48
D	Beginn vor 10. Lebensjahr. Dauer > 20 Jahre. Retinitis oder verkalkte Gefäße in Extremitäten	32
E	Verkalkte Beckengefäße	13
F	Zusätzlich Nephropathie (oft Kimmelstiel-Wilson-Syndrom) Maligne Retinopathie	3

le der kindlichen Größenentwicklung und der Placenta sowie der Menge des Fruchtwassers muß das aktuelle Befinden des Kindes durch die Kardiotokographie ggf. mehrmals täglich überprüft werden. Weitere Aufschlüsse vermitteln der Oxytocinbelastungstest und die Beobachtung der Kindsbewegungen (s. S. 217).
Auf die Entwicklung einer Spätgestose und eines Hydramnion ist besonders zu achten. Diese häufige Komplikation muß unbedingt frühzeitig erkannt und intensiv behandelt werden. Die Prognose für Mutter und Kind wird weitgehend durch die Verlaufsform des Diabetes entsprechend der Stadieneinteilung nach White bestimmt (Tabelle 46).

Risiken für das Kind: Die Frucht ist während der Organogenese sehr empfindlich gegenüber Stoffwechselstörungen. Besonders Hypo/Hyperglykämie und Acidose können die embryonale Entwicklung stören (Embryopathia diabetica). Als Folge des mütterlichen Grundleidens, aber auch bedingt durch den genetischen Hintergrund, ist die *Fehlbildungsrate* bei den Kindern – oft in Verbindung mit einem Hydramnion – auf 7–18% erhöht. *Fehlgeburten* treten, ebenfalls gehäuft, bei 10–30% der Diabetikerinnen auf. Während der Fetalzeit drohen vor allem der *Riesenwuchs,* die Ausbildung eines *Hydramnion* sowie der intrauterine *Fruchttod.* Das Absterben des Feten kann unerwartet und plötzlich eintreten, noch ehe die Überwachungsparameter Hinweise liefern. Durch Übergang der erhöhten Glucosekonzentration von der Mutter auf den Feten kommt es zur „Überernährung" der Frucht; durch die reaktive Mehrproduktion von fetalem Insulin entstehen Übergewicht und Riesenwuchs (Makrosomie). Die β-Zellen des Pankreas hypertrophieren, ebenso Nebennierenrinden und Leber. Der Riesenwuchs bedeutet keineswegs, daß das Kind genügend lebenskräftig ist; vielmehr muß es als funktionell unreif angesehen werden.

Leitung der Geburt: Empfehlungen zur Wahl des Zeitpunktes der Entbindung liefert die Einteilung nach dem Schweregrad des Diabetes entsprechend dem Schema von White (Tabelle 46). Es hat sich jedoch inzwischen gezeigt, daß es bei straffer Stoffwechselführung und intensiver pränataler Überwachung gelingt, die schwangere Diabetikerin – unabhängig vom Gefährdungsgrad – möglichst nahe an den errechneten Geburtstermin heranzubringen, zumindest die 38. SSW zu erreichen (Tabelle 47). Eine vaginale Entbindung sollte angestrebt werden. Jedoch ist der Kaiserschnitt großzügig anzuwenden bei:

– Geburtserschwerung durch Riesenkind (relatives Mißverhältnis),
– gleichzeitig bestehender Spätgestose,
– drohender Stoffwechselentgleisung der Mutter mit Schock- und Komagefahr,
– alter Erstgebärender,
– bereits vorausgegangener(n) Totgeburt(en),
– Gefäßkomplikationen wie Glomerulosklerose und progressiver Retinopathie.

Am Entbindungstag wird auf Alt-Insulin umgestellt (Tabelle 47). Neuerdings wird in Zentren zur kontinuierlichen Stoffwechselregulierung das „künstliche Pankreas" eingesetzt, ein Gerät, das über den venösen Zugang aufgrund automatischer Glucose- und Insulinmessungen jeweils die erforderliche Menge Insulin und Glucose abgibt.

Tabelle 47. Betreuung diabetischer Schwangerer

	A I. u. II. Trimenon	
	Ambulant	Stationär
Internist	Geburtshelfer	
(Kontrollen in 14tägigem Wechsel) 1. Stoffwechselkontrollen 2. Fahndung nach diabetischen Folgeerkrankungen (Niere, Augenhintergrund)	1. Routinemaßnahmen wie bei jeder Risikogravidität 2. Stoffwechselkontrollen (Blutzucker, Urinzucker, Aceton) 3. Fahndung nach Komplikationen: Infekte (Uricult, Nickerson), Hyperemesis, Gestosezeichen 4. Fetale Zustandsdiagnostik: Ultraschall 4wöchentlich, Hormonparameter ab ca. 25. SSW (Oestrogene, HPL) Bei pathologischen Befunden großzügige stationäre Aufnahme	1. *Stationäre Aufnahme (Innere Med.) nach Feststellung der Gravidität:* a) Allgemeinstatus b) Stoffwechselüberprüfung bzw. -neueinstellung c) Festlegung des Diabetes-Stadium (nach White) d) Beschaffung und Erklärung eines „Reflektometer" e) Individuelle Beratung (Risiken/Genetik) 2. *Stationäre Aufnahme (Innere Med.) in der ca. 20. SSW bei Stadium White B–F* a) Überprüfung der Stoffwechselsituation bzw. -neueinstellung b) Fahndung nach Diabetesfolgeerkrankungen

Zur Beachtung:
Während der gesamten Schwangerschaft sollten die Blutzuckerwerte 130 mg% (7 mmol) auf keinen Fall übersteigen! Die strenge Stoffwechseleinstellung muß durch Selbstkontrolle der Schwangeren unterstützt werden (Patienten-Protokoll über tägliche Urinzuckerausscheidung – Teststreifen – und zweimal wöchentliche Blutzucker-Tagesprofile). Basiseinstellung mit täglich 2 Insulinmischinjektionen aus Verzögerungs- und Altinsulin; bei steigenden Blutzuckerwerten zusätzliche Gaben von kleinen Dosen Altinsulin

	B III. Trimenon	
(14tägige Kontrollen) wie unter A 1. und 2.	(8tägige Kontrollen) 1.–3. wie unter A 4. Fetale Zustandsdiagnostik: Ultraschall: 8tägig, Hormonparameter: zweimal wöchentlich, Oestrogene, HPL CTG DHEA-S-Test je nach Gefährdung	3. *Stationäre Aufnahme (Innere Med.) in der ca. 28.–30. SSW bei Stadium White B–F* Kontrollen wie unter A zusätzlich 1–2tägig: Oestrogene, HPL 4. *Stationäre Aufnahme (Frauenklinik) in Abhängigkeit vom Diabetes-Stadium* White A: ca. 37./38. SSW White B: ca. 34. SSW White C–F: 30.–33. SSW a) Stoffwechselüberprüfung b) Fahndung nach diabetischen Folgeerkrankungen und Komplikationen c) tägliche CTG-Kontrollen, (evtl. mit Oxytocinbelastungstest) d) Laboruntersuchungen (u. a. täglich Oestrogene, HPL) e) 8tägig Ultraschall f) evtl. Amnioskopie (ab 36. SSW)

Bemerkungen:
Bei drohender Frühgeburt (vorzeitige Wehen) dürfen unter klinischen Bedingungen β-Mimetica bei gleichzeitiger strenger Stoffwechselkontrolle gegeben werden; dies gilt auch für die Corticosteroide zur Anregung der Lungenreifung (Stadium B–F routinemäßig 2mal 8 mg Celestan in der 36. SSW). Amniocentesen zur Bestimmung der Lungenreife sind wegen der unsicheren Aussagekraft nur in besonderen Fällen indiziert

Tabelle 47 (Fortsetzung)

C Leitung der Geburt

Bei allen Diabetikerinnen ist die vaginale Entbindung anzustreben. In der Regel kann bei Stadium White A der spontane Wehenbeginn am errechneten Termin abgewartet werden. Fehlen Hinweise auf eine fetale Gefährdung, sollte bei allen anderen Stadien möglichst die 38. Schwangerschaftswoche erreicht werden

Vorgehen bei Geburtseinleitung	*Stoffwechselführung*
Wehenindruktion mittels Syntocinon-Tropfinfusion; bei unreifer Portio besser Prostaglandin-E_2-Infusion Auch in Hinblick auf eine mögliche Sectio sollte der Schwangeren die PDA zur Schmerzausschaltung empfohlen werden Kontinuierliche CTG-Kontrolle! Die Fruchtblase darf nur eröffnet werden, wenn mit der Geburt in absehbarer Zeit gerechnet werden kann. Mikroblutuntersuchung beim Feten großzügig vornehmen. Die Kinderklinik muß bei Beginn der Einleitung über das zu erwartende „diabetische Kind" informiert werden. Für die primäre Versorgung des Neugeborenen Anwesenheit von Anaesthesist und Pädiater während der Geburt im Kreißsaal erforderlich	Am Entbindungstag keine Depot-Insuline. Der Blutzucker muß stündlich bestimmt werden. Danach Einstellung der Insulin-Dauertropfinfusion (500 ml HL mit 5 ml 20%iger Albuminlösung + 50 E neutrales Altinsulin, z. B. „Leo-Alt") Evtl. Steuerung durch „künstl. Pankreas" Mindestens zweimal Bestimmung des mütterlichen Säure-Basen-Haushaltes

Zur Beachtung:
Das Risiko einer aufsteigenden Infektion bei vorzeitigem Blasensprung ist bei Diabetikerinnen besonders groß. In Abhängigkeit vom Schwangerschaftsalter sollte deshalb möglichst bald eine zügige Entbindung angestrebt werden. Bei notwendiger Corticosteroidgabe zur Lungenreifung müssen prophylaktisch Antibiotica verabfolgt werden
Im *Wochenbett* besteht in der Regel ein geringerer Insulinbedarf als vor der Geburt!
Primäres Abstillen ist nicht notwendig; lediglich bei schwer einstellbarem Diabetes sollte mit Pravidel direkt nach der Entbindung abgestillt werden

Das Neugeborene: Der Pädiater/Neonatologe muß bei der Geburt bereits anwesend sein, da das Neugeborene stets als funktionell unreif anzusehen ist (trügerische Reife durch Makrosomie) und der sofortigen Intensivversorgung bedarf. Besondere Gefahren stellen dar:
- fehlende Lungenreife mit Atemnotsyndrom,
- Absinken des Blutzuckers mit hypoglykämischem Schock, Krämpfen, Hypocalciämie,
- Leberinsuffizienz mit verstärktem Neugeborenenikterus,
- Geburtstraumen,
- Mißbildungen.

Prognose: Die Sterblichkeit diabetischer *Mütter* beträgt 0,4–1%.
Die perinatale Mortalität der *Kinder* ist trotz Insulintherapie und intensiver Diagnostik und Vorsorge immer noch hoch; sie liegt in den besten Statistiken zwischen 4 und 10%, meist jedoch zwischen 10 und 20%.

Diabetes mellitus und Schwangerschaftsabbruch: Die gut eingestellte Zuckerkrankheit ist kein Grund zum Schwangerschaftsabbruch.

Fortgeschrittene diabetische Gefäßleiden wie die Retinopathie oder Nephropathie erfahren jedoch durch die Gravidität gewöhnlich eine Verschlechterung und können deshalb das Leben der Zuckerkranken verkürzen. Daher kann die Unterbrechung der Schwangerschaft angezeigt sein. Sie ist auch insofern berechtigt, als die Prognose für das Kind dann außerordentlich schlecht ist. In solchen Fällen ist die Sterilisierung anzuraten.

Schilddrüsenerkrankungen

Die blande Struma: Eine blande Struma kann sich in der Schwangerschaft mit Tendenz zur Hypothyreose vergrößern. Jede tast- und sichtbare Vergrößerung der Schilddrüse in der Schwangerschaft bedarf der Funktionskontrolle. Eine Schilddrüsenhormontherapie vermag das weitere Wachstum der Struma zu hemmen und die Hypothyreose zu substituieren. Eine bereits laufende Schilddrüsenhormonbehandlung darf in der Schwangerschaft nicht unterbrochen, sondern muß vielmehr dem erhöhten Bedarf in der Gravidität angepaßt werden. Die Behandlung bietet zugleich dem Feten Schutz vor einer Struma congenita. Wegen der besseren Placentagängigkeit wird meistens Trijodthyronin in mittleren Dosen (zwischen 80 und 120 µg pro Tag) bevorzugt. Eine Jodbehandlung ist nicht angezeigt. Eine Struma bildet keine Indikation zum Schwangerschaftsabbruch.

Neugeborene von Müttern mit Kropfleiden sowie Mütter, die in der Schwangerschaft strumigene Medikamente (z. B. Thyreostatica, Salicylate, Phenylbutazon, Lithium, hohe Joddosen) erhielten, wie auch alle Kinder mit einer Struma congenita müssen hinsichtlich ihrer Schilddrüsenfunktion sofort getestet und bezüglich der geistig-körperlichen Entwicklung vom Pädiater langfristig überwacht werden.

Hypothyreose: Bei ausgeprägter Hypothyreose sind Schwangerschaften selten. Durch eine Gravidität kann es zur Verschlimmerung kommen, da das insuffiziente Organ dem höheren Leistungsanspruch der Schwangerschaft nicht gerecht wird. Die Behandlung besteht in der Zufuhr von Thyroxin. Die Erhaltungsdosis liegt in der Schwangerschaft eher etwas höher als außerhalb der Gravidität. Die Hypothyreose bildet keine Indikation zum Schwangerschaftsabbruch. Die Kinder sind postpartal durch den Pädiater bezüglich einer Hypothyreose, ihrer cerebralen Funktion und körperlichen Reifung zu überwachen.

Hyperthyreose: Eine bestehende Hyperthyreose wird durch die Schwangerschaft nicht verschlimmert sondern oft gemildert. Nur bei schweren unbehandelten Formen besteht die Gefahr einer Gestose sowie gehäufter Fehl-, Früh- und Totgeburten. Zum Zeitpunkt der Entbindung droht die Gefahr einer thyreotoxischen Krise. Bei gut eingestellter Hyperthyreose besteht kein Anlaß für eine Interruptio.

Als Behandlung kommt die übliche Radiojodtherapie während der Schwangerschaft nicht in Frage. Falls erforderlich, können Thyreostatica – auch in Kombination mit Schilddrüsenhormonen – ohne Risikoerhöhung für den Feten gegeben werden, da dieser eher durch das Grundleiden gefährdet wird. Die Kinder müssen post partum vom Pädiater überwacht werden, um Zeichen einer Hypothyreose rechtzeitig zu erkennen. Auf das Stillen soll verzichtet werden, da Thyreostatica in die Milch übergehen.

Weitere endokrine Erkrankungen

Bei anderen endokrinen Erkrankungen wie einer *Nebenschilddrüseninsuffizienz (Hypoparathyreoidismus)*, einem *Nebenschilddrüsenadenom* (Hyperparathyreoidismus), einer Nebennierenrindenerkrankung *(Morbus Cushing)*, einem *adrenogenitalen Syndrom*, einem *Hyperaldosteronismus (Conn-Syndrom)* oder einem *Morbus Addison* kommt es höchst selten zu einer Schwangerschaft. Die Behandlung erfolgt wie außerhalb von der Schwangerschaft. Die Kinder müssen wegen möglicher kompensatorischer endokriner Reaktionen pädiatrisch überwacht werden.

Erkrankungen der Haut

Der zu den Autoimmunkrankheiten zählende *Lupus erythematodes* tritt bei Frauen 5mal häufiger auf als bei Männern; das Zusammentreffen mit einer Schwangerschaft stellt jedoch ein seltenes Ereignis dar.

Die viscerale Form des Lupus erythematodes disseminatus kann sich in graviditate verschlimmern (15%) und gefährdet durch die Einbeziehung des kardiovasculären Systems und der Nierenfunktion den Schwangerschaftsverlauf. Es besteht eine Prädisposition zur Gestose und zu häufigen Aborten und Frühgeburten. Die perinatale Mortalität ist erhöht. Außerdem ist mit einer Verschlechterung des Leidens im Wochenbett zu rechnen.

Man kann also eine von diesen Leiden Betroffene nur mit Vorbehalt zu einer Schwangerschaft ermutigen.

Da die benötigten Therapeutica wie Salicylate, Imurek, Leukeran, Cortisol das Risiko einer Fehlbildung nicht erhöhen, bestehen gegen die Fortsetzung der Therapie während der Schwangerschaft keine Bedenken.

Die *Psoriasis vulgaris* bessert sich i. allg. in der Gravidität, verschlechtert sich aber dann häufig wieder im Wochenbett.

Neurologische Erkrankungen

Neuralgien, Paraesthesien, Discusprolaps

In der Schwangerschaft können Schwellungen im Bereich der Nervendurchtrittslücken zu graduell unterschiedlicher Kompression einzelner Nerven führen. Am häufigsten sind das *Carpaltunnel-* und *Scalenussyndrom,* wodurch äußerst unangenehme Paraesthesien im Versorgungsgebiet des N. medianus bzw. N. ulnaris ausgelöst werden.

Ein *lumbaler Discusprolaps* tritt infolge der Gewebsauflockerung und stärkeren Lordose bei mehr als einem Drittel der betroffenen Frauen erstmals in der Gravidität auf.

Encephalomyelitis disseminata (multiple Sklerose)

Ein Zusammentreffen von multipler Sklerose und Schwangerschaft ändert nichts Entscheidendes an dem schicksalsmäßigen Verlauf der

Erkrankung. Die chronisch-progressive Verlaufsform kann sich jedoch verschlimmern.
Eine Interruptio graviditatis ist dann angezeigt, wenn Verschlechterungen im Verlauf oder das Ausmaß der Behinderungen das Austragen der Schwangerschaft nicht mehr vertretbar erscheinen lassen.
Eine definitive Konzeptionsverhütung (Tubensterilisation) erscheint unbedingt gerechtfertigt.

Epilepsie

Die Schwangerschaft beeinflußt nicht entscheidend den Verlauf einer Epilepsie, zumal Anfälle durch Anticonvulsiva weitgehend verhindert werden können. Schwierigkeiten können sich bei der differentialdiagnostischen Abklärung der Eklampsie ergeben.
Bezüglich des Schwangerschaftsausgangs ist mit einer erhöhten Rate fehlentwickelter Kinder zu rechnen (s. S. 112). Wenn in der Frühschwangerschaft eine kontinuierliche Medikation mit als teratogen verdächtigen Anticonvulsiva erfolgte, ist die Interruptio graviditatis in Erwägung zu ziehen (s. S. 113). Die Empfehlung muß dahin gehen, möglichst schon präkonzeptionell zur Familienplanung den Genetiker und Neurologen zu Rate zu ziehen.

Myasthenia gravis pseudoparalytica

Sie wird als Autoimmunkrankheit aufgefaßt. Das Leiden verschlechtert sich in der Schwangerschaft i. allg. nicht. Zu beachten ist, daß der Fetus befallen werden kann und daher unmittelbar post partum gezielt untersucht und ggf. behandelt werden muß.

Durch die Schwangerschaft begünstigte mütterliche Erkrankungen

Akute Pyelonephritis – Pyelonephritis gravidarum

Definition und Häufigkeit

Die Pyelonephritis bildet die häufigste Erkrankung in der Schwangerschaft (1–6%). Da schwangerschaftsbedingte Faktoren eindeutig den Ausbruch der Erkrankung begünstigen, ist der Ausdruck Pyelonephritis gravidarum gerechtfertigt, auch wenn es sich nicht um eine schwangerschaftsspezifische Erkrankung handelt.

Besondere ätiologische Faktoren in der Schwangerschaft

Prädisponierend wirken sich die physiologischen Veränderungen des Harntraktes mit Tonusverlust und Weiterstellung insbesondere der Ureteren und ein damit zusammenhängender vesicoureteraler Reflux aus. Ferner besteht nachweislich ab der frühen Gravidität bei ca. 10% der Schwangeren eine asymptomatische Bacteriurie (s. S. 557). Weitere disponierende Faktoren sind intermittierende Abflußbehinderungen vor allem des rechten Ureters durch den wachsenden und leicht torquierten Uterus (s. S. 158). Ebenso besteht in der Schwangerschaft eine erhöhte Infektionsgefährdung bei Vorschädigung der Nieren und Harnwege (Fehlbildungen, Steinleiden). Außerdem finden sich bei mehr als einem Drittel der an einer Pyelonephritis erkrankten Graviden anamnestische Hinweise auf frühere entzündliche Erkrankungen der Harnwege (auch solche in der Kindheit – s. S. 557).
Als Infektionswege kommen neben der Ascension sowohl die hämatogene Aussaat als auch die lymphogene Ausbreitung von Keimen aus benachbarten Darmabschnitten in Betracht. Die Haupterreger sind E. coli, Staphylo-, Strepto- und Enterokokken.

Symptome

Im Vordergrund der Symptomatik stehen als charakteristische Zeichen:
– Flankenschmerzen – ziehend bis kolikartig, häufiger rechts als links,
– Leukocyturie,
– Bacteriurie.
Eine Pollakisurie oder/und Dysurie sind häufige Begleiterscheinungen. Die Erkrankung verläuft in der Mehrzahl der Fälle ohne Fieber. Subfebrile Temperaturen werden nur etwa bei einem Drittel der erkrankten Schwangeren beobachtet; hohes Fieber und Schüttelfrost bilden eher die Ausnahme. Die Blutsenkung ist erhöht, ebenso besteht meist eine deutliche Leukocytose.

Diagnose

Die Diagnose wird gesichert durch die Untersuchung des Mittelstrahlurins. Im Sediment finden sich überwiegend Leukocyten, Leukocytenzylinder, seltener Erythrocyten. Unverzichtbar ist die *Urinkultur zur Ermittlung der Erreger,* ihrer *Keimzahl* und des *Antibiogramms.* Unklare Befunde (Mischflora, Erregerwechsel) können durch Verwendung von Katheterurin (Einmalkatheter) abgeklärt werden; auf die suprapubische Blasenpunktion wird nur ausnahmsweise zurückgegriffen werden müssen.

Bei Abflußbehinderung im Verlauf des Ureters kann der Urinbefund passager normal sein, oder es überwiegen Erythrocyten. Besteht Verdacht auf Nieren- oder Harnleitersteine, ist der röntgenologische oder ultrasonographische Nachweis indiziert (s. S. 264).

Differentialdiagnostisch kommen außer der Urolithiasis eine Appendicitis und Cholecystitis in Betracht (s. S. 266 u. 267).

Therapie

Im Vordergrund steht die antibiotische und chemotherapeutische Behandlung. Im *akuten Stadium* kommen Penicilline mit breitem Wirkungsspektrum wie Ampicillin (2–6 g/24 h) zur Anwendung, die ohne Risiko für die Frucht während der Gravidität gegeben werden können. Nach Vorliegen des Antibiogramms muß auf eine *Langzeittherapie* umgeschaltet werden. Entsprechend dem Resistenz- bzw. Sensibilitätstest sind nach Möglichkeit die für den Feten unbedenklichen wirksamen Antibiotica oder Chemotherapeutica (z. B. Cephalosporine, Furadantin, Bactrim) zu verordnen. Die Applikation muß über 4–6 Wochen fortgesetzt werden. Die *Kontrolle* durch *Urinkultur* und jeweils neu erstelltes Antibiogramm ist zwingend. Zu fordern sind außerdem *Kontrollen 4–6 Wochen post partum* und bei positivem bakteriologischen Befund Fortsetzung der gezielten Therapie.

Im akuten Stadium verdient die stationäre Behandlung den Vorzug, weil dann alle Maßnahmen der Verlaufskontrolle (Urinsediment, Urinkultur, Gerinnungsstatus bei gramnegativen Erregern, Überwachung des Feten) besser gewährleistet sind. Unterstützend werden neben Bettruhe Spasmolytica zur Linderung der Beschwerden eingesetzt.

Prognose für Mutter und Kind

Mutter: Die Prognose hängt entscheidend von der gezielten und ausreichend lange durchgeführten antibiotischen Therapie ab. Bei unzureichender Therapie oder Verschleppung sind Rezidive oder auch eine akute Verschlimmerung einschließlich eines Endotoxinschocks bei gramnegativen Keimen (E. coli!) mit allen seinen fatalen Folgen zu fürchten. Das größte Risiko stellt der Übergang in eine chronische Pyelonephritis dar (s. S. 263). Dann besteht für weitere Schwangerschaften zusätzlich die Gefahr der Pfropfgestose (s. S. 282).

Kind: Der Schwangerschaftsausgang wird bei der Pyelonephritis gravidarum durch die erhöhte Frühgeburtenrate beeinträchtigt.

Prävention

Eine der wesentlichen Maßnahmen zur Vorbeugung resp. Verhütung der akuten Pyelonephritis in der Schwangerschaft stellt die Früherfassung der *asymptomatischen Bacteriurie* dar (s. auch S. 557). Definitionsgemäß handelt es sich um die Keimbesiedlung des Harntraktes ohne Zeichen der Inflammation oder Störungen der Nierenfunktion und ohne anamnestische Hinweise auf frühere Harnwegserkrankungen. Die unbehandelte asymptomatische Bacteriurie führt bei Schwangeren in 30–40% zur Pyelonephritis gravidarum, während von den Schwangeren mit negativen Urinbefunden nur bis zu 2% erkranken. Eine im Zuge der Schwangerenbetreuung (s. S. 166) festgestellte Bakterienbesiedlung (Urikult, Urotube) verlangt daher die eingehende Analyse. Ein Keimgehalt von > 100000 Bakterien/ml wird als signifikante Bacteriurie betrachtet und macht die gezielte Therapie notwendig. Die Schwangere muß umgehend entsprechend dem ermittelten Antibiogramm so lange behandelt werden, bis mehrere Kulturkontrollen negativ ausfallen. Es ist davon auszugehen, daß sich auch nach längerfristiger bakteriologischer Überwachung bei etwa 30% der Frauen noch positive Urinkulturen finden und daß bei ca. 10% neuerliche Schübe (Rezidive) auftreten. Post partum ist die regelmäßige Nachuntersuchung und ggf. Weiterbehandlung bis zur endgültigen Ausheilung der Pyelonephritis gravidarum unabdingbar. Auch eine asymptomatische Bacteriurie muß nach

der Geburt in der gleichen Weise überwacht werden, bis die Keimfreiheit erzielt ist.
Ebenso wichtig zur Prävention ist die Beachtung anamnestischer Hinweise auf frühere Harnwegserkrankungen, Fehlbildungen oder Steinleiden zur rechtzeitigen Intensivierung der bakteriologischen Urinkontrolle und evtl. Therapie während der Schwangerschaft.

Schwangerschaftsanämien

Larvierte und manifeste Eisenmangelanämie

Der vermehrte Eisenbedarf der Schwangeren kann mit der üblichen Nahrungszufuhr spätestens ab der zweiten Schwangerschaftshälfte nicht mehr sicher ausreichend gedeckt werden. Da der Organismus über keine oder nur geringe Eisenreserven verfügt, entsteht ein mehr oder weniger hohes Eisendefizit.

Häufigkeit: Bevor es zur Manifestation der Eisenmangelanämie kommt, setzt eine Verminderung der Eisenreserven im Knochenmark ein. Dieses Vorstadium wird als *larvierte resp. latente Sideropenie* bezeichnet und ist in der Bundesrepublik bei ca. 70% der Schwangeren zu erwarten. Im latenten Stadium sind Hb-/Hk- und Serumeisenwerte noch normal oder liegen im unteren Normbereich, während die Serumferritinkonzentration bereits absinkt und dadurch erste Hinweise liefern kann. Bei Fortbestehen des Defizits fällt auch das Serumeisen ab bei gleichzeitigem Anstieg der totalen Eisenbindungskapazität.
Symptomatisch sind schon während der Phase des latenten Eisenmangels Müdigkeit und Leistungsschwäche, Schwindel, Mattigkeit und Dyspnoe. Die larvierte Sideropenie läßt sich am einfachsten durch den *oralen Eisenbelastungstest* erfassen.
Unbeachtet und ohne Eisenprophylaxe entwickelt sich meist langsam über Wochen die *manifeste Eisenmangelanämie*. Ihre Häufigkeit beträgt am Ende der Gravidität in der Bundesrepublik ca. 30%, die der schweren Formen 1–2%.

Symptome: Die subjektiven Symptome gleichen denen der larvierten (latenten) Sideropenie, sind jedoch stärker ausgeprägt.

Diagnose: Hb- und Hk-Werte sind erniedrigt (bei der mittelschweren Form beträgt das Hb 10–8 g%, bei der schweren Form < 8 g%). Der Hb-Gehalt der Erythrocyten (Hb_E-Wert) ist erniedrigt; es kommt zu einem Absinken des Serumeisens bei stark erhöhter totaler Eisenbindungskapazität und Auftauchen hypochromer mikrocytärer Erythrocyten im Differentialblutbild.

Komplikationen: Mehr oder weniger straffe Korrelationen bestehen zwischen der Eisenmangelanämie und dem Verlauf und Ausgang der Schwangerschaft. Es werden häufiger beobachtet: Präeklampsie/Eklampsie, Harnwegsinfektionen (Pyelonephritis), Fieber im Wochenbett, Wundheilungsstörungen, hämorrhagischer Schock bei Blutungen; das Auftreten von Aborten, Frühgeburten, Mangelkindern und Totgeburten wird offenbar begünstigt.

Therapie: Zur ausreichenden Substitution werden orale Eisengaben möglichst in der Ferroform von 200 mg (– 400 mg) täglich zur Auffüllung der erschöpften Depots bis in die ersten Monate post partum notwendig. Die Regeneration verläuft bei Schwangeren infolge des steigenden fetalen Bedarfs langsamer als außerhalb der Gravidität. Bei Unverträglichkeit empfiehlt sich ein Wechsel des Präparates oder eine vorübergehende i. v. Applikation. Der Erfolg wird kenntlich am Anstieg der Reticulocyten am 5.–10. Tag nach Behandlungsbeginn, gefolgt vom allmählichen Anstieg von Hb-, Hk-Werten und der Erythrocytenzahl. Bei Versagen der Therapie ist die differentialdiagnostische Abklärung der Anämieform zwingend.

Prophylaxe: Die Kenntnis der Bedarfsgrößen und das Wissen um den hohen Prozentsatz larvierter Sideropenien – namentlich in der zweiten Schwangerschaftshälfte – rechtfertigen die prophylaktische Eisenzufuhr, bevorzugt in der Ferroform (täglich 100 mg), auf alle Fälle bei Unterschreitung eines Hb-Wertes von 12 g%. Die regelmäßige Kontrolle des Blutfarbstoffwertes im Rahmen der Schwangerenüberwachung und die differentialdiagnostische Abklärung der Anämie bei trotz Eisenprophylaxe sinkenden Hb-Werten stellen eine wichtige Präventivmaßnahme dar.

Megaloblastenanämie

Eine weitere Anämieform in der Schwangerschaft wird durch ein *Defizit an Folsäure* hervorgerufen. Dabei ist davon auszugehen, daß der Folsäurebedarf der Schwangeren durch den *wachsenden Verbrauch des Feten* etwa um das 10fache, bei Gemini sogar auf noch höhere Bedarfsgrößen ansteigt. Besonders gefährdet sind Frauen mit kurz aufeinander folgenden Schwangerschaften und Mehrlingsschwangerschaften sowie Gravide mit *Störungen der Resorption* oder Folgen einer *Fehl- und Mangelernährung*. Das Defizit kann zunächst ebenfalls *latent* sein und allmählich über den *manifesten* in den *dekompensierten Folatmangel* übergehen.

Häufigkeit: Die Häufigkeit des *latenten Folsäuremangels* am Ende der Gravidität schwankt je nach Erfassungsmethoden und Ernährungsbedingungen von Bevölkerungsgruppen zwischen 10 und 60%, die der *megaloblastären Anämie* zwischen 0,1 und 4%.

Es sei darauf hingewiesen, daß bei Epileptikern eine Megaloblastenanämie durch Anticonvulsiva (Hydantoin) induziert werden kann.

Symptome: Im Vordergrund stehen Mattigkeit, Schwindel und Ohrensausen. Gelegentlich treten Schleimhautaffektionen und Magen-Darm-Symptome hinzu, bei schweren Formen auch die von der perniziösen Anämie her bekannte Glossitis und Rhagadenbildung bei bleichem bis ikterischem Hautkolorit. Eine Milzvergrößerung kann sich einstellen. Neurologische Symptome fehlen.

Diagnose: Bei latentem Folsäuremangel sind die Folsäurewerte im Serum erniedrigt, die der Erythrocyten normal; bei der manifesten Form zeigen beide Parameter erniedrigte Werte. Das Defizit läßt sich elektrophoretisch aus dem Urin mit Hilfe des FIGLU-Tests bestimmen. Er beruht darauf, daß Histidin bei Fehlen von Folinsäure nicht zu Glutaminsäure, sondern nur bis zu einer Zwischenstufe, Forminoglutaminsäure, abgebaut, über die Nieren ausgeschieden wird und ein quantitatives Maß für den Grad des Folsäuremangels darstellt.

Nur bei der schweren Megaloblastenanämie liefert das Differentialblutbild Hinweise (Anisocytose, hyperchrome Makrocyten). Gesichert wird die Diagnose durch eine Knochenmarkspunktion mit Nachweis des Teilungsstillstandes der Proerythroblasten.

Komplikationen: Der manifeste Folsäuremangel der Mutter birgt die Gefahr eines Sistierens der Zellvermehrung bei der Frucht. Er wird daher als Kausalfaktor für Aborte, intrauterinen Fruchttod, Mißbildungen und eine Abruptio placentae angesehen.

Die Muttermilch enthält bei Folsäuremangel weniger Folate, so daß das Neugeborene unzureichend versorgt wird.

Therapie: Bis zur völligen Normalisierung des Blutbildes (und darüber hinaus bis zum Ende der Stillzeit) müssen täglich 5 mg Monoglutaminfolat oral – üblicherweise kombiniert mit Eisen – verabfolgt werden.

Prophylaxe: Gaben von 300–500 µg Folsäure ab der 20. SSW verhindern den Ausbruch dieser Mangelanämie. Sie sind insbesondere bei Mehrlingsschwangerschaften und bei rascher Geburtenfolge indiziert, darüber hinaus bei Anzeichen einer Mangel- oder Fehlernährung und bei Epileptikerinnen unter der Therapie mit Anticonvulsiva. Am günstigsten ist die vorsorgliche Gabe eines kombinierten Folsäure-Eisen-Präparates.

Vitamin-B_{12}-Mangel

Der erhöhte Vitamin-B_{12}-Bedarf in der Schwangerschaft wird i. allg. durch die Nahrung gedeckt; dennoch werden je nach Ernährungsgewohnheiten die Bedarfsgrößen gar nicht so selten unterschritten. Bei möglicher Unterversorgung (Kantinenessen!) sind kombinierte Gaben von Folsäure und Vitamin B_{12} zu empfehlen.

Icterus e graviditate – Intrahepatische Schwangerschaftscholestase

Etwa 20% aller Fälle von Gelbsucht in der Schwangerschaft sind durch eine intrahepatische Schwangerschaftscholestase bedingt, die damit zahlenmäßig nach der Virushepatitis an zweiter Stelle steht.

Die Cholestase wird durch *Oestrogene* begünstigt, die die gallensalzunabhängige Gallensekretion vermindern. Wahrscheinlich spielt ein

genetischer Faktor eine Rolle, da ein familiäres Vorkommen beobachtet wird.
In der fetalen Leber kommt es zu einer verminderten 16α-Hydroxilierung als Folge einer toxischen Schädigung des Steroidmetabolismus, die als mögliche Ursache des erhöhten fetalen Risikos angesehen wird.
Die Frequenz beträgt 1 : 2000–8000 Schwangerschaften.

Symptome

Im Vordergrund steht ein *Pruritus,* der sich vom Stamm über den ganzen Körper ausbreitet und *vor allem nachts* auftritt, nach 1–2 Wochen gefolgt von einem *milden gleichbleibenden Ikterus.* Der Pruritus wird durch die Ablagerung nicht sulfatierter Gallensäuren in der Haut verursacht.
Die Erkrankung tritt meistens im 3. Trimenon auf, selten im 2. und nur vereinzelt im 1. Schwangerschaftsdrittel. Sie kann Wochen bis Monate dauern. Post partum verschwindet der Pruritus nach 8–12 Tagen, der Ikterus innerhalb von 4 Wochen.

Prognose

Die *Prognose* für die Mutter ist gut. In weiteren Schwangerschaften muß mit Rezidiven gerechnet werden.
Wichtig erscheint, daß den betroffenen Frauen von einer hormonalen Kontrazeption abgeraten werden muß.
Die Frühgeburtenrate ist erhöht (ca. 36%), ebenfalls die perinatale Mortalität (ca. 11%).
Mit Rücksicht auf die mögliche Schädigung des Kindes ist die selektive Sectio caesarea ab der 36. SSW in Erwägung zu ziehen.

Akute Schwangerschaftsfettleber

Diese seltene foudroyant verlaufende Erkrankung unbekannter Ätiologie wird auch als *gestationsbedingte akute Leberatrophie* bezeichnet. Sie tritt vorwiegend bei Erstgebärenden nach der 36. SSW., ganz vereinzelt im Wochenbett auf. Gelegentlich lassen die begleitenden Hypertonie und Proteinurie zunächst an eine Präeklampsie denken. Die Letalität von Mutter und Kind ist hoch (je ca. 75%).
Als kausale Therapie kommt nur die frühzeitige Beendigung der Schwangerschaft durch Kaiserschnitt in Betracht.

Hauterkrankungen

Herpes gestationis

Der Terminus Herpes gestationis ist insofern irreführend, als es sich nicht um eine Viruserkrankung handelt. Es stellt die einzige nichtinfektiöse erythematobullöse Hauterkrankung dar, die sowohl bei der Mutter als auch bei dem Feten manifest werden kann (Synonyma: Pemphigus gravidarum, Dermatitis multiformis gestationis, Pemphigus pruriginosus gestationis).
Der Herpes gestationis wurde bisher als die einzige Hauterkrankung angesehen, die ausschließlich in der Schwangerschaft und im Wochenbett auftritt. Sie entspricht jedoch der Dermatitis herpetiformis Duhring außerhalb der Gravidität, so daß es sich möglicherweise um zwei Varianten derselben Krankheit handelt und der einzige Unterschied in der Begrenzung des Herpes gestationis auf Gravidität und Puerperium besteht. Dabei ist zu bedenken, daß die Hauterkrankung auch durch Progestagene zu induzieren, also möglicherweise hormonal bedingt ist.
Die Frequenz wird unterschiedlich mit 1 : 3000 bis 1 : 10 000 Geburten angegeben.
Es handelt sich um rote urticarielle Flecken mit Papeln, Bläschen und Blasen. Die Erkrankung verläuft schubweise; im Vordergrund steht der *Juckreiz.*
Die Affektion kann in jedem Trimenon auftreten, vor allem im 4./5. Schwangerschaftsmonat, und in weiteren Schwangerschaften rezidivieren. Die Infektionsgefahr durch Kratzeffekte als Folge des starken Juckreizes ist immer gegeben. Bei sekundärer Infektion sollte nach Möglichkeit keine Sectio caesarea durchgeführt werden.
Bei 10–20% der Kinder können transitorisch bis zu 1–2 Tage post partum Effloreszenzen wie bei der Mutter auftreten; sie heilen meist innerhalb von einer Woche ab.

Impetigo herpetiformis gestationis

Sehr selten tritt eine *Impetigo herpetiformis gestationis* auf, die einen schweren Verlauf nehmen kann.

Eine schwangerschaftsbedingte *Prurigo herpetiformis* mit papulösen Effloreszenzen kommt vor; sie klingt nach der Geburt ab, rezidiviert aber bei weiteren Schwangerschaften. Im Vordergrund steht der Juckreiz.

Schwangerschaftsspezifische mütterliche Erkrankungen

Ptyalismus

Der *Ptyalismus* – die übermäßige Speichelproduktion – stellt eine lästige Begleiterscheinung der frühen Gravidität ohne Krankheitswert dar. Es kann versucht werden, symptomatisch durch

Gaben von anticholinergisch wirksamen Medikamenten Linderung zu erreichen. Eine vermehrte Salivation tritt auch bei der Hyperemesis gravidarum auf.

Schwangerschaftserbrechen – Emesis/Hyperemesis gravidarum

Definition

Nahezu symptomatisch für eine frühe Schwangerschaft und als physiologisch anzusehen ist die morgendliche Übelkeit (Nausea), gelegentlich zusammen mit Brechreiz (Vomitus matutinus). Bei der *Emesis gravidarum* bestehen eine verstärkte Übelkeit – besonders im nüchternen Zustand – und Erbrechen zwei- bis dreimal täglich. Die *Hyperemesis gravidarum* ist durch ununterbrochene Übelkeit, Erbrechen nach jeder Mahlzeit und schließlich auch unabhängig von der Nahrungsaufnahme gekennzeichnet.

Die Nausea und der Vomitus matutinus besitzen keinen Krankheitswert; auch bei der Emesis wird der Calorienbedarf noch ausreichend gedeckt, und der Allgemeinzustand bleibt unbeeinträchtigt. Die Hyperemesis gravidarum führt jedoch zu einem echten Hungerzustand mit Gewichtsabnahme, Kräfteverfall und schließlich zur schweren Stoffwechselentgleisung.

Häufigkeit

Etwa zwei Drittel aller Schwangeren klagen in der frühen Gravidität über Übelkeit; bei der Hälfte von ihnen geht sie mit einer Emesis – meist als morgendliches Erbrechen – einher. Die Hyperemesis stellt jedoch ein sehr seltenes Ereignis dar.

Zur Ätiologie der Hyperemesis

Die Ursache ist nicht befriedigend geklärt. Sicherlich spielen die schwangerschaftsbedingten endokrinen und metabolischen Umstellungen des mütterlichen Organismus eine Rolle, ebenso eine präexistente vegetative Labilität mit erhöhter Empfindlichkeit der hypothalamischen Regulationsmechanismen. Eine Störung im Hypophysen-NNR-System im Sinne einer relativen NNR-Insuffizienz ist ursächlich durchaus in Betracht zu ziehen, um so mehr als das Vollbild der Hyperemesis gravidarum starke Ähnlichkeit mit dem M. Addison aufweist. Für endokrine Einflußfaktoren spricht auch das häufigere Auftreten einschließlich der leichten Formen bei Mehrlingsschwangerschaften und Trophoblasterkrankungen. Dem entspricht, daß das Schwangerschaftserbrechen bei einer Störung der Fruchtanlage (Abortivei) ausbleibt und nach Absterben des Conceptus (missed abortion) sistiert (s. S. 297). Die entscheidende Veranlassung zur Entgleisung können psychogene Ursachen, vor allem die – meist unbewußte – Ablehnung der Schwangerschaft bilden.

Symptome – Diagnose

Die Symptome beginnen meistens 2–4 Wochen p. c. und klingen i. allg. zwischen der 12. und 16. SSW ab; nur selten halten sie länger oder gar bis zum Ende der Schwangerschaft an.

Die leichte Form ist auf Übelkeit und Erbrechen morgens nach dem Aufstehen beschränkt. Die Hyperemesis zeigt sich an der konstanten Übelkeit, mehrfachem Erbrechen nach und zwischen den Mahlzeiten. Infolge der herabgesetzten bis aufgehobenen Calorienzufuhr und des fortgesetzten Erbrechens kommt es zur Inanition und Exsikkation; Aceton wird im Urin nachweisbar. Durch den ständigen Wasser- und Salzverlust wird ein Circulus vitiosus in Gang gesetzt. Die Folgen sind Hypovolämie mit Hämokonzentration, Oligurie mit erniedrigtem spezifischen Gewicht des Urins. Wenn keine Behandlung erfolgt, können eine Schädigung der Nieren im Sinne eines Salzmangelsyndroms mit degenerativen Veränderungen der Tubuli, eine Beeinträchtigung der Leberfunktion mit Ikterus, präkomatösen oder komatösen Zuständen und Fieber als Folge der Exsikkation auftreten.

Der Grad der metabolischen Entgleisung läßt sich durch Blut- und Urinanalysen erfassen. Dazu gehören Bestimmungen von Hb, Hk, Bilirubin, Rest-N, Natrium, Kalium, der Alkalireserve sowie der Transaminasen im Blut. Die Urinkontrolle erstreckt sich auf den Nachweis von Aceton, die Ausscheidungsmenge, das spezifische Gewicht, Elektrolyte und Gallenfarbstoffe.

Therapie

Bei einer leichten Form im Sinne einer verstärkten Emesis genügen meist Ruhe, ggf. unterstützt durch Sedativa, Antiemetica und diätetische Umstellung auf häufige kleine Mahlzeiten.

Die schweren Formen und das Versagen der bisherigen symptomatischen Therapie – erkennbar am Erscheinen von Aceton im Urin – machen die stationäre Behandlung erforderlich. Sie muß zunächst in einer den Wasser- und Elektrolythaushalt balancierenden, zugleich hochcalorischen Infusionstherapie sowie in der Stützung des Kreislaufs bestehen. Gaben von ACTH-Depot führen häufig zur schlagartigen Besserung des Zustands. Parallel und bald in den Vordergrund rückend muß die psychische Betreuung erfolgen. Dabei wirken sich der Milieuwechsel und das Herauslösen aus der belastenden Umgebung vorteilhaft aus.

Die Entlassung sollte erst dann erfolgen, wenn sich die Patientin metabolisch *und* psychisch wieder im Gleichgewicht befindet und ausreichend Nahrung zu sich nehmen kann.

Spätgestose – EPH-Gestose – Praeeklampsie – Hypertensive Erkrankungen in der Schwangerschaft

Definitionen

Der Begriff der Spätgestose bringt zum Ausdruck, daß es sich um eine durch die Schwangerschaft ausgelöste Erkrankung in der zweiten Hälfte der Gravidität handelt, die auch bei vorbestehendem Grundleiden einen schwangerschaftsspezifischen Verlauf nimmt.

Da die Ätiologie nach wie vor unklar ist, gehen Nomenklatur und Einteilung der Spätgestosen von der Symptomatik aus. Die Kardinalsymptome sind:
- Hypertonie,
- Proteinurie,
- Ödeme.

Die Symptome sind unspezifisch, und die Klassifizierung erfolgt rein empirisch. Unter den vielen Vorschlägen einer systematischen Einteilung ist im deutschen Sprachraum die Bezeichnung *EPH-Gestose* (E = Ödeme, P = Proteinurie, H = Hypertonie) gebräuchlich. Dieser Begriff umfaßt sowohl die rein schwangerschaftsbedingten („genuinen" resp. „echten") Gestosen, die nach der 24. SSW und vornehmlich bei Erstgebärenden auftreten, als auch vorbestehende chronische hypertensive Gefäß- und Nierenerkrankungen, denen sich eine schwangerschaftsspezifische Verschlechterung „aufpfropft" – sog. *„Pfropfgestosen".*

In Abhängigkeit von der *Symptomatik* werden folgende Formen unterschieden:
- monosymptomatische EPH-Gestose: nur eines der Kardinalsymptome ist vorhanden;
- polysymptomatische EPH-Gestose: mindestens zwei der Hauptsymptome sind nachweisbar;
- drohende Eklampsie (Eclampsia imminens): zusätzliche subjektive Symptome sind vorhanden (s. S. 286);
- Eklampsie (tonisch-klonische Krämpfe, Koma s. S. 286).

Bezüglich der Abgrenzung der monosymptomatischen Form ist jedoch davon auszugehen, daß keines dieser Symptome für sich, insbesondere nicht Ödeme, eine drohende Eklampsie oder Eklampsie auslöst.

Das isolierte Auftreten eines einzigen Symptoms ist jedoch als ein wichtiges Hinweiszeichen zu werten und als erstes *Warnsignal* anzusehen. So verdienen in der Praxis z. B. die Graviden mit generalisierten Ödemen und exzessiver Gewichtszunahme größte Aufmerksamkeit. Sie müssen sorgfältig überwacht werden, da sich jederzeit zusätzlich eine Hypertension und/oder Proteinurie entwickeln kann.

Der Bewertung des aktuellen Zustandes der Schwangeren und des Schweregrades der Erkrankung versucht ein dieser Klassifizierung zugehöriges Beurteilungsschema, der sog. *Gestoseindex*, mit unterschiedlicher Gewichtung der Symptome, vor allem des Leit- und Hauptsymptoms Hypertonie, gerecht zu werden. Mit Hilfe eines Punktsystems erfolgt er die Einteilung in eine *leichte, mäßige und schwere* EPH-Gestose resp. die *drohende Eklampsie.*

Die im angloamerikanischen Sprachraum gültige Definition als *„Hypertensive Erkrankung in der Schwangerschaft"* (Am. Committee on Maternal Welfare, Committee of the Am. College Obstetricans and Gynecologists), die sich auch bei uns mehr und mehr durchsetzt, geht ebenfalls von den Symptomen aus, stellt jedoch die *Hypertension* als über den Verlauf entscheidendes *Kardinalsymptom* in den Mittelpunkt. Unter dieser Bezeichnung werden alle Gefäßveränderungen verstanden, die in der Schwangerschaft oder im frühen Puerperium erstmals auftreten oder bereits vor der Gravidität bestanden. Sie sind charakterisiert durch eine *Hypertonie,* die mit Proteinurie und/oder Ödemen einhergehen kann. Die Klassifizierung berücksichtigt:
- hypertensive Erkrankungen, die in der Schwangerschaft erstmals auftreten und zur Präeklampsie und Eklampsie führen können,

– eine vorbestehende Hochdruckerkrankung jeder Genese, die zur Präklampsie und Eklampsie führen kann,
– die späte oder transitorische Hypertonie.

Als Synonym für die drohende Eklampsie (s. S. 286) wird der Begriff der Präklampsie verwendet. Die *Präklampsie* beinhaltet das Auftreten einer Hypertonie und Proteinurie oder von Ödemen oder beider Symptome nach der 20. SSW (vor dieser Zeit auch bei Trophoblasttumoren).

Im Hinblick auf die Prognose wird unterschieden zwischen der:
– milden Präklampsie,
– schweren Präklampsie
   und bei Hinzutreten von Krämpfen oder Koma der
– Eklampsie.

Als *schwere Präklampsie* wird – entsprechend der drohenden Eklampsie bei der Nomenklatur der EPH-Gestose – der Zustand bezeichnet, in dem
– der RR auf $\geq$ 160 mmHg systolisch oder $\geq$ 110 mmHg diastolisch ansteigt,
– die Proteinurie $\geq$ 3 g/l in 24 h oder $\geq$ 5 g/l bei Einzelproben beträgt,
– eine Oligurie besteht ($\leq$ 400 ml/24 h),
– cerebrale oder visuelle Störungen auftreten,
– Lungenödem oder Cyanose hinzukommen.

Zusätzlich gehen in die Beurteilung als schwere Präklampsie mit ein:
– epigastrische Schmerzen,
– Hämokonzentration,
– Hyperreflexie.

Fehlen diese schweren Krankheitszeichen, so handelt es sich um eine *milde Präklampsie*. Aufgrund der Variabilität der Symptomatik ist die Abgrenzung der Form der milden Präklampsie nicht immer einwandfrei möglich und meist nur retrospektiv vorzunehmen. Die Diagnose wird überwiegend bei Mehrgebärenden gestellt, wenn eine mäßige gestationsbedingte Hypertension zusammen mit einer Proteinurie auftritt. Fehlt die Proteinurie, so ist die Diagnose immer unsicher.

Von einer *Pfropfgestose – aufgepfropften Präklampsie oder Eklampsie –* spricht man bei vorbestehenden vasculären oder renalen Erkrankungen einschließlich der chronischen Pyelonephritis.

Die *Kriterien der Pfropfgestose* sind:
– bestehender Hochdruck,
   zusätzlich akute Zeichen wie

– Blutdruckanstieg
   $\geq$ 30 mmHg systolisch,
   $\geq$ 15 mmHg diastolisch,
– Proteinurie,
– Ödeme.

Die *Eklampsie* wird klinisch von der Präklampsie durch das Auftreten von Krämpfen abgegrenzt und ist als das Resultat einer unterschiedlich lang anhaltenden progressiven Präklampsie aufzufassen. Definitionsgemäß gehört auch das Koma ohne Krämpfe zum Bild der Eklampsie.

Das Auftreten von Krämpfen ist nicht notwendigerweise assoziiert mit der Schwere der Präklampsie. Manche Frauen (ca. 10%) neigen – offenbar hereditär bedingt – eher zu Konvulsionen als andere.

Bewertung der Symptome

Man muß sich darüber im klaren sein, daß es letzten Endes bei allen Einteilungs- und Klassifizierungsversuchen um die präventive klinische Bewertung auf rein empirischer Basis geht. Man ist darauf angewiesen, mit Hilfe der Symptome eine Abgrenzung der Verlaufsformen zur Früherkennung sicherzustellen, *bevor* sich ihre schwersten Komplikationen bis zur Eklampsie einstellen.

Hochdruck: Definitionsgemäß spricht man von einer Hypertonie, wenn der systolische Blutdruck um 30 mmHg oder der diastolische um 15 mmHg über den Ausgangswert ansteigt bzw. ein systolischer Blutdruck von 140 mmHg oder ein diastolischer RR von 90 mmHg (mindestens zweimal hintereinander in einem Abstand von $\geq$ 6 h in Seitenlage) gemessen wird.

Bei der in die amerikanische Klassifizierung aufgenommen *transitorischen Hypertension* (s. oben) handelt es sich um einen Blutdruckanstieg in der Schwangerschaft oder in den ersten 24 Stunden post partum ohne Zeichen der Präklampsie und mit Rückkehr zur Norm innerhalb von 10 Tagen post partum.

Als *chronisches Hochdruckleiden* wird die persistierende Hypertonie jeglicher Ursache bezeichnet, die schon vor der 20. SSW diagnostiziert wird und die über das Ende des Wochenbettes hinaus fortbesteht.

Die chronische Hypertonie jedweder Genese umfaßt eine Vielfalt klinischer Erscheinungsformen in Abhängigkeit von der Primärerkrankung und dem Stadium einer Arteriosklerose und ggf. von sekundären Erscheinungen an Herz, Nieren und Gehirn. Alle diese Leiden schaffen eine Prädisposition für das Auftreten einer Präeklampsie/Eklampsie im Sinne einer Pfropfgestose.

Der Begriff der *essentiellen Hypertonie* bezieht sich auf einen Hochdruck ohne Anhaltspunkte für eine organische, z. B. renale oder kardiale Ursache.

Proteinurie: Die *Proteinurie* muß als Kriterium einer gesteigerten Permeabilität der Glomeruluscapillaren und der unzureichenden tubulären Rückresorption angesehen werden.
Als pathologisch gilt eine Eiweißausscheidung von $\geq$ 0,5 g/l in 24 st resp. $\geq$ 1 g/l im Mittelstrahl- oder Katheterurin anläßlich zweier Untersuchungen im Abstand von mindestens 6 st. Als Standardverfahren wird die Eiweißschätzung nach Esbach zugrunde gelegt.

Ödeme: Bei ca. 15% der Graviden treten im Zuge der schwangerschaftsbedingten Umstellung des mütterlichen Organismus generalisierte Ödeme auf, die als physiologisch anzusehen sind und keinen nachteiligen Einfluß auf den Schwangerschaftsverlauf ausüben.
Andererseits sind generalisierte Ödeme als Ausdruck einer hochgradigen extravasalen Wasseransammlung mit konsekutiver Hämokonzentration nicht selten das erste Zeichen einer sich entwickelnden Präeklampsie, während die Hypertonie erst später hinzukommt.
Als symptomatisch für die Präeklampsie werden generalisierte Ödeme einschließlich der oberen Extremitäten und des Gesichtes gewertet, die auch nach Bettruhe von mindestens 12 Stunden tastbar sind oder in einer Gewichtszunahme von > 500 g innerhalb einer Gestationswoche zum Ausdruck kommen.

Häufigkeit

Die Frequenz der Spätgestose wird mit 5–20%, in der BRD mit etwa 10% angegeben. Die Häufigkeitsdifferenzen sind u. a. bedingt durch rassische und konstitutionelle Unterschiede, zu denen sich peristatische Faktoren (Ernährung) addieren können.
Die *Präeklampsie* entwickelt sich in der Mehrzahl der Fälle im letzten Trimenon und am häufigsten nahe dem Termin.
Eine *Pfropfgestose* tritt bei 10–30% der Schwangeren mit entsprechender Vorschädigung auf

und beginnt relativ früh, meist zwischen der 24. und 30. SSW. Die Häufigkeit der *Eklampsie* beträgt 1–4‰. Dabei entfallen ca. ⅓ auf die späte Schwangerschaft nahe dem Termin, weitaus die Mehrzahl auf die Geburtsphase; die Wochenbettklampsie ist selten.

Ätiologie

Die Tatsache, daß eine Gestose sowohl genuin erstmalig während einer Schwangerschaft als auch auf der Basis einer präexistenten Gefäß- oder Nierenerkrankung auftreten kann, weist bereits darauf hin, daß es sich um eine Störung in der Anpassung des mütterlichen Organismus an die Besonderheiten der Gravidität handelt.
Die Ursache der Entgleisung mit ihrem spezifischen Verlauf ist unklar. Keine der Hypothesen ist bewiesen, wenn auch einige für das Zustandekommen einer Präeklampsie offenbar von Bedeutung sind. Der Placenta kommt dabei eine überragende Bedeutung zu.
Eine Hypertonie führt nach tierexperimentellen Untersuchungen und klinischen Beobachtungen zur *uteroplacentaren Minderdurchblutung*. Möglicherweise laufen die Ereignisse jedoch auch in umgekehrter Reihenfolge ab. Spätgestosen einschließlich der Eklampsie treten häufiger bei Erstgebärenden, insbesondere jugendlichen Erstgebärenden auf. Offenbar spielt dabei eine Hypoplasie des Uterus, verbunden mit einer primären Unterentwicklung der Blutstrombahn, eine Rolle, so daß sich keine genügende Anpassung an die während der Schwangerschaft in zunehmendem Maße benötigte uteroplacentare Durchblutung vollziehen kann. Für diese These spricht auch die Beobachtung, daß sich in folgenden Schwangerschaften das Ereignis einer Spätgestose nicht wiederholt, da die vorangegangene Gravidität zu einer Verbesserung der Bedingungen geführt hat. Die bei Zwillingsschwangerschaften, der Rh-Erythroblastose und bei Blasenmolen häufigeren Gestosen lassen sich durch eine vermehrte Wandspannung des Uterus erklären, die ebenfalls eine Minderung der Durchblutung zur Folge hat. Ob es dabei in der Placenta zur lokalen Freisetzung pressorischer Substanzen (Renin, Placentin, Hysterotonin) kommt, ist noch ungeklärt.
Eine uteroplacentare Minderdurchblutung ist ebenso für die Pfropfgestosen anzunehmen, die auf der Grundlage einer präexistenten Gefäß-

und/oder Nierenerkrankung oder auch bei einem Diabetes mellitus auftreten können.
Die ätiologisch zentrale Rolle der Placenta geht daraus hervor, daß i. allg. mit Ausstoßung der Nachgeburt die Gestosesymptomatik rückläufig wird. Sie klingt auch bei der Pfropfgestose bis auf die persistierenden Zeichen des Grundleidens ab. Jedoch ist mit einer Wiederholung in späteren Graviditäten zu rechnen.
Ferner gibt es Anhaltspunkte dafür, daß unterschiedliche Gewebsantigeneigenschaften der Frucht und des mütterlichen Organismus, z. B. im HL-A-System, durch eine Antigen-Antikörper-Reaktion den Symptomenkomplex im Sinne einer Incompatibilität auslösen können. Die Vererbbarkeit dieser Merkmale könnte die gelegentlich zu beobachtende familiäre Disposition für eine Gestose erklären. Dabei ist jedoch zu bedenken, daß auch hypertone Regulationsstörungen familiär gehäuft auftreten und daß in den betroffenen Familien auch die Präeklampsie/Eklampsie vermehrt vorkommt.

Pathophysiologie und morphologische Veränderungen einzelner Organe

Im Vordergrund des Geschehens steht der *Arteriolenspasmus,* der für die meisten Organveränderungen verantwortlich ist.
Ob die Hypertonie Ursache oder Folge des Gefäßspasmus ist, muß als ungeklärt gelten. Das gleiche gilt für die lokale Bildung pressorischer Substanzen (s. S. 283).

Placenta: Morphologisch finden sich die Zeichen der verminderten uteroplacentaren Durchblutung wie vermehrte Fibrinapposition, proliferative Endarteriitis in den uteroplacentaren Spiralarterien sowie deciduale Hämatome. Mit Fortschreiten der Erkrankung können als Folge von Infarzierung und Fibrinpräcipitation große Teile der Placenta ausfallen (s. S. 396). Damit nimmt die Placenta, abgesehen von ihrer möglicherweise entscheidenden ätiopathologischen Rolle, vor allem bezüglich der Auswirkungen auf das Kind eine zentrale Position ein.
Auf den morphologischen Veränderungen und der daraus resultierenden chronischen Placentainsuffizienz beruhen die:
– hohe kindliche Mortalität,
– häufigen Frühgeburten,
– häufige Mangelentwicklung der Kinder.

Die Veränderungen an den Spiralarterien führen vermehrt zur vorzeitigen Lösung der Placenta. Die endokrinen Überwachungsparameter sind entsprechend der eingeschränkten Placentafunktion erniedrigt (s. S. 231).

Niere: Am Beginn der pathomorphologischen Veränderungen der Niere stehen als Folge des Arteriolenspasmus:
– verminderte Blutzirkulation,
– verminderte glomeruläre Filtration,
– Störung der tubulären Rückresorption.
Die „essentielle Präklampsie" ist durch Veränderungen an den Glomeruli charakterisiert, die als *Endotheliose* bezeichnet werden. Die Endothelzellen sind vermehrt, ihr Cytoplasma ist durch Schwellung vergrößert und enthält amorphe Substanzen, die sich zwischen Basalmembran und Endothelzellen ansammeln und wahrscheinlich Fibrinablagerungen darstellen. Die Glomeruli sind durch Schwellung und Vermehrung der Mesangiumzellen vergrößert. Diese Veränderungen führen zusammen mit der Vasoconstriction zum partiellen Verschluß der Capillarschlingen mit Verringerung der Nierendurchblutung und des Glomerulusfiltrates. Die Endotheliose heilt nach der Geburt folgenlos aus.
Demgegenüber findet sich bei den *Pfropfgestosen* mit renovasculärer Vorschädigung histopathologisch das typische Bild der zugrundeliegenden Nierenerkrankung. Die Glomerulonephritis und die primäre Nephrosklerose sind die häufigsten Befunde; gelegentlich wird die morphologische Manifestation einer chronischen Pyelonephritis angetroffen. Bei der nephrogenen Pfropfgestose wird neben dem histologischen Bild der Primärerkrankung nur selten zusätzlich der spezifische Befund der Endotheliose beobachtet. Bemerkenswert ist, daß aufgrund von Nierenbiopsien bei Erstgebärenden mit vermuteter essentieller Gestose in einem Viertel der Fälle bereits mit präexistenter Nierenerkrankung gerechnet werden muß.

Nebenniere: In der Nebenniere treten nur bei einer Eklampsie petechiale Blutungen mit nachfolgenden Nekroseherden in der Rinde auf.

Leber: Bei der schweren Präklampsie fehlen morphologische Veränderungen am Leberparenchym. Erst nach einem eklamptischen Anfall kann es zu Blutaustritten in der Peripherie, zu

Fibrinablagerungen in den Sinusoiden und gelegentlich zum Bild der akuten gelben Leberatrophie kommen.

Gehirn: Die wesentliche Abgrenzung zwischen der Präeklampsie und der Eklampsie bildet das Fehlen oder Hinzutreten neurologischer Symptome als Zeichen der Beteiligung des Zentralnervensystems (ZNS).
Bei der schweren Präeklampsie findet sich ein Hirnödem. Der eklamptische Anfall wird als Folge des Arteriolenspasmus durch petechiale und/oder konfluierende Hirnblutungen meist in Verbindung mit Fibrinthromben und lokalen Nekrosen ausgelöst.

Augenhintergrund: Von klinischer Bedeutung für die Beurteilung des *aktuellen Zustandes* und der *Prognose* sind die durch Arteriolenspasmen bedingten *Augenhintergrundveränderungen*. Sie spiegeln den *Schweregrad* der Präeklampsie resp. drohenden Eklampsie wider und stellen das erste Anzeichen gleichsinniger Veränderungen im ZNS dar. In schweren Fällen treten ein Retinaödem sowie Hämorrhagien auf, die schließlich – wenn auch selten – zur Netzhautablösung führen können. Bei einer Pfropfgestose finden sich häufiger ältere Veränderungen.

Veränderungen in der Blutzusammensetzung:
Mit Ansteigen des Blutdruckes und Zunahme der extravasalen Wasseransammlung verringert sich das Plasmavolumen, und es kommt zur Hämokonzentration mit Anstieg des Hk. Ferner findet sich häufig eine Hypoproteinämie, vorwiegend mit Verminderung der Serumalbumine. Ebenso ist die Konzentration von Aldosteron im Plasma verringert. Solange die Urinausscheidung ausreichend ist, liegen Rest-N, Harnstoff und Kreatinin im Normbereich. Ein erhöhter Harnsäurespiegel liefert Hinweise auf eine Störung der Tubulusrückresorption und damit auf den Schweregrad des Zustandes.
Bei der schweren Präeklampsie und Eklampsie können die Thrombocyten absinken und die Fibrinabbauprodukte ansteigen. Dadurch besteht die Gefahr der disseminierten intravasalen Gerinnung. Schon bei der leichten Gestose lassen sich erhöhte Werte von Fibrinmonomeren beobachten.

Klinischer Verlauf – Diagnose

Die Entwicklung einer Spätgestose ist bei konsequenter Schwangerenüberwachung nicht zu übersehen. Werden regelmäßig Blutdruck und Urin kontrolliert und das Gewicht bestimmt, so gelingt die frühzeitige Erfassung, bevor sich das für Mutter und Kind bedrohliche Stadium der drohenden Eklampsie manifestiert.
Die Erkrankung beginnt in der zweiten Schwangerschaftshälfte, am häufigsten jenseits der 24. SSW., meist mit einem Blutdruckanstieg, dem Tage oder auch Wochen später eine Proteinurie und/oder Ödeme folgen. Der umgekehrte Beginn ist seltener. Es können jedoch generalisierte Ödeme als erstes Hinweissymptom auftreten.
Jedes der einzelnen *Kardinalsymptome* muß daher stets als *Warnsignal* auf eine sich anbahnende Entgleisung in Funktion und Leistung sowie auf potentielle morphologische Organveränderungen (Niere, Placenta!) gewertet werden. Jedes hinzutretende Symptom hat als Zeichen der Verschlechterung und zunehmenden Organmanifestation zu gelten.
Gestosesymptome vor der 20.–24. SSW sprechen für präexistente Gefäß- und Nierenerkrankungen.
Die Diagnose einer Spätgestose (Präeklampsie) wird gestellt, wenn
– der Blutdruck Werte von
  systolisch 135 mmHg und
  diastolisch 85 mmHg übersteigt,
– zusätzlich eine Proteinurie nachgewiesen wird ($\geq$ 0,5 g/l in 24 h resp. $\geq$ 1 g/l in Einzelproben),
– außerdem generalisierte Ödeme auftreten und eine pathologische Gewichtszunahme zu verzeichnen ist.

Die Schwangere kann bis zu 20 Liter Wasser einlagern. Bereits im okkulten Stadium fällt die überhöhte Gewichtszunahme auf. Als pathologische Werte gelten > 500 g/Woche, > 2000 g/4 Wochen, > 13 kg/Gravidität. Die Ödeme beginnen in den abhängigen Körperpartien, dehnen sich bald auf die oberen Extremitäten und das Gesicht aus und persistieren im Gegensatz zu den statischen trotz Bettruhe.
An weiteren diagnostischen Maßnahmen zur Erfassung des aktuellen Zustandes sind erforderlich:
– Kontrolle der Vasoconstriction (Augenhintergrund, Nagelbett),

- Urinkultur (Keimzahlbestimmung zum Nachweis oder Ausschluß einer Pfropfgestose auf dem Boden einer Pyelonephritis),
- Bilanz der Ein- und Ausfuhr,
- klinisch-chemische Untersuchungen:
  - Blutstatus (Hb, Hk),
  - Gesamteiweiß,
  - Reststickstoff,
  - Harnstoff,
  - Harnsäure,
  - Elektrolyte (Hyperkaliämie),
  - Gerinnungsstatus;
- Zustandsdiagnostik des Feten bzw. der Placenta:
  - CTG/Oxytocinbelastungstest,
  - Ultraschall (Mangelentwicklung),
  - Östrogen- und HPL-Bestimmungen, DHEA-S-Belastungstest (Placentainsuffizienz),
  - Amnioskopie.

Bei Nichtbeachtung der Symptome entwickelt sich aus dem Vorstadium der milden Präeklampsie resp. leichten EPH-Gestose mit variierendem Intervall das Bild der *schweren Präeklampsie (drohenden Eklampsie)*. Es kann plötzlich ein weiterer Blutdruckanstieg erfolgen; die Werte ändern sich u. U. von Sekunde zu Sekunde. Die Gravida macht dann einen schwerkranken Eindruck und weist in unterschiedlicher Kombination zusätzlich folgende *zentralnervöse Symptome auf:*
- Hyperreflexie,
- motorische Unruhe,
- Kopfschmerzen,
- Ohrensausen/Schwindelgefühl,
- Augenflimmern,
- Visusstörungen (Gesichtsfeldeinengungen),
- epigastrische Schmerzen,
- Übelkeit, Erbrechen.

Die Verminderung der Nierendurchblutung kann außerdem eine *Oligurie* bedingen und schließlich zur *Anurie* führen.

Eine hinzutretende *neurologische Symptomatik muß als Prodromalstadium des eklamptischen Anfalls betrachtet werden, der jederzeit einsetzen kann.*

Der unmittelbar bevorstehende *Krampfanfall* kündigt sich durch starre Blickrichtung mit weiten Pupillen und Zuckungen der Gesichtsmuskulatur an. *Die tonisch-klonischen Krämpfe* beginnen meist an den Extremitäten und breiten sich über den Stamm cranialwärts aus. Die Konvulsionen gleichen in ihrem Ablauf dem Status epilepticus. Dabei tritt wie beim epileptischen Anfall Schaum vor den Mund, und es kommt leicht zu Zungen- und Lippenbissen. Das Risiko von Verletzungen (Extremitäten/Wirbelsäule) ist gegeben. Akute Lebensgefahr besteht durch Aspiration, Laryngospasmus und Atemstillstand. Der Anfall dauert 15–60 sec. Zahl und Abstände der Konvulsionen variieren stark. Anschließend sinkt die Patientin jeweils in einen komatösen Zustand von wechselnder Dauer (bis zu Tagen). Nur allmählich hellt sich das Sensorium auf. Der *Status eclampticus stellt immer einen unmittelbar lebensbedrohlichen Zustand für die Mutter dar; bereits der erste Anfall kann tödlich sein.*

An weiteren *Komplikationen* sind zu fürchten:
- Abruptio placentae,
- Nierenversagen,
- Gerinnungsstörung,
- Lungenödem,
- apoplektischer Insult.

Kann die Eklampsie beherrscht werden, so erfolgt bei der essentiellen Form organisch und funktionell eine völlige Restitution.

Ein Persistieren der Hypertonie, Proteinurie, Augenhintergrundsveränderungen sowie der Retention harnpflichtiger Substanzen 4–6 Wochen post partum weist retrospektiv auf eine vorbestehende Gefäß- und/oder Nierenerkrankung hin.

Die Diagnose der *Eklampsie* ist bei Kenntnis des bisherigen Ablaufs eindeutig zu stellen. *Differentialdiagnostisch* ist der *epileptische Anfall* leicht abzugrenzen, da die Symptomatik der Präklampsie fehlt und das Anfallsleiden i. allg. anamnestisch bekannt ist. Eine *Urämie* ist bei Kenntnis der Anamnese auszuschließen. Außerdem tritt bei der Eklampsie eine Steigerung der harnpflichtigen Substanzen nur sekundär bei akutem Nierenversagen auf. Selten kommen cerebrale, mit Konvulsionen einhergehende Erkrankungen wie Encephalomalacie, Hirntumoren, Hirnblutungen, Meningoencephalitis, Hirnabscesse oder eine cerebrale Venenthrombose sowie schließlich ein Phäochromocytom differentialdiagnostisch in Betracht.

Therapie

Da die eigentlichen Ursachen der Spätgestose unbekannt sind, ist nur eine *symptomatische Behandlung* möglich. Entscheidend sind die Früherkennung und *Früherfassung* und die *rechtzeitige stationäre Aufnahme*.

Wenn die Feten durch eine Präeklampsie bzw. die mit der Gestose verbundene Placentainsuffizienz vorgeschädigt sind und der zusätzlichen Belastung durch eine Eklampsie ausgesetzt werden, steigt die kindliche *Mortalitätsrate* bis zu 50% an. Die höhere Sterblichkeit wird vor allem durch den intrauterinen Fruchttod bedingt, das Verhältnis von intrauterinem zu postpartalem Absterben beträgt 2,5 : 1.

Bei der kindlichen Mortalität sowohl infolge der Präeklampsie als auch der Eklampsie spielen *Frühgeburtlichkeit* und/oder *Mangelentwicklung* eine entscheidende Rolle: Etwa ein Drittel der Todesfälle betrifft Kinder mit einem Geburtsgewicht von ≤ 2500 g. Dementsprechend gehen die Neugeborenen nicht selten an hyalinen Membranen zugrunde.

Prävention

Es besteht kein Zweifel daran, daß es durch eine gewissenhafte *pränatale Vorsorge*, *Früherkennung* der Leitsymptome, *Früherfassung* gefährdeter Schwangerer in der Risikoambulanz und durch rechtzeitigen Einsatz der ambulanten und stationären Therapiemöglichkeiten gelingt, eine Verschlimmerung der Symptomatik zu verhindern und das Auftreten der Eklampsie weitgehend zu vermeiden.

Besondere Beachtung verdienen anamnestische Hinweise und Befunde, die auf eine präexistente renovasculäre Erkrankung hinweisen.

Ab dem Stadium der schweren Präeklampsie muß die Intensivbetreuung der Schwangeren gewährleistet sein.

Das Schicksal der Kinder hängt entscheidend von der konsequenten pränatalen Überwachung unter Einsatz aller verfügbaren physikalischen und biochemischen Verfahren ab.

Dabei gilt es, die Schwangerschaft zu beenden, sobald die extrauterinen Überlebenschancen günstiger einzuschätzen sind als die intrauterinen Lebensbedingungen.

25. Die gestörte Frühschwangerschaft

Abort – Fehlgeburt

Spontanabort

Einleitung

Treten im Verlauf einer Schwangerschaft, beginnend mit der Vereinigung der väterlichen und mütterlichen Keimzelle bis hin zur Geburt des Kindes, Störungen auf, so können *früheste Keimverluste*, *Aborte* und *Frühgeburten* die Folge sein. So gesehen, stellt die Fehlgeburt einen begrenzten Abschnitt auf der Skala der pränatalen Verluste zwischen Konzeption und Geburt dar (Abb. 150) und muß synoptisch im Rahmen der Pathophysiologie der Entwicklung und individuell unter dem Aspekt der materialen und/oder paternen Subfertilität betrachtet werden.

Definition

Der Begriff *Abortus (Fehlgeburt)* umschreibt die Beendigung der Schwangerschaft *vor Erreichen der Lebensfähigkeit* des Feten.

Noch bis vor wenigen Jahren galt unter dieser Voraussetzung als Abgrenzung gegenüber der lebensfähigen Frühgeburt (s. S. 325) die beendete 28. SSW (WHO 1953). Die inzwischen verbesserten Aufzuchtbedingungen legten jedoch nahe, diese Grenze herabzusetzen. Sie wird nach neueren Empfehlungen der WHO mit *20 vollendeten Schwangerschaftswochen p. c. resp. 22 Wochen p. m. angenommen.*

Obwohl ein *Überleben der Frucht vor der 28. SSW selten* ist, so liegen doch heute zuverlässige Beobachtungen über am Leben gebliebene Kinder vor, die vor diesem Zeitpunkt geboren wurden.

Bei der neuen Definition kommt dem *Gewicht des Feten* als objektivem Maß zur Klassifizie-

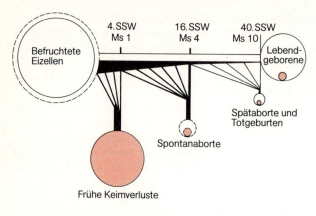

Abb. 150. Schicksal der befruchteten Eizellen. (Modifiziert nach H. Nishimura 1963)

rung und als Zeichen möglicher Lebensfähigkeit eine größere Bedeutung zu als dem Gestationsalter. Am Ende der 20. SSW p. c. beträgt das Gewicht durchschnittlich 500 g.

Letzten Endes sind weder die ältere noch die neue Grenzziehung befriedigend. Zwischen der vollendeten 20. SSW p. c. resp. 22. SSW p. m. und Vollendung der 28. SSW als unterer Grenze der Frühgeburtlichkeit verbleibt – wie auch immer – ein Schwangerschaftszeitraum, in dem es eher zu fetalen Verlusten kommt und nur ausnahmsweise unter optimalen Aufzuchtbedingungen eine extrauterine Überlebensmöglichkeit besteht.

Weiterhin gilt in der Bundesrepublik, daß alle Feten, bei denen nach der Ausstoßung noch *Herzschlag* und/oder *Lungenatmung* nachweisbar sind, unabhängig von ihrem weiteren Schicksal *als Lebendgeborene* registriert werden; *intrauterin abgestorbene Feten* müssen hingegen als *Totgeburten* standesamtlich gemeldet werden, wenn sie ein Gewicht von *mindestens 1000 g* aufweisen.

Abgesehen von der allgemeinen Definition des Abortes gilt für den *Spontanabort* die Voraussetzung, daß die Schwangerschaft *unbeabsichtigt* endet. Wird eine Fehlgeburt mit Hilfe medikamentöser, chirurgischer oder anderer Eingriffe ausgelöst, so handelt es sich um einen *induzierten Abort,* bei dem entsprechend der gültigen Rechtsprechung zwischen dem *legalen Schwangerschaftsabbruch* (s. S. 303) und dem *illegalen Abort* unterschieden wird.

Treten zwei Fehlgeburten hintereinander auf, so spricht man von *wiederholten* oder *rezidivierenden* Aborten. Enden drei (oder mehr) Schwangerschaften als Abort, ohne daß zwischenzeitlich eine Gravidität über die 28. SSW hinaus ausgetragen wurde, so wird dieser Grad der Fertilitätsstörung durch den Begriff *habituelle Aborte* hervorgehoben (s. S. 294).

Im Hinblick auf den klinischen Verlauf und die Ätiologie ist eine Unterteilung der Spontanaborte nach dem *Gestationsalter* in Wochen oder dem Schwangerschaftstrimenon sinnvoll.

Ein Fruchtabgang innerhalb von sechs Wochen p. m. wird als *Frühestabort* bezeichnet. Diese ganz frühen Verluste werden klinisch nur registriert, wenn – z. B. bei dringendem Kinderwunsch – die Schwangerschaft anhand der Basaltemperaturmessungen, des immunologischen Schwangerschaftstests oder der Ultraschallkontrolle bereits diagnostiziert war. Weitaus in der Mehrzahl werden Frühestaborte als verzögerte und/oder verstärkte Periodenblutung gedeutet. Als *Frühaborte* gelten die Verluste zwischen der 7. und 15. SSW p. m.; Fruchtabgänge ab der 16. SSW bis zur vollendeten 22. SSW p. m. werden dagegen als *Spätaborte* klassifiziert.

Häufigkeit

Der *Spontanabort steht unter den Komplikationen der Schwangerschaft an erster Stelle.* Seine Häufigkeit beträgt, bezogen auf eine durchschnittliche Erfassung der Graviden in der 10. SSW p. m., rd. *10% der Geburtenfrequenz.* Die wahre Incidenz liegt jedoch infolge der unbemerkt ablaufenden frühen Verluste wesentlich höher. Schätzungsweise gehen rd. 30% – also fast ein Drittel – aller Conceptus unbemerkt bereits innerhalb der ersten vier Wochen nach der Konzeption als frühe Keimverluste (ovuläre Verluste) oder Frühestaborte zugrunde (Abb. 150).

Ursachen

Einige sichere Ursachen der Spontanaborte sind bekannt, meistens ist man jedoch auf Vermutungen und Verdachtsdiagnosen angewiesen. Schätzungsweise kann bei etwa 40% der Frauen die Ursache der Fehlgeburt geklärt werden, d. h. bei 60% ist die Pathogenese unbekannt oder unsicher, zumal Kausal- und Bedingungsfaktoren oft schwer gegeneinander abzugrenzen sind.
Ätiologisch sind sowohl genetische Faktoren – insbesondere *Chromosomenmutationen* des Conceptus – als auch nachteilige Einflüsse des *mütterlichen Mikro- und Makromilieus* zu berücksichtigen.

Chromosomenmutationen: Bereits aufgrund klinischer und histologischer Beobachtungen wurde vermutet, daß bei etwa der Hälfte der frühen Aborte die Ursache in Störungen bei der Vereinigung von Ei- und Samenzelle zu suchen sei. Den Beweis für die Annahme einer defekten Oogenese oder Spermiogenese als Abortursache lieferten cytogenetische Untersuchungen an Abortmaterial, und es gilt als gesichert, daß *knapp die Hälfte aller Fehlgeburten bis zur 16. SSW p. m. durch Chromosomenanomalien verursacht wird.* Sie beruhen in der Mehrzahl auf Verteilungsfehlern während der Reifeteilungen der Eizelle, seltener auf einer abnormen Segregation während der Spermiogenese (s. S. 100). Je früher es zum Abort kommt, um so höher ist die Anomaliefrequenz. So ist etwa die Hälfte der Abortiveier oder Windeier auf cytogenetische Ursachen zurückzuführen. Mit zunehmender Schwangerschaftsdauer sinkt die Anomalierate ab und beträgt bei späten spontanen Aborten und nicht lebensfähigen Frühgeburten etwa 10%. *Chromosomenanomalien stellen somit eine der wesentlichen Ursachen* von Fehlgeburten dar.

Spontanaborte sind demnach in hohem Maße – namentlich unter cytogenetischen Aspekten – als ein *Regulativ* der Natur anzusehen; nur dadurch ist gewährleistet, daß die Geburt eines mißgebildeten Kindes ein relativ seltenes Ereignis darstellt. Während knapp 50% der frühen Spontanaborte chromosomal abnorm sind, beträgt die Rate an Chromosomenanomalien bei Lebendgeborenen „nur" 0,5%. Die Kenntnis der Ursache und das Wissen um dieses Regulativ sowie die Tatsache, daß es sich bei den Chromosomenanomalien meistens um numerische, nicht erbliche Aneuploidien (s. S. 99) und damit um ein einmaliges Ereignis handelt, dürfte die Beratung der Frauen nach einem Spontanabort erleichtern.

Die bekannte Häufigkeitszunahme *numerischer Fehlverteilungen* der Chromosomen mit *steigendem Alter der Mutter* (s. S. 100) trifft auch für Spontanaborte zu und erklärt zum Teil die häufigeren Fehlgeburten im höheren Gebäralter (Abb. 151).
Selten bilden *erbliche Chromosomenveränderungen* eines Elternteiles, der Träger einer balancierten Chromosomentranslokation ist, die Ursache von Spontanaborten. An diese Möglichkeit muß aber bei wiederholten und habituellen Aborten gedacht werden. Sie findet sich bei rd. 3% der Frauen mit habituellen Aborten und bei ca. 1% ihrer Ehemänner.

Anlagestörungen von Embryo und Trophoblast: Erfolgt eine *unzulängliche Vascularisation des Trophoblasten,* so unterbleibt die Ausbildung sowohl der embryonalen als auch der embryomaternalen Zirkulation. Der Embryo geht so früh zugrunde, daß die Keimblase entweder leer erscheint (Windei – blighted ovum) (s. Abb. 137) oder nur einen amorphen, knotigen oder zylindrischen Embryonalrest, manchmal auch einen hochgradig fehl- oder unterentwickelten Keimling enthält (Abortivei) (s. S. 224).
Histologisch manifestiert sich die Störung in einer hydropischen Quellung (Stromaödem) und einer Gefäßarmut der Chorionzotten. Die hydropischen Veränderungen des Trophoblasten sind um so ausgeprägter, je früher die embryonale Entwicklung sistiert bzw. je gröber die Fehlbildung des Embryo ist. Es bestehen fließende Übergänge zur Blasenmole (s. S. 310).
Bezüglich der *Ursachen* ist davon auszugehen, daß etwa die Hälfte dieser defekten Fruchtanlagen Chromosomenanomalien aufweist; d. h. in der *Hälfte der Fälle ist die Genese unbekannt.* Wie häufig eine *mangelhafte Decidualisation* ursächlich eine Rolle spielt, ist offen, jedoch bei den engen Wechselbeziehungen zwischen Keimentwicklung und Eibett vor, während und nach der Implantation durchaus zu bedenken (s. S. 129).
Der Trophoblast bleibt meistens noch eine begrenzte Zeit in – hormonell insuffizienter – Funktion.

Kommt es zu Blutansammlungen zwischen Chorion und Decidua, die gegen die (leere) Fruchthöhle vordringen, so bildet sich gelegentlich eine *Blutmole (Breus-Hämatommole)*, die mit der Zeit durch Organisation zur *Fleischmole* wird. Sistiert die Entwicklung des Conceptus zu einem späteren Zeitpunkt der Schwangerschaft, so können regressive Veränderungen zur Ausbildung einer sog. *Lehmfrucht* oder Resorptionsvorgänge – einschließlich der Resorption des Fruchtwassers – zur Mumifikation des Feten als *Fetus papyraceus* führen.

Gynäkologisch-geburtshilfliche Ursachen: Trotz dieser hohen Anomalierate sind primär die möglichen *gynäkologischen Ursachen* abzuklären, insbesondere bei Spätaborten, wiederholten und habituellen Aborten (s. S. 294). Dies gilt um so mehr, als einige der materen Störfaktoren behandlungsfähig sind und organische Ursachen operativ ausgeschaltet werden können. Eine *Hypoplasie des Uterus* kann zur Abortursache werden, wenn die notwendige Auflockerung des Organs und die Zunahme des Myometrium zur Vorbereitung für die Funktion als Fruchthalter unterbleibt und damit der Raumbedarf des wachsenden Conceptus nicht gedeckt werden kann. Wird außerdem die Vascularisation nicht optimal aufgebaut und gewährleistet, kann der An- und Rücktransport für den fetalen Ernährungs- und Energiehaushalt insuffizient sein. Für die Hypoplasie als Kausalfaktor spricht die Tatsache, daß ein vorausgegangener Abort genügt, um die Verhältnisse für spätere Schwangerschaften zu verbessern. Die begonnene Gravidität löst sozusagen die Nachreifung aus und bahnt auf diese Weise die Adaptationskapazität des hypoplastischen Uterus für spätere Graviditäten an.

Aus ähnlichen Gründen können *Uterusmißbildungen* Ursache von Spontanaborten sein. An diese Möglichkeit ist schon bei der instrumentellen Austastung anläßlich der Beendigung eines Abortes, insbesondere bei wiederholten späten Aborten, zu denken. Die diagnostische Abklärung mit Hilfe der Hysterographie ist einfach, und die operative Korrektur vermag in vielen Fällen die Aussichten auf ein Austragen der Schwangerschaft zu verbessern (s. S. 468).

Uterustumoren, z. B. Uterusmyome, können je nach Sitz und Größe namentlich bei submucöser und intramuraler Entwicklung die regelrechte Einnistung des Eies und dessen Versorgung stören. (Man rechnet jedoch damit, daß bei 80% der Fälle mit einem Uterus myomatosus die Schwangerschaft ausgetragen werden kann.)

Lageanomalien des Uterus kommen nur höchst selten als Abortursache in Frage; die Retroflexio uteri ist in dieser Hinsicht lange Zeit überschätzt worden. Wachstumshindernd kann sich nur die Retroflexio uteri fixata auswirken (s. S. 542).

Narben des Uterus nach vorausgegangenen Operationen (Schnittentbindung, Myomenucleation) werden gelegentlich für Implantationsstörungen verantwortlich gemacht. Von größerer ätiologischer Bedeutung dürften jedoch intrauterine Synechien als Folge von Verletzungen mit Entzündungen nach zu tiefgreifenden Curettagen sein (Asherman-Syndrom, s. S. 529).

Eine der häufigsten Ursachen wiederholter resp. habitueller (Spät-)Aborte ist die *Cervixverschlußinsuffizienz*. Sie entsteht als Folge von Läsionen im Bereich des inneren Muttermundes im Verlauf von Geburten, Fehlgeburten oder Schwangerschaftsabbrüchen. Eine primäre konstitutionell bedingte Verschlußschwäche ist selten, kommt jedoch vor. Das Abortrisiko infolge einer Cervixinsuffizienz steigt ab dem 3. Schwangerschaftsmonat, wenn der isthmische Teil der Cervix uteri in den Fruchthalter einbezogen wird. Diese Verschlußschwäche bildet eine der häufigsten Abortursachen zwischen dem 3. und 5. Schwangerschaftsmonat.

Der Verdacht auf eine Cervixverschlußinsuffizienz wird vor allem durch folgende geburtshilflich-anamnestische Angaben geweckt:
- vaginale operative Geburtsbeendigung,
- Frühgeburt(en),
- Fehlgeburt(en),
- Schwangerschaftsabbrüche.

Weitere Verdachtsmomente liefern Ablauf und Gestationsalter vorausgegangener Fehlgeburten; es überwiegen Spätaborte, bei denen es ohne vorherige Beschwerden (Wehen, Blutungen) überraschend zum Abgang von Fruchtwasser kommt; erst nach wechselndem Intervall treten wehenartige Schmerzen und (mäßige) Blutungen auf, und die Frucht wird ausgestoßen.

Die *Diagnose* läßt sich erst nach der Rückbildungsphase sichern. Die einfachste Methode besteht in der *Prüfung des Verschlußapparates* mit Hilfe von *Hegar-Stiften* – der Hegar-Stift Nr. 6 passiert den Cervicalkanal noch ohne Widerstand. Diese Maßnahme sollte im Falle einer verdächtigen Anamnese routinemäßig erfolgen und bei unklarem Befund durch eine *Hysterographie* ergänzt werden. Die Diagnostik *vor* Eintreten einer weiteren Schwangerschaft ist um so wichtiger, als dann rechtzeitig nach Sicherung der Intaktheit der neuen Gravidität (Ultraschall s. S. 222) und möglichst vor der 16. Schwangerschaftswoche der Verschluß der Cervix operativ durch eine *Cerclage* gewährleistet werden kann (s. S. 326).

Endokrine Ursachen: Mütterliches Corpus luteum, Trophoblast bzw. Placenta und später das gesamte materno-feto-placentare System übernehmen entsprechend den jeweiligen Anforderungen der Entwicklung Partialfunktionen und zeigen dabei ein eng aufeinander abgestimmtes Verhalten (Abb. 144). Zu den primären Aufgaben des Trophoblasten gehört die frühzeitige Bildung von HCG zur Erhaltung des mütterlichen Corpus luteum, d. h. der mütterlichen Progesteron- und Oestrogensynthese, um eine Menstruation und damit die Ausstoßung des eben implantierten Eies zu verhindern. Darüber hinaus bilden der Trophoblast und dann die Placenta schon zwischen der 5. und 9. SSW zunehmend selbst die zur Erhaltung der Gravidität notwendigen Mengen an Progesteron und Oestrogenen, während gleichzeitig deren Synthese im Corpus luteum zurückgeht. Infolge dieses engen Zusammenspiels sind Ursache und Wirkung schwer zu unterscheiden. Bei diesem Sachverhalt dürfte eine endokrine Störung als Ursache einer Fehlgeburt am ehesten den Trophoblasten betreffen, insgesamt jedoch selten sein.

Endokrine Krankheiten wie *Diabetes mellitus* und *Hyperthyreose* bzw. die Thyreotoxikose gehen häufiger mit Aborten einher.

Mütterliche Erkrankungen: Ebenso können *schwere Allgemeinerkrankungen der Mutter* wie z. B. eine chronische Nierenerkrankung mit der begleitenden Ischämie auch der uterinen Gefäße je nach der Schwere des Leidens Ursache einer Fehlgeburt sein (s. S. 263).

Zu den unmittelbaren Folgen *mütterlicher Infektionen* in der Schwangerschaft gehören auch fetale Verluste, die zu verschiedenen Zeitpunkten der Schwangerschaft eintreten können (s. Abb. 162).

Prädisponierende Faktoren: *Bedingungsfaktoren* sind außer *Alter* und *Parität* (Abb. 151, s. S. 258) der *Ausgang früherer Schwangerschaften*. Das Abortrisiko steigt mit vorangegangenen Früh- und Spätaborten und ist am höchsten, wenn ausschließlich Aborte vorangegangen sind, ohne daß eine Schwangerschaft ausgetragen werden konnte. Spätaborte sind besonders dann häufiger, wenn bereits Fehlgeburten – vor allem Spätaborte – vorausgegangen sind.

Als Bedingungsfaktoren für einen Spontanabort haben auch *psychische Traumen und Streßsituationen* zu gelten; als alleinige Ursache sind sie jedoch weder auszuschließen noch mit Sicherheit nachzuweisen.

Der Abort als *Unfallfolge* ist selten, kommt jedoch vor (1:1000 Aborte).

Väterliche Ursachenfaktoren: Cytogenetische Untersuchungen an Spontanaborten haben ein Überwiegen weiblich determinierter Conceptus ergeben. Das Geschlechtsverhältnis beträgt rund 60:100 (s. S. 152).

Eliminiert man die Fehlgeburten mit einer XO-Konstellation, die in etwa ¾ der Fälle auf den Verlust des paternen Geschlechtschromosoms zurückgeht, so überwiegen trotz Anhebung der Geschlechtsverhältnisses auf 74:100 dennoch die weiblich determinierten Früchte. Damit ist die frühere Vermutung von Letalgenen auf dem Y-Chromosom als Abortursache so nicht haltbar.

Dennoch besteht kein Zweifel daran, daß eine *fehlerhafte Spermiogenese* mit der Bildung chromosomal abnormer Gameten – sei es als Neumutation, sei es auf erblicher Basis – eine Abortursache darstellen kann (s. S. 120). Weiterhin finden sich wiederholte und habituelle Aborte häufiger im Zusammenhang mit hinsichtlich Zahl und Morphologie abnormen Spermiogrammen (ein Anteil von 40–50% pathologischer Spermien in wiederholt untersuchten Ejaculaten wird als Hinweis auf eine paterne Abortursache im Sinne einer väterlichen Subfertilität betrachtet.)

Immunologische Aspekte: Die Möglichkeit einer *immunologischen Unverträglichkeit* zwischen Mutter und Conceptus, dessen Gene zur Hälfte vom Vater stammen, spielt sicher als Abortursache eine Rolle, ist jedoch noch nicht genügend abgeklärt.

Es existieren Beobachtungen über Frauen, die in erster Ehe ausschließlich Aborte durchmachten und in zweiter Ehe alle Schwangerschaften austragen konnten. Möglicherweise können materne und paterne Unterschiede im AB0-System zur Incompatibilität mit Abstoßung der Frucht führen.

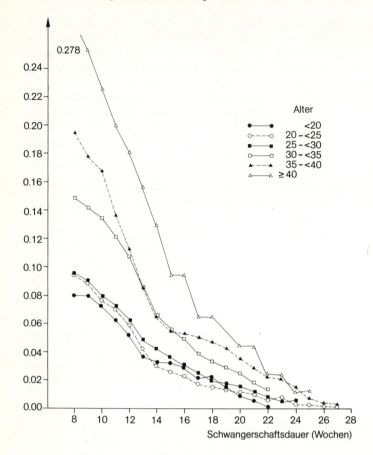

Abb. 151. Abortraten in Abhängigkeit vom Alter der Mutter. (Nach S. Koller 1976)

Somit besteht eine ganze Reihe von sicheren und mutmaßlichen Kausalfaktoren für das Auftreten von Fehlgeburten, die es sorgfältig zu eruieren gilt. Dennoch ist die Situation unbefriedigend, da es im Einzelfall oft nicht gelingt, die Ursache eindeutig abzuklären.

Habituelle Aborte

Die Frage nach dem Kausalzusammenhang stellt sich besonders dringlich bei *habituellen Aborten*. Ihre Frequenz beträgt ca. 0,4% aller Schwangerschaften. Man kann davon ausgehen, daß bei den betroffenen Frauen der *gleiche Basisdefekt* zugrunde liegt. Auch unter Berücksichtigung aller genannten maternen und paternen Kausal- und Bedingungsfaktoren gelingt die Aufdeckung und Behebung durch therapeutische und symptomatische Maßnahmen nur bei ca. 40% der betroffenen Ehepaare. Daher ist die Prognose für weitere Schwangerschaften in der Mehrzahl ungünstig. Die Aussichten, ein gesundes Kind auszutragen, betragen insgesamt weniger als 25%; die Erfolgsaussichten fallen von 63% nach 2 Aborten auf 14% nach 3 vorausgegangenen Fehlgeburten.

Günstig sind die Voraussetzungen, wenn eine *Cervixverschlußinsuffizienz vor* einer neuen Gravidität festgestellt und rechtzeitig behoben wird. Auf die operative Korrektur einer *Uterusanomalie* sollte nicht verzichtet werden, weil nur etwa 25% der Betroffenen unbehandelt eine komplikationslose Fertilität aufweisen (s. S. 468). Kann eine gynäkologische Ursache verneint werden, ist die *Fertilitätskontrolle des Ehepartners* angezeigt. An letzter Stelle der diagnostischen Maßnahmen steht – wegen der Aufwendigkeit und relativen Seltenheit – die Chromosomenanalyse beider Ehepartner zum Ausschluß oder Nachweis einer *erblichen strukturellen Chromosomenanomalie* (s. S. 101).

Aufgabe des Arztes ist es, im Zuge der Beratung nicht nur zur Ausschaltung körperlicher, sondern auch *psychischer Streß- und Störfaktoren*

beizutragen, insbesondere auch der Furcht vor einem erneuten Abort entgegenzuwirken. Frauen mit wiederholten oder habituellen Aborten sind in ihrer gesamten Persönlichkeitsstruktur oft infantil, neigen wegen der ausbleibenden Selbstbestätigung zur Frustration oder leben im Rollenmißverständnissen, d. h. sie stellen eher männlich orientierte Leistungsansprüche, denen sie nicht gerecht werden können.
Nachteilige Bedingungsfaktoren sind nach Möglichkeit auszuschalten. Dazu gehören Richtlinien für körperliche Schonung ab einer frühen neuen Gravidität, Cohabitationsverbot, Unterbrechung der Berufstätigkeit und Verzicht auf Reisen. Bettruhe ist jedoch nur bei Zeichen eines drohenden Abortes einzuhalten (s. S. 296).
Angesichts der vielfältigen Problematik kommt dem Vertrauensverhältnis zwischen Arzt und Patientin gerade bei Frauen mit habituellen Aborten besondere Bedeutung zu. Gelegentlich wird man auf die Psychotherapie zurückgreifen müssen.

Klinischer Verlauf

Symptomatik, Ablauf des Abortes und die ärztlichen Maßnahmen werden weitgehend durch das Gestationsalter der Frucht bestimmt. Die möglichen Verlaufsformen der Spontanaborte sind schematisch in Abb. 152 dargestellt.
Die *Leitsymptome* sind unterschiedlich starke *Blutungen* ex utero und – mit fortschreitender Schwangerschaftsdauer zunehmend – *ziehende bis wehenartige Schmerzen* im Unterbauch. In der Frühschwangerschaft treten Blutungen als erstes Zeichen der Abortbestrebungen auf, während schmerzhafte Kontraktionen als Initialsymptom zum Bild des späten Abortes gehören.
Blutungen in der Schwangerschaft stellen ein relativ häufiges Ereignis dar. Im ersten Trimenon beträgt die Grundfrequenz 21% aller Schwangerschaften. Dazu zählt auch die sog. Implantationsblutung um die Zeit der erwarteten Periode (s. S. 131). Bei knapp einem Drittel der Graviden, die zuvor nur Aborte durchgemacht haben, treten in der nachfolgenden Frühschwangerschaft Blutungen auf.
Aus dem Vergleich dieser Zahlen mit der durchschnittlichen Abortrate von 10% wird ersichtlich, daß nicht jede Blutung in der Gravidität den Verlust des Conceptus zur Folge haben muß.

Der drohende Abort: Blutungen in der Frühschwangerschaft sind ein stets ernst zu nehmendes Warnsignal. Dieser Tatsache wird durch den Begriff „drohender Abort" *(Abortus imminens)* Rechnung getragen. Die Abgrenzung umschreibt ein Initialstadium, in dem der Prozeß noch *reversibel* sein und die weitere Schwangerschaft ungestört verlaufen kann. Das Risiko des Überganges in die *irreversiblen Stadien* des Abortgeschehens besteht jederzeit und beträgt ca. 20%, d. h. in 80% sind die Aussichten auf ein Fortbestehen der Gravidität günstig.

Zeitpunkt, Dauer und Stärke der Blutung liefern Anhaltspunkte für die prognostische Beurteilung: Ist der Abgang frischen Blutes nur kurzfristig, so kann der Prozeß zur Ruhe gekommen sein. Man rechnet dann nur in 10% mit einem nachfolgenden Abort. Eine von Anfang an bräunliche, länger anhaltende, wenn auch schwache Exkretion (spotting) weckt den Verdacht auf eine bereits abgestorbene Gravidität und steigert das Risiko des unausweichlichen Abortes auf 55%. Schließt sich einer anfänglichen altblutigen Schmierblutung plötzlich eine stärkere bis starke frische Sanguination an, so ist in 65% mit der Ausstoßung zu rechnen. Bei einem Abortus imminens in der Frühschwangerschaft kann das Fortbestehen der subjektiven Schwangerschaftszeichen mit gebotener Zurückhaltung als Indiz für die noch intakte Gravidität gewertet werden.

Die anfängliche Reversibilität des Geschehens, der aber jederzeit drohende Übergang in die Stadien des unausweichlichen Abortes, vor allem des verhaltenen Abortes (s. S. 297), machen eine engmaschige ambulante oder auch stationäre Überwachung erforderlich.

Diagnose: Voraussetzung für ein abwartendes Verhalten ist die Intaktheit der Gravidität. Bei der Befunderhebung müssen der *Cervicalkanal geschlossen,* der *Uterus der Zeit entsprechend vergrößert* und der *Schwangerschaftstest positiv* sein. In der frühen Schwangerschaft verdient der differential-diagnostische Ausschluß einer ektopischen Schwangerschaft besondere Beachtung (s. S. 306).
Zur aktuellen Beurteilung und weiteren Überwachung der zeitgerechten intrauterinen Entwicklung sind die *Ultrasonographie* und eine Reihe von *biochemischen Parametern* einzusetzen.
Die *Ultraschalldiagnostik* erlaubt bereits in der 6./7. SSW p. m. den Nachweis der Fruchthöhle und ab der gleichen Zeit die Messung der Scheitel-Steiß-Länge des Feten und damit des Gestationsalters mit einer Genauigkeit von ± 3 Tagen. Ab dem 45. Tag p. m. resp. dem 31. Tag

Verlaufsformen des Spontanabortes

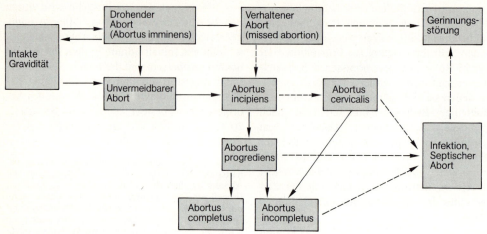

Abb. 152. Klinische Verlaufsformen des Abortes

p. c. kann auch die fetale Herzaktion registriert werden. Ein Abortivei bzw. ein verhaltener Abort sind frühzeitig und sicher festzustellen (s. Abb. 137 u. S. 223). Differentialdiagnostisch lassen sich vor allem die Extrauteringravidität und die Blasenmole erkennen oder ausschließen, die Tubargravidität bereits, bevor es zum Tubarabort oder zur Tubarruptur kommt (s. S. 223 u. 309).

Als *biochemische Parameter* können aus dem mütterlichen Serum und/oder Urin zur Kontrolle der endokrinen Funktion der fetomaternalen Einheit bzw. der Placenta im ersten Trimenon vornehmlich die Bestimmung von *17β-Oestradiol* und *HPL* im Plasma, im zweiten Trimenon die *Oestradiolwerte* herangezogen werden. Serienbestimmungen von Progesteron, Oestradiol und Oestriol im Plasma zusammen mit der semiquantitativen HCG-Bestimmung liefern ein prognostisch zuverlässiges Hormonprofil (Abb. 144).

Die Frage, ob es sich um eine intakte (Einlings- oder Mehrlings-) oder gestörte Gravidität handelt, kann auf diese Weise schnell und sicher entschieden und dadurch die psychische Belastung der Schwangeren vermindert werden. Frauen mit einem drohenden Abort sollten daher unverzüglich einer Institution zugeführt werden, in der die Überwachung der Gravidität mit Hilfe dieser Methoden gewährleistet ist. Erweisen sich alle Untersuchungsbefunde einschließlich der ultrasonographischen und biochemischen Parameter sowohl aktuell als auch in Verlaufskontrollen normal, so ist die Prognose günstig und ein abwartendes Verhalten angezeigt und gerechtfertigt.

Therapie: Eine eigentliche Therapie des drohenden Abortes in der Frühschwangerschaft gibt es nicht. Lediglich *unterstützende Maßnahmen* wie körperliche Schonung (Arbeitsunfähigkeit, Bettruhe, Cohabitationsverbot) bis zum völligen Sistieren der Absonderungen und ggf. eine leichte Sedierung sind zu empfehlen. Von der Behandlung mit Gestagenen ist kein Erfolg zu erwarten, da die verminderte Bildung schwangerschaftserhaltender Hormone nicht als die Ursache, sondern als die Folge einer primären Anlagestörung des Trophoblasten betrachtet werden muß. Der Beweis ihrer therapeutischen Wirksamkeit steht trotz jahrelanger Anwendung noch aus. Es kommt hinzu, daß Hormongaben in der Frühschwangerschaft durch den Verdacht einer teratogenen Wirksamkeit ins Zwielicht geraten sind (s. S. 113). Schließlich läßt der hohe Prozentsatz abnormer Feten als Abortursache von vornherein derartige Maßnahmen als fragwürdig erscheinen.

Im *zweiten Trimenon* machen sich Zeichen eines drohenden Abortes häufig durch *Kontraktionen* und *Druckgefühl* im unteren Abdomen bemerkbar, bevor *Blutungen* oder *Fruchtwasserabgang* auftreten. In diesen Fällen gilt es vor allem, die *Cervixverschlußinsuffizienz* zu erkennen und bei intakter Gravidität unverzüglich eine *Cerclage* vorzunehmen.

Der unvermeidbare Abort: Abortbestrebungen im Sinne eines *Abortus imminens* können *jederzeit progredient* werden und zur Ausstoßung der Frucht führen. Häufiger vollzieht sich die Fehlgeburt jedoch *unvermittelt und a priori unvermeidbar.* Auch der Ablauf des unvermeidbaren Abortes wird durch das Gestationsalter bestimmt.

Beim *Frühestabort* erfolgt der Abgang des Conceptus i. allg. einzeitig in toto und mit einer nicht bedrohlichen Blutung, die bald nach der Ausstoßung zum Stehen kommt. Stärkere Kontraktionsschmerzen sind selten. Häufig wird das Geschehen von der Frau als verzögerte und/oder verstärkte Periode gedeutet.

Bei *Frühaborten* in der 7.–16. SSW verläuft die Fehlgeburt mit zunehmender Schwangerschaftsdauer immer *häufiger zweizeitig,* d. h. der Fet wird ausgestoßen, während die Placenta nur partiell gelöst in der Vagina erscheint oder ganz im Uterus retiniert wird. *Jeder zweizeitig ablaufende Abort birgt das Risiko einer stärkeren Blutung und der Infektion.*

In der 16.–20. SSW *(Spätabort)* läuft das Abortgeschehen *in der Regel zweizeitig* wie bei einer Geburt ab. Unter *wehenartigen Schmerzen* kommt es zum *Blasensprung* und zur Eröffnung des Cervicalkanals. Der Ausstoßung des Feten folgt nach einem Intervall die Placenta. Von der Nachgeburt bleiben jedoch fast immer Reste zurück. Die verzögerte und/oder unvollständige Lösung der Placenta hat starke, manchmal bedrohliche Blutungen zur Folge, die ein sofortiges Eingreifen notwendig machen.

Selten ist der *cervicale Abort,* der dadurch zustande kommt, daß der Uterusinhalt bis in den Cervicalkanal gelangt, ein unnachgiebiger Muttermund jedoch die Ausstoßung verhindert. Er findet sich häufiger bei narbigen Veränderungen nach vorausgegangener Elektrocoagulation am Muttermund oder nach einer Konisation (s. S. 590). Den typischen Befund bildet ein fest geschlossener Muttermund bei aufgetriebener Cervix und kleinem, derben Corpus uteri.

Der verhaltene Abort: Eine klinisch wichtige Sonderform stellt der *verhaltene Abort* (missed abortion) dar. In solchen Fällen geht die Frucht zugrunde, wird jedoch nicht abortiert, sondern im Cavum uteri retiniert, weil keine selbsttätigen Abortbestrebungen in Gang kommen. Das Absterben der Frucht ohne unverzügliche Ausstoßung erfolgt vornehmlich in den frühen Entwicklungsphasen.

Der verhaltene Abort kann wie eine drohende Fehlgeburt mit leichten Schmierblutungen einhergehen; häufig bleibt er jedoch symptomlos und wird erst erkannt, wenn sich eine *Diskrepanz zwischen der Größe des Uterus und der Dauer der Amenorrhoe* bemerkbar macht. Einen gewissen Hinweis liefert die Angabe der Gravida über das Ausbleiben oder Verschwinden der subjektiven Schwangerschaftszeichen (s. S. 165).

Die *Diagnose* läßt sich aus den abfallenden Werten der *biochemischen Analysen* im Zuge von Verlaufskontrollen stellen (s. S. 230, Abb. 144–147).

Zuverlässiger und vor allem schneller wird der verhaltene Abort mittels *Ultraschall* diagnostiziert. Das Fehlen des Embryo und ein reduziertes Fruchtsackvolumen sind frühzeitig zu erkennen. Aufgrund der Tatsache, daß das Gestationsalter ultrasonographisch bis auf wenige Tage genau festgelegt werden kann, läßt sich ein Sistieren der Entwicklung sicher feststellen, kenntlich an der zeitlich nicht entsprechenden Scheitel-Steiß-Länge, dem Fehlen embryonaler bzw. fetaler Bewegungen und der Herzaktion. Im Zweifelsfall muß die Ultraschalluntersuchung in kurzem Abstand wiederholt werden, um das Sistieren der Entwicklung sicher festzustellen (s. S. 223 u. Abb. 137).

Die frühzeitige Diagnose eines verhaltenen Abortes ist wichtig, weil – abgesehen von der psychischen Belastung der Patientin – bei zu langer Dauer der Verhaltung jenseits der 12. SSW die *Gefahr einer Coagulopathie* droht, die durch fetales thromboplastisches Material und dessen Einschwemmung in den mütterlichen Kreislauf zustandekommen kann (s. S. 433).

Stadieneinteilung: Die Stadieneinteilung des *unvermeidbaren* Abortes bezieht sich im Zusammenhang mit den ärztlichen Maßnahmen, die zur Beendigung ergriffen werden müssen, auf den Untersuchungsbefund bei der Aufnahme. Der *Abortus incipiens* (Abb. 153) zeigt sich an der beginnenden Eröffnung des Cervicalkanals, zunehmenden wehen- bis kolikartigen Schmerzen und einer unterschiedlich starken Blutung. Beim Spätabort wölbt sich im Stadium des Abortus incipiens die Fruchtblase manchmal schon sichtbar im Muttermund vor.

298   25 Die gestörte Frühschwangerschaft

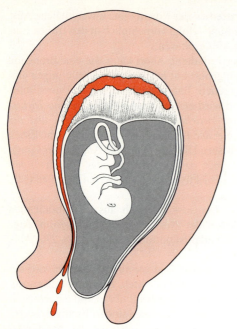

Abb. 153. Abortus incipiens bei noch stehender Fruchtblase

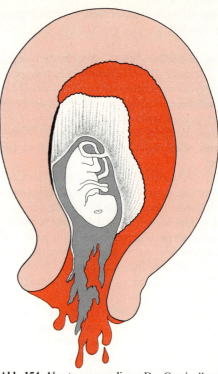

Abb. 154. Abortus progrediens: Der Cervicalkanal ist bereits eröffnet, und die Ausstoßung steht unmittelbar bevor

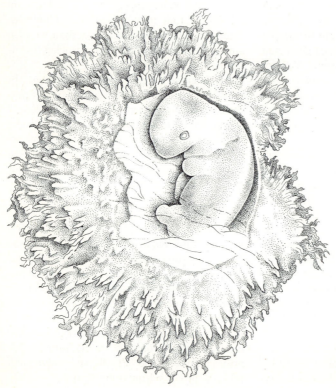

Abb. 155. Abortus completus (Frühabort): Frucht mit Fruchthülle und Trophoblast in toto ausgestoßen

Beim *Abortus progrediens* (Abb. 154) ist der Cervicalkanal bereits eröffnet, und die Ausstoßung steht unmittelbar bevor.
Ist die Frucht bereits unvollständig oder vollständig ausgestoßen, so spricht man von einem *inkompletten oder kompletten Abort* (*Abortus incompletus/completus,* Abb. 152 u. 155).

Behandlung

Für das klinische Verhalten gilt:

- Voraussetzung für einen schnellen und glatten Verlauf ist die baldige und vollständige Entleerung des Uterus.
- Das Handeln wird bestimmt durch die Stärke der Blutung, das Verlaufsstadium des Abortes und das Risiko der Infektion.
- Blutungen können jederzeit – namentlich bei inkompletten Aborten – plötzlich und unvorhergesehen bedrohliche Ausmaße annehmen.

Je schneller der Uterus entleert wird, d. h. je kürzer die Zeitspanne zwischen dem Auftreten irreversibler Abortbestrebungen und der spontanen Ausstoßung oder der instrumentellen Aus- oder Nachräumung ist, desto geringer sind i. allg. der Blutverlust und die Gefahr der Infektion.
Frühestaborte bedürfen keiner Intervention, wenn die Blutung abgeklungen, der Muttermund geschlossen und der Uterus in Rückbildung begriffen ist. Ebenso ist der Verzicht auf

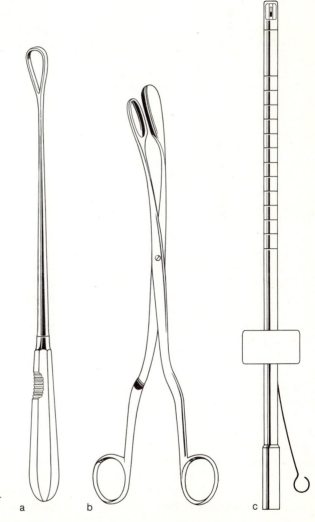

Abb. 156. a Abortcurette, **b** Winter-Abortzange, **c** Aspirationscurette

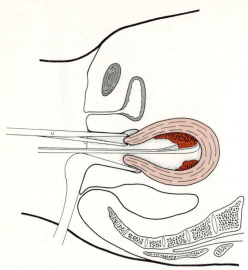

Abb. 157. Entleerung des Uterus mit der Abortcurette

die Nachtastung bei einem *Abortus completus* in einem späteren Gestationsalter zu vertreten, wenn die Blutung sistiert, der Cervicalkanal geschlossen und der Uterus gut kontrahiert und hart ist.

Handelt es sich um einen *Abortus incipiens* oder *progrediens,* so kann die ausreichende Eröffnung des Cervicalkanals und die Spontanausstoßung über eine begrenzte Zeit (6–12 h) abgewartet werden, um die instrumentelle Dilatation zu vermeiden und dadurch schonender vorgehen zu können.

Bei der instrumentellen Entleerung gewinnt man die Gewißheit, daß das Uteruscavum sicher leer ist; gleichzeitig kann man im Verlaufe des Eingriffs die Form der Gebärmutterhöhle austasten, um Hinweise auf eine Uterusfehlbildung als Ursache des Abortes zu gewinnen. Die histopathologische Untersuchung einschließlich der spontan abgegangenen Teile ist obligatorisch und dient vor allem auch dem Ausschluß einer Trophoblasterkrankung (s. S. 310).

Die *Entleerung/Nachräumung* erfolgt mit einer *stumpfen Curette* (Abb. 156, 157), ggf. unter Zuhilfenahme einer Abortzange; wenn erforderlich, muß der Cervicalkanal zuvor mit Hegar-, besser Landau-Stiften entsprechend den Maßen der Instrumente erweitert und durchgängig gemacht werden. Bei nicht ausreichend erweitertem Cervicalkanal empfiehlt es sich, die *Saugcurette* zu benutzen (Abb. 156).

Im Hinblick auf das hohe *Blutungsrisiko* muß die *Transfusionsbereitschaft* gewährleistet sein. *Uteruskontraktionsmittel* werden in der Regel während oder nach dem Eingriff verabreicht.

Ein protrahierter Verlauf oder der Verdacht auf einen infizierten oder/und illegalen Abort erfordern Antibioticaschutz und ggf. eine Heparinprophylaxe (s. S. 302).

Eine besondere Situation ergibt sich, wenn es sich um die Beendigung eines *verhaltenen Abortes* handelt. Die Ausräumung gestaltet sich häufig schwierig, weil fast stets die Cervix erhalten und der Muttermund geschlossen ist. Es kommt hinzu, daß bei langer Retention eine weitgehende Organisation stattgefunden hat und die Placenta dünn und adhärent geworden ist.

In der frühen Gravidität kann die Ausräumung einzeitig – nach vorsichtiger Dilatation – mit der stumpfen Curette erfolgen (Abb. 157). Wegen der erhöhten *Perforationsgefahr* muß besonders vorsichtig vorgegangen werden. Etwa ab der 12. SSW kommen vorzugsweise Prostaglandine zur Anwendung (s. S. 234). Die kontinuierliche Überwachung ab Beginn der Medikation bis zur Ausstoßung muß gewährleistet sein; die Kontrolle des Gerinnungsstatus vor, während und nach der Entleerung ist obligatorisch.

Die *Gefahr jeder instrumentellen Entleerung des Cavum uteri* besteht – vor allem für den Ungeübten – in der *Perforation des Uterus,* da das Organ durch die Schwangerschaft aufgelockert, die Wandung weich und nachgiebig und dadurch mit dem Instrument häufig nicht eindeutig zu „spüren" ist. Handelt es sich um einen afebrilen Abort und wurde eine kleine Curette benutzt, so kann man die Perforationsstelle zunächst mit dem Laparoskop inspizieren. Blutet es nicht in die Bauchhöhle, kann der Defekt der Selbstheilung überlassen werden. Im Falle einer Blutung ist die Laparotomie zur Übernähung angezeigt. Die Uterusperforation mit einer großen Curette oder bei Beendigung eines febrilen, infizierten Abortes erfordert unverzüglich die Hysterektomie.

Der septische Abort

Definition: Jede Fehlgeburt mit Temperaturen über 38° wird *vorsorglich* als *septischer Abort klassifiziert*. Diese Definition beinhaltet, daß von vornherein bei dem diagnostischen und therapeutischen Vorgehen die unvorhersehbare

Komplikation eines septischen (Endotoxin-) Schocks einkalkuliert wird.

Häufigkeit: Etwa 12% aller Fehlgeburten sind infizierte Aborte. In ca. 80% von diesen bleibt der Prozeß auf die Decidua begrenzt. Bei ca. 15% kommt es zur Beteiligung des Myometrium, zur Ascension in die Tuben und zur Pelveoperitonitis mit Douglas-Abszeß. Mit einer generalisierten Peritonitis und/oder einem Endotoxinschock ist bei etwa 5% zu rechnen.

Ätiologie: Die weitaus häufigste Ursache stellt die *Infektion* mit einer Mischflora dar, wobei die *gramnegativen Bakterien* (E. coli, Bact. clostridium perfringens Welschii) mit 60–70% überwiegen, aber auch *Anaerobier* beteiligt sein können. Am meisten gefährdet sind die Patientinnen mit *illegal induzierten Aborten (Tentamen interruptionis).* Es kann jedoch bei jeder spontanen Fehlgeburt, insbesondere bei protrahiertem Verlauf, zu einer aufsteigenden Infektion kommen.

Für die Ausbildung eines Endotoxinschocks sind die *Endotoxine* verantwortlich. Es handelt sich um hochmolekulare Lipopolysaccharide, die beim Zerfall gramnegativer Bakterien aus deren Zellwänden frei werden.

Endotoxine führen bei massiver Einschwemmung im Organismus zu folgenden systemischen Reaktionen:
– Vasoconstriction im Hoch- und Niederdrucksystem,
– Verminderung des venösen Rückstroms zum Herzen,
– Erhöhung des Gefäßwiderstandes im Lungenkreislauf,
– Potenzierung der Wirkung von Catecholaminen,
– Aktivierung der Gerinnung,
– Zerstörung der Thrombocyten,
– Reduktion der Funktionen des RES.

Bei der Aktivierung der Gerinnung vermögen die Endotoxine nach initialer Hypercoagulabilität eine disseminierte intravasale Gerinnung auszulösen, die zu einer Verbrauchscoagulopathie führen kann. Die reaktive Fibrinolyse ist zwar einerseits zur Auflösung der intravasalen Mikrothromben vorteilhaft, kann aber bei verstärktem Ablauf zu schweren Hämorrhagien führen, weil die Fibrinspaltprodukte andererseits die Gerinnung hemmen (Abb. 194).

Außer der infektiösen Genese muß an vorangegangene Instillationen von Lösungen (Seife, Lysol o. ä.) gedacht werden. Bei diesen artefiziellen Aborten steht das Risiko der hämolytischen Komplikationen mit baldigem Nierenversagen im Vordergrund.

Verlauf: Von der lokalen bakteriellen Besiedlung des Uterusinhaltes aus (lokalisierte intrauterine Infektion) kann die Entzündung das Myometrium befallen und bis zur Serosa vordringen. Ascendieren die Keime in die Tuben, so entwickelt sich eine Salpingitis bzw. bei Beteiligung der Ovarien eine Salpingo-Oophoritis *(infizierter/komplizierter Abort).* Bei beiden Ausbreitungswegen besteht die Gefahr der Pelveoperitonitis mit Douglas-Abszeß und – selten – der generalisierten Peritonitis (s. S. 531). Die Parametrien sind nur vereinzelt betroffen.

Jede dieser Verlaufsformen kann unvermittelt und unvorhersehbar zu der am meisten gefürchteten Komplikation, dem *Endotoxinschock,* führen.

Das Schockgeschehen manifestiert sich bevorzugt an den Nieren mit der Gefahr des frühen *Nierenversagens.* Die schnell einsetzende Organnekrose beruht auf einer Fibrinisierung der Mikrozirkulation *(disseminierte intravasale Gerinnung).* Der gleiche Vorgang kann sich auch an der Lunge in Form der sog. *Schocklunge* abspielen. Besonders gefahrvoll ist die *Kombination des septischen Schocks mit einem hypovolämischen Schock.*

Symptome und Diagnose: Zeichen der *beginnenden Infektion* sind:
– Fieber über 38°,
– Leukocytose,
– eitriger/blutiger, übelriechender Ausfluß,
– weicher, druckempfindlicher Uterus,
– Druckempfindlichkeit auf der (den) betroffenen Seite(n) im Unterbauch bei ein- oder beidseitigem Adnexbefund.

Zeichen und Kriterien des *Übergangs in einen septischen Abort* bzw. einen *Endotoxinschock* sind:
– zunächst septische Temperaturen mit Schüttelfrost,
– später verminderte Hauttemperatur (Temperatur der Großzehen unter Zimmertemperatur, weiße Akren – Nagelbettprobe),
– Differenz zwischen Hauttemperatur und rectaler Temperatur,
– Tachykardie und Hypotonie (100/100-Faustregel: Puls >100/min, systolischer RR <100 mm Hg),

- herabgesetzter Füllungszustand der peripheren Venen,
- Somnolenz – Koma,
- geringe oder fehlende Urinausscheidung (Oligurie, Anurie),
- niedriger zentraler Venendruck,
- pathologische Blutgasanalysen (Acidose durch Lactatanstieg),
- Schocklunge,
- abnormer Gerinnungsstatus,
- Absinken der Thrombocyten,
- Hämokonzentration.

Bei jedem Abort mit Temperatur über 38° sind zur Verlaufsbeurteilung sofort folgende *diagnostische Maßnahmen* unter den Bedingungen der Intensivüberwachung in die Wege zu leiten:

- Keim- und Resistenzbestimmung der Erreger aus dem Cervicalkanal,
- fortlaufende Temperaturkontrolle,
- fortlaufende Blutdruck- und Pulskontrolle,
- Messung des zentralen Venendruckes,
- stündliche Kontrolle der Urinausscheidung (Dauerkatheter),
- Bestimmung des Gerinnungsstatus (kurzfristige Wiederholung),
- zweistündliche Kontrolle der Thrombocytenwerte,
- Harnstoff- und Elektrolytbestimmung.

Kontinuierliches Absinken des Blutdruckes und der Körpertemperatur, Abfall der Thrombocytenzahlen auf $155000/mm^3$ bei noch normalem Fibrinogenspiegel und Nachlassen der Harnausscheidung stellen untrügliche Zeichen des beginnenden Endotoxinschocks dar.

Therapie: Bei jedem fieberhaften Abort ist nach Anfertigung eines Abstriches aus dem Cervicalkanal bzw. aus dem Uteruscavum zur Keim- und Resistenzbestimmung (einschließlich spezieller Trägermedien zum Anaerobiernachweis) eine hochdosierte *Antibioticabehandlung* einzuleiten; dabei sollen Präparate mit einem breiten Wirkungsspektrum, die auch Anaerobier beeinflussen, Verwendung finden. Substanzen mit überwiegend bacteriostatischem Effekt sind vorzuziehen, da diejenigen mit bactericider Wirkung zu einer massiven Vernichtung von gramnegativen Bakterien, damit zu einer übermäßigen Ausschwemmung von Endotoxinen führen und infolgedessen die Gefahr eines Endotoxinschocks zunächst vergrößern.

Zugleich ist die Einleitung einer Heparinprophylaxe obligatorisch, um Fibrinniederschläge vor allem in der Mikrostrombahn der Nieren und der Lungen zu verhindern.

Als nächste Maßnahme steht unter Antibiotica- und Heparinschutz die *Entleerung des infizierten Uterusinhaltes* möglichst sofort, nicht später als innerhalb von 6–12 h, im Vordergrund der Behandlung. Die Dilatation des Cervicalkanals ist zu vermeiden, da dadurch Keime in die Blut- und Lymphbahnen einmassiert werden.

Bei noch nicht ausgestoßenem Abort kann versucht werden, die Entleerung mit Hilfe von *Wehenmitteln* herbeizuführen. Eine völlig erhaltene Cervix und ein geschlossener Muttermund machen, wenn sich die Zeichen des Endotoxinschocks einstellen und die Chemotherapie keinen Effekt erkennen läßt, die sofortige Hysterektomie erforderlich. Wird sie rechtzeitig durchgeführt, so kann man mit einer schlagartigen Unterbrechung des toxischen Geschehens rechnen.

Parallel müssen Volumensubstitution, Digitalisierung und die Verabreichung *alphaadrenerger Substanzen* vorgenommen werden. Durch Höchstdosen von Corticosteroiden (2 g pro Injektion) läßt sich das Schockrisiko vermindern. Für eine ausreichende O_2-*Versorgung* (kontrollierte bzw. assistierte Beatmung) ist Sorge zu tragen.

Prognose: Der septische Abort und der Übergang in einen Endotoxinschock können weitgehend verhindert werden, wenn jede Fehlgeburt mit Temperaturen über 38° unter den Bedingungen der Intensivbehandlung diagnostisch und therapeutisch angegangen wird. Über 90% der Fälle sprechen auf eine hochdosierte Antibioticabehandlung, kombiniert mit der Heparinprophylaxe, und die Entleerung des Uterus günstig an.

Bei Verschleppung der Maßnahmen verschlechtert sich die Prognose rapide. Sobald sich ein Schockgeschehen an den Nieren (Anurie) oder den Lungen (Schocklunge) manifestiert, gelingt es nur noch selten, den fatalen Ablauf aufzuhalten.

Durch die konsequente Frühbehandlung ließ sich die Mortalität des Endotoxinschocks von früher über 50% auf weniger als 10% senken. Es muß jedoch als Folge eines infizierten Abortes eine beachtliche Morbiditätsrate (Sterilität, Verwachsungsbeschwerden) in Kauf genommen werden.

Der Schwangerschaftsabbruch

In vielen Ländern Europas wurde die Abortgesetzgebung seit den sechziger und siebziger Jahren liberalisiert. Für eine Reihe von Staaten gilt die *Fristenlösung,* bei der eine Schwangerschaft legal bis zur 12. SSW unterbrochen werden kann (Frankreich, Österreich, Schweden, alle Ostblockstaaten außer Rumänien und Jugoslawien); in anderen Ländern bestehen *Indikationslösungen,* die großzügig ausgelegt werden können (England, Holland). In den USA ist die Fristenlösung bis zur 24. SSW ausgeweitet worden.

Indikationen

Das deutsche Gesetz, die Neufassung des § 218 aus dem Jahre 1976, stellt den Schwangerschaftsabbruch auch weiterhin grundsätzlich unter Strafe. Der Abbruch bleibt nur straffrei, wenn bestimmte Voraussetzungen erfüllt sind. Er ist zulässig:
1. wenn eine Gefahr für das Leben und die Gesundheit der Schwangeren besteht (§ 218 a Abs. 1; *medizinische Indikation*);
2. wenn das Kind aufgrund einer Erbanlage oder eines schädlichen Einflusses vermutlich geschädigt zur Welt kommen wird (§ 218 a Abs. 2.1; *eugenische oder kindliche Indikation*);
3. wenn die Schwangerschaft die Folge einer Vergewaltigung ist (§ 218 a Abs. 2.2; *kriminologische oder ethische Indikation*);
4. wenn die Gefahr einer schwerwiegenden, unzumutbaren und anderweitig nicht behebbaren Notlage von der Schwangeren abgewendet werden muß (§ 218 a Abs. 2.3; *soziale oder Notlagenindikation*).

Bei Vorliegen einer medizinischen Indikation kann die Schwangerschaft zu jedem Zeitpunkt abgebrochen werden. Bei der eugenischen Indikation ist der Schwangerschaftsabbruch bis zum Ende der 22. Woche post conceptionem bzw. der 24. SSW post menstruationem, bei der kriminologischen und der sozialen Indikation bis zum Ende der 12. Woche post conceptionem (bzw. der 14. Woche post menstruationem) erlaubt.

Die sog. Notlagenindikation wird in der Praxis vielfach als problematisch empfunden, da die Frage der Notlage und der Zumutbarkeit einer Belastung durch das Austragen der Schwangerschaft selten eindeutig beurteilbar sind und subjektivem Ermessen ein weiter Raum gegeben ist. In der Mehrzahl der Fälle sind die bestehenden sozialen Probleme durch den Abbruch auch nur vordergründig lösbar. Objektiv zwingende medizinische Indikationen sind selten. Der Einfluß der Realitäten hat es aber mit sich gebracht,

Tabelle 48. Schwangerschaftsabbrüche 1978 (BRD)

Alter der Schwangeren von ... bis unter ... Jahren Familienstand	Insgesamt	Indikationen					
		Allgemein Medizinische %	Psychiatrische %	Eugenische %	Ethische (Kriminologische) %	Sonstige schwere Notlage %	Unbekannt %
Insgesamt	73 548	22,9	5,0	3,7	0,1	67,0	1,2
Nach dem Alter							
Unter 18	4 108	12,8	4,8	1,4	0,5	79,5	1,1
18–25	20 313	15,5	4,1	3,3	0,2	75,7	1,2
25–30	16 091	20,8	4,7	4,0	0,1	69,3	1,1
30–35	13 222	25,8	5,3	4,1	0,1	63,3	1,4
35–40	11 749	30,1	6,3	3,4	0,1	58,9	1,2
40–45	6 181	36,3	5,7	5,0	0,0	52,0	0,9
45 und mehr	732	43,3	4,5	7,0	–	44,1	1,1
Ohne Altersangabe	1 152	28,9	6,8	4,8	0,2	56,4	3,0
Nach dem Familienstand							
Ledig	24 490	14,2	4,7	2,6	0,2	77,0	1,2
Verheiratet	42 620	28,5	5,1	4,6	0,1	60,5	1,2
Verwitwet	525	21,1	5,5	2,1	0,4	69,7	1,1
Geschieden	4 664	17,4	5,4	1,7	0,1	74,2	1,3
Unbekannt	1 249	26,0	5,2	3,5	0,1	60,8	4,4

daß die medizinische Indikation eher großzügig interpretiert wird (Tabelle 48).
Die Begrenzung der 12. Woche post conceptionem für die Fristenlösung gilt in vielen Ländern deshalb, weil bis zu dieser Zeit der Schwangerschaftsabbruch mit der Saugcurette durchgeführt werden kann und die Morbiditäts- und Mortalitätsrate bei dieser Methode und bis zu diesem Zeitpunkt am geringsten ist.

Die Verfahren

Im Gesetz wird neben der *sozialen Beratung* als Voraussetzung für einen Schwangerschaftsabbruch die *Aufklärung durch einen Arzt* über die medizinisch bedeutsamen Gesichtspunkte und Risiken des Eingriffs festgelegt. Ziel der Beratung durch den Arzt muß es sein, die schwangere Frau in die Lage zu versetzen, das Für und Wider eines Schwangerschaftsabbruchs in gesundheitlicher Hinsicht gegeneinander abzuwägen, und ihr so innerhalb des geltenden Rechts eine *eigenverantwortliche Entscheidung* zu ermöglichen. Die *Beratung muß dem Abbruch mindestens 3 Tage vorausgehen.*
Das übliche operative Verfahren bis zur 12. Woche ist die *Aspirationscurettage* (Vakuumabsaugung) nach vorhergehender Dilatation des Muttermundes. Dieses Verfahren hat eine geringere Morbidität und Mortalität als die klassische Dilatation und Curettage mit der stumpfen Curette, da wegen der schlanken Saugkanülen
1. eine geringere Dilatation (Hegar 8–10) erforderlich ist,
2. ein geringeres Verletzungsrisiko des Uterus besteht,
3. der Uterus rascher und schonender entleert wird und damit der Blutverlust geringer ist (s. S. 300).

Nach der 12. Woche sind Absaugung oder Ausräumung zu gefährlich. Es ist dann die *intrauterine Instillation von Prostaglandinen* angezeigt.

Diese erfolgt entweder transcervical und extraamnial mittels eines Kunststoffkatheters oder nach der 14.–15. Woche unter Ultraschallsicht durch transabdominale Amniocentese intraamnial (s. S. 234). In letzter Zeit stehen Prostaglandinzäpfchen und ein Prostaglandingel zur Verfügung, die bei Einlage in die Scheide den Muttermund auflockern und erweitern oder innerhalb weniger Stunden zur Wehentätigkeit und zur Ausstoßung der Frucht führen.
Durch den Gebrauch von Prostaglandinen ist die Sterblichkeit und die Morbidität des Schwangerschaftsabbruchs im mittleren Schwangerschaftsdrittel erheblich vermindert worden. Die früher im mittleren Schwangerschaftsdrittel oft notwendige vaginale oder abdominale Hysterotomie ist hierdurch überflüssig geworden. Nach der Anwendung von Prostaglandinen können subjektive Nebenwirkungen wie Übelkeit, Herzklopfen, Durchfälle auftreten. Sehr selten sind schwere Komplikationen wie Gebärmutter- und Scheidenrisse mit Todesfolge vorgekommen. Die Verabfolgung von Prostaglandinen sollte daher nur in der Klinik und von Erfahrenen unter sorgfältiger Überwachung erfolgen (s. S. 234).

Sectio parva: Die *abdominale Hysterotomie* (Sectio parva) wird manchmal dann noch durchgeführt, wenn der Abbruch der Schwangerschaft mit einer operativen Unfruchtbarmachung (Sterilisation) verbunden werden soll. In einem derartigen Fall kommt bei einer Patientin mittleren Alters und bei zusätzlicher Indikation in seltenen Ausnahmefällen auch die Entfernung des Uterus (Hysterektomie, z. B. bei Uterus myomatosus) in Betracht. Mortalitäts- und Morbiditätsrisiko sind nach Hysterotomie und Hysterektomie allerdings um ein Mehrfaches höher als nach allen anderen Eingriffen (Tabelle 49).

Die gesundheitlichen Risiken

Wie viele Frauen in den einzelnen Ländern an den Folgen einer Abtreibung sterben, ließ sich bisher nicht genau feststellen. Die im Kranken-

Tabelle 49. Mortalität des legalen Schwangerschaftsabbruchs in Abhängigkeit von der Schwangerschaftsdauer. Todesfälle pro 100 000 Aborte. (USA 1972–1976, Cates u. Mitarb.)

Methode	Schwangerschaftswochen					
	8	9–10	11–12	13–15	16–20	21
Dilatation und Aspirationscurettage	0,5	1,6	3,3	–	–	–
Dilatation und Curettage				7,6	13,6	41,1
Instillation (Kochsalz)	–	–	–	11,7	17,8	32,8
Hysterektomie und Hysterotomie	–	64,4	–	76,7	53,7	180,0

haus vom Facharzt vorgenommenen *legalen Abbrüche liegen aber bezüglich der Sterblichkeit weit niedriger als die illegalen Abtreibungen.* Immer findet sich jedoch ein großer Unterschied in Abhängigkeit vom Zeitpunkt des Eingriffs. *Das Risiko steigt in allen Statistiken mit dem Alter der Schwangerschaft bezüglich Morbidität und Mortalität an.*

Mortalität: Die Sterblichkeit legaler Schwangerschaftsabbrüche lag 1970–71 in England bei 17 Todesfällen auf 100000 Eingriffe und 1971/1972 in New York bei 4 Todesfällen auf 100000 Abbrüche. Die Höhe der Mortalität des Schwangerschaftsabbruchs ist von der benutzten Methode abhängig (Tabelle 49). Bei der Anwendung von Prostaglandinen nach der 12. Woche liegt die Mortalität offenbar am niedrigsten. Größere Statistiken wurden aber bisher nicht vorgelegt.

Morbidität: Im Gegensatz zur stark abgesunkenen Mortalität hat sich die Morbidität weniger senken lassen. Dies trifft auch für die legalen Schwangerschaftsabbrüche zu, die unter bestmöglichen Bedingungen im Krankenhaus durchgeführt werden. Die nach Schwangerschaftsabbrüchen auftretenden Erkrankungen sind oft langwierig; mitunter hinterlassen sie trotz aller Sorgfalt nicht wiedergutzumachende Schäden.

Frühkomplikationen: In erster Linie sind dies Eileiterentzündungen (Salpingitis, Adnexitis) und Entzündungen des Myometrium (Myometritis) und des Beckenbindegewebes (Parametritis). Deren Häufigkeit nach Abruptio graviditatis wird auf 5–12% geschätzt. Als Folge tritt oft dauernde Unfruchtbarkeit ein. Die für die Bundesrepublik Deutschland ermittelten Zahlen für die Häufigkeit von Komplikationen sind in der Tabelle 50 wiedergegeben. Die Höhe der Komplikationsrate ist entscheidend vom Alter der Schwangerschaft abhängig. In bezug auf die angewandte *Methode* zeigt die Aspirationscurettage die niedrigste Komplikationsrate. Nimmt man eine Unterteilung in leichte und schwere Komplikationen vor, so zeigt sich ebenfalls eine Abhängigkeit vom Alter der Schwangerschaft. Als schwerwiegende Komplikationen werden diejenigen gewertet, die Bluttransfusionen oder nicht geplante Operationen notwendig machten, und schließlich Fälle, bei denen drei Tage

Tabelle 50. Komplikationen des legalen Schwangerschaftsabbruchs in der Bundesrepublik Deutschland 1977. (H. H. Bräutigam u. S. Koller 1979)

	Zahl der gemeldeten Abbrüche	Komplikationen	%
I Bundesstatistik	54309[a]	2512[a]	4,63
II Hochrechnung nach Studie Bräutigam und Koller	54309	4221	7,77
I + II Insgesamt	54309	6733	12,40

[a] Darunter 8 Todesfälle

Tabelle 51. Zahl und Art der Komplikationen nach Schwangerschaftsabbruch. (H. H. Bräutigam u. S. Koller 1979)

Komplikationsart	Insgesamt %	Ambulant %	„Früh" %	„Spät" %
Blutung	18	27	12	15
Placenta	20	19	15	26
Trauma	15	4	22	19
Entzündung	40	45	42	31
Sepsis	5	4	5	6
Thromboembolie	3	1	5	2

oder länger hohes Fieber über 38 °C bestand. *Es zeigte sich, daß rd. 10% aller Komplikationen schwer waren und daß von der 13. Schwangerschaftswoche an ein steiles Ansteigen der Häufigkeit von Komplikationen eintritt.*

Spätkomplikationen: Spätkomplikationen lassen sich i. allg. weniger gut erfassen. Im wesentlichen handelt es sich dabei um *spätere Sterilität* durch Tubenverschluß als Endzustand einer doppelseitigen Salpingitis infolge einer fieberhaften Fehlgeburt. Man rechnet damit, daß etwa die Hälfte aller Entzündungen der inneren Genitalorgane der Frau auf illegale oder legale Schwangerschaftsabbrüche zurückzuführen ist. Schwere Spätkomplikationen traten in 9–10 und leichte Spätkomplikationen in 11–18% auf. Die Zahl der Früh- und Spätkomplikationen nimmt mit Fortschreiten der Schwangerschaft weiter zu. Die Tabelle 51 zeigt die Art der einzelnen Komplikationen. Bemerkenswert ist die Tatsache, daß *bei 36% der ambulant nachuntersuchten Patientinnen nach legaler Abruptio ein krankhafter Genitalbefund erhoben wurde.* Nicht einfach ist die Bewertung von bleibenden psychischen Störungen als Folge von Schwangerschaftsabbrüchen. Nach legalem Abort äußerten 3,3% der erfaßten Studentinnen Suicidabsichten, und 15% zeigten andere psychische Störungen. Unter den psychischen Folgen des Schwangerschaftsabbruchs spielten psychosexuelle Störungen wie Frigidität, Anorgasmie und Vaginismus eine Rolle. Inwieweit hierbei der Schwangerschaftsabbruch selbst als psychisches Trauma gewirkt hat, oder ob die seelische Ausnahmesituation der ungewollten Schwangerschaft ursächlich von Bedeutung ist, geht aus den Statistiken nicht hervor und wird auch wohl schwer festzustellen sein. In anderen Untersuchungen wurden bei bis zu 50% der Frauen nach einem Schwangerschaftsabbruch Schuldgefühle und in 11% schwere psychische Fehlhaltungen registriert. Die Interpretation solcher Befunde ist nicht einfach, da auch bei ausgetragenen ungewollten Schwangerschaften seelische Fehlentwicklungen beobachtet werden können. Allein diese Befunde sprechen dagegen, den Schwangerschaftsabbruch als Verfahren der Geburtenregelung anzuwenden.

Komplikationen bei späteren gewollten Schwangerschaften: Nach einem Schwangerschaftsabbruch kommt es bei späteren Graviditäten zu einer erhöhten Komplikationshäufigkeit. Bei Frauen, die keine Schwangerschaftsabbrüche durchgemacht hatten, beträgt die Frühgeburtenrate 7%. Nach einem Abbruch kam es zu einem Anstieg um 100% und nach drei und mehr Abbrüchen um 340% (Tabelle 52). Das hat beträchtliche Folgen für weitere Schwangerschaften und für das Schicksal der zu früh geborenen Kinder (s. S. 335).
Die Häufigkeit von späteren *Fehlgeburten* ist nach einem Schwangerschaftsabbruch deutlich erhöht. Die vorliegenden Veröffentlichungen sprechen von einer Erhöhung der Abortquote auf das Doppelte. Auch die *Extrauteringravidität* ist gegenüber Frauen ohne Schwangerschaftsabbrüche etwa doppelt so häufig.

Konsequenzen: Die vorgelegten Zahlen führen zur Forderung, notwendige Schwangerschaftsabbrüche möglichst vor der 12. Schwangerschaftswoche durchzuführen. Die Frage eines Schwangerschaftsabbruchs bei einem jungen Mädchen oder einer jungen Frau, die noch nicht geboren hat und die sich später Kinder wünscht, muß besonders kritisch geprüft werden, weil nach Schwangerschaftsabbrüchen die Chance, später ein lebensfähiges, gesundes Kind zur Welt zu bringen, deutlich vermindert ist. *Daher ist der Grundsatz, daß Empfängnisverhütung besser sei als Abtreibung,* besonders zu betonen. *Die Verbreitung von Kenntnissen auf dem Gebiete der Empfängnisverhütung gehört deshalb zu den wichtigsten ärztlichen Aufgaben im Bereich der präventiven Medizin.* Der Arzt kann auf diese Weise dazu beitragen, daß der Schwangerschaftsabbruch nicht als Verfahren der Familienplanung *mißbraucht* wird, und verhüten, daß den Frauen aus *Unwissenheit* Schaden erwächst.

Ektopische Schwangerschaft – Extrauteringravidität

Definition

Jede Einnistung des befruchteten Eies außerhalb des Corpus uteri wird als ektopische Gravidität bezeichnet.

Häufigkeit – Ansiedlungsorte

Die Frequenz der Extrauteringravidität beträgt zwischen 1:80 und 1:250 Schwangerschaften.
In rd. 95% findet die ektopische Ansiedlung im Eileiter statt, und es handelt sich um eine *Tubargravidität*. Nur selten kommt es zur Implantation im Ovar – *Ovarialgravidität* –, im abdominalen Bereich – *Abdominalgravidität* – oder in der Wand der Cervix uteri – *Cervicalgravidität*.

Ätiologie

Entsprechend der bevorzugten Lokalisation im Eileiter besteht die Hauptursache einer ektopischen Gravidität in einer Behinderung und da-

Tabelle 52. Häufigkeit von Frühgeburten in Beziehung zur Zahl der vorausgegangenen Abbrüche. (Nach G. Klinger 1978)

Zahl der vorausgegangenen Abbrüche	Häufigkeit einer Frühgeburt %
Keine	7
1	14
2	16
3 und mehr	24

mit Verzögerung des zeitlich streng determinierten Eitransportes durch die Tube. Mechanisch verlegend wirken sich Faltenverklebungen der Endosalpinx mit Taschen- und Nischenbildung nach früherer Endosalpingitis (als Folge fieberhafter Aborte mit Adnexbeteiligung, puerperaler Adnexentzündungen, einer gonorrhoischen Salpingitis) aus. Der unvollständige Tubenverschluß erlaubt zwar das Vordringen der Spermien, aber die um ein Vielfaches größere und unbewegliche befruchtete Eizelle verfängt sich. Mindestens ein Drittel aller ektopischen Graviditäten läßt sich auf *Eileiterentzündungen* zurückführen. Der gleiche Vorgang kann auch durch eine *Salpingitis isthmica nodosa* und eine *Tubenendometriose,* selten auch durch *Fehlbildungen der Tuben* (Divertikel) ausgelöst werden.

Weiterhin kommen als ätiologische Faktoren vorausgegangene, im Zuge einer Sterilitätsbehandlung durchgeführte *operative Eingriffe an den Tuben* in Betracht (Salpingolysis, Salpingostomie). Nach Refertilisierungsoperationen (s. S. 309) liegt das Risiko einer Eileiterschwangerschaft bei 30%. Das bedeutet, daß alle die wegen Kinderwunsches an den Tuben vorgenommenen Wiederherstellungsoperationen mit einer erhöhten Rate an Tubargraviditäten belastet sind.

Zusätzlich oder als alleinige Ursache können sich *Motilitätsstörungen* der Tuben als passagebehindernd auswirken, z. B. bei postinflammatorischen peritubaren Verwachsungen. Motilitätsstörungen müssen auch bei langgestreckten hypoplastischen Tuben mit schwach ausgebildeter T. muscularis angenommen werden, meist im Zusammentreffen mit einer insuffizienten Tubenschleimhaut. Eine eingeschränkte Beweglichkeit der Tuben kann auch als Ursache der nicht seltenen Tubargravidität bei liegendem Intrauterinpessar angesehen werden, wenn eine Salpingitis ausgeschlossen werden konnte.

Versagt der *Auffangmechanismus der Fimbrien,* so können Befruchtung und Implantation im Bereich des gesprungenen Follikels oder der Ovarialoberfläche *(intrafollikuläre oder superfizielle Ovarialgravidität)* oder in der *Bauchhöhle mit Implantation im Peritoneum oder Netz* stattfinden.

Die Implantation erfolgt in seltenen Fällen nicht in der Tube auf der Seite des Corpus luteum. Es liegen Beobachtungen darüber vor, daß es nach operativer Entfernung z. B. der rechten Tube und des linken Ovars zu einer ektopischen Schwangerschaft im linken Eileiter kommen kann. Man nimmt dafür den Mechanismus der *„äußeren Überwanderung"* an: *Die intakte, bewegliche Tube vermag die Eizelle nach dem im gegenüberliegenden Ovar erfolgten Eisprung im Douglas-Raum aufzufangen. (Die „innere Überwanderung" durch das Cavum uteri ist umstritten.)*

Gelegentlich muß die Ursache auch *in der Eizelle* selbst im Sinne einer beschleunigten Implantationsreife vermutet werden.

Ganz vereinzelt kommt eine Extrauteringravidität gleichzeitig mit einer intrauterinen Schwangerschaft vor.

Grundsätzlich bieten ektopische Einnistungsorte *weder die räumlichen noch die nutritiven Voraussetzungen* für ein kontinuierliches, ungestörtes Wachstum der Frucht, so daß *sie meistens bereits zwischen der 6. und 12. SSW zugrunde geht.* Nur extrem selten wurden infolge einer günstigen Implantationsstelle lebensfähige Kinder beobachtet, die jedoch meist mit Verunstaltungen behaftet waren.

Eileiterschwangerschaft – Tubargravidität

Die Tubenschleimhaut ist zu einer begrenzten decidualen Reaktion fähig. In ca. 20% kommt es parallel zu einer *decidualen Umwandlung des Endometrium,* und in 30% tritt dort die von Arias Stella beschriebene Zellreaktion (große, epitheliale Endometriumzellen mit hypertrophen, lobulären, hyperchromatischen Kernen und vacuolig-schaumig verändertem Cytoplasma) auf. Beide Kriterien sind u. U. wichtig zur Diagnose und Differentialdiagnose (s. S. 309). Der Verlauf einer Tubargravidität hängt weitgehend von der Einnistungsstelle ab. Erfolgt die *Implantation im ampullären Teil* der Tube (ca. 67%), so kommt es zum *Tubarabort,* während sie in den *uterusnahen, engen Abschnitten* (Pars isthmica ca. 28%, Pars interstitialis ca. 5%) unweigerlich zur *Tubarruptur* führt.

Tubarabort

Die Pars ampullaris der Tube bietet dem Trophoblasten und der Embryonalanlage zunächst genügend Ausdehnungsfläche, verfügt auch wie die gesamte Tubenschleimhaut über eine begrenzte Fähigkeit zur Decidualisation. Nach wenigen Wochen kommt es jedoch zur Beengung und daher zum Einreißen der Decidua

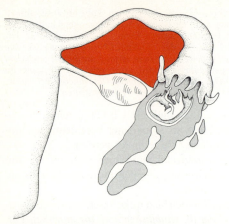

Abb. 158. Tubarabort: Ausstoßung der Frucht aus dem ampullären Tubenende in die Bauchhöhle mit Entwicklung eines peritubaren Hämatoms

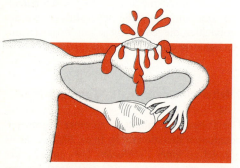

Abb. 159. Tubarruptur: Durchbruch des Trophoblasten durch die Tubenwand mit arterieller Blutung

capsularis – als innerer Fruchtkapselaufbruch bezeichnet – mit Eröffnung decidualer und intervillöser Gefäße, konsekutiven Sickerblutungen in Tubenwand und -lumen und Ausbildung einer Hämatosalpinx. Durch das aus der Ampulle heraussickernde und gerinnende Blut entsteht ein *peritubares Hämatom* und durch Ansammlung im Douglas-Raum eine *retrouterine Hämatocele*. Die Frucht wird durch Tubenkontraktionen in Richtung Bauchhöhle ausgestoßen (Abb. 158). Ganz vereinzelt kommt es dabei sekundär zu einer Ruptur der ampullären Tubenwand (sekundäre oder Spätruptur).

Selten vermag sich der Trophoblast nach Ausstoßung aus der Pars ampullaris der Tube in der freien Bauchhöhle erneut einzunisten. Ebenso selten ist das Vordringen des Trophoblasten per continuitatem in das freie Abdomen. In beiden Fällen handelt es sich dann um eine sekundäre Abdominalgravidität.

Tubarruptur

Ganz andere Konsequenzen ergeben sich nach einer Implantation in den engen uterusnahen Abschnitten des Eileiters, die von vornherein keine flächenhafte Ausbreitung des Trophoblasten gestatten. Die Zotten dringen daher schnell tief in die Wand des Eileiters durch die T. muscularis und T. serosa hindurch und bedingen durch diese Wachstumsrichtung eine begrenzte (knotige) Auftreibung des betreffenden Tubenabschnitts. Der Durchbruch in die freie Bauchhöhle – als äußerer Fruchtkapselaufbruch bezeichnet – ist nur eine Frage der Zeit, erfolgt dann immer schlagartig und geht durch Arrosion größerer Äste der A. ovarica oder des R. tubarius der A. uterina mit starken lebensbedrohlichen Blutungen in das Abdomen einher (Hämoperitoneum (Abb. 159). Erfolgt die Ruptur zwischen die Blätter des Lig. latum, so entsteht ein von der Bauchhöhle abgekapseltes Hämatom. Am bedrohlichsten wirkt sich infolge plötzlicher massiver Blutungen die interstitielle Gravidität aus.

Das Blut wird im Abdomen mechanisch durch die Darmperistaltik defibriniert, ist also ungerinnbar.

Symptome

Die Symptomatik der Extrauteringravidität wird maßgeblich durch den Implantationsort bestimmt.

Der *Tubarabort* löst durch den allmählichen Ablauf zwar auffallende, aber sich nur allmählich steigernde Symptome aus, wie:
– eine (meist schwache) kontinuierliche oder intermittierende Blutung ex utero nach einer sekundären Amenorrhoe von 6–8 Wochen,
– leichte ziehende Schmerzen im Unterbauch,
– zunehmende Blässe,
– Eisenmangelanämie,
– Schwächegefühl, gelegentlich Ohnmachten,
– Leukocytose (bis 15000/mm^3),
– subfebrile Temperaturen.

Die Tubarruptur führt oft ohne Prodromalzeichen zu:
– intensiven Schmerzattacken im Unterbauch mit Ausstrahlen in den Oberbauch,
– Schulterschmerz (durch Reizung des N. phrenicus),
– Zeichen des akuten Abdomens wie Bauchdeckenspannung, Übelkeit, Erbrechen;

– einem hämorrhagischen Schock mit Tachykardie, Hypotonie und Bewußtlosigkeit.

Diagnose

Die Diagnose einer *Tubarruptur* bietet infolge der eindeutigen Symptomatik kaum Schwierigkeiten; die Notsituation des akuten Abdomen und des hämorrhagischen Schocks erfordert unverzüglich, unter Verzicht auf eingehende differentialdiagnostische Maßnahmen, die Laparotomie.

Bei schleichendem Verlauf, wie er für den *Tubarabort* kennzeichnend ist, müssen jedoch alle Hinweiszeichen sorgfältig analysiert werden. Dazu gehört vor allem die Erhebung anamnestischer Daten.

Meistens ergibt sich eine charakteristische *Menstruationsanamnese:* Etwa 6–8 Wochen nach der letzten regelrechten Periode treten intermittierende oder kontinuierliche Schmierblutungen, nicht selten mit zunehmenden *Schmerzattacken* und *Schwächezuständen* auf.

Die gynäkologische *Vorgeschichte* liefert oftmals Anhaltspunkte. In ca. 20% bestand bisher Kinderlosigkeit mit oder ohne operative Sterilitätsbehandlung. In 25% werden frühere Adnexentzündungen angegeben, und in 30% gingen Aborte oder eine Extrauteringravidität voraus.

Die *gynäkologische Untersuchung* liefert wichtige Verdachtsmomente, aber nicht immer eine eindeutige Diagnose. Wie bei einer intrauterinen Gravidität finden sich bei der *Inspektion* der Introitus, die Vagina und die Portio vaginalis livide verfärbt. Der Uterus ist aufgelockert, leicht vergrößert; erst später imponiert er kleiner als es dem errechneten Gestationsalter entspricht.

Die intakte Tubargravidität kann *palpatorisch* meist nicht ermittelt werden. Jedoch findet sich häufig der sog. *Portioschiebeschmerz,* der bei der explorativen Bewegung des Uterus durch die Schmerzhaftigkeit des befallenen Eileiters ausgelöst wird. Erst peritubare und retrouterine Hämatome lassen sich als diffuse, teigige schmerzhafte Resistenzen erkennen. Die Blutansammlung im Douglas-Raum bedingt eine Vorwölbung des hinteren Scheidengewölbes mit großer Schmerzempfindlichkeit.

Die Aussagekraft der immunologischen *Schwangerschaftstests* ist begrenzt. Im Zusammenhang mit der Symptomatik und nach Ausschluß einer intrauterinen Gravidität ist eine positive Reaktion mit ausschlaggebend, ein negatives Ergebnis schließt jedoch eine ektopische Gravidität nicht aus. Erlaubt der Verlauf ein Zuwarten, so weist die quantitative Verlaufskontrolle mit Absinken resp. Negativwerden des Schwangerschaftstests auf die Extrauteringravidität hin. Auch der Verlauf einer Basaltemperaturkurve kann Hinweise vermitteln.

Als wichtige diagnostische Maßnahme hat heute die *Ultrasonographie* zu gelten (s. Abb. 139). Sie erlaubt

– den Ausschluß einer intrauterinen Gravidität,
– häufig die Erkennung der Implantationsstelle (Verdickung der Tube),
– die Darstellung der peritubaren oder retrouterinen Blutansammlungen.

Bestehen differentialdiagnostische Schwierigkeiten, so kann die *Endometriumbiopsie* zum Nachweis der decidualen Reaktion einschließlich des Arias-Stella-Phänomens hilfreich sein. Sie ist aber durch die Ultraschalldiagnostik überflüssig geworden. Bei unklarer Situation ist die *Laparoskopie* angezeigt (s. S. 650).

Der Nachweis eines retrouterinen Hämatoms mit Hilfe der *Douglas-Punktion* (Culdocentese), die in Operationsbereitschaft vorgenommen wird, sichert die Diagnose; ein negatives Ergebnis schließt die extrauterine Gravidität jedoch nicht aus.

Differentialdiagnostisch müssen ausgeschlossen werden: eine

– intrauterine Gravidität,
– akute Salpingitis,
– rupturierte Corpus-luteum-Cyste,
– stielgedrehte Ovarialcyste,
– akute Appendicitis,
– akute Pelveoperitonitis.

Therapie

Die Behandlung besteht einzig in der möglichst umgehenden Laparotomie mit Entfernung des Schwangerschaftsproduktes.

Bei frühzeitiger Diagnose einer Tubargravidität besteht die Möglichkeit eines konservativen operativen Vorgehens mit Ausstreichen oder Herauspräparieren des Trophoblasten – nach Eröffnung der Tube in der Längsrichtung –, um den Eileiter zu erhalten. Dieses Vorgehen ist besonders dann zu überlegen, wenn dringender Kinderwunsch besteht und der andere Eileiter pathologisch verändert ist oder fehlt. Man muß

aber bedenken, daß damit u. U. eine Prädisposition für eine weitere spätere Extrauteringravidität geschaffen wird (ca. 30%).
Häufiger muß die betroffene Tube excidiert werden (Salpingektomie).
Die Entfernung einer *Abdominalgravidität* kann sich durch die Lokalisation der Placenta und die Gefahr bedrohlicher Blutungen bei der Ablösung schwierig gestalten. Eventuell muß die Placenta belassen oder in die Bauchdecken eingenäht (Marsupialisation) und in einer zweiten Sitzung entfernt werden.

Prognose

Die mütterliche *Mortalität* (infolge innerer Verblutung – hämorrhagischen Schocks) ist mit 7:500 000 Lebendgeburten (BRD 1977) gegenüber früher deutlich zurückgegangen.
Die *Morbidität* ist gering. Die Patientinnen erholen sich meist auffallend rasch. Die Fertilität kann unbeeinträchtigt sein, wenn der andere Eileiter gesund und funktionsfähig ist. Jedoch besteht ein Risiko von 10–20% für eine Wiederholung der Extrauteringravidität sowohl in der erhaltenen (restaurierten) als auch in der kontralateralen Tube.

Trophoblasterkrankungen

Die schwangerschaftsbedingten Trophoblasterkrankungen bilden im Rahmen fetaler Verluste nur eine kleine Gruppe. Ihre klinische Bedeutung liegt jedoch in der ernsten Bedrohung der Mutter. Sie gehören zu den hormonproduzierenden Neubildungen; ihr Verlauf ist entsprechend ihrer Herkunft im Gegensatz zu anderen Neoplasien bis auf wenige Ausnahmen zeitlich begrenzt.

Die seltenen nicht schwangerschaftsbedingten Trophoblasttumoren, die in Ovarien, bei Männern in den Testes und in anderen Strukturen entstehen können, gehören in den Formenkreis der Teratome.

Definition und Klassifizierung von Blasenmole, invasiver Blasenmole und Chorioncarcinom

Die gestationsbedingten Trophoblasterkrankungen werden heute *nosologisch als Einheit* betrachtet, wenn auch die Manifestation ebenso wie die morphologisch-histologische Dignität (benigne/maligne) und der klinische Verlauf ein variierendes, dynamisches Verhalten zeigen.
Trotz der komplexen pathogenetischen Beziehungen untereinander werden übereinkunftsgemäß nur noch *drei Hauptformen* unterschieden, die durch konstante mikroskopische und makroskopische Merkmale den Schweregrad der Veränderungen charakterisieren und das klinische Vorgehen bestimmen:
– die hydatiforme Mole (Mola hydatiformis, Blasenmole),
– die invasive Blasenmole (Chorionadenoma destruens),
– das Chorioncarcinom.

Ätiologie – Pathophysiologie

Trophoblasterkrankungen treten ausschließlich beim Menschen auf. Die Ätiologie ist unbekannt, jedoch existieren Hinweise auf ursächliche und Bedingungsfaktoren, die auf den gemeinsamen Nenner einer frühzeitigen Entwicklungsstörung des Conceptus – also des Embryo und des Trophoblasten – zu bringen sind.
Die *Mola hydatiformis* verdankt ihren Namen der *hydropischen, ödematösen Degeneration des Zottenstroma* bei gleichzeitiger, wenn auch unterschiedlich starker *Proliferation des Cyto- und Syncytiotrophoblasten*. Diese führen zu segmentartig verteilten, traubenförmigen Anhäufungen von flüssigkeitsgefüllten deformierten Zotten. Die *Bläschen* können Ausdehnungen bis zu 0,5 cm Durchmesser und mehr erreichen und sind daher schon mit bloßem Auge sichtbar.
Für die Ausbildung des Stromaödems scheint ein *frühes Versagen der primären Vascularisation* der Zotten entscheidend zu sein (Abb. 160). Dafür spricht auch, daß die abartige Entwicklung ca. einen Monat p.c. einsetzt, also zu einem Zeitpunkt, zu dem die Zirkulation zwischen Embryo und Trophoblast etabliert sein sollte (s. S. 142). Die eigentliche Ursache scheint jedoch in einer *defekten Embryonalanlage* zu liegen. Denn zum Bild der Blasenmole gehört, daß der Embryo fehlt oder degenerativ verändert ist. Insofern ist die hydatiforme Entartung des Trophoblasten eher ein sekundäres Phänomen, das auf die Fehlentwicklung des Keimlings folgt. Die zeitlich und lokal begrenzte Beziehung zwischen Trophoblast- und Embryonalentwicklung ist aufgehoben. Der pathologisch veränderte Trophoblast persistiert ganz oder auch nur

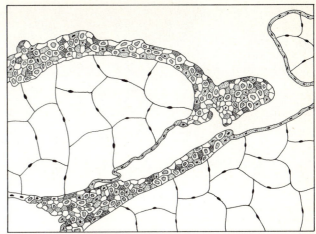

Abb. 160. Blasenmole (Mola hydatiformis). Die Zotten sind groß und ödematös aufgequollen. Im Stroma erkennt man nur wenige Fibroblasten. Gefäßanlagen sind im Stroma nicht vorhanden. Der Trophoblast ist stellenweise sehr dünn ausgezogen, die Zweischichtung ist verlorengegangen. An anderen Stellen wird eine Hyperproliferation des Syncytio- und Cytotrophoblasten beobachtet (helle Zellen mit scharfen Grenzen = Cytotrophoblastzellen; dunkle Anteile = Syncytium)

teilweise *(totale* oder *partielle Blasenmole),* während der Embryoblast verkümmert.

Für einen gemeinsamen Basisdefekt spricht die Tatsache, daß sich bei ⅔ aller *Windeier* Zottenveränderungen mit hydatiformer Degeneration finden, so daß diese pathologischen Fruchtanlagen gleichsam als *Prodromalstadien* der *Mola hydatiformis* angesehen werden können. Nur enden die Windeier bereits im frühen Schwangerschaftsstadium als Abort, während Abstoßungsbestrebungen bei ausgeprägter Blasenmole erst in einem höheren Gestationsalter nach der 12. SSW auftreten.

Die *immunologischen Aspekte* der Trophoblasterkrankungen sind noch nicht befriedigend geklärt, und solange nicht sichere Kenntnisse über die normalen immunologischen Beziehungen zwischen Mutter und Conceptus vorliegen, sind kaum Ergebnisse zu erwarten, die in die Praxis umgesetzt und therapeutisch genutzt werden können (s. S. 128).

Auf alle Fälle scheint der mütterliche Organismus nicht in der Lage zu sein, die Proliferations- und Lebensfähigkeit des Trophoblasten zu begrenzen, auch ohne daß sich im Bereich der Implantationsstelle Zeichen invasiven Wachstums finden. Die mangelnde Abwehr des mütterlichen Organismus kommt auch darin zum Ausdruck, daß gelegentlich die während der Implantation zeitlich begrenzten und streng regulierten invasiven Eigenschaften persistieren können und der Trophoblast in das Myometrium und darüber hinaus bis in die Serosa und in extrauterine Regionen vordringt. Dann spricht man von der *invasiven Mole (Chorionadenoma destruens, „maligne Mole").* Durch Ausschwemmen von Trophoblastmaterial in den mütterlichen Kreislauf können in diesen Fällen metastatische Herde, vor allem in den Lungen, entstehen, die jedoch meist reversibel sind.

Dieses Phänomen unterscheidet sich nur quantitativ von der Verschleppung von Trophoblastzellen während der normalen Schwangerschaft, die jedoch immer nach Erschöpfung der proliferativen Potenz zugrunde gehen. Ein Versagen der mütterlichen Abwehr bei dem Chorionadenoma destruens ist eher die Ausnahme, zeigt aber die Bedeutung des mütterlichen Organismus für den Verlauf der Erkrankung.

Histomorphologisch entspricht das Chorionadenoma destruens der Mola hydatiformis, wenn auch die Proliferation stärker ausgeprägt ist; Zeichen der malignen Entartung fehlen jedoch immer.

Anders verhält es sich mit dem *Chorioncarcinom,* einem hochgradig malignen Tumor. Er besteht histologisch nur aus carcinomatös entarteten, *anaplastischen Cytotrophoblast- und Syncytiotrophoblastanteilen* in wechselnder Relation. Im Unterschied zur Blasenmole sind *keine Zotten* nachweisbar (Abb. 161).

Makroskopisch handelt es sich um *knotige Tumoren* unterschiedlicher Größe, die *hämorrhagisch durchsetzt* und dadurch blauviolett verfärbt sind.

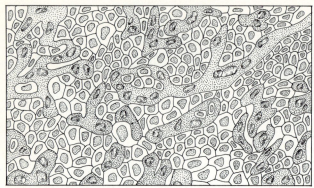

Abb. 161. Chorioncarcinom. Zottenstrukturen sind bei diesem Trophoblasttumor nicht nachweisbar. Bei den hellen Zellen mit scharfen Zellgrenzen handelt es sich um den maligne entarteten Cytotrophoblasten. Die syncytialen dunklen Anteile mit den unregelmäßig angeordneten Kernen entsprechen dem maligne entarteten Syncytiotrophoblasten

Etwa ein Drittel bis die Hälfte aller Chorioncarcinome entwickeln sich aus einer Blasenmole, auch in metastatischen Molenherden. In diesen Fällen muß eine maligne Transformation des im Sinne einer Mola hydatiformis veränderten Trophoblasten angenommen werden. *Ein Viertel der Fälle geht auf Spontanaborte zurück; der Rest entsteht unvermittelt nach normalen Schwangerschaften jenseits der 20. SSW oder im Zusammenhang mit einer Extrauteringravidität.* Die Entartung kann sich sowohl lokal im Uterus als auch isoliert in Metastasen vollziehen. Dabei werden celluläre Mutationsprozesse der normalen Placenta angenommen, wie sie von malignen Tumoren her bekannt sind.

Die Chorioncarcinome metastasieren ausschließlich hämatogen und praktisch in alle mütterlichen Organe, bevorzugt jedoch in *Lunge* (ca. 50%), *Vagina* (ca. 50%), Gehirn und Leber. Nicht selten erweckt die Symptomatik der Organmetastasen den ersten Verdacht auf eine maligne Trophoblasterkrankung nach einer vorausgegangenen unauffälligen Gravidität. Spontane Regressionen der Metastasen kommen – offenbar dank der mütterlichen Abwehr – vor; insofern ist der Verlauf des Chorioncarcinoms unvorhersehbar.

Aus *cytogenetischer* Sicht existieren *zwei Formen* der Mola hydatiformis. Bei der *kompletten Blasenmole* ohne erkennbare Fruchtanlage findet sich überwiegend ein Karyotypus 46, XX. Nach detaillierten Analysen ist jedoch das gesamte Chromosomenkomplement väterlicher Herkunft. Das bedeutet, daß der weibliche Pronucleus zu einem sehr frühen Zeitpunkt eliminiert worden sein muß, während der männliche duplizierte. Demgegenüber zeichnet sich die *partielle Blasenmole* mit nachweisbarer Keimanlage durch graduell unterschiedliche Aneuploidien, vor allem durch Tri- und Tetraploidien, aus. Das Konzept des ätiopathologischen Zusammenhangs zwischen der Entstehung der „blighted ova" und dieser zweiten Form mit partieller moliger Degeneration erfährt durch diese Befunde eine Stütze. Nach zahlenmäßig begrenzten Studien besteht offensichtlich ein Zusammenhang zwischen dem Grad der Aneuploidie und der Potenz der malignen Entartung. Insgesamt dürfte das Konzept der malignen Transformation auch für Trophoblasterkrankungen Gültigkeit besitzen, da sich sowohl bei der destruierenden Blasenmole als auch vor allem bei dem Chorioncarcinom variierende Spektren irregulär aneuploider Karyotypen einschließlich strukturell abnormer Marker-Chromosomen nachweisen lassen.

Häufigkeit

Die *Häufigkeit* der Trophoblasterkrankungen beträgt in weißen Bevölkerungen ca. 1 : 1500 bis 1 : 2000 Geburten, in asiatischen Bevölkerungen liegt die Frequenz etwa um ein 4 bis 10faches höher. Neben rassischen und epidemiologischen Unterschieden steigt die Frequenz mit zunehmendem Alter und der Parität an.

Das *Wiederholungsrisiko* liegt zwischen 1 und 4%, besonders in Regionen mit ohnehin hoher Incidenz.

Symptome

Die Symptomatik der Trophoblasterkrankungen entspricht der des drohenden Abortes; es treten unregelmäßige, unterschiedlich starke Blutungen auf, meist verbunden mit krampfartigen Schmerzen im Unterbauch. Die subjektiven Schwangerschaftszeichen (Nausea, Vomitus matutinus) sind oft noch jenseits der 12. SSW überdurchschnittlich stark ausgeprägt. Zusätzliche *Symptome des EPH-Syndroms in der ersten Hälfte der Gravidität* müssen stets den Verdacht auf eine Trophoblasterkrankung erwecken, da sich bei ca. 10% der Patientinnen frühzeitig eine Präeklampsie entwickelt. Ebenso ernst zu nehmen sind Zeichen einer plötzlichen *Hyperthyreose* (Tachykardie, Gewichtsabnahme). Bei großen Blasenmolen kann eine Verschleppung von Zotten in die Lunge auftreten, die röntgenologisch nachweisbar sind. Gerade diese Patientinnen weisen meist eine frühzeitige schwere Präeklampsie auf.

Diagnose

Bei der *Inspektion* fallen die starken lokalen Schwangerschaftsveränderungen (Lividität, Auflockerung) auf. Die *Absonderung typischer Bläschen* mit dem abgehenden Blut kann als sicherer Hinweis dienen.
Je nach der Ausdehnung der Blasenmole findet sich der *Uterus* bei der *Palpation* in weitaus der Mehrzahl der Fälle *größer als es dem Gestationsalter entspricht und von auffallend weicher Konsistenz*. Herztöne sind nicht nachweisbar. Lassen sich zusätzlich Resistenzen im Bereich der Ovarien tasten, muß der Verdacht auf *Luteincysten* bestehen (s. u.).
Die zur Diagnostik verfügbaren *biochemischen Parameter* basieren auf der *gesteigerten Hormonaktivität* des Syncytium des überschießend proliferierenden Trophoblasten.
Die *erhöhte Bildung von HCG* hat exzessive Ausscheidungswerte von 500 000–1 000 000 I. E. noch in einem Zeitraum zur Folge, in dem normalerweise bereits ein Abfall zu verzeichnen ist (Während der normalen Gravidität wird das Maximum in der 12. SSW mit 100 000–200 000 I. E. erreicht; s. S. 230) Den wichtigsten Parameter zur Sicherung der Diagnose stellt die quantitative Bestimmung der HCG-β-Subunits mit Hilfe des Radioimmunoassays dar.
Die überschießende HCG-Stimulation führt bei 20% und mehr der Erkrankten zur Bildung von *Luteincysten* der Ovarien. Sie entgehen bei ausgedehnter Blasenmole häufig zunächst wegen des vergrößerten, weichen und massigen Uterus der palpatorischen Erfassung. Nach vollständiger Entleerung des Uterus bilden sie sich spontan innerhalb von 2–3 Wochen zurück.

Ebenso kann die gleichermaßen überhöhte Produktion von *HPL* zur Diagnose mit herangezogen werden.

Zeichen der *Hyperthyreose* bei 3–10% der Trägerinnen sind auf eine vermehrte Bildung von HCT – ebenfalls meßbar – zurückzuführen.

Im Vordergrund der Diagnostik steht die *Ultrasonographie*. Die Anwesenheit moliger Strukturen bedingt ein charakteristisches diffuses Echogramm bei Fehlen der Fruchthöhle und Frucht (s. Abb. 138).
Differentialdiagnostisch sind ein Hydramnion und eine Mehrlingsschwangerschaft auszuschließen; auch ist an einen graviden Uterus myomatosus und eine große Ovarialcyste zu denken.

Therapie

Bei der Therapie der *Mola hydatiformis* ist stets die *Möglichkeit des Übergangs in das Chorionadenoma destruens* (ca. 15% der benignen Molen) oder *ein Chorioncarcinom* (ca. 3% der benignen Molen) einzukalkulieren, auch wenn sich histologisch (noch) keine Verdachtsmomente finden. Diese *Gefahr* besteht auch bei *jeder unvollständigen Entleerung des Uterus,* die ein Persistieren und Proliferieren der verbliebenen Molenreste zur Folge haben kann.
Aus diesen Gründen besteht das Vorgehen aus zwei Schritten:
– der möglichst umgehenden vollständigen Entleerung des Uterus,
– der nachgehenden Überwachung, insbesondere mit Hilfe der quantitativen Bestimmung von HCG (β-Subunits) und HPL, um persistierende Herde rechtzeitig zu erfassen.
Die *Entleerung des Uterus* birgt die Gefahren einer bedrohlichen Blutung und der Perforation. Aus diesen Gründen ist der Anwendung von Prostaglandinen i. v. (s. S. 234) mit anschließender Nachräumung mittels Saugcurettage und/oder großer stumpfer Curette unter Oxytocininfusion zur Kontraktion des Uterus der Vorzug zu geben. Zwingen Blutungen oder drohende Eklampsie zum sofortigen Eingreifen, wird der Uterus in Laparotomie- und Transfusionsbereitschaft mit der Saugcurette unter Oxytocininfusion entleert.
Besteht kein Kinderwunsch mehr oder befindet sich die Patientin in einem höheren Gebäralter, so ist die primäre Hysterektomie zu erwägen.

Auch wenn die histologische Dignitätskontrolle und der klinische Verlauf keinen Malignitätsverdacht ergeben, ist die Nachkontrolle eine *conditio sine qua non*. Dazu gehören eine *Kontroll-Abrasio* nach 10–14 Tagen und regelmäßige, zunächst wöchentliche, dann monatliche *Hormonbestimmungen* (HCG einschließlich β-Subunits, HPL) und gelegentliche *Röntgen-Lungenkontrollen*.
Von einer Gravidität ist für mindestens ein Jahr nach Normalisierung der Befunde dringend abzuraten.

Im Hinblick auf das Grundleiden sind orale Contraceptiva vorzuziehen, da mit ihrer Hilfe der präovulatorische Anstieg von LH vermieden wird. Bisher liegen keine sicheren Kenntnisse über eine negative Auswirkung der oralen Contraceptiva vor. Aufgrund der primären Lokalisation der Erkrankung erscheint die Anwendung eines Intrauterinpessars nicht sinnvoll.

Jeder zwischenzeitlich während der Nachsorge von der Norm abweichende Befund zwingt zum Vorgehen wie bei einer invasiven Mole oder dem Chorioncarcinom, d. h. zum Einsatz der Chemotherapie (s. u.).
Die histologisch *nachgewiesene invasive Mole* und das *Chorioncarcinom* machen unverzüglich die *Chemotherapie* erforderlich. Weiterhin ist die Suche nach Metastasen, vor allem im Gehirn (Hirnszintigraphie, Computertomographie), in der Leber (Ultrasonographie, Szintigraphie) und in den Lungen notwendig.
Wenn kein Wert mehr auf weitere Schwangerschaften gelegt wird, so ist die Exstirpation des Uterus unter dem Schutz der Chemotherapeutica zum frühestmöglichen Zeitpunkt angezeigt.
Die *Chemotherapie ist die Methode der Wahl*. Dabei kommt dem Folinsäureantagonisten *Methotrexat* wegen seiner spezifischen Wirksamkeit eine zentrale Bedeutung zu.

Sie beruht darauf, daß der Uterus bei Folinsäuremangel unempfindlich gegenüber den vom Trophoblasten in hohen Mengen gebildeten Oestrogenen ist und daß vor allem fetale Gewebe einen erhöhten Folinsäurebedarf haben. Die Zufuhr des Folinsäureantagonisten führt zu einem Mangel dieser essentiellen Aminosäure und auf diesem Wege zu regressiven Veränderungen des Trophoblasten und zwar in einem Dosisbereich, der für den mütterlichen Organismus noch tolerabel ist.

Bestehen keine Anhaltspunkte für Metastasen, so kommt die *Monotherapie* mit Methotrexat in mehrfachen Behandlungskuren zur Anwendung. Sind bereits Metastasen nachweisbar, so wird gegenwärtig der *Tripeltherapie* mit Methotrexat, Actinomycin D und Chlorambucil der Vorzug gegeben.

Bleiben trotz mehrfacher Cystostaticakuren isolierte Metastasen im Gehirn oder den Lungen oder der Leber nachweisbar, so ist die *chirurgische Entfernung* oder gezielte *Radiotherapie* notwendig.

Auch bei guter Ansprechbarkeit und Verschwinden der Metastasen ist über Jahre hinaus eine intensive, anfangs sehr engmaschige, später in zunehmend größeren Intervallen durchzuführende *Überwachung* notwendig. Dabei stehen quantitative HCG- und HPL-Bestimmungen im Vordergrund, die bei erhaltenen Plateau- oder sogar wieder ansteigenden Werten neue Metastasensuche und chemotherapeutische Stoßtherapie erforderlich machen. Rezidive ereignen sich gewöhnlich innerhalb von 3–6 Monaten.
Kann das Geschehen als endgültig beherrscht gelten, ist gegen weitere Schwangerschaften nichts einzuwenden. Nachteilige Effekte der Chemotherapie (Mißbildungen) sind nicht bekannt.

Prognose

Bei der *Mola hydatiformis* genügt zur endgültigen Heilung in 80–85% der Fälle die vollständige Entleerung des Uterus.
Dank der Chemotherapie, insbesondere durch das Methotrexat, konnten die Behandlungserfolge des *Chorionadenoma destruens* und des *Chorioncarcinoms* – eine systematische Anwendung und die engmaschige Nachsorge vorausgesetzt – entscheidend verbessert werden. Die Heilungsaussichten des Chorioncarcinoms betragen zwischen 80 und mehr als 90%.

Im Einzelfall verschlechtert sich die Prognose, und die Patientin wird zum „high risk"-Fall, wenn
– die Dauer der Erkrankung mehr als 4 Monate beträgt,
– Gehirn- und Lebermetastasen vorhanden sind,
– der HCG-Titer auf erhöhtem Niveau verbleibt oder weiter steigt,
– bereits eine Anbehandlung mit unzulänglichen Maßnahmen erfolgte,
– toxische Nebenwirkungen der Chemotherapeutica wie drohende Erschöpfung des hämatopoetischen Systems, besonders des Knochenmarks, und eine Leberschädigung die Fortsetzung der cytostatischen Therapie verbieten,
– sich die Tumoren gegenüber der initialen Chemotherapie als resistent erweisen.

Bei dem unvorhersehbaren Verlauf gilt für die Praxis, daß Patientinnen mit einer Trophoblasterkrankung an Zentren überwiesen werden, die über das notwendige Rüstzeug zur Diagnose und laufenden Überwachung einschließlich der Metastasensuche sowie Erfahrungen in der Therapie verfügen.

Prävention

Aufgrund der Zusammenhänge zwischen Windei, missed abortion und moliger Entartung helfen die frühzeitige *Aufdeckung einer embryonalen Fehlentwicklung* dieser Art – insbesondere mit Hilfe der *Ultrasonographie* – im Rahmen der Schwangerenvorsorge (s. S. 222) und die *sofortige Beendigung der gestörten Schwangerschaft*, die Entwicklung der Trophoblasterkrankungen einschließlich des Chorioncarcinoms mit allen schwerwiegenden Folgen zu verhüten.

26. Pränatale Infektionen

Infektionskrankheiten der Mutter in der Gravidität können die Frucht einbeziehen und sie direkt oder indirekt schädigen.
Zwei Infektionswege kommen in Frage:
– die hämatogene diaplacentare Übertragung,
– die Ascension von Keimen aus den unteren Abschnitten des mütterlichen Genitale (Vagina, Cervix), vorwiegend in der fortgeschrittenen Schwangerschaft oder sub partu.
Das Ausmaß der embryofetalen Gefährdung hängt ab:
– vom Gestationsalter der Frucht zur Zeit der mütterlichen Erkrankung,
– von der Art der Erreger,
– von der Virulenz der Erreger,
– von der mütterlichen Abwehrlage,
– von der Stärke und Dauer der materen Virämie,
– von der Schwere des Verlaufes bei der Mutter; nach voll entwickeltem Krankheitsbild treten häufiger kindliche Schädigungen auf als nach einem subklinischen Verlauf.

Virusinfektionen in der Schwangerschaft

Die größte Beachtung verdienen die *Viruserkrankungen*. Insgesamt sind pränatale und sub partu acquirierte Virusinfektionen für 10% aller Defekte und Erkrankungen des Neugeborenen verantwortlich. Seltener kommen als Erreger Bakterien und Protozoen in Betracht.

Auffallend ist das unterschiedliche embryofetale Risiko bei mütterlichen Virusinfektionen (Tabelle 53).

Von seiten der Mutter dürfte dabei der in der Schwangerschaft veränderte Immunstatus im Sinne einer Immunsuppression eine Rolle spielen. Von seiten des Feten ist zu bedenken, daß er schon früh zur Bildung von Antikörpern befähigt ist und u. U. durch seine Immunantwort die Infektion zu beherrschen vermag. Die eigene Interferonbildung dürfte die Abwehr zusätzlich unterstützen. Auch können die in der Placenta ablaufenden entzündlichen Prozesse eine abschirmende Barriere bilden. Schließlich ist die spezifische Virulenz der Erreger maßgeblich für die Schwere und den Verlauf der intrauterinen Infektion.

Pränatale Virusinfektionen stellen keine Teratogene im engeren Sinne dar, sondern vielmehr echte Erkrankungen, die sich in Abhängigkeit vom Gestationsalter der Frucht unterschiedlich manifestieren. Von der Mutter acquirierte Viren können auch noch nach der Geburt über Jahre

Tabelle 53. Risiken pränataler Virusinfektionen für den Embryo/Feten

Kausalzusammenhang mit mütterlicher Infektion in der Schwangerschaft		
Sicher		Nicht sicher nachgewiesen
Risiko hoch	Risiko gering	
Röteln Cytomegalie	Herpes simplex Varicellen-Zoster Variola-Vaccine Enteroviren	Influenza A + B und andere Viruserkrankungen des Respirationstraktes Mumps Masern Hepatitis A, B

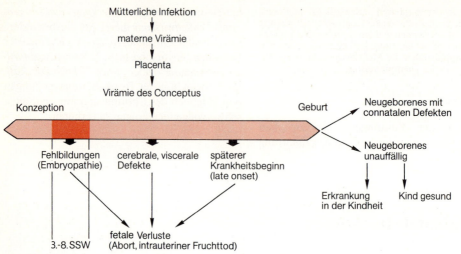

Abb. 162. Infektionsweg und Auswirkungen pränataler Virusinfektionen (am Beispiel der Rötelinfektion). (Modifiziert nach J. A. Dudgeon 1978)

hinaus in kindlichen Geweben persistieren und jederzeit reaktiviert werden, so daß mit Spätfolgen bis in die Kindheit hinein zu rechnen ist. Die möglichen Manifestationen erstrecken sich von der schweren generalisierten Form bis zu lokalen Prozessen mit graduell unterschiedlichen Früh- und Spätfolgen. Die Infektion des Conceptus ist jedoch keine conditio sine qua non. Die Frucht kann unbeeinträchtigt bleiben und sich ungestört entwickeln (Abb. 162).

Pathogenese

Im virämischen Stadium der mütterlichen Erkrankung vermag das Virus die Placenta zu passieren und eine Virämie der Frucht auszulösen. Auf diese Weise gelangt der Erreger in Kontakt mit den embryofetalen Organen und Zellsystemen. Außer der hämatogenen Aussaat ist eine embolische Verschleppung nekrotischen Materials aus den villösen Räumen in Betracht zu ziehen. Für die Manifestation der embryofetalen Virusinfektion – sowohl der Früh- als auch der Spätformen – sind Zellteilungsstörungen, Mitosehemmung und Untergang der sich rapide teilenden Zellen der Frucht mit ausschlaggebend. Zunächst stehen daher nekrobiotische Prozesse im Vordergrund, die insbesondere während der *Organogenese strukturelle Anoma-*

lien im Sinne teratogener Effekte zur Folge haben können. Aber auch in der weiteren Entwicklung und postnatal bis in die Kindheit können bei Viruspersistenz und Reaktivierung die gleichen Phänomene auftreten. Findet die Virusinfektion *nach dem 1. Trimenon* statt, so beherrschen *entzündliche Reaktionen* das Bild. Die Folgen sind *Wachstumsretardierung* und eine variierende Symptomatik von *Defektheilungen* (Abb. 162).

Connatale Röteln

Das klassische Beispiel einer pränatalen Virusinfektion sind die *Röteln*. Seit 1941 ist durch die retrospektiven Erhebungen des australischen Ophthalmologen Gregg bekannt, daß eine mütterliche *Rötelnerkrankung im 1. Trimenon* eine *Rötelnembryopathie* mit *Herzfehler, Katarakt* und *Taubheit* auslösen kann (Gregg-Syndrom).

Die pränatale Rötelnerkrankung kann jedoch über diese Trias hinaus *weitere Schäden* unterschiedlicher *cerebraler* und *visceraler Manifestationen* auf der Basis einer disseminierten intrauterinen Infektion, Viruspersistenz und Reaktivierung zur Folge haben. Selbst unauffällige Neugeborene tragen noch in der Kindheit ein relativ hohes Risiko für die Reaktivierung der

intrauterin erworbenen Erkrankung. Dieser Tatsache tragen die Begriffe *„erweitertes Rötelnsyndrom"* und *„connatale Röteln"* Rechnung (Tabelle 54).
Häufigkeit und Schwere der Fehlbildungen sind vor allem abhängig vom Alter der Frucht zum Zeitpunkt der Infektion. Je früher in der Gravidität die Rötelninfektion stattfindet, desto größer ist entsprechend der mitotischen Aktivität und den kritischen Phasen der Organogenese die Gefahr gravierender Defekte.
Die *Fehlbildungsrate* beträgt bei pränataler Rötelninfektion im:
1. Schwangerschaftsmonat ca. 50–60%,
2. Schwangerschaftsmonat ca. 25%,
3. Schwangerschaftsmonat ca. 15%,
4. Schwangerschaftsmonat ca. 7–10%,
im 1. Trimenon insgesamt ca. 25%, einschließlich Spätschäden ≧ 35%.
Aber auch eine Erkrankung der Mutter zwischen der 15. und 31. SSW birgt noch ein Risiko für geistige und körperliche Retardierung in der frühen Kindheit.

Außerdem sind Fälle von präkonzeptionellen Röteln bei mütterlicher Infektion bis zu 4 Monate *vor* der Empfängnis bekanntgeworden, die offenbar Fehlbildungen beim Conceptus auslösten.
Die Frequenz rötelninduzierter Spontanaborte und eines intrauterinen Fruchttodes beträgt ca. 10%; diese Rate übersteigt damit nicht die allgemeine Häufigkeit fetaler Verluste.

Der rötelninfizierte Neonatus ist hoch kontagiös und muß also isoliert werden. Er scheidet das Virus bis durchschnittlich ein Jahr post partum aus, namentlich aus Rachen, Intestinal- und Harntrakt. Die eigenen IgM-Antikörper sind bis zum Abklingen der Ausscheidung gegen Ende des ersten Lebensjahres erhöht.

Zur Epidemiologie der Röteln in der Schwangerschaft

Die pränatale Rötelnerkrankung tritt nur bei primärer Infektion der Mutter auf. In der BRD sind 12–15% *der Frauen im fertilen Alter* (16–40 Jahre) *seronegativ.* Das bedeutet, daß – bezogen auf eine jährliche Geburtenrate von 600 000 – schätzungsweise 72 000–90 000 Frauen ohne Rötelnschutz schwanger werden und somit dem Risiko einer pränatalen Rötelninfektion mit allen ihren Folgen für das Kind ausgesetzt sind.

Prophylaxe

Die einzig sichere Prophylaxe besteht in der *aktiven Rötelnimmunisierung.* Daher ist die Schutzimpfung aller Mädchen, möglichst *vor*

Tabelle 54. Art und Häufigkeit der Fehlbildungen nach pränataler Rötelninfektion. (Nach G. Enders 1977)

Connatale Röteln = Erweitertes Rötelnsyndrom	Klassische Rötelnembryopathie „Gregg-Syndrom"	Herzmißbildungen Offener D. Botalli, Aortenstenose, Ventrikelseptumdefekt	52–80%
		Augendefekte Katarakt bi- u. unilateral Retinopathie Glaukom	50–55%
		Hörschäden (sensorineural) Bi- u. unilateral	≧ 50%
		Cerebralschäden Mikrocephalie Psychomotorische/ geistige Retardierung	40–50%
		Encephalitis – Panencephalitis bis zu 10 Jahre p.p. (zentral bedingte Taubheit)	Häufig
		Viscerale Schäden Hepatosplenomegalie	60%
		Thrombocytopenie – Purpura	45%
		Knochenveränderungen (Verkalkungsstörungen)	30%
		Entwicklungs- und Wachstumsstörungen (Dystrophie – small for date < 2500 g)	60%
		Gesamtletalität	13–20%

der Pubertät im Alter von 11–14 Jahren auch für die BRD anzustreben. Bis zur Verwirklichung dieser Forderung ist die *selektive Impfung seronegativer Frauen und Mädchen vor* Eintritt der ersten Gravidität im Rahmen der Familien- und Geburtenplanung zu empfehlen. Dies gilt insbesondere für beruflich Exponierte (Lehrerinnen, Krankenschwestern). Eine weitere Möglichkeit bietet die *Immunisierung der Mütter im Wochenbett.*

Da es sich um Lebendvaccine handelt, ist die Schutzimpfung in der Gravidität kontraindiziert und im fertilen Alter unter Konzeptionsschutz vorzunehmen, der spätestens 2 Monate vor der Impfung beginnen und bis zu 3 Monaten danach aufrechterhalten werden soll. Dies gilt auch für die Impfung zwischen zwei Schwangerschaften. Kommt es trotzdem zur Empfängnis, so besteht nach dem heutigen Wissensstand keine dringende Indikation für einen Schwangerschaftsabbruch, da das Risiko einer Anomalie als Folge der Vaccination als außerordentlich gering anzusehen ist.

Im Rahmen der *Schwangerenvorsorge* ist der *Antikörpersuchtest* anläßlich der ersten Konsultation obligatorisch. Ein HAH-Titer von mindestens 1 : 32 spricht für Immunität (s. S. 166). Bei niedrigeren Titern ist eine Kontrolluntersuchung vorzunehmen.

Hat eine *seronegative Schwangere Rötelnkontakt,* so muß umgehend, bzw. innerhalb von 11 Tagen, ein Röteln-HAH-Test veranlaßt werden, der nach 2–3 Wochen zu wiederholen ist. Ergibt sich dann ein *mindestens 4facher Titeranstieg,* so ist eine *frische Rötelninfektion* anzunehmen. Entsprechendes gilt, wenn eine seronegative Schwangere mit rötelnverdächtigen Symptomen erkrankt. Der Titeranstieg ist dann zwischen dem 3. und 10. Tag nach Ausbruch des Exanthems zu erwarten (s. Anhang II).

Wenn innerhalb der Zeitspanne von 11 Tagen nach einem möglichen Rötelnkontakt kein HAH-Test vorgenommen wurde, so läßt sich ein später festgestellter erhöhter Titer nicht beurteilen. Dann muß unverzüglich eine Untersuchung auf rötelnspezifische IgM-Antikörper veranlaßt werden.

Mit Rötelnimmunglobulin kann bei einer Exposition von seronegativen Schwangeren das Risiko einer Fruchtschädigung verringert werden. Die Applikation muß jedoch innerhalb von 5–7 Tagen nach dem Kontakt erfolgen.

In Anbetracht des hohen Risikos der pränatalen Infektion ist bei klinisch und serologisch erkannten Röteln im 1. Trimenon die *Interruptio graviditatis aus kindlicher Indikation* indiziert (s. S. 303). Auch noch in der 14.–16. SSW ist der Schwangerschaftsabbruch vertretbar. Nach Ausbruch der mütterlichen Erkrankung zwischen der 17. und 20. SSW kann man angesichts des geringen Risikos angeborener Defekte von 0,7% das Austragen der Schwangerschaft tolerieren.

Cytomegalie

Zeitpunkt der Infektion und Manifestation

Die geringe Pathogenität der Cytomegalieviren (CMV) bei Erwachsenen kontrastiert stark mit den schweren infektiösen Prozessen, die dieses Virus pränatal entfalten kann. Cytomegalieviren vermögen ähnlich den Erregern der Röteln *schwere Fruchtschädigungen* zu verursachen, ohne daß Symptome bei der Mutter bemerkbar werden.

Das Gestationsalter bei Ausbruch der mütterlichen Infektion ist entscheidend für das Ausmaß der intrauterinen Schädigung, wenn auch im Gegensatz zu den Röteln keine definierten Risikoperioden abzugrenzen sind. Die *Infektion im 1. Trimenon* führt möglicherweise zum Abort; häufiger sind *connatale Defekte unterschiedlicher Ausprägung. In der zweiten Schwangerschaftshälfte* ist das *Risiko der schweren generalisierten Erkrankung* infolge der eigenen Immunantwort des Feten geringer, jedoch muß infolge von Viruspersistenz mit *chronischen Verlaufsformen und Spätschäden* gerechnet werden. Da 99% der Schwangeren die Primärinfektion ohne Symptomatik überstehen, ist der Zeitpunkt der pränatalen Infektion in der Mehrzahl der Fälle ungewiß. Im Verdachtsfall gilt ein 4facher Antikörperanstieg als beweisend.

10% aller pränatal CMV-infizierten Kinder weisen generalisierte oder lokalisierte Schäden auf; 90% werden symptomlos geboren. Jedoch treten bei 10% dieser zunächst unauffälligen, aber virus- und antikörperpositiven Neugeborenen früher oder später cerebrale Schädigungen auf (Tabelle 55).

Die Kinder werden „small for date" oder unreif geboren. Die Prognose ist bei cerebralen oder pulmonalen Prozessen dubiös bis infaust, günstiger für Kinder, die nur einen Ikterus und/

Tabelle 55. Manifestation der Cytomegalie beim Neugeborenen

Asymptomatische Form	Lokalisierte Form	Generalisierte Form
Häufig 90% d. intrauterin Infizierten bleiben gesund und normal 10% d. intrauterin Infizierten entwickeln ZNS-Schäden (Taubheit, Krämpfe, Anfälle, Mikrocephalie, geistige Retardierung)	Transitorische thrombopenische Purpura Hepatitis ZNS-Schädigung auch als Spätfolge in der Kindheit möglich Geistige Retardierung	Niedriges Geburtsgewicht (small for date; Unreife) Hepatosplenomegalie Hepatitis, Ikterus Thrombopenische Purpura Pneumonie Hypotonie d. Muskulatur Mikrocephalie Hydrocephalus Chorioretinitis Cerebrale Verkalkungen Encephalitis Permanente ZNS-Schädigung ohne strukturelle Defekte; geistige Retardierung; Taubheit

oder eine Thrombocytopenie entwickeln. Die zu befürchtenden Spätfolgen verschlechtern die Prognose nicht so sehr quoad vitam sondern quoad sanationem. Das gilt vor allem für die neurologische Symptomatik wie die cerebrale Diplegie, Spastizität, Anfälle und auch Taubheit.

Epidemiologie und Infektionswege in der Schwangerschaft

Bis zum Alter von 30 Jahren ist als Folge einer CMV-Infektion etwa ein Drittel der Bevölkerung antikörperpositiv. Das bedeutet, daß noch ein beachtlicher Teil der Frauen im fertilen Alter empfänglich gegenüber CMV-Viren und damit infektionsgefährdet ist.

Während der *virämischen Phase* einer *primären maternen Infektion* erreicht das Virus die Placenta und von dort aus die Frucht.
Das Virus wird mit dem Cervixsekret bis in die fortgeschrittene Gravidität ausgeschieden. In der Muttermilch findet es sich bei 50% der infizierten Frauen innerhalb der ersten 14 Tage post partum.
Außer der *pränatalen Infektion mit CMV via Placenta* ist daher auch mit der *Ascension der Erreger von der Cervix durch das Amnion* zur Fruchthöhle sowie der Übertragung mütterlicher Cytomegalieviren *sub partu* und in der *Neonatalperiode* auf das Kind zu rechnen.
Aufgrund dieser Tatsachen muß die *CMV-Infektion* als die *häufigste aller Virusinfektionen* gelten. Schätzungsweise machen ca. 1% aller Graviden zu irgendeinem Zeitpunkt der Schwangerschaft die Erstinfektion durch. Zudem wird die Reaktivierung in der Gravidität – wohl wegen des veränderten Immunstatus – begünstigt. So steigt bei seropositiven Frauen die Ausscheidung der Erreger in graviditate bis zu Höchstwerten im 3. Trimenon an. Die Reaktivierung wirkt sich zwar, da keine Virämie besteht, nicht pränatal aus, jedoch kann der Nasciturus im Geburtskanal oder das Neugeborene durch die Muttermilch infiziert werden.
Auf 1000 Lebendgeborene muß mit einem pränatal CMV-geschädigten Kind gerechnet werden. Einschließlich der kindlichen Infektionen sub partu und in der Neonatalperiode sowie der Spätschäden ist die Rate CMV-geschädigter Kinder um etwa das 10fache höher anzusetzen.
Der Nachweis der Infektion ist beim Neugeborenen bereits aus dem Nabelschnurblut durch die Bestimmung der IgM-Antikörper zu erbringen.

Im Gegensatz zu den Röteln gibt es gegenwärtig keine Möglichkeit der Prophylaxe. Ebensowenig existiert eine Therapie.
Bei Nachweis einer apparenten mütterlichen Primärinfektion in der frühen Gravidität (z. B. Mononucleose), kenntlich am Anstieg der Antikörper auf das 4fache, erscheint der Schwangerschaftsabbruch gerechtfertigt, weil das Risiko der pränatalen Infektion hoch ist.

Herpes-simplex-Infektionen

Die Infektion mit Herpes-simplex-Viren (HSV) verläuft meist asymptomatisch, so daß eine frische primäre Infektion in der Gravidität nur selten erkannt wird.

Die *transplacentare* pränatale Infektion mit HSV 1 oder HSV 2 – als Folge einer mütterlichen Virämie – kann aufgrund weniger Einzelbeobachtungen zu Aborten führen oder Defekte wie Herzfehler, intracraniale Verkalkungen, Mikrocephalie, Mikrophthalmie, Dysplasie der Retina, spätere psychomotorische Störungen und als Indiz für den Kausalzusammenhang – neben dem Virusnachweis – Hautnarben zur Folge haben.

Die Frage einer Interruptio graviditatis stellt sich in Anbetracht der Seltenheit einer mütterlichen Primärerkrankung in der Frühschwangerschaft praktisch nicht.

Im Vordergrund steht die Gefahr der *ascendierenden Infektion* des Feten von der Cervix via Amnionhülle in der zweiten Schwangerschaftshälfte als Folge der häufiger gewordenen Besiedlung von Cervix und Vagina mit HSV 2. Ein mütterlicher Herpes genitalis scheint mit Spätaborten und Frühgeburten assoziiert zu sein. Ebenso kann es zur *Kontaktinfektion sub partu* kommen. Der Verlauf der Erkrankung des Feten resp. des Neonatus reicht über die Affektion der Haut und Mundschleimhaut bis zur disseminierten Ausbreitung auf Haut, Viscera und Meningen mit infaustem akuten oder chronischen Verlauf. Das *Ansteckungsrisiko sub partu wird mit 40% angenommen*.

Die *einzige Vorbeugungsmaßnahme für den Nasciturus* besteht bei einem floriden Herpes genitalis in der Entbindung durch Sectio caesarea, vorausgesetzt, daß der Blasensprung nicht länger als 4 h zurückliegt. Dieses Vorgehen ist jedoch nicht absolut sicher, da eine ascendierende Infektion bereits stattgefunden haben kann.

Varicellen-Zoster-Erkrankungen

Die Erreger der Windpocken und des Herpes zoster sind identisch. Die Windpocken stellen die Manifestation der primären Infektion dar und gehen infolgedessen mit einer Virämie einher. Der Herpes zoster kommt durch die Reaktivierung latenter Viren zustande, die sich entlang den peripheren Nerven zur Haut ausbreiten, jedoch keine Virämie mehr induzieren und daher keine pränatalen Infektionen verursachen.

Die Rate der gegenüber Windpocken noch empfänglichen Graviden wird in der BRD mit etwa 2% angenommen. Von den Schwangeren, die innerhalb der ersten 14 Wochen der Schwangerschaft infiziert worden sind, tragen nur ca. 2% das Risiko für die Geburt eines Kindes mit congenitalen Defekten. Insgesamt sind also die transplacentare pränatale Infektion in der Frühgravidität und die Entwicklung des Varicella-Syndroms mit Hypoplasie der Extremitäten und des Rumpfes, Augen- und ZNS-Defekten sowie Hautnarben extrem selten.

Angesichts der Seltenheit der mütterlichen Erstinfektion mit Windpocken in der Gravidität scheint das *Risiko der pränatalen Infektion tragbar* und wird auch von den Eltern meist akzeptiert.

Erkrankt die Mutter erst in der 2. Schwangerschaftshälfte, so bieten offenbar die eigenen Antikörper dem Feten bereits genügend Schutz. Diese Kinder können jedoch später an Herpes zoster erkranken.

Gefahren birgt die Erkrankung der Mutter an Windpocken kurz vor oder unter der Geburt für den Nasciturus. Eine mütterliche Infektion 4–0 Tage vor der Entbindung führt bei etwa 20% der Kinder zur Infektion im Alter von etwa 5–10 Tagen post partum. Von diesen sterben etwa 30% an einer generalisierten Erkrankung, oder sie überleben mit schweren neurologischen Schäden.

Eine prophylaktische *aktive Schutzimpfung existiert nicht*. Die *passive Immunisierung* der Mutter mit Beginn der mütterlichen Windpocken während der ersten 4 Monate der Gravidität mit antikörperangereichertem Gammaglobulin kann den Verlauf bei den Feten abschwächen. Diese Form der passiven Immunisierung wird auch für die Neugeborenen empfohlen, deren Mütter innerhalb von 0–4 Tagen vor der Entbindung erkranken.

Leidet die Mutter zur Zeit der Entbindung an einem *Herpes zoster,* muß das Kind vor Kontakt bewahrt werden.

Pockenerkrankung – Pockenvaccination

Diese früher so gefürchtete Virusinfektion ist heute weltweit unter Kontrolle gebracht. Es besteht jedoch ein gewisses *Risiko für intrauterine Infektionen nach der Schutzimpfung mit Lebendvaccine* (Tabelle 56). Daher ist die Revaccination in der Schwangerschaft nach Möglichkeit zu vermeiden, insbesondere dann, wenn die Erstimmunisierung mehr als 10 Jahre zurückliegt oder nicht erfolgreich war. Bei geplanten Reisen in Länder mit Impfzwang ist die Pockenschutzimpfung unter Kontrazeption zu empfehlen. Eine Schwangere ist heute generell, auch bei Reisen in impfpflichtige Länder von der Revaccination zurückzustellen. Insgesamt ist das Risiko der pränatalen Infektion bei einer in Unkenntnis einer Gravidität erfolgten Revaccination so gering, daß keine Indikation zur Interruptio graviditatis besteht.

Tabelle 56. Impfungen in der Schwangerschaft. (Modifiziert nach H. Spiess 1981)

Impfstoff	Schutzimpfung gegen	
Lebendimpfstoff	Röteln	–
	Pocken	
	Erstimpfung	–
	Wiederimpfung	(+)
	Gelbfieber	(+)
	Poliomyelitis	+
	Masern	–
	Mumps	–
Totimpfstoff	Tetanus	+
	Grippe	(+)
	Typhus	(+)
	Tollwut	(+)
	Cholera	(+)

+ = Unbedenklich   (+) = wenn unvermeidbar resp. indiziert   – = kontaindiziert

Hepatitis-B-Infektionen

Bei einer Hepatitis-B-Virus (HBV)-Infektion in der Schwangerschaft erkranken nur etwa 10% der Conceptus. Aborte, Tot- und Frühgeburten scheinen erhöht zu sein. Das Vorkommen einer Embryopathie ist nicht sicher erwiesen.

Die Infektion des Kindes erfolgt meist sub partu. Die Häufigkeit hängt bei HBsAg-positiven Müttern entscheidend von ihrem HBeAg-Status ab; bei HBeAg-positiven Müttern kommt es in nahezu 100% der Neugeborenen zur HBV-Infektion, bei HBeAg-negativem Status nur in etwa 20%.

Die Kinder müssen sofort nach der Geburt 1 ml = 200 WHO-E und im Alter von 3 und 6 Monaten je 0,5 ml = 100 WHO-E Hepatitis B-Immunglobulin erhalten (s. a. S. 266).

Über die Auswirkungen einer mütterlichen Hepatitis-A-Infektion auf den Feten fehlen sichere Kenntnisse. Auffallend ist das niedrige Geburtsgewicht der Kinder bei schwerem Verlauf der mütterlichen Erkrankung.

Enterovirus-Infektionen

Eine Fruchtschädigung als Folge einer Enterovirus-Infektion in graviditate, insbesondere durch Coxsackie-A und -B-Viren ist z. Z. weder mit Sicherheit auszuschließen noch anzunehmen.

Mumps (Parotitis epidemica)

Die Frequenz einer Erkrankung in der Gravidität beträgt 0,2%. Bis jetzt steht der Beweis einer kausalen Verknüpfung zwischen einer mütterlichen Parotitis epidemica und dem Auftreten von congenitalen Defekten aus.

Dennoch sollte – nicht zuletzt auch zur Abschwächung eines schweren Verlaufes bei der Mutter – zur passiven Immunisierung Mumps-Immunglobulin eingesetzt werden.

Poliomyelitis

Eine diaplacentare Übertragung von Polioviren auf den Feten ist bei einer Poliomyelitis in graviditate möglich, wenn auch selten. Ebenso ist anzunehmen, daß bei einer mütterlichen Infektion nahe dem Geburtstermin das Neugeborene während der Entbindung oder der frühen postnatalen Periode eine Poliomyelitis acquirieren kann.

Obwohl die spinale Kinderlähmung als beherrscht gelten kann, ist die *Poliomyelitisschutzimpfung* von großer praktischer Bedeutung. Die Empfehlung geht dahin, daß in der Schwangerschaft eine Schluckimpfung (Sabin) durchgeführt werden kann, wenn sich ihre Notwendigkeit oder Zweckmäßigkeit ergibt (Tabelle 56). Kinder, in deren Milieu Schwangere leben, können unbedenklich geimpft werden. Lediglich 4 Wochen ante partum sollte auf den Impfschutz verzichtet werden, um ein Einschleppen der Impfviren in die geburtshilfliche Abteilung zu verhüten.

Influenza- und andere Viruserkrankungen des Respirationstraktes

Angesichts ihrer weiten Verbreitung sind Virusinfektionen des Respirationstraktes auch die häufigsten Erkrankungen in der Schwangerschaft. Unter den Influenzaviren sind die Typen A, B und C und ihre Mutanten bekannt.
Die Epi- und Pandemien, ausgelöst durch identifizierte Erregertypen, haben bisher keine Hinweise auf eine kausale Verknüpfung von einer mütterlichen Erkrankung mit Fruchtschäden wie Spontanaborten, connatalen Defekten oder Totgeburten erbracht. Die Übertragung auf den Conceptus ist auch wenig wahrscheinlich, da es nur selten zur Virämie kommt. Als erschwerend für die Beurteilung einer möglichen Assoziation erweisen sich Begleitfaktoren wie Hyperthermie oder Hypoxie der Mutter.
Die Grippeschutzimpfung ist in der Schwangerschaft erlaubt (Tabelle 56).

Masern

Masern in der Schwangerschaft sind selten, da mehr als 90% der Bevölkerung bereits in der Kindheit Immunität erworben haben. So ist das Risiko einer Ersterkrankung in der Gravidität nicht bekannt.
Bei den seltenen seronegativen Schwangeren ist bei Kontaktgefahr keine aktive Schutzimpfung erlaubt, sondern die passive Immunisierung mit Masern-Immunglobulin zu empfehlen (Tabelle 56).

Toxoplasmose

Einzig die *Erstinfektion* der Mutter mit dem *Protozoon Toxoplasma Gondii* in der zweiten Hälfte der Gravidität, wahrscheinlich sogar erst ab dem 3. Trimenon, bedeutet eine Gefährdung der Frucht. Nur dann ist eine *Säuglingstoxoplasmose* mit der Trias: Hydrocephalus, Chorioretinitis und cerebralen Verkalkungsherden als Folge der abgelaufenen destruierenden infektiösen Prozesse zu fürchten. Der Einbruch in die fetale Zirkulation vollzieht sich von Erkrankungsherden der Placenta aus. Das *fetale* Risiko ist gering, da die Frucht eher ausnahmsweise miterkrankt. Die Häufigkeit der pränatalen Toxoplasmose beträgt weniger als 1:4000 Lebendgeborene.
Eine Erkrankung der Mutter zu Beginn der Schwangerschaft führt nicht zur Infektion des Conceptus. Weder Aborte, einschließlich habitueller Aborte, noch Totgeburten sind kausal auf die Toxoplasmose zurückzuführen.
Der *Nachweis* einer Toxoplasmose wird mit *serologischen Methoden* erbracht. Sie erlauben eine Unterscheidung zwischen der akuten und der chronischen Form der Erkrankung.

Infektionsmodus, Prophylaxe und Therapie

Geeignete Impfstoffe existieren bisher nicht. Eine echte Prophylaxe stellt in Anbetracht des Infektionsweges die Vermeidung des Verzehrs von rohem oder halbgarem Fleisch und vorsorglich des Kontaktes mit Katzen dar.

Der *Infektionsweg der Erreger* nimmt seinen Ausgang mit den im Katzenkot vorkommenden cystischen Dauerformen, den Toxoplasma-Oocysten. Diese werden erst nach einem Reifungsprozeß infektiös und spielen daher bei ausreichenden hygienischen Verhältnissen keine entscheidende Rolle als Infektionsquelle für den Menschen. Sie kontaminieren jedoch das Viehfutter und führen zur Infektion von Schlacht- und Haustieren. Im neuen Wirtstier entwickeln sich als Dauerstadien sog. Cysten mit einer Durchseuchungsquote der Tiere von 25–50%. Der Kreis zum Menschen schließt sich durch den Genuß rohen oder halbgaren Fleisches.

Eine Serokonversion der Mutter spricht für eine inzwischen acquirierte Erstinfektion. Nur im Frühstadium der Parasitämie ist die chemotherapeutische Behandlung mit Sulfonamiden, Daraprim oder bestimmten Antibiotica (Spiramycin) wirksam.

Listeriose (Listeria monocytogenes)

Listeriae monocytogenes sind ubiquitär verbreitete grampositive Erreger. Die Infektion des Menschen tritt – regional endemisch gehäuft – vorwiegend durch den Verzehr kontaminierter Speisen und bei mangelhafter Hygiene auf.

Über die Durchseuchungsquote und Frequenz der Listeriose in graviditate existieren keine sicheren Richtzahlen: Einerseits verläuft die Listeriose bei Erwachsenen häufig inapparent, und andererseits ist der kulturelle Erregernachweis nur schwer zu erbringen. Die serologischen Tests sind wenig spezifisch und bieten allenfalls bei Verlaufskontrollen Hinweise.

Die *Ansteckung des Feten* kann pränatal im akuten Stadium der mütterlichen Bakteriämie *transplacentar* oder durch *Ascension aus dem Genitalbereich* erfolgen, ebenso ist die Infektion sub partu bei Besiedlung der unteren Geburtswege möglich. Angesichts der uncharakteristischen oder fehlenden Symptomatik bei der Mutter ist der Zeitpunkt der Infektion des Feten nur ausnahmsweise zu bestimmen.

Die pränatale Listeriose spielt weder bei singulären noch bei habituellen Aborten eine Rolle. Die generalisierte Form kann gelegentlich zum intrauterinen Fruchttod oder zur Frühgeburt führen.

Zeigen Neugeborene bereits innerhalb der ersten Lebenswochen Zeichen der Erkrankung wie Septicämie, Meningitis oder beides mit Tremor, Krämpfen, Vorwölben der großen Fontanelle und Beeinträchtigung der Atmung (apnoische Krisen), so wurden sie mit großer Wahrscheinlichkeit bereits intrauterin infiziert. Ihre Mortalität ist hoch (ca. 70%).

Kinder, die erst später, nach der zweiten Lebenswoche, Symptome wie petechiale Blutungen, Exanthem, Leber-Milz-Schwellung, Ikterus, Granulomatosis infantiseptica (miliare Granulome) entwickeln, können ante-, sub- oder postpartal infiziert worden sein. Die Lebenserwartung dieser Kinder ist insgesamt etwas günstiger zu beurteilen, zumal sie besser auf die Therapie ansprechen. Spätfolgen scheinen selten zu sein. Die Schwere der Erkrankung bei Neugeborenen steht jedoch in krassem Gegensatz zu dem blanden Verlauf beim Erwachsenen.

Der Erregernachweis kann aus Meconium, Urin, Blut oder Liquor erbracht werden.

Die Therapie mit Antibiotica sowohl der Mutter in graviditate als auch der Neugeborenen erfolgt entsprechend dem Ergebnis der Sensibilitätstests.

Malaria

Die Malaria hat infolge der häufigeren Auslandsreisen in tropische und subtropische Malariagebiete und ebenso durch Einreisende aus solchen Regionen eine gewisse Bedeutung erlangt.

Bei der an Malaria erkrankten Schwangeren kommt es ja nach Schwere des Verlaufes (hyperthermePhasen) häufiger zum intrauterinen Fruchttod oder zum Absterben des Kindes in der Perinatalperiode.

Prophylaxe

Bei Reisen in malariagefährdete Länder sind hygienische Verhaltensregeln streng zu beachten und eine *medikamentöse Malariaprophylaxe* durchzuführen. Diese ist eine Woche vor der Einreise zu beginnen und bis mindestens vier Wochen nach der Ausreise fortzusetzen. Eine Schwangerschaft stellt keine Kontraindikation dar. Dabei ist dem Daraprim (Pyrimethamin) der Vorzug zu geben, obwohl das chininhaltige Resochin in prophylaktischen Dosen ebenfalls als unbedenklich gelten kann. Auch kann Fansidar eingesetzt werden.

Lues congenita

Die unbehandelte Lues der Mutter führt fast regelmäßig zur pränatalen Infektion. Die Erreger gelangen über den mütterlichen Kreislauf zur Placenta und von dort in die fetale Blutzirkulation. Die Ansteckung der Frucht findet nicht vor Beginn des 5. Monats statt. Infolgedessen wird der Fetus nicht infiziert, wenn die syphilitische Mutter während der ersten 4 Monate der Schwangerschaft behandelt wird. Eine Übertragung findet nicht mehr statt, wenn die Mutter die Erkrankung erst in den letzten Wochen vor der Geburt acquiriert.

Wegen des späten Zeitpunktes der pränatalen Infektion ist weder mit angeborenen Defekten noch mit Aborten zu rechnen. Dagegen kommt es bei ca. der Hälfte aller infizierten Feten nach der 20. SSW zum intrauterinen Fruchttod. Daher ist bei einem solchen Ereignis stets differentialdiagnostisch eine Lues der Mutter auszuschließen (s. S. 342).

Bei der *Geburt* kann das Kind einen unauffälligen Eindruck machen oder bereits Zeichen der connatalen Lues aufweisen. Dazu gehören: der *Pemphigus neonatorum, die Rhinitis syphilitica* (der Inhalt der Hautblasen und das Nasensekret sind hoch infektiös!), eine Chorioretinitis, eine Vergrößerung von Leber, Milz und Lymphknoten, gelegentlich ein Hydrops fetalis universalis.

Diese Symptomatik kann auch erst in der Neugeborenenperiode oder später manifest werden. Häufig findet sich eine auffallend große, derbe verdickte Placenta als Folge fibröser Prozesse mit bis auf das Doppelte erhöhtem Gewicht. Die luetische Placenta ist hochinfektiös.
Die Bestätigung der Verdachtsdiagnose einer Lues congenita wird durch die serologischen Untersuchungen, die spezifischen IgM-Antikörper des Kindes und den Nachweis der Spirochäten im Dunkelfeld erbracht.

Prophylaxe und Therapie

Die pränatale Syphilis ist dank der diagnostischen Nachweismethoden und der zuverlässigen Therapie heute vermeidbar. Entscheidende Voraussetzungen sind die vorgeschriebne serologische Kontrolle im Verlauf der Schwangerenvorsorge, ggf. die unverzügliche Behandlung und/oder die Durchführung einer Wiederholungs- resp. Sicherheitskur (s. S. 167 u. 539).

27. Die gestörte Spätschwangerschaft

Das untergewichtige Neugeborene

Frühgeburt – Intrauterine Mangelentwicklung

Einleitung und Definition

Nach einer Empfehlung der WHO werden Kinder mit einem *Geburtsgewicht von ≤ 2500 g* als untergewichtige Neugeborene – infants of low birth weight – bezeichnet. Das Gewicht wurde als Kriterium zugrundegelegt, da es das gebräuchlichste und zugleich objektive kindliche Maß zur Klassifizierung ist und zur Beurteilung der Lebenserwartung eine größere Bedeutung als das Gestationsalter besitzt. Die Zeichen der Unreife bleiben zunächst außer Betracht.
Neugeborene mit einem Gewicht von ≤ 2500 g können aber sowohl zu früh geboren *(Frühgeburt)* als auch mangelhaft entwickelt sein *(Mangelgeburt)*.
Es kann sich somit um *normotrophe* (eutrophe) oder *hypotrophe* Neugeborene handeln. In dem Kollektiv der untergewichtigen Kinder befinden sich einmal die *eutrophen Frühgeborenen* (Tragzeit < 260 Tage p. m.), zum anderen die nach einer Tragzeit von ≥ 260 Tagen p. m. geborenen *entwicklungsretardierten* Kinder, die als „*Mangelgeburten*" oder als „small for gestational age infants" bezeichnet werden. Aber auch Frühgeborene können im Verhältnis zum Gestationsalter Zeichen der Mangelentwicklung aufweisen. Sie werden als *hypotrophe Frühgeborene* – preterm small for gestational age infants – (Tragzeit < 260 Tage p. m.) klassifiziert.
Es kann sich also bei den untergewichtigen Kindern mit einem Geburtsgewicht von ≤ 2500 g handeln um:
- *normotrophe (eutrophe) Frühgeborene* mit einer Tragzeit von < 260 Tagen p. m. (< 37 Wochen p. m.), jedoch einer der Tragzeit entsprechenden Entwicklung,
- *hypotrophe Reifgeborene* mit einer Tragzeit von ≥ 260 Tagen p. m. (≥ 37 Wochen p. m.),
- *hypotrophe Frühgeborene* mit einer Tragzeit von < 260 Tagen p. m. (< 37 Wochen p. m.) und gleichzeitiger Mangelentwicklung.

Zur Beurteilung des fetalen (wie auch des postnatalen) Wachstums existieren Standardwachstumskurven. Sie basieren auf kindlichen Meßdaten (z. B. Gewicht, Länge, Kopfumfang) anhand großer Kollektive in Beziehung zum Gestationsalter.
Aus Gründen der biologischen Variabilität aller kindlichen Maße hat es sich bewährt, den Bereich zwischen der 10. und 90. Percentile als untere und obere Grenze der Norm im Sinne der Standardabweichung festzulegen. Die für ein bekanntes Gestationsalter unter der 10. Percentile liegenden Meßwerte unterschreiten, die über der 90. Percentile überschreiten die Norm (Abb. 163 a u. b).

Unter klinischen Gesichtspunkten erscheint die getrennte Darstellung der *Frühgeburt* und der *Geburt nach intrauteriner Mangelentwicklung* gerechtfertigt, weil sie z. T. auf unterschiedliche Ursachen zurückgehen, vor allem aber mit ver-

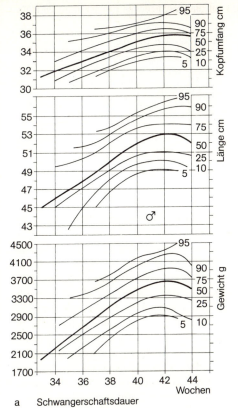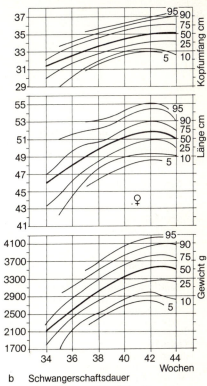

Abb. 163 a u. b. Geglättete Percentilenkurven für Gewicht, Länge und Kopfumfang. a Männliche Neugeborene, b weibliche Neugeborene. (Nach G. Mau 1976)

schiedenen Risiken und Komplikationen behaftet sind. Ihre Lebens- und postpartalen Entwicklungschancen sind unterschiedlich. Die Früh- und Mangelgeborenen haben eine zwar differierende aber insgesamt hohe Mortalitätsrate; sie sind zu 75% an der gesamten perinatalen Sterblichkeit in der BRD beteiligt. Deshalb kommt der *Prävention* größtes Gewicht zu. Sie beginnt mit der Analyse der *ätiologischen Faktoren*, ihrer Berücksichtigung während der *Schwangerenbetreuung* und erstreckt sich über die *speziellen Belange der Geburtsleitung* bis zur optimalen *neonatologischen Versorgung*.

Die Frühgeburt

Definition: Die Definition der Frühgeburt stellt zunächst eine rein zeitliche Begriffsbestimmung dar. Nach internationaler Übereinkunft handelt es sich um eine Frühgeburt, wenn das Kind vor der 37. Woche p. m. oder nach der WHO-Empfehlung vor dem 260. Tag p. m. geboren wird. Als Bezugspunkt für die Bestimmung der Schwangerschaftsdauer gilt der 1. Tag der letzten vorgeburtlichen Periode. Dieses Datum ist bekanntlich oft unsicher und von subjektiven Angaben abhängig, also mit einer großen Fehlerbreite belastet (s. S. 163).

Problematisch ist die Abgrenzung zwischen den nicht lebensfähigen Feten beim Spätabort und der bereits lebensfähigen Frühgeburt. Zur Zeit wird noch die Abgrenzung in der Weise vorgenommen, daß man die ab der 29. SSW p. m. geborenen Kinder als Frühgeburten *(Fetus praematurus)* bezeichnet. Die dank der verbesserten Aufzuchtbedingungen zunehmenden Überlebenschancen vor der 29. SSW p. m. legen eine Vorverlegung der zeitlichen Begrenzung nahe. Zwischen der 21. und 28. SSW bezeichnet man daher den Feten unter Berücksichtigung der Überlebensfähigkeit bei optimalen Aufzuchtbedingungen als nur bedingt lebensfähig

Tabelle 57. Verteilung der Frühgeburten (< 260 Tage p. m.) auf die verschiedenen Gewichtsklassen (DFG-Studie 1977)

Schwangerschafts-dauer in Wochen	Gewichte der Frühgeburten (unter 260 Tagen Tragzeit p. m.) in g			
	< 1500	1500– < 2000	2000– < 2500	≧ 2500
24	16 (100%)	0	0	0
25–28	30 (91%)	1 (3%)	1 (3,0%)	1 (3,0%)
24–32	30 (74%)	1 (2,5%)	5 (12,5%)	4 (10%)
33–36	12 (5,7%)	32 (15,2%)	65 (31,1%)	101 (48%)

Tabelle 58. Ursachen der Frühgeburt

Mütterliche Kausal- und Bedingungsfaktoren
a) *Uterine Ursachen*
  – Cervixinsuffizienz
  – Uterusanomalien
  – Uterusmyome
b) *Mütterliche Erkrankungen*
  – Spätgestose
  – Akute Infektionen
  – Hyperthyreose
c) *Endogene und exogene Einflußfaktoren*
  – Alter, Parität
  – Konstitution (Größe/Gewicht)
  – Berufliche (Doppel-)Belastung
  – Körperlicher/psychischer Streß
  – Sozioökonomischer Status
Ursachen von seiten der Placenta und der Eihäute
  – Placentainsuffizienz
  – Placenta praevia
  – Abruptio placentae
  – Vorzeitiger Blasensprung
  – Polyhydramnie (Hydramnion)
  – Trauma
Fetale Ursachen
  – Mehrlingsschwangerschaften
  – Congenitale Fehlbildungen

„previable" oder unreif „immature" resp. *Fetus immaturus.*

Häufigkeit: Die Frühgeburtenhäufigkeit (Tragzeit < 260 Tage p. m.) beträgt nach den Ergebnissen einer deutschen prospektiven Studie 9,3%, bezogen auf alle Geburten. Die Abhängigkeit zwischen Gestationsalter und Gewicht und zugleich die große biologische Schwankungsbreite gehen aus Tabelle 57 hervor.

Ätiologie: Die Ursachen für die Auslösung einer Frühgeburt sind vielfältig, so daß es häufig unmöglich ist, die spezielle Ätiologie für den Einzelfall zu ermitteln. Vielmehr können mehrere Kausalfaktoren eng miteinander verknüpft sein und sich gegenseitig verstärken. Unter diesem Vorbehalt lassen sich mütterliche endogene und exogene Kausal- und Bedingungsfaktoren, placentare und fetale Ursachen unterscheiden (Tabelle 58).

Verständlicherweise finden sich bei der Frühgeburt z. T. die gleichen Störfaktoren, die bei der Auslösung von Spätaborten wirksam werden, z. B. Fehlentwicklungen des Uterus oder Uterusmyome (s. S. 292).

Die wichtigste uterine Ursache – eine der Hauptursachen der Frühgeburt – ist die angeborene oder – weitaus häufiger – die erworbene *Insuffizienz der Cervix* (s. S. 292). Läsionen der Cervix bei vorausgegangenen Geburten (Cervixriß), forcierte Dilatationen bei Aborten oder Curettagen können eine Insuffizienz des Cervixverschlusses zur Folge haben und damit gehäuft zu Spätaborten (s. S. 292) oder zu Frühgeburten führen. Zum einen werden durch den mangelhaften Verschluß rein mechanisch vorzeitige Wehen induziert (s. S. 292), zum anderen weicht die verkürzte und weitgestellte Cervix auch ohne Wehentätigkeit mit fortschreitender Schwangerschaft auseinander, und die Fruchtblase dringt im Extremfall sanduhrförmig bis in die Scheide vor. Es kommt zur Arrosion am ungeschützten unteren Eipol, meist in Verbindung mit einer lokalen Chorioamnionitis und damit zum vorzeitigen Blasensprung als Vorläufer der Frühgeburt. Etwa ein Fünftel aller Frühgeburtsbestrebungen beginnen mit einer vorzeitigen Ruptur der Eihäute (s. S. 386).

Unter den mütterlichen Erkrankungen führt die Präklampsie nicht selten zu vorzeitiger Wehentätigkeit. Zusätzlich nachteilig wirkt sich die Placentainsuffizienz mit der Reduzierung des fetalen Wachstums aus.

Der Einfluß *infektiöser Erkrankungen* auf den Schwangerschaftsausgang ist nicht eindeutig und einheitlich zu beurteilen. Perioden mit ausgeprägter Hyperthermie im Ablauf eines Infektes dürften das Risiko für das Auftreten einer Frühgeburt erhöhen. Gesichert erscheint der Zusammenhang zwischen mütterlicher Erkrankung und Prämaturität bei der (Cysto-)Pyelitis gravidarum und der Hepatitis epidemica. Auch die idiopathische Schwangerschaftshepatitis erhöht die Gefahr einer vorzeitigen Geburt.

Tabelle 59. Häufigkeit von Frühgeburten in Abhängigkeit vom Alter der Schwangeren. (DFG-Studie 1977)

Alter	Frühgeburten (Tragzeit < 260 Tage p. m.)
	auf 100 ausgetragene Kinder in jeder mütterlichen Altersgruppe in %
unter 20 Jahren	8,8
20–24 Jahre	8,1
25–29 Jahre	8,4
30–34 Jahre	10,6
35 Jahre und älter	14,9

Eine *Überfunktion der Schilddrüse* mit neurovegetativer Übererregbarkeit kann einen vorzeitigen Wehenbeginn auslösen und so Ursache einer Frühgeburt darstellen.

Für den Zusammenhang zwischen *mütterlichem Alter* und Prämaturität gilt, daß das Risiko der Frühgeburt bei jüngeren Schwangeren (< 20 Jahre) und älteren Graviden (> 30 Jahre) eindeutig erhöht ist (Tabelle 59).

Eng verknüpft mit dem Alter ist die *Parität*. Die Häufigkeit von Frühgeburten nimmt in Abhängigkeit von der Parität insgesamt, vornehmlich aber nach vorausgegangenen Fehl- und Frühgeburten, zu.

Als Bedingungsfaktoren wirken sich konstitutionelle Merkmale aus: Sowohl kleine (< 155 cm) als auch untergewichtige Frauen bringen etwas häufiger Frühgeborene zur Welt als Schwangere mit durchschnittlicher Statur.

Zweifellos spielen *exogene Einflußfaktoren* wie Lebensbedingungen, Lebens- und Konsumgewohnheiten bei der Auslösung einer Frühgeburt eine nicht zu unterschätzende Rolle. Regelmäßiger *Alkoholkonsum* – auch ohne Abusus – führt häufiger zu einer Verkürzung der Tragzeit auf < 260 Tage p. m. (14,4% gegenüber 9,4% im Vergleichskollektiv).

Unter den vielfältigen *sozioökonomischen Faktoren* mit negativen Auswirkungen auf die Tragzeit stellt die *Berufstätigkeit* in Abhängigkeit von der *Qualität des Arbeitsplatzes* einen gewichtigen Bedingungsfaktor dar. Betroffen sind vor allem Frauen, die ihre Arbeit im Stehen und Gehen verrichten, häufiger Lasten heben und/oder Akkordarbeit leisten, die also körperlich stärker gefordert werden. So ist bei Graviden, die schwere Arbeiten in stehender Haltung verrichten müssen, in 9,5% mit einer Frühgeburt zu rechnen gegenüber 3,8% in einem Kontrollkollektiv. Das eigentliche Risiko stellt die *Doppelbelastung* dar: Schon berufstätige Schwangere mit nur einem Kind sind gegenüber Nur-Hausfrauen bezüglich des Schwangerschaftsausgangs deutlich im Nachteil. Hinzu kommt der berufsbedingte *psychische Streß*. Sozioökonomische Faktoren wirken sich auch insofern aus, als Angehörige niedriger sozialer Schichten mehr gefährdet sind als diejenigen in höheren Gesellschaftsgruppen (Abb. 164).

Die durch soziale Verhältnisse, körperliche und psychische Überbelastung gegebenen Störfaktoren wirken sich vornehmlich über eine neuro-

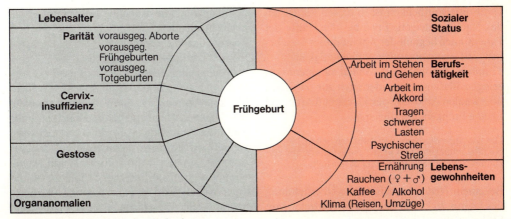

Abb. 164. Einige Ursachen der Frühgeburt

vegetative Übererregbarkeit aus. Diese birgt das erhöhte Risiko der Durchbrechung des komplexen Sicherungssystems, durch das der Uterus in seiner Funktion als Fruchthalter geschützt ist (s. S. 195). Insgesamt kommt der Einbeziehung der Graviden in den Arbeitsprozeß und dem damit eng verknüpften Konsumverhalten in der modernen Industriegesellschaft eine wesentliche Bedeutung unter den Ursachenfaktoren für das Auftreten einer Frühgeburt zu. Dabei wirkt sich insbesondere die Doppelbelastung der Schwangeren in Haushalt und Beruf nachteilig aus.

Unter den placentaren Ursachen stellt die *Insuffizienz der Placenta* eine häufige Ursache für das Auftreten einer Frühgeburt dar. Histomorphologische Veränderungen wie Endothelquellungen, Intimaverbreiterungen und Ödem der Media in den Arterien der Chorionplatte können einen Ausprägungsgrad erreichen, der mit der intrauterinen Existenz der Frucht unvereinbar ist und unweigerlich zum Absterben führen würde. Die vorzeitige spontane Beendigung der Schwangerschaft stellt in derartigen Fällen einen Versuch zu überleben dar.

Von wesentlicher Bedeutung ist, daß eine placentare Insuffizienz, gleich ob sie durch mütterliche Erkrankungen, z. B. eine Präklampsie, oder durch vielfältige endogene und exogene Faktoren (s. S. 284) hervorgerufen oder verstärkt wird, bereits zu einer *Mangelentwicklung* der Frucht führen kann, ehe die Frühgeburtsbestrebungen einsetzen. Man kann davon ausgehen, daß etwa ein Drittel aller Frühgeborenen zugleich hypotroph sind (s. S. 336 und Tabelle 57).

Weitere placentare Ursachen für die vorzeitige Beendigung der Schwangerschaft stellen die *Placenta praevia* und die *Abruptio placentae* dar. Die Frühgeburtlichkeit ist in diesen Fällen um das 5fache gesteigert. Etwa bei der Hälfte der Patientinnen beginnt der Ablauf dieses Geschehens mit einer vorzeitigen Wehentätigkeit.

Traumen (Autounfälle!) können zu einem vorzeitigen Blasensprung oder auch zur partiellen oder totalen Ablösung der Placenta führen und so eine Frühgeburt induzieren.

Der *vorzeitige Blasensprung* ist auf den Seiten 386–389 zusammenhängend und in seiner Beziehung zur verkürzten Schwangerschaftsdauer dargestellt.

Bei einem *Hydramnion* führt die Überdehnung des Uterus zu einem häufigeren Auftreten von Frühgeburten. Hinzu kommt, daß bei einem Viertel der Fälle *congenitale Anomalien* beteiligt sind, die ihrerseits eine Steigerung der Prämaturitätsrate zur Folge haben.

Etwa 30% der *Zwillingsschwangerschaften* enden vorzeitig. Die mittlere Schwangerschaftsdauer beträgt bei Zwillingen 260 Tage p. m., sinkt bei Drillingen auf 246 Tage p. m. und bei Vierlingen auf 236 Tage p. m. ab. Neben der nutritiven Unterversorgung dürfte die Überdehnung des Uterus ebenfalls eine Rolle bei der vorzeitigen Wehenauslösung spielen.

Unter *klinischen* bzw. *therapeutischen* Gesichtspunkten unterscheidet man nach Symptomatik und Verlauf die
– drohende Frühgeburt und die
– unaufhaltbare Frühgeburt.

Die drohende Frühgeburt: Die Abgrenzung der drohenden Frühgeburt bringt zum Ausdruck, daß die Frühgeburtsbestrebungen passager auftreten und aufgehalten werden können. Die Forderung nach der klinischen Erfassung im Initialstadium gründet sich darauf, daß es bei Einsatz aller therapeutischen Möglichkeiten gelingen kann, die Schwangerschaft – zumindest über einen gewissen Zeitraum – zu erhalten und auf diese Weise die Lebensaussichten des Feten durch intrauterine Ausreifung zu verbessern. Dazu gehört, daß die durch Risikofaktoren belastete Gravide während der Schwangerenüberwachung auf die Anzeichen der Frühgeburtsbestrebungen aufmerksam gemacht wird und weiß, wann sie umgehend die Klinik aufsuchen muß. Außerdem ist bei der Kontrolle jeder Schwangeren auf die Symptome eines drohenden Partus praematurus zu achten.

Symptomatik: Die drohende Frühgeburt ist gekennzeichnet durch:
– vorzeitige Wehentätigkeit,
– Verkürzung der Cervix,
– Weiterstellung des Cervicalkanals.

Unter den Symptomen ist die vorzeitige Wehentätigkeit vorrangig. Da die Wehen anfangs nicht mit Schmerzen einhergehen müssen, sollte die gefährdete Gravide vorsorglich unterwiesen werden, wie sie durch „Handauflegen" die Uteruskontraktionen selbst kontrollieren kann. Nimmt sie trotz körperlicher Schonung 10 und mehr Wehen pro Tag wahr, so ist die kardiotokographische Überwachung angezeigt; 3 und mehr apparativ registrierte Kontraktionen pro

Stunde machen die stationäre Aufnahme erforderlich (s. S. 335).
Prognostisch entscheidend ist der *Zustand der Cervix.* Zu achten ist bei der vaginalen Exploration auf die Länge der Portio, die Weite des äußeren und inneren Muttermundes bzw. des Cervicalkanals.
Ergeben sich bei einer routinemäßigen Schwangerschaftskontrolle eine zunehmende Verkürzung der Portio und/oder eine Weiterstellung der Cervix, so ist mit und ohne Wehentätigkeit die sofortige stationäre Aufnahme zwingend. Als Symptom der beginnenden Dilatation des Cervicalkanals kann sich ein leichter Blutabgang bemerkbar machen („Zeichnen", s. S. 200). Stärkere Blutungen müssen den Verdacht auf eine Placenta praevia bzw. auf einen tiefen Sitz der Placenta lenken (s. S. 398).

Schwangerschaftserhaltende Maßnahmen bei drohender Frühgeburt: Unter zunächst strenger Bettruhe – bevorzugt in Seitenlagerung – und sedierender Medikation, z. B. mit Diazepam (Valium), steht die rechtzeitige Tokolyse mit wehenhemmenden Substanzen im Vordergrund. Je nach Stärke der Wehen wird die Behandlung oral oder intravenös mit Hilfe der β-Sympathicomimetica, z. B. mit Fenoterol (Partusisten), eingeleitet. Bei höherer Wehenfrequenz und -stärke wird mit der i. v. Verabfolgung begonnen und mit nachlassender Wehentätigkeit überlappend auf eine orale Medikation übergewechselt, z. B. beginnend mit 6mal 1 Tabl. Partusisten pro 24 h und je nach Effekt ausschleichend bis zum versuchsweisen Absetzen des Tokolyticum. Vaginale Kontrollen sind zur Vermeidung eines Amnioninfektionssyndroms zu unterlassen; die innere Untersuchung ist jedoch notwendig, wenn Verdacht auf eine fortschreitende Dilatation der Cervix besteht.
Die Kontraindikationen der β-Mimetica sind streng zu beachten (s. S. 236). Anzeichen einer Placentainsuffizienz machen die regelmäßige Überwachung der placentaren Funktionsgrößen (s. S. 231) und die ultrasonographische Wachstumskontrolle des Feten erforderlich.
Ergeben die Befunde und der klinische Verlauf Hinweise, daß die Frühgeburt nicht aufgehalten werden kann, so sind rechtzeitig genug Glucocorticoide zur Förderung der fetalen Lungenreifung zu verabreichen, da ihre Wirkung erst 12–24 h nach Beginn der Medikation zu erwarten ist (s. S. 333). Ab der 35. SSW empfiehlt es sich, zuvor den Grad der Lungenreife aus dem Fruchtwasser nach Amniocentese zu bestimmen (s. S. 332).

Die unaufhaltbare Frühgeburt: *Symptomatik:* Die unaufhaltbare Frühgeburt ist gekennzeichnet durch
– unbeeinflußbare Wehen,
– eine fortschreitende Verkürzung der Portio mit Erweiterung des Cervicalkanals,
– den Blasensprung.
Die Symptome können anfangs isoliert auftreten. Dies gilt vor allem für den vorzeitigen Blasensprung. Wenn auch dieses Ereignis zur Symptomatik der unvermeidbaren Frühgeburt rechnet, bedeutet es nicht unweigerlich die unmittelbare anschließende Geburt des Feten. Ohne Wehen und bei weitgehend erhaltener Portio ist durchaus eine medikamentöse Ruhigstellung wie bei der drohenden Frühgeburt in Erwägung zu ziehen; nur müssen die besonderen Vorsichtsmaßnahmen des abwartenden Verhaltens beim vorzeitigen Blasensprung beachtet werden (s. Kap. „Vorzeitiger Blasensprung", s. S. 386).
Auch die Verkürzung und Dilatation der Cervix treten gelegentlich ohne registrierbare Wehen auf, vor allem bei einer ausgeprägten Cervixinsuffizienz.
Sobald die Frühgeburt fortschreitet, sind in Anbetracht des schon allein durch die Unreife größeren kindlichen Risikos und der zusätzlich erhöhten Rate geburtshilflicher Komplikationen besondere Vorkehrungen für die Leitung der Geburt und die Neugeborenenversorgung zu treffen.

Die Leitung der Geburt: Die Leitung der Frühgeburt muß ganz auf die Schonung des prämaturen Kindes und die Vermeidung zusätzlicher Risiken ausgerichtet sein. Der unreife Nasciturus unterliegt eher einer hypoxischen Gefährdung und dem erhöhten Risiko intrakranieller Blutungen. Es kommt hinzu, daß sich das Kind häufiger noch in einer instabilen abnormen Lage befindet. Bei Frühgeburten liegt die Frequenz der Beckenendlage um das 4fache und die Häufigkeit der Querlage um das 5fache höher als bei Geburten am Termin. Bei Schädellagen sind Einstellungs- und Haltungsanomalien nicht selten, da der kleine Kopf keinem Zwang zur Formübereinstimmung unterliegt. So unterbleibt leichter die physiologische Beugung des Kopfes, und es kommt öfter zu einer Scheitellage, Vorderhauptslage sowie einem tiefen Querstand. Das Risiko eines Nabelschnurvorfalls ist wegen der Häufigkeit regelwidriger Lagen, aber auch unabhängig davon wegen der kleinen kindlichen Maße erhöht.

Bei *Schädellage* ist unter zuverlässiger kardiotokographischer Überwachung eine schonende vaginale Entbindung anzustreben. Dabei ist zu berücksichtigen, daß die Geburt sowohl in der Eröffnungs- als auch in der Austreibungsperiode protrahiert verlaufen kann, jedoch nicht selten auch überraschend schnell.

Zur Geburtserleichterung ist eine Leitungsanaesthesie (Periduralanaesthesie) atemdepressorisch wirkenden Analgetica und Narkotica vorzuziehen, da unreife Nascituri gegenüber diesen Substanzen besonders empfindlich sind.

Die Kreißende soll zur Verbesserung der Durchblutung und zur Vermeidung des Rückenlage-Schock-Syndroms möglichst Seitenlagerung einhalten.

Die Fruchtblase ist so lange wie möglich zu erhalten, muß jedoch zum Anlegen der Kopfschwartenelektrode eröffnet werden, wenn die Überwachung bei externer Ableitung nicht mehr sichergestellt ist. Damit ist auch die Möglichkeit der pH-Metrie gegeben, um bei einer drohenden Notsituation den aktuellen Grad der Gefährdung zu objektivieren. *Die Indikation zur Kaiserschnittentbindung ist großzügig und ohne Zeitverzug zu stellen,* vor allem auch dann, wenn die Geburt protrahiert verläuft, *da Hypoxie, Acidose und Traumatisierung das Frühgeborene erheblich gefährden.*

Nach zügiger Eröffnung gilt es, die Austreibungsperiode wegen der in dieser Geburtsphase stets vorhandenen Gefahr der Hypoxie und Acidose nach Möglichkeit abzukürzen und den Kopf vorsichtig unter Vermeidung abrupter Druckänderungen herauszuleiten. Dazu und auch zur Verringerung der Kompression des Kopfes dienen eine ausgiebige Episiotomie, eine großzügige Anwendung der Zangenhilfe oder die Speculumentbindung (s. S. 426). Die Zangenentbindung ist der Vakuumextraktion unbedingt vorzuziehen, da der von der Pelotte ausgehende Unterdruck bei unreifen und unterentwickelten Kindern die Gefahr der cerebralen Läsion in sich birgt.

Der Pädiater oder Perinatologe muß bereits bei der Geburt anwesend sein. Da Frühgeborene häufig mit erniedrigten Hämaglobinkonzentrationen zur Welt kommen, wird die Abnabelung relativ spät vorgenommen, jedoch ohne die erforderliche Atemhilfe zu gefährden und den notwendigen Wärmeschutz zu vernachlässigen. Die Kinder werden in einer Ebene mit der Mutter so lange gelagert, bis der Nabelarterienpuls versiegt. Diese restliche placentare Transfusion scheint gerade für frühgeborene Kinder wertvoll zu sein, da nur bei ausreichendem intravasalen Volumen die Eröffnung der Lungenstrombahn und die pulmonale Perfusion in Gang kommen. Die Nabelschnur soll jedoch nicht „ausgemolken„ und das Kind nicht tiefer als die Mutter gelagert werden, um eine Übertransfusion zu vermeiden.

Die Schnittentbindung ist grundsätzlich bei *Querlage* und großzügig bei *Beckenendlage* anzuwenden. Das Risiko einer Traumatisierung durch geburtshilfliche Handgriffe und entbindende Operationen, wie sie die Querlage stets und die Beckenendlage häufig erforderlich machen (s. S. 372 u. 369), ist größer als bei der Entwicklung durch Kaiserschnitt. Bei erhaltener Portio, vorzeitigem Blasensprung und einer protrahierten Eröffnungsperiode ist die rechtzeitige Sectio caesarea auch bei Schädellagen als das schonendere Verfahren anzusehen.

Auch bei der abdominalen Entbindung sollte die Frühabnabelung vermieden werden. Für die ausreichende placentare Transfusion genügt es, wenn das Frühgeborene nach der Entwicklung 30–60 sec lang seitlich von der Mutter in Höhe des Uterus gehalten und während dieser Zeit unter sterilen Kautelen abgesaugt wird.

Charakteristische Kennzeichen der Frühgeborenen: Das Frühgeborene weist gegenüber dem reifen, termingerechten Neugeborenen (s. S. 243) eine Reihe von charakteristischen Kennzeichen auf:
– unterdurchschnittliche Körpermaße,
– relativ großer Kopf im Verhältnis zum Rumpf,
– greisenhafte Facies,
– schwache Stimme (Wimmern),
– fehlender Ohrknorpel,
– starke Lanugobehaarung,
– dünne gerötete Haut,
– wenig Unterhautfettgewebe (Ödemneigung),
– Nägel erreichen nicht die Finger- und Zehenkuppen,
– bei Knaben: Hodenhochstand,

– bei Mädchen: klaffende Vulva, die kleinen Schamlippen überragen die großen.

Spezielle Risiken der Frühgeburtlichkeit: In den letzten Schwangerschaftswochen erfolgt beim Feten noch eine ausgeprägte Reifung der Organe. Bei einer vorzeitigen Geburt sind daher wesentliche Körperfunktionen noch nicht für die extrauterine Existenz genügend leistungsfähig und/oder mangelhaft anpassungsfähig. Daraus folgt eine je nach Gestationsalter graduell unterschiedliche, aber bis zur 38. SSW immer zu fürchtende Insuffizienz bestimmter Organe und Regulationsmechanismen intra und post partum.

Die in erster Linie für das Frühgeborene lebensbedrohlichen Folgen sind:
– das idiopathische Atemnotsyndrom,
– intrakranielle Blutungen,
– frühe Anämie,
– verstärkter Ikterus,
– Thermolabilität,
– Ödemneigung,
– erhöhte Infektionsgefahr.

Das idiopathische Atemnotsyndrom (Respiratory Distress Syndrome = RDS – Syndrom der hyalinen Membranen): Unter den Todesursachen der frühgeborenen unreifen Kinder steht das idiopathische Atemnotsyndrom mit seinen Folgezuständen – vor allem der Ausbildung hyaliner Membranen – an erster Stelle. Ätiopathologisch geht das RDS auf die mangelnde Lungenreife zurück.

Vor der 28. SSW sind die fetalen Lungen i. allg. nicht zur kardiorespiratorischen Systemänderung mit Umstellung auf die Lungenatmung in der Lage. Die Wandung der flüssigkeitsgefüllten Alveolen ist quantitativ und qualitativ zur Aufrechterhaltung der Entfaltung durch die Atmung noch insuffizient; auch ist das Capillarsystem noch nicht ausgereift. Es stehen somit weder genügend stabile Alveolaroberflächen noch ein ausreichendes Capillarnetz für den Gasaustausch zur Verfügung. Erst nach 37 Gestationswochen erreicht üblicherweise die Entwicklung der alveolar-capillaren Funktionseinheit einen gewissen Abschluß, so daß die Umstellung auf die Lungenatmung bei der Geburt reibungslos gelingt.

Die Entfaltungsinstabilität der unreifen Lungenbläschen geht auf die noch unzureichende Synthese der oberflächenaktiven Substanzen durch die Alveolarepithelien zurück, die erst ab der 24. SSW in den Pneumocyten Typ II anläuft (s. S. 146).

Bei dem oberflächenaktiven Material – kurz Surfactant (= surface-active agent) genannt – handelt es sich überwiegend um Phospholipide. Als wichtigste Einzelkomponente hat sich Lecithin – mit Dipalmitoyllecithin als aktivstem Anteil – herausgestellt. Diesem kommt zusammen mit dem Sphingomyelin klinische Bedeutung für die Prüfung der Lungenreife zu (s. S. 332).

Pathogenetisch fällt ins Gewicht, daß außer dem *primären,* durch die Unreife bedingten Surfactantmangel zusätzlich eine subpartale (und neonatale) hypoxische Schädigung des Alveolarepithels mit pulmonaler Vasoconstriction und resultierender Hypoperfusion zur *Synthesehemmung* der benötigten oberflächenaktiven Substanzen führen kann. Als schwerwiegende Folge der Vasoconstriction kommt es zur Ausbildung einer Mikrozirkulationsstörung mit Prästase, Stase und intravasaler Gerinnung. Der Austritt von Plasmaproteinen, insbesondere von vasoaktivem Protein B, aus den Capillaren vermag den Antiatelektasefaktor zu *inaktivieren*. Aus beiden pathologischen Folgemechanismen der Hypoxie resultiert somit ein *sekundäres* Surfactantdefizit. Primärer und sekundärer Mangel an oberflächenaktiven Substanzen führen unweigerlich zur Atelektase der Alveoli. Intraalveolär bildet sich ein Fibringerüst mit Mucopolysaccharid- und Mucoproteineinlagerungen aus. Damit ist das voll ausgeprägte (finale) Krankheitsstadium, das *Syndrom der hyalinen Membranen,* erreicht. Es betrifft fast ausnahmslos unreife Frühgeborene mit Geburtsgewichten zwischen 1000 und 1500 g mit primärem Antiatelektasefaktormangel und meist zusätzlicher Hypoxie sub partu.

Die enge Verknüpfung mit intrauteriner Asphyxie und Acidose macht verständlich, daß sich das RDS auch bei reifen Risikokindern und bei sub partu geschädigten Neugeborenen ausbilden kann. Die größere Anfälligkeit des zweiten Zwillings dürfte auf die gegenüber dem erstgeborenen längere intrauterine Hypoxie zurückzuführen sein. Das vermehrte Auftreten bei Kindern diabetischer Mütter wird damit erklärt, daß der Hyperinsulinstatus der Kinder auf der Basis eines Insulin-Cortisol-Antagonismus die Cortisolinduktion der Surfactants blockiert.

Die lebensbedrohlichen Folgen der Alveolarinstabilität und einer konsekutiven Atelektase beim RDS im Sinne eines Circulus vitiosus sind:

- Hypoxie,
- Hyperkapnie,
- Acidose,
- Hypothermie.

Symptomatik: Auffällige Anzeichen der akuten Bedrohung durch die gestörte Umstellung der Atmungs- und Kreislauffunktionen sind:

- Tachypnoe (Atemfrequenz > 60/min),
- Hypoventilation, apnoische Krisen,
- exspiratorisches Wimmern, Röcheln,
- Nasenflügelatmen,
- inspiratorisches Einziehen der Intercostalräume, des Jugularraumes, des Epigastrium,
- cyanotisches bis bleiches Hautkolorit,
- herabgesetzter Muskeltonus,
- Spasmen, Krämpfe.

Objektive Kriterien für den schweren Zustand liefern die Mikroblutuntersuchungen und die Apgar-Werte.

Therapie: Eine kausale Therapie mit Zufuhr von geeigneten Phospholipiden zur Steigerung der Surfactants oder von Synthesevorläufern blieb bisher erfolglos. So gibt es nur eine rein symptomatische Behandlung. Das Neugeborene bedarf dazu unverzüglich nach dem Absaugen der Akut- und Intensivversorgung (s. S. 412).

Prognose: Das Krankheitsbild des idiopathischen RDS entwickelt sich progredient innerhalb von 1–5 Tagen und führt bei 20–50% der Kinder zum Tode. Die Überlebenden zeigen nicht selten Defektheilungen; insbesondere muß mit cerebralen Spätschäden gerechnet werden (s. S. 410).

Prophylaxe: Die Vorbeugung dieses schweren Krankheitsbildes besteht einmal in der Möglichkeit der Diagnose der Lungenreife vor der Geburt und zum anderen bei negativem Befund in der Beschleunigung der Lungenreifung durch Zufuhr von Corticosteroiden.

Aufgrund der Zusammenhänge zwischen der Synthese der oberflächenaktiven Substanzen und der Entfaltungsstabilität der Alveolen kann der Grad der Lungenreife präpartal aus dem Fruchtwasser nach Amniocentese ermittelt werden. Das Verfahren beruht auf der Tatsache, daß die Surfactants mit den Sekreten der fetalen Lunge kontinuierlich durch die fetalen Atembewegungen in das Fruchtwasser abgegeben werden, so daß die gemessene Menge in der Amnionflüssigkeit die Syntheseleistung der Pneumocyten widerspiegelt. Weiterhin vollzieht sich mit zunehmender Reifung eine Verschiebung im Verhältnis der gebildeten Phospholipide: Die Lecithinkomponente nimmt mit fortschreitender Surfactantsynthese stetig zu, während ein anderes Lipid – das Sphingomyelin – in etwa gleichbleibender Quantität gebildet wird. Daher kommt dem Mengenverhältnis Lecithin: Sphingomyelin, der L/S-Ratio (Gluck 1971), als Parameter für den Reifegrad der Lungen prognostische Bedeutung zu.

Die biochemische Bestimmung kann z. B. mit Hilfe der Dünnschichtchromatographie oder Phosphorimetrie (Bartlett 1959) erfolgen. Ein L/S-Quotient von ≥ 2 (Lecithinkonzentration von 2,5–3,5 mg/100 ml) kann als Zeichen der ausreichenden Lungenreife für die Umstellung der Atmung bei der Geburt interpretiert werden. Eine L/S-Ratio < 1,5 deutet auf ein Defizit an Surfactant und die Gefahr der hyalinen Membranen hin.

Als einfaches Screening auf biophysikalischer Basis dient der Schaumtest (Schütteltest) nach Clements (1972) zur Abschätzung der Gesamtmenge an Phospholipiden. Die Schaumbildung nach einer Verdünnung des Fruchtwassers mit Äthanol um mehr als 1:2 kann als prognostisch günstig angesehen werden; der negative Schaumtest macht die biochemische Bestimmung der Gesamtphospholipide und/oder der L/S-Ratio erforderlich.

Die physikochemischen Eigenschaften der Surfactants werden auch bei der Wilhelmy-Langmuir-Methode zur quantitativen Bestimmung benutzt. Dabei bildet der Langmuir-Trog eine hinlänglich imitierte Grenzfläche, und die Oberflächenspannung wird mit der Wilhelmy-Waage registriert.

Die eigentliche Bedeutung dieser diagnostischen Maßnahmen zur Abklärung der Lungenreife liegt darin, daß man in allen Fällen, in denen sich die vorzeitige Geburt noch um mindestens 1–2 Tage hinausschieben läßt, die Synthese der Surfactants durch Corticoidgabe stimulieren und damit die Lungenreifung beschleunigen kann.

Die bisherigen klinischen Erfahrungen bestätigen, daß Glucocorticoide die Ausreifung der Alveolarzellen vom Typ II beschleunigen (s. S. 146). Dabei ist die Lecithinsynthese von der Glucocorticoidkonzentration abhängig: Hohe Dosen hemmen, relativ niedrige Konzentrationen stimulieren die Lecithinsynthese bis zu maximal 200%. Es genügen Gaben von je 8 mg Betamethason (Celestan Depot) an zwei aufeinanderfolgenden Tagen. Diese Dosis wird bei längerem Zuwarten in 10–14tägigen Abständen

wiederholt (s. S. 329). Der Corticoideffekt tritt frühestens 12 h nach der Applikation ein.
Die präventive Cortisonbehandlung bedeutet einen wesentlichen Fortschritt zur Vermeidung des Atemnotsyndroms. Die Häufigkeit ließ sich inzwischen je nach Kollektiv in Abhängigkeit vom Gestationsalter und dem Geburtsverlauf eindeutig senken. Die klinische Berechtigung einer Glucocorticoidprophylaxe erscheint damit gesichert.

Gefahren der Unreife für die Überlebensfähigkeit: Die Unreife des respiratorischen Systems beim Frühgeborenen kann sich in unterschiedlicher Weise äußern. Eine irreguläre Atmung tritt bei etwa 75% aller unreifen Kinder auf. Die Atmung verläuft überwiegend „periodisch" mit apnoischen Phasen von 5–10 und Atmungsperioden von 10–15 sec Dauer. Dieser Atemtypus tritt häufiger auch in der späteren Neugeborenenperiode auf, weil offenbar die neurale Ansprechbarkeit des Frühgeborenen noch nicht ausreichend entwickelt ist.
Alarmierend sind apnoische Phasen von mehr als 20 sec Dauer mit Cyanose und einem Absinken der Herzfrequenz. Solche Episoden können eine Lungenerkrankung anzeigen, aber auch eine intrakranielle Blutung, eine Infektion, eine Hypoglykämie, eine Hypocalciämie, eine Encephalopathie durch Bilirubin, eine congenitale Mißbildung oder Medikamentenintoxikation.

Intrakranielle Blutungen: Frühgeborene sind sub partu aufgrund der erhöhten Verletzlichkeit der Gefäße und Meningen mehr als Reifgeborene mit dem Risiko intrakranieller Blutungen belastet. Die Unreife des Gerinnungssystems (s. S. 413), venöse Rückflußstauung und Hypoxie können sich addieren und zu Hirnblutungen mit tödlicher Asphyxie (Lähmung des unreifen Atemzentrums) oder Defektheilungen mit psychomotorischen Ausfällen führen. Weiterhin weist der Neonatus praematurus von vornherein infolge der Unreife lebenswichtiger Zentren häufig noch inadäquate Regulationsmechanismen z. B. von Atmung und Kreislauf auf, was sich verhängnisvoll auswirken kann.

Frühe Anämie: Auch unabhängig von subpartalen inneren Blutungen haben Frühgeborene häufiger verminderte Hb-Werte, da die Erythropoese und Hb-Konzentration erst in den letzten Gestationswochen entsprechend dem steigenden Sauerstoffbedarf zunehmen.

Hypoglykämie: Während der Gravidität wird der Fetus via placenta von der Mutter ausreichend und stetig mit Glucose versorgt. Daher stehen bereits ab der Embryonalperiode Enzyme für die Glykolyse bereit, dagegen jedoch nicht für die Gluconeogenese, da diese normalerweise erst ab der Geburt in der frühen Neonatalperiode benötigt wird. Die entsprechenden Schlüsselenzyme müssen also bei Frühgeburten „vorgezogen" werden, ein Prozeß, der infolge der Unreife der Enzymsysteme nur verzögert anläuft.
Im allgemeinen bereitet sich der Fetus in den letzten Wochen vor dem Geburtstermin auf die Übergangsphase nach Verlust der mütterlichen Glucosezufuhr durch Speicherung von Glykogen in Leber, Herz- und Skeletmuskeln vor. Die Glykogenspeicherung nimmt aber z. B. in der fetalen Leber erst ab der 36./37. SSW deutlich zu.
Ein Defizit an Kohlenhydraten, vor allem an Glykogenreserven im fetalen Herzmuskel, erschwert das Überstehen einer hypoxischen Phase, denn die Hypoxie macht zum Ausgleich einen erhöhten Abbau von Glykogen und die Aktivierung von Phosphorylasen durch cyclisches AMP erforderlich.
Man spricht von einer Hypoglykämie bei Glucosekonzentrationen unter 30 mg% bei reifen und unter 20 mg% bei untergewichtigen Neugeborenen. Sie zeigt sich beim Kind durch Unruhe, Muskelzittern, Apathie, Gähnen und Krämpfe an.
Außer bei Frühgeburten findet sich eine Hypoglykämie bei Mangelgeborenen, nach subpartalen hypoxischen Phasen von Reifgeborenen, bei Präklampsie der Mutter und Rh-Incompatibilität. Je nach Ursache muß sie als Folge verminderter Glucoseaufnahme, erhöhten Verbrauches oder der verzögerten Glucoseneubildung angesehen werden.

Hyperbilirubinämie: Eine noch nicht abgeschlossene Reifung der Leber kann sich u. a. in einer Hyperbilirubinämie des Neonatus manifestieren.
Während der Fetalperiode erfolgt die Eliminierung von Bilirubin durch die Placenta in der unkonjugierten Form. Für den extrauterinen Metabolismus ist die Umstellung auf konjugiertes

Bilirubin notwendig. Die zur Konjugation benötigten Enzyme sind beim Feten und Neonatus noch relativ inaktiv; das transitorische Enzymdefizit bedingt den physiologischen Ikterus des Neugeborenen mit einer maximalen Konzentration (Grenzwert ca. 6 mg%) von Bilirubin am 3. Tag post partum. Beim unreifen Frühgeborenen erscheint der Konzentrationsgipfel (Grenzwert 7–9 mg%) verzögert, und zwar verhält sich das Zeitintervall proportional zum Grad der Unreife. Dabei spielt eine Rolle, daß für die enzymatischen Schritte der Konjugation ausreichende Mengen von Glucose und/oder Glykogen zur Verfügung stehen müssen, was bei Frühgeborenen jedoch nicht immer der Fall ist (s. S. 333).

Hohe Konzentrationen im Blut können zur Ablagerung von Bilirubin im Gehirn und zur Schädigung des Nervengewebes mit dem histologischen Bild des *Kernikterus* führen. Hyperbilirubinämie und schließlich Kernikterus bilden daher gerade beim Frühgeborenen Ursache der erhöhten Morbidität mit der Gefahr der Hirnschädigung (s. S. 350).

Auch die Hypoxie und Acidose sowie Medikamente (Überdosierung von Vitamin K, Antibiotica) können einen erhöhten Bilirubinspiegel zur Folge haben. Bezüglich der ursächlich anders gelagerten Hyperbilirubinämie bei M. haemolyticus neonatorum sei auf S. 350 verwiesen.

Die Gefahr der vermehrten Ansammlung von Bilirubin ist auch für Frühgeborene geringer geworden, seit man weiß, daß Barbiturate aufgrund eines Induktoreffektes die Rate konjugierten Bilirubins in der Leber erhöhen. Außerdem verhindert UV-Licht den Übertritt von Bilirubin ins Gehirn. So kann der Ikterus neonatorum heute wirkungsvoll mit Barbituraten (5–10 mg Luminal/kg Körpergewicht) und durch Phototherapie bekämpft werden. Die laufende Kontrolle der Bilirubinwerte ist jedoch notwendig, weil das durch die Phototherapie nachlassende ikterische Hautkolorit möglicherweise die wahren Verhältnisse maskieren kann.

Thermolabilität – Hypothermie: Frühgeborene neigen wegen der mangelhaften Fettisolierung und eines großen Oberflächen-Volumen-Verhältnisses zur *Unterkühlung*. Substratmangel, insbesondere die geringen Glykogen- und Fettreserven, und ebenso die Bewegungsarmut schmälern die Wärmeproduktion. Sauerstoffmangel kann verschlechternd hinzukommen.

Ödemneigung: Auch der Wasser- und Elektrolythaushalt der unreifen Kinder ist noch insuffizient für die extrauterine Existenz. Infolge erhöhter Capillarpermeabilität kommt es leichter zu Flüssigkeitsaustritten in das interstitielle Gewebe. Umschriebene teigig-verhärtete Ödeme (Sklerödeme) sind lebensbedrohliche Gefahrensymptome.

Infektionsrisiko: Das Infektionsrisiko der Frühgeborenen ist erhöht, da ihre Eigenproduktion von Immunglobulinen langsamer anläuft als bei Reifgeborenen.

Die Exposition gegenüber ubiquitären Keimen, gegen die Erwachsene weitgehend immun sind (E. coli, Enterokokken, Staphylo-, Streptokokken, B. proteus), kann zu einer Pneumonie, Meningitis, Sepsis sowie zu Hautinfektionen führen.

Retrolentale Fibroplasie: Eine Reanimation des asphyktischen Frühgeborenen mit länger notwendiger Sauerstoffzufuhr birgt die Gefahr der toxischen Schädigung vor allem des Auges mit Ausbildung der sog. retrolentalen Fibroplasie. Die Manifestation dieses schweren Folgezustandes hängt aber nicht allein von der Dauer der Sauerstoffexposition und der arteriellen Sauerstoffkonzentration ab, sondern auch von dem Entwicklungszustand der Netzhautgefäße.

Der vasoconstrictorische Effekt – 1. Stadium – einer kurzfristigen hohen O_2-Zufuhr ist reversibel. Nach einigen Stunden der Beatmung – abhängig von der O_2-Konzentration – kann der Prozeß jedoch in ein irreversibles Stadium übergehen – 2. Stadium. In diesem sprossen neue Capillaren aus und wachsen durch die Retina in den Glaskörper hinein. Sie besitzen eine erhöhte Permeabilität und sind daher durchlässig für Blut und Plasma. Die nachfolgende Organisation der Glaskörperextravasate führt zur Bildung einer weißlichen retrolentalen Membran, zur partiellen oder totalen Ablösung der Retina und schließlich zur Erblindung.

Bezüglich der Prophylaxe bestehen infolge der sicher komplexen Ätiologie noch keine gesicherten Werte einer pathogenen O_2-Konzentration und keine obere zeitliche Limitierung der Sauerstoffzufuhr, wenngleich der toxische Effekt mit intialer Vasoconstriction unbestritten ist. Wahrscheinlich kommt dem Reifegrad des Neonatus die gleiche ätiologische Bedeutung zu. Gefährdet sind Frühgeborene mit einem Gestationsalter von < 36 SSW und unter ihnen diejenigen der niedrigsten Gewichtsklassen. Bei einem Geburtsgewicht von < 1000 g kann sich eine retrolentale Fibroplasie auch *ohne* künstliche Sauerstoffzufuhr entwickeln. Bei abgeschlossener Vascularisation der Netzhaut, wie es bei Reifgeborenen der Fall ist, tritt keine bleibende Schädigung durch O_2-Beatmung auf.

Ein weiteres Risiko einer längeren O_2-Beatmung ist erst kürzlich durch die Aufdeckung ihrer möglichen pulmonalen Toxizität bekannt geworden. Bei der sog. *bronchopulmonalen Dysplasie* kommt es im Initialstadium zu einer Schädigung der Alveolarepithelien und der Gefäßendothelzellen. Nach anschließender exsudativer Phase stellt sich eine Proliferation der Alveolarzellen vom Typ II mit einer zunehmenden Verdikkung der Blut-Luft-Barriere ein. Auch hier scheint der Grad der Lungenreife der bestimmende Faktor zu sein.

Prognose: *Mortalität:* Die Mortalitäts- und Morbiditätsziffern der Frühgeborenen zeigen seit dem letzten Jahrzehnt eine absinkende Tendenz, jedoch ausschließlich in Zentren, in denen die kontinuierliche Überwachung unter der Geburt, die schonendste Art der Entbindung (erweiterte Indikation zur Schnittentbindung) in Gegenwart des Neonatologen für die Akutversorgung und die sofortige Übernahme auf die neonatologische Intensivpflegestation gewährleistet sind. Der Transport des Neonatus nach der Geburt von außerhalb bedeutet einen unwiederbringlichen Zeitverlust – es sei denn, er erfolgt unmittelbar post partum in mobilen Intensivpflegeeinheiten.

Die Überlebensfähigkeit des zu früh geborenen Kindes – und umgekehrt die Mortalität – ist linear mit dem Entwicklungszustand, ausgedrückt durch das Gewicht, bei der Geburt korreliert.

Unter den genannten optimalen Voraussetzungen beträgt die Mortalität für Frühgeborene mit < 1000 g Gewicht zwar gleichbleibend annähernd 90%, für prämature Neugeborene mit einem Gewicht von 1000–1500 g konnte sie jedoch auf ca. 33% gesenkt werden.

Die perinatale Mortalität bei Kindern gleicher Gewichtsgruppen ist niedriger, wenn die Schwangerschaftsdauer 260 Tage p. m. überschreitet. Hypotrophe Neugeborene mit ausreichendem Gestationsalter haben daher eine vergleichsweise höhere Lebenserwartung (s. S. 338).

Morbidität: Frühgeborene mit dem vorrangigen Syndrom der hyalinen Membranen haben durch die prophylaktischen Maßnahmen zur Beschleunigung der Lungenreifung und die Einführung des positiven endexspiratorischen Druckes bei maschineller Beatmung (PEEP) eine eindeutige Verbesserung der Überlebensrate erfahren.

Die bisherigen Ergebnisse langfristiger Überwachung der Kinder lassen eine Abnahme neurologischer Dauerschäden erkennen. Jedoch kann im Einzelfall das Risiko einer cerebralen Defektheilung nicht immer ausgeschlossen werden, da diese u. U. erst in der späten Kindheit manifest wird. Bei etwa 2% der Kinder mit einem Geburtsgewicht von < 1500 g und einer Tragzeit von < 31 SSW müssen psychomotorische Ausfälle und geistige Retardierung befürchtet werden. Rund 4% der Frühgeborenen mit einer Schwangerschaftsdauer von < 31 SSW erblinden infolge einer retrolentalen Fibroplasie. Klinisch beherrschbare Adaptationsstörungen (s. S. 410) sind bei etwa jedem zehnten Frühgeborenen zu erwarten.

Als Richtlinie kann gelten, daß der Geburtshelfer sich bei seinem Handeln darauf einstellen muß, daß unter optimalen Überwachungsbedingungen sup partu und neonatologischer Intensivversorgung ein Frühgeborenes nach der 26. SSW am Leben erhalten werden kann.

Die perinatale Mortalität und Morbidität einschließlich Spätschäden können nur dann entscheidend weiter gesenkt werden, wenn es gelingt, die *Zahl der Frühgeburten zu vermindern* und die *Perinatalversorgung zu optimieren*. Dies gilt insbesondere für die BRD mit ihrer vergleichsweise immer noch hohen perinatalen Sterblichkeit.

Die zu stellenden Forderungen sind:
- frühzeitige Erkennung der Risikoschwangerschaft,
- intensive Überwachung der gefährdeten Schwangeren unter Ausnutzung aller individuell gebotenen prophylaktischen und therapeutischen Maßnahmen einschließlich der frühzeitigen Hospitalisierung,
- Einsatz der Möglichkeiten zur Arretierung der Frühgeburtsbestrebungen (Tokolyse) und zur Beschleunigung der Lungenreifung,
- Entbindung ausschließlich in Zentren mit geburtshilflicher und neonatologischer Maximalversorgung.

Die intrauterine Mangelentwicklung

Definition: Als Mangelgeborenes wird ein Kind bezeichnet, dessen Geburtsgewicht unterhalb der 10. Percentile des für sein Gestationsalter gültigen Normwertes liegt. Die Definition setzt also die Kenntnis der Schwangerschaftsdauer und des Gewichtes als Korrelationsgrößen voraus, um anhand der Wachstumskurven das Entwicklungsdefizit zu bestimmen.

Häufigkeit: Die Häufigkeit untergewichtiger Neugeborener (≤ 2500 g) beträgt 6–9% bezogen auf alle Geburten. Von diesen sind etwa die Hälfte hypotrophe Reifgeborene, kommen also nach einer Tragzeit von ≥ 260 Tagen p. m. zur Welt. Die verbleibende Hälfte entfällt auf Frühgeborene (Tragzeit < 260 Tage p. m.). Der Anteil der Mangelkinder unter den Frühgeburten beträgt rund ein Drittel.

Ätiologie: *Ursachen der Mangelentwicklung (chronischen Placentainsuffizienz)* sind
a) *mütterliche Erkrankungen:*
  – Spätgestose,
  – systemische Hypotension (Vitium cordis),
  – essentielle und nephrogene Hypertension,
  – Organerkrankungen (Leberinsuffizienz, Hepatitis, cerebrale Erkrankungen wie Epilepsie, multiple Sklerose),
  – intestinale Erkrankungen (z. B. Colitis ulcerosa),
  – akute und chronische Infektionen;

b) *von seiten des Uterus:*
  – Hypoplasie,
  – Mißbildungen,
  – Myome,
  – Läsionen des Endometrium;

c) *mütterliche Kausal- und Bedingungsfaktoren:*
  – Größe,
  – Gewicht,
  – Parität,
  – Genußmittelkonsum,
  – sozioökonomischer Status;

d) *von seiten des Feten und der Placenta:*
  – Placentaanomalien, z. B. Insertio velamentosa,
  – Mehrlinge,
  – Hydramnion,
  – congenitale Mißbildungen.

Bezüglich der Ätiologie sind mütterliche, placentare und fetale Ursachen eng verknüpft. Mit diesen Vorbehalten lassen sich die oben aufgeführten Hauptgruppen unterscheiden. Die Mehrzahl der genannten Ursachen bedingen eine *chronische Placentainsuffizienz – uteroplacentare Insuffizienz –* und als Folge der eingeschränkten Leistungskapazität *eine intrauterine Wachstumsretardierung.* Seltener muß ein vermindertes mütterliches Substratangebot in Betracht gezogen werden. Eine Störung der uteroplacentaren Einheit tritt ein, wenn die Durchblutung des Uterus und der intervillösen Räume infolge einer verminderten arteriellen Durchblutung durch systemische Erkrankungen der Mutter (z. B. Hypo- oder Hypertension, Vitium cordis, Nierenerkrankungen einschließlich der schwangerschaftsbedingten Präklampsie) beeinträchtigt wird. Letzten Endes kann jede mütterliche Erkrankung, die zur nutritiven Unterversorgung des Feten führt, eine intrauterine Mangelentwicklung zur Folge haben. Eine Hypoplasia uteri, Uterusanomalien oder ein Uterus myomatosus kommen gelegentlich wegen mangelhafter Durchblutung als Ursache in Betracht.

Kausal kann aber auch eine *primäre Insuffizienz der Placenta* zugrunde liegen: Das Organ ist dann aufgrund der anlagebedingt eingeschränkten Leistungskapazität nicht in der Lage, den mit dem fetalen Wachstum vor allem im 3. Trimenon steigenden Nährstoff- und Energiebedarf zu gewährleisten. Ätiologisch kommen dabei Störungen der Implantation und Placentation auf der Basis eines insuffizienten Eibettes in Frage. Dabei kann es sich um ein geschädigtes bzw. durch frühere Curettagen, z. B. bei Aborten, oder durch zahlreiche Schwangerschaften narbig verändertes Endometrium handeln. Von seiten der Placenta sind ferner Placentaanomalien zu erwähnen, die u. U. die ausreichende Ernährung des Feten gefährden.

Unter den kindlichen Ursachen einer Mangelentwicklung spielen vor allem congenitale Anomalien, z. B. chromosomal und multifaktoriell bedingte Defekte, eine Rolle, insbesondere wenn sie mit Herz- und Gefäßmißbildungen einhergehen.

Nicht zu unterschätzen sind zahlreiche *endogene und exogene Kausal- und Bedingungsfaktoren,* die sich allein oder zusätzlich auswirken können.

Die Mütter hypotropher Neugeborener sind häufiger *Primigravidae.* Endet die erste Schwangerschaft durch einen Abort, so sinkt das Risiko der intrauterinen Entwicklungsretardierung bei der zweiten Gravidität bereits auf fast die Hälfte. Auch besteht eine *Abhängigkeit vom mütterlichen Alter:* Betroffen sind sowohl die ganz jungen als auch die Graviden im fortge-

Tabelle 60. Anteil der Mangelgeburten nach den Rauchgewohnheiten der Mutter (DFG-Studie 1977)

Kollektive	Nichtraucherinnen	Zigarettenkonsum der rauchenden Schwangeren		
		Gelegentlich	Regelmäßig täglich		
			bis 5 Zigaretten	6–10 Zigaretten	10 und mehr Zigaretten
Erfaßte Geburten	4235	789	420	347	245
Anteil der Mangelgeburten	8,5%	7,9%	10,9%	14,1%	16,7%

schrittenen Gebäralter. Größe und Gewicht der Mütter – also Einflußfaktoren teils genetisch-konstitutioneller, teils umweltbedingter Natur (sozialer Hintergrund) – können eine Rolle spielen. Kleine und/oder untergewichtige Mütter bringen häufiger dystrophe Kinder zur Welt. Beachtlich ist die Frequenz von Reife- und Entwicklungsstörungen bei kleinen, untergewichtigen Frauen, die während der Schwangerschaft zu wenig an Gewicht zunehmen.

Einen zweifelsfrei nachgewiesenen exogenen Einflußfaktor stellt neben der *Mangel-* oder *Fehlernährung* das *Rauchen* während der Gravidität dar. Die Frequenz der wachstumsretardierten Kinder steigt bei rauchenden Schwangeren in Korrelation zur Zahl der täglich konsumierten Zigaretten an und ist bei starken Raucherinnen auf das Doppelte gegenüber Nichtraucherinnen erhöht (Tabelle 60). Als entscheidend wird der Nicotinspiegel im Blut angesehen. Die Placenta weist keine Zeichen der Insuffizienz auf. Der schädigende Effekt des Rauchens in der Schwangerschaft kommt auch darin zum Ausdruck, daß die perinatale Sterblichkeit der Kinder von starken Raucherinnen deutlich erhöht ist.

Generell stellt sich die fetale Wachstumsretardierung erst im letzten Trimenon ein, nämlich dann, wenn der Fet die letzte intensive Wachstumsphase durchläuft und die Placenta den erhöhten Nährstoff- und Energiebedarf nicht mehr zu decken vermag. Macht sie sich schon in einem früheren Gestationsalter bemerkbar, so muß man an eine congenitale Fehlentwicklung des Feten denken.

Diagnose: Bereits im Rahmen der *Schwangerenbetreuung* muß die *Erhebung der Anamnese* auf die Erfassung der Kausal- und Bedingungsfaktoren ausgerichtet sein, die sich hinsichtlich einer Mangelentwicklung auswirken können. Neben den auf S. 336 aufgeführten Ursachen dienen als Hinweise vor allem auch Angaben über die vorausgegangene Geburt eines oder mehrerer Mangelkinder, einen intrauterinen Fruchttod und/oder mehrere Aborte.

Bei den ersten Konsultationen muß die Aufmerksamkeit auch darauf gerichtet sein, Lebensumstände und Lebensgewohnheiten, insbesondere bei jugendlichen und ledigen Graviden, in Erfahrung zu bringen. Bei regelmäßigem Zigarettenkonsum sollte bereits die Phase der morgendlichen Übelkeit genutzt werden, die Schwangere zum Verzicht auf das Rauchen zu bewegen.

Als Hinweiszeichen bei der *Allgemeinuntersuchung* gelten Untergewichtigkeit und eine ungenügende Gewichtszunahme in der Schwangerschaft. Erste Anhaltspunkte für eine Unterentwicklung des Feten liefert der Untersuchungsbefund, wenn der Fundus uteri nicht den der Gestationszeit entsprechenden Höhenstand erreicht hat. Als Orientierungsgröße gilt der *Symphysen-Fundus-Abstand,* der bei wiederholten Kontrollen eine Abschätzung des fetalen Wachstums gestattet (s. S. 173). Unterschreitung der Norm erweckt bei sicher bekannter Schwangerschaftsdauer den Verdacht auf eine intrauterine Hypotrophie.

Zur Sicherung der Diagnose werden die *Ultraschallfetometrie* und zur Ermittlung der aktuellen Funktionskapazität der Placenta die *hormonalen Parameter* (Oestrogen-, HPL-Bestimmung, DHEA-S-Belastungstest) eingesetzt (s. S. 226 u. 231).

Die ultrasonographische Fetometrie liefert exakte Meßwerte für die Größe des kindlichen Kopfes, des Thorax und des Abdomen sowie eine hinreichend genaue Schätzung des fetalen Gewichtes und der Ausdehnung bzw. Dicke der Placenta. Für die Beurteilung der individuellen, ultrasonographischen Daten stehen entsprechende Wachstumskurven mit Standardabweichungen in Percentilen zur Verfügung. Bei bekannter Schwangerschaftsdauer kann auf diese Weise bereits pränatal eine Wachstumsretardierung zuverlässig erkannt werden. Die Sicherheit der Aussage ist jedoch an die Kenntnis des Gestationsalters gebunden, da alle Meßgrößen der fetalen Entwicklung nur in Beziehung zur Schwangerschaftsdauer interpretiert werden können.

Eine Entscheidungshilfe zur Bestimmung der Schwangerschaftsdauer bei nicht sicher bekanntem Datum der letzten vorgeburtlichen Periode leisten die zu Beginn der Gravidität erhobenen Tastbefunde. Die genauesten Berechnungsunterlagen liefert die *Ultraschalldiagnostik in der ersten Schwangerschaftshälfte*. Mit Hilfe der ultrasonographisch gemessenen Scheitel-Steiß-Länge kann das Gestationsalter zwischen der 7. und 14. SSW auf ± 3 Tage genau angegeben werden, später durch wiederholte Kontrollen des biparietalen Kopfdurchmessers. Schon aus diesen Gründen muß die Forderung dahin gehen, alle Schwangeren bis zur 20. SSW einer Ultraschalluntersuchung zu unterziehen und dabei das Gestationsalter exakt festzulegen, um so mehr, als die Mangelentwicklung sich erst im 3. Trimenon manifestiert (s. S. 170 u. 337).

Im Zweifelsfall sollte man wegen der mit einem fetalen Wachstumsrückstand verknüpften Risikofaktoren eher eine Mangelentwicklung annehmen und alle Maßnahmen darauf abstellen.

Überwachung in der Schwangerschaft: Ist eine Hypotrophie sicher diagnostiziert oder besteht berechtigter Verdacht, so gilt es, die Schwangerenüberwachung zu intensivieren. Häufige Kontrollen, deren Abstand sich nach den Ergebnissen der Ultrasonofetometrie und der biochemischen Tests richtet, erlauben die aktuelle und prognostische Beurteilung der placentaren Funktionskapazität bzw. der fetoplacentomaternalen Einheit und bilden die Grundlage für das weitere ärztliche Vorgehen.

Gleichzeitig gilt es, bekannte mütterliche Ursachen- und Bedingungsfaktoren soweit wie möglich auszuschalten oder zu mindern. Dazu gehört die Intensivierung der Behandlung einer mütterlichen Erkrankung, evtl. in Kooperation mit dem Spezialisten. Häufig wird es darum gehen, die Lebensbedingungen der Graviden günstiger zu gestalten (Herausnahme aus dem Beruf, Arbeitsplatzwechsel). Die Ernährungs- und Genußmittelkonsumgewohnheiten sind zu beachten und ggf. die Umstellung auf calorienreiche Ernährung – falls notwendig mit der parenteralen Zufuhr geeigneter Nahrungskonzentrate – vorzunehmen.

Vom Gefährdungsgrad des Feten hängt es ab, ob die ambulante Betreuung und Überwachung vertretbar ist. Bei nachgewiesener Placentainsuffizienz ist die Hospitalisierung erforderlich, um die Überwachung zuverlässig unter Einbeziehung der externen Kardiotokographie zu gewährleisten.

Prinzipiell ist davon auszugehen, daß das *reife Mangelgeborene bessere Lebenschancen hat als das zu früh geborene dystrophe Kind*. Man wird also anstreben, die 38. SSW zu erreichen. Weisen die Befunde, die in der fortgeschrittenen Gravidität durch den Oxytocinbelastungstest und die Amnioskopie ergänzt werden, jedoch auf eine zunehmende Gefährdung hin, so steigt das Risiko des intrauterinen Fruchttodes. Das bedeutet, daß die Schwangerschaft umgehend beendet und die Frühgeburtlichkeit in Kauf genommen werden muß. Die rechtzeitige prophylaktische Bestimmung der fetalen Lungenreife und ggf. die Verabreichung von Glucocorticoiden ist heute unerläßlich (s. S. 332).

Die Leitung der Geburt: Am Termin und bei Schädellage kann die spontane Entbindung eines „small for date infant„ angestrebt werden, sofern die Überwachungswerte die Geburtsbelastung zulassen. Man muß jedoch in Rechnung stellen, daß die ohnehin verminderten Leistungsreserven der Placenta unter der Wehentätigkeit metabolisch und respiratorisch schnell in das Stadium der Dekompensation abgleiten und zur intrauterinen Asphyxie des Feten führen können (s. S. 408).

Ist man gezwungen, die Schwangerschaft bei einem mangelentwickelten Kind *vorzeitig* zu beenden, weil eine kritische Phase der intrauterinen Versorgung erreicht ist, so hängt es von der Beschaffenheit der Cervix und der Belastbarkeit des Feten ab, ob man die Geburt einleitet und per vias naturales anlaufen läßt oder ob man in Anbetracht der erhöhten Gefährdung des hypotrophen Frühgeborenen durch die Geburt besser eine primäre Sectio caesarea durchführt.

Generell gilt sowohl am Termin als auch bei vorzeitiger spontaner oder induzierter Beendigung der Schwangerschaft, daß die großzügige Anwendung der Schnittentbindung die Überlebenschancen des Mangelkindes deutlich verbessert hat.

Das reife dystrophe Neugeborene fällt neben seinem Untergewicht durch das reduzierte Fettpolster und die trockene und faltige Haut auf. Bei unreifen untergewichtigen Neonati treten die Zeichen der Frühgeburtlichkeit hinzu.

Prognose: *Mortalität:* Hypotrophe Reifgeborene haben im Vergleich zu Frühgeborenen bei gleichem Geburtsgewicht die besseren Überlebenschancen. Hypotrophe Frühgeborene tragen das höchste Risiko, weil sich die Nachteile der Unreife und des intrauterinen Mangelzustandes addieren. Die Mortalität liegt dann über 50%.

Morbidität: Das Schicksal der wachstumsretardierten Kinder hängt vom Gestationsalter bei der Geburt, von der Dauer und Schwere des intrauterinen Mangelzustandes und entscheidend von der postnatalen Versorgung ab. Antepartal und sub partu besteht die stärkste Gefahr in der Hypoxie des Feten infolge der nutritiven und respiratorischen Placentainsuffizienz. Postpartal wirken sich neben einer Hypothermie die mangelhaften Glucosereserven in der vom intrauterinen Mangelzustand am stärksten betroffenen Leber aus. Hypoxie und Hypoglykämie und der damit eng verknüpfte eigene Energiemangel bedeuten wie bei der Frühgeburtlichkeit (s. S. 333) eine hochgradige Gefährdung der cerebralen Entwicklung. Die unmittelbar post partum beginnende optimale neonatologische Behandlung des dystrophen Neugeborenen ist daher gerade für die geistige Entwicklung von entscheidender Bedeutung.

Kinder mit unterschiedlichen Graden der geistigen Retardierung sind häufig als „small for date infants" zur Welt gekommen. Im Einzelfall kann es jedoch schwierig sein zu ermessen, ob ein geistiger Entwicklungsrückstand allein zu Lasten der intrauterinen Mangelentwicklung oder der postnatalen Versorgung oder aber des Herkunftsmilieus geht.

Prophylaxe: Eine Verbesserung der mit einer intrauterinen Mangelentwicklung korrelierten erhöhten Morbidität und Mortalität kann nur erreicht werden, wenn:

- Anzeichen eines fetalen Wachstumsrückstandes und ihrer möglichen Ursachen im 3. Trimenon im Rahmen der Schwangerenbetreuung früh erkannt werden,
- die Überwachung in der Gravidität unverzüglich intensiviert wird,
- der Zeitpunkt der Geburt entsprechend der Versorgungslage des Feten gewählt wird,
- die Lungenreife im Falle einer vorzeitigen Entbindung gesichert resp. medikamentös beschleunigt wird,
- die Entbindung unter den Bedingungen der geburtshilflichen Maximalversorgung abläuft,
- das Kind unmittelbar ab der Geburt in die Obhut des Neonatologen/Pädiaters gegeben wird.

Die verlängerte Schwangerschaft

Die Übertragung – Partus serotinus

Definition: Ausgehend von der normalen Schwangerschaftsdauer und ihrer biologischen Variabilität (s. S. 176) spricht man von einer Übertragung, wenn die Tragzeit p. m. 42 Wochen bzw. 295 Tage überschreitet. Diese rein rechnerische Definition ist mit den häufigen Unsicherheiten in den Angaben über die letzte Periode behaftet (s. S. 163), die Entscheidungen über geburtshilfliche Maßnahmen erschweren.

Häufigkeit: Die echte Übertragung ist bei bekanntem Ovulations- und Konzeptionstermin sehr viel seltener (2,5%) als die rechnerische Überschreitung des Geburtstermins (annähernd 10%). Aus dieser Differenz geht hervor, wie häufig Spätkonzeptionen erfolgen und eine Übertragung vortäuschen.

Gefahren der Übertragung: Die verlängerte Schwangerschaftsdauer bedeutet stets eine erhöhte Gefährdung des Kindes. Die eigentliche Ursache des fetalen Risikos ist darauf zurückzuführen, daß die Placenta als ein auf Zeit angelegtes Organ nach Überschreitung der programmierten Lebensdauer altert, ihre Leistungskapazität rückläufig wird, und sie daher der Versorgung des Feten nicht mehr gewachsen ist. Folgen dieser biologisch bedingten Insuffizienz der alternden Placenta sind eine nutritive, metabolische und schließlich auch eine respiratorische Unterversorgung des Feten.

Solange der Mutterkuchen die Ernährung gewährleistet, wächst der Fetus weiter und kann sogar Übergrößen erreichen. Mit zunehmender Funktionseinschränkung der Placenta sistiert jedoch das Wachstum, und es treten fortschreitend Zeichen der bedrohten Vitalität auf. Das Bestreben muß dahin gehen, die ersten Zeichen eines Nachlassens der Placentafunktion *vor* der per definitionem gegebenen Frist (s. o.) zu erfassen.

Diagnose: Bei der Diagnose geht es darum, eine *scheinbare* Übertragung von der *echten* Tragzeitverlängerung zu unterscheiden.

Dazu dienen:
- nochmalige Analyse der Cyclusanamnese, insbesondere des Zeitpunktes, der Stärke und Dauer der letzten Periode (s. S. 162), um einen Berechnungsfehler, vor allem eine Spätkonzeption, abzuklären,
- das Datum des ersten positiven Schwangerschaftstests,
- während der Frühschwangerschaft erhobene Tastbefunde,
- der Zeitpunkt der ersten Kindsbewegungen (mit Vorbehalt, s. S. 170),
- eine ab dem errechneten Termin beobachtete Reduktion des Leibesumfangs (Runge-Zeichen) und des Symphysen-Fundus-Abstandes; beide Befunde können als ein – wenn auch unsicheres – Zeichen der Übertragung in die Beurteilung mit eingehen,
- ein Nachlassen der Kindsbewegungen,
- *in der ersten Schwangerschaftshälfte erhobene Ultraschallbefunde mit Größenbestimmung der Frucht* (s. S. 222); sie liefern den *zuverlässigsten Ausgangswert* für die Terminbestimmung.

Ergibt sich auch nur der Verdacht auf eine Übertragung, so ist die Gravide als *Risikoschwangere* und die Geburt als *Risikogeburt* einzustufen.

Zur Objektivierung einer Übertragung stehen folgende diagnostische Maßnahmen zur Verfügung, die spätestens ab dem 4.–6. Tag der vermuteten Terminüberschreitung vorgenommen werden sollten:
- palpatorische Ermittlung der Cervixreife (pelvic score) (s. S. 341),
- Amnioskopie zur Beurteilung des Fruchtwassers (s. S. 220),
- CTG-Kontrollen (s. S. 217) je nach Gefährdungszeichen täglich mehrmals,
- fetometrische Verlaufskontrollen mittels Ultraschall,
- Oestrogen-(Oestriol-) und HPL-Bestimmungen im 24-Stunden-Urin und/oder Plasma (s. S. 231),
- Oxytocinbelastungstest und/oder non-stress-test (s. S. 217),
- DHEA-S-Belastungstest (s. S. 232).

Für eine echte Übertragung bzw. eine Placentainsuffizienz infolge einer Überschreitung der normalen Tragzeit sprechen:
- amnioskopischer Nachweis von grünem Fruchtwasser (s. S. 220),
- pathologische fetale Reaktion beim Oxytocinbelastungstest oder non-stress-test,
- ein pathologisches Reaktionsmuster im CTG,
- kein fetales Wachstum bei mehrfacher ultrasonographischer Fetometrie,
- ein kontinuierliches Absinken der Oestrogen- und HPL-Werte, insbesondere eine Unterschreitung der Grenzwerte,
- ein kurzfristiger, steiler Abfall der Oestrogen/HPL-Werte um mehr als 50%,
- ein pathologischer Ausfall des DHEA-S-Belastungstests.

Geburtshilfliches Vorgehen bei der echten Übertragung: Bei einer echten Übertragung ist nicht sicher vorhersehbar, ob die Funktion der Placenta unter der Wehentätigkeit ausreichen wird, und ob das überreife Kind dem Geburtsstreß noch gewachsen ist.

Der Geburtshelfer muß daher stets diese zusätzliche Belastung prognostisch einkalkulieren. Ist eine fortschreitende Placentainsuffizienz nachzuweisen oder tritt im Laufe der Überwachung eine fetale Notsituation (pathologisches Kardiogramm) ein, so erfolgt die sofortige Entbindung durch Kaiserschnitt.

Wenn alle Kontrollwerte im Normbereich liegen und die Portio noch nicht geburtsbereit erscheint, kann man abwarten, ob die Geburt spontan in Gang kommt. Voraussetzung ist jedoch eine Intensivüberwachung unter Einsatz aller verfügbaren diagnostischen Möglichkeiten.

Deuten im Verlauf der Beobachtung ein oder mehrere Untersuchungsbefunde auf eine *begin-*

Tabelle 61. Prognoseindex (Pelvic score). (Nach Bishop 1955)

Kriterium	Punktbewertung			
	0	1	2	3
Weite des Muttermundes	Geschlossen	1–2 cm	3–4 cm	≥ 5 cm
Länge der Portio	0–30% verkürzt	40–50% verkürzt, ≥ 2 cm	60–70% (stark) verkürzt, 1 cm	≥ 80% aufgebraucht, wulstig – verstrichen
Konsistenz der Portio	Derb	Mittel	Weich, nachgiebig	Idem
Position der Portio	Sacralwärts	Nach vorn rückend	Zentriert	Führungslinie
Höhenstand des vorangehenden Teiles (Abb. 124)	− 3	− 2	− 1	≥ + 1

nende Placentainsuffizienz hin, so muß der Partus in absehbarer Zeit erfolgen. Dazu dient die künstliche Einleitung der Geburt mit Hilfe der medikamentösen Weheninduktion. Der Erfolg dieser *Geburtseinleitung* hängt weitgehend von der Geburtsbereitschaft der Cervix ab (s. S. 200).

Zur *prognostischen Beurteilung der Cervixreife* kann ein *Prognoseindix (pelvic score)* herangezogen werden, wie er unter Berücksichtigung von Position, Länge und Konsistenz der Portio, Weite des Muttermundes und Höhenstand des vorangehenden Teiles u. a. von Bishop und modifiziert von Lamberti angegeben wurde.

Die Punktbewertung des Bishop-score (Tabelle 61) gilt für Mehrgebärende ab der 36. SSW, bei Schädellage nach normalem Verlauf der Schwangerschaft und früherer Geburten.

Eine Punktzahl von 10 und mehr läßt auch bei Erstgebärenden eine Ansprechbarkeit auf die medikamentöse Geburtseinleitung erwarten. Bei gesicherter Überschreitung des Geburtstermins und geburtsbereiter Cervix kann daher die Geburt durch Weheninduktion mittels Oxytocin-Dauertropfinfusion (Syntocinon) eingeleitet werden. Geburtseinleitungen bei fehlender oder ungenügender Cervixreife sind risikobelastet und führen zu einer erhöhten Frequenz protrahiert verlaufender Geburten und Kaiserschnitte. Besteht genügend Zeit, so kann eine medikamentöse Auflockerung der Cervix durch lokale intravaginale oder intracervicale Anwendung von Prostaglandinen der Oxytocin-Einleitung vorausgeschickt werden (s. S. 234).

Führt der erste Einleitungsversuch nicht zum Erfolg, so ist eine Wiederholung nach zwei Tagen möglich. Im allgemeinen wird man sich nach einem vergeblichen zweiten Einleitungsversuch zur Sectio caesarea entschließen. Kommt die Geburt nach einer Weheninduktion in Gang, so ist wegen der hohen Gefährdung des überreifen Kindes bei den ersten Zeichen einer drohenden intrauterinen Asphyxie und bei geburtshilflichen Komplikationen (Geburtsstillstand, Wehendystokie) die Geburtsbeendigung auf operativem Wege erforderlich.

Das Überreifesyndrom

Das übertragene Neugeborene weist eine Reihe von Stigmata auf, die für die *Überreife* charakteristisch sind (Tabelle 62). Zahl und Ausprägung dieser biologisch regressiven Veränderungen hängen von der Dauer der Terminüberschreitung und der intrauterinen Versorgungslage bis zur Geburt ab. Die Überreifesymptome erlauben daher eine erste Beurteilung der Überlebensaussichten.

Die Prognose ist relativ günstig, wenn nur Auffälligkeiten der Haut, wie Fehlen der Vernix caseosa, verstärkte Abschilferung der Cutis und

Tabelle 62. Äußere Kennzeichen der Überreife des Neugeborenen

Vernix caseosa fehlt
Keine Reste von Lanugobehaarung
Maceration der Haut, bes. im Bereich der Achselhöhlen und Beugefalten, bei Knaben zwischen Scrotum und Schenkelbeugen
Nägel überragen die Finger- und Zehenkuppen
Abschilferung der Haut
„Waschfrauenhände"
Starkes langes Haupthaar
Haut grünlich-bräunlich (durch meconiumhaltiges Fruchtwasser)
Exsikkation der Haut
Reduziertes Unterhautfettgewebe

trockene, faltige Hände („Waschfrauenhände"), überdurchschnittlich langes, dichtes Kopfhaar sowie lange Nägel, die die Finger- und Zehenkuppen überragen, bestehen.

Ernster zu bewerten ist der zusätzliche Befund grünen oder gar bräunlich-grünlichen Fruchtwassers, da er ein Zeichen der durchgemachten (möglicherweise noch bestehenden) Hypoxie darstellt.

Wenn als Folge eines zurückliegenden Meconiumabgangs bereits die Haut des Kindes, die Eihäute und die Nabelschnur grünlich verfärbt sind, muß das Kind als stark gefährdet gelten.

Zeichen der Dehydratation mit Exsikkation der grün bis gelblich-bräunlich verfärbten Haut lassen auf eine längere präpartale nutritive Störung und damit auf eine Beeinträchtigung der Überlebensfähigkeit schließen.

Der prognostischen Beurteilung der Überreifezeichen dient die Stadieneinteilung des Überreifesyndroms nach Clifford (Tabelle 63). Trotz der verfügbaren objektiven Kriterien der perinatalen Zustandsdiagnostik sind die Symptome des Überreifesyndroms für die Gesamtbeurteilung des übertragenen Neugeborenen mit von Bedeutung.

Prognose: Die *perinatale Mortalität* ist je nach Dauer der Übertragung um ein Vielfaches gegenüber derjenigen der nach normaler Tragzeit geborenen Kinder gesteigert, vor allem wenn das Kind durch einen ungünstigen Geburtsverlauf zusätzlichen Belastungen ausgesetzt war. Sie beträgt etwa 9%.

Die *Morbidität postmaturer Kinder* liegt ebenfalls vergleichsweise hoch. Sie wird vornehmlich durch die Folgen einer intrauterinen Hypoxie, wie z. B. eine Hirnschädigung mit ihren Früh- und Spätscheinungen (Krämpfe), bedingt. Zu fürchten ist ferner eine Pneumonie nach Meconiumaspiration.

Intrauteriner Fruchttod

Definition: Als intrauteriner Fruchttod wird das Absterben des Feten in der zweiten Schwangerschaftshälfte bezeichnet.

Ätiologie: Den *Ursachen von seiten der Mutter* kommt für das Absterben des Kindes in utero besonderes Gewicht zu. Vor allem der Diabetes mellitus, der M. haemolyticus fetalis, die Lues und die Thyreotoxikose wie auch pränatale Infektionen der Mutter einschließlich des Amnioninfektionssyndroms (s. S. 316 und 389) stellen bei inadäquater Behandlung und Überwachung eine ernste Bedrohung für den Feten dar. Steigendes mütterliches Alter und hohe Parität können als Bedingungsfaktoren eine Rolle spielen. Auch ein Unfall der Mutter kommt als fetale Todesursache in Betracht.

Als *Ursachen von seiten der Placenta* haben Insertionsanomalien, vorzeitige Lösung und die akute und chronische Placentainsuffizienz zu gelten. Morphologisch lassen sich Reifungsstörungen und Zeichen der verminderten uteroplacentaren Durchblutung erkennen. Auch die fetomaternale Makrotransfusion – der intrauterine Verblutungstod des Feten –, die in ca. 12% der intrauterinen Todesfälle das Ereignis auslöst, geht auf die Placenta zurück; ebenso müssen die Nabelschnurumschlingung, Nabelschnurknoten und -torsionen als Kausalfaktoren in Betracht gezogen werden.

Die *Ursache kann ferner im Feten* selbst begründet sein, z. B. bei schweren Mißbildungen. Nicht selten treffen mehrere Faktoren zusammen wie Diabetes mellitus und Mißbildung oder die vorzeitige Placentalösung bei der Präeklampsie.

Häufigkeit: Die Frequenz des intrauterinen Fruchttodes ist dank der allgemeinen pränatalen Vorsorge und der frühzeitigen Aussonderung der Risikoschwangeren zur speziellen Überwachung von Mutter und Kind zurückge-

Tabelle 63. Überreifesyndrom nach Clifford

Stadium I	Stadium II	Stadium III
Fehlen der Vernix caseosa, trockene, schuppende, stellenweise macerierte Haut von normaler Farbe Greisenhaftes Aussehen Ängstliche, lebhafte Mimik Lange Finger- und Fußnägel Offensichtlicher Gewichtsverlust	Wie Stadium I, aber Fruchtwasser und Haut durch Meconium grünlich verfärbt	Wie Stadium I, aber Fruchtwasser und Haut durch altes Meconium schmutziggelblich verfärbt

gangen (bezogen auf Lebendgeborene von 1% auf 0,72%, also etwa um ¼), jedoch weniger als die postnatale Mortalität. Daraus erklärt sich die relative Zunahme im Rahmen der perinatalen Sterblichkeit.

Diagnose: Häufig äußert die Gravide selbst den ersten Verdacht, da sie plötzlich – möglicherweise nach einer Phase der verstärkten Motilität oder nach allmählich abnehmender Aktivität – keine Kindsbewegungen mehr spürt. Je nach dem zeitlichen Abstand von diesen Wahrnehmungen können ihr eine Senkung des Leibes, verbunden mit Fremdkörpergefühl beim Gehen, Bücken oder Drehen, und Milcheinschuß auffallen.

Die *Verdachtsdiagnose* anläßlich der Untersuchung der Schwangeren ergibt sich, wenn die Herztöne mit dem üblichen Stethoskop nicht aufzufinden sind. Der Leibesumfang kann gegenüber einer früheren Kontrolluntersuchung zurückgegangen oder gleichgeblieben sein.

Die *Phonokardiographie* gibt bei der ersten Prüfung nicht immer sichere negative oder positive Hinweise. Für den intrauterinen Fruchttod spricht der Befund fleischwasserfarbenen oder schmutzigbraunen Fruchtwassers anläßlich der *Amnioskopie*.

Entscheidendes Gewicht kommt der *Ultraschalluntersuchung* zu: Das Fehlen der Vitalitätszeichen wie der fetalen Bewegungen, der Pulsation des Herzens und der großen Gefäße führt zweifelsfrei zur Diagnose. Ist der Fet länger abgestorben, so finden sich Spätzeichen am Skelet (Abknickung der Wirbelsäule) und/oder Schädel (Doppelkonturierung des Schädels – sog. Heiligenschein oder in Anlehnung an die früher übliche Röntgendiagnostik Spalding-Zeichen –, bedingt durch Abhebung des Schädelknochens).

Auf die Röntgen- und Hormondiagnostik kann daher heute verzichtet werden.

Intrauterine postmortale Veränderungen: Unmittelbar nach dem Absterben setzen *autolytische Prozesse* ein, die mit der Dauer der Retention des Fetus mortuus in utero graduell fortschreiten.

Die Maceration I. Grades (24–48 st post mortem) ist durch eine grauweiß gefärbte Epidermis gekennzeichnet. Hinzu treten als Folge der Hämolyse rötlich verfärbte Bezirke, vor allem um den Nabel herum, und ein rötlich – fleischwasserartig – tingiertes oder durch Meconiumbeimengung schmutzig verfärbtes Fruchtwasser.

Die Maceration II. Grades beginnt etwa ab dem 2./3. Tag nach dem Absterben des Feten. Die Epidermis hebt sich in großen Blasen von der Unterlage ab, reißt ein und löst sich, während das Unterhautgewebe dunkelrot blutig durchsetzt ist.

Die Maceration III. Grades manifestiert sich in der durch Oxidation des Hämoglobin blutigbraun verfärbten Cutis, Lysis der bindegewebigen und musculären Strukturen, Zerfall und Verflüssigung der inneren Organe, besonders des Gehirns und der Leber. Das Fruchtwasser ist durch die oxidativen Prozesse besonders des Hämoglobin schmutzig- bis schwarzbraun.

Diese Stigmata liefern retrospektive Anhaltspunkte für den ungefähren Zeitpunkt des Todeseintritts.

Tritt der Fruchttod vor dem sechsten Schwangerschaftsmonat ein, kann die Maceration ausbleiben. Stattdessen trocknet die komprimierte Frucht ein (Fetus papyraceus, s. S. 292), oder es kommt durch Verkalkung zum sog. Steinkind (Lithopädion).

Verlauf und Behandlung: Über 90% der abgestorbenen Feten werden innerhalb von drei Wochen spontan ausgestoßen. Als Faustregel kann gelten, daß der Fetus um so länger als Folge der fehlenden Geburtsbereitschaft retiniert wird, je früher in der zweiten Schwangerschaftshälfte der intrauterine Fruchttod eintritt. Angesichts der möglichen Komplikationen (s. u.) und der psychischen Belastung der Mutter durch die Wartezeit wird heute die rasche Beendigung der Schwangerschaft mit Prostaglandinen (intraamnial, evtl. nach Auflockerung der Cervix durch lokale Applikation) angestrebt. Gegebenenfalls kann die Geburt durch Anlegen der Kopfschwartenzange bei Schädellage oder Anschlingen eines Fußes bei Beckenendlage mittels Dauerzug durch Anhängen von Gewichten beschleunigt werden. Bei Notsituationen von seiten der Mutter (Abruptio placentae) ist die Sectio caesarea nicht zu umgehen.

Zu den gefürchtetsten Komplikationen gehören *Gerinnungsstörungen,* die vor allem bei längerer Retention („Dead Fetus Syndrome"), bei vorzeitiger Placentalösung aber binnen Stunden auftreten können (s. S. 433). Im Falle eines zusätzlichen Amnioninfektionssyndroms besteht das Risiko des septischen Schocks. Daher ist eine kontinuierliche Überwachung des Gerinnungsstatus prä-, sub- und postpartal erforderlich.

28. Mehrlingsschwangerschaft und -geburt

Es kann davon ausgegangen werden, daß der Mensch im Zuge der Evolution den Schritt zur Uniparität vollzog. Mehrlingsschwangerschaften stellen daher Ausnahmen dar, sind als solche von vornherein in allen präpartalen Phasen und sub partu mit größeren Risiken behaftet und bergen während der Gravidität und Geburt auch erhöhte Gefahren für die Mutter.

Häufigkeit: Die annähernd gleichbleibende Häufigkeit von Mehrlingsschwangerschaften findet ihren Ausdruck in der Hellin-Regel. Danach beträgt die mittlere Frequenz für

- Zwillinge   1 : 85   (1 : 80 –1 : 90),
- Drillinge   1 : 85^2,
- Vierlinge   1 : 85^3,
- Fünflinge   1 : 85^4.

Eine familiäre Häufung kommt vor, die Heredität ist jedoch umstritten. Nach der Geburt eineiiger Zwillinge ist die Wiederholungsrate nicht erhöht, nach dem Ereignis zweieiiger Gemini jedoch um das 2–4fache gegenüber der Allgemeinfrequenz. Zwillinge treten mit zunehmendem mütterlichen Alter – namentlich in der Gruppe der 30–39jährigen – und mit steigender Parität häufiger auf.

Entstehung von Zwillingen: Man unterscheidet zwischen *eineiigen – monozygoten –* und *zweieiigen – dizygoten – Zwillingen*.
Die Bildung monozygoter Zwillinge ist auf den engen Zeitraum der frühesten Entwicklung zwischen den ersten Furchungsteilungen und – spätestens – dem 14. Tag p. c. begrenzt, also auf die Zeitspanne, in der alle Zellen oder zumindest die innere Zellmasse noch omnipotent sind. Meistens tritt das Ereignis vor dem 8. Tag p. c. ein. Vom Zeitpunkt der Trennung hängt es ab, wieweit auch Placenta und Eihäute doppelt angelegt werden.
Erfolgt die Doppelbildung bereits im Stadium der *Morula* vor dem 8-Zellen-Stadium, so entwickeln sich zwei Fruchtanlagen mit eigener Placenta, eigenem Chorion und Amnion; es handelt sich dann um *dichorisch-diamniotische Gemini*. Die zweifach vorhandenen Trophoblasten können bei eng benachbarter Implantation sekundär verschmelzen, so daß bei der Geburt nur eine Placenta vorhanden ist.
Findet die Trennung im Stadium der *Blastocyste*, aber *vor* der Differenzierung der für das Amnion bestimmten Zellen statt, so besitzen die Gemini gemeinsam eine Placenta und ein Chorion, aber zwei Amnionhüllen. Sie sind *monochorisch-diamniotisch*.
Die *nach* der Differenzierung des Amnion – etwa am 7. p. c., unmittelbar vor der Implantation – entstehenden Zwillinge werden eine gemeinsame Placenta, ein Chorion und ein Amnion besitzen, also *monochorisch-monoamniotisch* sein. Dieser Befund ist *immer beweisend für eineiige Zwillinge*.
Monozygote Gemini sind ihrer Entstehung entsprechend *erbgleich – konkordant –*, besitzen das gleiche Geschlecht, gleiche physische Merkmale, z. B. Blutgruppen- und -faktoren, und entwickeln bei gleicher Persönlichkeitsstruktur weitgehend übereinstimmende psychische Verhaltensweisen.
Der Zeitpunkt ihrer Entstehung beeinflußt die nachfolgende Entwicklung. Die Trennung kann – namentlich wenn sie zu einem späten Zeitpunkt stattfindet – unvollständig erfolgen, so daß die Körper beider Individuen in unterschiedlicher Ausdehnung miteinander verwachsen sind und sie als sog. *siamesische Zwillinge* zur Welt kommen (s. S. 384). Gerade die monochorisch-monoamniotischen, also spät entstandenen Gemini weisen nicht selten *Doppelmißbildungen* auf. Bei ungleich ausgebildetem Placentakreislauf und Kommunikation der Gefäße (sog. 3. Kreislauf) kann sich ein *Transfusionssyndrom* zugunsten des einen auf Kosten des anderen Zwillings entwickeln.
Selten kommt es zur ektopischen Einnistung einer Zwillingsanlage, so daß gleichzeitig eine intrauterine und eine extrauterine Gravidität bestehen.
Bei monoamniotischen Zwillingen birgt die gemeinsame Amnionhöhle die Gefahr der Nabelschnurumschlingung mit einer Mortalität von 60%.
Dizygote Zwillinge gehen aus zwei gleichzeitigen Ovulationen und der Fertilisation der freigesetzten Oocyten (u. U. durch verschiedene Partner) hervor. Die Eizellen können aus Ovulationen in einem Ovar oder in beiden Eierstöcken sowie – selten – aus einem Follikel mit zwei Oocyten oder einer doppelkernigen Eizelle stammen. Die beiden Blastocysten nisten sich unabhängig und örtlich zufallsabhängig ein. Daher entwickelt sich auch der Trophoblast bzw. die Placenta jedes Conceptus unabhängig, und es bestehen keine Gefäßverbindungen. Nur wenn die Implantationen in engster Nachbarschaft erfolgen, kann es nachträglich zu einer Fusion oder zur Wachstums- und Funktionsbeeinträchtigung einer Placenta oder beider kommen.
Dizygote Zwillinge sind ihrer Entstehung gemäß immer *dichorisch-diamniotisch. Genetisch* sind sie Geschwister gleichzusetzen und können zufällig beide männlich oder weiblich oder Pärchen sein.
Wenn infolge einer frühzeitigen Fusion nur eine einzige Placenta vorhanden ist, so bereitet die Unterscheidung zwischen eineiigen und zweieiigen Zwillingen, d. h. zwischen dem dichorisch-diamniotischen oder dem monochorisch-diamniotischen Typus, Schwierigkeiten. Zur Abklärung sind dann bei Bedarf (für forensische Zwecke – Vaterschaftsgutachten –, Zwillingsforschung) erbbiologische Untersuchungen, z. B. Bestimmung der Blutgruppen und serologischer Erbfaktoren, und später auch Ähnlichkeitstests sowie schließlich auch der Transplantationstest zur Feststellung der gleichen oder differierenden Genausstattung heranzuziehen.
Etwa ⅔ bis ¾ der Zwillinge sind dizygot und ⅓ bis ¼ monozygot. Das weibliche Geschlecht überwiegt.

Mehrlinge höheren Grades können monozygot oder polyzygot sein oder aus einer Kombination beider Entstehungsmodi hervorgehen.
Bei *medikamentöser Induktion der Ovulation* werden häufiger *Polyovulationen* ausgelöst, die nach zeitgerechter Befruchtung (Insemination) Mehrlingsschwangerschaften höhere Grade zur Folge haben. Die Überstimulierung läßt sich durch individuelle Dosierung unter regelmäßiger Ultraschallkontrolle der Ovarien, die Zahl und Reifegrad der Follikel zu diagnostizieren erlaubt, einschränken (s. S. 510).

Diagnose: Angesichts der gehäuften mütterlichen und fetalen Schwangerschafts- und Geburtskomplikationen ist zur Verbesserung der Prognose die *Frühdiagnose der Mehrlingsgravidität* anzustreben.
Erste Hinweise in der Frühgravidität liefern:
- verstärkte und andauernde Schwangerschaftsbeschwerden,
- stärkere Größenzunahme des Uterus als nach dem errechneten Gestationsalter zu erwarten ist,
- überdurchschnittlich erhöhte Gonadotropinwerte.

Die *sichere Diagnose* liefert die Ultrasonographie. Bereits ab der 7. SSW p. m. lassen sich Fruchthöhlen, Fruchtanlagen und die Herzaktionen getrennt nachweisen (s. S. 223 und Abb. 136 a u. b). Das bedeutet, daß bei der routinemäßigen Ultraschallkontrolle im 1. Trimenon auf Gemini resp. Mehrlinge geachtet und bei Hinweissymptomen dieses Verfahren umgehend eingeschaltet werden muß. Auf diese Weise läßt sich differentialdiagnostisch auch eine Trophoblasterkrankung (Blasenmole) frühzeitig ausschließen oder nachweisen (s. S. 313).
In der fortgeschrittenen Gravidität erwecken außer der *überdurchschnittlichen Größe des Uterus (Symphysen-Fundus-Abstand)* im Verhältnis zur Dauer der Amenorrhoe Angaben über auffallend lebhafte *multilokale Kindsbewegungen* den Verdacht auf Mehrlinge. Die Diagnose von *Gemini* wird gesichert durch den Nachweis von mindestens drei „großen Teilen", resp. zweier Köpfe, und der getrennten, in der Frequenz unterschiedlichen Herzaktion entweder auskultatorisch durch zwei Untersucher oder apparativ im CTG. *Die Ultrasonographie ist beweisend* (Abb. 136 a u. b).

Schwangerschaftsverlauf: Die gesamte Gestationsperiode ist für die Mutter und die fetale Entwicklung mit einer erhöhten Komplikationsrate belastet.

Risiken für die Mutter bilden:
- Blutungen in der Schwangerschaft,
- verstärkte Schwangerschaftsbeschwerden mit Ausbildung einer Hyperemesis,
- verstärkte, mechanisch bedingte respiratorische und kardiovasculäre Beschwerden, also Verdrängungserscheinungen durch Zwerchfellhochstand und Einschränkungen der Atemexkursionen, sowie Zeichen der statischen Belastung (Varicosis, Thrombose/Thrombophlebitis),
- erhöhte Disposition zu einer Präeklampsie; die Frequenz beträgt 30–50%, also ein Vielfaches gegenüber Einlingsschwangerschaften, die der Eklampsie ist um das 5fache erhöht,
- Schwangerschaftsanämie.

Fetale Risiken bestehen in
- der erhöhten Abortgefahr (auf das 2–3fache erhöhte Abortrate, besonders der Spätaborte),
- Gefahr der Placentainsuffizienz,
- einem intrauterinen Absterben (nach Ultraschallbefunden in der Frühschwangerschaft geht in etwa einem Drittel der Fälle einer der Conceptus sehr früh zugrunde; in der späten Gravidität sind vor allem monozygote Gemini häufiger von einem intrauterinen Fruchttod betroffen),
- der Ausbildung eines Hydramnion eines oder beider Gemini (bei ca. 12% der Mehrlingsschwangerschaften),
- häufigeren Mißbildungen (eines oder beider Zwillinge),
- der Frühgeburt und/oder Mangelentwicklung.

Jede Gravide mit nachgewiesener Mehrlingsschwangerschaft wird zur Risikoschwangeren und bedarf der engmaschigen Betreuung und Überwachung, um die genannten Komplikationen frühzeitig zu erfassen und entsprechend therapeutisch anzugehen. Eine Hypertension – unabhängig ob mit oder ohne Proteinurie und generalisierte Ödeme – macht die sofortige Hospitalisierung erforderlich, um rechtzeitig dem Ausbruch der Präeklampsie/Eklampsie zu begegnen.
Bei einem Hydramnion sind u. U. mehrfache Entlastungspunktionen und die Abklärung von Mißbildungen notwendig (s. S. 385).
Angesichts der häufig *verkürzten Schwangerschaftsdauer* muß das Bestreben auf die *Verhinderung der Frühgeburt* ausgerichtet sein. Etwa

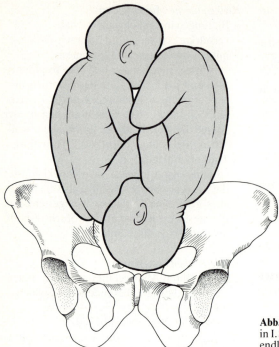

Abb. 165. Zwillingsschwangerschaft. Erster Zwilling in I. Schädellage, zweiter Zwilling in II. Beckenendlage

ein Drittel der Gemini wird vor der 37. SSW p. m. geboren.

Die durchschnittliche Tragzeit ist abhängig von der Zahl der Mehrlinge und beträgt bei
- Zwillingen 261 Tage p. m.,
- Drillingen 246 Tage p. m.,
- Vierlingen 236 Tage p. m..

Die Kinder sind außerdem im Verhältnis zur Gestationszeit vor allem ab der 32. SSW *untergewichtig,* also *Mangelkinder.*

Die Geburtsgewichte verringern sich entsprechend der Zahl der Feten und betragen durchschnittlich bei:
- Zwillingen 2395 g ($\approx$ 2500 g),
- Drillingen 1818 g ($\approx$ 2000 g),
- Vierlingen 1395 g ($\approx$ 1500 g).

Die Frühgeburtlichkeit läßt sich deutlich senken, wenn die Zwillingsschwangerschaft frühzeitig erkannt und entsprechende schwangerschaftserhaltende Maßnahmen – Hospitalisierung, Tokolyse – in die Wege geleitet werden. Eine weitere Maßnahme besteht in der prophylaktischen Cerclage.
Es ist davon auszugehen, daß häufig der Ernährungsbedarf nicht voll gedeckt werden kann. Die schwangerschaftserhaltenden Maßnahmen zum Hinausschieben der Frühgeburt setzen daher gerade bei Mehrlingen die laufende Kontrolle der Placentafunktion voraus (s. S. 231).

Geburtskomplikationen bei Zwillingen: *Geburtskomplikationen* treten gehäuft auf und betreffen praktisch alle Regelwidrigkeiten. Jede Zwillings- resp. Mehrlingsschwangerschaft bedeutet daher von vornherein die Einstufung als *Risikogeburt.*
Im einzelnen kommt es häufiger zu
- einer Placenta praevia (ca. 2%) und ihren Varianten, z. B. tiefem Sitz (s. S. 398),
- einer Abruptio placentae (s. S. 400),
- einer Wehendystokie; sie kann primär infolge Überdehnung des Uterus vorhanden sein oder sich sekundär entwickeln (s. S. 363),
- Nabelschnurkomplikationen (s. S. 392),
- Lage- und Haltungsanomalien eines oder beider Kinder.

Bei annähernd der Hälfte der Zwillingsgeburten finden sich beide Kinder in Schädellage, jedoch sind Einstellungs- und Haltungsanomalien nicht selten. Bei mehr als einem Drittel findet sich ein Zwilling in Schädellage, der andere in Beckenendlage (Abb. 165) und in rd. 9% der Fälle eine Beckenendlage beider Gemini. Eine Kombination von Schädellage und Querlage zeigen rund 5% der Zwillingsgeburten; in ca. 2% liegt ein Zwilling quer, während es sich bei dem anderen um eine Steißlage handelt. Selten (0,6%) befinden sich beide Kinder in Querlage.

Schon aus der Vielzahl der möglichen Regelwidrigkeiten ergibt sich eine *erhöhte Hypoxie-*

gefährdung der Kinder sub partu, die durch Frühgeburtlichkeit und Mangelentwicklung (Placentainsuffizienz!) noch verstärkt wird. Der zweite Zwilling ist stets mehr bedroht als der vorangehende als Folge der
- längeren Geburtsdauer,
- Verkleinerung der Placentahaftfläche nach Geburt des ersten Kindes,
- häufigeren Notwendigkeit der operativen Geburtsbeendigung.

Geburtsleitung bei Zwillingen: In Anbetracht der häufigen regelwidrigen Kindslagen, des hohen Anteils an Früh- und Mangelgeburten und der deutlich erhöhten perinatalen Mortalität – insbesondere des zweiten Zwillings – ist bei Gemini von vornherein die Indikation zur Sectio caesarea großzügig zu stellen. Abgesehen von der mütterlichen Indikation (z. B. Präeklampsie, alte Erstgebärende, Status nach Kaiserschnitt, belastende Anamnese) kommt die *primäre Schnittentbindung* in Frage bei
- Lage- und Haltungsanomalien des ersten Zwillings,
- ultrasonographisch gesichertem größeren bzw. schwereren zweiten Zwilling, insbesondere dann, wenn dieser sich in Beckenendlage oder gar in Querlage befindet,
- besonders kleinen, unreifen Kindern, da sie bei vaginalen operativen Entbindungen durch den Geburtsstreß vital gefährdet sind,
- Verschlechterung der Placentafunktion.

Bei einer *Schädellage des ersten Zwillings,* namentlich wenn es sich um eine Mehrgebärende handelt, wird man die *Spontangeburt* anstreben. Dabei kommt es vor allem darauf an, daß die *Geburt des zweiten Zwillings möglichst schnell,* spätestens innerhalb von 15–20 min beendet ist. Nach der Geburt des ersten Kindes wird sofort der Zustand des zweiten Zwillings (CTG) und durch äußere und vaginale Untersuchung seine Lage kontrolliert.

Handelt es sich auch bei ihm um eine *Schädellage,* werden zur Beschleunigung der Spontangeburt Wehen induziert, die Fruchtblase eröffnet und der Kopf in das Becken geleitet.

Bei einer *Beckenendlage des zweiten Zwillings* wird der vordere Fuß heruntergeholt und die Extraktion des Rumpfes, Lösung der Arme und Entwicklung des Kopfes angeschlossen. Tritt der Steiß sofort tiefer, so kann bei einwandfreier Herzfrequenz wie bei der Einlingsgeburt aus Beckenendlage verfahren werden (s. S. 366).

Befindet sich der *zweite Zwilling in Querlage,* so wird sofort die äußere Wendung in eine Schädellage versucht, um die spontane Geburt zu erreichen. Bei Mißlingen erfolgen unverzüglich die innere Wendung auf den Fuß und Extraktion.

Dazu geht man nach der Geburt des ersten Kindes in tiefer Narkose mit der der Seite des Steißes entsprechenden Hand ein und faßt den vorderen oder auch beide Füße. Die innere Wendung in Längslage erfolgt in der Weise, daß die Füße in das Becken gezogen und mit der äußeren Hand der Kopf in den Fundus uteri geschoben und der Steiß ins Becken geleitet werden. Die Bauchdecken müssen dazu steril abgedeckt sein. Die Wendung ist beendet, wenn das Knie in der Vulva erscheint und sich nicht mehr zurückzieht, d. h. der Steiß in den Beckeneingang eingetreten ist. Zur anschließenden Extraktion werden die Unterschenkel, dann unter Überspringen der Kniegelenke die Oberschenkel des Kindes umfaßt, wobei die Daumen auf die Beugeseite zu liegen kommen. Der Zug muß in Richtung der Führungslinie erfolgen. Dem Bestreben des Rückens, sich nach vorn oder zur Seite zu drehen, ist nachzugeben. Sobald der untere Schulterblattwinkel erscheint, beginnt die Entwicklung der Arme, die am besten nach der von Lövset angegebenen Methode vorgenommen wird. Um den Rumpf besser dirigieren zu können, umgreifen dazu die Hände die Oberschenkel in der Weise, daß die Daumen dem Kreuzbein aufliegen. Der Rumpf wird auf der Seite, auf der sich der Rücken befindet, zunächst tief gesenkt, dann mit einer Schraubenbewegung bis in Höhe der Symphyse gehoben und mit dem Rücken unter der Symphyse auf die andere Seite gedreht. Dabei fällt der vordere Arm heraus bzw. kann „herausgewischt" werden. Das gleiche Manöver erfolgt nun in entgegengesetzter Richtung, wodurch der andere Arm unter der Symphyse herausgedreht wird. Anschließend wird der Kopf mit Hilfe des Handgriffes nach Veit-Smellie entwickelt (s. S. 368).

Im allgemeinen gelingt die Entwicklung des zweiten Zwillings leicht, weil die Geburtswege durch die Geburt des ersten Zwillings gedehnt und die Kinder meist klein sind. Die ohnehin erhöhte Mortalität und Morbidität des zweiten Zwillings erfährt jedoch durch das Manöver der Wendung, Extraktion, Armlösung und Kopfentwicklung noch eine weitere Steigerung, besonders wenn es sich um unreife Kinder handelt.

So stellt sich auch bei einer Zwillingsschwangerschaft, bei der sich der zweite Zwilling in Querlage befindet, mit Recht die Frage nach der Indikation zu einer *primären Sectio.* Diskutiert und praktiziert wird auch die *sekundäre Sectio,* wenn der erste Zwilling spontan geboren und der zweite Zwilling eine Querlage eingenommen hat.

Treten unter der per vias naturales angestrebten Geburt zusätzliche Anzeichen der Gefährdung auf, so ist auch dann die sekundäre Sectio caesarea großzügig zu handhaben; dies gilt z. B. auch für einen protrahierten Verlauf der Geburt des ersten Zwillings aus Schädellage – selten durch ein Verhaken bedingt – und bei den ersten Zeichen einer drohenden Hypoxie des einen oder beider Zwillinge.

Die erhöhte Mortalität und Morbidität bei Mehrlingsschwangerschaften wird man nur senken können, wenn die *Indikationsstellung zum Kaiserschnitt großzügig* gehandhabt wird (s. S. 430).

In der *Nachgeburtsperiode* sind vor allem zu fürchten:
– Placentalösungsstörungen,
– atonische Nachblutungen.

Für die Leitung der Nachgeburtsperiode gilt daher, daß unmittelbar nach der Geburt des zweiten Zwillings Kontraktionsmittel appliziert werden müssen. Erfolgt die Entwicklung des zweiten Zwillings operativ vaginal in Allgemeinnarkose, so schließt sich dem Eingriff unmittelbar die manuelle Placentalösung mit nachfolgender Gabe von Uterotonica an.

Prognose: Die *perinatale Mortalität* beträgt 10–15%. Sie wird vor allem durch die Frühgeburtlichkeit bedingt und betrifft zu 80–90% Gemini mit einem Geburtsgewicht von < 2500 g. Die Mortalität reifer Zwillinge ist mit 2–3% gegenüber Einlingen dagegen nur wenig erhöht. Die perinatale Sterblichkeit des zweiten Kindes liegt 50% höher als die des erstgeborenen Zwillings; sie wird vor allem durch die Hypoxie als Folge der placentaren Unterversorgung nach der Geburt des ersten Zwillings verursacht. Dazu kommt häufig noch die Belastung durch einen operativen vaginalen Eingriff.

Die Mortalitätsrate steigt mit der Zahl der Mehrlinge und wird für Drillinge mit rd. 31% und für Vierlinge mit etwa 50% angegeben.

Das vitale Risiko für die Kinder läßt sich eindeutig verringern durch
a) die frühzeitige Diagnose,
b) die Vorbeugung einer Frühgeburt;
   dazu dienen:
   – die intensive Schwangerenbetreuung,
   – die großzügige Anwendung der Cerclage,
   – die frühzeitige körperliche Entlastung (Herausnahme aus dem Arbeitsprozeß),
   – der großzügige Einsatz der Tokolyse,
   – die rechtzeitige Hospitalisierung,
c) die weitgestellte Indikation zur Sectio caesarea,
d) die optimale perinatologische Versorgung (Anwesenheit des Anaesthesisten und Neonatologen bei jeder Mehrlingsgeburt).

Die *mütterliche Mortalität* ist mit annähernd 1‰ leicht erhöht, vorwiegend durch unbeherrschbare Hämorrhagien und die Eklampsie.

29. Morbus haemolyticus fetalis et neonatorum (Mhn)

Rh-Erythroblastose

Ätiologie: Die Rhesuserythroblastose stellt eine schwere *intrauterine hämolytische Erkrankung des Feten* dar, die auf der Einwirkung mütterlicher Rhesusantikörper auf Rh-positive Erythrocyten der Frucht beruht. Die Rh-Antikörper werden von der rh-negativen Mutter nach dem Kontakt mit Rh-Antigen (Rh-positive Erythrocyten) gebildet, gelangen diaplacentar in den fetalen Kreislauf und verursachen eine *Verkürzung der Lebenszeit der fetalen Erythrocyten* und als Folge davon die Symptomatik des *M. haemolyticus fetalis* bzw. *neonatorum* mit
– Anämie,
– Hyperbilirubinämie mit Icterus gravis neonatorum,
– Hydrops fetalis universalis.

Das Rhesus-Blutgruppensystem wird durch drei Faktorenpaare Cc, Dd, Ee charakterisiert. Eine Unverträglichkeit zwischen Mutter und Fetus kommt auch bei anderen Blutgruppensystemen – z. B. Duffy, Kell, Kidd – vor, ist jedoch selten. Die Häufigkeit aller Nicht-D-Erythroblastosen beträgt < 2%, d. h. in 98% aller Beobachtungen treten Antikörperbildungen gegen den Faktor D auf. Individuen mit dem Merkmal D werden als D-positiv oder in Anlehnung an die grundlegenden immunologischen Experimente von Landsteiner und Wiener (1940) unter Verwendung von Rhesusaffen als rhesus-(Rh-)positiv, Träger des Merkmals d als d-negativ bzw. rhesus(rh)-negativ bezeichnet. Die Häufigkeit Rh-positiver Individuen liegt in weißen Bevölkerungen um 82%.

Die Eigenschaft „rh-negativ" (d) ist autosomal rezessiv, das Merkmal „Rh-positiv" (D) dominant erblich. Betroffen von dem Risiko einer Erkrankung sind daher nur heterozygote Rh-positive Kinder (Dd). Das Merkmal „Rh-positiv" stammt vom Vater (DD oder Dd) und das Gen für das Merkmal „rh-negativ" von der rh-negativen Mutter (dd). *Die Ausgangssituation bildet also ein Conceptus, dessen Vater das Gen für den Faktor D (Rh-positiv) und dessen Mutter das Gen d (rh-negativ)* trägt. (Ist der Vater homozygot Rh-positiv (DD), werden alle Kinder Rh-positiv sein, ist er heterozygot (Dd), beträgt die Wahrscheinlichkeit für die Nachkommen 50%). Das Rhesusantigen ist ein Lipoprotein, das sich nur auf roten Blutkörperchen des Menschen findet. Der Kontakt eines rh-negativen Organismus mit dem Rh-Antigen erfolgt ausnahmslos durch die Einschwemmung von Erythrocyten, die dieses Merkmal besitzen.

Fast ausschließlich ereignet sich der *immunologische Kontakt während einer Schwangerschaft und unter der Geburt* einer rh-negativen Frau und Rh-positiver Konstellation des Kindes (Extrem selten wird der immunologische Konflikt durch eine Fehltransfusion ausgelöst). Die *Sensibilisierung* des rh-negativen mütterlichen Organismus nach *Kontakt mit fetalen Rh-positiven Erythrocyten* benötigt mindestens 3–6 Wochen. Die *Sensibilisierungsrate steigt mit der Zahl der Schwangerschaften* und der Menge übertragener Rh-positiver Erythrocyten. Die Mindestmenge zur Auslösung eines Immunisierungseffektes muß unter 0,1 ml angesetzt werden. Das bedeutet, daß die Sensibilisierung vom Feten ausgeht: das erste Kind ist fast immer gesund, wird aber für spätere Geschwister mit gleicher Konstellation und damit weiterem Antigenreiz zum eigentlichen Verursacher der Erkrankung.

Zwischen 10 und 30% der Mütter zeigen keine Reaktion (sog. Non-responder aufgrund einer genetischen Variante); darin besteht einer der Gründe, warum es nicht unausweichlich zur Sensibilisierung und zu einem Mhn kommen muß.

Embryofetale Erythrocyten können bereits *ab der 4. SSW p. c. in den mütterlichen Kreislauf* gelangen. Fetomaternale Transfusionen nehmen im Verlauf der Schwangerschaft an Menge (0,5–40 ml) und Häufigkeit zu. Im 1. Trimenon lassen sich bei 4–10% der Schwangeren und am Termin bei annähernd 50% der Graviden fetale Erythrocyten nachweisen. *Das Sensibilisierungsrisiko steigt bei Störungen der Schwangerschaft,* die gehäufte Einschwemmungen von fetalen Erythrocyten durch Defekte an der Grenze zwischen fetalem und maternem Kreislauf (Einrisse der syncytiocapillaren Membranen, ggf. mit Ausbildung intervillöser Hämatome) zur Folge haben. Dies ist sowohl bei spontanen als auch insbesondere bei induzierten Aborten und auch bei Extrauteringraviditäten sowie durch Übertritt erythropoetischen Ausgangsgewebes bei der Blasenmole der Fall. Des weiteren besteht ein Sensibilisierungsrisiko durch die Amniocentese in der Frühschwangerschaft zur pränatalen Diagnostik – vor allem bei transplacentarer Punktion – und gleichermaßen nach Amniocentese in der Spätschwangerschaft, die zur Verlaufskontrolle der Erythroblastose vorgenommen wird.

Zur Einschwemmung fetaler Erythrocyten kommt es ferner bei *Placentastörungen* im Verlaufe einer *Spätgestose* (Hypertension mit Gefäßläsionen im Bereich der fetomaternalen Grenzschicht).

Am häufigsten (bis zu 70%) und umfangreichsten ereignen sich *fetomaternale Blutübertritte sub partu. Die Geburt stellt daher den stärksten Antigenreiz dar.* Die größten Mengen gehen bei Manipulationen am Uterus, z. B. dem mit Recht abzulehnenden Kristeller-Handgriff, ebenso bei Expression der Placenta auf die Mutter über.

Im allgemeinen liegen aber die Mengen eingeschwemmter Erythrocyten unter dem Sensibilisierungsminimum oder gerade in dessen Höhe. Daher kommt es nur bei 13–17% aller Schwangerschaften mit Rh-Konstellation zur Sensibilisierung.

Außerdem spielt bei der Sensibilisierung der *mütterliche AB0-Genotypus* eine Rolle: Wenn Rh-positive Erythrocyten eines Kindes mit der Blutgruppe A in das Blut einer rh-negativen Mutter mit Blutgruppe 0 gelangen, so werden durch die natürlichen Anti-A-Isoagglutinine der Mutter die kindlichen Erythrocyten so rasch aus dem Kreislauf entfernt, daß es seltener zu einer Rh-Immunisierung kommt.

Die Rh-Antikörper gehören zur IgG-Klasse. Sie lagern sich in der Blutbahn mit einer Antikörperbindungsstelle an einen Antigenort eines Rh-positiven Erythrocyten an. Die Reaktion folgt dem Massenwirkungsgesetz.

Der Übertritt fetaler Zellen wird wird durch den *Nachweis von HbF-Zellen im mütterlichen Blut* mit dem Ausstrichverfahren nach Kleihauer erbracht. Über die Immunfluorescenz können sie in Rh-positive oder rh-negative differenziert und dadurch das Risiko der Sensibilisierung einer rh-negativen Mutter ausgeschlossen oder verifiziert werden.

Der gebräuchlichste Nachweis von Blutgruppenantikörpern ist der *Antiglobulintest nach Coombs*.

Bei dem *direkten Coombs-Test* werden erythrocytengebundene Antikörper, bei dem *indirekten Coombs-Test* freie, im Serum gelöste und an Testerythrocyten adsorbierte Antikörper mit Antihumanglobulin zusammengebracht. Bei positivem Ausfall kommt es zur Agglutination der Erythrocyten.

Der *indirekte Coombs-Test* dient zum Nachweis der Antikörperbildung *bei der Mutter*. Zur Sicherung der Diagnose einer Rh-Incompatibilität nach der Geburt des Kindes wird unter Verwendung von *Nabelschnurblut der direkte Coombs-Test* angewendet.

Die Häufigkeit einer Rh-Konstellation (Mutter rh-negativ/Kind Rh-positiv) beträgt in Mitteleuropa rund 10% der Schwangerschaften. Vor der Einführung der Immunprophylaxe (s. S. 352) mußte bei 0,2–0,6% aller Schwangerschaften mit einem an Mhn erkrankten Kind gerechnet werden.

Pathophysiologie: Die Sensibilisierung verläuft bei der Mutter unbemerkt. Bei schweren Fruchtschäden sind HPL und Oestriol vermindert.

Die mütterlichen Rh-Antikörper treten durch die Placenta in das kindliche Blut über und lagern sich an die fetalen Erythrocyten an, die dadurch beschleunigt in der Milz abgebaut werden. Die *fetale Anämie* führt reaktiv zur Vermehrung der Blutbildungsherde in Knochenmark, Leber und Milz. Im peripheren fetalen Blut finden sich vermehrt Reticulocyten, Normoblasten und Erythroblasten (nach denen das Krankheitsbild benannt wurde). Beim Abbau der Erythrocyten wird *Bilirubin* freigesetzt und während der Gravidität via Placenta an die Mutter abgegeben. Die schwerste Form ist durch ein *generalisiertes Ödem – Hydrops universalis* – gekennzeichnet, das sich besonders am Kopf, den Extremitäten und dem Genitale manifestiert. (Das Kopfschwartenödem kann als Halozeichen im Ultraschall diagnostiziert werden, s. S. 228). Hinzu treten häufig ein ausgeprägter Ascites und ein *Hydrops placentae*. Die hochgradige Ödembildung wird auf die Anämie und wahrscheinlich eine Hypalbuminämie als Folge der Leberdysfunktion zurückgeführt. *Der intrauterine Zustand des Feten wird durch Anämie und Ödeme bestimmt*. Die Letalität der Kinder mit einem Hydrops universalis liegt bei 100%, häufig gehen sie bereits intrauterin zugrunde. Außerdem kann es infolge der Hepato- und Splenomegalie zu einem Anstieg des venösen Druckes möglicherweise mit Ausbildung eines Lungenödems und Herzversagen beim Feten kommen.

Das Krankheitsbild des *Neugeborenen* wird dadurch bestimmt, *daß die Eliminierung des Bilirubin durch die Placenta entfällt*. Durch die in der Zirkulation noch vorhandenen Antikörper werden post partum weitere Erythrocyten zerstört. Infolge der teils physiologischen, teils pathologischen Funktionsschwäche der Leber droht nach Wegfall der Placenta eine noch verstärkte Hyperbilirubinämie – der *Icterus gravis neonatorum*. Wird die Blut-Liquor-Schranke überschritten, kann sich ein *Kernikterus* mit der Gefahr der Hirnschädigung entwickeln. Die Gelbsucht tritt bereits in den ersten Stunden nach der Geburt in Erscheinung. Ihre Ausprägung bestimmt maßgeblich den Krankheitsverlauf.

Als Zeichen der Leberdysfunktion finden sich häufig eine Thrombopenie und Gerinnungsstörungen durch Verminderung der vitamin-K-abhängigen Gerinnungsfaktoren.

Überwachung in der Schwangerschaft, intrauterine Diagnose des Mhn: Die Bestimmung der mütterlichen Blutgruppe einschließlich der Rhesusuntergruppen gehören zum vorgeschriebenen Routineprogramm der Schwangerenüberwachung (s. S. 166 und Anhang II). Erweist sich die Mutter als rh-negativ, ist die Blutgruppen- und -faktorenbestimmung beim Ehemann zu empfehlen. Der Antikörpersuchtest soll im 2. und

3. Trimenon mindestens einmal wiederholt werden.

Jegliches Auftreten von Rhesusantikörpern bildet die Indikation zu einer Amniocentese, um den Gefährdungsgrad des Feten zu ermitteln und zu überwachen. Zur Beurteilung des kindlichen Zustands dient die *Untersuchung des Fruchtwassers auf Bilirubinoide*.

Bei der Amniocentese wird durch direkte Punktion der Fruchthöhle nach Ultraschallkontrolle der Kindslage und des Placentasitzes durch die Bauchwand der Mutter unter Ultraschallsicht eine Fruchtwasserprobe entnommen, die nach Filtrierung oder Zentrifugation spektrophotometrisch auf den Gehalt an Bilirubinoiden untersucht wird.

Das entnommene Fruchtwasser muß vor Lichteinwirkung geschützt werden, da Bilirubin sonst schnell oxidiert wird und der Erfassung entgeht. Die Messung der optischen Dichte erfolgt gegen Wasser als Leerwert im Wellenlängenbereich zwischen 325 und 700 mμ und ergibt einen typischen Kurvenverlauf (Abb. 166). Bei einem Mhn zeigt sich ein Kurvengipfel bei 450 mμ, dessen Abstand bis zur Tangente an der Absorptionskurve den sog. Delta-E-Wert ergibt; dieser ist dem Bilirubingehalt des Fruchtwassers proportional.

Zur Beurteilung wird das Diagramm von Liley benutzt, das den Bilirubingehalt des Fruchtwassers über ΔE_{450} und dessen Einordnung in die Risikozonen I, II, III in Abhängigkeit vom Gestationsalter darstellt (Abb. 167). Der individuell ermittelte Meßwert erlaubt je nach Zonenzugehörigkeit eine Aussage über den aktuellen Bilirubinwert und den Grad der Anämie und damit über den Zustand, die Prognose des Feten und die Indikation zur vorzeitigen Beendigung der Schwangerschaft oder auch zur Zwischenschaltung intrauteriner Bluttransfusionen.

Die Untersuchung des Fruchtwassers auf den Bilirubingehalt wird bei positiven Antikörpern im Serum der Mutter in Abhängigkeit von der Anamnese frühestens ab der 20. SSW durchgeführt. (Fetale Verluste vor der 20. SSW sind nicht rh-bedingt.) Je nach Lage des Delta-E-Wertes innerhalb des Liley-Schemas wird die Amniocentese zur Bilirubinbestimmung nach 2–4 Wochen wiederholt. Eine Annäherung mehrerer Werte an die Zone III ist als prognostisch ungünstig zu werten.

Maßnahmen zur Vermeidung eines schweren Mhn: Zur Vermeidung eines schweren Mhn stehen zur Verfügung:
- pränatale intrauterine Bluttransfusionen,
- vorzeitige Entbindung,
- Austauschtransfusionen,
- Phototherapie post partum,
- Barbiturate.

Die Indikationsstellung für intrauterine peritoneale Transfusionen und eine vorzeitige Ent-

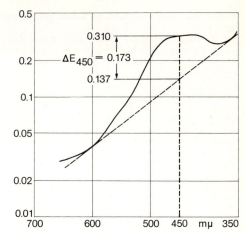

Abb. 166. Bestimmung des ΔE_{450}-Wertes im Fruchtwasser bei Morbus haemolyticus fetalis. —— Extinktionskurve des Fruchtwassers im Falle einer Erkrankung des Feten. – – – „Tangente" nach Liley; sie entspricht der fiktiven Extinktionskurve ohne Bilirubinoide

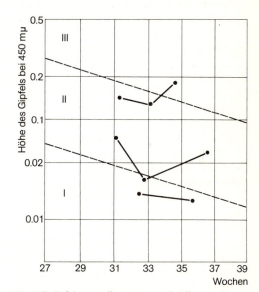

Abb. 167. Erfahrungsdiagramm nach Liley zur Beurteilung des Schweregrades einer Erythroblastose. Zone III: schwer erkranktes Kind zu erwarten, Zone II: mittelgradig erkranktes Kind zu erwarten, Zone I: leicht erkranktes oder gesundes Kind zu erwarten

bindung ergibt sich aus den Bilirubinwerten im Fruchtwasser.

Das Prinzip der intrauterinen Transfusionen zur Bereitstellung funktionstüchtiger Erythrocyten besteht darin, daß die übertragenen roten Blutkörperchen vom fetalen Peritoneum resorbiert und über den

D. thoracicus in die Blutbahn des Kindes geführt werden.
Bei Zwillingsschwangerschaften muß immer daran gedacht werden, daß sie erbungleich sein können; Amniocentese und Bluttransfusion müssen daher für beide getrennt erfolgen.
Die intrauterine peritoneale Transfusion ist nur höchst selten notwendig und an Zentren mit spezieller Erfahrung gebunden. Zur Blutübertragung werden Mengen von 40 ml (in der 24. SSW) bis zu 120 ml (in der 32. SSW) compatiblen, lymphocytenfreien Blutes transfundiert. Die Behandlung wird je nach Befinden des Kindes etwa alle zwei Wochen bis zum Erreichen der 34. SSW wiederholt.
Die intrauterine Transfusion stellt ein risikoreiches Verfahren dar. In bis zu 25% der Fälle kommt es zum intrauterinen Fruchttod innerhalb der ersten 48 St. Daneben sind vorzeitige Wehen oder ein vorzeitiger Blasensprung zu fürchten (18% resp. 12%). Bei Feten ohne Ascites werden Überlebensraten bis zu 60% erreicht, bei bestehendem Ascites allerdings weniger als 30%.

Da das mütterliche Immunsystem durch immer wiederkehrende Einschwemmungen fetaler Erythrocyten aufs neue angeregt wird, D-Antikörper zu bilden, vermag nur die Trennung von mütterlichem und fetalem Kreislauf die Einwirkungsdauer abzukürzen und den Circulus vitiosus für das Kind zu beenden. Daher ist die *vorzeitige Entbindung* gefährdeter Kinder – entsprechend dem ΔE-Wert – die Methode der Wahl und als das kleinere Risiko anzusehen.
Unmittelbar *post partum* werden der Grad der Incompatibilität durch den *direkten Coombs-Test, die Zahl der Erythrocyten,* Reticulocyten, Erythroblasten sowie *Hämatokrit-, Hämoglobin-* und *Bilirubinwerte* aus dem Nabelschnurblut bestimmt.
Hämatokritwerte von < 30% (0,3 l/l) bzw. Hämoglobinkonzentrationen von < 100 g/l bilden eine absolute Indikation zur *Transfusion* und anschließenden *Austauschtransfusion.* Im weiteren Verlauf richtet sich die Indikation nach dem Bilirubinspiegel. Ein Serumbilirubingehalt von 10 mg% am ersten Lebenstag und später von 15–20 mg% machen entsprechend den empirischen Richtwerten von Polacek die Austauschtransfusion zur Verdünnung der Bilirubinkonzentration und Substitution der Erythrocyten erforderlich. Insgesamt werden für den Austausch 200–300 ml/kg Körpergewicht, also das 2–3fache der kindlichen Blutmenge benötigt.
Bei einer *Austauschtransfusion* wird über einen Nabelkatheter dem Kind rh-negatives, mit der kindlichen Blutgruppe compatibles, lymphocytenfreies Blut bzw. Erythrocytenkonzentrat zugeführt und parallel das gleiche Volumen wieder abgenommen. Eine antibiotische Abschirmung ist unbedingt erforderlich.
Ist die akute Phase nach der Geburt überwunden, drohen in den ersten Lebenstagen vor allem Komplikationen durch die *Hyperbilirubinämie,* aber auch eine *Hypoglykämie* und *Gerinnungsstörung.* Die Gefahr des Kernikterus wird durch hypoglykämische Anfälle sowie durch eine acidotische Stoffwechsellage noch verstärkt. Therapeutisch kommen weitere Austauschtransfusionen und die Phototherapie sowie die medikamentöse Senkung des kindlichen Bilirubinspiegels durch Barbiturate in Frage.

Prognose: Durch die Überwachung in der Schwangerschaft mit Hilfe der Bilirubinbestimmung im Fruchtwasser und die vorzeitige Entbindung in Abhängigkeit vom Gefährdungsgrad konnte die prä- und perinatale Mortalität bei der Erythroblastose auf ca. 15% gesenkt werden. Die Morbidität der Kinder liegt nur bei den schwersten Graden der Incompatibilität, die intrauterine Bluttransfusionen erforderlich machen, mit 4–10% neurologischer Defekte über der bei Frühgeborenen ohne Mhn beobachteten Rate.

Prophylaxe: Die *Immunprophylaxe* – Anfang der 60er Jahre entwickelt und seitdem angewendet – hat zu einer so erfolgreichen Senkung der Erkrankungshäufigkeit an einem Mhn geführt, daß die Rh-Erythroblastose heute ein seltenes Ereignis darstellt.
Ausgehend von der Tatsache, daß die Sensibilisierung der Mutter durch die Einschwemmung fetaler Erythrocyten in erster Linie sub partu erfolgt und die Antikörperbildung frühestens innerhalb von vier Tagen einsetzt, kommt es darauf an, die antigenwirksamen kindlichen Erythrocyten rechtzeitig zu zerstören.
Es hat sich gezeigt, daß *Gaben von Anti-D-Globulin, innerhalb der ersten 72 Stunden post partum an die rh-negative Mutter* verabfolgt, in der Lage sind, die Rh-positiven kindlichen Erythrocyten abzubauen und die Sensibilisierung zu verhindern. Es wird daher bei *jedem Neugeborenen einer rh-negativen Mutter aus dem Nabelschnurblut die Blutgruppen- und -faktorenbestimmung durchgeführt. Erweist sich das Kind als Rh-positiv, so erhält die Mutter innerhalb der angegebenen Frist 200–300 μg Anti-D-Gammaglobulin.* Vorsorglich werden auch bei entspre-

chender Konstellation (Mutter rh-negativ/ Vater Rh-positiv) Frauen unmittelbar *nach Ablauf eines Spontanabortes,* eines *Schwangerschaftsabbruchs* oder einer *Extrauteringravidität* in gleicher Weise immunisiert. Außerdem wird die Prophylaxe bei Frauen durchgeführt, die das Merkmal D^u aufweisen, sowie bei allen rh-negativen Frauen nach Geburt eines D^u-positiven Kindes.

Eine Anti-D-Prophylaxe soll auch *nach einer Amniocentese* zur pränatalen Diagnostik – insbesondere nach transplacentaren Punktionen – mit Gaben von 100 bis maximal 300 μg Anti-D-Gammaglobulin erfolgen.

Die Anti-D-Immunprophylaxe der Rh-Erythroblastose hat zu einer Verminderung der Sensibilisierungsrate um > 90% mit einer Versagerquote von < 1% geführt. Außerdem wirkt sich die Familienplanung mit Bevorzugung der 1–2-Kind-Ehe zugunsten einer Senkung der Erkrankungshäufigkeit der schweren Rh-Erythroblastose aus.

Neue Erkrankungen sind nur bei Unterlassung der Prophylaxe – insbesondere nach Interruptiones graviditatis – und bei Vernachlässigung der Schwangerschaftsvorsorgeuntersuchungen zu erwarten.

AB0-Erythroblastose

Häufiger als eine Rh-Konstellation ergibt sich eine AB0-Konstellation. Im Falle einer *AB0-Incompatibilität besitzt die Mutter fast ausnahmslos die Blutgruppe 0, und das Kind trägt (vom Vater) die Blutgruppe A oder B (ca. 20% aller Schwangerschaften).* Dann kann es ebenfalls zu einem Mhn kommen, der allerdings nur bei 2–5% der betroffenen Kinder so schwer ausgeprägt ist, daß Behandlungsbedürftigkeit besteht. *Die AB0-Erythroblastose kann bereits in der 1. Schwangerschaft auftreten.*

Der Fetus produziert erst gegen Ende der Gravidität rote Blutkörperchen mit voll ausgebildeten A-/B-Antigenstrukturen. Das Frühgeborene erkrankt daher nicht. Nach Ausreifung des Antikörperbindungsvermögens beim Kind können aber die A-/B-Antikörper – ebenfalls zur IgG-Klasse gehörend – die fetalen Erythrocyten infolge ihrer Lysinwirkung zerstören. Die Mehrzahl wird jedoch von Receptoren außerhalb der Erythrocyten (RES) abgefangen, und die Erkrankung verläuft daher leichter. Ein intrauteriner Fruchttod kommt praktisch nicht vor. Eine vorzeitige Beendigung der Schwangerschaft erübrigt sich daher.

Bei einer Hyperbilirubinämie des Neugeborenen innerhalb von 36 st post partum und entsprechender AB0-Konstellation zwischen Mutter und Kind sowie nach Ausschluß einer Sensibilisierung gegen einen anderen Blutgruppenfaktor ergibt sich der Verdacht auf eine AB0-Unverträglichkeit.

Die entsprechenden A-/B-IgG-Antikörper der Mutter können durch den *modifizierten indirekten Coombs-Test* und die Antikörperbeladung der kindlichen Erythrocyten durch den *modifizierten direkten Coombs-Test* erfaßt werden.

Die *Behandlung* erfolgt wie bei der Rh-Erythroblastose allein in Abhängigkeit von den Bilirubinwerten, um einem Kernikterus vorzubeugen. Im allgemeinen genügen Phototherapie und Barbituratgaben (s. S. 334). Nur selten sind Austauschtransfusionen mit Anti-A- oder Anti-B-lysinfreiem Blut der Blutgruppe 0 erforderlich.

Bei gleichzeitiger Rh-Incompatibilität ist die Immunisierungsrate geringer, wenn die Mutter Antikörper des AB0-Systems gegen die kindlichen AB0-Eigenschaften aufweist (s. S. 349).

D. Pathologie der Geburt und des Wochenbettes

Der regelrechte Ablauf der Geburt wird mechanisch und/oder funktionell durch die normalen Verhältnisse der *drei wesentlichen Komponenten Becken, kindliche Maße und Wehenkräfte* gewährleistet. Daraus folgt, daß jede *Regelwidrigkeit* einer dieser Komponenten den im Zuge der Evolution erreichten Kompromiß zwischen mütterlichem Becken und kindlichem Kopf bei der Passage unter der Geburt verschlechtern und zu Komplikationen führen kann. Angesichts der gegenseitigen Bedingtheit dieser drei Faktoren muß darüber hinaus damit gerechnet werden, daß eine Atypie – ob von seiten der Mutter oder von seiten des Kindes – unweigerlich weitere ungünstige Folgen nach sich zieht; z. B. kann eine Beckenverengung regelwidrige Einstellungen und Haltungen des Kindes und/ oder auch eine Wehendystokie auslösen.

Ursachen und Folgen sind nicht immer eindeutig abzugrenzen. Der Geburtshelfer muß daher stets sowohl die primären als auch die potentiellen sekundären geburtsbestimmenden Faktoren und ihre Auswirkungen auf den Ablauf der einzelnen Phasen der Geburt berücksichtigen und von vornherein einkalkulieren.

Ferner ist zu bedenken, daß *jede Abweichung von der Norm* eine mehr oder minder lange *Geburtsverzögerung* oder sogar einen *Geburtsstillstand* herbeiführen kann und daß Ereignisse, die in jedem Falle eine *Gefährdung des Kindes* bedeuten, darüber hinaus auch das geburtshilfliche *Risiko für die Mutter* erhöhen.

Prävention dieser Risiken bedeutet für die Geburt: frühzeitige Diagnose und Ausrichten des geburtshilflichen Handelns auf die schonendste Art der Entbindung zur rechten Zeit.

30. Die regelwidrige Geburt

Die regelwidrige Geburtsdauer

Die verkürzte Geburtsdauer

Ein auffallend schneller Geburtsverlauf wird als *überstürzte Geburt* (Partus praecipitatus) bezeichnet. Gelegentlich vollzieht sich die Eröffnungsperiode rasch oder unbemerkt, und der Austritt erfolgt mit einer oder wenigen kurz aufeinanderfolgenden kräftigen Preßwehe(n).

Als wichtigster Ursachenfaktor gilt ein abnorm geringer Weichteilwiderstand. Daher sind bevorzugt Mehr- und Vielgebärende betroffen oder – unabhängig von der Parität – Kreißende mit kleinen (unreifen oder untergewichtigen) Kindern.

Vor allem kann eine isthmocervicale Insuffizienz zur überstürzten Geburt führen. War zur Erhaltung der Schwangerschaft eine *Cerclage* (s. S. 293) notwendig, so ist nach *Lösung des Bandes* ein Partus praecipitatus einzukalkulieren. Der geburtshilfliche Nachteil besteht darin, daß nicht genügend Zeit bleibt, die Kreißende vorzubereiten, bei starken Wehen den Ablauf durch Tokolyse zu verlangsamen und die kontinuierliche Überwachung sicherzustellen.

Das *Kind* ist der Gefahr der *Hypoxie* infolge der meist starken, rasch aufeinanderfolgenden Wehen ausgesetzt und ebenso dem Risiko der intrakraniellen Blutung durch den abrupten Druckunterschied beim Austritt des Kopfes.

Für die *Mutter* besteht die Gafahr der Weichteilverletzungen.

Prävention: Bei anamnestischen Hinweisen (frühere ungewöhnlich schnelle Geburtsverläufe) ist die frühzeitige Hospitalisierung zu empfehlen. Die Entfernung des Bandes nach Cerclage sollte unter klinischer Kontrolle erfolgen, da die Geschwindigkeit der Eröffnung nicht vorhersehbar ist.

Die *Sturzgeburt*, bei der das Kind innerhalb weniger Minuten aus dem Geburtskanal „herausstürzt" und an jedem beliebigen Ort geboren werden kann, ist äußerst selten. Sie wird eher als solche gedeutet, wenn die Schwangerschaft und die Geburtswehen z. B. bei Jugendlichen nicht realisiert oder aus Angst wegen der Unehelichkeit verheimlicht wurden. In Gefahr ist vor allem das Kind (s. o.), zumal wenn keine Möglichkeit der Reanimation besteht. Dabei bedeutet nicht ein Abriß der Nabelschnur das eigentliche Risiko, da es zu keiner Verblutung kommt. Die Sturzgeburt kann forensische Konsequenzen nach sich ziehen, wenn es um den Verdacht der Kindstötung geht.

Die verlängerte Geburtsdauer – Die protrahierte Geburt

Der verzögerte Geburtsablauf als pathophysiologischer Vorgang und als Maßstab für das ärztliche Handeln ist angesichts der großen Variabilität der Geburtsdauer schwer zu definieren. Als Anhaltspunkt zur Objektivierung des Risikos der verlängerten Geburt kann gelten, daß die *kindliche Hypoxie- und Acidosegefahr* bei der Primipara ab einer Geburtsdauer von $\geq$ 12 h und bei der Multipara ab $\geq$ 8 h ansteigt, d. h. daß ab diesem Zeitraum mit einer erhöhten perinatalen Morbidität und Mortalität zu rechnen ist.

Bezüglich der *Pathogenese* ist davon auszugehen, daß *jede Regelwidrigkeit* – sei es von seiten der Mutter oder sei es von seiten des Kindes – den Ablauf der Geburt verzögern kann. Die wichtigsten *Ursachen* sind:

a) von seiten der Mutter
– Beckendystokie,
– Wehendystokie,
– Cervixdystokie;

b) von seiten des Kindes
– Einstellungs- und Haltungsanomalien,
– Lageanomalien,
– Makrosomie,
– congenitale Defekte (Hydrocephalus),
– Polyhydramnie.

Das *Risiko der protrahierten Geburt* besteht für das *Kind* in der *zunehmenden Hypoxie* – einschließlich der Auswirkungen der mütterlichen

Acidose (s. u.) – und in intrakraniellen Traumen unterschiedlicher Grade mit ihren Früh- und Spätfolgen.
Bei der *Mutter* entwickelt sich nicht selten eine teilkompensierte *metabolische Acidose,* zu der mit *zunehmender Erschöpfung* auch eine *respiratorische* hinzutreten kann. Nach langer Geburtsdauer stellt sich außerdem eine Hämokonzentration als Folge der Exsiccose ein, wenn nicht vorsorglich der Flüssigkeitsersatz durch eine Dauertropfinfusion gewährleistet wird.
Ernst zu nehmen ist das Risiko der *ascendierenden Infektion* in Abhängigkeit vom Zeitpunkt des Blasensprungs – ganz zu schweigen von der *psychischen Belastung der Kreißenden.*
Diese Tatsachen sind bei der Geburtsleitung zu berücksichtigen. Bei zunächst abwartendem Verhalten geht es darum, die Entscheidung rechtzeitig zugunsten des aktiven Eingreifens zu revidieren, wenn Verlauf und Befund eine Geburtsverzögerung erwarten bzw. keinen Geburtsfortschritt erkennen lassen und sich der Effekt der geburtserleichternden und -beschleunigenden Maßnahmen als ungenügend erweist.

Mütterliche Ursachen der regelwidrigen Geburt

Anomalien des knöchernen Beckens – Beckendystokie

In der praktischen Geburtshilfe stehen heute die „normalen", sowohl genetisch als auch durch Umwelteinflüsse bedingten *konstitutionellen Varianten des knöchernen Beckens im Vordergrund* der *prognostischen Beurteilung der Geburtswege* (s. S. 181).
Die *pathologischen Beckenformen* und *schwere Beckendeformitäten* sind demgegenüber als Ursache für einen gestörten Ablauf der Geburt seltener geworden und daher in den Hintergrund getreten. Diese seltenen distinkten Formen alter Ordnung stellen z. T. Extremfälle der konstitutionellen Variationstypen dar, sofern nicht durch Krankheit oder traumatisch bedingte Deformitäten hinzukommen. Sie alle bergen die *Gefahr der Beckendystokie* und bilden bei rechtzeitiger Erkennung heute die Indikation zur primären Sectio caesarea.
Der Vollständigkeit halber seien genannt:

Das Assimilationsbecken – das lange Becken: Dieser Beckenanomalie liegt eine *Assimilation des 5. Lendenwirbels* zugrunde. Das Kreuzbein ist infolgedessen nach cranial verlängert und der Beckeneingang somit steiler. (Diese Formabweichung wird auch als „oberes Assimilationsbecken" von dem „unteren Assimilationsbecken" mit einer Assimilation des Os coccygis abgegrenzt.) Geburtsprognostisch unterscheidet man *drei Manifestationsformen* (Kirchhoff), die graduell verstärkt zur Beckendystokie mit Einstellungs- und Rotationsanomalien prädisponieren.

Beim langen Becken 1. Grades handelt es sich um das sog. Übergangsbecken. Der 5. Lendenwirbel läßt röntgenologisch eine beginnende Assimilation (Übergangswirbel) erkennen.
Ein langes Becken 2. Grades – das einfache lange Becken – liegt vor, wenn der 5. Lendenwirbel assimiliert, die Kreuzbeinaushöhlung jedoch ausreichend gewölbt ist.
Die geburtshilflich schwerste Form – das lange Becken 3. Grades – wird auch als Kanalbecken bezeichnet, da als Folge der lumbosacralen Assimilation die Kreuzbeinaushöhlung fehlt.

Das Trichterbecken: Diese Beckendeformität ist durch die *Verengung des Beckenausgangs* gekennzeichnet. Sie kann als verstärkte bzw. Extremform des androiden Beckens angesehen werden und muß bei Frauen mit hochgradig infantilem resp. virilem Habitus, aber auch beim langen Becken (s. o.) oder als Unfallfolge bedacht werden. Bei der Untersuchung findet sich der Schambogenwinkel auf 60–70° verringert (s. S. 175), und die Kreuzbeinaushöhlung ist mehr oder weniger flach gestaltet, während das Os coccygis abnorm vorspringen kann.

Das allgemein verengte Becken: Diese Atypie ist als extreme Variante des juvenil-grazilen Beckens aufzufassen und daher bei ausgeprägtem infantilen Habitus zu vermuten. Alle Beckenmaße sind kleiner als normal.

Das sekundär deformierte Becken: Das symmetrisch oder asymmetrisch (Naegele) sekundär deformierte Becken geht auf Krankheiten (Rachitis, Osteomalacie) oder auf Traumata zurück. Zu den asymmetrischen Formen gehört das *schräg verengte Becken,* z. B. als Folge einer Coxitis in der Kindheit, einer angeborenen Hüftgelenksluxation, einer (Kypho-)Skoliose sowie der entzündlich oder traumatisch bedingten Verkürzung einer der unteren Extremitäten.

Das platte Becken: Das platte Becken mit *Verkürzung der Conjugata vera* ist dank der Rachitisprophylaxe selten geworden; eher tritt es als Extremvariante des platypeloiden Beckens (s. S. 183) oder traumatisch bedingt auf. Einstellungs- und Haltungsanomalien des kindlichen Kopfes sind die Folge und damit zugleich wichtige diagnostische Hinweise auf eine Verengung des Beckeneingangs.

Definition und Häufigkeit der Beckendystokie: Störungen des Geburtsverlaufes als Folge einer Formabweichung mit Verengung im knöchernen Geburtskanal werden unter dem Begriff der *Beckendystokie* zusammengefaßt. Sie reicht von den konstitutionell bedingten Varianten des Normalen bis zu den pathologischen Beckendeformitäten.
Während die konstitutionell bedingten leichten Beckenverengungen gar nicht so selten sind (s. S. 183), beträgt die Häufigkeit der stärkeren, extremen Formen der Beckendystokie als Ursache einer Störung des Geburtsverlaufes weniger als 2% der Geburten. Abgesehen von den schweren Formen, bildet die Beckenverengung meist nicht die alleinige Ursache geburtshilflicher Komplikationen. *Mitbestimmend für den Verlauf sind die Gesamtarchitektonik des Beckens, seine Gesamtkapazität, ferner die Größe, Haltung* und *Einstellung des Kopfes* (relatives Mißverhältnis) sowie der *Weichteilwiderstand* und die *Wehentätigkeit*.

Die Diagnose der Beckendystokie: Wichtige Hinweise auf eine Beckendystokie lassen sich bereits während der Betreuung in der Schwangerschaft gewinnen. Die Schwangere wird dann dem Kollektiv mit potentieller Risikogeburt zugeordnet, und die Weichen für die Geburtsleitung können rechtzeitig gestellt werden.

Hinweise auf eine Beckendystokie aufgrund der Anamnese und des Konstitutionstypus: Wenn auch angeborene und durch Krankheiten erworbene Skeletanomalien der Wirbelsäule und der unteren Extremitäten, die Einfluß auf die Beckenform nehmen können, selten geworden sind, so ist die Erhebung der *Anamnese* in dieser Richtung dennoch unerläßlich (s. S. 164). Besondere Aufmerksamkeit verdienen heute Folgezustände nach Verkehrsunfällen mit Beckenfrakturen. Frühere Röntgenaufnahmen sollten für die geburtsprognostische Beurteilung der Veränderungen des Geburtskanals zur Verfügung stehen.
Es versteht sich von selbst, daß in diesem Zusammenhang die geburtshilfliche Anamnese, speziell der Verlauf und Ausgang früherer Schwangerschaften und Geburten, wichtige Hinweise liefern.
Größere Schwierigkeiten bereiten die Erfassung und geburtsprognostische Beurteilung der Geburtswege bei den „normalen" konstitutionellen Varianten des knöchernen Beckens. Erste Anhaltspunkte auf den Beckentyp und seine graduelle Ausprägung finden sich anläßlich der *Inspektion* im Verlauf der *Allgemeinuntersuchung*. Bei der wohlproportionierten Kleinwüchsigen unter 160 cm ist ein entsprechend kleines Becken, möglicherweise mit der Tendenz zum allgemein verengten Becken, zu erwarten. Untersetzte relativ breitwüchsige kleine Frauen besitzen häufiger ein platypeloides Becken. Die Asthenikerin wird eher ein graziles, d. h. nicht geräumiges Becken aufweisen. Bei der Schwangeren mit maskulinem Habitus, z. B. grobem Knochenbau und Anzeichen eines Hirsutismus, wird man mit einem androiden Becken und seinen Nachteilen für den Geburtsablauf rechnen.
Die Inspektion der *Michaelis-Raute* vermag einen Hinweis sowohl auf den Beckentypus als auch auf eine gröbere Deformität zu liefern. Bei dem normalen gynäkoiden Becken bildet die Michaelis-Raute ein gleichseitiges symmetrisches Viereck. Eine schmale lange Raute deutet auf ein allgemein verengtes (infantiles) Becken hin, während eine flache Kontur je nach Ausprägung auf ein platypeloides resp. plattes Becken hinweist. Die ungleichmäßige Gestaltung erregt den Verdacht auf eine asymmetrische Beckenverengung (Abb. 168).

Die äußere geburtshilfliche Untersuchung: Ergänzende Hinweise ergeben sich bei der äußeren Untersuchung der Schwangeren. Die Feststellung einer Beckenendlage, einer Schräg- oder Querlage muß auch an ein geburtsmechanisches Hindernis von seiten des Beckens denken lassen. Vor allem aber erwecken der Hochstand und die freie Beweglichkeit des kindlichen Kopfes am Termin bei der Erstgebärenden, aber auch bei der Mehrgebärenden, den Verdacht auf eine Verengung des Beckeneingangs (3. und 4. Leopold-Handgriff (s. S. 172 und Abb. 97 u. 98).

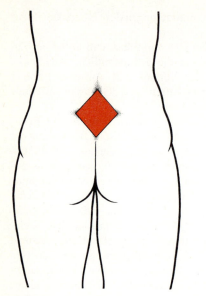

Abb. 168. Michaelis-Raute bei normalem gynäkoiden Becken

Die innere Austastung des Beckens: Die wichtigsten Informationen ergibt die *innere Austastung des Beckens per vaginam,* ergänzt durch die äußere Abtastung des Schambogenwinkels (s. S. 174). Entscheidend für die Beurteilung des *Beckeneingangs* und daher der erste Schritt der inneren Untersuchung ist die Messung der *Conjugata diagonalis* nach Einführen des Zeige- und Mittelfingers in die Vagina. Erreicht die Spitze des Mittelfingers bei abgewinkeltem Daumen das Promontorium, so muß eine Verkürzung der Conjugata diagonalis angenommen werden. Zur Präzisierung dieses Befundes fixiert man an der Wurzel des Zeigefingers den Punkt, der den unteren Rand der Symphyse berührt und mißt von dort den Abstand zur Mittelfingerspitze mit einem Zentimetermaß oder einem Meßzirkel (Abb. 101 u. 109). Der Erfahrene kennt diese Distanz seiner Hand bereits und kann auf Bandmaß oder Zirkel verzichten. Durch Abzug von 1,5–2 cm erhält man hinreichend verläßlich die Länge der *Conjugata vera.* Schon das Erreichen der oberen Partie des Os sacrum erweckt den Verdacht auf einen verringerten Längsdurchmesser des Beckeneingangs. Eine *Verengung im queren Durchmesser* des Beckeneingangs, also eine *verminderte Querspannung,* ist zu vermuten, wenn sich die *Linea terminalis nach lateral* weit mit dem touchierenden Finger verfolgen läßt. Eine prognostische Bedeutung kommt außerdem der Neigung der Symphyse und dem Befund einer auffallenden Dicke mit Vorragen der Hinterwand in den Beckenraum zu.

Bei der Austastung der *Beckenhöhle* deuten ein *abgeflachtes Kreuzbein* und *vorspringende Spinae ischiadicae* auf eine *Verengung in Beckenmitte* mit Verringerung der Beckenkapazität in diesem Raum hin, die die Rotation des Kopfes und sein Tiefertreten behindern können (Beckenmittenquerstand, s. S. 376). Als prädisponierend haben die androide, auch die anthropoide Beckenform und die Schweregrade des langen Beckens zu gelten (s. S. 182 u. S. 358).

Zur Beurteilung des *Beckenausgangs* dient die Bestimmung des *Schambogenwinkels* (s. S. 175). Kann man mit der quer gegen den Damm pressenden Faust nicht zwischen die Tubera ossis ischii eindringen, so spricht dieser Befund für eine *verringerte Distanz der Tubera ossis ischii.* Bilden zudem die unteren Schambeinäste einen spitzen Winkel (s. S. 358), wobei Werte von 60–70° als bedenklich zu gelten haben, so ist an ein *Trichterbecken* zu denken. Ergänzende Hinweise auf Atypien des Beckenausgangs ergibt die Abtastung des *Steißbeins,* wobei der Grad seiner Elastizität – das „Federn" – und seines Vorspringens in den Beckenausgang beurteilt werden. Ein starres, stark vorspringendes Os coccygis kann zur Verstärkung eines Trichterbeckens beitragen, aber auch isoliert zu mechanischen Schwierigkeiten in der Austreibungsperiode führen.

Beckenmessung – Pelvimetrie: Bei Verdachtsmomenten erlaubt die Ultrasonometrie – *Ultraschallpelvimetrie* – des Beckens während der Schwangerschaft, und solange der vorangehende Teil noch hoch über dem Becken steht, die zuverlässige Bestimmung der Conjugata vera. Die Methode kann also bereits als „pre-screening" eingesetzt werden. Vor oder unter der Geburt läßt sich ergänzend die Ultraschallbiometrie des Feten (s. S. 228) einsetzen. Die geburtsmechanisch wichtigen Parameter, wie der biparietale Durchmesser des kindlichen Kopfes, können zuverlässig bestimmt und infolgedessen die mütterlichen Beckenmaße in Relation zu den kindlichen Maßen präventiv beurteilt werden.

Auf die Röntgenpelvimetrie und die damit verbundene Strahlenbelastung kann daher heute – von wenigen Ausnahmen abgesehen – verzichtet werden.

Leitung der Geburt bei Beckendystokie: Bei sorgfältiger Beachtung und Ausschöpfung aller diagnostischen Möglichkeiten liegen zur Geburt bereits zuverlässige Daten oder zumindest Verdachtsmomente vor, die eine Entscheidung erlauben, ob die Geburt per vias naturales angestrebt werden kann, oder ob eine elektive (primäre) Sectio caesarea zum Schutz des Kindes vorzuziehen ist.

Diese frühe Alternativentscheidung ist jedoch trotz Beachtung aller diagnostischen Kriterien nicht immer zu treffen, da möglicherweise zusätzlich funktionelle Faktoren erst sub partu hinzutreten und die Geburt erschweren und verzögern. So können nach den Maßen von Kopf und Becken durchaus die geburtsmechanischen Voraussetzungen für eine Geburt per vias naturales gegeben sein, und dennoch kann unerwartet eine Haltungs- oder Einstellungsatypie den Geburtsfortschritt behindern. Letzten Endes kommt es dann auf die Anpassungsmöglichkeiten des Kopfes – einschließlich seiner Konfigurierbarkeit – an die Raumverhältnisse des Beckens im Verlauf der Geburt an. Erst dann und unter dem Einfluß der treibenden Wehenkräfte wird sich herausstellen, ob ein *„relatives Mißverhältnis"* – eine mechanisch-funktionelle Dystokie – vorliegt und die operative Beendigung der Geburt verlangt.

Die sog. primäre oder elektive Sectio caesarea bringt unter den Bedingungen einer optimalen operativen Vorbereitung gegenüber einer sekundär durchgeführten Schnittentbindung mit Sicherheit Vorteile sowohl für die Mutter als auch für das Kind. Andererseits muß jeweils das Operationsrisiko dieses Eingriffs, das auch unter optimalen Bedingungen besteht, in Relation zu den Risiken einer spontanen oder vaginalen operativen Entbindung abgewogen werden.

Unter Berücksichtigung dieser vielfältigen Imponderabilien ergeben sich für die *elektive Sectio caesarea wegen der Gefahr einer Beckendystokie folgende Indikationen:*
– eine klinisch verifizierte, verengende Deformität des Beckens (z. B. einer ultrasonographisch bestimmten Conjugata vera von < 8,5 cm),
– ein *begründeter Verdacht auf eine Passagebehinderung* bei
  – einem großen Kind im Verhältnis zum mütterlichen Becken (verifiziert durch sonographische Biometrie des Feten, insbesondere des kindlichen Kopfes,
  – einer Lageanomalie (Beckenendlage!) mit Verdacht auf ein relatives Mißverhältnis (Ultraschallbestimmung der Kopfmaße),
  – einer ungünstigen geburtshilflichen Anamnese (frühere Geburtskomplikationen wegen Beckendystokie),
– Status nach Infertilität bzw. Infertilitätsbehandlung und Verdacht auf konstitutionell ungünstige Beckenverhältnisse in Relation zur Größe des Kindes,
– ältere oder alte Erstgebärende.

Abgesehen von diesen Indikationen zur primären Sectio caesarea ist im Einzelfall bei leichten Graden der Beckenverengung vor Geburtsbeginn schwer zu beurteilen, ob sich eine Beckendystokie herausbilden wird, weil andere geburtsbestimmende Faktoren wie die Wehentätigkeit, Einstellung und Haltung des kindlichen Kopfes und seine Konfigurierbarkeit nicht vorhersehbar sind. In der Mehrzahl der Fälle stellt ein mechanisches Hindernis leichten Grades nur einen Teilfaktor dar und kann unter günstigen Bedingungen überwunden werden. Aus diesen Gründen wird man zunächst die Geburt spontan in Gang kommen lassen und sich abwartend verhalten.

Im Vordergrund der Geburtsleitung steht das Interesse des Kindes. Dabei ist von vornherein zu bedenken, daß jede längere Geburtsverzögerung oder gar ein Geburtsstillstand mit erhöhter *kindlicher Morbidität und Mortalität* einhergeht und die mechanische Beanspruchung des kindlichen Kopfes mit der Gefahr der Hypoxie und/ oder intrakraniellen Blutung potenziert.

Wenn auch in zweiter Linie, so ist doch die erhöhte *mütterliche Morbidität* durch Läsionen der Weichteile und die Gefahr der ascendierenden Infektion zu berücksichtigen, abgesehen von der physischen Belastung der Kreißenden. Der Geburtshelfer muß stets darauf gefaßt sein, daß *in jeder Phase der Geburt zusätzliche ungünstige Faktoren hinzutreten* und umgehend die operative Beendigung notwendig machen können.

So erfordert die Geburtsleitung bei Beckenverengungen leichten Grades neben der kontinuierlichen Überwachung des Kindes mit Hilfe der Kardiotokographie und ggf. der pH-Metrie eine engmaschige Befundkontrolle und angesichts der jeweiligen aktuellen Situation ein stetes kritisches prospektives Abwägen der Vor- und Nachteile des abwartenden oder aktiven Handelns, um rechtzeitig den *Weg des gering-*

sten Risikos für Mutter und Kind einschlagen zu können.

In jeder Phase der Geburt können sich jedoch Befunde und Befundkonstellationen ergeben, die als Warnsignale auf Komplikationen im weiteren Geburtsverlauf zu deuten sind.

In der *Eröffnungsperiode* haben folgende *Atypien als Hinweis auf eine Beckendystokie und damit als geburtsprognostisch ungünstig* zu gelten:

- Ein *hoch über dem Beckeneingang stehender beweglicher Kopf* (3./4. Leopold-Handgriff, Zangemeister-Handgriff). Dieser Befund ist vornehmlich bei Erstgebärenden als ungünstiges Zeichen zu werten. Er verweist auf eine Beckenverengung im geraden Durchmesser als Folge eines verstärkten platypeloiden oder auch eines langen Beckens.
- Ein *verstärkter hinterer Asynklitismus*. Die verstärkte Litzmann-Obliquität während der Eröffnungsperiode ist prognostisch ungünstig. Sie stellt eine charakteristische Einstellungsatypie bei dem platten und dem langen Becken dar (s. S. 193).
- Eine *Roederer-Kopfeinstellung*. Der Kopf versucht, kompensatorisch durch starke Flexion den Beckeneingang zu überwinden; meist liegt ein allgemein verengtes Becken vor.
- Ein *hoher Geradstand*. Er bildet den Hinweis auf einen androiden oder anthropoiden Beckentypus mit seiner ungünstigen Beckenarchitektonik.
- Das *Ausbleiben des Tiefertretens in der späten Eröffnungsperiode* trotz Blasensprungs und guter Wehen;
- Zeichen der mechanisch-funktionellen Dystokie, *Geburtsverzögerung, Geburtsstillstand*.

Verläuft die Eröffnungsperiode von vornherein (Muttermundsweite 2–4 cm) auffallend protrahiert, so kann dies schon die Folge einer Beckenanomalie sein. Die mangelnde Beziehung zwischen vorangehendem kindlichen Kopf und Beckeneingang behindert geburtsmechanisch auch die Distraktion des unteren Uterinsegmentes, löst damit eine Wehenschwäche aus, und eine *Geburtsverzögerung* ist die Folge.

Die medikamentöse Steuerung der Wehen – sei es durch Tokolytica zur zeitweiligen Ruhigstellung und Förderung der Anpassung oder sei es durch Wehenmittel zur Stärkung und Koordinierung der Wehenkräfte – und die Eröffnung der Fruchtblase zur Geburtsbeschleunigung können dann, rechtzeitig und wohldosiert eingesetzt, zur Überwindung der Dystokie beitragen. Hält der Zustand auch in der weiteren Eröffnungsphase (Muttermundsweite 4–8 cm) an, so kommt es meist zum Geburtsstillstand.

Von einem *Geburtsstillstand* spricht man, wenn
- der Kopf trotz gesprungener oder eröffneter Fruchtblase nicht tiefer tritt,
- der Muttermund sich nicht weiter eröffnet.

Zusätzlich findet sich häufig bei der vaginalen Untersuchung der Muttermund wulstig und ödematös ohne Fortschritt der Erweiterung. In einer solchen Situation hat es keinen Sinn, länger abzuwarten. Man wird daher die Geburt durch Kaiserschnitt beenden.

Ein Mißverhältnis im Beckeneingang scheidet aus, wenn der Kopf mit seiner Leitstelle unterhalb der Interspinalebene steht und damit das Durchtrittsplanum den Beckeneingang passiert hat (s. S. 206).

Die Beurteilung der geburtshilflichen Situation nach Erreichen der *Beckenhöhle* kann diagnostische Schwierigkeiten bereiten. Hinweise auf ein (relatives) *Mißverhältnis in Beckenmitte* liefern:

- *der Beckenmittenquerstand*
  Dabei wirkt sich die fehlende oder mangelhafte Aushöhlung bzw. Krümmung des Kreuzbeins geburtsmechanisch nachteilig aus, indem die Rotation und Flexion des Kopfes behindert werden.
- *der Geburtsstillstand in Beckenmitte*
  Er kann funktionell mitbedingt sein durch die hinzutretende Wehenschwäche.

Bei einer solchen geburtshilflichen Konstellation wird man sich – trotz vollständiger Eröffnung des Muttermundes, guter Herzaktion und Stoffwechsellage des Kindes – großzügig zur abdominalen Schnittentbindung entschließen, da die operativen vaginalen Entbindungsverfahren aus Beckenmitte ein zu großes Risiko für das Kind bergen und mit der Gefahr mütterlicher Weichteilverletzungen behaftet sind.

Wesentlich schwieriger ist die Situation zu beherrschen, wenn sich erst, nachdem der Kopf auf dem Beckenboden steht und die Austreibungsperiode begonnen hat, ergibt, daß ein *verengter Beckenausgang* den Austritt des Kopfes verhindert. Im günstigsten Fall springt nur die Steißbeinspitze zu stark vor und wird zum Geburtshindernis. Dann muß vor der vaginalen operativen Entbindung (Beckenausgangszange, Vakuumextraktion) das Steißbein digital frakturiert werden. Bei weitem ungünstiger ist die

Situation, wenn sich der *Beckenausgang im Sinne eines Trichterbeckens* als verengt herausstellt. Es bleibt dann nichts anderes übrig, als den Kopf durch eine Hilfsperson nach oben herausschieben zu lassen und die Geburt durch Sectio caesarea zu beenden.

Die *präventive Beckendiagnostik* (s. S. 184) kann nicht sorgfältig genug erfolgen. Sie hat jedoch ihre Grenzen dort, wo erst die mitbestimmenden, aber nicht vorhersehbaren Geburtsfaktoren darüber entscheiden, ob im Individualfall *dieser* Kopf *dieses* Becken komplikationslos passieren kann. In solchen Grenzfällen kommt es unter der Geburt auf die *funktionelle Beckendiagnostik* mit einer kurzfristigen Befund- und Verlaufskontrolle an, um ein relatives Mißverhältnis sub partu so rechtzeitig abschätzen zu können, daß die Schnittentbindung unter günstigen Bedingungen vorgenommen werden kann.

Die wichtigsten *Indikationen für eine sekundäre Sectio caesarea* im Zusammentreffen mit einer Beckendystokie sind:
– Entwicklung einer Einstellungs- oder Haltungsanomalie,
– auffallend fester, wenig verformbarer kindlicher Schädel,
– nicht beeinflußbare Wehenschwäche bzw. protrahierte Geburt oder Geburtsstillstand,
– Zeichen einer beginnenden Infektion bei protrahierter Geburt und/oder vorzeitigem Blasensprung,
– drohende intrauterine Asphyxie.

Die gewissenhafte Beachtung aller mechanischen und funktionellen geburtsbestimmenden Faktoren während der Geburtsleitung bei Beckendystokie vermag trotz oft schwieriger und ungünstiger geburtshilflicher Situationen zur Verringerung der kindlichen Morbidität, insbesondere der cerebralen Spätschäden infolge Hypoxie oder intrakranieller Blutung, sowie zur Senkung der perinatalen Mortalität beizutragen. Bei der Mutter lassen sich gröbere Weichteilverletzungen vermeiden, vor allem aber die früher so gefürchtete Uterusruptur (s. S. 371).

Pathophysiologie der Wehen – Wehendystokie

Erregungsbildung und -ablauf der Uteruskontraktionen können vielfältig gestört sein. Erreicht der Ruhetonus unabhängig von der Amplitude mehr als 12 oder sogar 30 mm Hg, handelt es sich um eine *hypertone Ausgangslage, möglicherweise mit hypertoner Motilität*. Sie geht mit rhythmischer oder arrhythmischer Wehenfolge bei kleinen Amplituden einher und führt leicht zur Geburtsverzögerung. Vor allem aber bedingt sie eine für den Feten gefährliche Verminderung der uteroplacentaren Durchblutung.

Als Ursache der sog. essentiellen hypertonen Motilität wird eine vegetative Fehlsteuerung oder auch eine erhöhte Oxytocinausschüttung angenommen. Der musculäre Hypertonus kann aber auch Folge einer Überdehnung mit Abnahme des Membranpotentials sein – z. B. bei Polyhydramnie oder Mehrlingsschwangerschaften.

Gleichermaßen nachteilig für die Sauerstoffversorgung des Feten wirken sich *hyperaktive Wehen* aus, die intraamniale Drücke von 50 mm Hg und mehr erzeugen und/oder häufiger als alle zwei Minuten erfolgen. Als Ursache kommt z. B. die Cervixdystokie in Betracht, die reflektorisch über die Kopf-Cervix-Spannung eine Hyperaktivität auszulösen vermag (s. S. 199).

Ebenso können eine *hypotone Ausgangslage* und eine *hypotone* Motilität bestehen. Die Intensität *hypoaktiver Wehen* liegt unter 30 mm Hg; sie sind meist kombiniert mit Wehenpausen von fünf Minuten oder länger und auffallend niedrigem Ruhetonus. Ohne Behandlung resultiert eine verlängerte Geburtsdauer.

Eine weitere Ursache der Wehendystokie bildet die *dystope* (regional unphysiologische) *Erregungsbildung*. Beginnen die Kontraktionen in Umkehrung des Erregungsgradienten im unteren Uterinsegment und breiten sich von dort zum Fundus uteri aus, so sind sie im unteren Uterinsegment stärker als im Fundus, und die Cervix kann sich infolge der gestörten Retraktion nicht erweitern, bleibt im Gegenteil kontrahiert. Der Verdacht ergibt sich, wenn die Patientin die Wehenschmerzen eher und stärker im unteren Bauchraum als über dem Fundus uteri und tief im Rücken empfindet.

Ein weiterer Grund einer unkoordinierten Wehentätigkeit besteht darin, daß die *Erregungsbildung von zwei oder mehr asynchronen Schrittmachern* ausgeht. Bei der *leichten Form* beobachtet man abwechselnd schwache und stärkere Kontraktionen in unregelmäßigen Intervallen. Derartige Wehenmuster sind relativ *häufig bei Geburtsbeginn* und gehen dann, insbesondere mit fortschreitender Dilatation und nach rechtzeitigem Blasensprung oder Eröffnung der Fruchtblase, in koordinierte Wehen über. Die *schwere Form* der unkoordinierten Wehentätigkeit mündet gelegentlich in eine *Hypertonie vom tetanischen Typ*, beeinträchtigt bei anhaltender Dauer die uteroplacentare Zirkulation und wird dadurch zur Gefahr für den Feten.

Die *Wehendystokie* kann aber auch die *Folge einer regelwidrigen Lage des Feten* sein oder auf ein *Mißverhältnis zwischen kindlichem Kopf und Becken*, also auf eine *Beckendystokie*, zurückgehen. Nicht selten sind mehrere Ursachen gleichzeitig wirksam. Die differentialdiagnostische Abklärung jeder Form der Wehendystokie und ihrer Ursache(n) ist entscheidend für den Geburtsausgang.

Die Unterscheidung der hypotonen Ausgangslage resp. der hypoaktiven Wehentätigkeit von dem Hypertonus bzw. der Wehenhyperaktivität ist bestimmend für das therapeutische Vorgehen. Der zu niedrige Ruhetonus und zu schwache Wehen lassen sich bei einer Verzögerung der Geburt durch Oxytocingaben beeinflussen (s. S. 233). Bei hypertoner Ausgangslage und Hyperaktivität stehen Gaben von Tokolytica, evtl. in Kombination mit Sedativa oder Analgetica, und die Methoden der Regionalanaesthesie (Periduralanaesthesie) im Vordergrund (s. S. 235 u. 238).

Die cervicale Dystokie

Eine ungenügende und verzögerte Dilatation der Cervix wird als *cervicale Dystokie* bezeichnet. Unbehandelt führt sie zur Protrahierung der Geburt mit ihren Risiken, vornehmlich für das Kind, aber auch für die Mutter.

Zugrunde liegen *funktionelle* oder (seltener) *organische Ursachen*. Unter den funktionellen Störungen spielt nicht selten die *hyperaktive Wehentätigkeit* mit Hypertonus bzw. *Spasmus des unteren Unterinsegments* eine Rolle. Umgekehrt kann aber auch eine primäre Unnachgibigkeit der Cervix – also eine primäre Cervixdystokie – reflektorisch die hyperaktive Motilität des Myometrium auslösen (s. S. 363). Weiterhin bleiben bei unkoordinierten Kontraktionen mit fehlender Corpusdominanz (s. S. 198) die Retraktion und der Dilatationseffekt der Cervix aus.

Mit und ohne Wehenatypie tritt die Cervixdystokie häufig bei ängstlichen, „verspannten" Kreißenden auf, die – nicht oder nur ungenügend auf die Geburt vorbereitet – die Wehen nicht verarbeiten und nicht relaxieren können.

Psychische und lokal-funktionelle Faktoren führen zu erhöhter Schmerzempfindlichkeit.

Hat sich eine Cervixdystokie als Folge einer Wehenatypie entwickelt, so erweist sich eine vorübergehende Tokolyse als vorteilhaft. Bei dem psychogen-funktionell bedingten spastischen, wulstigen Muttermund müssen die intensive Zuwendung und die erneute Anleitung zur Verarbeitung der Wehen und zur Beseitigung der Angst und Linderung der Schmerzen im Vordergrund stehen. Medikamentös kommen die allgemeine Sedierung, Gaben von Spasmolytica und Analgetica sowie die Periduralanaesthesie in Frage.

Die *rigide Cervix der alten Erstgebärenden* leistet häufig einen erhöhten Dehnungswiderstand. Der Effekt relaxierender geburtsanalgetischer Maßnahmen ist unsicher. Unter Berücksichtigung des insgesamt erhöhten Geburtsrisikos im fortgeschrittenen Gebäralter wird man frühzeitig die Indikation zur Schnittentbindung stellen.

Unter den organischen Ursachen verdienen *narbige Veränderungen des Muttermundes* Erwähnung, z. B. *Stenosierung nach Conisation* (s. S. 590) oder *Elektrocoagulation,* auch die *ringförmigen Narben nach Cerclage*. Dieser Zustand läßt sich etwa bei der Hälfte der Fälle durch eine vorsichtige instrumentelle bzw. digitale Dehnung beheben.

Die Cervixdystokie führt – unabhängig von ihrer Genese – bei dem Versagen der genannten Maßnahmen zu erheblicher Geburtsverzögerung. Die Schnittentbindung sollte dann im Interesse des Kindes nicht zu spät erfolgen.

Fetale Ursachen der regelwidrigen Geburt

Lageanomalien des Kindes – Regelwidrige Lagen des Kindes

Beckenendlage

Definition und Häufigkeit: Bei ca. 4% der Längslagen erfolgt die Geburt aus Beckenendlage, d. h. der Kopf befindet sich im Fundus uteri und das Beckenende im unteren Uterinsegment.

Folgende Varianten treten in unterschiedlicher Frequenz auf:

- einfache oder reine Steißlage 60%
- Steiß-Fuß-Lage
  unvollkommen 10%
  vollkommen 4%
- Knielagen
  unvollkommen 0,9%
  vollkommen 0,1%
- Fußlagen
  unvollkommen 10%
  vollkommen 15%

Bei der reinen Steißlage sind häufig beide Beine an der Bauchseite des Kindes angewinkelt oder gestreckt nach oben geschlagen (extended legs). Um eine Steiß-Fuß-Lage handelt es sich, wenn ein oder beide Füße neben dem Steiß liegen (unvollkommene bzw. vollkommene Steiß-Fuß-Lage). Bei einer Fußlage gehen ein Fuß (unvollkommen) oder beide Füße (vollkommen) dem Beckenende voran. Die gleiche Definition gilt, wenn ein oder beide Knie mit angewinkeltem Unterschenkel führen.

Ätiologie: Im 2. Trimenon ist die Frucht noch mobil, die Beckenendlage daher häufig und als physiologisch anzusehen. Ab Beginn des 3. Trimenons dreht sich der Fetus üblicherweise definitiv in Schädellage (physiologische „Selbstwendung"). Während sich in der 32. SSW noch ca. 8% der Kinder in Beckenendlage befinden, reduziert sich die *Frequenz* bis zum Ende der Schwangerschaft auf den *relativ konstanten Wert von 4%*. Das bedeutet, daß bei Frühgeburten öfter mit einer Beckenendlage zu rechnen ist, und zwar um so häufiger, je früher die Geburt und je kleiner das Kind. Ähnliches gilt für Mehrlingsschwangerschaften. Infolge der räumlich bedingten Bewegungseinschränkung ist die Beckenendlage bei Zwillingen gegenüber Einlingen um das Fünffache vermehrt, und 5% aller Beckenendlagen entfallen auf Mehrlingsgeburten; in nahezu der Hälfte der Fälle befindet sich ein Zwilling in Steißlage (s. S. 347).

Als *Ursache für eine Beckenendlage* kommen Faktoren in Betracht, durch die mechanisch oder funktionell die Poleinstellung in Schädellage unterbleibt oder behindert wird. Dazu gehören:
- Frühgeburt,
- Mehrlingsschwangerschaft,
- verengtes mütterliches Becken,
- Polyhydramnie,
- Oligohydramnie,
- congenitale Fehlbildungen der Frucht (Hydrocephalus, Anencephalus),
- Placenta praevia,
- schlaffer, geräumiger Uterus bei Mehr- und Vielgebärenden,
- Uterusmyome,
- Uterusanomalien,
- intrauteriner Fruchttod (zusätzlicher Tonusverlust).

Geburtsmechanismus bei Beckenendlage: Die geburtsmechanischen Gesetze (s. S. 193) gelten grundsätzlich auch für die Geburt aus Beckenendlage. Die Beckenpassage vollzieht sich jedoch in umgekehrter Reihenfolge und weist daher einige Besonderheiten auf; vor allem ist zu bedenken, daß bei Beckenendlagen der Umfang des vorangehenden Teiles stets kleiner ist als derjenige des nachfolgenden Kopfes.

Der Steiß tritt mit seiner Hüftbreite quer oder schräg in das Becken ein. Der Rücken befindet sich fast immer vorn. Beim Tiefertreten rotiert der Steiß mit der Hüftbreite in den geraden Durchmesser und paßt sich auf diese Weise dem längsovalen Beckenausgang an. Dabei stellt sich die vordere Hüfte ein und wird zur Leitstelle. Durch Lateralflexion der Lendenwirbelsäule stemmt sich dann die vordere Hüfte als Hypomochlion an der Symphyse an, so daß zuerst die vordere Gesäßbacke in der Vulva sichtbar wird. Unter weiterer Lateralflexion der Lendenwirbelsäule steigt der Steiß während der nächsten Preßwehen hoch, und es erscheint die hintere Hüfte.

Ist der Steiß geboren, so dreht sich der Rücken wieder nach vorn, weil sich nunmehr der Schultergürtel mit seinem queren Durchmesser in den Beckeneingang einpaßt. Während der Passage der Beckenhöhle bleibt die Schulterbreite i. allg. im queren oder schrägen Durchmesser und wird nach Erreichen des Beckenbodens mit quer oder schräg verlaufender Schulterbreite um die Symphyse geboren. Bei der Geburt der Schulter fallen meistens die bis dahin vor der Brust gekreuzten Arme heraus.

Der nachfolgende Kopf tritt mit quer verlaufender Pfeilnaht in das Becken ein. Er rotiert bis zum Beckenausgang in den geraden Durchmesser, und zwar entsprechend der dorsoanterioren Einstellung des Rückens fast ausnahmslos mit dem Hinterhaupt symphysenwärts. Die Nackenhaargrenze dient als Stemmpunkt, und Gesicht, Stirn und Hinterhaupt werden über den Damm geboren. Auf diese Weise vermag auch der nachfolgende Kopf mit dem kleinsten Durchtrittsplanum – dem Planum suboccipitobregmaticum – den Beckenausgang zu passieren.

Dieser Geburtsmechanismus gilt auch für die Varianten der Beckenendlage.

Von klinischer Bedeutung ist, daß bei der reinen Steißlage die Beine am Körper hochgeschlagen sein können und durch diese Schienung die Beweglichkeit der Wirbelsäule eingeschränkt, der Geburtsmechanismus also erschwert wird (extended legs).

Ab der Geburt des Steißes ist das unterstützende Eingreifen des Geburtshelfers erforderlich, da der kindliche Körper sonst infolge seines Eigengewichtes nach hinten unten sinken und der Austritt des Kopfes behindert würde (s. S. 367).

Diagnose: Eine Beckenendlage sollte gegen Ende der Gravidität, auf alle Fälle *vor* Geburtsbeginn, erkannt werden. Läßt sich bei der *äußeren Untersuchung* mit dem 3. Leopold-Handgriff nicht der kugelige Kopf tasten und das Ballottement auslösen und vermittelt der 4. Leopold-Handgriff eine relativ weiche Kontur des vorangehenden Teiles, so sind dies gewichtige Hinweise auf eine Beckenendlage. Findet man den kugeligen ballottierenden Kopf im Fundus uteri, so bestehen kaum noch Zweifel an der Diagnose. Gleichzeitig gewinnt man einen ersten Eindruck von der Größe des Kopfes. Weiterhin sind bei einer Beckenendlage die kindlichen Herztöne am lautesten in Nabelhöhe oder darüber zu auskultieren.

Bei der *vaginalen Untersuchung* tastet man den Steiß als weichen, unregelmäßigen Teil hoch im oder über dem Beckeneingang. Sind daneben kleine Teile auszumachen, so handelt es sich um eine der Steißlagenvarianten.

Prophylaxe: Die Beckenendlage erfordert ab dem letzten Trimenon der Gravidität eine gezielte Überwachung. Die Gravida ist dem Kollektiv der Risikoschwangeren zuzuordnen. Die Geburt sollte in einer geburtshilflich, perinatologisch und anaesthesiologisch für Risikogeburten ausgerüsteten Klinik erfolgen. Unter Umständen ist wegen der Gefahr einer Frühgeburt Ruhigstellung mit frühzeitiger Hospitalisierung notwendig.

In der 38. SSW kann man versuchen, durch die *äußere Wendung* eine Schädellage herzustellen. Ein Mißverhältnis zwischen Kopf und Becken, eine Placenta praevia und eine Vorderwandplacenta müssen vorher ausgeschlossen werden. Eine Vorderwandplacenta birgt als Folge des Wendungsmanövers das Risiko der vorzeitigen Lösung. Als weitere Voraussetzung muß ausreichend Fruchtwasser vorhanden resp. der Fetus beweglich sein. Besteht eine Polyhydramnie, so kehrt das Kind jedoch leicht wieder in seine Ausgangslage zurück. Die Wahl des relativ späten Zeitpunktes für die äußere Wendung hat den Vorteil, daß das Kind die notwendige Reife erlangt hat und im Falle von Komplikationen die Sectio caesarea unmittelbar angeschlossen werden kann. Bei der Indikationsstellung resp. bei dem Versuch der äußeren Wendung ist immer zu bedenken, daß die Verhinderung der Frühgeburt für das Kind prognostisch wichtiger ist als die Herstellung der Schädellage.

An Komplikationen sind zu fürchten: Störung der Hämodynamik (Nabelschnurkomplikationen), vorzeitiger Blasensprung und Wehenauslösung.

Die äußere Wendung wird bei einwandfreiem Kardiotokogramm stationär in Sectio-Bereitschaft unter Tokolyse vorgenommen. Eine zusätzliche Narkose wird von manchen befürwortet.

Bei dem Wendungsmanöver setzt die eine Hand oberhalb des Kopfes, die andere unterhalb des kindlichen Steißes an und beide bringen miteinander korrespondierend vorsichtig schiebend den Kopf abwärts und den Steiß aufwärts in den Fundus. Man versucht, das Kind im Sinne einer „Rolle rückwärts" zu drehen. Anschließend erfolgt eine kardiotokographische Kontrolle.

Läßt sich die Wendung nicht leicht durchführen, so ist von dem Versuch Abstand zu nehmen. Die Erfolgsquote der äußeren Wendung beträgt ca. 40%.

Leitung der Geburt bei Beckenendlage: Die Leitung der Geburt aus Beckenendlage muß darauf ausgerichtet sein, die möglichen Komplikationen mit ihren Gefahrenzuständen für den Nasciturus so frühzeitig zu erfassen, daß die Geburt ohne Zeitverlust in jeder Phase ihres Ablaufs beendet werden kann. Die kontinuierliche Überwachung ist eine conditio sine qua non.

Bei der Aufnahme hat nochmals eine sorgfältige Austastung des mütterlichen Beckens zu erfolgen, um frühzeitig zu entscheiden, ob unter Berücksichtigung der Lageanomalie und der Größe des kindlichen Kopfes eine Entbindung per vias naturales überhaupt in Frage kommt. Immerhin spielt das verengte Becken bei rd. 10% der Beckenendlagen eine ursächliche Rolle. Eine Entscheidungshilfe vermag die Ultrasonometrie zu liefern, da sowohl der biparietale und

thorakale Durchmesser als auch bei noch hochstehendem Steiß die Conjugata vera gemessen werden können.
Fällt die Entscheidung für ein zunächst konservatives Verhalten, so erfolgt die Überwachung der *Eröffnungsperiode* wie bei der Schädellage (s. S 205).
Die Geburt aus Beckenendlage ist i. allg. durch einen *protrahierten Verlauf* gekennzeichnet, und zwar aus mehreren Gründen:
– Geburtsmechanisch kann die Abbiegung der Wirbelsäule erschwert sein, insbesondere bei der reinen Steißlage (s. S. 365).
– Die Beckenendlage einschließlich ihrer Varianten verzögert infolge der weichen Konsistenz des vorangehenden Teiles die Erweiterung des Muttermundes und führt häufiger zur Wehenschwäche, die eine individuell angepaßte Wehenmittelinfusion notwendig macht.

Die Geburtsanalgesie muß so gesteuert werden – z. B. durch eine Katheter-Periduralanaesthesie (s. S. 239) –, daß sie in der Austreibungsperiode die Kooperation der Kreißenden nicht beeinträchtigt.
Die höhere Belastung des Kindes bei der Geburt aus Beckenendlage wird daran kenntlich, daß sich *bereits in der Eröffnungsperiode häufiger eine acidotische Stoffwechsellage* feststellen läßt. Das bedeutet auch bei zunächst nicht bedrohlichem, also kompensiertem Ausmaß, daß der Nasciturus *weniger Reserven für die Austreibungsperiode* mitbringt.
Zu fürchten sind in dieser Phase als Folge der mangelhaften Abdichtung im unteren Uterinsegment der *frühzeitige Blasensprung* mit der *akuten Gefahr des Nabelschnurvorfalls,* der zur sofortigen Schnittentbindung zwingt. Grundsätzlich ist bei den *geringsten Zeichen der Gefährdung* des Nasciturus oder bei protrahiertem Geburtsverlauf die Entscheidung für einen spontanen Ablauf zu revidieren und der Kaiserschnitt vorzuziehen.
Verläuft die Eröffnungsperiode ohne Komplikationen und hat man bei guter Überwachung den Zustand des Kindes unter Kontrolle, so ist die *Austreibungsperiode mit dem Risiko der unvorhersehbaren und daher präventiv unkalkulierbaren akuten Notsituationen belastet,* die bei ca. 20%, also bei jeder 5. Beckenendlagegeburt, auftreten.
Nach der Geburt des Steißes beginnt *mit dem Eintritt des kindlichen Kopfes in den Beckeneingang eine Phase der akuten Bedrohung,* da nunmehr die Nabelschnur komprimiert wird. Der Grad der Gefährdung hängt davon ab, wie schnell der Kopf das Becken passiert. Im Gegensatz zur Geburt aus Schädellage kann er sich nicht konfigurieren und anpassen. Dadurch kommt es leicht zu Verzögerungen beim Durchtritt des Kopfes, die die Dauer der Nabelschnurkompression verlängern und zur Hypoxie führen.
Aber auch die schnelle Passage des mütterlichen Beckens hat ihre Gefahren. Der Kopf ist dann dem schnellen Wechsel zwischen Kompression im Becken und Dekompression beim Austritt ausgesetzt. Die Druckunterschiede können – namentlich bei unreifen Kindern – intrakranielle Blutungen auslösen.

Zudem kommt es nach der Geburt des Rumpfes gelegentlich schon zur partiellen oder vollständigen Ablösung der Placenta. Nicht vorhersehbar ist weiterhin, ob die Arme hochgeschlagen sind und erst manuell gelöst werden müssen, um anschließend den Kopf entwickeln zu können. Überrascht werden kann man auch durch eine regelwidrige occipitoposteriore Rotation und die dadurch erschwerte Entwicklung des Kopfes. Auf diese zusätzliche Einstellungsanomalie wird man aufmerksam, wenn man beim Tiefertreten des Steißes die Crista sacralis zur Kreuzbeinhöhle gerichtet tastet. Auch die Haltung der unteren Extremitäten beeinflußt den Ablauf der Austreibungsperiode. Den besten Dehnungseffekt gewährleistet die vollkommene Steißfußlage mit ihrem Umfang von 33 cm. Bei Knie- und Fußlagen ist jedoch der Umfang der (oder des) vorangehenden Teile(s) mit 25 cm resp. 27 cm wesentlich kleiner als der des nachfolgenden Kopfes (Tabelle 35) und kann dessen Durchtritt erschweren, verzögern oder innerhalb der tolerierbaren Zeit von maximal 5 min sogar unmöglich machen. Mit diesen Schwierigkeiten muß man vor allem bei Frühgeburten mit den ungünstigen Proportionen zwischen Rumpf und Kopf rechnen.

Die Kreißende soll erst spät mitpressen, damit die Weichteile ausreichend gedehnt werden. Dagegen müssen der Durchtritt und die Entwicklung des Kindes im Hinblick auf die Nabelschnurkompression schnell – möglichst mit einer Preßwehe – ablaufen (s. S. 368).
Bei komplikationslosem Verlauf wird vorsorglich, sobald der Steiß „durchschneidet", zur Raumgewinnung bei gespanntem Damm eine ausgedehnte Episiotomie angelegt (s. S. 208).
Wenn Steiß und Rumpf bis zum unteren Scapulawinkel geboren sind, beginnt die *Unterstützung der Spontangeburt* (nach Bracht) (Abb. 169). Dazu wird der Rumpf des Kindes mitsamt den Beinen so umfaßt, daß die Daumen über die an der Bauchseite liegenden Ober-

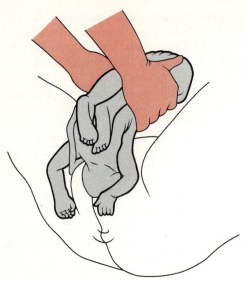

Abb. 169. Unterstützung der Spontangeburt aus Beckenendlage nach *Bracht*. (In Anlehnung an G. Martius 1978)

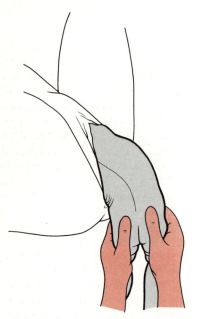

Abb. 170. Armlösung nach Mueller. (In Anlehnung an H. Martius 1962)

der Rumpf dann vorsichtig aber zügig um die Symphyse geführt, bis die Schultern mit den herausfallenden Armen und der Kopf geboren sind und das Kind auf die Bauchdecken der Mutter zu liegen kommt. Das Herausgleiten des Kopfes muß dosiert erfolgen, um eine zu plötzliche Druckentlastung zu vermeiden.

Diese unterstützte Spontangeburt aus Beckenendlage hat *eine genügende Nachgiebigkeit der Weichteile zur Voraussetzung*. Bei der *Erstgebärenden* ist diese Vorbedingung erfahrungsgemäß nur selten gegeben. Aus diesem Grunde wird bei der Primipara nach Geburt des Rumpfes unverzüglich in Narkose die Manualhilfe zur Entwicklung der Arme und des Kopfes vorgenommen. Dazu ist eine Leitungs- oder Allgemeinanaesthesie erforderlich. Das gleiche Vorgehen empfiehlt sich, wenn die zur unterstützten Spontangeburt unbedingt notwendige Kooperation der Kreißenden fehlt.

Prinzipien der Manualhilfe bei Beckenendlage: Da der studentische Unterricht nicht mehr das Erlernen der geburtshilflichen Operationen vorsieht, werden die Methoden der Manualhilfe bei Beckenendlage nur im Prinzip geschildert.

Die Manualhilfe bei Beckenendlage umfaßt die manuelle Lösung der Arme und die Entwicklung des nachfolgenden Kopfes. Für das Manöver der Armlösung existieren verschiedene Modifikationen. Die wichtigsten sind:

Armlösung nach Mueller: Sie stellt die schonendste Methode dar. Das Kind wird am Oberschenkel gefaßt. Durch Senken des Rumpfes (Abb. 170) wird zuerst der vordere Arm mit zwei Fingern unter der Symphyse herausgewischt und anschließend durch Heben des Rumpfes der hintere Arm über den Damm herausgeleitet.

Klassische Armlösung: Sie kann bei großem Kind notwendig werden, erhöht aber seine Gefährdung. Bei diesem Lösungsmodus wird das Kind an den Fußgelenken gefaßt, der hintere Arm unter Heben des Rumpfes herausgestreift, anschließend durch das sog. „Umstopfen" die vordere Schulter in die Kreuzbeinhöhle gedreht und der Arm von dort gelöst.

Kombinierte Armlösung (Bickenbach): Es wird wie bei der klassischen Armlösung mit der Lösung des hinteren Armes begonnen und dann der vordere Arm entsprechend dem von Mueller angegebenen Vorgehen gelöst.

Die Entwicklung des Kopfes: Der Lösung der Arme schließt sich unmittelbar die Entwicklung des Kopfes mit dem *Handgriff nach Veit-Smellie* an (Abb. 171 a u. b).

Man läßt den Körper des Kindes mit seiner Bauchseite auf dem Unterarm reiten, geht mit dem Zeigefinger in den Mund des Kindes ein, während Daumen und Mittelfinger den Unterkiefer stützen. Dadurch wird der Kopf in Flexion gehalten. Die andere Hand um-

schenkel und die übrigen Finger über den Rücken des Kindes greifen. Man leitet zunächst den Rücken in Fortsetzung der Führungslinie gegen die Symphyse, am besten im schrägen Durchmesser. Möglichst in der gleichen Wehe wird

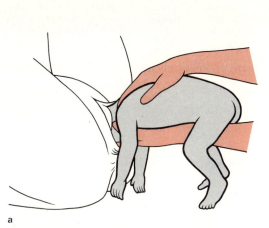 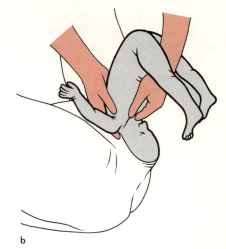

Abb. 171 a u. b. Entwicklung des nachfolgenden Kopfes nach *Veit-Smellie.* **a** 1. Phase, **b** 2. Phase. (In Anlehnung an G. Martius 1978)

greift hakenförmig mit Zeige- und Mittelfinger die Schultern des Kindes und zieht den Kopf nach unten, bis sich die Nackenhaargrenze am unteren Symphysenrand anstemmt und der Kopf mit Gesicht, Stirn und Hinterhaupt vorsichtig über den Damm geleitet werden kann.

Indikation zur Schnittentbindung bei Beckenendlage: Die a priori dreimal höhere Gefährdung des Kindes bei der Geburt aus Beckenendlage im Vergleich zur Schädellage sowie die Häufigkeit und Vielfältigkeit der Komplikationen haben zu einer *erweiterten Indikationsstellung zur Sectio caesarea geführt.*

Die Indikation zur selektiven (primären) Sectio caesarea ist gegeben bei

- allen älteren und alten Erstgebärenden, generell großzügig aber bei allen Primiparae,
- vorausgegangenen komplizierten Geburten,
- jeder Risikogeburt, die zusätzlich durch eine Beckenendlage kompliziert ist (Präeklampsie, Diabetes),
- großem Kind (biparietaler Kopfdurchmesser > 10 cm bzw. Gewicht > 3500 g),
- Verdacht auf Mißverhältnis,
- auffallend hochstehendem Steiß,
- Frühgeburten, möglichst nach Prüfung und Förderung der Lungenreife,
- Hydrocephalus.

Die vielfältigen unkalkulierbaren Komplikationen unter der Geburt aus Beckenendlage können in jeder Phase des Geburtsverlaufes die sofortige Beendigung durch Kaiserschnitt erfordern. Dabei gilt: Je besser der präoperative Zustand des Nasciturus, desto günstiger die Aussichten für das postpartale Dasein.

Die Indikation zur sekundären Sectio caesarea ist gegeben bei

- initialen Zeichen der fetalen Hypoxie,
- protrahiertem Geburtsverlauf (bei Erstgebärenden > 8 h, bei Mehrgebärenden > 6 h), unabhängig davon, ob funktionell (Wehenschwäche) oder mechanisch (extended legs) bedingt,
- Nabelschnurvorfall,
- dorsoposteriorer Drehung des Rückens.

Prognose für das Kind: Bei der Geburt aus Beckenendlage per vias naturales sind die perinatale Mortalität, Neugeborenenmorbidität und die Häufigkeit der neurologischen und geistigen Spätschäden gegenüber den Geburten aus Schädellage eindeutig erhöht.

Die perinatale Mortalität liegt gegenüber der Spontangeburt aus Schädellage um das 5–10fache höher und beträgt insgesamt etwa 5–15%, überwiegend bedingt durch *Hirntraumen* und *intrauterine Asphyxie,* verstärkt durch Frühgeburtlichkeit und Unreife.

Die perinatatale Morbidität ist vornehmlich darauf zurückzuführen, daß bei vaginaler Geburt etwa die Hälfte aller Beckenendlagenkinder mit einer *acidotischen Stoffwechsellage* unterschiedlichen Grades geboren wird. Mit geistigen und neurologischen (Spät-)Schäden ist bei ca. 3–7% zu rechnen.

Prognose für die Mutter: Insgesamt liegt die *mütterliche Morbidität nach vaginaler Entbindung aus Beckenendlage* gegenüber der Schädellage doppelt so hoch, bedingt durch Weichteilverletzungen, postpartale Blutungen, atonische Nachblutungen und Infektionen. Nach *Schnittentbindung* wegen Beckenendlage liegt die *Morbiditätsrate* etwa 5–8mal höher als nach vaginaler Beckenendlagengeburt infolge von Lochialverhaltungen, Endometritis und Wundheilungsstörungen mit subfebrilen und febrilen Temperaturen sowie Anämie. Somit stellt die erhöhte mütterliche Morbidität das eigentliche Risiko der erweiterten Indikationsstellung zur Sectio caesarea dar. Die eindeutige Verbesserung des Schwangerschaftsausgangs für das Kind dürfte jedoch die großzügige Anwendung der Schnittentbindung bei Beckenendlage rechtfertigen.

Quer- und Schräglagen

Definition und Häufigkeit: Bei Quer- oder Schräglage bildet die Längsachse des Kindes zur Längsachse des Geburtskanals einen rechten oder spitzen Winkel (s. S. 192). Damit besteht a priori keine Achsenübereinstimmung zwischen Fruchthalter und Beckenkanal einerseits und dem Feten andererseits (Abb. 172). Befindet sich der Kopf auf der linken Seite, so spricht man von einer I. Querlage, bei der II. Querlage liegt er rechts.

Die Einteilung in dorsoanteriore (Rücken vorn), dorsosuperiore (Rücken oben), dorsoposteriore (Rücken hinten) und dorsoinferiore Querlage (Rücken unten), ist heute für das geburtshilfliche Handeln ohne Belang.

Die Häufigkeit beträgt 1:200 bis 1:400 Geburten. In Ländern mit Geburtenregelung ist die Frequenz rückläufig, weil die Pluriparität als eine der Hauptursachen dieser Lageanomalie seltener wird.

Ätiologie: Ursächlich werden die Quer- und Schräglagen entweder durch eine abnorme Bewegungsfreiheit des Feten (schlaffe Weichteile Vielgebärender, Hydramnion) hervorgerufen, oder die normale Einstellung und der Eintritt des Kopfes oder des Beckenendes in das kleine Becken sind durch ungünstige Raumverhältnisse behindert.

Im einzelnen kommen für die Entstehung einer Quer- und Schräglage als Ursachen in Frage:
– Multi- und Pluriparität: Infolge Schlaffheit des Gewebes, insbesondere der Uteruswand und der Bauchdecken, entfällt die richtende Kraft für die Längslage; 90% der Quer- und Schräglagen betreffen Mehrgebärende, ab dem 4. Kind steigt die Frequenz stark an.
– Mißverhältnis zwischen Kopf und Becken: Bei engem Becken oder verformtem Beckeneingang kann der Kopf nicht vom unteren Uterinsegment eingefangen werden bzw. sich

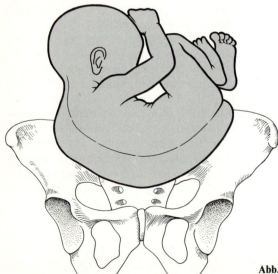

Abb. 172. Kind in II. (dorsoanteriorer) Querlage. (In Anlehnung an H. Martius 1962)

nicht im Beckeneingang einstellen. Etwa 10% dieser Lageanomalien werden durch Beckenverengungen verursacht.
- Placenta praevia: Der Sitz der Placenta im unteren Uterinsegment behindert die Einstellung des Kindes in Längslage.
- Polyhydramnie: Infolge der abnormen Beweglichkeit des Kindes und der Überdehnung der Uteruswand kann der Kopf nicht vom unteren Uterinsegment eingefangen werden.
- Mehrlingsschwangerschaft: Bei ca. 15% der Zwillingsschwangerschaften liegen infolge der veränderten Raumbedingungen beide oder eines der Kinder in Querlage, häufiger der zweite Zwilling.
- Frühgeburt: Es besteht noch eine freie Mobilität der Frucht, weil im Verhältnis zum Volumen des Feten relativ viel Fruchtwasser vorhanden ist.
- Congenitale Fehlbildungen des Kindes, z. B. Hydrocephalus, Spina bifida.
- Uterusanomalien: Durch einen Uterus bicornis, arcuatus oder subseptus wird das Kind eher in eine Querlage gezwungen.
- Uterusmyome, Tumoren im kleinen Becken mit Verformung des Cavum uteri.

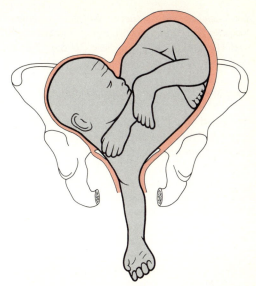

Abb. 173. Verschleppte Querlage mit Armvorfall und drohender Uterusruptur. (In Anlehnung an G. Martius 1981)

Das kindliche und mütterliche Risiko bei Querlage: Die spontane Geburt aus einer Querlage ist bei normal großem Kind absolut unmöglich; auch bei kleinen, unreifen Feten ist ohne Eingreifen des Geburtshelfers nicht mit einem lebenden Kind zu rechnen. Nur wenn es sich um schlaffe, abgestorbene, unreife Früchte handelt, können diese conduplicato corpore (2,5% der Querlagen) oder durch den Modus der Selbstentwicklung nach Douglas oder Denman (0,5%) per vias naturales ausgestoßen werden.

Schon ab der *Eröffnungsperiode* wird die *Situation für das Kind bedrohlich*. Da die Abdichtung des unteren Eipols durch den vorangehenden Teil fehlt, kommt es leicht schon bei den ersten Geburtswehen zum *frühzeitigen Blasensprung* (ca. 40%), der in etwa 20–25% einen Nabelschnurvorfall zur Folge hat. Das Kind stirbt intrauterin ab, wenn die Entbindung nicht innerhalb kürzester Frist erfolgt. Außerdem führen die Wehen nach dem Blasensprung leicht zur Asphyxie, da sie den Feten komprimieren, statt ihn zu exprimieren. Darüber hinaus keilt sich nach dem Blasensprung die vorliegende Schulter im Beckeneingang ein, und der Arm fällt in 50–70% vor. Bei vollständig erweitertem Muttermund ist damit der Zustand der *verschleppten Querlage* (Abb. 173) erreicht, der eine *akut lebensbedrohliche Situation für die Mutter* bedeutet. Der Uterus reagiert mit verstärkter Wehentätigkeit, die tetanischen Charakter annehmen kann. Das Corpus uteri retrahiert sich und überdehnt das untere Uterinsegment. Die Grenze zwischen den aktiven und passiven Uterusabschnitten zeigt sich deutlich an dem wulstigen Kontraktionsring, der Bandl-Furche, die bis in Nabelhöhe steigt (s. S. 188). Die Ligg. rotunda sind gespannt. Das untere Uterinsegment wird hauchdünn ausgezogen. Wehensturm und Unruhe der Kreißenden infolge schneidender Schmerzen kennzeichnen die *drohende Uterusruptur*. Schon die folgende Wehe, eine Untersuchung oder eine Umlagerung genügen zur *Uterusruptur*. Die Ruptur ereignet sich entweder im überdehnten unteren Uterinsegment oder tiefer – vor allem bei einer vaginalen Exploration – als *Kolpaporrhexis*. Das Kind stirbt meistens schon im Stadium der drohenden Ruptur infolge der Hypoxie und wird *zugleich* mit der Uterusruptur in die Bauchhöhle geboren. Das markante Zeichen der Ruptur ist die unmittelbar folgende Wehenstille. Die Kreißende empfindet ein Gefühl der Erleichterung, gerät aber schnell unter den *Zeichen einer inneren Blutung in einen Schock*. Nur durch sofortigen Volumenersatz und Hysterektomie kann diese für die Mutter vitale Bedrohung noch beherrscht werden.

Diagnose: Da es sich um *gebärunfähige Lagen* handelt, ist die rechtzeitige Diagnose für Mutter und Kind von schicksalhafter Bedeutung. Die Querlage läßt sich i. allg. schon allein durch die *äußere Untersuchung* feststellen, es sei denn, fettreiche Bauchdecken erschweren die Befunderhebung. Bei der *Inspektion* fällt die querovale Form des Uterus auf. Mit den Leopold-Handgriffen lassen sich der vergleichsweise tiefstehende abgeflachte Fundus uteri und der *Kopf rechts oder links seitlich tasten,* meist auch der Steiß auf der Gegenseite verifizieren, während *kein vorangehender Teil über der Symphyse* auszumachen ist. Die Herztöne sind am deutlichsten in Nabelhöhe zu hören. Bei der *vaginalen Untersuchung* findet sich das kleine Becken leer. Die Ultrasonographie sichert den Befund und liefert zugleich weitere Informationen über die Größe des Kindes (s. S. 228).

Die Diagnose einer Quer- oder Schräglage muß den Geburtshelfer schon in der Schwangerschaft alarmieren. Bereits ab dem 3. Trimenon können Komplikationen auftreten. Der *vorzeitige Blasensprung* mit der akuten Gefahr des Nabelschnurvorfalls ereignet sich dreimal häufiger als bei Schädellagen. Zu fürchten ist ferner die Chorioamnionitis als Folge der Keimascension mit intrauterinem Fruchttod an einer fetalen Sepsis.

Die Überwachung dieser Risikoschwangeren muß daher ganz darauf ausgerichtet sein, den vorzeitigen Blasensprung zu verhindern, zumindest so lange, bis die notwendige Reife des Kindes erreicht ist.

Prophylaxe: In den letzten Schwangerschaftswochen kann man versuchen, unter strenger Überwachung und Ruhigstellung mit Tokolytica durch äußere Wendung eine Schädellage herzustellen (s. S. 336). Dieser Versuch ist jedoch nur dann sinnvoll, wenn die Ursache der Quer- oder Schräglage bekannt ist und eine bleibende Lagekorrektur ermöglicht. Generell ist eine *Hospitalisierung erforderlich, sobald die Cervix Zeichen der Geburtsbereitschaft erkennen läßt.* Auf diese Weise sind die laufende Kontrolle und das sofortige Eingreifen gesichert, wenn es zu einem vorzeitigen oder frühzeitigen Blasensprung mit dem Risiko des Nabelschnurvorfalls kommt.

Leitung der Geburt bei Quer- und Schräglage: Dieser gebärunfähigen Situation konnte früher nur mit Hilfe der schwierigen und für Mutter und Nasciturus risikoreichen inneren Wendung und nachfolgenden Extraktion des Kindes unter Inkaufnahme der hohen kindlichen und mütterlichen Mortalität und Morbidität begegnet werden (s. u.).

Heute bildet die Querlage eine *absolute Indikation zur primären Schnittentbindung*. Nach bisher komplikationslosem Verlauf wird die Schwangere etwa eine Woche vor dem Termin zur Sectio caesarea aufgenommen. Ein vorzeitiger Blasensprung oder Wehenbeginn zwingen zur sofortigen Schnittentbindung, ebenso ein durch Unkenntnis der Diagnose eingetretener Zustand der verschleppten Querlage, um die Uterusruptur zu vermeiden.

Im Interesse der Mutter sollte auch ein intrauterin abgestorbenes, reifes Kind durch Kaiserschnitt entwickelt werden. Nur bei intrauterinem Absterben einer kleinen unreifen Frucht kann man die Spontanausstoßung abwarten.

Querlage bei Zwillingsschwangerschaft s. S. 347.

Prognose für das Kind: Durch die primäre Sectio caesarea konnte die kindliche Mortalität auf ca. 2% gesenkt werden. Sie betrug früher bei dem vaginalen Vorgehen mit innerer Wendung im Mittel 33%. Hauptursachen der kindlichen Mortalität sind heute die Frühgeburtlichkeit, der Nabelschnurvorfall und die Infektion nach vorzeitigem Blasensprung.

Prognose für die Mutter: Während früher allein die Uterusruptur bei 10–20% der Querlagen als Hauptursache der mütterlichen Mortalität auftrat, trägt die Mutter heute nur noch das allgemeine Operationsrisiko der Schnittentbindung (0,1–0,2%).

Regelwidrige Einstellung bei Schädellage

Hoher Geradstand

Definition und Häufigkeit: Stellt sich der kindliche Kopf mit *längs verlaufender Pfeilnaht zum Beckeneingang* ein, so bezeichnet man diese Regelwidrigkeit als hohen Geradstand. Diese Einstellungsanomalie kann *vorübergehend* und damit ohne Belang sein. *Persistiert* sie nach Geburtsbeginn, so ist damit eine *pathologische, geburtsunmögliche Situation* geschaffen, es sei denn, es handelt sich um ein kleines unreifes Kind.

Der Kopf stellt sich in occipitoanteriorer *(Positio occipitalis pubica)* oder occipitoposteriorer *(Positio occipitalis sacralis)* Position ein (Abb. 174).

Die Häufigkeit des persistierenden hohen Geradstandes beträgt ca. 0,5%, die occipitoanteriore Einstellung ist doppelt so häufig wie die occipitoposteriore.

Ätiologie: Diese Einstellungsanomalie ist am häufigsten auf ein absolutes oder relatives Mißverhältnis zwischen mütterlichem Beckeneingang und kindlichem Kopf zurückzuführen und findet sich vorwiegend bei dem längsovalen androiden, dem verstärkt anthropoiden Becken und den Formen des langen Beckens (s. S. 182 u. 358). Die regelwidrige Einstellung kann sich aber auch rein zufällig ereignen, wenn sich der Kopf bei Blasensprung im geraden Durchmesser befindet und so in den Beckeneingang eintritt.

Diagnose: Im Rahmen der Schwangerenbetreuung liefert die Erkennung eines der ungünstigen Beckentypen Hinweise, die auch an die Möglichkeiten eines hohen Geradstandes denken lassen. Nach Wehenbeginn vermittelt die äußere Untersuchung mit dem 3. Leopold- und dem Zangenmeister-Handgriff bereits den ersten Hinweis auf diese Einstellungsanomalie: Der Kopf imponiert schmal und überragt die Symphyse mehr oder weniger. Gesichert wird die Diagnose durch die vaginale Untersuchung, wenn der *Kopf im Beckeneingang* steht und die *Pfeilnaht im geraden Durchmesser* verläuft (Abb. 175). Die kleine oder große Fontanelle sind häufig nicht erreichbar. Hat sich nach längerer und kräftiger Wehentätigkeit eine ausgeprägte Kopfgeschwulst entwickelt, so ist u. U. die Pfeilnaht nicht sicher durchzutasten. Die Diagnose läßt sich ultrasonographisch sichern.

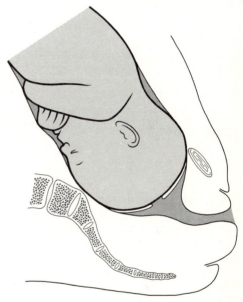

Abb. 174. Hoher Geradstand: Positio occipitalis pubica

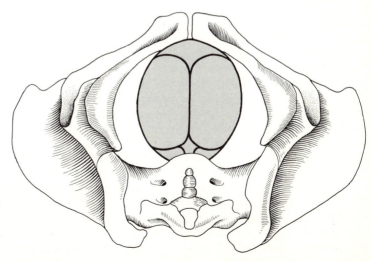

Abb. 175. Hoher Geradstand. Bei vaginaler Untersuchung ist der Kopf im Beckeneingang mit gerade verlaufender Pfeilnaht zu tasten

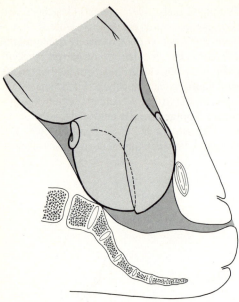

Abb. 176. Vordere Scheitelbeineinstellung = verstärkte Naegele-Obliquität. Die Pfeilnaht ist dem Promontorium genähert

Verlauf und Leitung der Geburt bei hohem Geradstand: Die transitorische Einstellung im hohen Geradstand ereignet sich häufiger als die persistierende Einstellungsanomalie. Unter normalen Größenverhältnissen zwischen Kopf und Becken vermag der Kopf die Drehung bis zur querverlaufenden Pfeilnaht nachzuholen. Die Korrektur der Einstellung kann durch Seitenlagerung und/oder Beckenhochlagerung unterstützt und damit die Spontangeburt ermöglicht werden.

Erlaubt die abnorme Form des Beckeneingangs oder ein relatives Mißverhältnis zwischen Kopf und Becken keine Korrektur dieser Einstellungsanomalie, so wird der Kopf durch die Wehenkraft im *geraden Durchmesser in den Beckeneingang gepreßt,* und es ergibt sich die *geburtsunmögliche Situation.*

Bei unveränderter Einstellung des Kopfes im geraden Durchmesser muß die Geburt durch Sectio caesarea beendet werden. Die Entscheidung sollte unabhängig von der Weite des Muttermundes getroffen werden, sobald sich zeigt, daß der Kopf im Beckeneingang fixiert ist. Ein zu langes Hinauszögern der Entscheidung belastet den kindlichen Kopf, bedeutet also eine Gefährdung des Kindes. Außerdem muß nach völliger Eröffnung des Muttermundes mit einer Uterusruptur gerechnet werden.

Prognose für das Kind: Durch die rechtzeitige Diagnose und die frühzeitige Schnittentbindung kann das Risiko für das Kind auf ein Minimum gesenkt werden. Die Prognose verschlechtert sich durch zu späte Erkennung des hohen Geradstandes und den protrahierten Ablauf bis zum Geburtsstillstand beträchtlich.

Prognose für die Mutter: Die Mutter trägt nicht mehr als das Operationsrisiko, wenn rechtzeitig die Sectio caesarea durchgeführt wird.

Scheitelbeineinstellung im Beckeneingang – Verstärkter Asynklitismus

Der vordere oder hintere Asynklitismus stellt zunächst nur eine physiologische Variante dar (s. S. 193). Nicht selten pendelt sich der Kopf über eine hintere und dann vordere Lateralflexion in den Beckeneingang ein. Pathologisch werden die Naegele- und Litzmann-Obliquität erst bei *persistierender und verstärkter Lateralflexion des Kopfes.*

Ätiologie: Die Ursache ist der Versuch der Adaptation an ungünstige räumliche Verhältnisse zwischen Kopf und Becken bei Beginn der Beckenpassage. Formabweichungen des Beckeneingangs, z. B. beim ausgeprägten anthropoiden oder androiden Becken, können ebenso die Veranlassung zur Einstellungsanomalie sein wie ein relativ zu großer Kopf des Kindes.

Diagnose: Die verstärkte Obliquität zeigt sich daran, daß bei der vaginalen Exploration die Pfeilnaht entweder dem Promontorium (vorderes Scheitelbein führt – *vorderer Asynklitismus – verstärkte Naegele-Obliquität)* (Abb. 176) oder der Symphyse (hinteres Scheitelbein führt – *hinterer Asynklitismus – verstärkte Litzmann-Obliquität)* genähert ist (Abb. 177).

Verlauf und Leitung der Geburt bei Scheitelbeineinstellung: Die *vordere Scheitelbeineinstellung ist prognostisch günstiger,* weil der Kopf i. allg. in die Kreuzbeinhöhle ausweichen und die Spontangeburt angestrebt werden kann. Dagegen hat die Geburt bei hinterer Obliquität von vornherein eine ungünstigere Prognose wegen

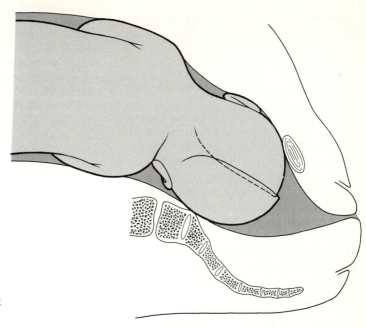

Abb. 177. Hintere Scheitelbeineinstellung = verstärkte Litzmann-Obliquität. Die Pfeilnaht ist der Symphyse genähert

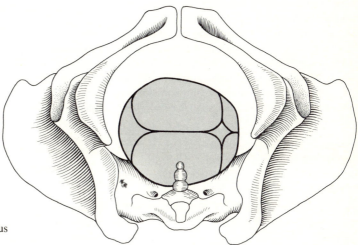

Abb. 178. II. tiefer Querstand. (In Anlehnung an G. Martius 1978)

der begrenzenden Symphysenwand; die Indikation zur Schnittentbindung ist daher großzügig zu stellen (s. auch Leitung der Geburt bei Beckendystokie S. 361).

Tiefer Querstand

Definition und Häufigkeit: Es handelt sich um eine Einstellungsanomalie des Kopfes in der Austreibungsperiode, die ebenso wie der hohe Geradstand erst durch die Persistenz pathologisch wird. Daher spricht man vom *tiefen Querstand,* wenn bei *vollständig eröffnetem Muttermund* der Kopf *tief im Becken steht* und *trotz guter Wehentätigkeit keine Tendenz zur Rotation* erkennen läßt (Abb. 178). Der Primärfaktor ist dabei die regelwidrige Haltung insofern, als sich der *Kopf beim Tiefertreten nicht ausreichend flektiert.*

Der tiefe Querstand tritt bei etwa 0,5–2% der Geburten auf. Der I. tiefe Querstand (kleine Fontanelle links) und der II. tiefe Querstand (kleine Fontanelle rechts) sind etwa gleich häufig.

Ätiologie: Verschiedene mütterliche und/oder kindliche Bedingungsfaktoren können einzeln oder kombiniert zur Ausbildung des tiefen Querstandes beitragen.
Von seiten des Kindes wirkt sich vor allem ein kleiner, runder Kopf prädisponierend aus, der insbesondere bei zusätzlichen *mütterlichen Ursachenfaktoren,* wie geräumigem Becken oder schlaffen Weichteilen, keinem Zwang zur Beugung und Rotation unterliegt, weil, vor allem bei weitem Levatorspalt, die richtende Kraft fehlt. Dementsprechend sind häufiger Vielgebärende von diesem Ereignis betroffen. Additiv kommt nicht selten eine Wehenschwäche hinzu. Die Ursache kann aber auch im mütterlichen Bekken begründet sein; z.B. behindert ein zu flach gestaltetes Kreuzbein die Rotation des Kopfes, weil die ungenügende Kreuzbeinaushöhlung dem Vorderhaupt nicht ausreichend Platz bietet. Dann senkt sich der Kopf, ohne die notwendige Beugung und Rotation vorzunehmen, bis auf den Beckenboden und bleibt dort im *tiefen Querstand* hängen. Wenn die Beckenhöhle insgesamt für den Kopf relativ zu eng ist und eine verringerte Distanz der Spinae ossis ischii aufweist, bleibt der Kopf mit querverlaufender Pfeilnaht bereits in Höhe der Interspinalebene stehen, und es resultiert der sog. *Beckenmittenquerstand*.

Diagnose: Die Diagnose des tiefen Querstandes ergibt sich bei der vaginalen Überprüfung, wenn bei vollständig eröffnetem Muttermund der Kopf mit querverlaufender Pfeilnaht auf dem Beckenboden steht, die Scheitelbeine führen und die Fontanellen sich in gleicher Höhe befinden.

Verlauf und Leitung der Geburt bei tiefem Querstand: Bei normalen kindlichen Überwachungsbefunden kann man zunächst abwarten, ob der Kopf doch noch die Drehung (und Flexion) nachholt und mit dem Occiput nach vorn rotiert. Zur Unterstützung der Drehung wird die Kreißende zunächst auf die Seite gelagert, auf der sich das Hinterhaupt bzw. die kleine Fontanelle befindet. Wichtiger als die Seitenlagerung sind gute Wehen. Die häufige Wehenschwäche muß daher mit Wehenmittelgaben überwunden werden, damit die Kreißende – zunächst in Seitenlagerung – mitpressen kann. Gelegentlich gelingt es, dem Kopf durch „Einhängen" eines Fingers an der kleinen Fontanelle ein Drehmoment zu verleihen. Ändert sich die Situation im Verlauf einer halben Stunde nicht, so erübrigt sich weiteres Zuwarten, da eine geburtsunmögliche Situation besteht. Die Geburt wird mit der Zange oder mit Hilfe der Vakuumextraktion beendet. Die Vakuumextraktion hat Vorteile, weil sie die gleichzeitige Haltungs- und Einstellungsanomalie leichter zu korrigieren erlaubt. Die Pelotte des Vakuumextraktors muß exzentrisch am Hinterhaupt angesetzt werden, um den Kopf besser in den geraden Durchmesser drehen zu können. Entscheidet man sich für Zangenentbindung, so empfiehlt sich der Forceps nach Kjelland oder das sog. Bamberger Modell, weil die Blätter auch bei tiefem Querstand biparietal angelegt werden können (s. S. 427).

Eine schwierigere Situation ergibt sich, wenn ein *Beckenmittenquerstand* diagnostiziert wird. Ist ein Tiefertreten nicht zu erwarten, so ist wegen der Schwierigkeit der vaginalen operativen Entbindung und der damit verbundenen Belastung des kindlichen Kopfes der Kaiserschnitt vorzuziehen.

Prognose: Bei tiefem Querstand bedeuten Forceps oder Vakuumextraktion für das Kind keine nennenswert erhöhte Morbidität. Dagegen bergen Forceps oder Vakuumextraktion aus Beckenmitte für das Kind – und wegen Verletzungsgefahr der Geburtswege auch für die Mutter – ein hohes Risiko.

Hintere Hinterhauptslage – Occipitoposteriore Rotation

Definition und Häufigkeit: Die hintere Hinterhauptslage geht auf eine regelwidrige occipitoposteriore Rotation des regelrecht flektierten vorangehenden Kopfes zurück, die als vorübergehende Einstellung gar nicht so selten ist (ca. 10–15%). Die persistierende occipitoposteriore Drehung zur hinteren Hinterhauptslage ist sehr viel seltener, weil das Hinterhaupt während der Beckenpassage in annähernd 90% aller occipitoposterioren Einstellungen noch die Rotation in die typische occipitoanteriore Schädellage vollzieht. So tritt die *definitive hintere Hinterhauptslage* schließlich nur bei 0,5–1% der Geburten aus Schädellage auf.

Ätiologie: Die occipitoposteriore Einstellung und ihre Persistenz als hintere Hinterhauptslage bis zur Geburt geht überwiegend auf *Form- und Raumatypien des mütterlichen Beckens* zurück. Möglicherweise spielt auch eine dolichocephale Form des kindlichen Schädels eine Rolle. Das enge vordere Segment des androiden Beckens kann die occipitoanteriore Rotation verhindern, ebenso das verstärkte anthropoide Becken, dessen flachere Kreuzbeinaushöhlung dem voluminösen Vorderhaupt nicht genügend Raum bietet und dem Kopf zur Anpassung die Drehung mit dem Hinterhaupt nach hinten aufzwingt. Dasselbe gilt für die allgemeine Verengung der Beckenhöhle mit Verkürzung der Interspinallinie. Es bestehen außerdem Anzeichen dafür, daß die Periduralanaesthesie die hintere Hinterhauptslage begünstigen kann. Möglicherweise wird gelegentlich auch durch eine Geburtseinleitung eine occipitoposteriore Einstellung des Kopfes induziert, die er später nicht mehr zu korrigieren vermag.

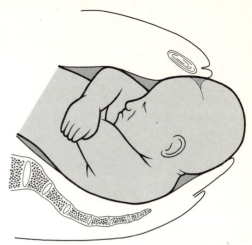

Abb. 179. Hintere Hinterhauptslage. Die kleine Fontanelle führt und ist sacralwärts zu tasten

Diagnose: Die äußere Untersuchung ergibt erste Anhaltspunkte, wenn der Kopf auffallend hoch steht – insbesondere bei Erstgebärenden – und unter der Geburt verzögert in das Becken eintritt.
Die Sicherung der Diagnose durch die vaginale Untersuchung ist bei noch hoch stehendem Kopf häufig schwierig. Später läßt sich diese Einstellungs- und Rotationsanomalie dadurch verifizieren, daß die *kleine Fontanelle sacralwärts zu tasten ist und die Führung übernimmt.* Ein weiteres typisches Kriterium stellt der Verlauf der Pfeilnaht im entgegengesetzten Durchmesser dar: Infolge der regelwidrigen Drehung des Kopfes ist sie bei I. hinterer Hinterhauptslage im 2. und bei II. hinterer Hinterhauptslage im I. schrägen Durchmesser zu verfolgen. (Abb. 179)

Verlauf und Leitung der Geburt bei hinterer Hinterhauptslage: Die Geburt verläuft allein aus geburtsmechanischen Gründen bei hinterer Hinterhauptslage bereits ab der Eröffnungsphase, insbesondere aber in der *Austreibungsperiode, stark verzögert.* Da das Hinterhaupt nach hinten rotiert, stimmen Verlauf des Geburtskanals und Richtung der leichtesten Abbiegbarkeit des Kopfes (Biegungsfacillimum) nicht überein. Außerdem paßt das breite Vorderhaupt schlecht in den Schamfugenwinkel. Infolgedessen reicht das Hinterhaupt weiter nach hinten. Bei der Geburt muß sich die Gegend der großen Fontanelle am unteren Symphysenrand anstemmen, und das Hinterhaupt kann nur durch weitere maximale Beugung über den Damm geboren werden (Abb. 179). Infolge des Abbiegungszwanges in Richtung des Biegungsdifficillimum unterliegt das Kind einer vermehrten Haltungsspannung. Nach der Geburt des Hinterhauptes folgen durch Streckbewegung des Kopfes Stirn und Gesicht unter der Symphyse.
Wenn kein gröberes Mißverhältnis besteht, wird man die Eröffnungsperiode wie üblich überwachend ablaufen lassen.
Die verlängerte Austreibungsperiode macht fast stets die *operative vaginale Entbindung* mit der Geburtszange oder dem Vakuumextraktor nach Anlegen einer ausgedehnten Episiotomie erforderlich. Prinzipiell bestehen *zwei Möglichkeiten der Entbindung:* die Entwicklung des Kopfes *ohne Rotation* oder *mit Rotation* des Occiput unter die Symphyse. Die Extraktion ohne Rotation kommt nur in Frage, wenn der Kopf nicht zu groß, maximal flektiert ist und ohne zu starke Belastung der mütterlichen Weichteile wie bei einer Vorderhauptslage vorsichtig mit dem Hinterhaupt über den Damm geleitet werden kann. Wenn sich die Rotation zur Entbindung aus vorderer Hinterhauptslage als notwendig erweist, bietet die Anwendung des Vakuumextraktors gegenüber der in zwei Etappen durchzuführenden Drehzange nach Scanzoni Vorteile. Wesentlich für den Erfolg des instru-

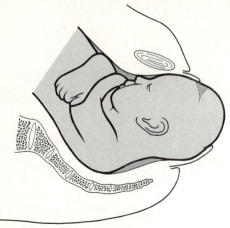

Abb. 180. Scheitellage. Die Scheitelbeine führen, große und kleine Fontanelle werden in gleicher Höhe getastet. (In Anlehnung an G. Martius 1978)

mentellen Drehmanövers ist ein leichtes Hochschieben des Kopfes, um Raum zu gewinnen.
Bei gesicherter Diagnose soll der Geburtshelfer in Anbetracht des protrahierten Geburtsverlaufs, der zu erwartenden schwierigen operativen vaginalen Entbindung und der damit verbundenen Belastungen für Kind und Mutter rechtzeitig die Schnittentbindung in Erwägung ziehen, zumal dann, wenn es sich um ein großes Kind handelt.

Prognose für das Kind: Die Belastung des kindlichen Kopfes durch die hintere Hinterhauptslage ist erheblich. Insgesamt scheinen die kindliche Mortalität und Morbidität jedoch nur unwesentlich erhöht zu sein, wenn man je nach Geburtsverlauf und Größe des Kindes rechtzeitig den Kaiserschnitt durchführt.

Prognose für die Mutter: Die mütterliche Morbidität ist bei vaginaler Entbindung leicht erhöht durch Weichteilverletzungen, Riß- und Atonieblutungen.

Regelwidrige Haltung bei Schädellage – Deflexionslagen

Besonderheiten der Deflexionslagen: Nimmt der Kopf unter der Geburt nicht die physiologische Beugehaltung ein, sondern eine Streckhaltung unterschiedlichen Grades, so resultieren Regelwidrigkeiten, die zusammenfassend als *Deflexionslagen* bezeichnet werden. Alle Varianten haben als Folge der Streckhaltung gemeinsam, daß sich – von extrem seltenen Ausnahmen abgesehen – stets *Hinterhaupt und Rücken nach hinten drehen*. (Darauf beruht auch die in den angelsächsischen und romanischen Ländern übliche Klassifizierung der hinteren Hinterhauptslage, Scheitel- und Vorderhauptslage als gemeinsame Gruppe der occipitoposterioren Lageatypien.) Die occipitoposteriore Rotation und der Grad der Deflexion bedingen, daß der Kopf jeweils mit einem größeren Umfang den Geburtskanal passieren muß, da die Einstellungs- und Haltungsanomalie i. allg. bis zum Durchschneiden des Kopfes beibehalten werden.
Nach dem Grad der Deflexion des Kopfes unterscheidet man:
– Scheitellage,
– Vorderhauptslage,
– Stirnlage,
– Gesichtslage.
Die Häufigkeit der Deflexionslagen beträgt insgesamt ca. 1% aller Geburten.

Ätiologie der Deflexionslagen: Die *Deflexionshaltung* und die *definitive Deflexionslage* beruhen wahrscheinlich auf dem Zusammenwirken mehrerer Ursachen- und Bedingungsfaktoren. Formabweichungen des mütterlichen Beckens können die Streckhaltung als Anpassungsvorgang induzieren. Dabei spielt die kindliche Kopfform, z. B. der kurze und/oder kleine Schädel, der keinem Zwang zur Beugehaltung unterliegt, möglicherweise eine zusätzliche Rolle. Mißbildungen des kindlichen Kopfes prädisponieren insbesondere zu den extremen Graden der Deflexionslagen.

Scheitellage

Die Scheitellage stellt den leichtesten Grad der Haltungsatypie dar. Der Kopf behält seine *indifferente* Haltung zwischen Beugung und Streckung, mit der er üblicherweise in das Becken eintritt, auch beim Tiefertreten und Passieren des Geburtskanals. Das Hinterhaupt dreht sich nach hinten, und die Scheitelbeine mit der Pfeilnaht führen. Beim Austritt dient die Stirnhaargrenze als Hypomochlion, und der Kopf beugt sich zunächst, bis das Hinterhaupt über den Damm geboren ist (Abb. 180); durch anschließende Streckung erscheint das Gesicht unter der Symphyse.

Aus Scheitellage werden vor allem unreife, „untermaßige" Kinder geboren oder aber normalgroße Kinder bei sehr geräumigem Becken der Mutter. *In beiden Fällen fehlt der Anpassungszwang für den kindlichen Kopf.*

Diagnose: In allen Beckenetagen kommt man bei der inneren Untersuchung auf die *Pfeilnaht und die Scheitelbeine in der Führungslinie.* Große und kleine Fontanelle tastet man in gleicher Höhe.

Verlauf und Leitung der Geburt bei Scheitellage: Die Geburt aus Scheitellage verläuft bei kleinem Kopf (unreifen Kindern) meist unbehindert. Bei normalgroßen Kindern wirkt sich das größere Durchtrittsplanum verzögernd aus und belastet zugleich die mütterlichen Weichteile stärker. Außerdem paßt die Stirn schlecht in den Schambogen, so daß in der Austreibungsperiode eine erneute Geburtsverzögerung eintreten und eine instrumentelle Entbindung im Interesse des Kindes ratsam erscheinen lassen kann.

Vorderhauptslage

Bei der *Vorderhauptslage* nimmt der Kopf im Vergleich zur indifferenten Einstellung bei der Scheitellage eine geringgradige Streckhaltung ein; es *führt die große Fontanelle.* Gegenüber der Hinterhauptslage (32 cm) muß ein größeres Durchtrittsplanum (33–34 cm) benutzt werden. Als Hypomochlion dient die Stirn (Abb. 181). Durch eine Beugebewegung wird das Hinterhaupt geboren, anschließend durch Streckung das Gesicht. Wie bei der Scheitellage paßt die breite Stirn schlecht in den Arcus pubis, so daß das Hinterhaupt nach hinten gedrängt und der Damm stärker belastet wird. Betroffen sind wiederum vornehmlich unreife Kinder, ferner Mehrlinge und Feten mit kleinen, runden Köpfen. Diese Regelwidrigkeit ereignet sich bei etwa 1% aller Schädellagen.

Verlauf und Leitung der Geburt bei Vorderhauptslage: Die Geburt kann zügig und spontan erfolgen, wenn der Kopf klein ist und keinem räumlichen Zwang unterliegt. Bei großen Kindern verlaufen jedoch Eröffnungs- und Austreibungsperiode verzögert.
Ergibt sich die Notwendigkeit einer operativen vaginalen Entbindung, verdient die Anwendung der Zange den Vorzug. Die Vakuumpelot-

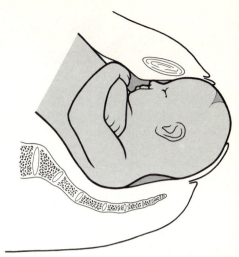

Abb. 181. Vorderhauptslage. Die große Fontanelle führt. (In Anlehnung an G. Martius 1978)

te müßte im Bereich der großen Fontanelle angesetzt werden, an der sich jedoch die Druckunterschiede stärker auf das Gehirn übertragen und dadurch das kindliche Risiko erhöhen würden.

Prognose: Die Prognose wird bei den aus Scheitel- und Vorderhauptslage geborenen Kindern weniger durch die Haltungs- und Einstellungsatypie als vielmehr durch die meist vorhandene Unreife der Kinder beeinträchtigt.

Stirnlage

Definition und Häufigkeit: Die *Stirnlage* und die Gesichtslage gehören zu den Deflexionslagen höheren Grades. Die Stirnlage stellt die *ungünstigste Situation* dar, da der Kopf mit dem – bezogen auf die verschiedenen Deflexionslagen – *größten Durchtrittsplanum* den Geburtskanal passieren muß (Abb. 182).
Die transitorische Stirneinstellung vor Geburtsbeginn kommt gelegentlich vor. Die definitive primäre oder sekundäre Stirnlage unter der Geburt stellt jedoch ein äußerst seltenes Ereignis dar (annähernd 1:1000 Geburten).

Ätiologie: Als Hauptursache kommt ein Mißverhältnis zwischen Kopf und Becken in Betracht. Betroffen sind außerdem – wie bei allen Einstellungs- und Haltungsanomalien – wieder-

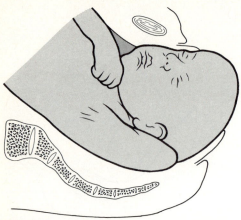

Abb. 182. Stirnlage. Es führt die Stirn bei schräg verlaufender Stirnnaht. (In Anlehnung an G. Martius 1978)

um Frühgeborene bzw. untergewichtige Kinder (ein Viertel bis ein Drittel der Stirn- und Gesichtslagen). Fetale Mißbildungen in der Kopf- und Halsregion können die Fehlhaltung aufzwingen. Bei normal großem Kind disponiert ein Längsschädel zu dieser pathologischen Einstellung, da das Hinterhaupt keine Beziehung zum Beckeneingang gewinnt. Im allgemeinen folgt der Kopf bei der Beckenpassage der Tendenz zur kompletten Streckung und nimmt eine Gesichtslage ein. Nur wenn er die maximale Deflexion nicht vollziehen kann, wird die Stirnhaltung bis zum Austritt des Kopfes beibehalten. Die Region zwischen Glabella und großer Fontanelle übernimmt die Führung. Die innere Rotation des Kopfes unterbleibt oder gelingt nur teilweise, weil das Promontorium das lang ausgezogene Hinterhaupt daran hindert. Erst tief in der Kreuzbeinhöhle kann die Stirnnaht in den schrägen Durchmesser gelangen. Zusätzlich wirkt sich beim Tiefertreten aus, daß das umfangreiche Planum mentoparietale oder mentobregmaticum benutzt werden muß. Der Kopf behält auch beim Austritt die schräg verlaufende Stirnnaht bei und stemmt sich mit einem Oberkiefer am unteren Symphysenrand an. Durch Flexion werden zuerst Scheitel und Hinterhaupt über den Damm geboren und anschließend durch mäßige Streckung das Gesicht (Abb. 182). Dieser unphysiologische Geburtsmechanismus kann nur von einem kleinen Kopf vollzogen werden.

Diagnose: Die Diagnose bereitet bei Geburtsbeginn häufig Schwierigkeiten. Gelegentlich ist das lang ausgezogene Hinterhaupt bereits bei der äußeren Untersuchung zu tasten.
Bei der vaginalen Exploration lenken der hochstehende Kopf und die unregelmäßigen Konturen des vorangehenden Teiles den Verdacht auf eine Deflexion stärkeren Grades. Die Orientierung ist oft schwierig. *Zur Erkennung der Stirnlage dienen die Nasenwurzel, Nase, breite Stirn und die vorspringenden Augenwülste* sowie die Identifizierung des Verlaufes der *Stirnnaht.*
Die Ultrasonographie vermag die Diagnose zu sichern.

Verlauf und Leitung der Geburt: Nach Sicherung der Diagnose ist bei normalgroßem Kind die Indikation zur sofortigen Sectio gegeben. Aber auch bei kleinen, insbesondere unreifen und dystrophen Kindern ist in Anbetracht der geburtsmechanischen Belastungen und des Risikos einer operativen vaginalen Entbindung eine großzügige Indikationsstellung zur Schnittentbindung zu empfehlen.

Prognose: Wenn man in der geschilderten Weise vorgeht, ist die Prognose für das Kind auch bei der ungünstigen Stirnlage gut. Die operative vaginale Entbindung ist mit einem zu hohen kindlichen Risiko – sowohl bezüglich der Mortalität als auch der Morbidität – belastet (kindliche Letalität früher bei vaginaler Entbindung 30–50%), die mütterliche Morbidität durch Weichteilverletzungen erhöht.

Gesichtslage

Definition und Häufigkeit: *Der kindliche Kopf nimmt eine maximale Streckhaltung ein; das Gesicht wird zur Leitstelle.* Im Beckeneingang kann bereits eine Gesichtseinstellung bestehen, die persistierend zur Gesichtslage wird. Häufiger entwickelt sie sich im distalen Abschnitt des Geburtskanals aus einer Stirnlage.
Die Häufigkeit beträgt 0,15–0,5%, d. h. die Gesichtslage wird einmal unter 200–700 Geburten beobachtet, nach Abzug von Frühgeburten und Anencephalie in 0,2%.

Ätiologie: Die Ursachen- und Bedingungsfaktoren sind dieselben wie bei der Stirnlage (s. oben). Ein *Anencephalus* (s. S. 384) wird fast ausnahmslos aus Gesichtslage geboren, ebenso ein Kind mit einer großen Struma congenita.

Die Geburt aus Gesichtslage ist geburtsmechanisch günstiger als aus Stirnlage, weil der Kopf mit dem kleineren Planum tracheoparietale (36 cm) das Becken passiert. Die Rotation wird durch das Promontorium behindert und erst möglich, wenn der führende Teil auf dem Beckenboden steht.

Die Drehung erfolgt üblicherweise mit dem *Gesicht nach vorn in die mentoanteriore Gesichtslage*. Auf diese Weise wird die Abbiegungsübereinstimmung erreicht, und der maximal deflektierte Kopf kann beim Austritt in Beugung übergehen. Die untere Halsregion dient als Hypomochlion, und Stirn, Scheitel und Hinterhaupt werden über den Damm geboren (Abb. 183). Das Gesicht ist durch die Geburtsgeschwulst entstellt; das Ödem klingt in den ersten Tagen post partum ab.

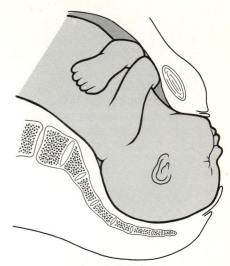

Abb. 183. Mentoanteriore Gesichtslage

Selten rotiert das Gesicht nach hinten, so daß eine *mentoposteriore Gesichtslage* resultiert. Damit ist eine geburtsunmögliche Situation entstanden, weil Geburtslinie und Biegungsfacillimum entgegengesetzt gerichtet sind. Erst wenn die Leitstelle tief steht und das Gesicht bereits in der klaffenden Vulva sichtbar wird, kann die Drehung in die mentoanteriore Position nachgeholt werden.

Diagnose: Gelegentlich liefert die äußere Untersuchung die ersten Hinweise: Das Occiput ragt auf einer Seite auffallend vor, und es läßt sich eine Eindellung zwischen Hinterhaupt und Rücken palpieren. Die kindlichen Herztöne sind am deutlichsten auf der Seite der kleinen Teile zu hören.

Bei der vaginalen Untersuchung macht die Befunderhebung häufig Schwierigkeiten. Die getasteten Unebenheiten imponieren je nach Ausprägung der Geburtsgeschwulst relativ weich und können daher zu einer Verwechslung mit dem Steiß führen. *Zur Orientierung dienen Augenwülste, Nase und Zahnleisten, vor allem aber läßt sich zur Unterscheidung von der Stirnlage das Kinn erreichen.* Der Grad der Rotation wird an dem Verlauf der Gesichtslinie erkannt, die über Nase und Mund zur Kinnspitze zieht. Bei der Höhendiagnostik ist zu berücksichtigen, daß das Durchtrittsplanum erst den Beckeneingang passiert hat, wenn die Leitstelle bereits unterhalb der Interspinallinie steht.

Besteht Verdacht auf eine Gesichtslage, so muß die innere Exploration wegen möglicher Verletzungen stets mit besonderer Vorsicht erfolgen.

Die Ultrasonographie ist differentialdiagnostisch einzusetzen, zumal dadurch eine Anencephalie zuverlässig ausgeschlossen wird.

Verlauf und Leitung der Geburt bei Gesichtslage: Das vorangehende Gesicht ist schlecht konfigurierbar; infolgedessen verläuft die Geburt von vornherein verzögert, insbesondere wenn zusätzlich ein Mißverhältnis vorliegt. Die extreme Deflexion kann zu Zirkulationsstörungen im Gehirn mit hypoxischen Erscheinungen führen und in der Austreibungsperiode Veranlassung zur Forcepsentbindung geben. Die Indikation zur Sectio caesarea ist daher großzügig zu stellen, sobald sich zeigt, daß die Geburt verzögert abläuft, oder wenn sich die ersten Zeichen einer Gefährdung des Kindes bemerkbar machen.

Prognose: Bei konservativem Verhalten und operativer vaginaler Entbindung ist die kindliche Mortalität gegenüber der regelrechten Geburt aus Hinterhauptslage auf das 2–3fache erhöht. Eine erweiterte Indikationsstellung zur Schnittentbindung verbessert die Prognose.

Vorliegen oder Vorfall des Armes bei Schädellage

Definition und Häufigkeit: Während der Vorfall kleiner Teile bei einer Querlage häufiger vorkommt (s. S. 371), stellt der Armvorfall bei Schädellage ein selte-

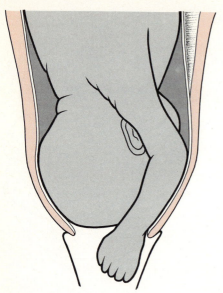

Abb. 184. Vollkommener Armvorfall. (In Anlehnung an G. Martius 1978)

nes Ereignis dar. Dabei liegen die Hand oder der Arm neben oder vor dem vorangehenden Kopf (Abb. 184). Der Vorfall kann sich auf die Hand beschränken (unvollkommener Armvorfall) oder die ganze Extremität betreffen (vollkommener Armvorfall). Solange die Fruchtblase steht, spricht man von einem *Vorliegen*, nach dem Blasensprung von einem *Vorfall*. Die Begriffe bringen nicht zum Ausdruck, daß es sich durchaus um ein aktives Vorstrecken handeln, die Extremität also auch wieder zurückgezogen werden kann, wenn sie nicht durch den vorangehenden Teil fixiert wird.

Ätiologie: Die Ursache liegt in einer ungenügenden Abdichtung zwischen dem Kopf und dem unteren Uterinsegment. Prädisponierend wirken sich aus:
- Hochstand des Kopfes bei Mißverhältnis,
- Polyhydramnie,
- Multiparität,
- abnorme Lage, Haltung und Einstellung des kindlichen Kopfes,
- vorzeitiger Blasensprung,
- Frühgeburten (unreifes, kleines Kind),
- Mehrlingsgeburt (zweiter Zwilling!),
- Tonusverlust bei schwerer Asphyxie.

Nicht selten führt die Kombination mehrerer nachteiliger Faktoren zu dieser Komplikation.

Diagnose: Ein *Vorliegen* der Hand oder des Armes wird selten erkannt, der *Vorfall* erst, wenn der Kopf zwar in das Becken eintritt, aber nicht tiefer tritt, und wenn es zum Geburtsstillstand kommt. Bei der vaginalen Untersuchung tastet man dann neben oder vor dem Kopf einen kleinen Teil. Der Befund ist meist eindeutig, so daß auf eine Ultrasonographie nicht zurückgegriffen zu werden braucht.

Therapie: Nur bei stehender Fruchtblase, also wenn es sich um ein *Vorliegen* der Hand oder des Armes handelt, hat ein konservatives Vorgehen Aussicht auf Erfolg. Man lagert die Kreißende mit dem Becken hoch oder auf die dem vorliegenden Teil entgegengesetzte Seite. Gleitet der Arm zurück, so eröffnet man die Fruchtblase und kontrolliert, ob der Kopf ungehindert tiefer tritt.
Der *Vorfall eines Armes* bildet, außer bei kleinem, unreifem Kind, immer ein Geburtshindernis. Repositionsversuche bieten eine so geringe Erfolgschance, daß die sofortige Schnittentbindung indiziert ist. Der *Vorfall einer Hand* muß nicht in jedem Falle eine Behinderung des Geburtsablaufes bedeuten.

Prognose: Das *Risiko für das Kind* ist eher durch die primäre Ursache (Mißverhältnis) und zusätzliche Komplikationen (Nabelschnurvorfall!) erhöht. Die Mutter ist nicht zusätzlich gefährdet.

Schulterdystokie

Definition und Häufigkeit: Es handelt sich um eine regelwidrige Einstellung der Schultern, nachdem der vorangehende Kopf bereits geboren ist. Zwei Varianten sind möglich: Beim *hohen Schultergeradstand* paßt sich die Schulterbreite nicht dem querovalen Becken an, sondern stellt sich im Längsdurchmesser ein. Die vordere Schulter bleibt dann oberhalb der Symphyse hängen. Von einem *tiefen Schulterquerstand* spricht man, wenn sich der Eintritt des Schultergürtels in das kleine Becken regelrecht vollzieht, in der Beckenhöhle jedoch die Rotation der Schultern in den geraden Durchmesser unterbleibt.

Die Schulterdystokie ereignet sich bei etwa 0,2% aller Geburten und 10mal häufiger bei Kindern mit einem Geburtsgewicht von $\gtrsim$ 4000 gr.

Ätiologie: Die Hauptursache bildet die Übergröße der Kinder. Dabei ist nicht das Gewicht als solches entscheidend, sondern die echte Makrosomie einschließlich des kindlichen Skelettes mit überdurchschnittlich breiten, mangelhaft konfigurierbaren Schultern.

Prophylaxe: Da ein Diabetes mellitus der Mutter die häufigste prädisponierende Ursache für die fetale Makrosomie darstellt, wirken sich die konsequente Überwachung und scharfe Einstellung des Diabetes in graviditate zugleich als vorbeugende Maßnahme gegen die Übergröße des Kindes aus. Weiterhin ist zu berücksichtigen, daß die Kinder i. allg. mit jeder folgenden Schwangerschaft größer werden. Die zu erwartende Endgröße des Kindes läßt sich bereits gegen Ende der Schwangerschaft feststellen

schen vorangehendem Teil und unterem Uterinsegment, die infolge des Wehendruckes rasch zur vollständigen Unterbrechung der fetoplacentaren Zirkulation führt.

Diagnose: Kommt es bei stehender Blase – meist wehensynchron – zur Deceleration der Herztöne mit Erholung in der Wehenpause, so sollte man auch an das *Vorliegen* der Nabelschnur denken. Einen weiteren Hinweis liefern Nabelschnurgeräusche. Die vaginale Untersuchung vermag nur selten die Diagnose zu sichern, da die Nabelschnur bei praller Fruchtblase i. allg. nicht durchzutasten ist.
Ein *Nabelschnurvorfall* ist anzunehmen und umgehend durch die *vaginale Befunderhebung* zu verifizieren, wenn *nach dem Blasensprung die Herztöne plötzlich absinken*. Man tastet die Nabelschnur als einen etwa kleinfingerdicken runden Strang. Die Pulsationen sind nicht immer zuverlässig zu fühlen. Bestehen Unsicherheiten, so kann die Diagnose durch *Speculumeinstellung* gesichert werden. Der Befund ist klar, wenn die Nabelschnur vor der Vulva sichtbar ist. Die sofortige vaginale Exploration muß auch die gesamte geburtshilfliche Situation abklären (Weite des Muttermundes, Höhenstand des vorangehenden Teiles).

Prophylaxe: Sie beginnt mit der Betreuung und Überwachung in der Schwangerschaft. Bei Untersuchungsbefunden, die ein erhöhtes Risiko für einen Nabelschnurvorfall bergen, ist vorsichtshalber eine *frühzeitige Hospitalisierung* sicherzustellen. Dies gilt vor allem für Gravide mit drohender Frühgeburt, vorzeitigem Blasensprung, Mehrlingsschwangerschaften und Lageanomalien. In geeigneten Fällen kann präventiv versucht werden, die Lageanomalie in der späten Gravidität durch eine äußere Wendung zu korrigieren (s. S. 366).

Therapie: Der Nabelschnurvorfall bildet eine besonders gefährliche geburtshilfliche Komplikation für den Nasciturus, weil das Ereignis stets eine akute Notsituation heraufbeschwört. Jedes Zögern des Geburtshelfers wirkt sich verhängnisvoll aus. Ein sicher diagnostiziertes *Vorliegen* der Nabelschnur erfordert Sofortmaßnahmen mit *Wehenhemmung* und *Beckenhochlagerung*, um eine Entlastung der Nabelschnur zu erreichen und den Blasensprung bis zur operativen Beendigung der Geburt hintanzuhalten.

Die *abdominale Schnittentbindung* innerhalb kürzester Zeit stellt die *beste Prophylaxe* gegen den *Nabelschnurvorfall* und seine Gefahren für das Kind dar.
Der *Vorfall* der Nabelschnur erfordert schnelles und zielgerichtetes Handeln. Bei einer *Schädellage* ist jeder Versuch einer Reposition sinnlos. Als *Sofortmaßnahmen* erfolgen *Tokolyse*, *Beckenhochlagerung* und *Einleitung* der *Narkose*. Der kindliche Kopf muß per vaginam bis über den Beckeneingang hochgeschoben und in dieser Position gehalten werden, bis der Operateur bei der Schnell- bzw. Notfall-Sectio den Kopf entwickeln kann.

Eine vaginale Entbindung kommt bei Nabelschnurvorfall nur dann in Frage, wenn bei einer Mehr- oder Vielgebärenden mit vollständig eröffnetem Muttermund zugleich mit dem Blasensprung und dem Vorfall der Nabelschnur der Kopf auf den Beckenboden tritt und mit ein oder zwei Preßwehen geboren oder sofort durch eine Beckenausgangszange entwickelt werden kann. Diese Situation ist aber selten gegeben; im Vordergrund steht die Entbindung durch Notfall-Kaiserschnitt.

Handelt es sich um eine *Beckenendlage,* so bedeutet ein Nabelschnurvorfall seltener eine unmittelbare akute Gefahr, weil der vorangehende weiche Steiß die Nabelschnur anfangs nicht so stark komprimiert. Bei noch nicht vollständig eröffnetem Muttermund ist in jedem Falle die *Sectio caesarea* indiziert, aber auch unabhängig von der Weite des Muttermundes ist der Schnittentbindung der Vorzug zu geben, da die Geburt aus Beckenendlage als solche bereits eine erhöhte Belastung des Kindes mit sich bringt.

Eine vaginale Entbindung ist nur dann vertretbar, wenn sich der Nabelschnurvorfall in der Austreibungsperiode bei einer Mehrgebärenden ereignet und das Kind schnell entwickelt werden kann. Eine manuelle Extraktion bietet sich nur bei vollständig erweitertem Muttermund und kleinem Kind einer Mehrgebärenden an. Jedoch bringt diese geburtshilfliche Operation ein hohes Risiko für das Kind mit sich (s. S. 347). Wenn der Steiß noch hochgeschoben werden kann, sollte der Sectio der Vorzug gegeben werden.

Prognose: Die Mutter trägt außer dem operationsbedingten kein erhöhtes Risiko.
Die *perinatale Mortalität* der Kinder liegt dagegen noch immer zwischen 10 und 35%. Dabei ist die Sterblichkeit am höchsten, wenn sich der Nabelschnurvorfall vor Klinikseintritt ereignet.

Nabelschnurumschlingung und Nabelschnurknoten

Nabelschnurumschlingungen erfolgen am häufigsten um den Hals des Kindes und werden dort bei ca. 20% aller Geburten als einfache, in 2,5% als doppelte und in 0,2% als dreifache Umschlingung angetroffen. In ca. 2% treten sie an anderen Körperteilen des Kindes auf. Prädisponierend wirken sich lebhafte Bewegungen des Feten, reichliches Fruchtwasser und eine lange Nabelschnur aus. Seit Einführung der Fetoskopie weiß man, daß sie sich bereits im 2. Trimenon, also in der Phase der relativ freien Beweglichkeit des Feten, abspielen.

Bei erhaltener Fruchtblase wirkt sich die Nabelschnurumschlingung i. allg. nicht nachteilig aus und verursacht auch keine Symptome. In extrem seltenen Fällen stellen mehrfache Nabelschnurumschlingungen die Ursache eines intrauterinen Fruchttodes dar (s. S. 342).

Nach dem Blasensprung und dem Tiefertreten des vorangehenden Teiles kann die Nabelschnurumschlingung zur Nabelschnurkomplikation werden, wenn die Nabelschnur, namentlich in der Austreibungsperiode, unter Zug gerät und dadurch die fetoplacentare Zirkulation behindert wird. Dann treten *wehensynchrone Herztondecelerationen* auf, und in ca. 10% entwickelt sich eine *intrauterine Asphyxie,* die zur sofortigen Geburtsbeendigung zwingt (s. S. 411).

Nabelschnurknoten werden bei etwa 2% der Geburten beobachtet. Sie bilden sich vornehmlich bei abnorm langer Nabelschnur und werden durch die gleichen Faktoren begünstigt wie die Nabelschnurumschlingung. Sie wirken sich auch im Geburtsverlauf in gleicher Weise aus und erfordern dasselbe geburtshilfliche Handeln. Die intrauterine Asphyxie tritt dann auf, wenn sich der Nabelschnurknoten durch Zug an der Nabelschnur bei Tiefertreten zuzieht und die Zirkulation in den Nabelschnurgefäßen behindert (s. S. 141).

Die zu kurze und die zu lange Nabelschnur

Abweichend von der normalen Länge der Nabelschnur mit 50–55 cm, kann sie sowohl zu lang als auch zu kurz ausgebildet sein.
Die *abnorm lange Nabelschnur* begünstigt den Vorfall und führt leichter zur Nabelschnurumschlingung (s. S. 141).
Die zu *kurze Nabelschnur* kann das Tiefertreten des vorangehenden Teiles verzögern, gelegentlich auch zum Geburtsstillstand führen und u. U. mit Kompressionssymptomen einhergehen (Asphyxie). Die Abruptio placentae als Folge der Kürze ist äußerst selten.
Die therapeutischen Maßnahmen richten sich nach der Art der Komplikation.

Ursachen der regelwidrigen Geburt von seiten der Placenta

Placentainsuffizienz

Reicht die Funktion der Placenta für die Entwicklung des Feten nicht aus, so spricht man von einer Placentainsuffizienz. Experimentelle Untersuchungen und klinische Erfahrungen haben erwiesen, daß die Hormonbildung der Placenta in enger Beziehung zu allen wichtigen Funktionen des Organs steht, nämlich zu Durchblutungsgröße und Durchgängigkeit, Versorgung der Frucht mit O_2, Zufuhr von Nährstoffen, Rückführung fetaler Stoffwechselprodukte sowie zu seiner Größe und Morphologie. Die Placentainsuffizienz ist fast immer eine Globalinsuffizienz aller Versorgungsfunktionen. Zum Beispiel gibt die Bestimmung der wesentlich durch die Placenta bestimmten Oestrogenbildung, gemessen als Oestriol in den Körperflüssigkeiten der Mutter, infolgedessen einen guten Anhalt für die gesamte Funktionskapazität der Placenta auch bezüglich aller anderen lebenswichtigen Vorgänge und erlaubt wegen dieser Abhängigkeit der Frucht von ihrer Placenta klinisch direkte Rückschlüsse auf Versorgung, Wachstumsbedingungen und ein ggf. für die Frucht bestehendes Risiko. Es ist bekannt, daß im placentaren Syntheseprozeß der Steroidhormone insbesondere die Aromatisierung der fetalen und mütterlichen adrenalen C_{19}-Steroid-Vorläufer (nämlich von DHEA-S und 16-OH-DHEA-S) zu Oestrogenen unmittelbar sauerstoffabhängig ist. Sauerstoffmangel senkt daher die Oestrogenproduktion. Die Aromatisierungsrate von C_{19}-Steroiden zu Oestrogenen nimmt bei Diabetes, Gestose, scherer Erythroblastose und echter Übertragung ab. Dagegen haben Veränderungen des pH im placentaren Blut keinen Einfluß auf die Oestrogenbiogenese. Weitere Faktoren, welche die Placentafunktion gemessen an der Oestrogenbiosynthese beeinflussen, sind:

– Größe der uteroplacentaren Durchblutung,
– Ausdehnung der placentaren Austauschfläche (auch abhängig vom Reifegrad der Placenta),
– der Anteil von Bindegewebe oder Infarkten am Placentagewebe,
– der Abstand der fetalen Gefäße von der Aus-

tauschmembran des Syncytium (Diffusionsstrecke),
- die Anwesenheit, Menge und Aktivität von Enzymen (Sulfatase, Δ^{5-4}-Epimerase-3β-OH-Steroiddehydrogenase, 19-Hydroxylase, Aromatase), die an der Oestrogenbiogenese beteiligt sind.

Man unterscheidet eine *chronische Form* der Placentainsuffizienz, bei der das Neugeborene als Folge der anhaltenden Unterversorgung Zeichen der Dysmaturität aufweist, und eine *akute Form,* bei der Symptome einer akuten fetalen Hypoxie (Herztonalteration, Acidose, Meconiumabgang, pH-Senkung) eintreten.

Morphologie der gestörten Placentafunktion

Die Pathomorphologie der Placenta unterscheidet sich wesentlich von derjenigen anderer Organe. Die Placenta als embryonales Organ verfügt nur über ein begrenztes morphologisches Reaktionsmuster auf unterschiedliche Noxen. Wegen der großen Reservekapazität der Placenta verlangt jede pathomorphologische Betrachtung nicht nur eine qualitative, sondern auch eine quantitative Aussage. Ferner entwickelt und differenziert sich die Placenta – in gewissen Grenzen – bis zum Ende der Schwangerschaft parallel zu den steigenden Versorgungsansprüchen des wachsenden Feten. Jede pathomorphologische Placentadiagnostik muß daher unter dem Aspekt der Chronopathologie erfolgen, d. h. alle morphologischen Veränderungen müssen unter Bezug auf das Gestationsalter beurteilt werden.

Auf diesen Voraussetzungen und Vorbedingungen beruht die Systematik der Placentapathologie.

Systematik der Placentapathologie

Abnorme Form und Größe der Placenta: *Abweichungen in Form und Größe* des Gesamtorgans sowie Variationen der Insertionsstelle der Nabelschnur (s. S. 141) sind nur in geringem Maße für den Ausgang einer Schwangerschaft von Bedeutung. Zu den *Formanomalien,* die auf eine – möglicherweise vom Implantationsort abhängige – unregelmäßige oder mangelhafte Zottenrückbildung im Bereich des Chorion laeve zurückzuführen sind, gehören die
- Placenta succenturiata (Nebenplacenta),
- Placenta bilobata, multilobata,
- Placenta annularis,
- Placenta fenestrata,
- Placenta membranacea.

Eine Nebenplacenta oder mehrfach gelappte Placenta beeinträchtigt die fetale Entwicklung nicht; bei einer Placenta membranacea kommt es jedoch zu Störungen wie Spätaborten, vorzeitigen Blutungen (Placenta praevia) und wegen der nutritiven Insuffizienz des Organs zur intrauterinen fetalen Mangelentwicklung.

Die klinische Bedeutung der Formanomalien liegt in der Gefahr der Nachgeburtsblutungen durch verzögerte oder unvollständige Lösung, z. B. einer Nebenplacenta (s. S. 421).

Um eine *Placenta extrachorialis* handelt es sich, wenn die Chorionplatte (fetale Seite) kleiner ist als die Basalplatte (materne Seite). Die Übergangszone zwischen villösem und membranösem Chorion befindet sich dann nicht am Rande der Placentascheibe, sondern einwärts auf der fetalen Seite. Je nach der Form dieses Übergangs spricht man von einer Placenta marginata bzw. circumvallata.

Placentareifungsstörungen: Eine wichtige Gruppe morphologischer Veränderungen der Placenta stellen die sog. Reifungs- oder Differenzierungsstörungen dar. Man unterscheidet zwischen der Maturitas praecox und Maturitas retardata placentae. Die *Maturitas praecox* beinhaltet eine Accelleration der Differenzierung; die Placentazotten sind im Verhältnis zur Schwangerschaftsdauer *vorzeitig* ausdifferenziert. Bei der *Maturitas retardata* finden sich Placentazotten, die bezogen auf das Gestationsalter *mangelhaft ausgereift,* d. h. morphologisch zu „jung" sind. Die Capillaren dieser Zotten liegen meist zentral und sind nicht in Sinusoide umgewandelt. Dadurch unterbleiben die Vergrößerung der Trophoblastoberfläche und die Verkürzung der Diffusionsstrecke zwischen mütterlichem und fetalem Blut (s. S. 133, Abb. 81 u. 82).

Auch bezüglich seiner spezifischen Enzymaktivität ist der Trophoblast dieser reifungsretardierten Zotten „jünger", und seine metabolischen Leistungen sind gegenüber denjenigen einer zeitgerecht ausdifferenzierten Placenta vermindert.

Durchblutungsstörungen der Placenta: Eine herabgesetzte uteroplacentare oder fetoplacentare Durchblutung hat charakteristische morphologische Veränderungen zur Folge. Eine verminderte *uteroplacentare* Durchblutung manifestiert sich als erste Reaktion auf eine Ischämie des Trophoblasten in einer Vermehrung der syncytialen Knoten. Danach kommt es durch Freisetzung von Thromboplastin aus dem hypoxisch geschädigten Syncytium zur vermehrten intervillösen Fibrinablagerung und zur Ausbildung von Mikroinfarkten. Makroinfarkte erfassen in der Regel eine ganze Strömungseinheit (Placenton) und sind Folge eines Verschlusses der zugehörigen Spiralarterie (s. S. 133).

Eine herabgesetzte *fetoplacentare* Zirkulation führt zu Gefäßverschlüssen placentarer Stammzottengefäße und einer Fibrose des Zottenbindegewebes in den Endzotten.

Entzündliche Veränderungen der Placenta: Entzündungen spielen in der Placentapathologie eine untergeordnete Rolle.

Auf die *Chorioamnionitis* wird an anderer Stelle (s. S. 389) eingegangen.

Parenchymatöse Entzündungen (Placentitis, Villitis) sind selten. Sie entstehen hämatogen bei spezifischen und unspezifischen bakteriellen oder viralen Infektionen der Mutter. Die histologischen Zeichen gleichen denen anderer Organe (Leukocyteninfiltration, Nekrose, Bildung von spezifischen und unspezifischen Granulationsgeweben und fibroblastische Reparation). In Einzelfällen können Erreger isoliert werden.

Pathomorphologie der Placenta bei einigen mütterlichen Erkrankungen in der Schwangerschaft

Placentaveränderungen bei Präeklampsie (EPH-Gestose): Im Vordergrund des morphologischen Bildes stehen bei dieser Schwangerschaftserkrankung Einengungen und Verschlüsse der uteroplacentaren Arterien. Je nach Dauer und Schwere des Leidens, vor allem in Abhängigkeit von der Höhe des Blutdrucks, weist die Placenta alle Zeichen der verminderten uteroplacentaren Durchblutung auf (s. S. 284). Dadurch wird die funktionierende Austauschfläche häufig drastisch vermindert. Das verbleibende intakte Gewebe reagiert nicht selten kompensatorisch mit einer vorzeitigen Ausdifferenzierung – Maturitas praecox (s. S. 395). Noch ehe sich die Durchblutungsverminderung (-störung) am Mutterkuchen morphologisch manifestiert, treten infolge der verringerten O_2-Zufuhr bereits Placentafunktionsstörungen auf. Frühzeitig und in besonderem Maße wird wegen der unmittelbaren Sauerstoffabhängigkeit die Aromatisierung der mütterlichen und fetalen C_{19}-Steroid-Vorläufer (DHEA und 16-OH-DHEA-S) in Oestrogene beeinträchtigt (s. S. 139). Die Höhe des Oestrogenspiegels im mütterlichen Plasma sowie die Menge der im 24-Stunden-Urin ausgeschiedenen Oestrogene stellen daher klinisch zuverlässige und empfindliche Parameter für die Beurteilung der noch verbliebenen Gesamtfunktion des Syncytiotrophoblasten dar.

Die fortschreitende Verminderung funktionstüchtigen Gewebes durch Mikro- und Makroinfarzierung und die chronisch-hypoxische Schädigung aller Stoffwechselleistungen kann im Sinne der *chronischen Placentainsuffizienz zur nutritiven Unterversorgung des Feten mit nachfolgender intrauteriner Dystrophie führen und für die Geburt eines Mangelkindes* verantwortlich sein. Je nach Dauer und Schweregrad der Gestose findet sich eine anhaltende resp. fortschreitend niedrige Oestrogenproduktion und -ausscheidung im 24-Stunden-Urin der Schwangeren. Eine solche am Rande ihrer Leistungsfähigkeit stehende Placenta verfügt kaum noch über Reservekapazitäten. Daher kann die wehenbedingte Minderdurchblutung sub partu leicht zusätzlich zur akuten (respiratorischen) Insuffizienz und damit zur intrauterinen Asphyxie des Feten führen.

Placentaveränderungen bei Diabetes mellitus: Bei einem mütterlichen Diabetes mellitus ist die Placenta überdurchschnittlich groß und ödematös, also makrosom wie auch der Fetus. Histologisch findet sich eine auffällige Unreife der Zotten (Maturitas retardata placentae, s. S. 395) sowie ein ausgeprägtes Ödem des Zottenstroma. Infolgedessen ist die Trophoblastoberfläche der makrosomen Placenta der Diabetica letztlich kleiner als die einer normalen, zeitrecht ausdifferenzierten Placenta. Als Ursache der Ausreifungsstörung wird die Stoffwechselerkrankung der Mutter angenommen. Im Gegensatz zur Gestose, bei der die syncytiale Oberfläche durch die beschriebenen morphologischen Veränderungen (s. oben) sekundär vermindert wird, ist die Trophoblastoberfläche der Placenta bei der Diabetikerin infolge der mangelhaften Zottenreifung primär zu klein. Die quantitativ unzureichende Enzymausstattung der unreifen Zotten hat zur Folge, daß der Mutterkuchen den steigenden Anforderungen des überdies meist makrosomen Feten nicht gerecht werden kann.

Obwohl die makrosome fetale Nebennierenrinde vermehrt Dehydroepiandrosteronsulfat anbietet, vermag die Placenta nicht die entsprechenden Mengen an Oestrogenen zu synthetisieren. Oestrogenbestimmungen im 24-Stunden-Urin oder im Plasma der diabetischen Schwangeren sind daher nur bedingt aussagekräftig; im Normalbereich gemessene Werte müssen als relativ zu niedrig beurteilt werden und machen bei der Diabetica die Bestimmung der Reservekapazität der Placenta mit Hilfe des DHEA-S-Belastungstests erforderlich.

Placentaveränderungen bei Morbus haemolyticus fetalis et neonatorum: Bei der schweren, mit einem Hydrops placentae einhergehenden Rhesusincompability (s. S. 348) entspricht das makroskopische und mikroskopische Bild der Placenta den Veränderungen der Nachgeburt diabetischer Mütter.

Placentaveränderungen bei intrauteriner Mangelentwicklung

Uneinheitlich wie die Ätiologie der intrauterinen Mangelentwicklung (s. S. 336) ist auch die Morphologie der Placenta.

Sieht man von den spezifischen Ursachen wie z. B. der Spätgestose ab, so findet sich in etwa der Hälfte der Fälle von intrauteriner Dystrophie eine Maturitas retardata placentae unklarer Ätiologie (s. S. 395).

Bei rd. 20% der Mangelkinder erweist sich die Nachgeburt als histologisch normal, jedoch insgesamt hypoplastisch. Als Ursache kommt eine zu geringe placentare Haftfläche infolge einer ungünstigen Implantationsstelle, verbunden mit mangelhafter Vascularisation in Frage. Auch die bei ganz jungen Erstgebärenden häufigere intrauterine Mangelentwicklung mit gleichzeitiger Hypoplasie der Placenta dürfte auf eine „Insuffizienz" des Eibettes zurückgehen. Ebenso ist eine frühe Entwicklungsretardierung der Fruchtanlage als Ursache für die Entstehung solcher „intrauteriner Zwerge" in Betracht zu ziehen.

Die Leistung der zu kleinen, aber regelrecht gereiften Placenta ist qualitativ normal, quantitativ jedoch wegen der zu kleinen Placentamasse und Austauschfläche deutlich vermindert.

Die Überwachungsparameter, z. B. die Oestriolwerte im 24-Stunden-Urin, liegen stets niedrig. Das perinatale Risiko eines ebenfalls klein angelegten Feten ist bei hypoplastischer Placenta gegenüber der Norm nur unwesentlich erhöht, wenn er im Verhältnis zur Placenta proportioniert, also primär als „Zwerg" angelegt ist. Eine solche Entwicklung läßt sich mit Hilfe der ultrasonographischen Feto- und Placentometrie daran erkennen, daß Fetus und Placenta schon früh hinter der Norm zurückbleiben.

Flacht dagegen die intrauterine Wachstumskurve nach zunächst normaler Entwicklung sekundär ab, dann bedeutet dies, daß der Fetus nicht mehr ausreichend versorgt wird. Entweder verhindert eine Differenzierungsstörung der Placenta die Anpassung an den steigenden Bedarf, oder das normal differenzierte Placentagewebe ist durch Infarzierungen reduziert. Parallel mit der Wachstumsretardierung kommt es zum Absinken oder Ausbleiben des weiteren Anstiegs der Oestrogenwerte als Ausdruck einer Gesamtinsuffizienz der Placenta.

Placentaveränderungen bei Frühgeborenen

Die Placenta von Frühgeborenen zeigt nicht selten eine Hypoplasie und/oder vorzeitige Reifung (Maturitas praecox). Die Zotten weisen in der 32.–34. SSW bereits einen Differenzierungsgrad auf, wie er normalerweise erst am Ende der Tragzeit (38.–40. SSW) erreicht wird. Zusätzlich können Zeichen einer verminderten uteroplacentaren Durchblutung vorhanden sein. Ein solches vorzeitig ausdifferenziertes resp. nicht mehr weiter differenzierbares Organ wird auch als *geburtsnotwendige Placenta* bezeichnet, da sie möglicherweise aufgrund ihrer erschöpften Anpassungsfähigkeit die Wehentätigkeit auslöst.

Erwecken die Placentafunktionstests im Zusammenhang mit Frühgeburtsbestrebungen den Eindruck, daß die Placenta die Grenze ihrer Leistungskapazität erreicht hat, so erscheint bei lebensfähigem Kind ein weiteres Hinauszögern der Entbindung sinnlos.

Placentalösungsstörungen

Durch das wohlkoordinierte Zusammenspiel vielfältiger Kräfte und Sicherungen ist gewährleistet, daß der Trophoblast bzw. die Placenta als auf Zeit angelegtes Organ die Versorgung des Feten bis zu seiner Geburt wahrnehmen kann und sich unmittelbar nach Erfüllung dieser Aufgabe aus ihrer Verankerung in der Decidua basalis löst und ausgestoßen wird.

Versagt einer der stabilisierenden Mechanismen, so kommt es zu Lösungsstörungen.

Dabei sind zu unterscheiden:
– die *vorzeitige* Lösung der Placenta,
– die *verzögerte* Lösung der Placenta.

Unter der *vorzeitigen Lösung* versteht man die Trennung von der maternen Haftfläche *vor* der Geburt des Kindes. Dabei kann es sich handeln um
– die vorzeitige Lösung der an normaler Stelle inserierten („richtig sitzenden") Placenta – Abruptio placentae, Ablatio placentae,
– die vorzeitige Lösung der an abnormer Stelle inserierten („falsch sitzenden") Placenta – Placenta praevia.

Die *verzögerte Lösung post partum* kann funktionell oder durch Insertionsstörungen im Sinne eines zu tiefen Vordringens des Trophoblasten durch die Decidua hindurch bedingt sein. Man unterscheidet je nach Eindringtiefe zwischen einer:
– Placenta adhaerens (normal inseriert),
– Placenta accreta,
– Placenta increta,
– Placenta percreta.

Vorzeitige Lösung der Placenta

Die vorzeitige Lösung sowohl der an unphysiologischer Stelle inserierten als auch der normal im Fundus uteri haftenden Placenta bedeutet immer eine lebensgefährliche Komplikation für Mutter und Kind.

Placenta praevia: Normalerweise ist die Placenta im Corpus uteri inseriert. Die abnorm lokalisierte Placenta beruht auf einer Implantation des Trophoblasten im *unteren cervixnahen Abschnitt der Fruchthöhle* und wird als *Placenta praevia* bezeichnet. Mit dem Begriff wird zum Ausdruck gebracht, daß die Placenta zumindest partiell *vor* dem vorangehenden kindlichen Teil liegt. Entscheidend für den klinischen Verlauf ist die *Beziehung zum inneren Muttermund*. Aus diesem Grunde wird – i. allg. bezogen auf die Muttermundsweite bei der ersten Untersuchung und unter Berücksichtigung des ultrasonographischen Befundes – unterteilt in eine
– *Placenta praevia marginalis;* die Placenta reicht mit ihrem Rand bis zum inneren Muttermund, überragt ihn aber nicht (Abb. 186 a),
– *Placenta praevia partialis;* die Placenta überragt mit einer Randpartie teilweise den inneren Muttermund (Abb. 186 b),
– *Placenta praevia totalis (centralis);* die Placenta überdeckt den inneren Muttermund vollständig (Abb. 186 c).

Um einen *tiefen Sitz der Placenta* handelt es sich, wenn der Mutterkuchen z. T. *im unteren Uterinsegment* angesiedelt ist.

Häufigkeit: Die Frequenz der Placenta praevia beträgt etwa 1:200 bis 1:500 Geburten. Da sie häufiger bei Mehrgebärenden auftritt, kommt

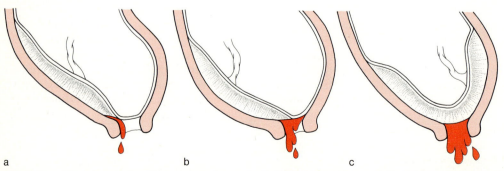

Abb. 186 a–c. Placenta praevia. **a** Placenta praevia marginalis, **b** Placenta praevia partialis, **c** Placenta praevia totalis

sie als Folge der Geburtenbeschränkung jetzt seltener zur Beobachtung. Etwa bei der Hälfte handelt es sich um eine Placenta praevia marginalis oder einen tiefen Sitz der Nachgeburt; auf die Placenta praevia partialis entfallen ca. 30% und etwa 20% auf die Placenta praevia totalis.

Ätiologie: Eine spezifische Ursache ist unbekannt. Als Bedingungsfaktoren kommen in Frage:
- verzögerte Befruchtung,
- verzögerte Entwicklung der Zygote,
- herabgesetztes Implantationspotential der jungen Blastocyste,
- verzögerte Decidualisation,
- Vorschädigung des Endometrium durch:
  - Operationen am Uterus (Sectio caesarea, Myomenucleation, Metroplastik),
  - Entzündungen (Endometritis),
  - Parität; die Frequenz steigt mit der Zahl der vorausgegangenen Geburten,
  - Mehrlingsschwangerschaften.

Symptome: Als Leitsymptom hat die *schmerzlose Blutung vorwiegend im 3. Trimester,* aber auch schon ab der 20. SSW zu gelten. Die zeitliche Definition bezieht sich auf die Abgrenzung gegenüber dem Abort und nicht auf das Ereignis selbst. (Aus Ultraschallbefunden läßt sich ableiten, daß die Placenta praevia gar nicht so selten zum Abort führt). Bei etwa einem Viertel der Graviden beginnt die Blutung vor dem Ende der 30. SSW, bei mehr als der Hälfte zwischen der 34. und 40. SSW und *vor* dem Blasensprung. Hinweissymptome sind:
- Abgang *hellroten* Blutes in wechselnder Stärke, kontinuierlich oder diskontinuierlich über Tage und Wochen; initiale schwache Blutungen müssen als Vorwarnung gewertet werden,
- Fehlen jeglicher Schmerzen,
- der gleichbleibend weiche und wehenlose Uterus,
- der höher als erwartet stehende vorangehende Kindsteil,
- Lageanomalien.

Die intermittierenden oder kontinuierlichen Blutungen in der späten Gravidität sind darauf zurückzuführen, daß das untere Uterinsegment allmählich ausgezogen und die Cervix weitergestellt wird. Durch die Flächenverschiebung kommt es zur Ablösung am Rand der Placenta, und es tritt *mütterliches* Blut aus den intervillö-

sen Räumen. Diese Lösungsblutung ereignet sich bis zu einem gewissen Grade bei jeder Form der Placenta praevia. Aber je tiefer die Nachgeburt implantiert ist, d. h. je mehr sie das Os internum überdeckt, desto früher und stärker beginnt es zu bluten.

Solange nur ein kleiner Teil der Placenta gelöst ist, wird das Kind nicht beeinträchtigt. Durch massive Blutungen und einen hypovolämischen Schock gerät auch das Kind zunehmend in Gefahr. Wenn Zottengefäße einreißen, kommt es zusätzlich zum Verlust fetalen Blutes. Im Hinblick auf die Prognose ist eine Hb_F-Bestimmung vorzunehmen.

Diagnose: Besteht aufgrund der typischen Symptomatik der Verdacht auf eine Placenta praevia, so muß die Schwangere umgehend *ohne* vorherige Untersuchung in die Klinik eingewiesen werden.

In der Klinik stehen folgende diagnostische Maßnahmen zur Verfügung:
- die Ultraschalldiagnostik,
- die Speculumeinstellung,
- die vaginale Exploration.

Die Ultraschalldiagnostik erlaubt es, zuverlässig die Lokalisation der Placenta bzw. das Ausmaß der Placenta praevia festzulegen.

Durch die Speculumeinstellung läßt sich eine andere Blutungsquelle (Varicen, Ektopie, Polyp, Cervixcarcinom) ausschließen.

Liegt ein einwandfreier ultrasonographischer Befund vor, so kann man sich bei der vaginalen Exploration auf die Abklärung der geburtshilflichen Situation (Zustand der Cervix, Weite des Muttermundes) beschränken. Damit wird die Gefahr einer weiteren Lösung der falsch inserierten Placenta mit profuser Blutung durch den sondierenden Finger verringert. Dennoch darf *die vaginale Untersuchung nur in Sectio-Bereitschaft* erfolgen.

Therapie: Die zu ergreifenden Maßnahmen werden in erster Linie durch die Stärke der Blutung und in zweiter Linie durch den Reifegrad des Feten bestimmt.

In der Mehrzahl der Fälle sind die anfänglichen Blutungen nicht bedrohlich, so daß in mehr als 80% die 38. SSW erreicht werden kann. Zu diesem *exspektativen Verhalten* gehören strenge Bettruhe, die laufende Überwachung der Placentafunktion im Hinblick auf die Versorgungssituation des Feten und ggf. die Förderung der

Lungenreifung durch Cortisongaben (s. S. 332). Blutersatz muß stets bereitstehen. Kommt es zu einer starken Blutung, so ist ohne Rücksicht auf den Reifezustand des Feten wegen der bedrohlichen Situation für die Mutter die *Entbindung durch Kaiserschnitt* erforderlich.

Nach Beginn der 38. SSW wird bei stärkerer Blutung sofort die Sectio caesarea durchgeführt.

Eine *vaginale Entbindung, die stets in Sectio-Bereitschaft* erfolgen muß, kommt nur in Frage, wenn
– es sich um einen tiefen Sitz bzw. eine Placenta praevia marginalis handelt,
– eine Schädellage bei Mehrgebärenden besteht,
– der Muttermund auf ≥ 3 cm erweitert ist.

Es wird dann unter vorsichtiger vaginaler Kontrolle die Fruchtblase gesprengt, damit der Kopf schnell tiefer treten und als „Tamponade" zur Kompression des tiefsitzenden Placentateiles beitragen kann. Die Geburt wird durch Vakuumextraktion oder Forceps beendet.

Dieses Vorgehen birgt – neben den möglichen Blutungen sub partu und dem Auftreten eines Cervixrisses im Bereich des Placentasitzes – das Risiko von Störungen der Nachgeburtsperiode, da sich das untere Uterinsegment infolge der abnormen Placentahaftfläche schlechter kontrahiert. Daher ist auch bei tiefem Sitz der Placenta bzw. Placenta praevia marginalis *der Schnittentbindung der Vorzug* zu geben.

Prognose: Die *Prognose für die Mutter* steht und fällt mit der Schockbekämpfung. Die Mortalität beträgt ca. 1%.

Die *kindliche Prognose* konnte durch das abwartende Verhalten unter steter Überwachung der Blutung und des Feten gebessert werden, die perinatale Mortalität liegt bei ca. 10%. Gefahren sind vor allem der hypovolämische Schock und/oder die Unreife des Kindes. Das Schicksal reifer Kinder wird durch den graduell zunehmenden Ausfall der placentaren Versorgung bestimmt. Eine intensive Überwachung der Kinder in der Neonatalperiode ist zwingend.

Vorzeitige Lösung der normal inserierten Placenta – Abruptio placentae – Ablatio placentae

Definition: Die Lösung der normal inserierten Placenta *vor* der Geburt des Kindes ab der 29. SSW – selten früher – wird als vorzeitige Lösung, Abruptio oder Ablatio placentae bezeichnet.

Je nach Lokalisation und Ausmaß der gelösten Fläche unterscheidet man zwischen der
– Abruptio placentae totalis,
– Abruptio placentae partialis; diese kann randständig oder zentral erfolgen.

Nach klinischen Gesichtspunkten unterteilt man die Abruptio placentae je nach Ausdehnung der Lösung und Stärke der Blutung in drei Schweregrade.

Diese sind die
– schwere Form: Mehr als zwei Drittel der Placentahaftfläche sind gelöst; es resultieren:
  – starke Blutung,
  – Schockzustand,
  – Gerinnungsstörung,
  – intrauteriner Fruchttod;
– mittelschwere Form: Ein bis zwei Drittel der Placenta sind gelöst; es bestehen:
  – stärkere, nicht bedrohliche Blutungen,
  – Kollapsneigung,
  – intrauterine Asphyxie,
– leichte Form: Weniger als ein Drittel der Placentafläche ist gelöst, oft ohne Symptome zu verursachen.

Häufigkeit: Die vorzeitige Lösung tritt mit einer Frequenz von 0,4–0,6% (einschließlich der leichten Fälle 0,7–1,1%) auf.

Ätiologie: Als Ursachen kommen sowohl physikalisch-mechanische Faktoren als auch krankhafte Veränderungen im Bereich der Haftfläche in Betracht. Mechanisch kann die Abruptio placentae z. B. induziert werden durch:
– plötzliche Volumen- und Druckabnahme der Fruchthöhle durch Blasensprung oder Blasensprengung, z. B. bei Hydramnion oder bei Gemini nach Geburt des ersten Zwillings;
– äußere Gewalteinwirkung (Verkehrsunfälle),
– äußere Wendung bei Quer- oder Beckenendlage,
– Vena-cava-Druck-Syndrom.

Klinisch bedeutsamer sind prädisponierende endogene pathophysiologische Veränderungen. Dazu gehören vor allem generalisierte Angiopathien, z. B. bei renovasculären Erkrankungen, Hypertonie und/oder Präklampsie mit stenosierenden und obliterierenden Prozessen der decidualen Gefäße und nachfolgender Gefäßwandnekrose und Hämorrhagien.

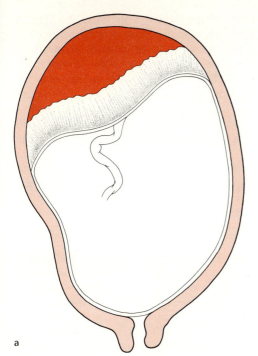
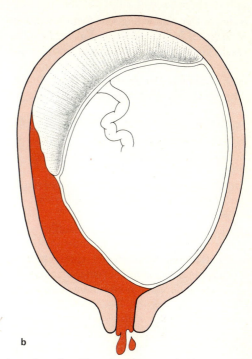

Abb. 187. a Abruptio placentae centralis mit retroplacentarem Hämatom und ohne Blutung nach außen, **b** randständige Abruptio placentae mit Blutung nach außen

Pathophysiologie: Die Lösung vollzieht sich vorwiegend als einmaliges Ereignis durch Bildung eines retroplacentaren oder auch randständigen Hämatoms; seltener verläuft sie progressiv in Schüben. Das retroplacentare Hämatom forciert den weiteren Ablösungsprozeß.

Die Blutungen können auf den retroplacentaren Raum beschränkt bleiben; das sich dann dort entwickelnde Coagulum bildet eine schüsselförmige Eindellung auf der maternen Seite der Placenta. Bei starkem Druck dringt Blut zwischen die Zellen des Myometrium ein und kann die Uteruswand bis zur Serosa durchsetzen. Der Uterus sieht dann wie bei einer hämorrhagischen Infarzierung purpurfarben bis bläulich aus, so daß sich für dieses Stadium der Begriff der uteroplacentaren Apoplexie (auch Couvelaire-Syndrom nach dem Erstbeschreiber genannt) eingebürgert hat.

Die Blutungen können retroplacentar – also ohne äußerlich in Erscheinung zu treten – Mengen bis zu 2 l erreichen und einen hämorrhagischen Schock auslösen (Abb. 187 a).

Häufiger dringt jedoch das Blut zwischen Chorion und Decidua an den Eihäuten entlang nach außen (Abb. 187 b). Kommt es zur Läsion des Amnion, so blutet es auch in die Fruchthöhle hinein.

Bei ca. 25% der schweren Formen werden Gerinnungsstörungen beobachtet. Als Ursache ist u. a. die Einschwemmung von Thromboplastin aus Trophoblastzellen in den mütterlichen Kreislauf in Betracht zu ziehen. Die daraus resultierende *disseminierte intravasale Gerinnung* führt zu einer *Verbrauchscoagulopathie,* da die Produktion von Gerinnungsfaktoren, insbesondere von Fibrinogen, dem Verbrauch nachhinkt. Das Resultat ist eine erhöhte Blutungsbereitschaft nicht nur im Bereich der Placentahaftfläche, sondern auch anderer Gewebe und Organe. Es spricht aber auch vieles dafür, daß infolge des retroplacentaren Hämatoms die abführenden Venen durch Thromben verschlossen und dadurch lokal große Mengen von Fibrinogen in Fibrin umgewandelt werden. Daraus folgt ein intrauteriner extravasaler Verbrauch von Gerinnungsfaktoren, insbesondere von Fibrinogen.

Mit dem Auftreten der Coagulopathie ist bereits 6 h nach dem initialen Ereignis der Lösung zu

rechnen. Der hämorrhagische Schock kann als zusätzlicher pathogenetischer Faktor die intravasale Gerinnung beschleunigen und die Latenzzeit bis zum Auftreten der Gerinnungsstörung verkürzen. Der Zeitfaktor bis zur Entbindung spielt also eine entscheidende Rolle für die Schwere des Verlaufes.
Das Absterben des Kindes durch Anoxie ist unaufhaltbar, wenn die vorzeitige Lösung 40% der Versorgungsfläche der Placenta übersteigt.

Symptome – Diagnose: Im Vordergrund stehen die *schmerzhafte Blutung bei „steinhartem", kugeligem Uterus.*
Die *leichte Form* kann klinisch unauffällig verlaufen und das kindliche Befinden unbeeinträchtigt lassen. Meist deutet eine schwache Blutung unter der Geburt auf eine vorzeitige Lösung im Sinne einer randständigen Abruptio hin.
Die Abruptio placentae *mittleren* und *schweren Grades* bietet dagegen eine unverwechselbare Symptomatik. Bei der mittleren Form entwickelt sich das volle Bild oft schleichend, bei der schweren Form jedoch plötzlich und ohne Vorzeichen.
Die Hauptsymptome sind:

– brettharter Uterus (Tetanus uteri),
– heftiger Dauerschmerz,
– meist Abgang dunklen, alten Blutes (bei 70–80%),
– Schwächezustände mit Kollapsneigung,
– Zeichen des Schocks:
  – Hypotonie,
  – Tachykardie,
  – kühle Haut
  – Zentralisation (Nagelbettprobe),
  – Oligurie, Proteinurie,
  – zentraler Venendruckwert $\leq$ 4 cm H_2O,
  – Gerinnungsstörung (Hypofibrinogenämie, Thrombocytopenie),
– intrauteriner Fruchttod.

Hämoglobin- und Hämatokritwerte sinken erst nach Stunden ab und bilden daher anfangs kein sicheres diagnostisches Kriterium.
Die Ultrasonographie vermag die Diagnose zu sichern.

Differentialdiagnose: Die Abgrenzung gegenüber einer Placenta praevia ist angesichts der typischen Symptomatik beider Lösungsstörungen i. allg. leicht zu treffen (s. S. 399).

Fehlt bei der Abruptio placentae die Blutung nach außen, so müssen andere Ursachen eines akuten Abdomen ausgeschlossen werden (Uterusruptur in graviditate, Milz-, Leberruptur, Perforation eines Ulcus im intestinalen Bereich).
Die Schwangerschaftsanamnese mit Berücksichtigung prädisponierender Faktoren (Spätgestose) kann wesentliche Hinweise vermitteln.

Therapie: Wegen des hohen Gefährdungszustands von Mutter und Kind geht es vordringlich um die rasche *Blutstillung durch die Entleerung des Uterus.* Damit ist aus mütterlicher und kindlicher Indikation der sofortigen Schnittentbindung der Vorzug zu geben.
Schon *vor* der Entbindung bzw. parallel zum geburtshilflichen Vorgehen müssen die *Beseitigung des Volumendefizits* und die *Korrektur der Gerinnungsstörung* erfolgen. Dazu eignen sich am besten Frischbluttransfusionen (500 cm^3 Frischblut erhöhen die zirkulierenden Blutplättchen um 10000/mm^3 und den Fibrinogenspiegel um 25 mg%). Gegebenenfalls sind Fibrinogengaben erforderlich.
Die Geburt per vias naturales kommt bei lebendem Kind nur dann in Frage, wenn die kindlichen Überwachungsparameter im Bereich der Norm liegen und wenn der Partus binnen kurzem – ggf. mit Forceps oder Vakuumextraktor – beendet werden kann.
Bei abgestorbenem Feten ist die vaginale Entbindung anzustreben und durch Wehenmittelgaben und Sprengung der Fruchtblase (cave zu schnelle Druckentlastung!) zu beschleunigen. In der Nachgeburtsperiode sind wegen der Gefahr einer atonischen Nachblutung prophylaktisch Oxytocininfusionen zu verabreichen.

Prognose: Die Prognose für Mutter und Kind hängt entscheidend von dem Schweregrad der vorzeitigen Lösung, vor allem aber von der Zeitspanne ab, die zwischen der initialen Lösung und der Diagnose und Entbindung verstreicht.
Bei rechtzeitiger Erkennung und Therapie beträgt die mütterliche Mortalität ca. 1%. Die Rezidivgefahr ist gering (ca. 2–5%). Die perinatale Sterblichkeit der Kinder liegt in Abhängigkeit vom Schweregrad der Abruptio placentae zwischen 40 und 65%. Die hohe Mortalität wird dadurch mitbedingt, daß etwa 40% der Kinder unreif sind.

Placenta extrachorialis: Der randständige Zottenwulst dieser Formanomalie der Placenta (s. S. 399) neigt zur vorzeitigen Ablösung. Sie wird erst post partum an der schalenförmigen Anordnung organisierter Blutextravasate erkannt, zuvor meist als tiefer Sitz gedeutet. Das klinische Vorgehen erfolgt wie bei der leichten Form der Abruptio placentae.

Placentalösungsstörungen post partum

Definition: Lösungsstörungen der Placenta *nach* Geburt des Kindes bilden eine der Ursachen der wegen ihrer akuten Bedrohlichkeit gefürchteten *postpartalen Blutungen*.
Ein pathologischer Lösungsverlauf und/oder Ausstoßungsmechanismus (Placentaretention) muß angenommen werden, *wenn die Placenta nicht binnen 30 min ausgestoßen wird und die Blutung den physiologischen Verlust von 300 ml übersteigt.*
Das bedeutet, daß nach Überschreiten eines dieser Grenzwerte vorsorglich therapeutisch eingegriffen werden muß, um eine Nachgeburtsblutung zu vermeiden.
Nach pathophysiologischen Gegebenheiten unterscheidet man zwischen der
- Incarceration der gelösten Placenta,
- Placenta adhaerens,
- Placenta accreta,   Retentio placentae im
- Placenta increta,   engeren Sinne
- Placenta percreta.

Placenta incarcerata: Um eine *Placenta incarcerata* handelt es sich, wenn der Lösungsmechanismus normal abgelaufen ist, die Nachgeburt aber durch einen Spasmus im Bereich des inneren Muttermundes – also funktionell bedingt – eng umschlossen und so ihre Ausstoßung verhindert wird. Eine verstärkte Blutung tritt nur bei *gleichzeitiger Atonie des Corpus uteri* auf (s. S. 404).

Placenta adhaerens: *Die Placenta adhaerens* ist ohne Überschreitung der decidualen Grenzschicht (s. S. 131) inseriert, löst sich aber nicht oder nur unvollständig. Solange sie noch vollständig haftet, bleibt die Lösungsblutung aus. Die partielle Ablösung hat jedoch eine starke Blutung aus der gelösten Fläche zur Folge.
Als *Ursachen* kommen in Frage:
- eine postpartale Wehenschwäche (nach protrahierter Geburt, Überdehnung der Uteruswand durch Hydramnion oder Gemini, besonders bei Vielgebärenden),
- eine lokale Kontraktionsschwäche des Myometrium (Narben, Tubeneckenplacenta),
- eine mangelhaft ausgebildete Decidua spongiosa.

Therapie: Wenn nicht schon prophylaktisch Uterotonica gegeben wurden (s. S. 210), erfolgt nach 20 min die Injektion von Oxytocin. Kommt es bei der folgenden Uteruskontraktion nicht zur Ausstoßung der Placenta, so folgt die manuelle Lösung.
Bei der *manuellen Lösung* geht man mit konisch gehaltener Hand in die Uterushöhle ein und löst die Placenta Schritt für Schritt – möglichst an einer bereits gelösten Stelle beginnend – mit der ulnaren Kante von ihrer Haftfläche. Die äußere Hand hält den Uterus korrespondierend. Nach Entfernung der Placenta erfolgt die Gabe von Uteruskontraktionsmitteln. Bei der *Nachtastung* wegen unvollständiger oder fraglich vollständiger Placenta geht man entsprechend vor (s. S. 211).

Placenta accreta/increta/percreta: Die *Placenta accreta* ist darauf zurückzuführen, daß der Trophoblast im Zuge der Implantation durch die Decidua basalis bis an das Myometrium oder tief in die T. muscularis hinein – *Placenta increta* – oder sogar bis zur Serosa uteri – *Placenta percreta* – vorgedrungen ist. Insgesamt stellt die abnorm tiefe Placentation eine Seltenheit dar und ist zahlenmäßig schwer zu belegen.
Prädisponierend für eine derartige Placentationsstörung wirken sich aus:
- Multiparität,
- vorausgegangene fieberhafte oder artefizielle Aborte,
- mehrfache Abrasiones,
- abnormer Sitz der Placenta (Placenta praevia, Placenta cervicalis; 20% aller Fälle von Placenta accreta treten bei Placenta praevia auf, s. S. 398).

Solange die Placenta komplett haftet, besteht keine nennenswerte Blutung. Schon bei nur partieller tieferer Verankerung können starke lebensbedrohliche Nachgeburtsblutungen in kürzester Zeit aus der gelösten Partie auftreten.

Therapie: Gelingt es bei dem Versuch der manuellen Lösung nicht, die Placenta von ihrer Unterlage zu trennen, so muß man sich schnell zur abdominalen Hysterektomie entschließen, um schwerste Blutverluste zu vermeiden.
Wird die Placenta increta oder percreta sofort erkannt und besteht keine Blutung, so empfiehlt es sich, den Lösungsversuch abzubrechen und

unter Gaben von Kontraktionsmitteln und Antibiotica abzuwarten. Die Placenta bildet sich zurück und kann nach ca. 14 Tagen durch Curettage entfernt werden.

Postpartale Blutungen – Atonische Nachblutung

Definition: Wenn nach vollständig ausgestoßener Placenta der Uterus nicht kontrahiert bleibt, kommt es zwangsläufig zur Blutung, der sog. atonischen Nachblutung. Definitionsgemäß bestehen dabei keine Zeichen der Coagulopathie; das Risiko des Übergangs in eine Gerinnungsstörung (Verlustcoagulopathie) ist jedoch groß, wenn die Blutung nicht rechtzeitig beherrscht werden kann.

Als Ursachen der Kontraktionsschwäche des Myometrium kommen in Frage:
– Überdehnung des Uterus (Hydramnion, Mehrlinge, Riesenkind),
– Überbeanspruchung des Myometrium (Mehr- und Vielgebärende),
– Myome, Fehlbildungen oder Narben des Uterus,
– ungünstige Lokalisiation der Placenta (Placenta praevia, Tubeneckenplacenta).

Weitere weitgehend vermeidbare Ursachen sind:
– protrahierter Geburtsverlauf,
– mütterliche Erschöpfung,
– vorhergegangene Anwendung des Credé-Handgriffs,
– zu starke und zu lange Relaxierung durch Anaesthetica.

Symptome: Die Blutung nach außen erfolgt häufig in Schüben und vermittelt ein ungenaues Bild über die wahre Menge des Blutverlustes, da der erschlaffte Uterus 1–2 l Blut aufnehmen kann. Ein wichtiges Symptom ist daher das „Hochsteigen" des atonischen Uterus infolge der zunehmenden Blutansammlung im Cavum uteri.

Ein Cervixriß soll mittels Speculumeinstellung sicher ausgeschlossen werden.

Therapie: Sofortige Maßnahmen sind:
– rasche i. v. Injektion von 5 I.E. Oxytocin und anschließende Oxytocin-Dauerinfusion (10–20 I.E./500 cm^3 Infusionslösung); Injektion bzw. Infusion eines Secalepräparates (z. B. Methergin) i. m.,
– vorsichtiges Exprimieren der Blutcoagula aus dem Uterus,
– Halten des Uterus mit flach auf den Fundus aufgelegter Hand.

Parallel ist für Volumen- und Blutersatz Sorge zu tragen. Stets muß auf das Auftreten einer Gerinnungsstörung geachtet bzw. diese ausgeschlossen werden (Röhrchentest, Gerinnungsstatus, s. S. 431) (Abb. 195a u. b).

Dank der Zuverlässigkeit der Uterotonica führen diese Maßnahmen fast immer zum Erfolg. Tritt die Blutstillung nicht prompt ein, sind unverzüglich Prostaglandine einzusetzen (25 mg Pg $F_{2\alpha}$ oder 5 mg Pg E_2 in 500 ml Infusionslösung = 50 μg $F_{2\alpha}$/ml bzw. 10 μg E_2/ml. Tropfenzahl 20–30/min). Die Wirkung ist so zuverlässig, daß sich nur noch selten die Notwendigkeit einer Uterusexstirpation ergibt.

31. Geburtsverletzungen der Mutter

Durch die bereits in der frühen Gravidität einsetzenden Anpassungsvorgänge werden die Geburtswege für die funktionelle Beanspruchung sub partu vorbereitet (s. S. 160). Damit sind die Voraussetzungen geschaffen, daß der vorangehende Teil beim Tiefertreten allmählich die einzelnen Abschnitte des Geburtskanals auf das notwendige Maß dehnen und sie passieren kann. Die Auflockerung und ödematöse Durchtränkung haben jedoch eine leichtere Verletzbarkeit zur Folge, und die verstärkte Vascularisation und Hyperämie bedingen eine höhere Blutungsgefahr.

Die Gefahr von Läsionen im Bereich des Geburtskanals besteht vor allem dann, wenn einerseits die Elastizität des Gewebes unzureichend ist – z. B. bei erhöhtem Gebäralter, Rigidität und Narbenbildung – oder wenn andererseits seine Dehnungskapazität durch Regelwidrigkeiten von seiten des Kindes überschritten wird,

z. B. durch Übergröße oder Deflexionslage. Des weiteren führen *vaginale operative Eingriffe*, insbesondere bei *Notsituationen*, leicht zu Traumata im Bereich des Weichteilrohres.
Nicht zuletzt kann sich auch ein Angst-Spannung-Schmerz-Syndrom nachteilig auswirken, weil eine *ungenügende Relaxation* eher zu Gewebszerreißungen führt, insbesondere im Bereich der Cervix (Cervixdystokie) und des Beckenbodens (hoher straffer Damm).

Dammrisse

Ein Dammriß ist streng genommen ein *Scheiden-Damm-Riß*, weil stets der untere Teil der hinteren Scheidenwand mitbetroffen wird.
Die Dammrisse werden je nach Ausdehnung in drei bzw. vier Grade unterteilt.
Als *Dammriß 1. Grades* wird ein Einriß von Cutis und Subcutis bis zu ca. 2 cm Länge definiert.
Der *Dammriß 2. Grades* beinhaltet die Läsion auch der Dammuskulatur bis zu ca. 3 cm Tiefe.
Der *Dammriß 3. Grades* geht mit einer Zerreißung des M. sphincter ani einher. Kommt es zu einer Mitbeteiligung der Rectumschleimhaut, spricht man auch von einem *Dammriß 4. Grades*.
Unter einem *zentralen Dammriß* versteht man ein Auseinanderweichen des Dammes bei erhaltener hinterer Commissur.
Zu einem Scheiden-Damm-Riß kommt es, wenn die Dehnungskapazität des Gewebes überschritten wird. Das kann der Fall sein, wenn
- der vorangehende Teil unkoordiniert – abrupt – durchschneidet und keine Zeit zum Anlegen der Episiotomie bleibt,
- der Dammschutz unzulänglich erfolgt, der sichtbaren Gewebsspannung nicht rechtzeitig durch eine Episiotomie zuvorgekommen wird,
- auf eine Episiotomie verzichtet oder sie durch die Kreißende abgelehnt wird,
- ein zu klein angelegter Scheiden-Damm-Schnitt weiterreißt.

Die *Versorgung des Dammrisses* erfolgt in Schichten wie bei der Episiotomie (s. S. 211). Es ist davon auszugehen, daß die Wundverhältnisse im Vergleich zu einem Dammschnitt weniger übersichtlich und schwieriger zu versorgen sind; gelegentlich verbleiben unregelmäßige störende Narben. Bei einem Dammriß 3./4. Grades müssen die Enden des M. sphincter ani durch Einzelnähte aneinandergefügt und ein gutes Dammpolster aufgebaut werden; bei eingerissener Rectumwand sind die Wundränder ohne Mitfassen der Schleimhaut in das Lumen hinein einzustülpen. Ein kunstgerecht versorgter Dammriß 3./4. Grades verheilt i. allg. ohne funktionelle Beeinträchtigung des Sphincter ani.

Labien- und Clitorisrisse

Einrisse an den kleinen Schamlippen und an der Clitoris entstehen durch eine Überdehnung bei der Entwicklung des Kopfes. Aus den dichten Venengeflechten kann es zu stärkeren Blutungen kommen, die eine chirurgische Versorgung, möglichst mit atraumatischen Nähten, erforderlich machen. Auch kleinere, nicht stark blutende Verletzungen im Bereich der Vulva werden zweckmäßigerweise versorgt, um die schmerzhafte Belästigung bei der Miktion zu verringern.

Hämatome

Hämatome entstehen entweder durch spontane Gefäßzerreißungen der venösen Plexus sub partu oder durch Nachblutungen im Bereich der Episiotomiewunde und chirurgisch versorgter Geburtsverletzungen. Sie sind daher überwiegend im Gebiet von Vulva, Perineum oder paravaginal lokalisiert.
Nachblutungen aus Episiotomiewunden oder Dammrissen sind kenntlich an einer – infolge der hämatombedingten Gewebsspannung schmerzhaften – livide verfärbten Vorwölbung, die bis in die Sphincterregion reichen kann. Der Bluterguß wird i. allg. allmählich resorbiert; eine Wundrevision und Ausräumung sind nur selten notwendig.
Paravaginal gelegene Hämatome – meist Folge einer ungenügenden Versorgung des oberen Wundwinkels eines Scheidenrisses – können bei arterieller Blutung schnell erhebliche Ausmaße annehmen und zur Anämie mit Schocksymptomatik führen. Eine sofortige Wundrevision mit Ausräumung der Coagula, Aufsuchen und Umstechung des blutenden Gefäßes sind erforderlich.
Bei diffusem Nachsickern sistiert die Blutung meist von selbst. Das Hämatom kann aber je nach Ausdehnung bis in die Levatorloge absin-

ken und einseitige Druckbeschwerden im kleinen Becken verursachen. Die Resorption erfolgt spontan.

Scheidenrisse

Risse in der Vaginalwand treten meistens durch Weiterreißen einer Episiotomie oder eines Dammrisses auf, ferner bei protrahierter Austreibungsperiode mit Überdehnung des Vaginalrohres. Artefiziell können sie beim Einführen der Zangenlöffel gesetzt werden.

Man wird auf einen Scheidenriß aufmerksam, wenn bereits vor dem Ein- bzw. Durchschneiden des vorangehenden Teiles eine *Blutung* eintritt.

Nach der Geburt wird die Diagnose durch die *Speculumeinstellung* gesichert. Bei der anschließenden chirurgischen Versorgung muß der *oberste Wundwinkel* zuverlässig gefaßt werden, da sonst leicht paravaginale Hämatome entstehen (s. S. 405).

Cervixrisse

Cervixrisse ereignen sich vor allem bei Zangenentbindungen, aber auch dann, wenn vor der vollständigen Eröffnung des Muttermundes unkontrolliert mit dem Pressen begonnen wird. Sie treten meist seitlich auf; damit besteht die Gefahr, daß bei stärkerer Ausdehnung der absteigende Ast der A. uterina mitbetroffen wird und der Riß bis in das Parametrium reichen kann. Der hochreichende Cervixriß stellt also eine schwerwiegende, akut bedrohliche Geburtskomplikation dar.

Bei jeder unerwarteten Blutung nach der Geburt muß nach Ausschluß einer atonischen Nachblutung an einen Cervixriß gedacht und eine sofortige Speculumeinstellung vorgenommen werden. Diese *Kontrollmaßnahme ist nach jeder Zangenentbindung* angezeigt.

Die unmittelbar notwendige chirurgische Versorgung verlangt die zuverlässige Darstellung des oberen Wundwinkels. Die oberste Naht muß wegen der möglichen Retraktion der Gefäße *ausreichend hoch über dem Wundwinkel* gesetzt werden. Bei starker Blutung ist der gleichzeitige *Volumenersatz* zu gewährleisten.

Größere Cervixrisse heilen des öfteren unbefriedigend und hinterlassen eine *Cervixinsuffizienz* mit ihren nachteiligen Folgen für spätere Schwangerschaften.

Uterusruptur

Die Uterusruptur gehört infolge der vitalen Bedrohung von Mutter und Kind zu den schwersten geburtshilflichen Komplikationen. Sie ereignet sich fast ausschließlich unter der Geburt. Die Uterusruptur während der späten Schwangerschaft stellt eine Ausnahme dar (z. B. bei einem rudimentären Uterushorn mit extremer Wandüberdehnung durch den wachsenden Feten).

Definition: Nach ätiologischen Gesichtspunkten wird unterschieden zwischen der
- Narbenruptur,
- Überdehnungsruptur (s. S. 371),
- violenten resp. traumatischen Ruptur.

Frequenz: Durch den Wandel in der Geburtshilfe mit Wegfall schwerer vaginaler Entbindungsmanöver (innere Wendung, hohe Zange) und großzügigerer Anwendung des Kaiserschnitts sind die Überdehnungs- und die violente Ruptur selten geworden. Jedoch kann durch äußere Gewalteinwirkung (Verkehrsunfälle) eine traumatische Uterusruptur ausgelöst werden (Gurtverletzung). Daß dennoch die Gesamtfrequenz der Uterusruptur nicht abgenommen hat, geht auf die relative Zunahme der Narbenrupturen aufgrund einer früheren Sectio caesarea (auch einer Myomenucleation oder Metroplastik) zurück.

Die Häufigkeit der Uterusruptur sub partu wird mit < 1:1000 Geburten (0,3–0,8‰) angegeben. *Rupturen früherer Kaiserschnittnarben bedingen annähernd die Hälfte aller Fälle*. Bezogen auf die Kaiserschnittfrequenz muß man in 2–5% nach vorausgegangener Sectio caesarea mit einem Auseinanderweichen der Narbe während der nächsten Geburt rechnen.

Bei einer *Überdehnung* erfolgt der Riß *im unteren Uterinsegment*. *Nach vorausgegangenem Kaiserschnitt* ereignet er sich jedoch in der früheren *Narbe*.

Symptome – Diagnose: Eine Narbenruptur tritt selten unter den klassischen Zeichen der drohenden und manifesten Überdehnungsruptur auf. Fast immer läuft sie als sog. *stille Ruptur* ab, d. h. entwickelt sich schleichend und unbemerkt aus einer *Narbendehiscenz*. Allenfalls besteht eine erhöhte Druckempfindlichkeit im Bereich der Uterusnarbe oberhalb der Symphyse.

Zumeist wird sie nur durch die *Hypoxie des Feten* und/oder auch das *Sistieren der Wehentätigkeit* bemerkbar und erst bei der erneuten Sectio caesarea entdeckt, nachdem intra operationem das Blasenperitoneum durchtrennt ist. Die alten Narbenränder klaffen partiell, oder die Narbe weicht in ihrer gesamten Ausdehnung auseinander. Die Blutung aus dem Narbengebiet ist meist gering, so daß zunächst Schocksymptome fehlen.

Therapie: Schon bei Verdacht auf eine Uterusruptur ist die *sofortige Laparotomie* angezeigt. Nur bei vollständig erweitertem Muttermund und tiefstehendem vorangehenden Kopf, d. h. wenn die Geburt keinen Zeitverlust bedeutet, kann man die vaginale Entbindung vorher beenden.
Bei Überdehnungs- und violenten Rupturen – meist mit einem schweren hypovolämischen Schock infolge des massiven Blutverlustes einhergehend – ist die Uterusexstirpation notwendig. Nur bei sofortiger Operation und schnellem, ausreichenden Volumenersatz kann der Verblutungstod abgewendet werden. Narbenrupturen können genäht werden. Besteht kein Kinderwunsch mehr, wird man die Hysterektomie vorziehen.
Ist bei einem Zustand nach Sectio caesarea die Geburt spontan und symptomlos abgelaufen, gilt die Regel, post partum zur Kontrolle der Narbenverhältnisse eine *Austastung des Uterus* vorzunehmen. Findet sich eine Dehiscenz im alten Narbengebiet, so muß zur Vermeidung einer Durchwanderungsperitonitis sofort laparotomiert werden.

Prognose: Die traumatische und Überdehnungsruptur waren und sind mit einer hohen mütterlichen und kindlichen Mortalität belastet. Die Sterblichkeit nach Uterusruptur beträgt unabhängig von der Ätiologie noch immer ca. 7% der gesamten Müttersterblichkeit.

Prophylaxe: Die Überdehnungsruptur und die violente Uterusruptur sind heute *vermeidbar,* wenn die Richtlinien der Überwachung und Leitung der Geburt beachtet und bei geburtsunmöglichen und geburtserschwerenden Situationen rechtzeitig der Kaiserschnitt durchgeführt wird.
Zur *Vermeidung des Risikos nach vorausgegangenen Kaiserschnitten und anderen operativen Eingriffen am Uterus* sind folgende Maßnahmen erforderlich:
- Einstufung jeder Schwangeren nach vorausgegangenem Kaiserschnitt oder operativen Eingriffen am Uterus als Risikoschwangere; Kontrolle der Narbe im Verlaufe der Schwangerschaftsuntersuchung (Druckschmerzhaftigkeit, Konsistenzunterschied);
- bereits während der Schwangerenbetreuung Abklärung der Indikation zur ersten Sectio (akute einmalige Notsituation oder fortbestehende Indikation) und des postoperativen Verlaufs (Endometritis, Sekundärheilung),
- Einstufung als Risikogeburt mit kontinuierlicher Überwachung, nach Möglichkeit Überprüfung der Festigkeit der Narbe bei beginnender Eröffnung des Muttermundes durch digitale Austastung der Cervixvorderwand und ggf. Abkürzung der Austreibungsperiode,
- großzügige Indikation zur Resectio,
- manuelle Austastung nach Spontangeburt, wenn Operationen am Uterus vorausgingen.

Symphysenläsion

Relativ häufig macht sich in der späten Gravidität als Folge der schwangerschaftsbedingten Auflockerungsvorgänge (s. S. 161) eine Schmerzhaftigkeit des Beckenrings, vor allem der Symphyse, bemerkbar, die nicht selten bis in das Spätwochenbett hinein fortbesteht.
Unter der Geburt kann es leicht zu verstärkter Dehnung mit Einrissen von Gefäßen und Hämatombildung innerhalb der Symphyse kommen. Die Symptomatik der *Symphysenläsion* besteht in einer umschriebenen starken Druckschmerzhaftigkeit. Gelegentlich läßt sich eine Dislokation an der Verschiebung der Schambeinäste bis zu ca. 1 cm Höhenunterschied tasten. Die Schmerzen erstrecken sich zusätzlich auf die Schambeinäste sowie den Ileosacralbereich und gehen u. U. mit reflektorischen Spasmen besonders der Adduktoren und der Gesäßmuskulatur einher, die zu Gangstörungen führen (Watschelgang).
Selten ereignet sich eine *Symphysenruptur* mit einem mehr oder weniger weit klaffenden Symphysenspalt. Therapeutisch empfehlen sich nach röntgendiagnostischer Abklärung ein Schlaufenverband und orthopädische Nachbehandlung.

32. Pathologie des Neugeborenen

Fetale Hypoxie – Intrauterine Asphyxie – Fetal Distress

Physiologische Voraussetzungen

Unter normalen Steady-state-Bedingungen werden der fetale Gasaustausch und der Säure-Basen-Haushalt durch die respiratorischen und metabolischen Größen der Mutter bestimmt. Das Vermittlerorgan für die Aufrechterhaltung der fetalen Homöostase ist die Placenta.

Die mütterlichen Versorgungsgrößen unterliegen während der Geburt auch unter physiologischen Bedingungen Veränderungen. In der *Eröffnungsperiode* bleibt der mütterliche pH-Wert unverändert. In der *Austreibungsperiode* tritt jedoch als Folge der erhöhten Muskelaktivität, mangelnden Nahrungsaufnahme oder -reserven mit erhöhter Ansammlung von Lactat und Pyruvat sowie Ketosäuren eine *leichte metabolische Acidose* auf, die transplacentar auf den Feten übergeht.

Außer dieser leichten sog. Infusionsacidose kommt es beim Feten gleichzeitig zu einem Absinken der O_2-Sättigung (von 45% auf 33%), und er entwickelt in Abhängigkeit von der Dauer der Austreibungsperiode eine – ebenfalls leichte – *respiratorische Acidose*. Wenn der Kopf in der Wehe sichtbar wird, beträgt der Abfall des pH 0,003/min, z. Z. des Durchschneidens 0,04/min mit einem weiteren Absinken bei der Geburt des Rumpfes um 0,14 Einheiten/min.

Diese noch physiologischen Veränderungen der O_2-Sättigung und des fetalen pH beruhen auf der Verminderung des uteroplacentaren Blutzuflusses während der Austreibungswehen, der beginnenden Verkleinerung der Placentahaftfläche und ggf. auf einer Nabelschnurkompression in der Endphase der Geburt.

Das Kind weist daher bei der Geburt eine als physiologisch zu bewertende transitorische leichte Acidose auf und kommt mit einer relativen Sauerstoffschuld zur Welt.

Pathophysiologie der fetalen Hypoxie (fetal distress)

Eine Störung des placentaren Gasaustausches mit Verarmung an Sauerstoff und Anreicherung von Kohlendioxid ruft beim Feten eine bedrohliche Situation hervor, die als *intrauterine Asphyxie (fetal distress)* bezeichnet wird.

Jede Reduzierung der O_2-Zufuhr bedingt eine eingeschränkte Eliminierung von Kohlendioxid und damit eine *respiratorische Acidose*. Sie tritt unmittelbar bei einer Nabelschnurkompression und bei akuter (respiratorischer) Placentainsuffizienz auf.

Eine fortbestehende O_2-Mangelversorgung des Feten hat zusätzlich zur respiratorischen unweigerlich eine *metabolische Acidose* zur Folge. Diese kommt dadurch zustande, daß nicht genügend Sauerstoff für die Utilisierung der Kohlenhydrate über den Zitronensäurecyclus zur Verfügung steht. Der Fetus muß gezwungenermaßen auf den wenig effizienten *anaeroben Abbau der Glucose* umschalten, der zur Anhäufung von nicht verstoffwechselbaren Säuren, vor allem von Lactat und Pyruvat, führt.

Ein Abfall des pH im fetalen Blut ist i. allg. Ausdruck einer gemischten respiratorischen und metabolischen Acidose, geht auf eine Hypoxie zurück und verläuft dieser parallel. Somit ist der pH-Wert des fetalen Blutes ein wichtiger Indikator für die Diagnose der intrauterinen Asphyxie.

Der Fetus verfügt über einige Kompensationsmöglichkeiten, die jedoch begrenzt und nur kurzfristig wirksam sind.

Einer der kompensatorischen Reaktionsmechanismen auf eine intrauterine Asphyxie ist die obengenannte Umstellung von aerober Oxidation der Glucose auf die *anaerobe Glykolyse*. Dieser Versuch der Aufrechterhaltung des Energiestoffwechsels führt jedoch zur Anhäufung vor allem von Milchsäure. Da auch Lactat in der Leber überwiegend oxidativ metabolisiert wird, kommt der Prozeß bei anhaltendem O_2-Mangel zum Stillstand, und eine metabolische Acidose ist die Folge. Die acidotische Stoffwechsellage verstärkt sich, wenn eine zusätzliche Einschränkung des placentaren Glucosetransfers die Mobilisierung freier Fettsäuren notwendig macht. Daher ist der Kompensationsversuch durch die zunehmende metabolische Acidose bald erschöpft.

Ein weiterer Kompensationsmechanismus bei Verminderung des Sauerstoffdrucks besteht – wie vor allem durch Hypoxieversuche an Rhesusaffen bekannt wurde – in *reaktiven Änderungen der Herz-Kreislauf-Regulation*.

Die Sauerstoffreceptoren des Ductus arteriosus (s. Abb. 90) bewirken bei niedriger Oxygenierung eine Dilatation des Ductus, während die pulmonalen Gefäße entgegengesetzt mit einer Vasoconstriction reagieren (Sparschaltung!). Dadurch werden zunächst das Herzminutenvolumen und der arterielle Druck aufrechterhalten. Hält die O_2-Minderversorgung an, so kommt es nach einer Phase des Anstiegs von Herzminutenvolumen, Herzfrequenz und Blutdruck zu einem Abfall des Schlagvolumens mit gleichzeitiger Umverteilung der im Herzen verfügbaren Blutmenge.

Das vom Ductus venosus zum Herzen fließende oxygenierte Blut steuert bei hypoxischen Feten einen verhältnismäßig größeren Anteil für die Blutversorgung von Herz und Gehirn bei als das von der Vena cava inferior kommende. Außerdem fließt während der Hypoxie ein vermehrtes Shuntvolumen von der Vena cava superior durch das Foramen ovale, begünstigt durch den Druckabfall im linken Vorhof als Folge des verminderten venösen Rückflusses aus dem pulmonalen Kreislauf (s. o.).

Eine *verminderte uteroplacentare Durchblutung* führt zur Reduktion des umbilicalen Blutflusses und auf diese Weise zur Steigerung des umbilicalen Gefäßwiderstandes. Durch die konsekutive Verschiebung der pO_2-pCO_2-Relation wird reaktiv eine Vasodilatation der cerebralen Gefäße ausgelöst, die die Umverteilung aus dem umbilicalen in den cerebralen Kreislauf begünstigt.

Bei *Nabelschnurkomplikationen* können diese Herz-Kreislauf-Reaktionen zur Anpassung nicht wirksam werden. Die Verlegung der Nabelvene vermindert den Blutstrom zum rechten und linken Herzen, das Herzminutenvolumen wird geringer, es kommt zu Bradykardie und Abfall des Blutdrucks. Bei kompletter Nabelschnurkompression treten dieselben Phänomene nach einem kurzfristigen Blutdruckanstieg auf.

Als schwerwiegende Komplikation kann es bei der partiellen Nabelschnureinengung eher als bei der totalen Kompression zu *vermehrten fetalen Atembewegungen* kommen. Diese sind wegen der Gefahr der *Fruchtwasser- und vor allem Meconiumaspiration* bis in die tieferen Bronchialverzweigungen mit nachfolgender Aspirationspneumonie post partum als bedrohlich anzusehen.

Durch die Umregulierung des fetalen Kreislaufs wird der Versuch unternommen, den vitalen Organen Gehirn, Herz und Nebennieren noch genügend oxygeniertes Blut auf Kosten der Nieren, Lungen und des Rumpfes sowie der Extremitäten zukommen zu lassen.

Ein gewisser Schutz gegenüber dem intrauterinen O_2-Mangel besteht auch darin, daß die verschiedenen Organe und Gewebe eine vergleichsweise niedrige Stoffwechselrate aufweisen (die Stoffwechselanforderungen des Myokard steigen jedoch bei beginnender Hypoxie abrupt an). Außerdem stehen in der Regel – außer bei Früh- und Mangelgeburten – ausreichend Substrate für die anaerobe Glykolyse zur Verfügung (z. B. im Herzmuskel und in der Leber, deren Glykogenreserven den Hauptenergiespender für das Gehirn darstellen).

Solange die Kreislauffunktionen aufrechterhalten werden können, erlauben sie eine günstigere Verteilung der Lactat- und der übrigen H-Ionen in Geweben mit geringerer H-Ionen-Konzentration und dadurch einen, wenn auch minimalen Schutz für die Gehirnzellen.

Ein Absinken der Stoffwechselenergie wird durch den Anstieg der anaeroben Glykolyse wenigstens temporär so vermindert, daß je nach dem Grad der Hypoxie die intracelluläre Proteinsynthese weiterlaufen und die Zellmetabolismen über eine gewisse Zeitspanne in erholungsfähigen Grenzen bleiben.

Man kann davon ausgehen, daß der Fetus über eine Reihe von Mechanismen, wie sie im Tierversuch bei Primaten nachgewiesen wurden, verfügt, um lebenswichtige Organe vor den Gefahren der Hypoxie zu bewahren. Die genannten Kreislaufreaktionen und die metabolischen Veränderungen sind jedoch Ausdruck schwerer pathologischer Bedingungen. Die Schutzmechanismen sind bereits nach kurzer Asphyxiedauer erschöpft, wirken also nur kurzfristig kompensierend. Es kommt zu einer Hemmung der Enzymaktivitäten, Erschöpfung der Kohlenhydratreserven sowie einer Verschiebung des Elektrolythaushalts. Die Hypoxie führt zu einer Hyperkaliämie, die ihrerseits einen ungünstigen Einfluß auf die Myokardfunktion ausübt.

Bei anhaltendem Sauerstoffmangel kommt es unweigerlich zur Schädigung des Gehirns als empfindlichstem Organ und schließlich zum Absterben der Frucht.

Die fortwährende Hypoxie führt im Tierversuch nach Erschöpfung der Kompensationsmechanismen zur Hirnschwellung. Je nach Dauer und Schwere des O_2-Mangels erstreckt sich die Manifestation von leichter, reversibler Abflachung der Hirnwindungen bis zur Hirnstammkompression mit u. U. irreversibler Schädigung des Atemzentrums. Kompression und – insbesondere bei Frühgeburten – eine ausgeprägte Constriction und erhöhte Permeabilität der Capillaren führen zu Blut- und Plasmaextravasaten als Todesursache. Bezirke von geringer Ausdehnung können mit dem Leben vereinbar sein und über eine Gewebsnekrose narbig verheilen.

Dieser im Tierversuch experimentell erzeugte Ablauf der Hirnschädigung ähnelt den Befunden bei menschlichen Feten nach schwerer intrauteriner Asphyxie. Für die Überlebenden besteht als Folge einer Narbenbildung die Gefahr von Krämpfen, psychomotorischer und geistiger Retardierung, die bereits in der Neonatalperiode, aber auch später in der Kindheit manifest werden können.

Ursachen der intrauterinen Asphyxie

Ein großer Teil der Risikoschwangerschaften wird dadurch zur Risikogeburt, daß sub partu mit einer kindlichen Gefährdung durch eine intrauterine Hypoxie gerechnet werden muß (Tabellen 42 u. 43). Unabhängig von dieser präventiven Selektion muß der Geburtshelfer jedoch darauf eingestellt sein, daß bei jeder Geburt und in jeder Phase des Partus unvorhersehbar eine hypoxische Notsituation des Nasciturus eintreten kann. *Die wichtigsten Ursachen sind eine abnorme Wehentätigkeit, pathologische Kreislaufsituationen bei der Mutter, die Placentainsuffizienz, Nabelschnurkomplikationen und medikamentöse Beeinflussung des Feten.*

Wenn der *intrauterine Druck während der Wehen* in Abhängigkeit von der Stärke der Kontraktionen den mittleren Druck des in die intervillösen Räume eintretenden mütterlichen Blutes überschreitet, sistiert der materne Blutzufluß durch die Placenta kurzfristig während der Wehen. Wehenpausen von 1,5–2,0 min genügen jedoch zur Aufrechterhaltung der placentaren Sauerstoffversorgung. Ein *erhöhter Ruhetonus* beeinträchtigt dagegen den Gasaustausch anhaltend und ist schwerwiegender als eine gesteigerte Wehenfrequenz. Ein abnorm hoher Basaltonus ist somit für den Feten gefährlich, eine Tatsache, die sowohl bei *spontanen hyperaktiven Wehen* als auch bei der *Geburtseinleitung mit Oxytocin* oder Prostaglandinen streng beachtet werden muß.

Hypotone Kreislaufreaktionen der Kreißenden sind wegen der Auslösung einer intrauterinen Asphyxie als Folge der maternen Minderdurchblutung zu fürchten, vor allem das Rückenlage-Schock-Syndrom resp. Vena-cava-Druck-Syndrom (s. S. 204) und ebenso hypotensiv wirkende Medikamente, eine Periduralanaesthesie, insbesondere eine unter der Tokolyse auftretende Hypotension der Mutter.

Gleichermaßen schränkt auch eine *mütterliche Vasoconstriction* die placentare Perfusion ein (alle Formen der Hypertension), ebenso aber angstbedingter Spasmus.

Die *chronische Placentainsuffizienz* – auch die Infarktplacenta – bedeutet immer die Gefahr der nicht mehr ausreichenden O_2-Versorgung unter der Belastung durch die Geburt. Eine plötzliche akute, nicht vorhersehbare ernste Bedrohung der intrauterinen Versorgung bildet die *vorzeitige Lösung der Placenta*. Es besteht eine direkte Beziehung zwischen der Ausdehnung des gelösten Areals und dem Grad des Sauerstoffmangels.

Eine *Nabelschnurkompression,* vor allem bei *Nabelschnurvorfall,* selten auch bei *Nabelschnurumschlingung* oder *zu kurzer Nabelschnur,* kann innerhalb von Minuten zu pathologischen Veränderungen aller Blutwerte des Feten als Folge der Unterversorgung führen.

Von seiten des Feten kann der Gasaustausch durch Verringerung der Zirkulationsgrößen (angeborener Herzfehler), aber auch im Zuge einer *medikamentösen Beeinflussung* unter der Geburt eingeschränkt sein.

Diagnose der intrauterinen Asphyxie

Aus den fetalen Reaktionsmechanismen bei placentofetaler Minderversorgung ist unschwer abzuleiten, daß die entscheidenden meßbaren Parameter zur Zustandsbeurteilung des Feten die *fetale Herzfrequenz* und der *pH-Wert* sind. Damit wird einmal mehr der diagnostische und prognostische Wert der kontinuierlichen kardiotokographischen Überwachung (s. S. 212) und der pH-Metrie (s. S. 218) unterstrichen.

Meconiumabgang ist als Hinweissymptom in die Beurteilung einzubeziehen.

Änderungen der fetalen Herzfrequenz gehen der bedrohlichen Acidose zeitlich voraus, da das fetale Myokard und die die Herzaktion regulierenden O_2-Receptoren und autonomen Zentren (Kompression des kindlichen Kopfes, der Nabelschnur) äußerst empfindlich auf eine fetale Hypoxie reagieren. Die pH-Metrie gibt Aufschluß über die aktuelle Situation der acidotischen Stoffwechsellage. Eine metabolische Acidose verweist auf die anhaltende Störung des placentaren Austausches und zugleich darauf, daß u. U. mehr Zeit für die postpartale Korrektur benötigt wird (s. S. 412).

Beziehungen zwischen intrauterinem pH-Wert und dem postpartal ermittelten Apgar-score

Da unmittelbar post partum die Apgar-Werte zur Beurteilung des Neugeborenen herangezogen werden, sind die Beziehungen zwischen dem Säure-Basen-Haushalt sub partu und dem Befinden des Neonatus von Belang. Die präpartalen pH-Werte und der postpartale Apgar-score stimmen in 82% überein. Etwa 10% der Kinder zeigen eine Depression trotz eines normalen pH-Wertes vor der Geburt; ca. 8% haben normale Apgar-Werte trotz niedriger pH-Werte ante partum.

Die Ursachen sind vielfältig; bei normalem pH-Wert und einer dennoch vorhandenen Depression spielen der Zeitfaktor, Medikamente, Anomalien, Aspiration, vaginale Entbindungsoperationen sowie die Unreife des Kindes eine Rolle. Fand sich ein abnormer pH-Wert, jedoch post partum keine Depression, so kann dafür eine mütterliche Acidose verantwortlich sein oder eine rasche Erholungsreaktion des fetalen ZNS von der Acidose.

Behandlung der intrauterinen Asphyxie ante partum

Die Kardiotokographie und die pH-Metrie erlauben das Ausmaß der intrauterinen Bedrohung zu erkennen und zu entscheiden, ob die sofortige Entbindung notwendig ist oder nicht. Einige Maßnahmen sind bereits intra partum prophylaktisch oder als Sofortmaßnahme bei Zeichen einer intrauterinen Hypoxie therapeutisch zu ergreifen:

– Seitenlagerung der Kreißenden zur Vermeidung eines Vena-cava-Druck-Syndroms,
– bei Vorfall der Nabelschnur Beckenhochlagerung und Hochschieben des kindlichen Kopfes per vaginam bis zur Schnittentbindung,
– Überwachung und Steuerung der Uterusaktivität (Tokolysebereitschaft, vor allem bei Geburtseinleitung mit Oxytocin),
– intrauterine Reanimation (Tokolyse),
– Beobachtung der mütterlichen Atmung zur Vermeidung einer Hyperventilation,
– O_2-Zufuhr an die Mutter (Atemmaske).

Es gilt als sicher, daß sich der pO_2 des Feten durch Sauerstoffgaben an die Mutter bessert. Die Anwendung ist jedoch nur temporär und unter Kontrolle durch die Mikroblutuntersuchung zu empfehlen.

Die Tokolyse bei gleichzeitiger O_2-Anreicherung der mütterlichen Atemluft wird in Notsituationen kurzfristig als Sofortmaßnahme zur *intrauterinen Reanimation* eingesetzt. Dadurch werden die O_2-Versorgung und damit die Acidose des Kindes gebessert sowie Zeit für die Entbindung – meist die Sectio caesarea – gewonnen. Eine Kontraindikation stellen Blutungen bei Placenta praevia und Abruptio placentae dar.

Gleichzeitig muß der Neonatologe/Pädiater verständigt werden, damit die Entbindung in seiner Gegenwart erfolgen und er das Kind sofort übernehmen kann.

Sofortmaßnahmen zur Behandlung des asphyktischen Neugeborenen

Bereits vor der Geburt müssen alle Vorkehrungen für die Akutversorgung getroffen sein, da sich jeder Zeitverlust deletär auf das Schicksal des asphyktischen Kindes auswirken kann. Unmittelbar post partum werden während des Abnabelns die Atemwege durch Reinigung der Mund- und Rachenhöhle und Absaugen des Nasen-Rachen-Raumes von evtl. sub partu aspiriertem Schleim und Fruchtwasser befreit und dann das Neugeborene zum vorgewärmten Versorgungsplatz gebracht. Während der Durchführung aller Maßnahmen muß für die adäquate *konstante Umgebungstemperatur* Sorge getragen werden, da jede Unterkühlung das asphyktische Neugeborene zusätzlich gefährdet.

Der Apgar-score nach 1 min vermittelt die ersten Hinweise auf den Grad der Asphyxie und bildet die Richtschnur für die zu ergreifenden Maßnahmen. Ein objektives Maß für den aktuellen Zustand des Kindes liefert die Bestimmung des kompletten Säuren-Basen-Status der Nabelschnurarterie (s. S. 218).
Während ein Neugeborenes mit *Apgar-Werten von 10–8* als lebensfrisch gelten kann und i. allg. keine besonderen Maßnahmen erfordert, muß ein Kind mit einem *Punktwert von 7–5* als *mäßig gestört* eingestuft werden. Meist genügt dann die Anreicherung der Inspirationsluft mit Sauerstoff über ein Masken-Ventil-Beutel-System (Ambu-Beutel). Reicht die Spontanatmung für den benötigten Gasaustausch quantitativ nicht aus, wird die assistierende Beatmung über das gleiche System mit Erhöhung des O_2-Anteils zur Gewährleistung des intrapulmonalen Gasaustausches erforderlich. Normalisieren sich die Vitalfunktionen nicht binnen Minuten, so wird weiter wie bei einem schwerst asphyktischen Neugeborenen verfahren.

Als *schwerst gestört (asphyktisch)* ist ein Neugeborenes mit *Apgar-Werten zwischen 4 und 1* einzustufen.

Bei diesen Kindern ist davon auszugehen, daß sie stark hypoxisch und acidotisch sind, sich möglicherweise im Schock befinden und daß ein Herzstillstand hinzugetreten oder zu befürchten ist.

Dann folgt der oben angegebenen Sofortmaßnahme die *endotracheale Intubation*. Unter den verschiedenen Verfahren wird heute zur *respiratorischen Reanimation* die Beatmung mit *positiv endexspiratorischen Drücken (PEEP)* der Vorzug gegeben. Durch die adaequate Beatmung gelingt es bereits, die *respiratorische Acidose* zu beseitigen und gleichzeitig das Basendefizit innerhalb von 5–10 min um ca 10 mval/l zu senken. Erst eine darüber hinausgehende persistierende *metabolische Acidose* erfordert eine korrigierende *Puffertherapie* mit Natriumbicarbonat (8,4%). Dabei ist die *gezielte Pufferung* der *Blindpufferung* deutlich überlegen und sollte – nicht zuletzt wegen der drohenden Schäden einer überschießenden Blindpufferung (metabolische Alkalose, hyperosmolares Syndrom, Hirnblutung) – bevorzugt werden.

Gezielte Pufferung: Die zu infundierende Puffermenge läßt sich so berechnen, daß man vom gemessenen Base excess (BE)-Wert 10 mval subtrahiert (entsprechend der Reduktion durch adäquate Ventilation – s. oben) und diese Bicarbonatmenge unter Berücksichtigung der körpereigenen Puffersysteme zur Sicherheit noch durch 2 dividiert.

Blindpufferung (in Notfällen bei schwerster Depression): Infusion von 5 ml eines Glukose-(5%)-Bicarbonat (8,4%)-Gemisches über 3 min. Der Glucosezusatz dient neben der Verdünnung gleichzeitig der Behebung der meist vorhandenen Hypoglykämie und damit vor allem der Energiezufuhr und dem Schutz vor einer Cerebralschädigung.

Bei Verdacht auf Volumenmangel (Placenta praevia, Abruptio placentae, fetomaternale Transfusion, fetofetale Transfusion bei Mehrlingen) wird die Auffüllung des Gefäßsystems mit Vollblut oder Humanalbumin 5% (notfalls 6% Dextran 60 oder 4% Dextran 40) vollzogen.

Bei medikamentös bedingter Atemdepression ist als Morphinantagonist Naloxon einzusetzen (s. S. 239).

Zur Unterstützung der *kardialen und kardiopulmonalen Reanimation* stehen *Vagolytica* (bei Bradykardie resp. Herzstillstand) in Form von Atropin und/oder *β-Sympathicomimetica* wie Adrenalin, Alupent oder Calciumchlorid (10%), verdünnt mit Glucose im Verhältnis 1:1, über die Nabelvene in der angegebenen Reihenfolge zur Verfügung.

Zur Blutungsprophylaxe kann Vitamin K_1 (1 mg/kg KG) verabreicht werden.

Bei Herzstillstand wird zusätzlich die Herzmassage eingesetzt.

Stehen in Notfallsituationen die benötigten Hilfsmittel nicht zur Verfügung, so können
- Mund-zu-Mund-Beatmung,
- Herzmassage (Herzkompressionen mit einer Frequenz von 100/min),
- Wechsel von beiden Maßnahmen im Verhältnis 1:3

notwendig werden.

Nach erfolgreichem Abschluß der unmittelbar notwendigen Behandlung erfolgt die Verlegung auf die *Intensivpflegeeinheit,* um die sorgfältige, stete Kontrolle und ggf. unverzüglich weitere therapeutische Schritte bis zur völligen Adaptation zu garantieren. Insbesondere bei Frühgeborenen besteht die Hypoxie oft postpartal fort. Hinweiszeichen auf eine *hypoxisch bedingte intrakranielle Blutung* – vor allem bei prämaturen Neugeborenen – erfordern stärkste Beachtung. Als symptomatisch gelten:

- Trinkschwäche,
- sog. Schmeckbewegungen,
- schrilles Schreien,
- petechiale Blutungen im Bereich der Stirn und der Conjunctivae,
- anhaltende Cyanose, besonders im Bereich des Gesichtes.

Gerinnungsstörungen bei Neugeborenen

Das Neugeborene weist noch geringe Aktivitäten der Vitamin-K-abhängigen Blutgerinnungsfaktoren auf. Eine vorübergehende Unreife der Leber bedingt eine weitere Verminderung der Faktoren II, VII, IX und X und eine Verlängerung der Prothrombinzeit. Dadurch treten vereinzelt am 2.–5. Lebenstag Spontanblutungen im Magen-Darm-Kanal (Hämatemesis, Melaena vera) oder der Nase auf. Meist klingen sie ohne Behandlung bis zum Ende der ersten Woche ab; nur selten führen sie zu bedrohlichen Blutverlusten, infolge der Unreife der Leber bevorzugt bei Frühgeborenen.
Die Behandlung besteht in der Verabfolgung von 1 mg/kg eines natürlichen Vitamin K, z. B. Konakion, bei Frühgeborenen und bei starkem Blutverlust in der Transfusion von Frischblut oder Plasmapräparationen mit hohem Gehalt an Gerinnungsfaktoren.
Petechiale Blutungen im Bereich des Gesichtes und/oder Nackens sind meist Folge einer venösen Stauung sub partu und daher unbedenklich.

Geburtsverletzungen des Kindes

Intrakranielle Blutungen

Ursachen einer *intrakraniellen Blutung* sind:
- Hypoxie sub partu, insbesondere bei Unreife,
- protrahierter Geburtsverlauf,
- abrupte Druckunterschiede bei schnellem Durchtritt des Kopfes – auch bei Sectio caesarea,
- Thrombocytenfunktionsstörungen bei unreifem Gerinnungssystem und evtl. hyperfibrinolytische Veränderungen.

Unter den genannten Ursachen stehen hypoxische Zustände des Kindes sub partu im Vordergrund. Mechanische geburtstraumatische Einwirkungen durch schwierige, vaginale operative Entbindungen sind als alleinige Ursache selten geworden. *Weitaus am häufigsten sind Frühgeborene von intrakraniellen Blutungen betroffen,* und zwar infolge der Summation von Hypoxie und der durch die Unreife der Strukturen bedingten leichten Verletzlichkeit.
Intracerebrale Blutungen sind die Folge hypoxischer/anoxischer Gefäßschäden, besonders im Bereich der V. cerebri media und V. terminalis, und betreffen fast ausschließlich Frühgeborene. Sie reichen von kleinsten Blutaustritten (Mikroblutungen) bis zu flächenhafter Ausdehnung.
Die überwiegend mechanisch-geburtstraumatischen *subduralen Blutungen* entstehen durch Einrisse von Duraduplikaturen supratentoriell, durch Verletzung des Sinus sagittalis superior (u. U. kenntlich an der Vorwölbung der großen Fontanelle) oder durch Läsionen im Bereich des Tentorium cerebelli. *Subarachnoidale Blutungen* bilden sich bei Abriß der Leptomeninxvenen oder der Arachnoidea und können große Bezirke der Gehirnoberfläche bedecken. Bei Behinderung der Liquorzirkulation durch Fibrinablagerungen kann es zur Ausbildung eines Hydrocephalus kommen.
Die typischen Hinweiszeichen einer intrakraniellen Blutung beim Neugeborenen sind:
- Atemstörungen,
- Apathie, Somnolenz,
- motorische Unruhe,
- Wimmern oder schrilles Schreien,
- Areflexie oder Hyperreflexie,
- Tonuserhöhung, Zuckungen, Krämpfe.

Die Symptome mechanischer geburtstraumatischer Blutungen machen sich meistens zwischen 2 und 48 h post partum bemerkbar. Werden nur kleine Bezirke von der Blutung und Ischämie betroffen, so können die Symptome zunächst geringfügig sein; sie äußern sich dann nur in leichten Atemstörungen oder Trinkfaulheit.
Wird das Kind asphyktisch geboren, so ist eine hypoxisch bedingte Mikroblutung vor allem dann anzunehmen, wenn es sich unter den Reanimationsmaßnahmen nicht erholt. Bei Verdacht auf eine intrakranielle Blutung muß die Versorgung so vorsichtig wie möglich ablaufen; ein Tiefhalten des Kopfes ist zu vermeiden.
Jeder Verdacht auf eine cerebrale Schädigung erfordert zur Sicherstellung die *Computertomographie* und die eingehende neurologische

Überwachung des Kindes, weil sich die Folgen je nach Ausdehnung und Lokalisation u. U. erst nach einem unterschiedlich langen symptomfreien Intervall bemerkbar machen. Vor allem muß die Kontrolle der psychomotorischen Entwicklung sichergestellt sein, um rechtzeitig entsprechende Maßnahmen (Übungstherapie) in die Wege zu leiten.

Cerebrale Blutungen sind mit einer hohen perinatalen Mortalität belastet. Heilen die Blutungsherde und ischämischen Bezirke narbig aus, so besteht die Gefahr von neurologischen Ausfällen, Störungen der geistigen und psychomotorischen Entwicklung und Krampfzuständen.

Prävention: Intrakranielle Blutungen lassen sich vermeiden resp. reduzieren durch
- rechtzeitige Diagnose und Geburtsbeendigung bei hypoxischen Gefahrenzuständen,
- Vermeidung mechanisch schwieriger Entbindungen, d. h. großzügige Anwendung der Sectio caesarea, vor allem auch bei Frühgeburten.

Verletzungen im Bereich des Schädeldaches

Der vorangehende Kopf ist eng von den mütterlichen Weichteilen des Geburtskanals umschlossen und unterliegt außerdem *im Bereich der Leitstelle* dem Druckunterschied beim Durchtritt; dadurch wird eine gewisse Sogwirkung entfaltet, und es entsteht in diesem Bereich ein lokales Ödem mit petechialen Blutaustritten, die sog. *Geburtsgeschwulst (Caput succedaneum).* Sie klingt ohne Behandlung innerhalb der ersten Lebenstage ab.

Bei einem *Cephalhämatom* handelt es sich dagegen um eine subperiostale Rhexisblutung. Es wird – im Gegensatz zur Geburtsgeschwulst – *durch die Schädelnähte begrenzt* und fluktuiert. Das Cephalhämatom tritt häufiger infolge des Unterdruckes bei der Vakuumextraktion auf, selten aber auch bei Spontangeburten.

Die Rückbildung benötigt Monate und kann tast- und sichtbare Verkalkungsherde hinterlassen. Bei ausgedehnten Cephalhämatomen kann die Entleerung durch Punktion erwogen werden.

Skeletverletzungen

Geburtstraumatisch treten am häufigsten *Claviculafrakturen* auf, insbesondere bei Kindern mit großem Schulterumfang (Schulterdystokie) und/oder bei fehlerhafter Entwicklung der Schultern. Eine Behandlung erübrigt sich, da die Callusbildung sehr schnell einsetzt.

Humerusfrakturen können sich ereignen, selten auch artefiziell notwendig werden, wenn die Armlösung bei Beckenendlage Schwierigkeiten bereitet. Der Arm muß geschient werden, um Fehlstellungen zu vermeiden.

Nervenverletzungen

Bei Forcepsentbindungen kommt es gelegentlich zur Lähmung des *Nervus facialis,* wenn durch die Zangenlöffel ein zu starker Druck ausgeübt wird. Die *Facialisparese* klingt innerhalb kurzer Zeit ab, bei Beteiligung des Lidastes muß das Auge vor Austrocknung geschützt werden.

Armlähmungen infolge einer Läsion des *Plexus brachialis* können im Zuge der Entwicklung der Arme und des Kopfes bei Beckenendlagegeburten auftreten. Durch die Läsion im Bereich des Erb-Punktes entsteht eine *obere Plexuslähmung vom Typus Erb-Duchenne,* kenntlich an der tiefer stehenden Schulter und dem nach innen rotierten und pronierten, schlaff hängenden Arm bei erhaltener Beweglichkeit der Finger.

Die Behandlung besteht in einem Schienenverband unter Abduktion und Außenrotation des Oberarms bei gebeugtem Unterarm sowie Bewegungstherapie nach etwa einem Monat.

Prognostisch ungünstiger ist eine Schädigung im Bereich des 7./8. Cervicalnerven einzuschätzen; diese *untere Plexuslähmung* (Klumpke-Lähmung) betrifft vor allem die langen Handmuskeln und bedingt die „offene Fallhand" bei gebeugtem Unterarm. Zur Therapie werden Schienung der Hand und früh beginnende, langfristige Bewegungsübungen eingesetzt.

Infektionen des Neugeborenen

Nach dem Zeitpunkt des Auftretens werden drei Gefährdungsstadien mit jeweils anders gelagertem Infektionsrisiko unterschieden:

1. *Intrauterine Infektionen*
   Sie gehen auf eine mütterliche Infektion während der Gravidität zurück und sind daher in dem Kapitel „Pränatale Infektionen" abgehandelt.
2. *Ante- oder subpartale Infektionen*
   Erreger aus dem mütterlichen Genitaltrakt können den Feten bereits antepartal infizieren, vor allem nach einem vorzeitigen Blasensprung und bei Amnioninfektionssyndrom (s. S. 386 u. 389).
   Aber auch sub partu besteht das Risiko, daß Vaginalkeime – Symbionten und asymptomatische Erreger wie β-hämolysierende Streptokokken, aber auch Gonokokken und Herpes-genitalis-Viren – den Nasciturus besiedeln und zur lokalen und/oder generalisierten Infektion des Kindes führen. Ebenso können Erreger aus dem mütterlichen Harntrakt (E. coli) auf den Feten übergehen.
3. *Postnatal erworbene Infektionen*
   Post partum muß sich der Neonatus mit dem Keimmilieu seiner Umwelt – den ubiquitären Hospitalkeimen – auseinandersetzen. Er macht eine Phase der Besiedlung mit Keimen durch, die aus der Raumluft und von Gegenständen des Neugeborenenzimmers stammen, vor allem aber durch Ärzte und Pflegepersonal übertragen werden. Das Neugeborene kann auf diese Weise jederzeit infiziert werden – also erkranken – und ist dann selbst Überträger. Die häufigsten Erreger sind Staphylokokken, E. coli und Enterokokken.

Manifestationsorte einer Infektion sind vornehmlich die Haut (Hautfalten), der Nabel und das Nagelbett. Dadurch kommt es zur Staphylo/Pyodermie mit Ausbildung eines *Pemphigus neonatorum* (Pemphigoid: nach vorheriger fleckiger Rötung entwickeln sich eitrige Pusteln, die hochinfektiös sind), einer Omphalitis oder Paronychie. Diese Infektionsherde können den Ausgangspunkt einer Septicämie mit den verschiedensten Absiedlungen (Pneumonie, Meningitis, Enteritis) bilden.

Das hohe Infektionsrisiko und die foudroyante Ausbreitung beim Neugeborenen werden durch die noch relativ ineffektive celluläre und humorale Infektabwehr bedingt. Es vermag noch nicht prompt mit einer ausreichenden Leukocytose und Phagocytose zu reagieren und ist nicht in der Lage, seine Abwehrzellen selektiv am Eintrittsort der Keime zu konzentrieren und die Verbreitung und Vermehrung der Erreger zu blockieren. Außerdem ist der Neonatus nur zu einer begrenzten Immunantwort mit initialer Produktion von IgM fähig. Dies gilt vor allem für unreife Neugeborene (s. S. 334).

Prophylaxe: Die beste Prophylaxe zur Vermeidung postnataler Infektionen besteht in
– peinlicher Hygiene des Pflegepersonals,
– Maßnahmen zur Keimverminderung,
– häufiger Desinfektion der Räume (einschließlich UV-Licht),
– Aussonderung von Keimträgern (Ärzte und Pflegende),
– Isolierung der infizierten Neugeborenen.

Angeborene Fehlbildungen

Die wichtigsten congenitalen Anomalien sind hinsichtlich ihrer Häufigkeit, Ätiologie und der auf den Geburtshelfer zukommenden Aufgaben der Dokumentation und diagnostischen Abklärung in Kap. 9 u. S. 383 abgehandelt.

Hier finden daher nur diejenigen der angeborenen Defekte tabellarisch Erwähnung, die der chirurgischen Intervention zugänglich sind. Der Geburtshelfer – meist als erster befragt – soll in der Lage sein, die Eltern über Zeitpunkt und Erfolgsaussichten des operativen Eingriffs zu orientieren und zu beraten (Tabelle 64).

32 Pathologie des Neugeborenen

Tabelle 64. Art und Zeitpunkt operativer Korrekturen bei angeborenen Fehlbildungen

Fehlbildung und Häufigkeit	Eingriffe	Zeitpunkt	Prognose (Erfolgsaussichten)
Hydrocephalus (1:2000)	Ventrikeldrainage	Je nach Ausdehnung sofort post partum oder bei Zunahme	50% normale Intelligenz (Risiko: Verlegung des Katheters; Infektion)
Meningomyelocele (Spina bifida cystica) (1:2000 bis 1:3000)	Op., wenn keine zusätzl. Fehlbildungen (⅕ zusätzl. Hydrocephalus). Individuelle Entscheidung. Bei 1 von 10 Kindern wird verzichtet	Innerhalb von 24 st post partum	Neurolog. Status wird nicht beeinflußt. Mortalität 50% bis zu 3 Monaten (Meningitis, Hydrocephalus, Infektion) Bei 40% der Überlebenden Intelligenz normal
Lippen/Kiefer/Gaumenspalten (Ges.-Frequenz 1:500)			
Lippenspalte	Op.	4.–6. Lebensmonat (evtl. 2zeitig)	Gut
Gaumenspalte	Zunächst Gaumenplatte mit Wechsel in Anpassung an Wachstum		
	Op. weicher Gaumen	1½ Jr. Korr. weicher Gaumen	Günstig. Lange logopädische Behandl. (3–9 Jr.)
	Op. harter Gaumen	6–8 Jr. Korr. harter Gaumen	Lange orthodontische Behandl. (7–9 u. 11–15 Jahre)
	Sek. Op.	9–13 Jr.	
Lippen-Kiefer-Spalte	2zeitige Op.	Zwischen 4. und 6. Lebensmonat	
Omphalocele			
≤ 5 cm Durchmesser	Abtragung (Silastikfolie)	Sofort p. p.	
> 5 cm Durchmesser	2zeitig		
	a) Abtragung	Sofort p. p.	Letalität 50% (zusätzl. Fehlbildungen, Frühgeburten, Infektion, Ileus)
	b) Herniotomie	12.–24. Lebensmonat	
	c) Kons. (Mercurochrom)		
Oesophagusatresie (1:2000 bis 1:3000)	Op.	Sofort nach Diagnose (Oesophagusluftprobe (s. S. 244)	Bei reifem Kind ohne weitere Fehlbildungen ca. 90% Heilung, sonst zweifhaft
Duodenal-/Dünndarmatresie	Op.	Sofort nach Diagnose	Jedes 4. Kind mit Duodenalatresie Trisomie 21!
Analatresie	Colostomie Operative Korrektur	Sofort nach Diagnose 6.–8. Lebensmonat	Bei etwa 30% Stuhlinkontinenz
Steißteratom (1:40000)	Totale operative Entfernung einschl. partieller Resektion des Os sacrum	Neugeb. Periode	Gefahr d. Rezidive und malignen Entartung bei subtotaler Entfernung (5–10% bei Geb. bereits maligne)
Hüftgelenksdysplasie (♂ 1%, ♀ 5,7%)	Kons.: Spreizhose	Ab 2. Lebenswoche	Bei Frühdiagnose (pos. Ortolani-Zeichen) und -behandlung Luxation vermeidbar
Klumpfuß (Pes equinovarus)	Redression durch Bandage, dann Gipsverband	Sofort p. p.	Gut
Pes calcaneus (Hackenfuß)	Redression m. Bandage, evtl. Gipsverband	1. Lebenswoche	Gut
Pes adductus	Redression m. Bandage, evtl. Gipsverband	1. Lebenswoche	Gut
Hypospadie	Op. in 3 Schritten	Beginnend im Säuglingsalter, endend möglichst vor Einschulung	Gut
Epispadie (meist m. Blasensphincterstörung/ Blasenektopie, Symphysenspaltung) (1:10000)	Op.	Individuell unterschiedlich, frühe Kindheit	Selten befriedigend; Inkontinenz bleibt; Gefahr: Harnwegsinfekt u. Nierenbeteiligung

33. Pathologie des Wochenbettes

Postpartale Infektionen

Die wichtigsten infektiösen Komplikationen post partum sind:
- Infektionen des Genitaltraktes,
  - Endometritis, Endomyometritis (einschließlich Adnexentzündung, Pelveoperitonitis, Peritonitis, Parametritis),
  - Infektionen im Bereich des Dammes und der Vagina (Wundheilungsstörungen),
- Harnwegsinfektionen,
- Mastitis puerperalis.

Infektionen des Genitaltraktes

Aus der Vagina stammende Erreger stehen bei der Auslösung einer postpartalen genitalen Infektion im Vordergrund. Unter physiologischen Bedingungen wird die Uterushöhle bis zum 3. Tag post partum mit Keimen der Vaginalflora besiedelt (s. S. 247). Dieselben Mikroben finden sich auch bei entzündlichen Reaktionen (Endometritis). Ebenso besteht eine enge Korrelation zwischen der ascendierenden Keimbesiedlung des Uteruscavum und der mütterlichen Infektionsrate nach Sectio caesarea.
Entsprechend der Herkunft der Vaginalflora von der Haut des Dammes und der Analregion handelt es sich überwiegend um Anaerobier (Peptostreptokokken, Clostridien, Bacteroidesarten) und nur zum geringeren Teil um Aerobier (E. coli, Enterobakterien, Enterokokken, Strepto- und Staphylokokken). In steigendem Umfang werden betahämolysierende Streptokokken und Mykoplasmen (T-Mykoplasmen) in der Vaginalflora angetroffen und als Erreger postpartaler Infektionen ermittelt (s. S. 390).
Meist handelt es sich um eine Mischinfektion mit Vorherrschen einzelner Arten. Bezüglich Pathogenität und Virulenz spricht vieles für einen zweiphasigen Ablauf der Infektion: Am Beginn dominieren Aerobier (z. B. E. coli), während in der Spätphase – also nachfolgend – die herabgesetzte O_2-Versorgung des entzündeten, z. T. nekrotischen Areals die Ausbreitung der Anaerobier fördert.

Demgegenüber spielen Hospitalkeime, z. B. als Folge einer mangelhaften Wochenbetthygiene, nur eine untergeordnete Rolle (im Gegensatz zur Mastitis puerperalis, s. S. 419).
Prädisponierend für eine verstärkte Keimanreicherung, Ascension und den Ausbruch einer Infektion wirken sich aus:
- vorzeitiger Blasensprung,
- protrahierter Geburtsverlauf,
- vaginale Operationen einschließlich der manuellen Placentalösung,
- häufige vaginale Untersuchung sub partu,
- verlängerte interne Überwachung des Kindes sub partu (CTG intern ≥ 8 st),
- Geburtsverletzungen (Vagina- und Cervixrisse),
- Placenta- und Eihautreste,
- infizierte Episiotomiewunden,
- Subinvolutio uteri,
- Lochialverhaltung (Lochiometra),
- reduzierter Allgemeinzustand mit herabgesetzter Immunabwehr.

Endometritis und Endomyometritis puerperalis

Weitaus in der Mehrzahl der postpartalen Infektionen bleibt die Erkrankung als *Endometritis puerperalis* auf die Innenfläche des Uterus beschränkt, da die postpartale Drosselung der Blut- und Lymphgefäße, die Uteruskontraktionen und die Enzymaktivität bei der Regeneration des Endometrium einen gewissen Schutz gegenüber der Ausbreitung bieten.
Bei Beachtung der Frühsymptome und rechtzeitiger Behandlung kann sie daher beherrscht werden, ehe es zur Durchbrechung der Schutzmechanismen mit Ausbildung einer *Endomyometritis* und Übergreifen auf die benachbarten Organe und Strukturen und zur Septicämie mit schwerem foudroyantem Verlauf kommt.

Endometritis puerperalis: Die Frequenz der Endometritis post partum beträgt 3–5%.
Die initialen Symptome einer Endometritis puerperalis sind:
- subfebrile Temperaturen (~ 38°) in den ersten Wochenbetttagen,
- geringfügige Störung des Allgemeinbefindens,

– mäßige diffuse Druckempfindlichkeit des Uterus,
– putride Lochien oder Lochialverhaltung.

Bei subfebrilen Temperaturen bis 38° in den ersten Tagen nach der Entbindung muß man als erstes an eine Endometritis denken, vor allem wenn ein Harnwegsinfekt, Wundheilungsstörungen nach Episiotomie oder Dammriß oder ein infiziertes Hämatom sowie eine beginnende Mastitis puerperalis ausgeschlossen werden können und sich wohlmöglich aus dem Geburtsverlauf Verdachtsmomente ableiten lassen (s. o.).

Die Soforttherapie der Endometritis zielt auf die Begrenzung des Prozesses ab und besteht in Gaben von Kontraktionsmitteln (Secalepräparate, Oxytocin) und Frühaufstehen.

Endomyometritis puerperalis: Folgende Symptome sprechen für eine Beteiligung des Myometrium:
– anhaltende Temperaturerhöhung (≥ 38°),
– verzögerte Involution des Uterus; die Gebärmutter steht hoch und ist weich,
– ausgeprägte Druckschmerzhaftigkeit des Uterus besonders an den Seiten (Kantenschmerz),
– uterine Blutung resp. verstärkter blutiger Wochenfluß,
– Tachykardie,
– gestörtes Allgemeinbefinden.

Zeichen einer Endomyometritis machen umgehend die Keim- und Resistenzbestimmung zur gezielten Antibioticatherapie und vorsorglich bis zum Vorliegen des Antibiogramms die Verabfolgung eines Breitspektrumantibioticum mit Anaerobiewirksamkeit erforderlich.

Wird die Endomyometritis sofort ausreichend und – möglichst – gezielt behandelt, lassen sich Komplikationen wie eine weitere Ascension mit Endosalpingitis, Pyosalpinx, Pelveoperitonitis, Parametritis, Peritonitis und Thrombophlebitis vermeiden. Kommt es dennoch zum Fortschreiten, so verlaufen die Folgeerkrankungen wie die gynäkologischen entzündlichen Prozesse im kleinen Becken unabhängig vom Puerperium (Kap. 48).

Infektionen der Vulva und des Dammes (Wundheilungsstörungen)

Wundheilungsstörungen durch Infektion geburtsbedingter Verletzungen der Vulva, des Nahtgebietes nach Episiotomie oder Dammriß (auch als Ulcus puerperale bezeichnet) machen sich durch lokale Schmerzen, Rötung, Schwellung und eitrige Absonderung bemerkbar. Bei starker Spannung und Sekretstauung kann es notwendig werden, die Fäden zu entfernen und die Dehiscenz nach Abklingen des entzündlichen Prozesses durch Sekundärnähte zu korrigieren.

Harnweginfektionen

Harnweginfektionen sind die zweithäufigste Ursache für das Auftreten von Fieber im Wochenbett. Drei Faktoren prädisponieren zur Infektion der Harnwege: die schwangerschaftsbedingte Dilatation der ableitenden Harnwege, die damit verknüpfte Stase und die Bacteriurie. Die Häufigkeit einer asymptomatischen Bacteriurie während des Puerperium wird mit 4–6% angenommen.

Als Folge einer ödematösen Schwellung der Urethra und infolge des schwangerschaftsbedingten Tonusverlustes der Blase kann es zur Restharnbildung, aber auch zur Harnverhaltung innerhalb von 12–18 h post partum kommen. Gelegentlich stellt sich die Entleerungsstörung reflektorisch durch Wundschmerz im Bereich der Vulva (Episiotomiewunde) bei der ersten Miktion ein. Es kommt hinzu, daß die Kapazität der Harnblase während der ersten Wochenbettstage noch erhöht und daher der Miktionsdrang erniedrigt ist.

Es empfiehlt sich, die Blasenfunktion während der ersten beiden Tage post partum zu kontrollieren. Frühmobilisation der Wöchnerin wirkt sich günstig auf die Regulierung der Blasenentleerung aus. Zur Durchbrechung einer reflektorischen Sperre können Spasmolytica Anwendung finden. Gelegentlich muß anfänglich katheterisiert werden.

Infolge der vielfältigen prädisponierenden Faktoren kann sich eine *akute Cystitis* entwickeln, die meist in den ersten Tagen nach der Entbindung manifest wird. Sie äußert sich in häufiger, schmerzhafter Miktion resp. Miktionsdrang oder bei gleichzeitiger Harnverhaltung mit Schmerzen oberhalb der Symphyse. Das Allgemeinbefinden ist wenig gestört; allenfalls bestehen subfebrile Temperaturen.

Im Urinsediment finden sich Leukocyten, Erythrocyten und Bakterienzahlen von mehr als 100 000/ml.

Nur durch die rechtzeitige Behandlung (s. u.) läßt sich die Ascension mit Beteiligung des oberen Harntraktes, die *akute Pyelonephritis,* vermeiden.
Aber auch ohne vorausgehende Cystitis – wenn auch aus den gleichen ätiologischen Gründen – kann es zur isolierten Erkrankung an einer Pyelonephritis kommen. Nicht selten handelt es sich um die Exacerbation einer Pyelonephritis gravidarum. Sie verläuft wie die Schwangerschaftspyelonephritis mit Fieber, Nieren- und Flankenschmerzen, häufiger auch Schüttelfrösten.
Die Therapie der Cystitis und Pyelonephritis besteht in gezielten Antibiotica- oder Sulfonamidgaben (je nach Antibiogramm) und der Verabfolgung von Spasmolytica bei ausreichender Flüssigkeitszufuhr. Bei stillenden Müttern sollen nach Möglichkeit die dem Neugeborenen unzuträglichen Antibiotica und Sulfonamide vermieden werden (s. S. 253).

Mastitis puerperalis

Definition: Bei der Mastitis puerperalis handelt es sich um eine meist einseitig auftretende akute Infektion der lactierenden Brust durch Eindringen pathogener Keime über Rhagaden der Brustwarze. Von dort aus erfolgt die Ausbreitung lymphogen und verursacht eine *Mastitis interstitialis.* Nur selten verläuft der Infektionsweg intracanaliculär in den Milchgängen und führt zu einer *Mastitis parenchymatosa.*

Häufigkeit: Die Frequenz beträgt heute durchschnittlich 0,2% unter der Voraussetzung, daß allgemeinhygienische, aseptische und antiseptische Maßnahmen konsequent eingehalten und eventuelle Infektionsquellen sofort eliminiert werden. Bei Nichtbeachtung dieser Vorkehrungen kommt es zu einer solchen Verbreitung der ubiquitären Hospitalkeime, daß bis zu 10% der stillenden Wöchnerinnen an einer Mastitis erkranken können.

Ätiologie: Die Mastitis puerperalis wird fast ausschließlich durch den coagulasepositiven und penicillinresistenten Staphylococcus aureus haemolyticus verursacht. Folgender Übertragungsmodus muß angenommen werden: Als Keimträger stehen Ärzte und Pflegepersonal an erster Stelle. Sie beherbergen die pathogenen Staphylokokken an der Haut, den Schleimhäuten des Nasen-Rachen-Raumes und an ihrer Kleidung. Sie verbreiten die Erreger durch Kontakt nicht nur von Mensch zu Mensch, sondern auch über totes Material, da die Keime sich ubiquitär an Einrichtungsgegenständen und in der Raumluft halten und anreichern können.
Durch den Aufenthalt in dem keimhaltigen Milieu, insbesondere in der mit Keimen angereicherten Luft des Neugeborenenzimmers, und den engen Kontakt mit dem Pflegepersonal gelangen die Staphylokokken in den Nasen-Rachen-Raum und auf die Haut des Neugeborenen. Beim Saugakt werden sie dann auf die Mamillen übertragen. Die Lochien kommen nur in Ausnahmefällen als Infektionsquelle in Frage.
Die Mastitis puerperalis tritt meistens erst in der 2.–3. Woche nach Beginn des Stillens auf, also nach der Klinikentlassung. Aber auch dann sind die im Hospital acquirierten Keime als Ursache anzunehmen.

Symptome – Diagnose: Die Zeichen einer beginnenden Mastitis puerperalis sind:
– Schmerzen in der betroffenen Brust,
– Rötung, Schwellung, Infiltration und Druckschmerz des befallenen Bezirkes,
– hohes Fieber, gelegentlich mit Schüttelfrost,
– Leukocytose bis 20000/mm^3.
Schreitet der Prozeß fort, so wird die Abszedierung durch eine Fluktuation nachweisbar. Dann findet sich auch meist eine schmerzhafte Vergrößerung der axillären Lymphknoten.

Therapie: Die Frühdiagnose und sofortige Einleitung der Therapie sind entscheidend zur Verhinderung der Einschmelzung. Diese erfolgt durch hochdosierte Gaben eines gegen penicillinresistente Staphylokokken wirksamen Antibioticum (Oxacillin, Cloxacillin, Cephalosporin). Mit Beginn der Behandlung müssen aus Abstrichen von der Mamille bzw. aus der Milch Keim- und Resistenzbestimmungen veranlaßt werden, damit nach Vorliegen der Ergebnisse ggf. auf ein wirksameres Antibioticum umgeschaltet werden kann.
Unterstützend kommen physikalische und lokale antiphlogistische Maßnahmen zur Anwendung (z. B. Hochbinden der Brust, Eisblase). Bei zu starker Spannung wird die Brust durch Abpumpen entlastet; die Milch der erkrankten

Seite ist jedoch als infektiös anzusehen und daher nicht an den Säugling zu verfüttern. An der gesunden Mamma kann das Kind weiter gestillt werden, falls sich das Antibioticum für das Kind als verträglich erweist. Ist die Milchleistung nicht ausreichend oder wird aus therapeutischen Gründen das Abstillen bevorzugt, so wird zusätzlich Bromocriptin verordnet (s. S. 252).

Kommt es dennoch zur Absceßbildung, so wird die Incision mit Drainage erforderlich. Der Schnitt erfolgt am tiefsten Punkt der Fluktuation. Kosmetische Aspekte sollen soweit vertretbar beachtet werden (Incision am Rande des Warzenhofes oder inframammär. Aus dem Eiter ist eine erneute Keim- und Resistenzbestimmung zu veranlassen.

Bei Abscedierung wird am besten abgestillt, zumal sich der Verlauf häufig langwierig gestaltet und das Infektionsrisiko fortbesteht.

Prognose: Bei frühzeitigem Einsatz einer hochdosierten Antibioticabehandlung und ausreichender Empfindlichkeit der Erreger gelingt es meistens, die Entzündung zum Rückgang zu bringen und auch das weitere Stillen zu ermöglichen. Ob eine zusätzliche Behandlung mit Bromocriptin zur Ruhigstellung die Erfolge zu verbessern vermag, kann einstweilen noch nicht überblickt werden; auf alle Fälle ist zu bedenken, daß dann die Milchsekretion aufhört.

Kommt es zur Absceßbildung mit Incisionsbehandlung, so wird nach weiteren Geburten meistens wegen der Narbenbildung auf das Stillen verzichtet und unmittelbar post partum der Milcheinschuß, am besten mit Bromocriptin (Pravidel), verhindert.

Prophylaxe: Der Kampf gegen die als Hospitalinfektion anzusehende Mastitis puerperalis stellt einen Kleinkrieg dar, in dem man versuchen muß, durch konsequente Durchführung verschiedener allgemeinhygienischer, organisatorischer, aseptischer und antiseptischer Maßnahmen das Reservoir der Staphylokokken zu reduzieren und den Infektionsweg an möglichst vielen Stellen zu unterbrechen. Infektionsträger (z. B. Furunkel) unter Ärzten, Pflegenden und Stationspersonal müssen umgehend vom Dienst suspendiert werden.

Rückbildungsstörungen des puerperalen Uterus

Subinvolutio uteri

Eine mangelhafte Rückbildung des Uterus wird vornehmlich nach Überdehnung des Uterus während der Gravidität (Mehrlingsschwangerschaft, Hydramnion) sowie als Folge einer schlaffen Uterusmuskulatur (Vielgebärende) beobachtet. Ferner kann die Involutio uteri durch eine manuelle Placentalösung (Placenta adhaerens) sowie einen Uterus myomatosus oder Uterusfehlbildungen (Uterus subseptus, bicornis), ebenso durch ungenügende endokrine Stimulation beeinträchtigt werden. Der Uterus ist dann, bezogen auf den Wochenbettstag, größer als bei physiologischem Ablauf der Rückbildung und imponiert weicher und schlaffer.

Die Subinvolutio uteri hat vornehmlich drei Folgen, nämlich die
– Lochialstauung (Lochiometra),
– Blutungen,
– Endometritis.

Lochialstauung – Lochiometra

Die Lochialverhaltung geht oft mit einer Subinvolutio uteri – und umgekehrt – einher, oder sie ist die Folge einer Abflußbehinderung durch Blutcoagula, Eihautreste, eine spastisch verengte oder nach primärer Sectio caesarea uneröffnete Cervix. Auch bei einer postpartalen Retroflexio uteri mit Abknickung im Bereich des inneren Muttermundes kann es zur Abflußbehinderung kommen. Nachteilig wirkt sich zusätzlich die Immobilisation der Wöchnerin aus.

Symptome – Diagnose: Die Symptome der Lochialverhaltung sind:
– auffallend geringer Wochenfluß,
– Druckempfindlichkeit des für den Wochenbettstag zu hoch stehenden Uterus,
– plötzlicher hoher Temperaturanstieg.
Das Allgemeinbefinden ist bis auf gelegentlich hinzutretende Kopfschmerzen kaum gestört.

Therapie: Der Zustand läßt sich durch Gaben von Kontraktionsmitteln (Secalepräparate, Oxytocin), bei verengtem Cervicalkanal kombiniert mit Spasmolytica, meist prompt beheben. Frühaufstehen wirkt sich sowohl prophylaktisch günstig als auch therapieunterstützend aus. Wird die Lochialstauung nicht rechtzeitig behandelt, so kommt es leicht zu einer Endometritis (s. S. 417).

Blutungen im Wochenbett

Als Ursachen stärkerer Blutungen im Früh- und Spätwochenbett kommen mit einem Häufigkeitsgipfel innerhalb der ersten beiden Wochen nach der Entbindung in Betracht:
- Retention von Placentaresten (Nebenplacenta!),
- Ausbildung eines Placenta- resp. Deciduapolypen,
- Subinvolutio uteri,
- Endometritis puerperalis,
- verzögerte Rückbildung des Endometrium,
- (Chorioncarcinom).

Zurückgebliebene Eihautreste werden i. allg. komplikationslos mit den Lochien abgestoßen.

Verbleibt *ein Placentarest in utero*, so kann es je nach Größe entweder postpartal zu einer *Uterusatonie* mit begleitender Blutung (s. S. 404) oder im Verlauf des Wochenbettes zur Ausbildung eines *Placentapolypen* kommen. Dazu genügen schon kleine Anteile der Nachgeburt. Der verbliebene Placentarest wird in Fibrin und Leukocyten eingehüllt und kann durch Organisation eine beachtliche Größe – bis Daumendicke und Fingerlänge – erreichen. Der so entstandene Placentapolyp haftet mit seiner Basis an der Uteruswand und ragt u. U. bis zum Muttermund vor.

Infolge des mangelhaften Gefäßverschlusses im Bereich der Haftfläche und der gestörten Involution des Uterus treten – manchmal erst nach Wochen – *Blutungen von häufig bedrohlichem Ausmaß* auf.

Symptome – Diagnose: Jede postpartale Blutung nach einem symptomfreien Intervall und bisher glattem Wochenbettverlauf muß den Verdacht auf einen Placentapolypen wecken. Bei der gynäkologischen Untersuchung fallen der *weit klaffende Cervicalkanal* und innere Muttermund auf; dort kann man oft die distale Partie des Polypen als relativ festes, *gestieltes Gebilde tasten* und im Speculum einstellen.

Therapie: Die Therapie besteht in der digitalen und – nach Tonisierung durch Kontraktionsmittel – instrumentellen Ausräumung (mit stumpfer Curette) unter Antibioticaschutz und Volumenersatz. Da man davon ausgehen muß, daß bei einem Placentapolypen immer eine massive intrauterine Keimbesiedlung besteht, sollte vor dem Eingriff ein Abstrich zur Keim- und Empfindlichkeitstestung für eine anschließende gezielte Antibioticatherapie entnommen werden. *Bei der Ausräumung eines Placentapolypen kann es zu starken Blutungen kommen.* Lassen sie sich durch Oxytocin- und Secalegaben nicht beherrschen, so ist die Blutstillung zuverlässig mit einer Prostaglandininfusion zu erreichen.

Die *postoperative Phase erfordert* die *Intensivüberwachung;* Zeichen der drohenden Verbrauchscoagulopathie müssen strengstens beachtet und die notwendigen Gegenmaßnahmen frühzeitig ergriffen werden; eine Heparinprophylaxe ist angezeigt (s. S. 302).

Die *histologische* Untersuchung zur Bestätigung der Diagnose ist zwingend. In den meisten Fällen finden sich nämlich keine Chorionzotten, sondern Deciduaanteile, die ebenfalls durch Organisation polypös umgestaltet und damit zu *Deciduapolypen* werden.

Selten führt eine *Endomyometritis* durch die begleitende *Subinvolutio uteri* zu starken Blutungen aus den nicht hyalinisierten uterinen Gefäßen der Placentahaftfläche. Im allgemeinen reichen die konservativen Maßnahmen (Kontraktionsmittel – s. S. 418) zur Blutstillung aus.

Die *verzögerte Regeneration* des Endometrium zeigt sich an dem länger bestehenden blutigen Wochenfluß bei zeitgerechter Involution des Uterus. In diesen Fällen ist eine kurzfristige Hormonbehandlung mit Oestrogenen angezeigt.

Thromboembolische Erkrankungen im Wochenbett

Das erhöhte Risiko eines thromboembolischen Ereignisses im Wochenbett beruht einerseits auf der schwangerschaftsbedingten Prädisposition durch Erhöhung des Venendrucks und Bestehen einer Hypercoagulabilität (s. S. 156) und andererseits auf der geburtsbedingten Einschwemmung thromboplastischen Materials. Thrombosefördernd wirkt sich zusätzlich eine Immobilisation der Wöchnerin aus.

So können sich während des Wochenbettes im Bereich der unteren Extremitäten thrombotische Prozesse entwickeln, die bevorzugt die oberflächlichen Venen, seltener die tiefen Bein- und Beckenvenen betreffen.

Bei thromboembolischen Prozessen sind daher zwei Formen zu unterscheiden:
– die oberflächliche Venenthrombose (früher Thrombophlebitis) mit entzündlicher Begleitreaktion der Subcutis,
– die tiefe Bein- und Beckenvenenthrombose, die als ernsthafte Komplikationen eine Lungenembolie oder das postthrombotische Syndrom verursachen kann.

Oberflächliche Thrombose

Die oberflächliche Thrombose entwickelt sich bevorzugt bei präexistenter Varicosis und meist einseitig im Bereich der unteren Extremitäten (in Rückflußästen der V. femoralis). Selten entsteht sie retrograd fortgeleitet aus einer tiefen Beckenvenenthrombose.

Symptome – Diagnose: Die betroffene Vene imponiert strangförmig und derb, ist druckempfindlich, und die unmittelbare Umgebung erscheint entzündlich gerötet. Allgemeinerscheinungen wie Fieber und Tachykardie fehlen.

Therapie: Die sofortige Behandlung besteht in
– Applikation von Antiphlogistica (z. B. Voltaren),
– Mobilisierung nach Anlegen eines elastischen Druckverbandes oder von Spezialgummistrümpfen,
– ggf. Stichincision und Absaugen des Thrombus mit anschließendem Kompressionsverband.

Tiefe Bein- und Beckenvenenthrombose

Der Verdacht auf eine tiefe Beckenvenenthrombose ergibt sich bei:
– Druckschmerz in der Leistengegend, im unteren Abdomen und im Verlauf der Beinvenen im Adduktorenbereich;
– Fußsohlenschmerz oder Schmerzempfindlichkeit beiderseits der Achillessehne,
– Schwellung und Ödembildung, Lividität der (des) Beine(s) – Phlegmasia coerulea dolens,
– Wärmegefühl im erkrankten Bein,
– verstärkte Schmerzen beim Laufen,
– gestaute V. epigastrica superficialis,
– subfebrile Temperaturen,
– treppenförmig ansteigende Pulsfrequenz, sog. Kletterpuls (Mahler-Zeichen),
– Schmerzhaftigkeit bei Wadenkompression (Lowenberg-Zeichen) (Abb. 188).

Die Ausprägung der Symptomatik ist wechselnd. Wegen der Gefahr der Embolie und des postthrombotischen Syndroms müssen bereits die ersten Zeichen Anlaß zu therapeutischen Maßnahmen sein. Klarheit vermittelt die Phlebographie. Gelegentlich kann die Thrombose aber auch symptomlos beginnen, so daß eine Embolie völlig unvorhersehbar und überraschend auftritt.

Therapie: Die effektivste Therapie der tiefen Beckenvenenthrombose besteht in der sofortigen Thrombektomie entsprechend der phlebographisch ermittelten Lokalisation. Bis zur röntgenologischen Diagnostik wird – immer unter Berücksichtigung von Kontraindikationen – die Anticoagulation mit Heparin (5000 I. E. als Bolusinjektion, gefolgt von der Infusion von 25 000 I. E. über 24 st), als Sofortmaßnahme eingeleitet. Nach erfolgreicher Thrombektomie kann nach einer Woche auf orale Anticoagulanzien (Marcumar) übergegangen werden. Eine Fibrinolysebehandlung mit Streptokinase kommt allenfalls ab dem 5. postpartalen Tag in Frage. Die Dauer der Anticoagulanzientherapie richtet sich nach dem Verlauf und beträgt ½–2 Jahre.

Septische Thrombophlebitis

Eine seltene, aber bedrohliche Komplikation der puerpuralen genitalen Infektion stellt die *septische Thrombophlebitis* dar. In solchen Fällen kommt es zu einer Infektion der perivasculären Lymphbahnen per continuitatem und über die Infektion des Thrombus zur Endophlebitis. Der Thrombus kann selbst infiziert und purulent werden und septische Embolien auslösen.

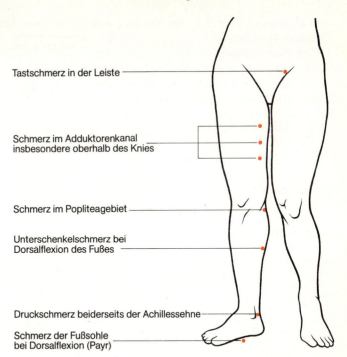

Abb. 188. Druckschmerzpunkte im Bereich der unteren Extremität bei tiefer Venenthrombose

Labels: Tastschmerz in der Leiste; Schmerz im Adduktorenkanal insbesondere oberhalb des Knies; Schmerz im Popliteagebiet; Unterschenkelschmerz bei Dorsalflexion des Fußes; Druckschmerz beiderseits der Achillessehne; Schmerz der Fußsohle bei Dorsalflexion (Payr)

Die *Diagnose* kann durch eine bereits bestehende Pelveoperitonitis erschwert werden, läßt sich aber durch die Phlebographie oder mittels Ultraschall sichern.

Zur Therapie ist neben der sofortigen Applikation von Heparin die hochdosierte Gabe eines Breitspektrumantibioticum notwendig. Eine fibrinolytische Behandlung ist in diesen Fällen kontraindiziert.

Lungenembolie

Die Lungenembolie stellt auch heute noch eine der gefährlichsten Wochenbettkomplikationen dar, wenn sie sich auch durch die Frühdiagnostik und -therapie thrombotischer Prozesse verringern ließ (Mortalität ca. 0,2‰). Die Symptomatik hängt davon ab, ob es sich um einen einmaligen, massiven oder um mehrere (latente) embolische Schübe handelt.

Symptome: Symptome der *massiven Lungenembolie* sind:
- plötzlicher stechender Schmerz in der Brust,
- Blässe, Cyanose,
- Dyspnoe,
- Kollaps,
- Schock.

Bei Überleben kann sich eine Infarktpneumonie – kenntlich an hämorrhagischem Sputum – mit Begleitpleuritis ausbilden.

Bei *kleinen multiplen Schüben* ist die Symptomatik weniger eindeutig; sie besteht in
- Tachykardie,
- subfebrilen Temperaturen,
- Dyspnoe,
- verschlechtertem Allgemeinzustand,
- blutigem Sputum,
- Cor pulmale.

Zur diagnostischen Abklärung werden eine Röntgenaufnahme der Lungen, das Lungenszintigramm und das EKG zur Erfassung des Cor pulmonale eingesetzt.

Frühzeichen des *Lungeninfarktes* sind:
- Schulterschmerz,
- Atemschmerz, Stechen im Thorax,
- Retrosternalschmerz,
- Druck in der Herzgegend.

Therapie: *Sofortmaßnahmen* zur Bekämpfung einer Lungenembolie sind:
- Oberkörper hochlagern,
- O_2-Zufuhr über Atemmaske,
- Sedierung,
- Atropingaben bei Bradykardie durch Vagusreiz,

- Digitalisapplikation i. v. zur Stützung des rechten Ventrikels,
- Cortison bei Schock,
- sofortige Anticoagulation mit Heparin (s. S. 423). Eine fibrinolytische Behandlung mit Streptokinase sollte insbesondere bei Schockzuständen angewendet werden, wenn keine Kontraindikationen vorliegen.

Hormonale Störungen im Wochenbett

Sheehan-Syndrom

Das Sheehan-Syndrom entsteht im Zusammenhang mit erheblichem Blutverlust und daraus folgendem Volumenmangelschock sowie ggf. einer intravasalen Gerinnungsstörung. Erörtert wurde ursächlich auch eine Überdosierung von Secalepräparaten. Diese Vorgänge können zu einer teilweisen ischämischen Nekrose des Hypophysenvorderlappens führen. Klinische Zeichen treten dann ein, wenn mehr als drei Viertel des Drüsengewebes zerstört wurden. Es kommt zum Ausfall der durch Hypophysenvorderlappenhormone gesteuerten Drüsen wie Schilddrüse, Nebennierenrinde und Ovarien.

Symptome – Diagnose: Frühsymptome sind:
- Agalaktie,
- allgemeine Schwäche,
- Hypotonie,
- Hypothermie,
- Hypoglykämie,
- Adynamie.

Im weiteren Verlauf können eintreten:
- Pigmentverlust,
- Verlust von Scham- und Achselhaaren,
- Atrophie der Fortpflanzungsorgane mit Amenorrhoe.

Gelegentlich werden beobachtet:
- Fettsucht oder Magersucht.
- Wesensveränderungen,
- Frigidität.

Das Syndrom scheint in den letzten Jahren auch in seiner abgeschwächten Form seltener geworden zu sein.

Diagnostische Hinweise sind demnach:
- Ausbleiben der Lactation,
- später Amenorrhoe,
- atrophisches Scheidenepithel,
- erniedrigte Gonadotropin- und Oestrogenwerte im Plasma und Harn,
- Minderausscheidung von Cortisol und adrenalen Androgenen,
- erniedrigter Grundumsatz,
- vermindertes proteingebundenes Jod,
- vermindertes Schilddrüsenhormon; Schilddrüsenszintigramm im unteren Normbereich.

Therapie: Die Behandlung besteht in der Zufuhr der lebenswichtigen peripheren Hormone wie Cortisol (Urbason, Scheroson, Decortin, Ultralan), Novothyral sowie ggf. Oestrogen-Gestagen-Präparaten in Substitutionsdosen (Progylut, Nuriphasic, Cyclo-Progynova, Presomen comp., Trisequens).

Chiari-Frommel-Syndrom

Ursache ist eine *postpartale Hyperprolactinämie* infolge eines Prolactinoms oder chromophoben Adenoms der Hypophyse.

Symptome-Diagnose: Die Milchsekretion oder Galaktorrhoe bleibt ungewöhnlich lange Zeit bestehen. Auffällig sind eine übermäßige Involution des Uterus sowie ein Fortbestehen der Amenorrhoe.
Weitere diagnostische Parameter sind:
- Erhöhung des Prolactin weit über den oberen Normalbereich von 30 ng/ml hinaus,
- FSH und LH im unteren Normalbereich,
- erniedrigte Oestrogene und Gestagene,
- ausschließlich Parabasal- und Intermediärzellen im Vaginalabstrich.

Die Röntgenaufnahme der Sella turcica zeigt in fast einem Drittel der Fälle Ausweitung und Strukturanomalien. Die diagnostische Sicherheit läßt sich röntgenologisch durch Spezialaufnahmen und durch eine Tomographie weiter verbessern. Augenhintergrundspiegelung und Perimetrie sind angebracht.

Therapie: Ist keine Sellavergrößerung nachweisbar, so besteht die Behandlung in Bromocryptingaben (Pravidel = Bromo-α-ergocriptin). Die mittlere Dosis beträgt 2mal 2,5 mg täglich. Die Medikation muß unter gelegentlichen Prolactinkontrollen über Monate fortgesetzt werden. Besteht eine Sellavergrößerung oder gar -arrosion, so muß der Tumor operativ entfernt werden. Sowohl nach medikamentösem als auch nach operativem Vorgehen normalisiert sich i. a. der Cyclus. Ist dies nicht der Fall, so kann zunächst mit Oestrogenen und Gestagenen substitutiv behandelt werden, bis der Hypophysenvorderlappen sich regeneriert.

Psychische Störungen im Wochenbett – Wochenbettpsychosen

Die psychische Umstellung im Wochenbett kann eine negative Richtung nehmen. Angst und Flucht in die Krankheit dominieren insbesondere dann, wenn es sich um eine prämorbide Persönlichkeit handelt, eine psychiatrische Anamnese vorliegt oder/und aussichtslos schlechte familiäre und soziale Bedingungen bestehen.

Von den *Neurosen* der Frau lassen sich bis zu 3% auf eine Geburt zurückführen; häufiger werden jedoch präexistente Wesensveränderungen nach einer Entbindung manifest.

Unter der Geburt und bis zum 2. Tag post partum treten keine durch das Ereignis ausgelösten *Psychosen* auf, so daß man bei entsprechender Symptomatik (Bewußtseinstrübung, Bewußtlosigkeit, Verwirrtheit) an organische Störungen denken muß. Um den 3./4. Tag können Krisen auftreten, die zum *amentiellen Formenkreis* gehören und mit Verwirrtheit, *paranoiden* und halluzinatorischen Phänomenen einhergehen. (Differentialdiagnostisch sind u. a. Entziehungserscheinungen auszuschließen.) Bei der *manisch geprägten Psychose* fällt die Wöchnerin durch Enthemmung und Antriebssteigerung mit anschließender Angleichung an die Symptomatik der amentiellen Form auf. Bevorzugt werden Erstgebärende betroffen.
Die *Prognose* beider Manifestationsarten ist günstig; die Symptome klingen nach 2–3 Monaten vollständig ab. Eine Wiederholung nach weiteren Geburten ist selten. Die Frauen haben später keine Erinnerung an ihr abnormes Verhalten oder verdrängen sie.

Häufiger treten *seelische Störungen* um den 8./9. Wochenbettstag auf, die durch Angst vor dem Versagen gegenüber den angewachsenen Pflichten oder durch eheliche und soziale Konflikte ausgelöst werden. Die Prognose ist günstig, Rezidive kommen jedoch vor.

Der extrem seltene Ausbruch einer echten Psychose im Spätwochenbett ist Ausdruck einer endogendepressiven oder schizophrenen Erkrankung und mit einer dementsprechend schlechten Prognose belastet.

Anzeichen einer Psychose im Wochenbett erfordern die Einschaltung des Psychiaters.

34. Prinzipien der operativen Geburtshilfe

Der Einsatz operativer Methoden in der Geburtshilfe dient dem Ziel, eine beim Kind und/oder der Mutter bestehende Gefährdungssituation durch Geburtsbeendigung zu beheben. Bei vorhersehbaren Belastungs- oder Risikofaktoren erfolgt ihre Anwendung präventiv und geplant.
Zur *vaginalen* operativen Geburtsbeendigung stehen zur Verfügung:
– die Zangenentbindung (Forceps),
– die Vakuumextraktion.
Das *abdominale* Verfahren zur Entwicklung des Kindes stellt der Kaiserschnitt (Sectio caesarea) dar.

Vaginale Entbindungsoperationen

Die Indikation zu einer vaginalen operativen Entbindung kann sich sowohl von seiten der Mutter als auch von seiten des Kindes ergeben; nicht selten besteht eine kombinierte Indikation.
Kindliche Indikationen:
– drohende intrauterine Asphyxie,
– zur Entlastung bei unreifem Kind.

Mütterliche Indikationen:
– mütterliche Erkrankungen (z. B. Herz-, Kreislauf-, Lungenerkrankungen)
– Erschöpfung der Kreißenden.
Mütterliche und kindliche Indikationen:
– protrahierte Austreibungsperiode,
– straffer Beckenboden.

Die Zangenentbindung

Eine Zangenentbindung kommt in Frage, wenn der Kopf mit seiner Leitstelle die Interspinalebene erreicht oder – besser – bereits überschritten hat, da dann das größte Durchtrittsplanum in das kleine Becken eingetreten ist. Die Interspinallinie stellt damit die Grenze im kleinen Becken dar, an der man sich bei der Entscheidung orientiert, ob die Geburt vaginal operativ beendet werden kann. Aufgrund ihrer geburtshilflichen Bedeutung wird die Interspinallinie auch als 0-Linie bezeichnet und der Höhenstand des vorangehenden Teiles von dort aus beurteilt. Bei normalen Beckenverhältnissen beträgt die Distanz zwischen der Interspinallinie und dem Beckeneingang einerseits und dem Beckenboden andererseits jeweils 4 cm

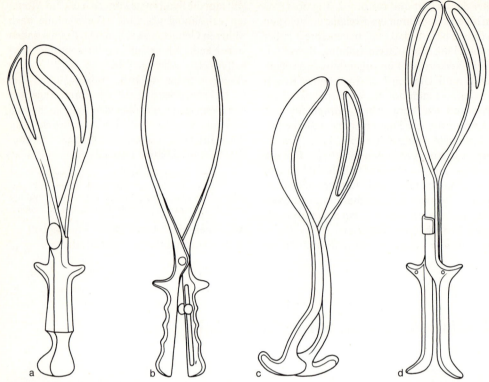

Abb. 189 a–d. Zangenmodelle. **a** Naegele-Zange, **b** Bamberger Divergenzzange, **c** Laufe-Divergenzzange, **d** Kjelland-Zange

(Abb. 124 u. S. 204). Es hat sich daher als zweckmäßig erwiesen, den Höhenstand der Leitstelle beim Tiefertreten des vorangehenden Teiles zwischen der Interspinallinie (0-Linie) und dem Beckenboden in +1, +2, +3, +4 cm anzugeben. Oberhalb der Interspinallinie bezeichnen die Angaben in −1, −2, −3, −4 cm die Position der Leitstelle zwischen der Interspinalebene und dem Beckeneingang.

Definitionsgemäß spricht man allgemein von einer „Zange aus Beckenmitte", wenn sich die Leitstelle zwischen der Interspinalebene und +2 cm befindet.

Um eine „tiefe Beckenmittenzange" bzw. eine „Zange über und vom Beckenboden" handelt es sich, wenn der Kopf mit seiner Leitstelle zwischen +2 und Beckenboden steht.

Bei der „Beckenausgangszange" muß der Kopf mit seiner Leitstelle in der Vulva sichtbar sein.

Bezüglich der Technik und der Belastung des kindlichen Kopfes sowie der mütterlichen Weichteile bestehen grundsätzliche Unterschiede zwischen einer Beckenausgangszange und einer (tiefen) Beckenmittenzange. Bei der letztgenannten muß ein mehr oder weniger starker Zug (Zugzange) am kindlichen Kopf ausgeübt und möglicherweise seine Drehung in den geraden Durchmesser beendet werden. Der Beckenausgangsforceps bei sichtbarem Kopf stellt mehr eine „Zangenhilfe" dar, da einzig die Deflexionsbewegung des Kopfes unterstützt und der Kopf über den Damm geleitet wird.

Nach dem Höhenstand des Kopfes richtet sich die Wahl des Zangenmodells. Als Universalmodell hat sich die Kjelland-Zange (Abb. 189 d) bewährt, da sie in jeder Situation Zug und auch Rotation erlaubt. Außerdem gewährleistet die Verschiebbarkeit der Zangenblätter im Schloß eine günstige Anpassung an den Kopf im Geburtskanal. Gebräuchlich ist auch die Naegele-Zange (Abb. 189 a). Sie weist aber im Gegensatz zur Kjelland-Zange eine Beckenkrümmung auf; infolgedessen kann sie nicht am quer stehenden Kopf biparietal angelegt werden.

Beide Typen stellen sog. Kreuzzangen dar, da sich ihre Blätter im Schloß gekreuzt zusammenfügen. Dadurch wird beim Schließen der Griffe der Kopf mit den beiden Zangenlöffeln fest umfaßt, und Traktionen sind möglich. Ein oberhalb des Beckenbodens stehender Kopf läßt sich tiefer ziehen und über den Damm entwickeln.

Mit den Parallel- bzw. Divergenzzangen – z. B. der Laufe- und Bamberger Divergenzzange (Abb. 189 c, b) –, deren Blätter sich nicht kreuzen, wird eine Druckbelastung des kindlichen Kopfes weitgehend vermieden. Sie sind besonders zur Entwicklung vom Beckenboden bzw. als Beckenausgangszangen bei gerade oder nur leicht schräg verlaufender Pfeilnaht und als Zangenhilfe zur abschließenden Deflexion des in der Vulva sichtbaren Kopfes geeignet. Zur Schonung des Kopfes und zur Entlastung der mütterlichen Weichteile können diese Instrumente großzügig angewendet werden.

Die Durchführung einer vaginalen operativen Geburtsbeendigung ist an folgende *Vorbedingungen* geknüpft:

- der Muttermund muß vollständig geöffnet sein,
- die Fruchtblase muß gesprungen oder eröffnet sein,
- der kindliche Kopf muß zangengerecht mit seiner Leitstelle mindestens in der Interspinalebene stehen, ein Mißverhältnis zwischen Kopf und Becken muß ausgeschlossen sein.

Bemerkungen zur Technik der Zangenentbindung: Wie jeder operative Eingriff erfordert auch die Zangenentbindung die Einhaltung eines bestimmten Reglements. Diese Richtlinien werden im Folgenden am Beispiel der normalen vorderen Hinterhauptslage unter Anwendung einer Kreuzzange (z. B. Naegele-, Kjelland-Modell) beschrieben. Die Ausführungen beschränken sich auf die wesentlichen Schritte des operativen Vorgehens.

Jede Zangenextraktion erfolgt unter streng aseptischen Kautelen und in Allgemein- oder Leitungsanaesthesie. Die Leitungsanaesthesie, insbesondere die Periduralanaesthesie, hat den Vorteil, daß die Kreißende bei der operativen Entbindung mitpressen kann und dadurch die erforderliche Zugkraft vermindert wird.

Dem Einführen des Instrumentes geht eine nochmalige Befundkontrolle voraus.

Die Zangenlöffel müssen stets biparietal am kindlichen Kopf angelegt werden, um Verletzungen zu vermeiden.

Bei Kreuzzangen wird immer zuerst der linke Löffel mit der linken Hand eingeführt. Dazu geht die rechte Hand zwischen Kopf und mütterlichen Weichteilen in die Scheide ein und dient mit abgespreiztem Daumen als Gleitschiene (Abb. 190). Es ist besonders darauf zu achten, daß die Spitze des Löffels unter Schienung bis oberhalb des Kopfes geführt wird.

Während eine Hilfsperson den eingeführten linken Löffel am Griff in seiner Position hält, erfolgt das Einlegen des rechten Löffels mit der rechten Hand in gleicher Weise (Abb. 191). Anschließend werden die beiden Blätter zwanglos im Schloß zusammengefügt. Mit einer Nachtastung wird sichergestellt, daß keine Weichteile mitgefaßt wurden. Dann erfolgt der sog. Probezug, um zu kontrollieren, ob der Kopf folgt.

Die Zangenextraktion wird bei einer Leitungsanaesthesie wehensynchron durchgeführt, bei einer Allgemeinnarkose durch kontinuierliche Traktion. Der Zug erfolgt in Richtung der Geburtsachse (Abb. 192). Sobald der Kopf mit der Nackenhaargrenze den unteren Symphysenrand erreicht hat und sich dort anstemmen kann, werden die Zangengriffe angehoben (Abb. 193). Die Traktionen und das anschließende Heben der Griffe sollen zur Druckentlastung möglichst nur mit der rechten Hand, die über dem Schloß liegt, vorgenommen werden, während die linke Hand eher passiv über den Griffen liegt. Vor dem Durchschneiden des Kopfes wird eine ausreichende Episiotomie angelegt. Die linke Hand dient abschließend dem Dammschutz (Abb. 125).

Steht der Kopf noch im schrägen Durchmesser, muß ein Löffel „wandern", um das biparietale Anlegen zu gewährleisten. Befindet sich die Pfeilnaht im I. schrägen Durchmesser, so läßt man den rechten Löffel nach vorn gleiten; verläuft sie im II. schrägen Durchmesser, dirigiert man den linken Löffel nach vorn. Dieses Manöver muß jeweils unter dem Schutz der in der Scheide befindlichen Hand erfolgen. Der Kopf wird dann unter gleichzeitigem Zug in den geraden Durchmesser gedreht.

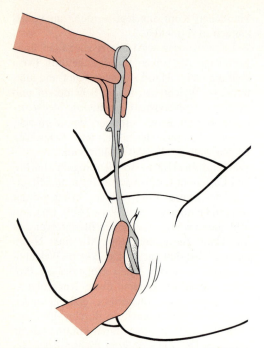 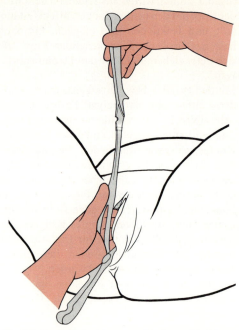

Abb. 190. Technik der Zangenentbindung. Einführen des linken Löffels unter dem Schutz der rechten Hand. (In Anlehnung an G. Martius 1978)

Abb. 191. Technik der Zangenentbindung. Einführen des rechten Löffels unter dem Schutz der linken Hand. (In Anlehnung an G. Martius 1978)

Geburtsbeendigung durch Vakuumextraktion

Das Prinzip der Vakuumextraktion besteht darin, daß mit einem Unterdruck von 0,7–0,8 kg/cm^2 eine Pelotte an der Kopfhaut fest zum Haften gebracht wird, so daß daran über ein Zugsystem Traktionen ausgeübt werden können. Üblicherweise wird eine Saugglocke von 50 mm Durchmesser verwendet.

Die Vorbedingungen für die Vakuumextraktion sind dieselben, wie sie für die Zangenoperation gültig sind (s. S. 427). Eine Narkose entfällt, da die Kreißende unterstützend mitpressen soll.

Die Saugglocke wird bei vollständig erweitertem Muttermund der Leitstelle aufgesetzt. Die Herstellung des Vakuum erfolgt langsam innerhalb von etwa 6 min, um eine zuverlässige Haftung der Pelotte durch das künstliche Ödem der Kopfhaut zu erreichen und um Verletzungen und ein Abgleiten zu vermeiden. Durch ein Nachtasten entlang der Circumferenz der Saugglocke muß sichergestellt werden, daß weder Scheidenwand noch Muttermund eingeklemmt sind. Über das mit der Saugglocke in Verbindung stehende Zugsystem erfolgen wehensynchrone Traktionen in Richtung der Führungslinie bis zum Anstemmen der Nackenhaargrenze. Durch Zug nach vorn wird der Kopf in Deflexion gebracht und nach Anlegen einer Episiotomie entwickelt. Das Abreißen bzw. Abgleiten der Saugglocke ist wegen der dadurch bedingten abrupten Druckunterschiede auf jeden Fall zu vermeiden; ggf. muß die Geburt durch Forceps beendet werden.

Die *Indikationen* unterscheiden sich nicht grundsätzlich von denjenigen für die Forcepsentbindung, jedoch besitzt je nach geburtshilflicher Situation das eine gegenüber dem anderen Verfahren Vorteile.

Von *seiten des Kindes* kommt die *Vakuumextraktion* in Betracht:

– bei reifem Kind in vorderer Hinterhauptslage *ohne* Notsituation,
– alternativ zum Forceps bei tiefem Querstand (s. S. 376).

Der Weichteilwiderstand ist bei der Indikationsstellung zu berücksichtigen. Straffe Weichteile erschweren das Manöver. Die wehensynchronen Traktionen wirken sich insofern günstig aus, als sich der Kopf die günstigste Einstellung im Geburtskanal selbst suchen kann. Rotationen sind begrenzt möglich.

Tritt während der Austreibungsperiode eine *akute kindliche Gefährdung* (drohende Asphyxie) auf, ist zur Zeitersparnis die Beendigung durch *Forceps* angebracht, ebenso dann, wenn es sich um Deflexionslagen handelt. Für die operative Geburtsbeendigung bei unreifen Kindern ist die Zangenentbindung unbedingt vorzuziehen, da infolge der noch weichen Kopfknochen der Unterdruck der Saugglocke auf das Cerebrum übertragen werden und zu intrakraniellen Blutungen führen kann.

Bevorzugte Indikationsgebiete von *seiten der Mutter* für die Geburtsbeendigung durch *Vakuumextraktion* sind die protrahierte Austreibungsperiode (sekundäre Wehenschwäche) und Erschöpfung der Kreißenden. Die wehensynchronen Traktionen helfen dann zu einer schonenden Beschleunigung in der Endphase der Geburt. Jedoch stellt in der späten Austreibungsperiode die *Zangenhilfe* mit einer Divergenzzange eine echte Alternative dar.

Vakuumextraktion und Forcepsentbindung sind bei kunstgerechter Durchführung unter Berücksichtigung einer *differenzierten Indikationsstellung* in ihren Vor- und Nachteilen für Mutter und Kind als gleichwertig anzusehen.

Die Resultate vaginaler geburtshilflicher Operationen werden um so besser sein, je klarer die Indikation gestellt, je gewissenhafter das Risiko für Mutter und Kind gegenüber der abdominalen Schnittentbindung abgewogen wird und je besser die Zusammenarbeit zwischen Geburtshelfer, Anaesthesist und Pädiater gewährleistet ist.

Bei Einstellungs- und Haltungsanomalien des kindlichen Kopfes unterliegt die Technik der Zangenoperation den gleichen Grundregeln, wie sie für die Extraktion aus normaler Hinterhauptslage beschrieben wurde. Jedoch erfordern diese pathologischen Situationen bei der Ausführung des Eingriffs jeweils die Anpassung an die regelwidrigen geburtsmechanischen Bedingungen und erhöhen – insbesondere infolge des größeren Durchtrittsplanum – den Schwierigkeitsgrad der Operation. Die entsprechenden Hinweise finden sich bei den „Einstellungs- und Haltungsanomalien" (s. S. 375–381).

Auf das geburtshilfliche Vorgehen bei der vaginalen Entbindung aus Beckenendlage wird auf S. 368 eingegangen. Die innere Wendung bei

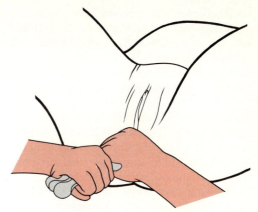

Abb. 192. Technik der Zangenentbindung. Fassen der Zangengriffe und Zug in Richtung der Geburtsachse. (In Anlehnung an G. Martius 1978)

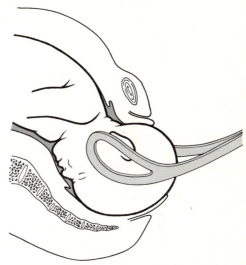

Abb. 193. Technik der Zangenentbindung. Anheben der Zangengriffe, sobald sich der Kopf mit der Nackenhaargrenze am unteren Symphysenrand anstemmen kann

Querlage ist im Zusammenhang mit der Entwicklung des zweiten Zwillings im Kap. „Mehrlingsschaft" dargestellt (s. S. 347).

Die abdominale Schnittentbindung – Kaiserschnitt – Sectio caesarea

Viele Fortschritte wie – um nur die wichtigsten zu nennen – die Verbesserung der Anaesthesieverfahren, der operativen, prä- und postoperativen Versorgung und die Infektions- und Thromboembolieprophylaxe haben insbesondere in den letzten beiden Jahrzehnten zu einem Absinken der mütterlichen Sectio-Morbidität und -Mortalität geführt.

Diese Risikoverminderung ermöglichte einen Wandel in der Indikationsstellung. Vor allem konnte die Schnittentbindung im Interesse des Kindes stärker in den Vordergrund treten. Der Kaiserschnitt wird heute dank dieser Fortschritte nicht mehr ausschließlich als ultima ratio zur Rettung von Mutter und/oder Kind aus einer akuten Gefahrensituation, sondern schon zur Vermeidung einer vorhersehbaren Komplikation präventiv und geplant durchgeführt. Auch sub partu wird der Entschluß zur Sectio großzügiger und frühzeitiger gefaßt, zumal durch eine rechtzeitige Schnittentbindung ein großer Teil schwerer fetaler Hypoxien vermieden werden kann. Die erweiterte Indikationsstellung trägt nicht zuletzt auch zur Vermeidung schwieriger, Mutter und Kind traumatisierender vaginaler Operationen bei.

Infolgedessen hat die Sectio-Frequenz – vor allem aus kindlicher Indikation – zugenommen; sie liegt heute zwischen 7 und 12% (bis 15%) der Gesamtgeburtenzahl.

Die *Indikationen* ergeben sich von seiten des *Kindes* oder der *Mutter,* häufig betreffen sie als sog. gemischte Indikationen Mutter *und* Kind.

Entsprechend dem Zeitpunkt der Durchführung wird zwischen der *primären* resp. *elektiven (selektiven) Sectio caesarea* vor oder unmittelbar mit Wehenbeginn und der *sekundären Schnittentbindung sub partu* unterschieden.

Primäre Sectio caesarea

Sie ist indiziert bei
- absolutem Mißverhältnis zwischen kindlichem Kopf und mütterlichem Becken,
- nicht durch äußere Wendung korrigierbarer Querlage,
- Placenta praevia totalis oder marginalis,
- vorzeitiger Lösung der normal sitzenden Placenta,
- hohem Risiko einer vaginalen Entbindung für Mutter und/oder Kind (z. B. schwere mütterliche Erkrankungen, Riesenkind bei Diabetes mellitus),
- *mit Einschränkungen bei*
  - Beckenendlage bei Primipara,
- alte Primipara,
- Zustand nach Uterotomie bzw. nach früherer Sectio caesarea,
- schwerer Placentainsuffizienz bzw. fetaler Hypotrophie,
- Risikoschwangerschaft mit erheblicher fetaler Gefährdung (Spätgestose, Diabetes mellitus),
- Frühgeburt.

Sekundäre Sectio caesarea

Sie ist sub partu indiziert bei
- drohender intrauteriner Asphyxie,
- relativem Mißverhältnis,
- protrahiertem Geburtsverlauf,
- bestimmten Einstellungs- und Haltungsanomalien,
- vorzeitigem Blasensprung und mangelnder Eröffnung des Muttermundes,
- Fieber unter der Geburt,
- drohender Uterusruptur,
- Nabelschnurvorfall.

Prognose für die Mutter: Die mütterliche Mortalität nach Sectio caesarea beträgt 1,5‰, bezogen auf alle Kaiserschnitte, gegenüber der allgemeinen Müttersterblichkeit von 0,5‰, bezogen auf alle Geburten. Diese um den Faktor 3 erhöhte Sectio-Mortalität wird größtenteils dadurch bedingt, daß es sich um ein Risikokollektiv handelt.

Die Sterblichkeitsrate kann durch Verbesserung der Schwangerenvorsorge, Intensivierung der Überwachung unter der Geburt sowie weitgehende Vermeidung von überstürzten Notoperationen weiter gesenkt werden.

Die mütterliche Morbidität liegt bei rd. 15%. Zu den Komplikationen gehören Blutungen, Schock, Ileus, Thromboembolien, zahlenmäßig vor allem aber Infektionen einschließlich der Endometritis und Wundheilungsstörungen.

Prognose für das Kind: Die Höhe der perinatalen Mortalität und Morbidität, ebenso die der Spätschäden hängt nach Kaiserschnittentbindungen ganz entscheidend von dem Anteil der Sectiones ab, die wegen drohender kindlicher Hypoxie ausgeführt werden. Es bedarf keiner Frage, daß die Mortalitäts- und Morbiditätsraten um so niedriger sind, je besser die personelle und apparative Ausstattung zur Überwachung unter der Geburt gewährleistet ist und je frühzeitiger ein kindlicher Gefährdungszustand erkannt und die Schnittentbindung durchgeführt wird.

Wiederholte Sectio caesarea – Resectio

Wurde bei einer vorausgegangenen Geburt ein Kaiserschnitt durchgeführt, so ist für die Leitung einer folgenden Geburt entscheidend, welche Indikation zur ersten Sectio caesarea geführt hat.
Es gibt Indikationen zum Kaiserschnitt, die von vornherein auch für folgende Geburten geltend sind – z. B. ein Mißverhältnis zwischen Kopf und Becken – und andere, die nicht ohne weiteres eine Schnittentbindung bei der folgenden Geburt notwendig machen, z. B. eine drohende intrauterine Asphyxie, die sich bei folgenden Geburten nicht zu wiederholen braucht.
Insgesamt ist jedoch die Indikation zu einer Resectio großzügig zu stellen, da stets das Risiko einer Narbenruptur mit berücksichtigt werden muß.
Häufig wird nach dem zweiten Kaiserschnitt die Tubensterilisation erbeten. Besteht weiterer Kinderwunsch, so ist bei ungestörter Wundheilung nichts gegen eine dritte und vierte Sectio caesarea einzuwenden.

35. Coagulopathien in der Geburtshilfe

Gerinnungsstörungen sind in der Geburtshilfe nicht selten und daher gefürchtet. Ein Mangel an Gerinnungsfaktoren kommt durch verschiedene pathogenetische Mechanismen zustande:

- Verlustcoagulopathie,
- Verbrauchscoagulopathie,
- Destruktion von Gerinnungsfaktoren.

Alle Formen können eine bestehende Blutung verstärken oder als primäres Ereignis eine Hämorrhagie auslösen (Abb. 194).
Für jede Form der Coagulopathien gilt, daß das Blut im Reagenzglas nicht mehr gerinnt, wenn der Plasmafibrinogenwert 1,0 g/l unterschreitet (Abb. 195 a u. b). Die Blutungszeit ist erheblich verlängert, wenn die zirkulierenden Blutplättchen < 80 G/l betragen (Ausnahme: Bei einer idiopathischen Thrombocytopenie ist erst ab einer Thrombocytenzahl von < 30 G/l eine verlängerte Blutungszeit zu erwarten).

Verlustcoagulopathie

Ätiologie: Wenn nach einem schnellen Blutverlust von > 1500 ml der Kreislauf durch Gabe von Plasmaexpandern schnell aufgefüllt wird, kommt es zu einer Verdünnung der Gerinnungsfaktoren, insbesondere von Fibrinogen und Thrombocyten. Dadurch kann eine solche Reduktion des Hämostasepotentials eintreten, daß eine hämorrhagische Diathese resultiert.

Diagnose: Sie ergibt sich aus dem hohen Blutverlust binnen kurzer Zeit, wenn dieser nur durch Flüssigkeit ersetzt wurde. Die Plasmafibrinogenwerte sinken ab, ebenso die Thrombocyten auf < 50 G/l. Entsprechend verlängert ist die Gerinnungszeit.

Therapie: Die Verlustcoagulopathie gehört zu den Situationen, in denen die Substitution mit Vollblut anderen Substitutionsmaßnahmen vorzuziehen ist. Dabei ist zu beachten, daß in ausreichendem Maße Frischblut gegeben wird, das allein in der Lage ist, alle verlorengegangenen Gerinnungsfaktoren und die Thrombocyten zu ersetzen. Jede Vollblutkonserve enthält ca. 0,5 g Fibrinogen. Der zur Hämostase benötigte Fibrinogenspiegel beträgt etwa 1,0 g/l. Dieser Wert wird durch die Verabfolgung von 4 g Fibrinogen erreicht, wenn der Plasmafibrinogenspiegel 0 g/l beträgt. Mit jeder Frischblutkonserve (nicht älter als 10 st) wird die Thrombocytenzahl im Empfängerorganismus um 10–15 000/mm^3 erhöht.

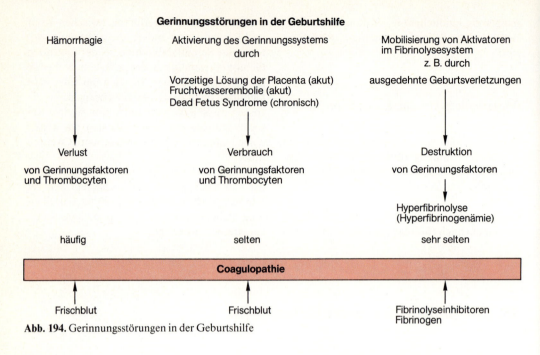

Abb. 194. Gerinnungsstörungen in der Geburtshilfe

Verbrauchscoagulopathie

Ätiologie: Im allgemeinen entsteht eine Verbrauchscoagulopathie durch eine akut oder chronisch ablaufende *disseminierte Gerinnung*, die ihrerseits zu einer Mikrothrombosierung der Endstrombahn mit entsprechenden Versorgungsstörungen der Gewebe führt. Die intravasalen Fibrinthromben können fehlen, wenn eine starke fibrinolytische Reaktion das Fibrin bereits in statu nascendi wieder auflöst. Es ist dann histopathologisch nicht mehr nachweisbar. Eine Verbrauchscoagulopathie entsteht und verläuft phasenhaft, wobei Verbrauch und Neusynthese der Gerinnungsfaktoren und Thrombocyten den Schweregrad bestimmen.

Bei einer *vorzeitigen Lösung der Placenta* ist mit einer Gerinnungsstörung in ca. 25% der Fälle zu rechnen. Sie ist eindeutig korreliert mit dem Ausmaß der Lösungsfläche (s. S. 400).

Als Ursache der Gerinnungsstörung werden gegenwärtig zwei mögliche Mechanismen diskutiert, die anscheinend auch gleichzeitig wirksam werden können:

– Die Verbrauchscoagulopathie entwickelt sich durch Verlust von Blut in das retroplacentare Hämatom; dem Blut in der Zirkulation fehlen dann die entsprechenden Gerinnungsfaktoren, insbesondere Fibrinogen und Plättchen (lokale Verbrauchsreaktion).

– Der „Verbrauch" erfolgt in der Zirkulation. Gerinnungsaktive Stoffe – placentares Thromboplastin und aktivierte Gerinnungsfaktoren –, die aus dem retroplacentaren Hämatom stammen, gelangen in die mütterliche Zirkulation und aktivieren das Gerinnungssystem (disseminierte intravasale Gerinnung).

Diagnose: Plasmafibrinogenwerte < 100 mg% bei mäßig verminderten Blutplättchenzahlen (um 100 000/mm^3) zeigen die Gerinnungsstörung an. Die Gerinnungszeit im Reagenzglas ist unendlich (Clot-observation-Test, Abb. 195a, b). Der Nachweis erhöhter Spiegel von Fibrinogenspaltprodukten und Fibrinmono- bzw. -oligomeren ist wünschenswert, gehört aber zu den aufwendigen Laboruntersuchungen und ist für die Akutbehandlung eher belanglos.

Therapie: Wie bei der Therapie der vorzeitigen Lösung der Placenta (s. S. 402) ist vor der Korrektur der Gerinnungsfaktoren die Substitution von Blut zur Behandlung der Hypovolämie notwendig. Frischblut ist wegen der dadurch möglichen Zufuhr *aller* notwendigen Gerinnungsfaktoren vorzuziehen. Gaben von Heparin erübrigen sich, da dieses bereits gebildetes Fibrin nicht aufzulösen vermag. Die akute Aktivierungsphase ist bei verminderten Gerinnungsfaktoren bereits vorüber.

Destruktion von Gerinnungsfaktoren – Hyperfibrinolyse

Sehr selten entsteht eine postpartale Blutung durch Hyperfibrinolyse. Die Ursache ist eine ausgedehnte Verletzung von Geweben sub partu, die einen hohen Gehalt an Fibrinolyseaktivatoren aufweisen. Diese werden ausgeschwemmt und aktivieren das fibrinolytische System. Eine halbe bis eine Stunde nach der meist komplikationsreichen Geburt wird eine starke vaginale Blutung beobachtet, wobei das Blut sehr spät gerinnt oder ungerinnbar ist. Im Reagenzglas entstandene Gerinnsel lösen sich schnell wieder auf (Abb. 195a, b). Die Behandlung erfolgt durch den Proteolysehemmer Aprotinin.

Fruchtwasserembolie

Bei dieser 1924 erstmals beschriebenen Komplikation wird Fruchtwasser in die mütterliche Zirkulation eingeschwemmt. Dadurch werden wesentliche Enzymsysteme aktiviert; besonders folgenreich ist die Aktivierung des Gerinnungs- und Fibrinolysesystems. Man spricht von einem enzymatischen Chaos. Die Frequenz beträgt etwa 1:10000 Geburten. Überwiegend sind Mehrgebärende betroffen. Es besteht meist eine unkoordinierte Wehentätigkeit (Oxytocinüberdosierung!). Die Patienten sterben mit wenigen Ausnahmen innerhalb von 30 min bis 2 st im kardialen Schock (akute Rechtsherzinsuffizienz).

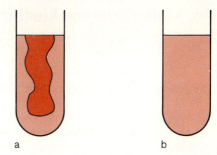

Abb. 195a u. b. Blutgerinnung im Reagenzglas (Clotobservation-Test). **a** Normale Gerinnselbildung, **b** keine Gerinnung bzw. wieder aufgelöstes Gerinnsel

Therapie: Die wenigen Überlebenden wurden durch eine schnelle kardiale Notfallbehandlung gerettet. Da die Ursache der Gerinnungsstörung nicht eindeutig bekannt ist, besteht die Therapie der Wahl in der Gabe von Frischplasma oder Plasmaderivaten. Wegen der starken proteolytischen Aktivität sind Fibrinolysehemmer indiziert.

Dead Fetus Syndrome

Nach Absterben des Feten in utero kann eine Gerinnungsstörung entstehen, bei der das Plasmafibrinogen erheblich absinkt, während die anderen Gerinnungsfaktoren und die Plättchenzahl nur geringfügig beeinträchtigt sind. Die Ausbildung der Afibrinogenämie dauert mit wenigen Ausnahmen mehr als fünf Wochen, und es wird angenommen, daß es sich um eine chronische intravasale Gerinnung handelt. Das Syndrom wird nur noch selten beobachtet, da mit den Überwachungsmethoden der modernen Geburtshilfe die Feststellung des intrauterinen Fruchttodes sehr früh erfolgt und wirksame Verfahren zur Schwangerschaftsbeendigung zur Verfügung stehen (s. S. 233).

36. Mütterliche und kindliche Mortalität und Morbidität

Die heutige präventiv ausgerichtete Geburtshilfe dient in jeder Phase – beginnend mit der Schwangerenbetreuung über die kontinuierliche Überwachung des Feten sub partu bis zur großzügigeren Indikationsstellung zur abdominalen Schnittentbindung – dem Ziel der Risikoverminderung für Mutter und Kind.

Als Parameter zur Kontrolle der geburtshilflichen Leistung gelten Verlaufstatistiken der mütterlichen und kindlichen Mortalität und Morbidität unter Berücksichtigung ihrer Ursachen. Auf diese Weise werden nicht nur die Erfolge dargelegt, sondern es werden vor allem die Schwachpunkte sichtbar, die der intensiveren und verbesserten Prävention bedürfen.

Da in allen Kapiteln der Pathologie der Geburt der Prävention und Prophylaxe die besondere Aufmerksamkeit galt, werden an dieser Stelle unter dem Aspekt der Frequenz und der Ursachen der mütterlichen und kindlichen Mortalität nur die Hauptprinzipien mehr synoptisch dargestellt.

Mütterliche Mortalität (Müttersterblichkeit)

Definition der Müttersterblichkeit

Empfehlungen der WHO (und FIGO = Fédération Internationale de Gynécologie et Obstétrique)
„Müttersterbefälle sind Sterbefälle Schwangerer, deren Tod auf Komplikationen im Zusammenhang mit einer Schwangerschaft, Entbindung oder dem Wochenbett zurückzuführen ist. Die Wochenbettzeit umfaßt die 6 Wochen unmittelbar nach Ausstoßung der Frucht. Krankheiten des Wochenbettes sind solche, die während dieser Zeit von den weiblichen Geschlechtsorganen ausgehen oder im Zusammenhang mit dem Wochenbett stehen."
(Abortbedingte Todesfälle sind also mit einbegriffen.)

BRD
Auch in der BRD werden in Übereinstimmung mit der WHO und FIGO nur diejenigen Todesfälle als Müttersterbefälle berücksichtigt, die ursächlich mit Schwangerschaft, Geburt und Wochenbett im Zusammenhang stehen.

Definitionsgemäß wird die Müttersterblichkeit auf 100 000 Lebendgeborene berechnet.

Frequenz: In der BRD ist die mütterliche Mortalität zwischen 1950 und 1978 auf ein Achtel des Ausgangswertes zurückgegangen (von 206 auf 25,5/100 000 Lebendgeborene).
Trotz dieser erfreulichen Entwicklung nimmt die BRD im europäischen Vergleich nur eine mittlere Position ein.

Die schlechte Plazierung geht z.T. auf mangelnde Vergleichbarkeit der Statistiken infolge von Definitions- und Erfassungsunterschieden zurück. Der Hauptgrund dürfte jedoch in Strukturproblemen mit unzureichender Zentralisierung bzw. Regionalisierung der Geburtshilfe in der Bundesrepublik zu suchen sein.

Hauptursachen der Müttersterblichkeit: Etwa zwei Drittel der mütterlichen Todesfälle ereignen sich unter der Geburt und im Wochenbett, das restliche Drittel entfällt auf den gesamten Schwangerschaftszeitraum, enthält also auch Sterbefälle als Folge eines Abortes oder Schwangerschaftsabbruchs.
Die wichtigsten Todesursachen sind in wechselnder Rangfolge:
– Infektionen (ca. 20%),
– Hämorrhagien (ca. 18%),
– Spätgestosen (Präklampsie/Eklampsie ca. 10%),
– Thromboembolien (ca. 10%),
– Uterusruptur (ca. 5%),
– Schwangerschaftsabbruch (ca. 6%, einschließlich der Spontanaborte aber annähernd 15%),
– anaesthesiebedingte Todesfälle.
Der Anteil der Todesfälle nach Kaiserschnitt beträgt 20–30% der gesamten Müttersterblichkeit (annähernd 1,5‰).

Infektionstodesfälle: Es steht außer Zweifel, daß durch geeignete prophylaktische und präventive Maßnahmen eine Herabsetzung dieser Mortalitätsrate erreicht werden kann. Dazu gehören:
– Beachtung der aseptischen und antiseptischen Kautelen im Kreißsaal und auf der Wochenstation,
– Maßnahmen zur Verringerung der Ascensionsgefahr endogener Erreger,
– rechtzeitge Keim- und Resistenzbestimmung (Antibiogramm) zur gezielten Antibioticatherapie,
– strenge Kontrolle und Überwachung der ascendierenden Infektion bei vorzeitigem Blasensprung.

Blutungstod: Annähernd 90% der Verblutungstodesfälle müssen heute als vermeidbar angesehen werden, wenn Schwangere mit Blutungsrisiko (z. B. Placenta praevia) rechtzeitig in eine Klinik mit Optimalversorgung verlegt werden.

Spätgestose: Die Prävention der Eklampsie ist ein Primat der Schwangerenüberwachung. Im Falle einer drohenden Dekompensation ist die rechtzeitige Einweisung in eine Anstalt mit allen Möglichkeiten der Risikogeburtshilfe zwingend.

Thromboembolie: Der Thromboseprophylaxe kommt bei gefährdeten Graviden bereits während der Schwangerschaft, sub partu und im Wochenbett entscheidendes Gewicht zu.

Uterusruptur: Die Uterusruptur muß heute als vermeidbare Todesursache gelten; insbesondere kommt es auf die Beachtung disponierender Faktoren wie vorausgegangener Operationen am Uterus (Sectio caesarea, Myomenucleation, Metroplastik) an.

Abort- und Schwangerschaftsabbruch: Als wichtigste Maßnahmen zur Verhütung schwerer Komplikationen bei Aborten und Schwangerschaftsabbrüchen haben diejenigen zu gelten, die der Vermeidung und Beherrschung des hypovolämischen und Endotoxinschocks dienen.

Anaesthesietodesfälle: Zu den präventiven Maßnahmen gehören hier:
- von seiten des Geburtshelfers: Reduzierung der ungeplanten Eingriffe,
- von seiten des Anaesthesisten: stete Verfügbarkeit des Anaesthesisten (rund um die Uhr!).

Nicht zu verkennen sind die soziologischen und sozial bedingten Einflüsse auf die mütterliche und kindliche Mortalität. Es muß Anliegen der Schwangerenvorsorge sein, den *sozialen Hintergrund* und die sozioökonomischen Verhältnisse der Graviden abzuklären und Risikofaktoren zu ermitteln. Der Familienstand spielt eine nicht unwesentliche Rolle für den Schwangerschaftsausgang: Die mütterliche Mortalität von *Ledigen* ist im Alter von 20–40 Jahren mehr als doppelt so hoch wie bei verheirateten Müttern.
Für die Risikoeinschätzung sind weiterhin *Alter* und *Parität* von Bedeutung.
Die ganz jungen Graviden sind mit einer erhöhten Mortalitätsrate belastet, während die 20–25jährigen die geringste Sterblichkeit aufweisen. Bei den über 30 Jahre alten Schwangeren liegt sie 4–5mal höher. Unter Berücksichtigung der Parität beträgt die Müttersterblichkeit für das erste bis dritte Kind 59,3/100000, bei vier Kindern und mehr jedoch 145/100000 Lebendgeborene. Die wichtigsten Risikofaktoren im Zusammenhang mit Alter und Parität sind die Blutungsgefahr (Placenta praevia, vorzeitige Lösung, Atonie) und die Thromboembolie.

Kindliche Mortalität (Kindersterblichkeit)

Definition der Kindersterblichkeit

Definitionsgemäß wird unterschieden zwischen der
- Säuglingsmortalität,
- fetoinfantilen Mortalität,
- perinatalen Mortalität.

Die *Säuglingssterblichkeit* beinhaltet die Sterblichkeit der Lebendgeborenen bis zum Ende des ersten Lebensjahres (etwa 70% gehen dabei zu Lasten der perinatalen Mortalität).
Die *Fetoinfantile Sterblichkeit* wird definiert als Säuglingssterblichkeit einschließlich der Totgeborenen.
Die *perinatale Mortalität* umfaßt in Übereinstimmung mit den Empfehlungen der WHO auch in der BRD alle vor, während und bis zum 7. Lebenstag nach der Geburt gestorbenen Kinder, die zur Zeit der Geburt mehr als 1000 g gewogen haben. Die statistische Berechnung erfolgt auf 1000 Geborene, d. h. lebend- und totgeborene Kinder. Die perinatale Sterblichkeit wird für geburtshilfliche Analysen bevorzugt herangezogen.

Frequenz der perinatalen Todesfälle: Die BRD nimmt mit einer perinatalen Sterblichkeit von 19,3‰ (1975) eine mittlere Position beim Vergleich der perinatalen Mortalitätsraten in europäischen Ländern ein. Die Vergleichbarkeit ist jedoch infolge der Inhomogenität und abweichenden Anwendung des Begriffes „Lebendgeborene" und der unterschiedlichen Abgrenzung zwischen Fehlgeburt und Frühgeburt begrenzt. Die notwendige weitere Senkung der perinatalen Sterblichkeit ist durchaus erreichbar, wenn die Schwangerenvorsorge intensiviert und bestimmte strukturelle Voraussetzungen für die Optimalversorgung des Neonatus geschaffen werden.

Definition der Lebendgeburt

WHO
Eine Lebendgeburt liegt vor, wenn eine aus der Empfängnis stammende Frucht, gleichgültig nach welcher Schwangerschaftsdauer, vollstän-

dig aus dem Mutterleib gestoßen oder extrahiert ist, nach dem Verlassen des
  Mutterleibes *atmet* oder
  irgendein anderes *Lebenszeichen* erkennen läßt, wie *Herzschlag, Pulsation der Nabelschnur* oder deutliche *Bewegung* willkürlicher Muskeln, gleichgültig ob die Nabelschnur durchschnitten oder nicht durchschnitten ist, ob die Placenta ausgestoßen oder nicht ausgestoßen ist.
Jedes unter diesen Voraussetzungen geborene Kind ist als Lebendgeburt zu betrachten.

BRD (23. 4. 1979 BGB 1. I S. 493)
Eine Lebendgeburt, für die allgemeine Bestimmungen über die Anzeige und Eintragung gelten, liegt vor, wenn bei einem Kind nach Scheidung vom Mutterleib entweder das *Herz geschlagen* oder die *Nabelschnur* pulsiert oder die natürliche *Lungenatmung* eingesetzt hat.

Definition der Totgeburt

WHO
Fetaltod ist der Tod einer Frucht *vor* der vollständigen Ausstoßung oder Extraktion aus dem Mutterleib ohne Rücksicht auf die Schwangerschaft. Ein solcher Tod liegt vor, wenn der Fetus nach dem Verlassen des Mutterleibes
  weder atmet, noch
  Lebenszeichen erkennen läßt, wie z. B. Herzschlag, Pulsation der Nabelschnur oder deutliche Bewegung willkürlicher Muskeln.

BRD
Hat sich keines der in Absatz 1 (s. o.) genannten Merkmale des Lebens gezeigt, beträgt das Gewicht der Leibesfrucht jedoch mindestens 1000 g,
so gilt sie im Sinne des § 24 des Gesetzes als ein totgeborenes oder unter der Geburt verstorbenes Kind.

Hauptursachen der perinatalen Sterblichkeit:
Die wichtigsten Ursachenfaktoren der perinatalen Mortalität sind:
- Untergewichtigkeit,
- Hypoxie, Acidose,
- Fehlbildungen,
- soziologische Bedingungsfaktoren.

Untergewichtigkeit: Von entscheidender Bedeutung erweisen sich *Geburtsgewicht* und *Schwangerschaftsdauer*.
Die Untergewichtigkeit ist zu 63% (bis 70%) Ursache der perinatalen Mortalität. In in 60–70% der Fälle handelt es sich um echte Frühgeburten, bei 30–40% um Mangelgeburten mit einer Placentainsuffizienz als hauptsächlicher Ursache der intrauterinen Dystrophie.
Die Übersterblichkeit ist somit vorrangig ein Problem der Frühgeburtlichkeit. Eine Verringerung der perinatalen Mortalität läßt sich erreichen durch
- Verminderung der Frühgeburtenfrequenz,
- Optimierung der Geburtsleitung bei Frühgeburten,
- Verbesserung der neonatologischen Versorgung und Aufzucht der Frühgeborenen.

Hypoxie – Acidose: Etwa 40% aller perinatalen Todesfälle gehen zu Lasten einer Hypoxie. Zur Prävention und Prophylaxe geht es hier um
- Einsatz der gesamten Placentafunktionsdiagnostik,
- rechtzeitige Entbindung bei Placentainsuffizienz,
- rechtzeitge (operative) Geburtsbeendigung.

Angeborene Fehlbildungen: Im Sinne der Prävention liegt der Schwerpunkt auf der genetischen Beratung und pränatalen Diagnostik.
Bei multifaktoriell bedingten Anomalien, die der chirurgischen Intervention zugänglich sind, kommt es darauf an, die operativen Maßnahmen rechtzeitig in die Wege zu leiten.

Soziologische Bedingungsfaktoren: Die Analyse der perinatalen Mortalität zeigt, daß diese Bedingungsfaktoren wie bei der Müttersterblichkeit eine nicht zu unterschätzende Rolle spielen (s. S. 435).
Die Tatsache, daß die perinatale Mortalität in den letzten Jahren um 35% zurückgegangen ist, und daß geburtshilfliche Zentren trotz der negativen Auslese infolge der Ansammlung von Risikogeburten einen Rückgang der perinatalen Sterblichkeit bis auf 10‰ erreicht haben, spricht eindeutig für den Wert der physikalischen und biochemischen Überwachungsmethoden vor und unter der Geburt.

Mütterliche und kindliche Morbidität

Die *mütterliche Morbidität* ist im Rahmen einer Gesamtbeurteilung nicht sicher abzuschätzen. Auf vorhandene Einzeldaten wurde in den einzelnen Kapiteln eingegangen.

Die *kindliche Morbidität* konnte nach Ergebnissen von Langzeitkontrollen gesenkt werden. Der Anteil der perinatal bedingten Spätschäden ging von 75% auf 40% zurück, die pränatalen und connatalen Defekte stehen somit heute unter den Ursachen insbesondere der cerebralen Störungen im Vordergrund.

E. Gynäkologische Pathophysiologie

37. Die gynäkologische Untersuchung

Die Anamnese

Die Anamnese ist der Schlüssel zur Diagnose! Im Rahmen der gesamten Diagnostik kommt ihr sowohl prospektiv als auch retrospektiv ein beachtlicher Stellenwert zu: Prospektiv vermitteln die angegebenen Symptome erste Hinweise für die Diagnose; retrospektiv lassen sich der objektive Untersuchungsbefund und die subjektiven anamnestischen Angaben um so eher zur Deckung bringen, je genauer die Vorgeschichte erhoben wird. Die dazu notwendige Kooperation der Patientin basiert auf dem Vertrauen zu ihrem Arzt. Dieses Vertrauen hängt aber – das sollte nie vergessen werden – davon ab, welches Urteil sich die Patientin über ihren Arzt bildet. Für den Studenten, der in der Ambulanz oder auf einer gynäkologischen Abteilung mit der Erhebung der Anamnese betraut wird, bringt gerade diese Tatsache nicht selten Probleme mit sich, weil ihm noch die notwendige Routine und Erfahrung und letzten Endes der Status des Arztes fehlen.

Zur Überbrückung dieser Schwierigkeiten folgen daher einige Hinweise auf die Besonderheiten der gynäkologischen Anamnese. Angefügt ist ein Schema, das die Vollständigkeit der Erhebung gewährleisten soll.

Hinweise für die Erhebung der Anamnese: Die häufigsten Beweggründe für das Aufsuchen der gynäkologischen Sprechstunde sind: Vorsichtsuntersuchung zum Ausschluß einer Krebserkrankung, Blutungsstörungen oder schmerzhafte Periodenblutungen, fest umrissene oder diffus angegebene „Unterleibsbeschwerden", Fragen der Familienplanung (Konzeptionsverhütung), Klagen über verstärkte genitale Absonderung (Fluor mit Pruritus genitalis), Feststellung oder Ausschluß einer Schwangerschaft, Kinderlosigkeit, Senkungsbeschwerden und Überweisung vom bisher behandelnden Arzt mit gezielter Fragestellung.

Unabhängig vom aktuellen Anlaß sind die folgenden Erhebungen obligatorisch anzustellen.

Die erste Frage: *„Warum kommen Sie in die Sprechstunde?"* legt am schnellsten den *aktuellen Beweggrund* dar und bringt am einfachsten das ärztliche Gespräch in Gang. Man läßt die die Patientin ihre Beschwerden – ohne sie zunächst zu unterbrechen – vortragen. Zur Vervollständigung der anamnestischen Information werden gezielte Fragen angeschlossen. Die Akzente sind entsprechend dem Beschwerde- und Fragenkomplex zu setzen. Ein bestimmtes Schema für eine lückenlose Vorgeschichte ist einzuhalten, jedoch die Ausführlichkeit der Dokumentation zu variieren; so kann z. B. bei Frauen in der Menopause auf Einzelheiten über Verlauf und Reihenfolge der Aborte und Geburten verzichtet werden, wenn die Hinweise eindeutig in anderer Richtung gehen (z. B. Fluor oder Blutung in der Menopause). Im fertilen Alter sind diese Daten jedoch so ausführlich wie der Patientin erinnerlich festzuhalten.

Blutungsanamnese: Die Regelanamnese beginnt mit der *Frage nach der letzten und vorletzten Periode* (möglichst mit genauen Daten), ihrer *Stärke* und *Dauer*. Von dieser Zäsur aus wird retrospektiv der Cyclus analysiert. Der Zeitpunkt der Menarche ist bei jungen Mädchen und Frauen im fertilen Alter stets festzuhalten. *Die Blutungsintervalle* – vom ersten Tag der letzten Blutung bis zum Wiedereinsetzen der folgenden Blutung gerechnet – sind so exakt wie möglich zu dokumentieren. Auf *Tempoanomalien* (Oligo- oder Polymenorrhoe) und *Typusanomalien* (Abweichungen von der gewohnten Stärke und Dauer der Blutung: Hypo- oder Hypermenorrhoe, Menorrhagie) ist zu achten. Die Blutungsstärke läßt sich durch Rückfragen nach den pro Tag benötigten Menstruationsbinden oder -tampons in etwa objektivieren. Besonders bei verlängerten Blutungen ist es wichtig zu erfahren, ob diese täglich gleichstark aufgetreten sind oder ob prämenstruelle oder postmenstruelle schwächere sog. Schmierblutungen bestanden haben. Wesentliche diagnostische Hinweise können etwaige *Zwischenblutungen* und deren Stärke sowie *Dauerblutungen* liefern. Die acyclisch auftretende Blutung muß durch die Anamnese klar erkennbar werden. Die Angaben werden in einem Schema zur besseren visuellen Orientierung eingetragen (s. Abb. 213). Dabei sind auch andernorts wegen Blutungsstörungen durchgeführte Behandlungen (Abrasio, Hormontherapie) zu vermerken.

Besondere Beachtung verdienen Angaben über das *Ausbleiben der Periode;* dabei ist zu unterscheiden, ob es sich um eine *primäre* oder *sekundäre Amenorrhoe* handelt (s. S. 476). Das Alter der Patientin wird die Richtung der diagnostischen Überlegungen mitbestimmen. Bei Frauen in der Menopause bzw. im Senium ist der Zeitpunkt des Sistierens der Periodenblutungen festzuhalten. *Nach Blutungen oder Fluor in der Menopause ist unbedingt zu fragen.*

Angaben über eine *schmerzhafte Periodenblutung* bedürfen aufgrund der unterschiedlichen Genese einer Präzisierung. Es ist zu klären, ob die Dysmenorrhoe bereits seit der Menarche besteht oder erst in einer späteren Lebensphase begonnen hat (*primäre* oder *sekundäre* Dysmenorrhoe). Die *Dauer* der Schmerzen, ihr *Maximum* und ihre *Lokalisation* sind zu erfragen. Die Intensität kann aus dem Medikamentenbedarf und ggf. dem Fernbleiben von der Schule oder vom Arbeitsplatz mit oder ohne Einhalten von Bettruhe abgeleitet werden. Gerade bei der Schilderung der Schmerzen werden erste Hinweise auf eine neurotische Fehlhaltung offenbar; doch sollte man sich vor voreiligen Schlüssen hüten, ehe nicht die Befunderhebung abgeschlossen ist.

Fluor genitalis: Wird dieses Symptom spontan oder auf Rückfrage angegeben, so ist der *Grad* der Belästigung (Juckreiz, Schmerzen, Brennen bei der Miktion) zu klären und nach *Blutbeimengungen* zu fragen. Auch der mögliche Zusammenhang mit Cohabitationen und entzündlichen Reaktionen am Genitale des Partners sollte zur Sprache kommen. Wegen der relativen Häufigkeit von Pilzinfektionen im Bereich des Genitale im Zusammenhang mit Diabetes, der Anwendung von Antibiotica und Hormonpräparaten (Contraceptiva) ist an diese Ursachenfaktoren zu denken.

Vorausgegangene Geburten und Fehlgeburten: Fragen nach den vorangegangenen *Geburten* und *Fehlgeburten* sind dem Alter der Patientin und den gegenwärtigen Beschwerden entsprechend detailliert oder großzügig zu stellen. Zahl und Verlauf der Geburten und Fehlgeburten werden immer dokumentiert. Die *Extrauteringravidität* ist gesondert anzuführen.

Vorausgegangene spezielle und allgemeine Erkrankungen und Operationen: Angaben über vorausgegangene gynäkologische Erkrankungen und Operationen sind *genau zu registrieren* und auch *Zeitpunkt* und *Ort* des Eingriffs festzuhalten, damit evtl. Berichte eingeholt werden können. Gegenüber der speziellen gynäkologischen Vorgeschichte dürfen die gesamte eigene und die Familienanamnese nicht zu kurz kommen. Bei der *Eigenanamnese* sind Fragen nach Diabetes und Nierenerkrankungen nicht zu vergessen.

Bei der *Familienanamnese* soll vor allem das gehäufte Auftreten bestimmter Erkrankungen ermittelt werden (Carcinom, Diabetes, Tuberkulose). Nicht zuletzt ist dabei zu bedenken, daß z. B. die Erkrankung eines Familienmitglieds an einem Carcinom die Ursache für den Sprechstundenbesuch infolge einer Carcinophobie abgeben kann. Anhand folgender Beispiele soll erläutert werden, welche Zielfragen bei der Erhebung der Anamnese, je nach dem Bewegungsgrund für den Sprechstundenbesuch, besondere Berücksichtigung finden müssen. Es sind Komplexe gewählt, die häufig zur Sprache kommen.

Familienplanung (Konzeptionsverhütung): Im Rahmen der Präventivmedizin nimmt neben der Carcinomfrüherfassung die Geburtenregelung einen immer breiteren Raum ein. Ein weiterer Ausbau dieses Zweiges der Familienplanung muß als vordringliche Aufgabe betrachtet werden, um eine Reduzierung der Zahl der Schwangerschaftsabbrüche aus sozialer Notlagenindikation zu erreichen. Der Student muß daher mit den Methoden der Empfängnisverhütung vertraut gemacht werden.

Beim Erheben der Anamnese geht es im Rahmen dieses Fragenkomplexes um folgende Punkte:

1. Prüfung der *Annehmbarkeit* einer der zur Verfügung stehenden Methoden durch beide Partner,

2. Prüfung der *Anwendbarkeit* einer dieser Methoden unter Berücksichtigung der Kontraindikationen.

Vor allem müssen die Kontraindikationen für die medikamentösen Contraceptiva eindeutig abgeklärt werden, z. B. vorausgegangene Hepatitis, Ikterus, Schwangerschaftspruritus, Diabetes, Varicosis oder Thromboembolien (s. S. 421).

„Unterleibsbeschwerden": Bei Angaben über „Unterleibsbeschwerden" gilt es, *Charakter, Stärke* und *Dauer* zu eruieren und die *Lokalisation* der Schmerzen zu erfahren. Die Beziehungen zum Cyclus, abnormen Blutungen oder Fluor sind abzuklären, und der Zusammenhang mit den Nachbarorganen (Blase, Darm) ist zu ermitteln. Der Frage einer möglichen Verknüpfung der Beschwerden mit Cohabitationen kann u. U. – je nach der Kooperation – erst in einem späteren Gespräch nachgegangen werden.

Senkungsbeschwerden: Die Senkungsbeschwerden sollen durch Fragen nach der *Stärke des Druckgefühls* und der *Kreuzschmerzen* sowie nach der Form der *Harninkontinenz* (s. S. 552), erschwerter Miktion und Defäkation objektiviert werden.

Kinderwunsch: *Die Betreuung einer Patientin mit Kinderwunsch erfordert viel Geduld und psychologisches Geschick.* Bei der Erhebung der Anamnese ist zuerst abzuklären, ob es sich um eine *primäre* oder *sekundäre Sterilität* handelt. Dann gilt es, nach den *somatischen Ursachen* zu fahnden. Außer der in diesen Fällen besonders eingehenden Cyclusanamnese ist zu eruieren, ab wann Kinderwunsch besteht, ob bereits diagnostische und therapeutische Maßnahmen andernorts erfolgt sind, ob früher gynäkologische Erkrankungen und Operationen (spezifische und unspezifische Adnexentzündungen, Endometriose, perforierte Appendicitis) durchgemacht wurden und ob die *Zeugungsfähigkeit des Ehepartners* gesichert ist.

Fragen über das *Sexualverhalten* wird man je nach der Aufgeschlossenheit der Patientin und nach Ausschluß einer organischen Ursache erst zu einem späteren Zeitpunkt stellen.

Berücksichtigung des familiären und sozialen Hintergrundes: Biographische, soziale und psychische Gesichtspunkte müssen in der Gynäkologie von Fall zu Fall variierend Beachtung finden und dann schon bei der Anamnese entsprechend berücksichtigt werden. Sie ermöglichen eine bessere Einordnung und Beurteilung der *Gesamtpersönlichkeit,* ihrer Verhaltensweisen und ihrer *Anpassung an die Lebensbedingungen* in der Vergangenheit und in der Gegenwart. Dabei wird auch offensichtlich, welcher *subjektive Krankheitswert* den Beschwerden beigemessen wird. Die spezielle Krankheitsanamnese wird durch die Einbeziehung der persönlichen Aspekte und der psychosozialen Umweltbedingungen wertvoll ergänzt. Dadurch können schon zu diesem frühen Zeitpunkt *psychosomatische Zusammenhänge* aufgedeckt und die vielfältigen Ausdrucksformen der psychisch bedingten somatischen Manifestation erfaßt werden. Es ist davon auszugehen, daß akute oder chronische emotionelle Störungen die neuroendokrine Balance beeinflussen und dadurch auf psychogener Basis zur Alteration der Funktionen mit entsprechender Symptomatik führen können. Ebenso steht die Bedeutung psychischer Faktoren bei vielen Frauen mit klimakterischen Ausfallserscheinungen außer Zweifel.

Auf der anderen Seite können nach organisch bedingten Erkrankungen der Genitalorgane sekundär Symptome psychogener Natur auftreten. Häufig bestehen falsche Vorstellungen über die Bedeutung des Verlustes von Organen, z. B. des Uterus oder eines Ovars. Sie lösen ein Gefühl der Verstümmelung und der Insuffizienz, besonders bezüglich der Vita sexualis, aus und bedrohen damit das Selbstwertgefühl der Frau. Außer einer primär neurotischen Fehlhaltung kann dabei die *fehlende oder nicht ausreichende Information durch den Arzt* über die Art des durchgeführten Eingriffs und seine Konsequenzen eine Rolle spielen.

Das Gespräch nach der gynäkologischen Untersuchung: Im Anschluß an die Untersuchung soll der Patientin in verständlichen Worten das Ergebnis der Untersuchung dargelegt, ggf. der Behandlungsplan entwickelt und durch Ausführungen über die Prognose ergänzt werden. *Die Patientin hat ein Recht auf Information, die ihr entsprechend ihrem Bildungsgrad vom Arzt vermittelt werden muß.*

Nach der Untersuchung können auch unklare anamnestische Punkte, vor allem mögliche psychosomatische Zusammenhänge, geklärt werden.

Dieses Gespräch wird i. allg. mit der Patientin unter vier Augen geführt, der Ehemann nur auf Wunsch oder bei entsprechender Problematik (Sterilität, Familienplanung, Partnerschaftsstörungen) hinzugezogen. Ehemann oder Familienangehörige sollten im Einvernehmen mit der Patientin informiert werden, wenn gravierende Befunde (Carcinom) erhoben wurden und in das Familiengefüge eingreifende therapeutische Konsequenzen gezogen werden müssen.

Bei Kindern wird die sie meistens begleitende Mutter über den Befund informiert. Junge Mädchen sollte man vor Orientierung der Mutter nach ihrem Einverständnis fragen, auch wenn sie juristisch noch nicht geschäftsfähig sind.

Der obligatorische gynäkologische Untersuchungsgang

Während das ärztliche Gespräch unter vier Augen geführt wird, ist die Anwesenheit einer Hilfsperson bei der gynäkologischen Untersuchung unerläßlich, nicht zuletzt, um den Arzt vor falschen Anschuldigungen zu schützen.
Vor der Untersuchung muß die Patientin die Blase entleeren; falls sich eine Kontrolle des Mittelstrahlurins als notwendig erweist, ist sie entsprechend zu unterweisen. Zur gynäkologischen Untersuchung wird die Patientin auf einem speziellen Untersuchungsstuhl gelagert. Durch seine Konstruktion ermöglicht er den Ausgleich der Lendenlordose und durch Kopf- und Fußstützen die Entspannung der Bauchmuskulatur. *Ein eindeutiger Befund kann nur erzielt werden, wenn die Patientin völlig entspannt liegt.*

Inspektion und Palpation des Abdomen: Jede Untersuchung beginnt mit der Inspektion und Palpation des Abdomen. Diese nimmt der Untersucher am besten an der Seite stehend vor. Bei der Inspektion ist auf Behaarungstyp und Operationsnarben zu achten. Die Palpation des Abdomen erfolgt mit beiden Händen, um pathologische Resistenzen im Bauchraum auszuschließen oder festzustellen und zu lokalisieren. Dann werden die Nierenlager palpiert. Die Überprüfung der Bruchpforten und einer Rectusdiastase erfolgt besser bei der stehenden Patientin nach Abschluß der inneren Untersuchung.

Die Inspektion des äußeren Genitale: Der Untersucher nimmt zwischen den Fußstützen des gynäkologischen Stuhles auf einem Drehhocker Platz. Die *Inspektion* umfaßt die *anatomische Beschaffenheit des äußeren Genitale*, des *Dammes* und des *Anus*. Bei Frauen, die geboren haben, klafft die Vulva mehr oder weniger. Bei Nulliparae wird durch Spreizen der Schamlippen der Introitus vaginae sichtbar gemacht. Dabei ist auf entzündliche Erscheinungen, altersatrophische Veränderungen, geburtshilfliche Narben am Damm und auf Tumorbildung zu achten. Bei Verdacht auf Intersexualität sind Form und Größe der Clitoris und die Gestaltung der großen und kleinen Schamlippen zu beschreiben. Haben sich aus der Anamnese Hinweise auf einen Descensus ergeben, wird die Patientin schon bei der Inspektion zum Pressen aufgefordert. Dadurch läßt sich feststellen, ob Scheidenwände und/oder Portio in oder vor die Vulva treten.

Die Speculumuntersuchung

Instrumentarium:

1. ein Satz getrennter vorderer und hinterer Specula oder selbsthaltende Entenschnabelspecula unterschiedlicher Größe (Abb. 196, 197),
2. mehrere mit Wattetupfern armierte Kornzangen,
3. gute Beleuchtungsquelle.

Technik: Die Specula stehen in verschiedenen Größen zur Verfügung. Ihre Wahl richtet sich nach der Weite und Länge der Scheide. Sie müssen nach jeder Anwendung gereinigt und sterilisiert werden. Um die Qualität des cytologischen Abstriches nicht zu beeinträchtigen, sollen die Specula *trocken* und ohne Gleitmittel benützt werden.
Bei Benutzung getrennter Specula wird zunächst das hintere Blatt hochkant und unter Drehung in den queren Durchmesser bis etwa Scheidenmitte eingeführt und dabei ein leichter Zug nach hinten ausgeübt (Abb. 198). Nun wird das vordere Speculum zur Schonung des Urethralwulstes leicht gekippt eingesetzt und damit

37 Die gynäkologische Untersuchung 445

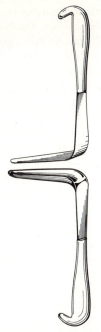

Abb. 196. Vorderes und hinteres Speculum, entsprechend ihrer Position nach dem Einführen dargestellt

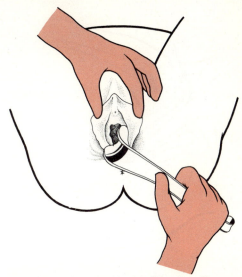

Abb. 198. Einführen des hinteren Speculum. Daumen und Zeigefinger der freien Hand entfalten den Introitus durch Spreizen der kleinen Labien; das hintere Speculum wird hochkant und unter Drehung in den queren Durchmesser bis in Scheidenmitte eingeführt

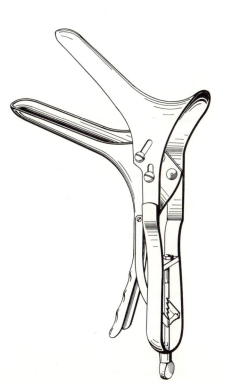

Abb. 197. Selbsthaltespeculum (Entenschnabelspeculum) nach Spreizen der Blätter

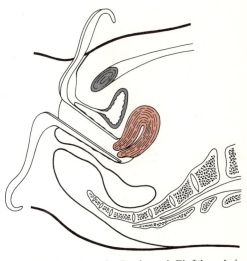

Abb. 199. Einstellung der Portio nach Einführen beider Specula

die Portio vom vorderen Scheidengewölbe aus angehoben. Erst jetzt läßt man das hintere Blatt bis zum hinteren Scheidengewölbe gleiten. Durch Zug an den Specula wird die Scheide entfaltet und die Portio in vollem Umfang dargestellt (Abb. 199).

Durch das sukzessive Einführen der Specula lassen sich Verletzungen der Portio vermeiden.

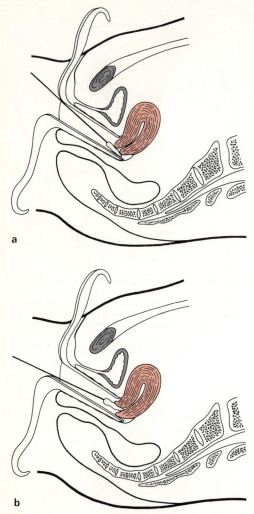

Abb. 200a u. b. Abstrichverfahren zur Cytodiagnostik. **a** Abstrich von der Portiooberfläche (Ektocervix); **b** Abstrich aus der Endocervix

Die makroskopische Besichtigung der Portio gibt Aufschluß über ihre Gestalt und die Form des Muttermundes. Sie wird später durch die Kolposkopie ergänzt. Durch Drehen und Hin- und Herbewegen der Specula werden die Scheidengewölbe und die Vagina in ihrer ganzen Ausdehnung auf pathologische Veränderungen überprüft und der Scheideninhalt kontrolliert.

Bei Benutzung eines Entenschnabelspeculum wird dieses nach Entfalten der Schamlippen geschlossen im schrägen Durchmesser eingeführt, unter leichter Drehung in den queren Durchmesser auf halbem Wege geöffnet und dann mit gespreizten Branchen bis in die Scheidengewölbe vorgeschoben. Die Branchen werden so eingestellt, daß die Portio gut sichtbar wird.

Durch Zurückziehen der Specula kann bei gleichzeitigem Pressen der Patientin ein Descensus der Scheidenwände und ein Tiefstand der Portio genauer festgestellt werden.

Es folgt nun die Entnahme des Abstriches zur cytologischen Untersuchung. Damit der Untersucher eine Hand für die diagnostischen Maßnahmen frei bekommt, wird das vordere Speculum von der Hilfsperson übernommen, sofern kein Selbsthaltespeculum benutzt wird.

Der Abstrich zur cytologischen Untersuchung:
Der Abstrich zur cytologischen Untersuchung wird *obligatorisch bei jeder gynäkologischen Erstuntersuchung*, bei allen *Krebsvorsichtsuntersuchungen* und bei *gezielten Kontrolluntersuchungen* vorgenommen.

Der cytologische Abstrich dient:
1. der Carcinomfrüherfassung an der Cervix uteri (s. S. 585),
2. der hormonellen Diagnostik (s. S. 24),
3. der Keimdiagnostik (s. S. 453).

Benötigt werden:
1. mit Alkohol entfettete Objektträger, die an einem Ende für die Aufschrift des Namens präpariert sind,
2. eine Objektträger-Glasküvette mit Fixationslösung (Alkohol/Äther zu gleichen Teilen) zum Fixieren der Präparate,
3. Watteträger (ca. 20 cm lange Holz- oder Kunststoffstäbchen, die an einem Ende fest mit Watte umwickelt sind).

Technik: Nach Einstellen der Portio im Speculum wird zunächst die gesamte Portiooberfläche mit dem Watteträger abgestreift und das Material unter rollenden Bewegungen gleichmäßig auf den bereitgehaltenen Objektträger ausgestrichen (Abb. 200a u. 201). Der Objektträger muß sofort in die Fixationslösung gebracht werden und dort mindestens 20 min bis zur Fixierung verbleiben. Eine längere Fixation hat keine Nachteile für die Färbung und Beurteilung der Präparate.

Der zweite Abstrich wird von der Endocervix entnommen. Dazu geht man mit dem Watteträger so hoch wie möglich in den Cervicalkanal ein (Abb. 200b). Es ist Sorge zu tragen, daß unter drehenden Bewegungen aus allen Abschnitten des Cervicalkanals einschließlich der Ge-

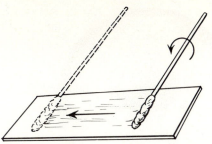

Abb. 201. Ausstreichen des Abstrichmaterials auf dem Objektträger unter Abrollen des Watteträgers in Pfeilrichtung

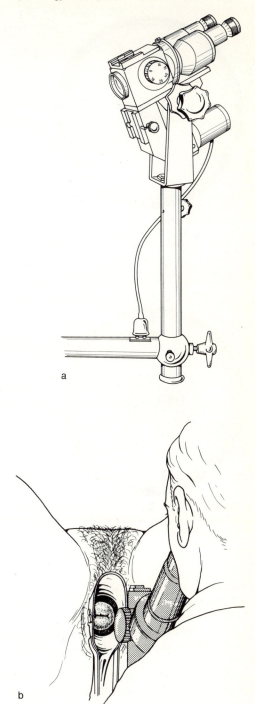

gend des äußeren Muttermundes genügend Material gewonnen wird. Dieser Watteträger wird auf einem zweiten Objektträger gleichmäßig ausgerollt (Beurteilung s. S. 586). Für die hormonelle Funktionsdiagnostik genügt ein Abstrich aus dem seitlichen Scheidengewölbe, der in gleicher Weise weiterverarbeitet wird. Die Präparate können gleichzeitig zur Keimdiagnostik verwendet werden. Die cytologischen Laboratorien stellen i. allg. Begleitzettel und Präparatemappen zum Versand zur Verfügung. *Bei der Bedeutung, die der cytologischen Krebsvorsichtsuntersuchung zukommt, muß auf eine einwandfreie Technik bei der Abstrichentnahme und auch auf eine sorgfältige Ausfüllung der Begleitzettel größter Wert gelegt werden.*

Wird eine hormonelle Funktionsdiagnostik oder Keimdiagnostik gewünscht, so ist die Fragestellung auf dem Begleitzettel zu vermerken (Beurteilung, s. S. 587). Ist eine Sekretentnahme zur gezielten Keimdiagnostik (Verdacht auf Gonorrhoe) angezeigt, so erfolgt sie im Anschluß an den cytologischen Abstrich (s. S. 453).

Die Kolposkopie: An die Abstrichentnahme schließt sich routinemäßig die kolposkopische Betrachtung der Portio an. Dazu bleibt die Portio unverändert im Speculum eingestellt. Zunächst wird die Portiooberfläche mit 3%iger Essigsäure betupft. Dadurch wird der meist vorhandene Cervixschleim gefällt und eine Anämisierung erreicht. Das Kolposkop stellt eine für die Belange der Gynäkologie gezielt konstruierte binoculare Lupe dar und ermöglicht eine Betrachtung der Portiooberfläche und des Muttermundes in 10–40facher Vergrößerung (Abb. 202 a u. b) (Hinselmann 1925).

Abb. 202 a u. b. Kolposkopie. **a** Das Kolposkop (optischer Teil mit Schwenkarm); **b** Betrachtung der Portio mit dem Kolposkop nach Einstellen mit einem Selbsthaltespeculum

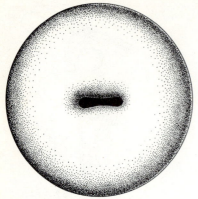

Abb. 203. Originäre Portio bei kolposkopischer Betrachtung. Die Portio ist mit nichtverhornendem Plattenepithel bedeckt; ihre gesamte Oberfläche erscheint glatt

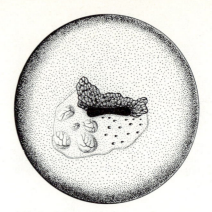

Abb. 205. Offene und geschlossene Umwandlungszone bei kolposkopischer Betrachtung. Von 3^h bis 6^h offene Umwandlungszone: Die Ausführungsgänge der ektopischen Cervixdrüsen sind erkennbar. Zwischen 6^h und 10^h geschlossene Umwandlungszone: Kleine Retentionscysten schimmern perlmuttartig durch das Plattenepithel hindurch; der Verlauf der Capillaren ist regelmäßig. Zwischen 10^h und 3^h ektopische Cervixdrüsen

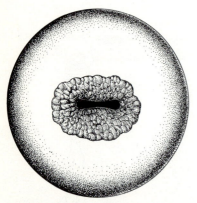

Abb. 204. Ektopie der Portio bei kolposkopischer Betrachtung. Es finden sich zarte, regelmäßig gestaltete träubchenförmige Erhebungen um den Muttermund

Die Kolposkopie dient dazu:
– bestimmte Veränderungen der Portio als gutartig zu erkennen,
– die Verdachtsdiagnose auf prämaligne oder maligne Veränderungen der Portio zu stellen.

Gutartige Befunde an der Portio: *Die „originäre Portio":* Die gesamte Oberfläche der Portio erscheint glatt, mit nichtverhornendem Plattenepithel bedeckt (Abb. 203).

Die Ektopie: Es finden sich Cervixdrüsen in wechselnder Ausdehnung aus dem Cervicalkanal auf die Portiooberfläche übergreifend (Abb. 204). Das ortsständige Plattenepithel ist also durch Zylinderepithel der Cervixdrüsen ersetzt. Die Ektopie stellt sich als eine Ansammlung zarter, träubchenförmiger Erhebungen dar.

Die Umwandlungszone: Sie charakterisiert den rückläufigen Prozeß, der durch eine Umwandlung des Zylinderepithels der Ektopie in Plattenepithel gekennzeichnet ist. Sind die Ausführungsgänge der ektopischen Cervixdrüsen noch erkennbar, so spricht man von einer *„offenen Umwandlungszone".* Wenn die Cervixdrüsen bereits verschlossen sind, so bilden sich kleine Retentionscysten, die durch das Plattenepithel perlmuttartig durchschimmern. Es liegt dann eine *„geschlossene Umwandlungszone"* vor (Abb. 205). Verständlicherweise kommen beide Formen oft kombiniert und ineinander übergreifend vor.

Die atrophische Portio: Typisch ist ein dünner Plattenepithelbelag bei insgesamt altersatrophischer Portio.

Die Erosio vera: Sie nimmt insofern eine Zwischenstellung ein, als sie sowohl völlig unverdächtig als auch verdächtig auf ein beginnendes Carcinom sein kann. Es zeigt sich ein begrenzter Epitheldefekt, und das Bindegewebe liegt frei. Bei regelmäßigem Verlauf der Capillaren gilt

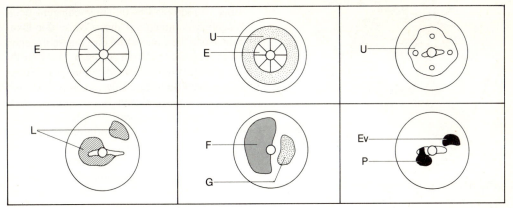

Abb. 206. Signatur der kolposkopischen Befunde. E = Ektopie; U = Umwandlungszone; L = Leukoplakie; F = Felderung; G = Grund; Ev = Erosio vera; P = Polyp

der Befund als unverdächtig. Diese Veränderung ist traumatisch oder entzündlich bedingt. Unregelmäßige und vermehrte Capillarzeichnung müssen als erste Anhaltspunkte für ein beginnendes Carcinom gewertet werden. Die weitere Abklärung ist zwingend erforderlich. Die erste Entscheidung wird die Cytologie bringen.

Verdächtige Befunde an der Portio: Die *atypische Umwandlungszone,* die *Leukoplakie,* der *Leukoplakiegrund* – oder auch nur als *„Grund"* bezeichnet – und die *Felderung* werden auch *„Matrixbezirke"* genannt, weil sie den Boden für ein Carcinom abgeben können. Das *manifeste Carcinom* stellt sich je nach Ausdehnung und Wachstumsrichtung vielfältig dar und kann höckrig, glasig, speckig belegt und markig aussehen.
Die Einzelheiten der prämalignen und malignen Stadien werden im Rahmen des Cervixcarcinoms abgehandelt (s. S. 587).
Alle kolposkopischen Befunde werden mit den in Abb. 206 wiedergegebenen Signaturen in einer Skizze festgehalten.

Die bimanuelle Untersuchung

Bei der bimanuellen Untersuchung hat der Student erhebliche Anfangsschwierigkeiten zu überwinden. Sie bestehen einmal in der Identifizierung der Strukturen im kleinen Becken und zum anderen in der Koordinierung des Tastbefundes mit dem räumlichen Vorstellungsvermögen. Zur Erleichterung sollte er sich daher von vornherein die Grundzüge der Untersuchungstechnik und ein systematisches Vorgehen in bestimmter Reihenfolge aneignen. Alle Abweichungen vom normalen Befund werden schriftlich fixiert und in einer Skizze zur raschen visuellen Orientierung festgehalten (Abb. 213).

Technik der vaginalen Untersuchung: Der Tastbefund wird vom Arzt im Stehen erhoben. Als innere Hand kann die rechte oder linke Hand benutzt werden. Stets ist ein Handschuh zu verwenden (Gummihandschuh oder sog. Einmalhandschuh). Ob bei der vaginalen Untersuchung ein Finger (Zeigefinger) oder zur besseren räumlichen Orientierung zwei Finger (Zeige- und Mittelfinger) eingeführt werden, hängt von der Weite des Introitus und der Vagina ab.
Untersucht werden mit *einem* Finger der rechten oder linken Hand:
Virgines, wenn der Hymen entsprechend dehnbar ist,
Nulliparae mit engem Introitus oder enger Vagina,
Patientinnen mit einengenden Prozessen der Vulva und Vagina (z. B. Narben, Bartholin-Abszeß, Scheidencyste), Frauen im Senium mit geschrumpfter Scheide.
Die Untersuchung mit *zwei* Fingern ist i. allg. bei deflorierten und bei den Frauen möglich, die geboren haben.
Zur Palpation ist ein subtiles, korrespondierendes Zusammenspiel der inneren und äußeren Hand Voraussetzung. Stets ist darauf zu achten, wie die Patientin auf die Tastbewegungen des Untersuchers reagiert.
Vor Einführen der (des) untersuchenden Fin-

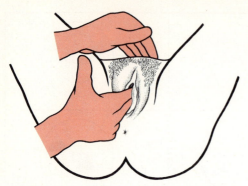

Abb. 207. Zur Technik der vaginalen Untersuchung. Zeigefinger und Mittelfinger der rechten Hand werden unter Druck gegen den Damm in die Vagina eingeführt, während die linke (äußere) Hand flach auf den Bauchdecken ruht

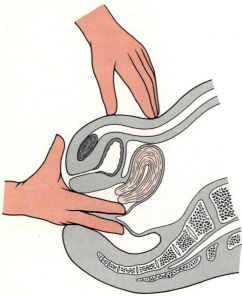

Abb. 208. Die rectovaginale Untersuchung. Der Zeigefinger wird in die Vagina, der Mittelfinger unter leichtem Pressen der Patientin in das Rectum eingeführt

ger(s) werden entweder mit Daumen und Zeigefinger der freien (äußeren) Hand oder mit Daumen und Ringfinger der inneren Hand die Labien gespreizt. Auf diese Weise lassen sich schmerzauslösende Gewebespannungen am Introitus vermeiden. Die per vaginam untersuchenden Finger müssen die notwendige Eindringtiefe erreichen. Dazu werden der Daumen der untersuchenden Hand rechtwinklig abgespreizt und der 4. und 5. (bzw. der 3., 4. und 5.) Finger handflächenwärts eingeschlagen. Beim Eingehen kommen auf diese Weise der Daumen neben die Clitoris und die eingeschlagenen Finger gegen den Damm zu liegen. Das Einführen der (des) untersuchenden Finger(s) erfolgt stets unter Druck gegen den Damm. Dadurch werden die empfindlichen Bezirke um die Clitoris und den Harnröhrenwulst geschont, durch die Kompression des unempfindlichen Dammpolsters wird die Eindringtiefe verbessert und dabei gleichzeitig das Handgelenk festgestellt. Zur notwendigen Entspannung der Finger- und Handmuskulatur wird der Unterarm auf den seitengleichen Oberschenkel des Untersuchers aufgestützt. Dazu wird das Bein auf eine Fußbank gestellt. Der Unterarm bildet somit die verlängerte Achse der untersuchenden Finger und trägt durch eine Art Hebelwirkung zur weiteren Entlastung der Handmuskulatur, zur kräftigeren Kompression der Dammpartie und damit zur besseren Eindringtiefe bei. Werden durch brüskes oder unsachgemäßes Vorgehen gerade zu Beginn der Untersuchung Schmerzen ausgelöst, so reagiert die Patientin mit Abwehrspannung, und es läßt sich kein eindeutiger Tastbefund erheben.

Die äußere Hand liegt zunächst flach und entspannt auf den Bauchdecken zwischen Nabel und Symphyse. Ihre Aufgabe besteht im weiteren Untersuchungsgang darin, die zu palpierenden Organe und Organabschnitte der inneren Hand entgegenzubringen und deren Größe, Konsistenz und Beweglichkeit gegen den Widerhalt der inneren Hand zu ermitteln (Abb. 207).

Technik der rectalen Untersuchung: Der zusätzlich mit einem Fingerling geschützte Zeigefinger wird unter Verwendung eines Gleitmittels, mit der Tastfläche steißbeinwärts gerichtet, in den After eingeführt. Zur Überwindung der Abwehrspannung des M. sphincter ani ext. wird die Patientin zum Pressen aufgefordert. Nun wird der Finger unter Drehung seiner Tastfläche nach vorn vorgeschoben, bis die Rückfläche der eingeschlagenen Finger gegen den Hinterdamm zu liegen kommt. Durch Druck gegen den Hinterdamm läßt sich die Eindringtiefe steigern. Die palpierende Funktion der äußeren Hand ist begrenzt, da sie die Beckenorgane nicht in gleichem Maße wie bei der vaginalen Untersuchung dem inneren Finger entgegenbringen kann.

Technik der rectovaginalen Untersuchung: Sie stellt eine Variante der bidigitalen Untersuchung dar. Zur Durchführung wird der Zeigefinger in die Vagina und der mit einem Fingerling und Gleitmittel versehene Mittelfinger bei leichtem Pressen der Patientin in das Rectum eingeführt (Abb. 208).

Hinweise für die Anwendung der einzelnen Untersuchungsmethoden: Die *vaginale* Untersuchung ist – von wenigen Ausnahmen abgesehen – stets durchzuführen.

Die *rectale* Untersuchung wird *anstelle* der vaginalen Palpation vorgenommen, wenn die Hymenalöffnung für den untersuchenden Finger zu eng ist (Virgines, Kinder), wenn die Scheide fehlt oder wenn krankhafte Veränderungen die vaginale Exploration unmöglich machen. Als *Ergänzung* zur vaginalen Untersuchung wird sie eingeschaltet bei unklaren Befunden in der Tiefe des kleinen Beckens (Douglas-Raum, Kreuzbeinhöhle, Parametrien). Die *rectovaginale* Untersuchung ist großzügig zu handhaben, vor allem dann, wenn die Vagina nur für einen Finger passierbar ist. Sie erlaubt ein tieferes Vordringen gegen die Kreuzbeinhöhle. Sie stellt die *ergänzende* Untersuchung dar, wenn bei der vaginalen Untersuchung der Verdacht auf eine Retroflexio uteri entstand. Für die Austastung des Septum rectovaginale und des Douglas-Raumes ist sie die Methode der Wahl. *Eine gynäkologische Exploration ohne rectale Untersuchung ist als unvollständig anzusehen, denn sie stellt zugleich einen wichtigen Teil der Vorsichtsuntersuchung dar.* Pathologische Prozesse des Rectum und des Analringes (Sphincterschluß, Hämorrhoiden, Rectumcarcinom) können nur durch die rectale oder rectovaginale Austastung erfaßt werden.

Die Erhebung des Tastbefundes: Bei der bimanuellen Tastuntersuchung ist stets in *bestimmter Reihenfolge* vorzugehen. Zuerst erfolgt die Austastung per vaginam allein mit der inneren Hand, sodann die bimanuelle Palpation des Uterus und anschließend der Region der Adnexe und Parametrien. Dabei ist auf Lage, Größe, Form, Konsistenz und Beweglichkeit der Organe und Gewebepartien zu achten.

Die vaginale Austastung: Die erste Phase der vaginalen Untersuchung besteht in der Abtastung von Scheidenwänden, Scheidengewölben, Beckenboden, Seitenwänden des Beckens, Kreuzbeinhöhle, Portio und Hinterfläche der Symphyse ohne Beteiligung der äußeren Hand. Dabei wird auf anatomische Veränderungen (z. B. Vagina septa), Elastizität des Gewebes, abnorm derbe, weiche oder fluktuierende Resistenzen geachtet.

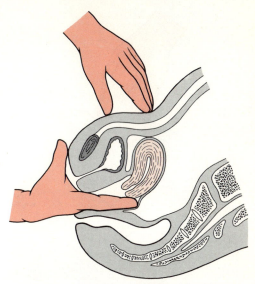

Abb. 209. Zur Technik der vaginalen Untersuchung. Zur Palpation des anteflektierten Uterus heben die (der) Finger der inneren Hand vom hinteren Scheidengewölbe aus die Cervix an und drücken damit das Corpus uteri gegen die Bauchdecken. Die äußere Hand versucht, das Corpus uteri von seiner Hinterwand her zu umgreifen

Die Palpation des Uterus: Mit der Palpation des Uterus werden seine Lage, Form, Größe und Konsistenz (auch die unterschiedliche Konsistenz einzelner Abschnitte, z. B. von Cervix und Corpus uteri) bestimmt. Zur Palpation des anteflektierten Uterus heben die Finger vom hinteren Scheidengewölbe aus die Cervix an und drücken damit den Uterus nach vorn gegen die Bauchdecke, während die äußere Hand das Corpus uteri von seiner Hinterwand her zu umgreifen trachtet (Abb. 209). Wandern nun die inneren Finger um die Portio herum in das vordere Scheidengewölbe und drücken die Portio etwas nach hinten, so läßt sich das Corpus uteri zwischen den Fingern beider Hände abgrenzen. Der Uterus ist nur dann auf diese Weise zu palpieren, wenn er anteflektiert liegt oder sich gut beweglich in Streckstellung befindet (Abb. 210). Läßt sich das Corpus uteri nicht zwischen den

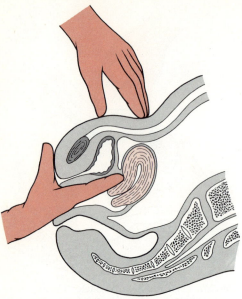
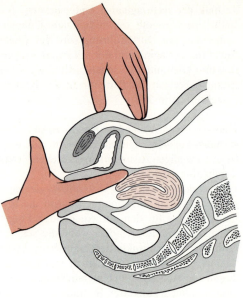

Abb. 210. Zur Technik der vaginalen Untersuchung. Der (die) untersuchende(n) Finger gleitet (gleiten) in das vordere Scheidengewölbe; die äußere Hand drückt den Fundus uteri durch die Bauchdecken entgegen; dadurch kann das anteflektierte Corpus uteri zwischen den Fingern der inneren und äußeren Hand abgegrenzt werden

Abb. 211. Zur Technik der vaginalen Untersuchung. Liegt der Uterus retroflektiert, so kann er nicht zwischen inneren und äußeren palpierenden Fingern getastet werden

inneren und äußeren palpierenden Fingern tasten, so besteht der Verdacht auf eine Retroflexio uteri (Abb. 211). Dieser Verdacht wird durch einen derben Widerstand, den die inneren Finger vom hinteren Scheidengewölbe aus fühlen, verstärkt.

Man muß dann mittels der rectovaginalen Untersuchung versuchen, das Corpus uteri so weit nach vorne zu bringen, daß es die Finger der äußeren Hand durch die Bauchdecken von der Hinterwand aus umgreifen können. Gelingt es nicht, den Uterus zu luxieren, oder bereitet der Versuch Schmerzen, so ist an lagefixierende Adhäsionen zu denken und von weiteren Versuchen Abstand zu nehmen. Die Größen- und Konsistenzbestimmung erfolgt dann nur mit der inneren Hand.

Die Palpation der Adnexe: Untersucht werden zunächst die der inneren Hand entsprechenden Adnexe, dann die der gegenüberliegenden Seite. Bei anamnestischen Angaben über lokalisierte Schmerzen im Unterbauch ist jedoch grundsätzlich mit der Palpation der schmerzfreien Seite zu beginnen. Die Finger der inneren Hand gleiten in das seitliche Scheidengewölbe und heben von hier aus mit leichtem Druck die Adnexe der äußeren Hand entgegen, die auf der gleichen Seite von oben her gegen das kleine Becken palpiert (Abb. 212). Es ist zu beachten, daß die linken Adnexe am Sigmoid adhärent sein und relativ hoch liegen können. Pathologische Resistenzen (Tumoren, Cysten) entgehen der Untersuchung, wenn die äußere Hand nicht hoch genug mit der Palpation ansetzt. Bei dünnen, gut entspannten Bauchdecken sind die normalgroßen Eierstöcke als ca. fingergliedgroße, gut bewegliche ovale Gebilde tastbar. Die Palpation des Ovars löst meist den physiologischen Ovarialschmerz aus. Die normalen Tuben sind in ihrem Verlauf isoliert nicht zu tasten. Bei günstigen Untersuchungsbedingungen kann man ihren uterinen Anteil gemeinsam mit dem Lig. ovarii proprium und der Ansatzstelle des Lig. rotundum an der Uteruskante palpieren.

Die Palpation der Parametrien und des Douglas-Raumes: Diese Strukturen des kleinen Beckens lassen sich exakt nur per rectum oder mit Hilfe der rectovaginalen Untersuchung beurteilen. Normalerweise kann das Parametrium auf den im Rectum befindlichen Finger als fingerdicker elastischer Strang „aufgeladen" und von medial nach lateral in seinem Verlauf abgetastet werden. Das Lig. sacrouterinum als der caudale und stärkste Abschnitt der parametranen Gewebszüge ist als bleistiftdicker Strang abgrenzbar. Im gleichen Untersuchungsgang wird die Austastung des normalerweise leeren Douglas-Raumes angeschlossen. Abschließend wird die Palpation des Septum rectovaginale und der Rectumschleimhaut vorgenommen.

Die Untersuchung in Narkose: Eine Untersuchung in Narkose ist notwendig:
- wenn die Abwehrspannung der Patientin nicht auszuschalten ist,
- wenn kein eindeutiger Befund erhoben werden konnte (z. B. Adipositas, fraglicher uteriner oder ovarieller Tumor), (Jedoch gilt: Je geschickter der Untersucher manuell und psychologisch vorgeht, um so seltener wird er die Narkoseuntersuchung nötig haben.)
- bei Kindern (s. S. 454). Hier ist die Anwendung der Narkose großzügig zu handhaben.

Die Untersuchung in Narkose ist nicht ganz ungefährlich. Sie muß vorsichtig vorgenommen werden, da die Schmerzreaktionen als Schutzvorrichtung des Körpers ausgeschaltet sind. Es kann zum Zerdrücken oder Platzen der cystischen Anteile von Tumoren, einer Hydro-, Hämato- oder Pyosalpinx kommen und eine Zerstörung schützender peritonealer Verklebungen erfolgen. Schon vor Beginn der Narkose ist Vorsorge zu treffen, daß etwa notwendige Eingriffe (Abrasio, Punktion u. a.) unter Ausnutzung der Narkose sofort angeschlossen werden können. (Schriftliches Einverständnis der Patientin!) Umgekehrt soll bei therapeutischen Eingriffen die Anaesthesie zur nochmaligen Kontrolle des Tastbefundes ausgenutzt werden.

Ergänzende gezielte Untersuchungen

Keimdiagnostik

Indikationen: Fluor, Pruritus, Vulvitis, Kolpitis, Cervicitis.

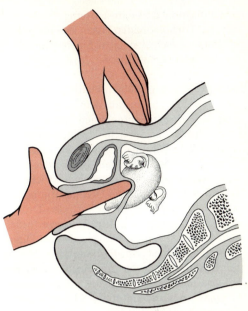

Abb. 212. Zur Technik der vaginalen Untersuchung. Die Palpation der Adnexe. Der (die) untersuchende(n) Finger gleitet (gleiten) in das seitliche Scheidengewölbe und hebt (heben) von hier aus die Adnexe der äußeren Hand entgegen, die auf der gleichen Seite durch die Bauchdecken palpiert

Das Nativpräparat: Das Nativpräparat dient dem Sofortnachweis einer pathologischen Flora. Zur Beurteilung ist die Phasenkontrastoptik geeignet.

Technik: Das Sekret entnimmt man aus dem hinteren Scheidengewölbe mit einer ausgeglühten Platinöse oder mit einer stumpfen Pipette. Ein Tropfen wird auf einem Objektträger mit wenig physiologischer Kochsalzlösung vermischt und mit einem Deckglas versehen. Das Präparat muß sofort nach Beendigung der gynäkologischen Untersuchung beurteilt werden, um Austrocknung zu vermeiden.

Das Nativpräparat eignet sich besonders zum Nachweis von Trichomonaden, Pilzen und Lepthotrix. Werden eine Mischflora und eine Leukocytenvermehrung festgestellt, so ist die Anfertigung eines gefärbten Präparates erforderlich.

Das gefärbte Präparat: Es dient als Ersatz oder als Ergänzung des Nativpräparates. Bei Verdacht auf eine Gonorrhoe muß immer ein gefärbter Ausstrich angefertigt und zur Differentialdiagnose die Gram-Färbung angewendet werden. Trichomonaden lassen sich im gefärbten Präparat nicht darstellen. Sie werden jedoch bei der Cytodiagnostik (s. S. 526) miterfaßt.

Technik: Mit ausgeglühten Platinösen wird aus dem Cervicalkanal und aus dem hinteren Scheidengewölbe Sekret entnommen und an vorbezeichneten Stellen auf dem Objektträger ausgestrichen. Die Färbung erfolgt nach Lufttrocknen z. B. mit Methylenblau. Bei Verdacht auf eine Gonorrhoe sind zusätzlich Abstriche mit einer weiteren Öse aus der Urethraöffnung, aus den Ausführungsgängen der Bartholin-Drüsen, den Skene-Gängen und dem Rectum erforderlich. Finden sich intracellulär gelegene Diplokokken, so ist die Gram-Färbung der Präparate zur Identifizierung der gramnegativen Gonokokken unbedingt notwendig. Zur sicheren Diagnose muß der kulturelle Nachweis herangezogen werden (s. S. 536).

Besonderheiten der gynäkologischen Untersuchung bei Kindern

Indikationen: Fluor, endokrine Störungen (Pubertas praecox, Gonadendysgenesie), Verdacht auf Intersexualität oder Genitaltumoren.
Technik und Gang der Untersuchung richten sich nach dem Alter des Kindes. Bei Kleinkindern sollte die Untersuchung möglichst in Narkose vorgenommen werden. Die Zuverlässigkeit der Exploration ist nur gewährleistet, wenn Angst, Unruhe und Schmerzensäußerungen des Kindes durch die Anaesthesie ausgeschaltet sind. Zudem ist der Hymenalsaum in Narkose meistens so nachgiebig, daß vaginal untersucht und die benötigten Instrumente ohne Verletzung eingeführt werden können.
Erforderlich sind: spezielle Kinderspecula mit verschiedener Blattbreite und eine gute Lichtquelle. Am besten geeignet ist das *Vaginoskop*, das eine einwandfreie Ausleuchtung der Scheidenwände und der Portio vaginalis ermöglicht. Es besteht aus einem Röhrenspeculum mit Obturator (in verschiedenen Größen), einem Kaltlichtansatz und einer Lupe. Zur Sekretentnahme können Plastikkatheter oder Plastikpipetten verwendet werden.
Zunächst wird man sich darüber informieren, ob die Gesamtentwicklung des Kindes seinem Alter entspricht. Dabei ist ab dem präpuberalen Alter auf die Ausbildung der sekundären Geschlechtsmerkmale zu achten.

Die Inspektion des äußeren Genitale: Vor allem sind die Vulva und ihre Umgebung auf entzündliche Veränderungen zu inspizieren (Vulvovaginitis infantum). Bei Verdacht auf Intersexualität gilt die Aufmerksamkeit der Gestaltung des äußeren Genitale, insbesondere der Clitoris und der Labia maiora. Immer soll der Introitus vaginae durch Entfaltung der Labien dargestellt werden, um eine Hymenalatresie und/oder eine Vaginalaplasie nicht zu übersehen.

Die Kontrolle der Vagina: Der Häufigkeit nach stehen *entzündliche Veränderungen* der Scheidenwände – vor allem bei vorhandener Vulvitis und bei Fluor – im Vordergrund der Diagnostik. Nicht selten sind in die Vagina applizierte *Fremdkörper* die eigentliche Ursache der Keimbesiedelung. Bei der Speculumeinstellung muß daher das hintere Scheidengewölbe stets eingestellt werden, um auch kleine Fremdkörper nicht zu übersehen und um sie gleichzeitig entfernen zu können. Die Sekretgewinnung zur Keimdiagnostik erfolgt in der üblichen Weise (s. oben). Ist kein Fremdkörper aufzufinden, so ist an eine spezifische Infektion durch Trichomonaden, Pilze oder Gonokken zu denken; die mikroskopischen Kontrollen müssen dementsprechend gezielt vorgenommen werden (s. S. 453). Erlaubt das Nativpräparat eine ausreichende Keimdiagnostik, so kann die Narkose zur Einleitung einer lokalen Therapie ausgenützt werden.
Zu therapeutischen Anwendungen bei der kindlichen Vaginitis eignen sich Vaginalsuppositorien oder Salben, die mittels Applikatorrohr in die Vagina eingebracht werden, z.B. sulfonamid- oder oestrogenhaltige Salben. Unspezifische Infektionen klingen i. allg. schnell ab. Der Zusatz oestrogenhaltiger Salben zu den Bacteriostatica oder Fungistatica ist bei Kindern zu empfehlen, weil dadurch das Vaginalepithel rascher regeneriert und die Wiederherstellung der physiologischen Scheidenflora begünstigt wird.
Ist die Speculumeinstellung nicht möglich, so wird das oben beschriebene Instrumentarium benutzt. Besteht der Verdacht auf eine genitale Fehlentwicklung, so ist die Ausbildung der Vagina durch die Längenbestimmung mit einer

Sonde zu prüfen und das Vorhandensein des Uterus durch die Identifizierung der Portio im Speculum anzustreben. Die Anfertigung eines Vaginalabstriches zur Geschlechtschromatinbestimmung ist ggf. angezeigt (s. S. 6).

Die Palpation: Von der Präpubertät an ist die digitale vaginale Untersuchung in Narkose – zumindest mit dem kleinen Finger – meistens ohne Verletzung des Hymenalsaumes möglich. Bei der Pubertas praecox ist vor allem nach Ovarialtumoren zu fahnden. Diese können allerdings so klein sein, daß sie der Palpation entgehen. Besteht der Verdacht auf Intersexualität, so kommt es auf den Nachweis oder Ausschluß der inneren weiblichen Genitalorgane und evtl. hodenartiger Strukturen in der Inguinalregion an (cave: Verwechslung mit Leistenhernie).
Bei Kindern ist großzügig von der rectalen Exploration Gebrauch zu machen, insbesondere wenn die vaginale nicht möglich ist. In Narkose ist der M. sphincter ani gut erschlafft und erlaubt eine zuverlässige Untersuchung, die – wie bei Erwachsenen – auch als Ergänzung zur Sicherung des Befundes dienen kann.

Die Untersuchung der Brust

Das Mammacarcinom ist die häufigste Krebserkrankung bei der Frau! Die Untersuchung der Mammae soll daher bei jeder gynäkologischen Befunderhebung einbezogen werden. Obligatorisch ist sie im Rahmen der Krebsvorsichtsuntersuchung.
Auch bei der Untersuchung der Brüste ist es zweckmäßig, ein Schema einzuhalten. Abweichungen vom normalen Befund werden schriftlich festgehalten und am besten in eine Skizze mit Aufteilung der Mammae in vier Quadranten eingetragen (s. Abb. 213).

Die Inspektion: Die Patientin sitzt in entspannter Haltung dem Untersucher gegenüber. Die Inspektion gibt Aufschluß über Form- und Größendifferenzen beider Mammae. Im einzelnen ist zu achten auf
– Einziehung der Brustwarze,
– Absonderungen aus der Brustwarze,
– ekzematöse Veränderungen des Warzenhofes,
– Konturveränderungen durch umschriebene Einziehungen oder durch Bezirke mit gefälteter Hautoberfläche des Drüsenkörpers.
Einziehungen und unregelmäßige Konturen lassen sich durch abwechselndes Heben und Senken der Arme besser erkennen.

Die Palpation: Zuerst wird die Abhebbarkeit der Brustwarzen geprüft. Die weitere Untersuchung wird mit beiden Händen vorgenommen. Dabei liegt die eine Hand als Widerlager unter dem Drüsenkörper, während die andere von oben her Bezirk für Bezirk abtastet. Dieser Untersuchungsgang wird bei entspannt hängenden und bei erhobenen Armen durchgeführt. Auf diese Weise werden alle vier Quadranten palpiert, Resistenzen auf ihre Konsistenz, Abgrenzbarkeit und ihre Verschieblichkeit gegenüber der Haut und dem M. pectoralis maior geprüft. Abschließend erfolgt die Austastung der Achselhöhlen und der Supraclaviculargruben nach vergrößerten Lymphknoten.

Die Mammographie: Ist der Palpationsbefund nicht eindeutig und/oder besteht der geringste Verdacht auf ein okkultes Carcinom, so schließt sich die Röntgendiagnostik – Mammographie – an. Mit Hilfe der Weichteiltechnik werden Röntgenaufnahmen von beiden Brüsten in zwei Ebenen angefertigt (Mammogramm). Eine Modifikation stellt die Xeromammographie dar. Anstelle des Mammographiefilmes wird eine Selenplatte durch die Röntgenstrahlen sensibilisiert, und in einer Spezialapparatur wird innerhalb von 90 sec ein sichtbares Bild auf einem Xerographiepapier erzeugt. Der Vorteil liegt vor allem in einer Verringerung der Strahlendosis um 25% gegenüber der konventionellen Methode.

Die Stellung der Mammographie im Rahmen der Krebsvorsorgeuntersuchung: Die Mammographie hat – additiv zur klinischen Befunderhebung eingesetzt – eindeutig zu einer Vorverlegung der Diagnose des Mammacarcinoms geführt. Ihre Bedeutung liegt darin, daß sie den Tastbefund objektivieren und unerkannte multizentrische Veränderungen aufdecken kann. Entscheidend trägt sie zur Erkennung präklinischer – okkulter – Carcinome bei. Der Anteil der im Stadium I klinisch erfaßten Carcinomkranken kann auf 65–75% gesteigert werden, wenn insbesondere bei allen Risikogruppen regelmä-

Sprechstundenformular   Lfd. Nr.

Name: geb. am: Alter:

led., verh., verw., gesch.
Wohnung:

Beruf: Tel.:

(Pat./Ehemann/Vater)
Überweisender Arzt:

Jetzige Beschwerden:

Letzte Periode: vorletzte Periode:

Menarche: Menopause:

Cyclus:

Fluor:

Blasenfunktion:

Darmfunktion:

Geburten:
Datum/Jahr   Schwangerschaft   Geburt   Wochenbett   *Kind* Geschl.   Gew.   Entwicklung

Aborte:
Datum/Jahr Monat   Curettage   Komplikationen   Ursache

Extrauteringraviditäten
Datum/Jahr Monat   Operation: entfernt:
         belassen:

Frühere Erkrankungen (allgemein):

Frühere gynäkologische Erkrankungen:

Frühere Operationen, bes. gyn. Op.:
Datum   Erkrankung   Operation   Krankenhaus

Familienanamnese, bes. familiär gehäufte Erkrankungen:

Besonderheiten und Ergänzungen zur speziellen Anamnese:

Allgemeinbefund:

Größe:	Gewicht:	RR:

Besondere Merkmale (Konstitutionstyp):

Brüste:	rechts	links	Besonderheiten (Mammographie):

Abdomen:

Gynäkologischer Befund:

Behaarungstyp:

Vulva/äußere Genitale:

Speculum:

Kolposkopie:

Fluor:
Cytodiagnostik/Papanicolaou:
Ektocervix:
Endocervix:
Hormonsmear:
Abstrich: nativ/gefärbt:
K/M-Urin:

Tastbefund:

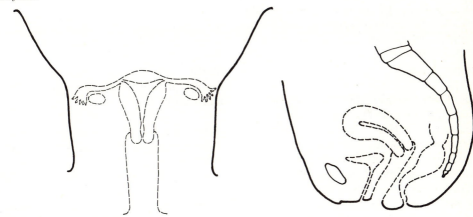

Sonstige Befunde (Besonderheiten):

Vorläufige Diagnose.

Ordination:

Abb. 213. Dokumentation von Anamnese und Befund (Sprechstundenformular)

ßig eine klinische und ggf. eine röntgenologische Vorsorgeuntersuchung durchgeführt wird. Wenn auch das carcinogene Risiko der diagnostischen Strahlenbelastung im Verhältnis zu dem Erkrankungsrisiko der Frau an Brustkrebs als äußerst gering zu veranschlagen ist, so ist doch für röntgendiagnostische Vorsichtsuntersuchungen wie die Mammographie als Kompromiß die Einhaltung von Untersuchungsintervallen empfohlen worden:

- Frauen unter 35 Jahren bedürfen nur dann der röntgendiagnostischen Überwachung, wenn ein erhöhtes Risiko besteht (s. S. 640). Dabei sollten die Untersuchungsintervalle individuell festgelegt werden (meist alle 1–2 Jahre).
- Da im Alter zwischen 35 und 50 Jahren die altersbedingte Carcinomincidenzrate ständig zunimmt – in diesen Zeitraum fallen 28–44% aller diagnostizierten Mammacarcinome – sollten diese Frauen großzügig der Mammographie zugeführt werden. Der Abstand wird unter individuellen Risikogesichtspunkten 1–2 Jahre betragen können.
- Frauen über 50 Jahre sollten mindestens alle 2 Jahre mammographisch untersucht werden; jeder kürzere Zeitraum ist vertretbar. Dies gilt auch für Frauen jeden Alters mit ausgeprägter Carcinophobie und für Carcinomkranke mit unbekanntem Sitz des Primärtumors.

Die *Ultraschallmammographie* bahnt sich an, besitzt z. Z. aber für die Früherkennung maligner Brustdrüsenerkrankungen nicht die erforderliche Treffsicherheit und ist daher als Screening-Verfahren noch nicht als ausgereift zu betrachten.

Die Thermographie: Die Thermographie erlaubt die bildliche Darstellung der Infrarotstrahlung der Haut (Telethermovision). Die Plattenthermographie gibt direkt das Wärmemuster der Haut wieder. Das Verfahren basiert auf der Temperaturerhöhung proliferierender Bezirke mit ihrer verstärkten Vascularisation gegenüber der normalen Umgebung.

Die Thermographie bietet als Screening-Verfahren nicht genügend diagnostische Sicherheit. Sie bildet eine additive Methode zur Mammographie bei der röntgenologisch „dichten" Brust junger Frauen. Bei einem klinisch suspekten Mammatumor erbringt sie jedoch wertvolle Zusatzinformationen über die proliferative Aktivität des Tumors und damit prognostische Hinweise.

Die Milchgangsdarstellung – Galaktographie: Liegt eine verdächtige Absonderung vor, so kann die Mammographie durch die röntgendiagnostische Darstellung der Milchgänge mit Hilfe eines Kontrastmittels ergänzt werden. Stellt sich ein Füllungsdefekt dar, so ist eine Unterscheidung zwischen gutartigen Papillomen resp. einem intraductalen präinvasiven Carcinom und manifest malignen Veränderungen jedoch nicht sicher möglich.

Die Aspirationscytologie: In der Hand des erfahrenen Cytopathologen vermag die Feinnadelbiopsie – vor allem in Verbindung mit dem klinischen, mammographischen und ultrasonographischen Befund – wichtige differentialdiagnostische Hinweise auf die Gut- oder Bösartigkeit getasteter Resistenzen zu geben, wenn diese gut tastbar und erreichbar sind und eine Mindestgröße von 5 mm Durchmesser aufweisen (s. S. 644).

Die Selbstuntersuchung der Brustdrüse: Es steht außer Zweifel, daß die *regelmäßige Selbstuntersuchung der Frau* die wichtigste Vorbeugemaßnahme darstellt, um eine Verzögerung der Erfassung des Mammacarcinoms zu vermeiden. Diese Eigenkontrolle kann nicht genügend empfohlen werden, da 80% der Erkrankten den Tumor selbst entdecken. Es ist dringend anzuraten, allen Frauen, die sich einer gynäkologischen oder Allgemeinuntersuchung unterziehen, die Technik der Selbstuntersuchung zu erklären (Abb. 214) und ihnen zusätzlich eine schriftliche Anweisung etwa folgenden Inhalts mitzugeben:

Anleitungen zur Selbstuntersuchung der Brust:
1. Betrachtung der Brust vor dem Spiegel mit Händen in Hüfthaltung, insbesondere der Konturen der Brustdrüsen, der Brustwarzen und des Warzenhofes. Einziehungen oder entzündliche Veränderungen im Bereich der Warzen verdienen besondere Beachtung.
2. Betrachtung der unteren Brustdrüsenpartien vor dem Spiegel bei Verschränkung der Arme hinter dem Kopf. Prüfung auf Hauteinziehungen und Konturveränderungen im ganzen Bereich der Brustdrüse, besonders auch in der Region der unteren Umschlagfalte.

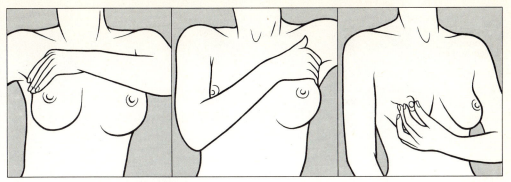

Abb. 214. Selbstuntersuchung der Brust

3. Betrachtung der seitlichen Brustdrüsenteile bei aufgestützten und dann bei erhobenen Armen unter gleichzeitiger Drehung des Oberkörpers zur Sichtbarmachung von Hauteinziehungen oder Unebenheiten an den seitlichen Partien der Brust.
4. Durchtasten der Brustdrüse besonders des oberen äußeren Brustdrüsensektors auf Knotenbildung bei vorgebeugtem Oberkörper zwischen den flach aufgelegten Händen.
5. Abtasten der Brustdrüse im Sitzen oder Liegen. Die rechte Brust wird mit der linken Hand von innen nach außen abgetastet, die linke Brust entsprechend mit der rechten Hand (Abb. 214).
6. Austasten der Achselhöhlen nach Verdickungen.

38. Entwicklungsanomalien des weiblichen Genitale

Zum Verständnis der Entwicklungsstörungen des weiblichen Genitale muß man sich die entscheidenden Etappen und Voraussetzungen der normalen Entwicklung zu eigen machen:
– *Das Geschlecht wird mit der Befruchtung durch die Kombination der Geschlechtschromosomen der zur Vereinigung gelangenden väterlichen und mütterlichen Gamete festgelegt* (s. S. 8).
– *Die postgenetische Differenzierung der Gonaden wird durch die An- oder Abwesenheit eines Y-Chromosoms in den Blastemzellen entschieden.* Ist ein Y-Chromosom vorhanden, so entstehen Testes, wenn kein Y-Chromosom vorhanden ist, geht die Differenzierung in weiblicher Richtung.
– *Die Differenzierung der inneren Geschlechtswege und des äußeren Genitale erfolgt in Abhängigkeit von der Differenzierung der Gonaden und wird hormonal gesteuert.*

Auf jeder Stufe der Entwicklung können sich Störungen ereignen. Sie führen graduell unterschiedlich entweder zum *Sistieren der Gesamtentwicklung der Frucht* oder bei erhaltener Lebensfähigkeit zu einem *breiten Spektrum von Fehlentwicklungen des Genitale mit wechselnder Auswirkung auf den Phänotypus.*

Störungen der chromosomalen Geschlechtsdeterminierung

Abweichungen vom normalen Geschlechtschromosomenkomplement haben immer Störungen der Geschlechtsentwicklung bei der Frucht zur Folge. Es besteht also eine *kausale Beziehung* zwischen gonosomalen Anomalien und einem fehlerhaften Verlauf der Geschlechtsentwicklung. Begleitende phänotypi-

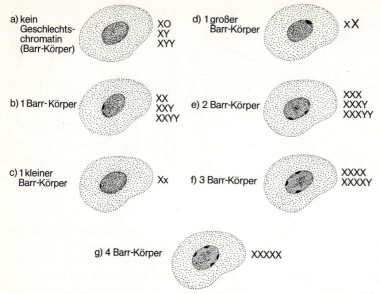

Abb. 215. Barr-Körper-Befunde bei gonosomalen Anomalien. Da jedes überzählige und jedes abnorme X-Chromosom selektiv inaktiviert wird, ist die Anomalie aus der Zahl der Barr-Körper nach der (X-1)-Formel abzuleiten. Strukturelle Anomalien des X-Chromosoms sind an einem abnorm großen oder abnorm kleinen Barr-Körper erkennbar. (Nach Barr)

sche Stigmata außerhalb der Genitalsphäre gehen dabei zu Lasten der autosomalen Gene auf dem X-Chromosom und unbekannten gonoautosomalen Gen-Interaktionen. *Aberrationen der Geschlechtschromosomen* können sich im Zuge der Gametogenese der elterlichen Keimzellen oder (und) nach der Befruchtung während einer der *frühen Furchungsteilungen* ereignen. Dabei ist zwischen *numerischen* und *strukturellen* Chromosomenanomalien zu unterscheiden.

Totaler oder partieller Verlust eines Geschlechtschromosoms, ebenso überzählige Geschlechtschromosomen haben eine Fehlentwicklung der Gonaden zur Folge (s. S. 102).

Diagnose

Die *Geschlechtschromatinbestimmung* liefert erste Anhaltspunkte zur Erkennung von numerischen und strukturellen Anomalien der X-Chromosomen einschließlich der Mosaike. Da jedes überzählige und jedes abnorme X-Chromosom selektiv inaktiviert wird, ist die Anomalie aus der Zahl und Größe der Barr-Körper abzuleiten.

Folgende Befunde dienen als Hinweise:

- Fehlender Barr-Körper bei weiblichem Phänotypus: Hinweis auf *Turner*-Syndrom.
- Positiver Barr-Körper-Befund bei männlichem Habitus: Verdacht auf *Klinefelter*-Syndrom.
- Verminderter Prozentsatz der Zellen mit Barr-Körpern bei phänotypisch weiblichen Individuen: Hinweis auf numerisches Mosaik mit X0-Zellinie.
- Vermehrte Zahl von Barr-Körpern pro Zellkern: Hinweis auf Polysomie (z. B. *Triplo-X*-Konstellation mit 2 Barr-Körpern).
- Vergrößerter Barr-Körper: Hinweis auf X-Isochromosom der langen Arme.
- Abnorm kleiner Barr-Körper: Hinweis auf deletiertes X-Chromosom.
- Wechselnde Zahl von Barr-Körpern pro Zellkern bei männlichem Phänotyp: Hinweis auf Klinefelter-Mosaik (Abb. 215).

Zur Differentialdiagnose ist die Chromosomenanalyse notwendig, die bei Verdacht auf ein Mosaik zur Sicherung möglichst aus zwei Geweben, z. B. mit Hilfe der Blutkultur und In-vitro-Kultivierung eines Hautstückchens, vorgenommen werden soll.

Störungen der Entwicklung und Differenzierung der Gonaden

Als Ursachen für Störungen der Entwicklung und Differenzierung der Gonaden kommen in Frage:
- *ein abnormes Geschlechtschromosomenkomplement,*
- *Genmutationen,*
- *exogene Noxen* (z. B. Infektionen).

Gonadenagenesie

Bei der äußerst seltenen Gonadenagenesie oder -aplasie *fehlt die Gonadenanlage* oder ist durch eine lokal wirksame endogene oder exogene Noxe geschädigt. Wenn der Defekt so begrenzt ist, daß er die weitere Entwicklung der Frucht nicht inhibiert, geht die *Differenzierung* der *Geschlechtswege und des äußeren Genitale stets in weiblicher Richtung* (s. S. 16). Derartige Individuen fallen im Adolescenten- und Erwachsenenalter durch ihren infantilen Habitus, die primäre Amenorrhoe mit hochgradiger genitaler Unterentwicklung und das Fehlen der sekundären Geschlechtsmerkmale auf. Sie empfinden weiblich. Der Chromosomenstatus ist in der Mehrzahl der Fälle normal, entweder männlich (46, XY) oder weiblich (46, XX). Die Bestimmung des Geschlechtschromatins ergibt entsprechende Befunde. Zur Sicherung der Diagnose verläßt man sich nicht allein auf die endokrinologischen Untersuchungsbefunde, sondern nimmt eine Inspektion der Gonadenregion vor.

Die Betroffenen müssen über den *Befund und die Konsequenzen, vor allem die Sterilität, aufgeklärt werden.* Die *Dauersubstitution* mit *Oestrogenen* ist angezeigt.

Gonadendysgenesie

Unter Gonadendysgenesie versteht man eine *Arretierung* der gonadalen Entwicklung *vor* oder *unmittelbar mit* Einsetzen der *Gonadendifferenzierung*. Bei den Betroffenen ist postpartal histologisch kein ovarielles oder testiculäres Gewebe mehr nachweisbar.
Die Blockierung der Gonadogenesis in einem späteren Stadium *nach* Beginn der Differenzierung der embryonalen Gonade in Ovarien oder Testes wird demgegenüber als *ovarielle* bzw. *testiculäre Dysgenesie* abgegrenzt. Bild und Struktur solcher Ovarien bzw. Testes können sehr unterschiedlich sein; die formalen Elemente hängen weitgehend von dem Stadium ab, in dem sich der Stop in der Entwicklung ereignet. Trotz dieser definitionsgemäßen Abgrenzung muß man aber stets im Auge behalten, daß *fließende Übergänge* zwischen der Gonadendysgenesie und der ovariellen bzw. testiculären Dysgenesie bestehen.

Das klassische Bild der *Gonadendysgenesie* stellt das Turner-Syndrom mit der *Gonosomenanomalie vom Typus 45, X, der sog. X0-Konstellation, dar* (s. S. 102).

Die „reine" Gonadendysgenesie (Swyer-Syndrom)

Von der Gonadendysgenesie mit den Stigmata des Turner-Syndroms ist die sog. „reine" Gonadendysgenesie abzugrenzen.
Die Ätiologie ist weitgehend unbekannt. Die wenigen bisher chromosomal untersuchten Individuen wiesen ein von Fall zu Fall unterschiedliches Gonosomenkomplement auf. Diese Tatsache spricht gegen eine gonosomal bedingte Störung der Geschlechtsdeterminierung, jedoch sind cytogenetisch nicht erfaßbare Genverluste nicht auszuschließen. Ferner muß bedacht werden, daß unbekannte Umgebungsfaktoren eingreifen und einen unterdrückenden Effekt auf die gonadale Entwicklung und Differenzierung ausüben können. In diesem Falle ist die „reine" Gonadendysgenesie als eine ausschließlich *auf die Gonaden beschränkte Hemmungsmißbildung* zu betrachten. Ungeachtet der primären Ursache geht die Entwicklung der akzessorischen Genitalorgane stets in weiblicher Richtung. Individuen mit dieser Anomalie besitzen die für die Gonadendysgenesie typischen *Streak-Gonaden*, jedoch fehlen die Stigmata des Turner-Syndroms. Sie sind *phänotypisch weiblich*, erreichen *normale Körpergröße*, gelegentlich sogar einen eunuchoiden Hochwuchs. In Kontrast dazu finden sich ein *infantiles äußeres und inneres Genitale. Die sekundären Geschlechtsmerkmale fehlen.* Leitsymptom ist auch bei diesem Syndrom die *primäre Amenorrhoe.* Die Mehrzahl von ihnen erweist sich als H-Y-negativ. Die Differentialdiagnose z. B. ge-

genüber der Gonadenaplasie kann nur durch Probelaparotomie oder Laparoskopie gestellt werden.

Ovarielle Dysgenesie

Erfolgt die Störung der Gonadenentwicklung *nach* Differenzierung der spezifisch weiblichen oder männlichen Organstrukturen, so kommt es in Abhängigkeit vom Zeitpunkt und Schweregrad der Schädigung zur Ausbildung der verschiedenen Formen der ovariellen bzw. testiculären Dysgenesie. Bei der *ovariellen* Dysgenesie lassen sich die *afolliculäre* und *folliculäre* Form unterscheiden. Bei dem afolliculären Typ sind das sog. Keimepithel, die Tunica albuginea, die corticalen und medullären Schichten sowie die das Ovar kennzeichnenden bindegewebigen Strukturen vorhanden, jedoch keine Primärfollikel. Bei der folliculären Form besitzt die Gonade ein atrophisches Keimepithel und eine dünne Tunica albuginea. Rinden- und Markstrukturen sind vorhanden. In den tieferen corticalen Schichten finden sich Primärfollikel, jedoch fehlen im adulten Ovar Sekundär- oder Tertiärfollikel. Die Arretierung der Entwicklung erfolgt demnach zwar später als bei der afolliculären Form, aber doch so frühzeitig und nachhaltig, daß das Organ anatomisch und funktionell inkompetent bleibt und seinen generativen Aufgaben nicht nachkommen kann.

Es bestehen fließende Übergänge zum *hypoplastischen Ovar,* der sog. *ovariellen Hypoplasie.* Mikroskopisch enthalten diese Ovarien einige kleine Follikelcysten, ausgekleidet von Granulosazellen und gelegentlich mit einer luteinisierten Theca interna. Tunica albuginea und Rindenschicht sind verdickt, fibrös und partiell hyalinisiert. Nie werden Corpora albicantia beobachtet. Die Funktion reicht also nicht für eine Ovulation aus.

Das Gonosomenkomplement ist bei allen diesen Formen normal weiblich 46, XX, der Geschlechtschromatinbefund dementsprechend positiv.

Bei der ovariellen Dysgenesie besteht eine *primäre Amenorrhoe. Das Genitale ist infantil.* Die *sekundären Geschlechtsmerkmale* sind nur *mäßig* entwickelt, *Habitus* und *psychisches Verhalten weiblich.*

Die Diagnose kann letzten Endes nur durch eine Biopsie der Ovarien gestellt werden und ist zur Unterscheidung von den übrigen Formen mit gleicher oder ähnlicher Symptomatik notwendig, damit die Beratung und die Behandlung gezielt vorgenommen werden können. Die Amenorrhoe ist durch Hormonsubstitution zu durchbrechen, da das Endometrium reagiert. Die Sterilität ist jedoch endgültig, da Ovulationen nicht induziert werden können.

Therapeutisch kommt also nur eine Substitution mit Oestrogenen, kombiniert mit Gestagenen in Frage. Sie ist wichtig, um den Folgeerscheinungen des Oestrogendefizits vorzubeugen.

Klinisch werden diese Krankheitsbilder zusammen als primäre Ovarialinsuffizienz bezeichnet.

Die *Triplo-X-Konstellation* (*Superfemale* 47, XXX) und ihre Varianten nehmen insofern eine Sonderstellung ein, als sie mit allen Graden der ovariellen Dysgenesie, gelegentlich aber auch mit normaler Ovarialfunktion und Fertilität einhergehen können (s. S. 103).

Testiculäre Dysgenesie

Es ist davon auszugehen, daß auch die Entwicklung der Testes nach Beginn der Differenzierung zu jedem Zeitpunkt durch Störfaktoren unterbrochen werden kann. Daraus resultieren unterschiedliche Formen der testiculären Dysgenesie. Es bestehen aber *entscheidende Unterschiede zur ovariellen Dysgenesie* bezüglich der Folgeerscheinungen. Es muß daran erinnert werden, daß die Aufnahme der Androgenproduktion durch die Testes (s. S. 15) zu einem ganz bestimmten Zeitpunkt der Entwicklung für die Ausdifferenzierung des männlichen Gangsystems und des äußeren Genitale notwendig ist. Sind die Testes während dieser Zeitspanne bereits endokrin inkompetent, so unterbleibt die Prägung und Entwicklung der männlichen akzessorischen Genitalorgane ganz oder teilweise; die Tendenz des Embryo zur Bildung weiblicher Strukturen kommt zum Durchbruch, und es resultieren die Formen der *Intersexualität* (s. S. 16).

Werden die Testes zu einem späteren Zeitpunkt insuffizient, so resultiert eine *isolierte testiculäre* Dysgenesie.

Als Prototyp der isolierten testiculären Dysgenesie gelten das Klinefelter-Syndrom und seine Varianten (Tabelle 65 u. S. 104).

Tabelle 65. Gonosomenkonstellation der Zygote als Folgen einer Fehlverteilung während der Gametogenese einer oder beider Parentalzellen. Das Turner- oder Klinefelter-Syndrom kann sowohl Folge einer Nondisjunction während der Oogenese als auch der Spermiogenese sein. Die Triplo-X-Konstellation beruht ausschließlich auf einer Fehlverteilung während der Oogenese. (Nach Sohval 1963)

Spermium \ Reife Eizelle	X	XX	O
X	XX normal weiblich	XXX Triplo-X (Superfemale)	XO Turner-Syndrom
Y	XY normal männlich	XXY Klinefelter-Syndrom	YO (letal)
XY	XXY Klinefelter-Syndrom	XXXY Variante des Klinefelter-Syndroms	XY „normal" männlich
O	XO Turner-Syndrom	XX „normal" weiblich	OO (letal)
	Gonosomenkomplement der Zygote		

Testiculäre Dysgenesie mit Stigmata der Intersexualität

(Gonadenstörungen zur Zeit der Entwicklung und Differenzierung der Geschlechtswege und des äußeren Genitale)

Sind die männlichen Gonaden während der intrauterinen Entwicklung nur zur Bildung von Androgenen, nicht aber des Faktor X und des „Anti-Müllerian Hormone" in der Lage, so werden die Wolff-Gänge stabilisiert, aber die Müller-Gänge nicht unterdrückt. Männliche und weibliche Gangsysteme bestehen dann nebeneinander. Produzieren die fetalen Testes keine Androgene, wohl aber das „Anti-Müllerian Hormone", so unterbleibt die Stabilisierung der Wolff-Gänge, und die Müller-Gänge werden unterdrückt. Es fehlen dann beide Gangsysteme (s. Abb. 12, S. 15). *Der Grad der Gonadeninsuffi-zienz und der Zeitpunkt des Funktionsausfalls bestimmen die endgültige Ausprägung und den Anteil der männlichen und weiblichen Strukturen.* So können neben rudimentären männlichen akzessorischen Geschlechtsorganen weitgehend ausgebildete weibliche Genitalstrukturen vorhanden sein und umgekehrt. Auf dieser Basis lassen sich die vielfältigen Erscheinungsformen der *Intersexualität,* des sog. *Pseudohermaphroditismus,* erklären.

Dieser aus der griechischen Mythologie entlehnte Ausdruck *„Hermaphroditismus"* bzw. *„Pseudohermaphroditismus"* geht auf die Ära der rein deskriptiven Morphologie zurück. Inzwischen sind jedoch die morphogenetischen Zusammenhänge klarer geworden, und die verschiedenen Formen der Intersexualität lassen sich nach Ursache, Ort und Zeitpunkt der Störung genauer definieren und klassifizieren. Es erscheint daher aus didaktischen Gründen sinnvoll, diese Bezüge in diesem Kapitel bei der Nomenklatur zu berücksichtigen. Der Begriff „Pseudohermaphroditismus" mit seinen verschiedenen Appositionen wird jedoch noch hinzugefügt, da er im klinischen Gebrauch gängig ist. Der Ausdruck „Hermaphroditismus" wird beibehalten, da er klar die Doppelgeschlechtlichkeit solcher Individuen definiert.

Testiculäre Dysgenesie mit partieller Verweiblichung (Pseudohermaphroditismus masculinus)

Die betroffenen Individuen sind *chromosomal männlich* (geschlechtschromatinnegativ, Karyotypus 46, XY). Sie besitzen *insuffiziente Testes,* die meistens nicht descendieren. Die *Geschlechtswege weisen unterschiedliche Kombinationen von maskulinen und femininen Strukturen auf.* Das *äußere Genitale läßt entweder vorwiegend männliche oder ambivalente (zwittrige), aber auch vorwiegend weibliche Strukturen erkennen.* Bei Neugeborenen besteht in solchen Fällen des Dilemma der standesamtlichen Meldung als Knabe oder als Mädchen. Die Chromosomen- und Geschlechtschromatinbestimmungen sind in diesen Fällen für die Festlegung des Personenstandes nicht entscheidend. Da die psychische Entwicklung später i. allg. in weiblicher Richtung verläuft, ist im Zweifelsfall die Registrierung als „weiblich" vorzuziehen. Die Tendenz geht dahin, schon in der frühen Kindheit die weitere Entwicklung in männlicher oder weiblicher Richtung festzulegen. Die dazu notwendigen operativen Korrekturen werden in Abhängigkeit von den vorherrschenden männlichen oder weiblichen Strukturen vorgenommen. Entscheidend ist die psychologische und psychagogische Führung zur Prägung der *Knaben-* oder *Mädchenrolle* durch Familie, Pädiater oder Psychologen. Der Gynäkologe sieht zur Zeit der Pubertät oder später diejenigen Intersexe, die bis dahin unbehandelt als Mädchen aufgezogen wurden. Sie kommen, weil sie weiblich empfinden und durch die männlichen Stigmata (Tieferwerden der Stimme, virile Behaarung, mehr oder weniger großer Phallus) auf ihr „Anderssein" aufmerksam werden. Selten sind diejenigen, die trotz weiblicher Erziehung männlich empfinden und dadurch in einen *Rollenkonflikt* geraten. In diesen Fällen müssen die therapeutischen Maßnahmen darauf abzielen, die Betroffenen aus ihrem Außenseitertum herauszulösen und sie zu vollwertigen Mitgliedern der Gesellschaft zu machen. Die korrigierenden operativen Eingriffe müssen sich nach der Gesamtpersönlichkeit und dem psychisch weiblichen oder männlichen Verhaltensmuster richten und u. U. mit einer Personenstandsänderung einhergehen. Es sind also weder das chromosomale noch das gonadale Geschlecht für die Wahl der korrigierenden Eingriffe maßgebend; *entscheidend ist für das therapeutische Handeln das psychische Geschlecht.*
Dysgenetische Gonaden neigen zur malignen Entartung; sie werden daher im Zuge der operativen Korrektur entfernt. Entsprechend der erreichten Verweiblichung oder Vermännlichung ist eine Dauersubstitution mit Oestrogenen oder Androgenen einzuleiten.

Testiculäre Dysgenesie mit totaler Verweiblichung (testiculäre Feminisierung)

Dieses Syndrom nimmt im Rahmen der testiculären Dysgenesie eine Sonderstellung ein. Es besteht eine *komplette Diskordanz zwischen dem chromosomalen und gonadalen Geschlecht einerseits und dem phänotypischen Geschlecht andererseits.* Das chromosomale Geschlecht ist bis auf wenige Ausnahmen (Mosaike) normal männlich (46, XY), der Geschlechtschromatinbefund also negativ. Sie sind H-Y-positiv. Stets sind *Testes vorhanden;* sie descendieren allenfalls bis in die Inguinalregion oder in die großen Schamlippen. Das *äußere Genitale ist weiblich* gebildet. Die Vagina bzw. der Sinus urogenitalis endigt blind, der *Uterus fehlt* ganz oder ist rudimentär. *Tuben* sind *nie* vorhanden. Dieser Form der testiculären Dysgenesie liegt ein *Gendefekt* zugrunde, der die regelrechte Steroidsynthese verhindert, oder eine Androgenresistenz der Erfolgsorgane (s. S. 499). Das Syndrom tritt familiär gehäuft auf; wahrscheinlich handelt es sich um einen *geschlechtsgebundenen* recessiven oder dominanten *Erbgang* mit Mutation des Tfm-Locus (s. S. 9).

Induzierte Intersexualität durch Einwirkung endogener oder exogener Androgene auf weibliche Feten (Pseudohermaphroditismus femininus)

Bei dieser Anomalie handelt es sich um eine *isolierte Maskulinisierung des äußeren Genitale. Sie entsteht, wenn bei chromosomal und gonadal weiblichen Feten endogene oder exogene Androgene zur Zeit der Differenzierung der äußeren Genitalstrukturen wirksam werden.*
Die häufigste Ursache ist die *fetale Nebennierenrindenhyperplasie,* die mit einer überschießenden Bildung adrenaler Androgene einhergeht, etwa im 5. Schwangerschaftsmonat manifest wird und beim Neugeborenen als *adrenogenitales Syndrom (AGS)* in Erscheinung tritt (klinisches Bild s. S. 497). Die Anomalie beruht auf verschiedenen Formen *recessiv vererbbarer Enzymdefekte.*

Seltener wird die Vermännlichung des weiblichen äußeren Genitale durch *exogene Hormonzufuhr* bedingt, wenn die Mutter in der fraglichen Zeit Testosteronpräparate oder Gestagene mit androgenen Nebenwirkungen erhielt. Extrem selten sind virilisierende Tumoren der Mutter (s. Arrhenoblastom, S. 618) die Ursache der Vermännlichung der äußeren Genitale der Frucht.

Hermaphroditismus (verus)

Diese Individuen besitzen *sowohl Testes als auch Ovarien;* ein Ovar kann auf der einen Seite und ein Testis auf der anderen Seite ausgebildet sein *(Hermaphroditismus lateralis).* Es können aber auch männliches und weibliches Keimdrüsengewebe in einer oder in beiden Gonaden als Ovotestis gestaltet sein (Hermaphroditismus uni- oder bilateralis). Je nach dem vorherrschenden Keimdrüsengewebe ist der *Phänotyp vorwiegend männlich oder vorwiegend weiblich.*
Wenn ein Testis auf der einen Seite und ein Ovar auf der anderen Seite vorhanden sind, so entsprechen die *Gonodukte* jeweils dem Gonadentypus der entsprechenden Seite. Handelt es sich um Ovotestes, so entscheidet die Höhe der Androgenproduktion über die Ausprägung der Gangsysteme in männlicher oder weiblicher Richtung. In seltenen Fällen kommt es in diesen Gonaden zur Reifung von Keimzellen.
Die Ätiologie des Hermaphroditismus ist unklar. Es spricht einiges dafür, daß es sich um einen frühen Gonadendefekt auf genetischer Basis handelt im Sinne einer *Genmutation,* die zu einer *Äquivalenz beider Geschlechter* anstatt zum Dominieren des einen führt. Das Geschlechtschromosomenkomplement des Karyotypus ist uneinheitlich, überwiegend finden sich ein 46, XX-Status und ein einfach positiver Geschlechtschromatinbefund. Die Bedeutung der H-Y-Antigen-Befunde (Ovarialanteil H-Y-negativ, Testisanteil H-Y-positiv) bedarf der weiteren Abklärung. Der Hermaphroditismus ist selten (ca. 200 Fälle).

39. Die Fehlbildungen der Geschlechtswege

Die Fehlbildungen des Uterus

Die einzelnen Anomalieformen

Anomalien des Uterus sind als *Hemmungsmißbildungen* aufzufassen. Ihre verschiedenen Formen lassen sich zurückführen auf:
1. eine Agenesie bzw. ungenügende Differenzierung oder aber eine Regression des uterinen Abschnitts eines oder beider Müller-Gänge,
2. eine ganz oder teilweise ausgebliebene Verschmelzung der Müller-Gänge,
3. eine ganz oder teilweise ausgebliebene Resorption des Septum nach Vereinigung der Müller-Gänge,
4. eine Wachstums- und Bildungshemmung des normal differenzierten Organs.

Je nach dem Zeitpunkt der Arretierung wäh-

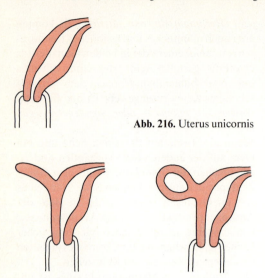

Abb. 216. Uterus unicornis

Abb. 217a u. b. Uterus unicornis mit rudimentärem Nebenhorn. **a** Atretisches Nebenhorn; **b** mit Schleimhaut ausgekleidetes Nebenhorn ohne Abflußmöglichkeit

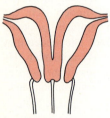

Abb. 218. Uterus didelphys (Uterus duplex) mit Vagina duplex

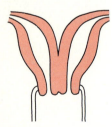

Abb. 219. Uterus bicornis bicollis (Uterus duplex) mit Vagina simplex

rend der Entwicklung und Differenzierung resultieren graduell unterschiedliche Anomalien.

zu 1.
a) Die Aplasia uteri: Bleibt die Differenzierung *beider* Müller-Gänge in ihrem uterinen Abschnitt ganz aus oder liegt eine Agenesie oder Atrophie vor, so findet sich anstelle des Uterus lediglich ein bindegewebiger Strang.

b) Der Uterus unicornis: Dieser Fehlbildung liegt die isolierte *Aplasie* des uterinen Abschnitts *eines* Müller-Ganges zugrunde. Es resultiert ein zu einer Seite hin gelegenes Uterushorn (Abb. 216). Fehlt auch der tubare Abschnitt, so findet sich anstelle der Tube nur ein bindegewebiger Strang. Liegt nur eine *Differenzierungshemmung* des *einen* der beiden Müller-Gänge vor, so entwickelt sich ein *rudimentäres Nebenhorn*. Dieses kann atretisch sein oder ein mit Endometrium ausgekleidetes Cavum mit oder ohne Mündung in das ausdifferenzierte Uterushorn der Gegenseite aufweisen (Abb. 217 a, b).

zu 2.
a) Der Uterus didelphys: Bleibt die Verschmelzung der Müller-Gänge aus, so bilden sich zwei vollständige Uteri (Uterus duplex). Im cervicalen Bereich sind die beiden Organe durch Bindegewebe mehr oder weniger miteinander verbunden. Meistens besteht gleichzeitig eine Vagina duplex (Abb. 218).

b) Der Uterus bicornis bicollis: Auch bei dieser Anomalie sind zwei Uteri vorhanden (Uterus duplex). Die caudalen medialen Gangabschnitte sind jedoch miteinander verschmolzen (Abb. 219). Zusätzlich kann eine gedoppelte Scheide vorhanden sein.

Bleibt außer der Verschmelzung der Müller-Gänge auch die Lumenbildung aus, so resultiert ein Uterus *didelphys rudimentarius solidus* oder *bicornis rudimentarius solidus*. Fakultativ kann sich diese Störung auch auf die Vagina erstrecken; es findet sich dann eine *Vagina rudimentaria solida*. Diese Entwicklungsanomalie bildet die Grundlage des Mayer-Rokitansky-Küster-Syndroms (Abb. 220). Die Ovarien sind morphologisch und funktionell normal. Meistens sind zusätzlich Fehlbildungen des Nieren- und Harnwegsystems vorhanden.

c) Der Uterus bicornis unicollis: Die Verschmelzung der Müller-Gänge hat nur in den caudalen Abschnitten stattgefunden. Das Organ besitzt zwei Uteruskörper, aber nur eine Cervix. Scheide, Tuben und Ovarien sind i. allg. normal entwickelt (Abb. 221).

zu 3.
a) Der Uterus septus: Bei dieser Mißbildungsform ist die Fusion der Müller-Gänge regel-

recht erfolgt, jedoch das Septum nicht resorbiert. Der Uterus besitzt somit die normale Form und Größe, aber durch das verbliebene Septum sind das Cavum uteri und der Cervicalkanal unterteilt. Das Septum kann auch in der Vagina ganz oder teilweise persistieren (Abb. 222).

b) **Der Uterus subseptus.** In diesem Falle ist nur im Bereich des Cavum uteri das Septum in wechselnder Ausdehnung vorhanden (Abb. 223).

zu 4.
a) **Der Uterus rudimentarius:** Es findet sich ein knopfförmiges, solides, bindegewebiges Rudiment von ca. 1 cm Durchmesser; Vagina, Tuben und Ovarien können normal entwickelt sein.
b) **Der Uterus arcuatus:** Es besteht eine Eindellung im Fundusbereich. In seiner Entwicklung hat der Uterus die fetale Form des Uterus introrsum arcuatus beibehalten (s. S. 13), kann aber in seiner Größe durchaus der Norm entsprechen. Es handelt sich also um eine geringfügige Bildungshemmung bei sonst normal differenziertem Organ (Abb. 224).
c) **Der Uterus infantilis:** Der Uterus ist auf präpuberaler Stufe stehengeblieben. Das Längenverhältnis von Corpus zu Cervix beträgt auch im Erwachsenenalter 1:2. Als Ursache kommen mangelnde Hormonansprechbarkeit des Organs oder eine ungenügende Hormonstimulation bei unterentwickelten Ovarien in Frage.

Isolierte Differenzierungsstörungen der *Tuben* sind selten. Klinisch von Bedeutung sind die sog. *hypoplastischen Tuben,* die sich im Hysterosalpingogramm lang und dünn geschlängelt darstellen. Ihre Funktionsuntüchtigkeit kann Ursache einer *Sterilität* sein. Wenn eine Konzeption erfolgt, besteht infolge des mangelhaften Transportmechanismus die Gefahr einer *Tubargravidität*.

Die Symptomatik

Die Symptomatik ist aus den einzelnen Fehlbildungsformen leicht abzuleiten. Handelt es sich um eine Aplasie oder um eine hochgradige Bildungs- und Wachstumshemmung (Uterus rudimentarius solidus, Uterus infantilis), so besteht

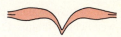
Abb. 220. Uterus didelphys rudimentarius solidus mit Vagina rudimentaria solida

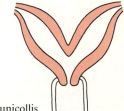
Abb. 221. Uterus bicornis unicollis

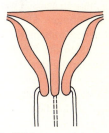
Abb. 222. Uterus septus. Zusätzlich kann auch in der Vagina das Septum ganz oder teilweise persistieren

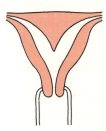
Abb. 223. Uterus subseptus

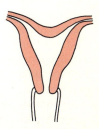
Abb. 224. Uterus arcuatus

eine primäre Amenorrhoe bei sonst normalem weiblichen Habitus. Die übrigen Uterusfehlbildungen (Uterus didelphys, Uterus bicornis bicollis bzw. unicollis, Uterus unicornis, Uterus septus und subseptus) machen zunächst keine Symptome, wenn der Ablauf des Menstrualblutes gewährleistet ist. Nur bei einem Uterus bicornis mit funktionstüchtigem Nebenhorn, das *keine* Abflußmöglichkeiten hat, entwickelt sich von der Menarche ab eine typische Symptomatik. Im Vordergrund steht anfangs eine *primäre Dysmenorrhoe*. Da das Menstrualblut aus dem normal gestalteten Organabschnitt abfließen kann, wird den Schmerzen zunächst keine oder eine falsche Bedeutung beigemessen. Die Schmerzen nehmen von Periode zu Periode zu und halten schließlich auch im Intermenstruum unvermindert an. Sie sind bedingt durch eine *Hämatometra* des verschlossenen Nebenhorns und eine *Hämatosalpinx* der zugehörigen Tube, die neben dem normal gestalteten Uterus als Tumoren getastet werden können.

Die übrigen Uterusanomalien dieser Gruppe bleiben unbemerkt bis zum fertilen Alter. Im Rahmen der Sterilitätsdiagnostik oder bei der Abklärung der Ursachen wiederholter Aborte werden sie evident. Das Austragen einer Schwangerschaft ist jedoch möglich. Gelegentlich treten dann kontinuierliche Blutungen aus dem nicht schwangeren Uterushorn auf. Wird die Schwangerschaft ausgetragen, so kommt es häufig zu abnormen Lagen der Frucht (Quer-, Schräg-, Beckenendlage). Unter der Geburt kann der nicht gravide Uterus ein Geburtshindernis abgeben. Häufig bestehen Eröffnungsschwierigkeiten des Muttermundes (Dystokie).

Die Diagnostik

Der Verdacht auf Uterusmußbildungen ist gegeben, wenn
- ein partielles oder komplettes Septum vaginale festgestellt wird,
- zwei Portiones sichtbar sind,
- bei der bimanuellen Untersuchung eine ungewöhnliche querovale Form des Uterus oder gar ein doppeltes Corpus getastet wird.

Die Diagnose läßt sich durch Sondierung, Ultrasonographie und Hysterographie (s. S. 517) erhärten.
In der Gravidität kann die Diagnose Schwierigkeiten bereiten. Differentialdiagnostisch ist an einen Uterus myomatosus oder einen Ovarialtumor zu denken. Bei einem einseitig hochsitzenden Tumor muß ein Uterus unicollis bicornis in Betracht gezogen werden. Eine Resistenz, die neben oder hinter der Cervix des graviden Uterus zu tasten ist, läßt einen Uterus duplex vermuten. Werden bei der Speculumuntersuchung zwei Portiones festgestellt, so ist die Diagnose klar.

Da etwa die Hälfte aller genitalen Fehlbildungen mit Anomalien des Harnwegsystems kombiniert auftritt, muß stets die urologische Diagnostik ablaufen.

Therapeutische Gesichtspunkte

Eine Therapie, d. h. eine operative Korrektur, ist nur bei wenigen der genannten Fehlbildungsformen notwendig. Sie ist angezeigt, wenn die Uterusanomalie die Ursache wiederholter Aborte ist. Bei Uterus septus und subseptus kommt eine Metroplastik in Frage. Dabei wird das Septum excidiert und der Uterus neu formiert. Bei der plastischen Korrektur des Uterus bicornis unicollis wird das Corpus in ähnlicher Weise zu einem einheitlichen Organ gestaltet.
Bei Uterus duplex ist eine operative Behandlung nicht indiziert. Ein rudimentäres Nebenhorn muß bei Bildung einer Hämatometra einschließlich der Tube sofort abgetragen werden.

Die Fehlbildungen der Vagina

Auch die Fehlbildungen der Vagina stellen Hemmungsmißbildungen dar, die *isoliert oder kombiniert mit Anomalien des Uterus* und häufig auch des *Harntraktes* auftreten (s. S. 551).

Die einzelnen Anomalieformen

Die Aplasia vaginae: Die Vagina fehlt als Folge einer Agenesie der Vaginalplatte (s. S. 14). Der Uterus ist – wenn vorhanden – rudimentär. Die Ovarien können anatomisch und funktionell normal und die sekundären Geschlechtsmerkmale infolgedessen voll entwickelt sein.

Die Atresia vaginae: Sie ist auf das Ausbleiben der Kanalisierung bzw. auf eine unzulängliche Epithelisierung der ursprünglich soliden Vaginalanlage zurückzuführen. Die Atresie betrifft selten die ganze Vagina, sondern i. allg. die höheren Abschnitte.

Die Vagina septa: Sie entsteht, wenn der zentrale Teil der Vaginalplatte bei der Kanalisierung nicht resorbiert wird (s. S. 14). Häufig besteht eine *Kombination mit einer Doppelbildung des Uterus* (s. S. 466). Das Septum verläuft stets in sagittaler Richtung, kann aber *asymmetrisch* gelagert sein und dadurch der Erfassung entgehen.

Die Symptomatik

Die Aplasia vaginae geht mit einer primären Amenorrhoe einher. Manchmal führen vergebliche Cohabitationsversuche die Patientin zum Arzt.
Bei einer partiellen Atresie kann es zur Entwicklung eines *Hämatokolpos* und einer *Hämatometra* mit entsprechender Symptomatik kommen.
Ein median gelegenes Scheidenseptum bereitet meistens *Cohabitationsschwierigkeiten,* seltener wird es erst unter der Geburt als *Geburtshindernis* evident. Ist das Septum lateral gelegen, so macht es i. allg. keine Symptome.

Die Diagnostik

Bei der Aplasia vaginae findet sich in Höhe des Hymen ein elastischer, manchmal trichterförmiger Gewebswiderstand. Besteht eine Atresia vaginae, so liegt der Verschluß meistens höher als bei der Aplasie. Differentialdiagnostisch muß man an eine testiculäre Feminisierung denken (s. S. 464).
Das mediane Scheidenseptum wird i. allg. bei der Speculumeinstellung nicht übersehen. Ein lateral gelegenes durchgehendes Scheidenseptum und ein partielles Septum im oberen Drittel nach Art einer Gewebsfalte entgeht jedoch leicht der Speculum- und vaginalen Untersuchung.

Therapeutische Gesichtspunkte

Eine Hämatometrabildung als Folge einer Scheidenatresie macht eine sofortige Operation erforderlich. Bei Aplasia und Atresia vaginae kommt die *künstliche Scheidenbildung* in Frage, wenn die Bougierung bzw. Einlage von Dilatatoren nicht zum Ziele führen. Es bestehen folgende operative Möglichkeiten: Das einfachste Verfahren stellt die Tunnelbildung zwischen Rectum und Harnröhre bzw. Harnblase mit oder ohne Transplantation eines Epidermislappens zur Auskleidung dar. Die Schrumpfungstendenz ist jedoch groß. Die besten Resultate liefert die Auskleidung des zuvor durch Tunnelung gebildeten Vaginalrohres mit Beckenperitoneum und abdominal durchgeführtem cranialen Verschluß der Vagina. Das Peritoneum dient als Wegbereiter für das vom Introitus einwachsende Plattenepithel.
Der Eingriff sollte dann erfolgen, wenn durch die Anomalie das Selbstwertgefühl beeinträchtigt wird oder wenn Cohabitationen gewünscht werden. Die künstliche Scheide ist ein vollwertiges Organ; sie ist zur Bildung des Scheidentranssudates und der orgastischen Scheidenmanschette fähig (s. S. 66). Kommt es zu einer Konzeption und Schwangerschaft, so ist die Entbindung durch Kaiserschnitt erforderlich.

Die Hymenalatresie

Der Hymen ist vielgestaltig und weist eine unterschiedliche Dicke, Dehnbarkeit sowie wechselnde Weite und Form der Hymenalöffnung auf. Als eigentliche Anomalie ist nur die *Hymenalatresie* von Bedeutung. Sie ist darauf zurückzuführen, daß der definitive Durchbruch des Ostium vaginae unterbleibt und das ursprüngliche Epithel durch Bindegewebe ersetzt wird (s. S. 14).

Die Symptomatik

Die Hymenalatresie führt zur *Retention des Menstrualblutes* mit Bildung eines *Hämatokolpos,* selten einer *Hämatometra* oder gar einer *Hämatosalpinx.* Die gleichen Symptome treten bei Atresie des unteren Drittels der Vagina auf

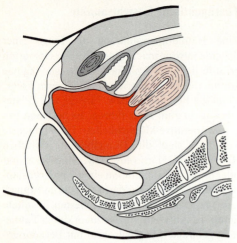

Abb. 225. Hämatokolpos bei Hymenalatresie. Der Uterus sitzt der Kuppe des prallen Tumors als solide Resistenz auf, solange noch keine Hämatometra besteht

(s. o.). Die Abflußbehinderung löst von der Menarche an eine charakteristische Symptomatik aus: In monatlichen Abständen treten krampfartig Schmerzen im Unterbauch auf *(Molimina menstruationis sine menstruatione)*, weil sich das Blut in der Scheide ansammelt (Hämatokolpos) und schließlich in Uterus und Tuben rückgestaut wird (Hämatometra, Hämatosalpinx). Die Intensität der Beschwerden hängt von der Menge und Ausdehnung des angesammelten Blutes ab. Manchmal treten schmerzhafte Miktion oder Urinretention infolge Verdrängung der Harnblase hinzu (Abb. 225).

Die Diagnostik

Nur selten wird die Hymenalatresie vor der Menarche erkannt. Treten im Menarchealter die geschilderten Beschwerden auf, so läßt sich die Diagnose bereits bei der Inspektion des Introitus stellen. Nach Entfaltung der kleinen Schamlippen sieht man den Introitus durch eine Membran verschlossen, die sich prall vorwölbt und durch die das dahinter angestaute Blut bläulich durchschimmert. Bei rectaler Untersuchung fühlt man einen prallen Tumor, der das kleine Becken ausfüllt, sich gegen das Rectum vorwölbt und gelegentlich bis zum Nabel reicht. Falls sich noch keine Hämatometra entwickelt hat, ist der Uterus an der Kuppe des Tumors als solide Resistenz durch die Bauchdecken zu tasten (Abb. 225).

Die Therapie

Die Therapie besteht in kreuzweiser Incision des Hymen. Die Ränder werden fixiert, um sekundäre Verklebungen zu vermeiden. Die dunkel-viscösen Blutmassen sollen möglichst spontan abfließen. Erst danach läßt sich durch rectale Kontrolle feststellen, ob Uterus (Hämatometra) und Tuben (Hämatosalpinx) beteiligt sind. Die Hämatometra entleert sich spontan. Das in den Salpingen angesammelte Blut wird i. allg. resorbiert. Man soll daher so konservativ wie möglich vorgehen. Die Gefahr der aufsteigenden Infektion ist gegeben; deshalb sind Antibiotica zu verabreichen. Die *Prognose* ist gut. Bezüglich der Fertilität hängt sie von der Beteiligung der Tuben ab.

40. Die Blutungsstörungen

Die dysfunktionellen Blutungen

Definition: Unter dysfunktionellen Blutungen versteht man Blutungsanomalien, die durch Störungen der *Ovarialfunktion* und dementsprechend des Aufbaus und der Funktion des Endometrium bedingt sind. Es handelt sich um Störungen der Follikelreifung, der Ovulation und der Gelbkörperbildung. Die Ursache liegt fast immer in einem primären und sekundären Ungleichgewicht des zentralen Reglersystems, das gehäuft in den Jahren nach der Menarche, nach einer Schwangerschaft und in der Prämenopause vorkommt. Psychische Einflüsse spielen oft eine Rolle. Die dysfunktionellen Blutungen können als Anomalien des *Blutungsrhythmus* (Tempostörungen) oder des *Blutungstypus* auftreten. Sie müssen immer abgegrenzt werden von den Blutungen aus organischen Ursachen (Polypen, Myome, Carcinome). Die Definitionen der einzelnen Formen dysfunktioneller Blutungen gehen aus Abb. 226 hervor. Die Eintragung in das Kaltenbach-Schema erlaubt eine bessere Übersicht und Beurteilung der Blutungsstörung. Die vertikale Markierung kennzeichnet die Blutungsstärke, die horizontale die Blutungsdauer.

Rhythmusstörungen

Polymenorrhoe

Sind die Cyclusintervalle verkürzt und treten die menstruellen Abbruchblutungen in Abständen von *< 25 Tagen* ein, so spricht man von einer Polymenorrhoe. Die Blutungsstärke ist dabei meist normal. Ist sie verstärkt, so liegt eine Hyperpolymenorrhoe vor. Die zu häufige Regelblutung kann bedingt sein durch:
– eine verkürzte Corpus-luteum-Phase bei normal langer Follikelreifungsphase,
– eine verkürzte Follikelphase bei meist annähernd normaler Corpus-luteum-Phase,
– einen kurzen monophasischen Cyclus mit frühzeitiger Rückbildung des Follikels.

Je nach Ursache findet man in etwa 60% prämenstruell eine unvollkommene sekretorische Transformation des Endometrium, in 20% schon vom 12. Cyclustag an eine vorzeitige Sekretion und in weiteren 20% auch im Prämenstruum ein proliferierendes Endometrium. Meistens besteht Sterilität. Die *Basaltemperaturmessung* (s. S. 504) beantwortet die diagnostisch wichtige Frage, ob und wann eine Ovulation eingetreten und welche Cyclusphase verkürzt ist (Abb. 227a). Ergänzend können die Vaginalcytologie, die Auswertung des Cervixschleims, die Bestimmung von Prolactin und von Progesteron-Pregnandiol oder die Strichabrasio zur Abklärung herangezogen werden.

Therapie: Eine Behandlung wird insbesondere dann erforderlich, wenn eine Sterilität vorliegt, oder wenn als Folge der gehäuften Blutungen eine Anämie eintritt. Die *verkürzte Follikelphase*

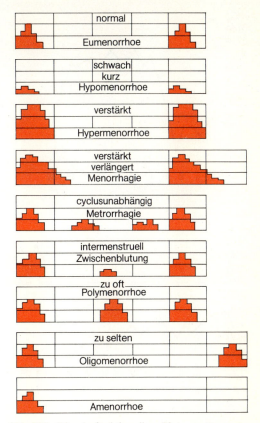

Abb. 226. Die dysfunktionellen Blutungsstörungen im Kaltenbach-Schema

läßt sich durch Oestrogengaben in den ersten 5 Tagen p. m. verlängern und die Ovulation dadurch in die Cyclusmitte hinausschieben. Dies ist auch mit Clomifen möglich (s. S. 511).

Bei einem *monophasischen Cyclus* kann man Blutungsabstand, -stärke und -dauer durch prämenstruelle Gestagengaben oder Oestrogen-Gestagen-Präparate vom Sequenztyp zuverlässig normalisieren (s. S. 509). Besteht Kinderwunsch, so kann mit Clomifen, HMG-HCG oder bei Prolactinerhöhung mit Bromocriptin eine Ovulation erzielt werden.

Liegt eine *Corpus-luteum-Insuffizienz* vor, so wird in der verkürzten zweiten Cyclusphase das Endometrium unvollkommen transformiert abgestoßen. Man wird daher entweder die mangelhafte Oestrogen-Gestagen-Produktion prämenstruell durch Gestagene substituieren oder die Corpus-luteum-Funktion durch Clomifen, LH-wirksames Choriongonadotropin oder Bromocriptin stimulieren (s. S. 511).

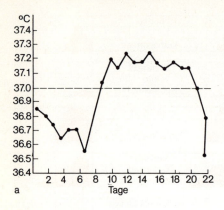
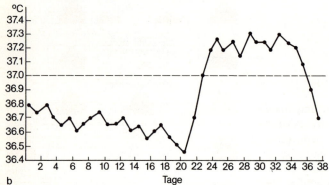
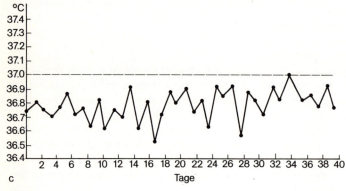
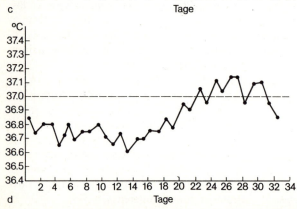

Abb. 227. a Basaltemperaturkurve bei Polymenorrhoe mit verkürzter Follikelreifungsphase; **b** Basaltemperaturkurve bei Oligomenorrhoe mit verlängerter Follikelreifungsphase; **c** Basaltemperaturkurve bei Oligomenorrhoe mit anovulatorischem (monophasischem) Cyclus; **d** Basaltemperatur bei Gelbkörperschwäche; treppenförmiger Anstieg („staircase-Phänomen"); kurzes Plateau

Oligomenorrhoe

Bei verlängerten Blutungsintervallen von > *35 Tagen* liegt eine Oligomenorrhoe vor, die gelegentlich auch mit zu schwachen *(Hypooligomenorrhoe)* oder starken Blutungen *(Hyperoligomenorrhoe)* einhergehen kann. Die zu seltene Regelblutung ist neben der Amenorrhoe Ausdruck einer Ovarialinsuffizienz. Die Oligomenorrhoe zeigt auch bezüglich der Genese Ähnlichkeit mit der Amenorrhoe, geht ihr öfter voraus oder folgt ihr als Übergangsstadium im Zuge der Normalisierung des Cyclus (ca. 70% aller Fälle). Als *primäre Oligomenorrhoe* besteht sie seit der Menarche, z. B. als Hauptsymptom eines Stein-Leventhal-Syndroms (s. S. 489), während ein späteres Auftreten als *sekundäre Oligomenorrhoe* abgegrenzt wird.

Meistens liegt eine verlängerte Follikelreifungsphase zugrunde (70%); entweder reift kein Follikel heran, oder es findet nur ein unterschwelliges Wachstum einiger Follikel bis zur 5-mm-Grenze statt, die bis auf einen, der langsam weiterreift, atretisch werden. Die Gelbkörperphase verläuft annähernd normal (50–70%), ist verkürzt (10–20%) oder fehlt (10–30%). Dementsprechend ist das Endometrium in etwa 40% normal aufgebaut, in 10% unvollständig transformiert, in 25% nur proliferiert, in 15% hyperplastisch verändert und in 15% funktionslos. Bei einer sporadischen Oligomenorrhoe ist differentialdiagnostisch auch ein Frühabort in Betracht zu ziehen (s. S. 290). Die diagnostischen Maßnahmen entsprechen denen bei der Polymenorrhoe (s. S. 471 und Abb. 227 b–d).

Therapie: Die Oligomenorrhoe ist behandlungsbedürftig, wenn Kinderwunsch besteht. Die Therapie besteht in der Induktion einer Ovulation in Cyclusmitte durch Clomifen oder/und in der cyclusgerechten Verabfolgung eines FSH-Präparates, kombiniert mit dem LH-wirksamen HCG (s. S. 510). Ist die anovulatorische Cyclusstörung auf eine erhöhte Prolactinproduktion zurückzuführen (20% der Patientinnen mit Oligomenorrhoe), so kommt nach Ausschluß eines Hypophysenadenoms 2-Brom-α-ergocriptin (Pravidel) zur Anwendung (s. S. 471). Bei fehlendem Kinderwunsch bzw. zur gleichzeitigen Kontrazeption läßt sich die Normalisierung wie bei der Polymenorrhoe durch Oestrogen-Gestagen-Kombinationen erreichen (s. S. 471). Eine Dauerregulierung des Cyclus nach Absetzen der Medikation ist selten.

Dauerblutung

Die anhaltende dysfunktionelle Blutung wird am häufigsten durch Follikelpersistenz (Anovulation) verursacht. Die verlängerte oestrogene Proliferation führt zur Hyperplasie der Schleimhaut *(glandulär-cystische Hyperplasie)* und schließlich zu Durchbruch- oder Abbruchblutungen mit verzögerter unregelmäßiger Ausstoßung des Endometriums.

Therapie: Blutstillung ist durch die Substitution der gebräuchlichen Gestagen-Oestrogen-Kombinationen zu erreichen (Abb. 228). Die Blutung sistiert gewöhnlich innerhalb von 48 Stunden, unabhängig von der Transformation der Schleimhaut. Das blutungsfreie Intervall bis zur medikamentösen Entzugsblutung kann beliebig verlängert werden (Abb. 228). Tritt keine Blutstillung ein, so muß die Diagnose durch eine Abrasio überprüft werden, um organische Ursachen, vor allem ein Carcinom, auszuschließen. Zur Verhütung eines *Rezidivs* empfiehlt sich nach der Abrasio die Basaltemperaturmessung. Tritt bis zum 20. Cyclustag keine Temperaturerhöhung ein, so substituiert man mindestens 5 Tage lang mit Oestrogen-Gestagen-Präparaten (Abb. 229).

Ovulationsblutung

Bei der echten Ovulationsblutung handelt es sich um eine Oestrogenentzugsblutung, die durch ein vorübergehendes Absinken der Oestrogenproduktion im gesprungenen Follikel bei nur zögernd beginnender Progesteronproduktion verursacht wird. Sie ist nicht behandlungsbedürftig. Wird sie als störend empfunden, läßt sie sich durch Oestrogensubstitution zwischen dem 11. und 17. Tag verhindern (Abb. 230).

Prämenstruelle Vorblutung

Leichte Schmierblutungen 2–3 Tage vor dem Einsetzen der eigentlichen Regelblutung werden durch ein vorzeitiges Absinken der Oestrogenbildung im Corpus luteum verursacht, während Progesteron zunächst weiterhin produziert wird. Der Hormonabfall ist demnach dissoziiert und protrahiert, die Abstoßung des Endometrium nur oberflächlich.

Die *Therapie* besteht in der Substitution mit

Oestrogen-Gestagen-Kombinationen während der prämenstruellen Phase (Abb. 230) oder besser in der Stimulation mit LH-wirksamem Choriongonadotropin zwischen dem 20. und 24. Tag über mehrere Cyclen.

Postmenstruelle Nachblutung

Sie kann auf einer unvollkommenen Transformation des Endometrium mit gestörtem vasculären Blutstillungsmechanismus infolge Corpus-luteum-Insuffizienz beruhen oder auf einer verzögerten Regeneration mit Epithelisierung der Gebärmutterschleimhaut. Als Ursache kommen ein verzögerter Beginn der Oestrogenbildung im Follikel, aber auch vorausgegangene Ausschabungen der Gebärmutter, Geburten und Endometritis in Frage.

Die *Therapie* besteht in prämenstruellen Oestrogen-Gestagen-Gaben oder in der Verabfolgung kleiner Oestrogendosen postmenstruell mit dem Ziel, die Epithelisierung des Endometrium zu beschleunigen (Abb. 230). Auch eine stimulierende Behandlung mit Gonadotropinen postmenstruell (FSH) ist erfolgreich.

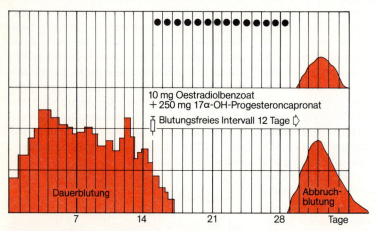

Abb. 228. Hormonale Behandlung einer Dauerblutung („hormonale Curettage") mit Oestrogen-Gestagen-Kombination oral oder als Depotinjektion. Blutstillung nach 48 h; Abbruchblutung nach 10–12 Tagen, bei Injektionstherapie meist stärker und protrahierter

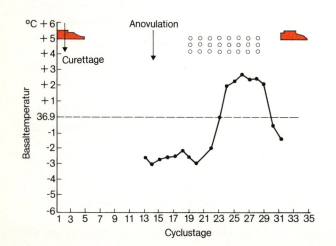

Abb. 229. Prophylaktische prämenstruelle Substitution mit Oestrogen-Gestagen-Tabletten bei Rezidiv eines monophasischen Cyclus nach vorangegangener Dauerblutung und Abrasio

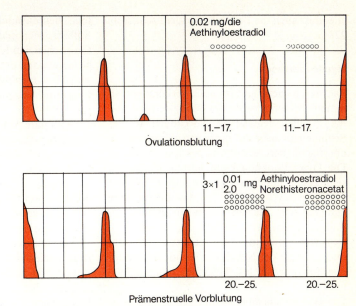

Abb. 230. Ovulationsblutung, prämenstruelle Vorblutung, postmenstruelle Nachblutung. Behandlung durch Substitution mit Oestrogen oder Oestrogen-Gestagen-Kombination oral

Typusstörungen

Bei den Anomalien des Blutungs*typus* unterscheidet man die starke (Hypermenorrhoe) und die zu schwache Regelblutung (Hypomenorrhoe) (Abb. 226).

Hypermenorrhoe

Die verstärkte Regelblutung beruht zu 80% auf organischen Ursachen wie Myomen, Adenomyosis, Endometritis, Polypen, Uterushypoplasie. In etwa 15% scheint ein prämenstruelles Gestagendefizit vorzuliegen, das die menstruelle Abstoßung des Endometrium beeinträchtigt. Schließlich können innere Erkrankungen wie erhöhter Blutdruck, Herz- und Nierenleiden und Gerinnungsstörungen ursächlich beteiligt sein.

Die *Therapie* besteht bei organisch bedingten Erkrankungen in der Behandlung des Grundleidens. Bei der Hypoplasia uteri führt eine medikamentöse Pseudogravidität (s. S. 510) zu einer Verbesserung der Kontraktilität des Uterusmuskels. Ein prämenstruelles Gestagendefizit kann substituiert werden. Mutterkornalkaloide steigern die Kontraktionsfähigkeit des Myometrium. Bei Gerinnungsstörungen muß die spezifische Therapie eingesetzt werden. Führen die starken Blutungen zur Anämie, so kann man als Ergänzung zur Grundbehandlung durch kontinuierliche Verabfolgung hoher oraler Gestagendosen eine therapeutische Amenorrhoe herbeiführen (s. S. 510).

Menorrhagie

Bei verstärkten *und* verlängerten Regelblutungen können die gleichen Ursachen vorliegen wie bei der Hypermenorrhoe. Dementsprechend ist auch die Behandlung identisch (Abb. 228).

Hypomenorrhoe

Die zu schwache und oft auch verkürzte regelmäßige Blutung beruht am häufigsten auf prämenstruellen regressiven Vorgängen in der Schleimhaut oder auf einer unvollkommenen, oberflächlichen Abstoßung des Endometrium. Die Ovarialfunktion kann normal biphasisch sein. Das Endometrium entspricht in 75% der Fälle der Cyclusphase. Die Hypomenorrhoe kann das erste Zeichen einer beginnenden Ovarialinsuffizienz sein. Besteht ein Hirsutismus, muß eine vermehrte Androgenproduktion der Ovarien oder der Nebennierenrinde mit Endometriumatrophie als Ursache angenommen werden.
Die Hypomenorrhoe als einziges Symptom ist nicht behandlungsbedürftig.

Metrorrhagien

Diese völlig unregelmäßigen Blutungen ohne erkennbaren Zusammenhang mit dem Cyclus (Abb. 226) beruhen zu 35% auf organischen Ursachen (Carcinome, submucöse Myome, Polypen). In 60% liegen Störungen der Follikelreifung mit Durchbruchblutungen vor.
Die Behandlung richtet sich nach dem Ergebnis der diagnostischen Abrasio. Bei Metrorrhagien hormoneller Genese ist die Regulation des Cyclus durch Oestrogen-Gestagen-Kombinationen angezeigt. Bei organischer Ursache richtet sich die Therapie nach der speziellen Erkrankung.
Generell erfordert jede dysfunktionelle Blutung primär die Überlegung, ob eine diagnostische Abrasio resp. Aspirationscurettage zur Klärung der Blutungsursache nötig ist. Von dieser Forderung ist nur abzugehen bei Oligo- und Hypomenorrhoe, juvenilen Blutungen und rezidivierenden Blutungen mit erwiesener gutartiger Genese.

Die Amenorrhoe

Definition: Unter Amenorrhoe versteht man das *Fehlen oder Ausbleiben einer monatlichen Blutung*. Hierbei kann es sich um einen physiologischen Zustand (Kindheit, Schwangerschaft, Stillzeit, Menopause) oder ein pathologisches Geschehen handeln. Nach anamnestischen Gesichtspunkten unterscheidet man zwischen der *primären Amenorrhoe* (bisher noch keine Blutung) und *sekundärer Amenorrhoe* (früher bereits geblutet).
Eine primäre Amenorrhoe ist unter Berücksichtigung der Acceleration bei Ausbleiben der Blutungen nach dem vollendeten 15. Lebensjahr anzunehmen (s. S. 55). Eine sekundäre Amenorrhoe hat difinitionsgemäß ein Intervall von mehr als drei Monaten zur Voraussetzung. Unterhalb dieser Zeitspanne spricht man noch von einer Oligomenorrhoe (s. S. 473). Zur Klassifikation, Diagnose und Prognose der Amenorrhoe spielen die vorhandene ovarielle Oestrogenaktivität und die Höhe des Gonadotropinspiegels eine wichtige Rolle. Als Faustregel kann gelten: Je höher die Gonadotropinwerte liegen, desto schlechter ist die Prognose.

Ätiologie: Je nach Art und Angriffspunkt der Störung kann die Amenorrhoe zahlreiche Ursachen haben, deren Häufigkeit bei der primären und der sekundären Amenorrhoe unterschiedlich ist. Während bei der primären Amenorrhoe chromosomale Anomalien, ovarielle Dysgenesien und Hypoplasien, Intersexualität und genitale Fehlbildungen vorherrschen, stehen bei sekundären Amenorrhoen zentrale, meist psychogene Störungen oder leichte hypophysär-ovarielle Dysfunktionen im Vordergrund (Tabelle 66).

Die zentral bedingte Amenorrhoe

Unter diesen Formen steht die *psychogene* Amenorrhoe an erster Stelle (s. S. 565). Psychosomatische Funktionsstörungen oder Krankheiten können durch *Einwirkung auf die Zentren der Gonadotropinfreisetzung,* insbesondere wahrscheinlich auf die cyclische LH-Freisetzung und die Prolactinhemmung, zu einer Amenorrhoe führen. Hier ist auch die sog. „Notstandsamenorrhoe" einzuordnen (Internats-, Berufs-, Flucht-, Haft- oder Kriegsamenorrhoe). Die extreme Manifestation der psychogenen Amenorrhoe ist die *Anorexia mentalis* (nervosa) (s. S. 565). Das andere Extrem der psychogenen Amenorrhoe bildet die „Grossesse nerveuse", die eingebildete Schwangerschaft, bei der sich

Tabelle 66. Ätiologie der Amenorrhoe. Einteilung nach Sitz der Störung

1. Physiologisch:
   Gravidität, Wochenbett, Menopause

2. Diencephal-hypophysäre Störungen:
   a) *Hypothalamisch:*
   Anlagemäßige Fehlsteuerung, reaktive Fehlsteuerung, Tumoren (Craniopharyngeome), Entzündungen (Meningoencephalitis), Traumen
   Psychogen:
   Anorexia nervosa, Grossesse imaginaire, Notstandsamenorrhoe
   b) *Hypophysär:*
   Tumoren (Adenome, Craniopharyngeome), Infarkte (Simmonds-Sheehan Syndrom und Abortivformen), Entzündungen (Tuberkulose, Lues, Actinomykose)

3. Gonadale Anomalien:
   Agenesie der Gonaden, Dysgenesie, Hypoplasie, Stein-Leventhal-Syndrom, fibrocystisches Ovar, androgenbildende Ovarialtumoren, nichthormonbildende Ovarialtumoren, Hiluszellhyperplasie, testiculäre Feminisierung, Hermaphroditismus

4. Genitale Anomalien:
   Endometriumatrophie, Aplasia uteri, Cervixatresie, Vaginalaplasie, Vaginalatresie, Hymenalatresie

5. Störungen anderer endokriner Drüsen:
   Thyreoidea: Myxödem, Kretinismus, Hyperthyreose
   Nebennierenrinde: Morbus Addison, adrenogenitales Syndrom, Cushing-Syndrom

6. Allgemeinerkrankungen:
   Konsumierende Krankheiten, Stoffwechselkrankheiten, Diabetes, Magersucht, Fettsucht, Unterernährung, Gifte

alle subjektiven Symptome einer Gravidität ohne hormonelle Veränderungen einstellen können.
Die *postpartale Amenorrhoe* (Ausbleiben der Menstruation nach der 10. Woche post partum oder 6 Wochen nach dem Abstillen) ist meist diencephal bedingt.
Zu der *hypothalamischen* postpartalen dysfunktionellen Amenorrhoe gehört das *Chiari-Frommel-Syndrom* (s. S. 424).
Auch die seltenen *Tumoren* dieser Region, z. B. *Craniopharyngeome,* verursachen durch Drucknekrose des Hypothalamus eine Amenorrhoe, meist vergesellschaftet mit anderen hypothalamischen Symptomen, wie Appetitsteigerung, Adipositas und vegetativen Störungen. Durch fortschreitendes Wachstum kann der Hypophysenstiel zerstört werden, so daß die Amenorrhoe auch hypophysär ausgelöst sein kann.
Posttraumatische und entzündliche Prozesse wie Meningitis und Meningoencephalitis führen in seltenen Fällen zu einer zentralen Amenorrhoe.

Die hypophysär bedingte Amenorrhoe

Das klassische Beispiel einer hypophysär bedingten Oligo-Amenorrhoe ist das *Sheehan-Syndrom,* bei dessen Abortivformen der Ausfall der Gonadotropinfunktion ganz im Vordergrund steht (s. S. 424).
Bei *Hypophysentumoren* mit einer Amenorrhoe als Frühsymptom handelt es sich am häufigsten um ein *chromophobes Adenom.* Es bildet vermehrt Prolactin *(Prolactinom)* und kann – langsam wachsend – durch Verdrängung zu einem Ausfall der gonadotropen Partialfunktion des Hypophysenvorderlappens führen. Durch die vermehrte Prolactinbildung besteht meistens eine Galaktorrhoe (*Forbes-Albright-* oder *Argonz-Del-Castillo*-Syndrom).

Das *Adenom der eosinophilen Zellen* des Hypophysenvorderlappens kann ebenfalls zur Amenorrhoe führen. Bei Auftreten vor dem Epiphysenschluß kommt es zum Hoch- oder Riesenwuchs, auch zur Akromegalie.
Das *Adenom der basophilen Zellen* verursacht den klassischen *Morbus Cushing.* Die Adenome sind oft klein und dadurch röntgenologisch nicht eindeutig nachweisbar. Die Krankheit befällt ganz vorwiegend Frauen und zeigt als Symptome Mondgesicht, Striae, Hypertonie, Hyperglykämie und Osteoporose, eine erhöhte Cortisol- und 17-Hydroxycorticoid-Ausscheidung sowie meistens eine Amenorrhoe.
Hinweissymptome auf die genannten Tumoren sind vor allem Kopfschmerzen, Sehstörungen (Visuseinschränkung) sowie andere neurologische Ausfallserscheinungen. Entsprechende neurologische, ophthalmologische und röntgenologische Untersuchungen sind daher zur Differentialdiagnose erforderlich.
Der *hypophysäre Zwergwuchs* jeder Genese geht mit einer von der Hypophyseninsuffizienz abhängigen polyglandulären Insuffizienz mit Amenorrhoe einher. Die Gonadotropine liegen niedrig oder fehlen.

Die ovariell bedingte Amenorrhoe

Ovarialhypoplasie

Das Keimgewege ist durch eine mangelhafte ontogenetische Entwicklung in unterschiedlichem Maße vermindert (s. S. 462). Es besteht ein weiblicher Phänotyp, oft mit Infantilismus und Hochwuchs, dabei entweder eine primäre oder früh eintretende sekundäre Amenorrhoe. Die Brustentwicklung ist mäßig, das Genitale hypoplastisch. Eine Schwangerschaft – spontan oder nach Gonadotropinbehandlung – ist äußerst selten. Die Menopause tritt verfrüht ein, das dann vorausgehende *Climacterium praecox* beruht auf dem quantitativ für die generative

Phase unzureichenden Keimgewebe. Daher kommt es schon im 3. oder 4. Lebensjahrzehnt zur Amenorrhoe mit den typischen vegetativen Störungen des Klimakterium. Die Gonadotropine sind mäßig bis stark erhöht (hypergonadotroper Hypogonadismus).

Besondere Syndrome mit ovariell bedingter Amenorrhoe sind das *Turner-Syndrom, Swyer-Syndrom* und das *Superfemale Syndrome* (s. S. 102, 103 u. 461). Auf die Amenorrhoe bei Intersexualität wird in den entsprechenden Spezialkapiteln hingewiesen.

Ovarialtumoren

Androgenbildende Ovarialtumoren wie die seltenen *Arrhenoblastome*, die *Hiluszelltumoren* oder die *hypernephroiden Tumoren* des Ovars können eine Amenorrhoe über die Hemmung des Hypophysenzwischenhirnsystems und peripherer Zielorgane (Endometrium) bewirken. Die Tumoren produzieren Testosteron oder Dehydroepiandrosteron (Hypernephrom) (s. S. 618). Auch die *Oestroblastome* (Granulosa- und Thecazelltumoren) können eine Amenorrhoe bewirken, die später in Metrorrhagien oder Dauerblutungen übergeht (s. S. 618). Andere, nichthormonbildende Tumoren des Ovars bewirken dann eine Amenorrhoe, wenn das Tumorgewebe das Ovarialparenchym weitgehend verdrängt oder zerstört.

Amenorrhoe bei Erkrankungen anderer endokriner Drüsen und bei Allgemeinerkrankungen

Das *adrenogenitale Syndrom (AGS)* wird gesondert auf Seite 496 behandelt.
Eine Amenorrhoe findet sich bei
– Erkrankungen der Nebennierenrinde (M. Addison, Adenom, Carcinom),
– Erkrankungen der Schilddrüse (Hyper-, Hypothyreose),
– Diabetes mellitus (besonders bei frühem Beginn und schlechter Einstellung),
– schweren konsumierenden Erkrankungen.

Uterine Amenorrhoe

Sie beruht vorwiegend auf traumatisch oder entzündlich bedingten Synechien im Uteruscavum (Asherman-Syndrom, s. S. 529).
Selten ist der unterschwellige oder stumme Cyclus („silent menstruation"). Hier handelt es sich offenbar um eine echte dysfunktionelle uterine Störung der Blutungsauslösung bei intakter Ovarialfunktion. Statt der Abbruchblutung bildet sich das Endometrium durch Involution zurück. Solche Frauen können gravide werden.

Bezüglich der Amenorrhoe als Folge von Uterus- und Vaginalfehlbildungen sowie von Gynatresien s. S. 468 u. 469.

Iatrogene Amenorrhoe

Einen Amenorrhoe kann aus therapeutischen Gründen herbeigeführt werden oder aber als Nebeneffekt einer medikamentösen Behandlung auftreten. Bei der oralen Kontrazeption kommt es gelegentlich als unerwünschter Nebeneffekt zu einer Amenorrhoe unter oder nach der Einnahme. Gestagene, Androgene, Anabolica, ferner Phenothiazine, Reserpin, Sulpirid (über eine Hyperprolaktinämie) können Amenorrhoen auslösen.

Diagnostik bei Amenorrhoe

Wichtige Gesichtspunkte ergeben sich meistens schon aus der *Anamnese*. Hier ist die Amenorrhoe bereits als primär oder sekundär, nach ihrer Dauer sowie ihrer Entwicklung zu klassifizieren. Eintreten der Menarche, unbeabsichtigte oder beabsichtigte Gewichtsveränderungen, psychische und physische Beanspruchungen, Orts- oder Berufsveränderungen sind zu erfragen.
Bei Erhebung des Allgemeinstatus wird man auf Erscheinungen des Infantilismus, des Virilismus und auf andere konstitutionelle Stigmata wie Kleinwuchs, Hochwuchs, Adipositas, fehlende Axillar- und Genitalbehaarung, evtl. Struma, ausgeprägte vegetative Symptomatik und Hautveränderungen, z. B. bei Myxödem, achten. Eine hochgradige Unterentwicklung der Brüste läßt in Verbindung mit einer primären Amenorrhoe auf eine schwere ovarielle Unterfunktion mit Hypoplasie des Genitale schließen. Bei der gynäkologischen Untersuchung ist anläßlich der Inspektion besonders nach Zeichen der Unterentwicklung oder Intersexualität sowie nach Fehlbildungen zu fahnden (s. S. 463 u. 465). Die bimanuelle Untersuchung gibt Auskunft über die Größe und Beschaffenheit der Ovarien. Vergrößerte Ovarien lenken im Zusammenhang mit der Anamnese den Verdacht auf ein Stein-Leventhal-Syndrom (s. S. 489). Derartige Befunde lassen sich durch die Ultrasonographie objektivieren. Ein normalgroßer Uterus spricht gegen einen längerdauernden

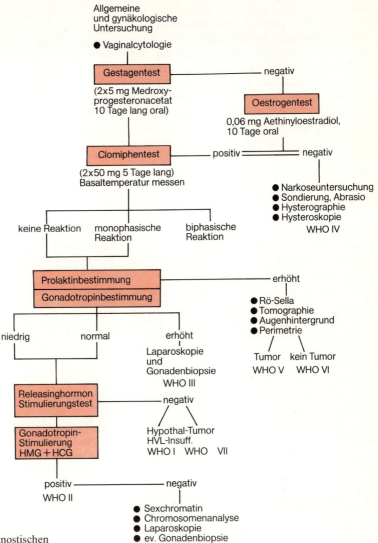

Abb. 231. Schema des diagnostischen Vorgehens bei Amenorrhoe

und stärkeren Oestrogenmangel. Die Turgescenz von Vagina und Portio, die Weite des äußeren Muttermundes sowie die Menge und Beschaffenheit des Cervixsekrets sind von Bedeutung (s. S. 50). Das vaginale Zellbild gibt Hinweise auf den aktuellen Oestrogenspiegel.

Am Anfang der *hormonellen Diagnostik* zur Abklärung der endokrinen Ursache steht der *Gestagentest*. Man verabreicht ein orales Gestagenpräparat über 10 Tage (Abb. 231). Kommt es 3–7 Tage nach der letzten Gabe nicht zu einer Entzugsblutung, ist der Test also negativ, so liegt ein Oestrogenmangel vor. Tritt eine Blutung ein (der Test ist positiv), so ist der Oestrogenspiegel ausreichend und eine uterine Amenorrhoe damit ausgeschlossen. Dem *negativen* Gestagentest folgt der *Oestrogentest*. Man gibt 3mal 1 Tablette Äthinyloestradiol (0,06 mg pro Tag) über 10 Tage (Abb. 231). Fällt auch der Oestrogentest negativ aus, d. h. bleibt die Blutung aus, so liegt eine uterine Amenorrhoe vor. Fällt der Test positiv aus, so besteht eine Oestrogenmangelamenorrhoe. Man wird dann eine *Gonadotropinbestimmung* vornehmen. Hohe Gonadotropinwerte erfordern bei weiteren Hinweisen auf eine Gonadendysgenesie eine Geschlechtschromatinbestimmung, Chromosomenanalyse und ggf. die Laparoskopie der Gonaden. Dem positiven Progesterontest folgt eine probatorische Verabreichung von Clomifen unter Messung der Basaltemperatur, um Auskunft über die Reaktion des Zwischenhirn-Hypophysen-Systems und des Ovars auf eine Stimulierung zu erhalten. Ist der Clomifentest negativ, so wird man die Dosis erhöhen und bei erneuter negativer Reaktion eine Gonadotropin- und Prolactinbestimmung durchführen (Abb. 231).

Die immunchemische (LH) oder radioimmunologische (FSH, LH) Analyse der Gonadotropine im Harn ist bei allen primären Amenorrhoen sowie bei sekundären Amenorrhoen mit negativem Progesterontest erforderlich. Diese Bestimmung ermöglicht die Unterscheidung von *normo*gonadotroper, *hyper*gonadotroper und *hypo*gonadotroper Amenorrhoe. Nur bei einer normo- oder hypogonadotropen Amenorrhoe ist die Behandlung mit Ovulationsauslösern und Gonadotropinen aussichtsreich. Eine weitere Verbesserung der Diagnostik und Therapie bahnt sich durch die Verwendung von LH-Releasing-Hormonen an. Dabei gibt der Nettoanstieg von LH auf Gabe von LHRH Auskunft über die Reservekapazität des gonadotropen Hypophysenvorderlappens (s. S. 503).

Auf die Beurteilung des Endometrium mit Hilfe der *Aspirations- oder Strichcurettage* sollte man nicht verzichten. Bei einer uterinen Amenorrhoe ist sie immer erforderlich.

Prognose: Bei Hypergonadotropinurie ist die Prognose schlecht, da die Gonaden offenbar nicht genügend Steroidhormone zu bilden vermögen, um die Gonadotropinproduktion zu zügeln. Auch *Oestrogenbestimmungen* sind bei gemeinsamer Beurteilung mit den Gonadotropinwerten von prognostischem Wert. Fälle mit leichter oder mittlerer Oestrogenwirkung – im Scheidenabstrich zu erkennen – haben eine gute Prognose und sind für eine stimulierende Behandlung geeignet, während bei sehr niedrigen Werten meistens substituiert werden muß.

Hormonbestimmungen und Funktionstests zur Differentialdiagnose: *Oestrogenbestimmungen* erlauben den Ausschluß oestrogenbildender Tumoren wie Granulosa- und Thecazelltumoren und Nebennierenrindencarcinomen. *Progesteron-Pregnandiol-Bestimmungen* haben eine Bedeutung für die Diagnostik uteriner Amenorrhoen. Beim AGS liegen Pregnandiol- wie auch Pregnantriolwerte hoch, ebenso bei testiculärer Feminisierung. Die Prolactinbestimmung dient dem Nachweis oder Ausschluß einer Hyperprolactinämie als Ursache. Mit Hilfe von Testosteron, Androstendion und Dehydroepiandrosteron kann man bei primärer Amenorrhoe mit Hirsutismus und Virilismus, insbesondere beim AGS und bei polycystischen Ovarien, sowie beim Cushing-Syndrom und bei Verdacht auf androgenbildende Ovarial- und Nebennierenrindentumoren die Erhöhung der Androgene als Ursache der Amenorrhoe bestätigen oder ausschließen. Die Messung von Cortisol oder 17-Hydroxycorticoiden ist beim Cushing-Syndrom, Hyperpituitarismus und Morbus Addison mit Amenorrhoe sinnvoll.

Von den *dynamischen Funktionstests* wird der *Corticosteroidhemmungstest* am häufigsten verwendet (s. S. 503). Bei autonomen Nebennierenrindentumoren tritt keine Hemmung der Androgenbildung ein, die Ketosteroidwerte bleiben hoch. Bei Verdacht auf eine ovarielle Androgenbildung kombiniert man den Corticosteroidhemmtest mit dem *Gonadotropintest* (s. S. 503). Vermehrte Produktion ovarieller Androgene führt dann zum Ansteigen des Androgenspiegels. Den *ACTH-Stimulierungstest* (Messung der Androgene und des Cortisol nach Gabe von 25 IE ACTH) verwendet man bei adrenaler Androgenüberproduktion, Verdacht auf Cushing-Syndrom, Morbus Addison und Sheehan-Syndrom.

Schilddrüsenfunktionstests, Bestimmung von proteingebundenem Jod und Radiojodtest werden gelegentlich bei Verdacht auf Hyper- und Hypothyreose mit Amenorrhoe erforderlich sein.

Therapie der Amenorrhoen

Die Therapie erfolgt in Abhängigkeit von der Diagnose und dem Ausfall der Hormontests. Bei Oestrogenmangel und hoher Gonadotropinausscheidung mit negativem Progesterontest ist meistens eine cyclische *Oestrogen-Gestagen-Substitution* erforderlich (s. S. 509). Offenbar kann durch regelmäßige, aber nicht zu lange Behandlung (3 bis höchstens 6 Monate) gelegentlich eine Rhythmisierung erzielt werden. Auf alle Fälle wirkt eine langfristige Substitutionsbehandlung auf die zugrundeliegende Störung eher nachteilig.

In Fällen mit Normo- oder Hypogonadotropinurie ist mindestens eine probatorische *Ovulationsauslösung* anzustreben, auch dann, wenn nicht unbedingt eine Schwangerschaft gewünscht wird (s. S. 510).

Eine stimulierende *Behandlung mit Gonadotropinen* (HMG, HCG) erscheint angezeigt bei allen Frauen, bei denen die Therapie mit Ovulationsauslösern, z. B. Clomifen, nicht ausreicht. Bei normo- und hypogonadotroper Amenorrhoe und Kinderwunsch läßt sich meist eine Ovulation erzielen, wenn auch selten Schwangerschaften eintreten.

Bei erheblicher Hypoplasie des Genitale sollte man vor der stimulierenden Therapie eine sog. *Scheinschwangerschaft* mit hohen Oestrogen-Gestagen-Dosen induzieren.
Erhöhte Prolactinwerte indizieren nach negativer Selladiagnostik die Therapie mit Bromocriptin (s. S. 471). Bei Adenomen ist die Operation zu erwägen.
Frauen mit psychogen bedingter Amenorrhoe sollten zunächst einer psychotherapeutischen Behandlung zugeführt werden (s. S. 567).

Bei der ovariellen Hypoplasie und Gonadendysgenesie kommt i. allg. nur eine Substitution mit einem Sequenzpräparat in Frage. Oestrogene sollen wegen der Gefahr eines vorzeitigen Wachstumsstillstandes nicht zu früh und nicht in zu hoher Dosierung verabfolgt werden.
Eine Amenorrhoe als Folge von Tumoren und endokrinologischen Erkrankungen anderer Drüsen sowie von internistischen Krankheiten erfordert die Behandlung des Grundleidens.

Zur Behandlung der *uterinen Amenorrhoe* und der *Vaginalaplasie* s. S. 529 u. 469.

Die Dysmenorrhoe

Definition: Als Dysmenorrhoe (besser Algomenorrhoe) bezeichnet man die als übermäßig schmerzhaft empfundene Regelblutung. Man spricht von *primärer Dysmenorrhoe,* wenn die Menstruationsblutungen seit der Menarche schmerzhaft waren, von *sekundärer* oder *erworbener Dysmenorrhoe,* wenn die Periodenschmerzen erst später aufgetreten sind.

Symptome: Die Schmerzen werden als krampfartig oder ziehend, oft auch als dumpfes Druckgefühl im Unterbauch, nicht selten mit Kreuzschmerzen einhergehend, empfunden. Sie beginnen meist unmittelbar vor oder am ersten Tag der Blutung, sind zu diesem Zeitpunkt am stärksten und mit einem allgemeinen Krankheitsgefühl („Unwohlsein") verbunden, das sich als Schwindel, Übelkeit, Erbrechen, Kopfschmerz, Unruhe und Niedergeschlagenheit äußert.

Eine besondere Form ist die seltene *Dysmenorrhoea membranacea,* bei der die Schleimhaut in toto unter wehenartigen Schmerzen ausgestoßen wird.
Unter *Molimina menstrualia* versteht man das Auftreten von dysmenorrhoischen Beschwerden ohne sichtbare Regelblutung, z. B. bei Cervix-, Vaginal- oder Hymenalatresie (s. S. 469), bei unterschwelligem Cyclus („silent menstruation") oder als Phantomschmerz nach Uterusexstirpation.

Ätiologie: Sie ist im Einzelfall schwer faßbar, zumal sich oft mehrere Ursachen überlagern können. Man unterscheidet eine *organische,* eine *dysfunktionelle* und *psychogene* Form.
Organveränderungen wie eine Uterushypoplasie, Lageanomalie, insbesondere die Retroflexio fixata (s. S. 543), werden als Dysmenorrhoeursachen häufig überbewertet. Als seltene organische Ursachen kommen Fehlbildungen der Gebärmutter (s. S. 465) in Frage. Bei Frauen über 30 Jahren mit sekundärer Dysmenorrhoe müssen eine Endometriose, Adenomyose, gelegentlich ein Uterus myomatosus, entzündliche Veränderungen im kleinen Becken und eine narbige Stenosierung des Cervicalkanals bedacht werden.
Bei der dysfunktionell bedingten Dysmenorrhoe werden unkoordinierte verstärkte Uteruskontraktionen für die Schmerzen verantwortlich gemacht, wobei eine übermäßige Bildung von Prostaglandinen im Endometrium als Ursache angenommen wird. Eine durch Störungen des Oestrogen-Gestagen-Gleichgewichts ausgelöste Dysmenorrhoe ist gegenwärtig noch nicht exakt definiert. Ein ovulatorischer Cyclus ist Voraussetzung für die nicht organisch bedingte Dysmenorrhoe.
Am häufigsten ist die psychogene Dysmenorrhoe (s. S. 565). An sie sollte man bereits bei der Anamnese denken. Meist fehlt ein pathologischer Palpationsbefund, jedoch findet man gelegentlich eine vermehrte Spannung und Druckempfindlichkeit der Ligg. cardinalia und sacrouterina, die einen weiteren Hinweis auf die mögliche Psychogenie der Beschwerden liefern.

Therapie: Die organisch bedingte Dysmenorrhoe, z. B. eine Endometriose, erfordert die Behandlung des Grundleidens (s. S. 560). Bei einer Hypoplasie des Uterus hilft gelegentlich die Herbeiführung einer Pseudogravidität. Da eine dysfunktionelle Dysmenorrhoe nur bei einem ovulatorischen Cyclus auftritt, kann die Unterdrückung der Ovulation durch Oestrogen-Gestagen-Kombination in Form der oralen Contraceptiva erwogen werden. Der Erfolg hält häufig auch nach Absetzen der Medikation an.

Bei Vorliegen einer *Dysmenorrhoea membranacea* verabfolgt man Oestrogen-Gestagen-Kombinationen zwischen dem 18. und 25. Tag über 3–6 Monate.

Bestehen aufgrund der Schilderung der Beschwerden und der gesamten Persönlichkeit Hinweise auf eine psychische Ursache, so sind eine Abklärung und Therapie durch den Psychotherapeuten in Erwägung zu ziehen (s. S. 567).

Nicht immer wird es möglich sein, ohne Spasmolytica und Analgetica (Prostaglandinhemmer) auszukommen. Suchterregende Medikamente müssen vermieden werden.

Das prämenstruelle Syndrom

Mehr als die Hälfte aller Frauen empfindet in den Tagen vor Eintreten der Regel Beschwerden im Sinne einer vermehrten seelischen und körperlichen Spannung, verbunden mit Leistungsminderung. Sobald diese Erscheinungen aufgrund ihres Schweregrades Krankheitswert erhalten, spricht man von einem prämenstruellen Syndrom. Es besteht aus *psychischen* (nervöser Reizbarkeit, Ruhelosigkeit, Angstzuständen, Depressionen) sowie *körperlichen Beschwerden* (u. a. Spannungs- und Schwellungsgefühl in den Brüsten und im Abdomen, Meteorismus, Ödemen, Kopfschmerzen, Herz- und Kreislauferscheinungen). Das Syndrom tritt fast ausschließlich bei ovulatorischem Cyclus auf und bevorzugt vom Beginn des 4. Dezenniums an bis zur Menopause. Im allgemeinen hören die Beschwerden mit Einsetzen der Blutung auf.

Ätiologie: Die genaue Ursache des prämenstruellen Syndroms ist nicht bekannt. Am wahrscheinlichsten ist eine psychosomatische Funktionsstörung auf dem Boden einer vegetativen Dysregulation (s. S. 566).

Als pathogenetische Faktoren der vermehrten extracellulären Wassereinlagerung werden ein gestörtes Oestrogen-Gestagen-Verhältnis, eine Erhöhung der capillaren Permeabilität für Proteine, der antidiuretischen Aktivität und der Aldosteronwerte in Betracht gezogen.

Therapie: Da die Ätiologie unklar ist, kann die Therapie nur symptomatisch nach dem vorherrschenden Beschwerdenkomplex ausgerichtet sein (Tranquilizer, Diuretica, Aldosteronantagonisten, niedrige Gestagendosen – z. B. Praemenstron – diätetische Maßnahmen – z. B. Einschränkung des Wasser-Salz-Verbrauchs). Im Vordergrund sollte das Bemühen um die Aufhellung psychischer Ursachenfaktoren stehen.

41. Pathologie der Pubertät

Pubertas praecox

Definition: Unter Pubertas praecox verstehen wir das Auftreten von körperlichen Pubertätsmerkmalen wie Brustentwicklung, Scham-, Achselbehaarung und Genitalblutungen (Menarche) vor dem 8. Lebensjahr. Wegen der beträchtlichen Variation im Pubertätsbeginn und in der nachfolgenden sexuellen Entwicklung kann es im Einzelfall schwer sein, eine Grenze zwischen frühzeitig beginnender normaler Pubertät und der Pubertas praecox zu ziehen. Pubertas praecox tritt etwa bei 0,2‰ aller weiblichen Kinder auf. Mädchen sind viermal häufiger betroffen als Knaben.

Ätiologie: Zu unterscheiden ist die *echte Pubertas praecox* von der *Pseudopubertas praecox*. Die *echte* Pubertas praecox ist *zentral* bedingt und weist alle Merkmale einer normalen Pubertät auf. Gonadotropine sind nachweisbar, die Ovarien zeigen normale Oestrogenproduktion und Zeichen generativer Funktion wie Ovulation und Gelbkörperbildung. Daher ist auch eine Konzeption möglich. Ursächlich kommen konstitutionelle (essentielle, genuine oder idiopathische Form) oder organpathologische Faktoren (Tumoren, Hydrocephalus, Neurofibromatose, Entzündungen des Hypothalamus oder seiner Umgebung) in Frage.

Eine seltene Sonderform der echten Pubertas praecox ist das *Albright-Syndrom*. Es ist kombiniert mit poly-

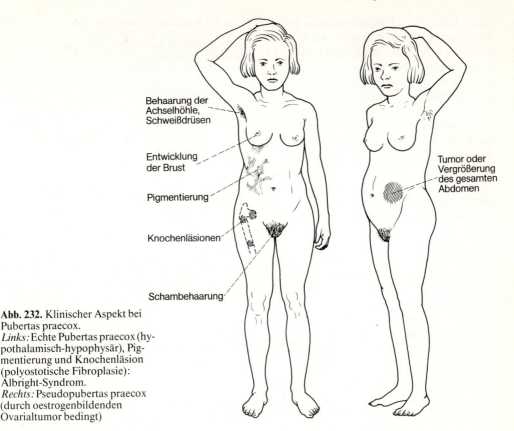

Abb. 232. Klinischer Aspekt bei Pubertas praecox.
Links: Echte Pubertas praecox (hypothalamisch-hypophysär), Pigmentierung und Knochenläsion (polyostotische Fibroplasie): Albright-Syndrom.
Rechts: Pseudopubertas praecox (durch oestrogenbildenden Ovarialtumor bedingt)

ostotischer fibröser Knochendysplasie und landkartenartigen milchkaffeefarbenen Hautpigmentierungen. Die Ätiologie ist unklar, die Prognose gut. Die Knochenveränderungen bleiben meist klinisch stumm und kommen am Ende der Adoleszenz zum Stillstand.
Dagegen beruht die *Pseudopubertas praecox* nicht auf einer vom Hypothalamus-Hypophysen-System ausgehenden Stimulierung, sondern auf dem Vorhandensein *steroidhormonproduzierender Tumoren des Ovars* oder der *Nebennierenrinde*, eines primären ovariellen Chorionepithelioms (sehr selten) bzw. auf exogener Hormonzufuhr. Die Reifung der Genitalien und die Entwicklung sekundärer Geschlechtsmale geschieht bei der Pseudopubertas in Abwesenheit irgendwelcher Reifungsvorgänge in den Ovarien. Es treten *weder Ovulation noch Gelbkörperbildung* auf. Fertilität ist dementsprechend nicht vorhanden. Die Entwicklung der Pseudopubertas praecox kann in *iso-* oder *heterosexueller* Richtung erfolgen, d. h. der Tumor kann Oestrogene (meist ein Theca-/Granulosazelltumor), aber auch Androgene bilden. Die *echte* Pubertas praecox ruft immer rein isosexuelle Veränderungen hervor.

Klinisches Bild: Die Pubertas praecox – gleich welcher Ätiologie – beginnt mit Brustentwicklung und Schambehaarung. Etwas später setzen die Genitalblutungen ein. Die Kinder sind sonst gesund. Sie entwickeln sich psychisch und intellektuell ihrem Alter entsprechend. Aufgrund der vorzeitig einsetzenden Sexualhormonwirkung sind sie zunächst größer, später aber wegen des frühzeitigen Epiphysenschlusses kleiner als Kinder gleichen Alters (Abb. 232).

Diagnostik: Am Anfang der Diagnostik der Pubertas praecox steht eine sorgfältige Gesamtuntersuchung unter Berücksichtigung der Anamnese. Einzubeziehen sind die Suche nach Zeichen heterosexueller Hormonwirkung, die rectale Untersuchung, die Ultrasonographie des Genitalbereichs, eine Röntgenkontrolle der Sella, ein i. v. Pyelogramm und die Feststellung des Knochenalters durch röntgenologische Kontrolle der Handwurzel, der distalen Ulna-/Radiusepiphysen und der Knie. Gonadotropinbestimmung, Vaginalabstrich, Bestimmung von Oestrogenen, Testosteron, Dehydroepiandrosteron, Androstendion sowie Progesteron/Pregnandiol (Tabellen 69 u. 70) sichern die Diagnose und die Differentialdiagnose zwischen echter Pubertas und Pseudopubertas praecox. Bei der echten Pubertas praecox werden Gonadotropin-, Oestrogen-, Androgen- und Ketosteroidwerte, ggf. auch Progesteron-, Pregnandiol- und Basaltemperaturanstieg entsprechend einer normalen Pubertät vorhanden sein. Dagegen wird man bei der Pseudopubertas praecox durch Ovarial- oder Nebennierenrindentumoren hohe Steroidkonzentrationen bei fehlendem oder niedrigem Gonadotropinnachweis finden. Laparoskopie (Ovarialtumoren), Retropneumoperitoneum, Vasographie, Szintigraphie (Nebennierentumoren), bei Verdacht auf Erkrankung des Zentralnervensystems Elektroencephalographie, Computertomographie und Angiographie können für eine abschließende Diagnostik erforderlich werden. Bei negativen Befunden ist regelmäßige ärztliche Kontrolle erforderlich, um langsam wachsende Tumoren auszuschließen.

Therapie: Sie hängt von der Natur der zugrundeliegenden Störung ab. Bei Thelarche praecox und Pubarche praecox ist keine Behandlung erforderlich. Eltern und Kinder sind über die Harmlosigkeit dieses Zustandes aufzuklären. Bei der echten Pubertas praecox durch neurologische Erkrankungen gibt es keine befriedigende Therapie. Das gleiche gilt für die fibröse polyostotische Knochendysplasie (Albright-Syndrom).
Für die Therapie der konstitutionellen Pubertas praecox wird die Verabfolgung von Gestagenen oder Antiandrogenen empfohlen. Unter der Therapie tritt eine Amenorrhoe ein, das oestrogenbetonte vaginale Zellbild bildet sich zurück, auch die Brüste verkleinern sich wieder. Dagegen ist eine Hemmung der vorzeitigen Knochenreifung nicht möglich. Die psychologische Wirkung ist günstig. Bei der verwendeten Dosis ist die Unterdrückung der Gonadotropine meistens nicht vollständig. Als zusätzliche Therapie ist eine Betreuung durch den Psychiater oder Psychologen gelegentlich erforderlich, wenn das Kind durch seine vorzeitige Entwicklung und durch sexuelle Erfahrung emotionell gestört ist. Von dieser Seite sollte auch eine vorsichtige Geschlechtserziehung betrieben werden.

Bei Pseudopubertas praecox werden die abdominalen Tumoren durch Laparotomie entfernt; danach kommt es meist zu einer weitgehenden Rückbildung der sekundären Geschlechtsmerkmale. Diese bleibt nur bei den älteren Kindern aus. Beim adrenogenitalen Syndrom ist ggf. ein nachgewiesenes Adenom oder Carcinom zu entfernen, dagegen wird bei der einfachen Hyperplasie die Bremstherapie mit Corticosteroiden angewendet. Die heterosexuellen Veränderungen bilden sich unter dieser Therapie in bescheidenem Maße zurück.

Pubertas tarda

Definition: Von einer verzögerten pubertären Reifung spricht man dann, wenn die Zeichen der Pubertät, insbesondere Brustbildung und Genitalbehaarung, erst zwischen dem 14. und 16. Lebensjahr eintreten. Die Pubertas tarda geht fast immer mit einer verzögerten Menarche (nach dem 15. Lebensjahr) einher. Nicht selten besteht bei solchen Kindern eine Adipositas, ein Hochwuchs oder eine Magersucht. In diesen Fällen lassen sich öfters zusätzliche psychische Ursachen für die verzögerte Reifung und die Amenorrhoe auffinden.

Ätiologie: Man pflegt auch hier eine zentrale und ovarielle Form zu unterscheiden. Im einzelnen werden genetische Faktoren, pränatale Störungen, Geburtsschädigungen und Anlagedefekte des Keimparenchyms angeschuldigt.

Diagnostik: Spätestens vom 16. Lebensjahr ab muß eine eingehende Diagnostik der Störung durchgeführt werden, da die Mädchen durch ihr Anderssein psychische Schäden erleiden können, und da die Prognose einer solchen Störung sich mit der Zeit eher verschlechtert.

Differentialdiagnose: Auf jeden Fall müssen eine Gonadendysgenesie oder eine Hypoplasie der Ovarien, eine testiculäre Feminisierung sowie auch eine schwerwiegende diencephalhypophysäre Störung ausgeschlossen werden. Das Ergebnis der diesbezüglichen Untersuchung wird anzeigen, ob eine Behandlung erforderlich ist.

Therapie: Meist genügt es, die Mädchen psychisch positiv zu beeinflussen und ihnen, je nachdem, eine gewichtssenkende oder -fördernde Diät anzuraten. Am wichtigsten ist es, der Patientin klar zu machen, daß sie nicht krank oder minderwertig ist, und daß es sich um eine harmlose Störung handelt, die durch Behandlung zu beheben sein wird. Der Arzt muß im Einzelfall entscheiden, ob durch kurzfristige Therapie mit Oestrogenen-Gestagenen oder mit Ovulationsauslösern der Cyclus in Gang gebracht werden soll. Es erscheint dies empfehlenswert nach dem 16. Lebensjahr, um der Patientin zu demonstrieren, daß eine Blutung durch Therapie jederzeit herbeigeführt werden kann. Auch ein einmaliger Versuch, mit Clomifen einen Cyclus zu induzieren, erscheint vertretbar.

42. Pathologie des Klimakterium

Die Blutungsstörungen: Durch den Rückgang oder das Fehlen der Gelbkörperbildung und der Progesteronproduktion des Ovars durch Follikelpersistenz, später durch das Nachlassen der Oestrogenbiogenese kann es zu klimakterischen Cyclus- und Blutungsstörungen kommen. Diese treten meist als Dauerblutung aus proliferiertem oder cystisch degeneriertem Endometrium auf. Sie werden im einzelnen unter den dysfunktionellen Blutungen (s. S. 470) erörtert.

Die vegetativen Beschwerden: Unter dem Begriff des *klimakterischen Syndroms* faßt man die drei typischen Hauptsymtome Wallungen, Schweißausbrüche und Schwindelgefühl zusammen. Hierzu gesellen sich Durchblutungsstörungen mit Taubheitsgefühl in den Händen, Ohrensausen, funktionelle Herz- und Kreislaufbeschwerden, ferner Kopfschmerzen oder Migräne, depressive oder ängstliche Verstimmungen, Schlaflosigkeit, Nervosität. Die letztgenannten Symptome treten in den Wechseljahren gehäuft auf, sind aber nicht spezifisch. Klimakterische Beschwerden sind zunächst dysfunktionelle Beschwerden. Sie sind daher, obwohl subjektiv unangenehm, nicht als Krankheit, sondern nur als Symptome einer Störung des vegetativ-hormonellen Gleichgewichts anzusehen. Diese Beschwerden werden aber von den Patientinnen häufig als Gesundheitsbedrohung und schwere psychische oder körperliche Beeinträchtigung erlebt. Sie erhalten dadurch einen subjektiven Krankheitswert. Andererseits können einige zunächst funktionelle Beschwerden im Laufe der Zeit in organische Erkrankungen übergehen. In der Postmenopause stellen sich bei einem hohen Prozentsatz der Frauen ein: Involution der Brüste, Hirsutismus, Defeminisierung, Atrophie des äußeren und inneren Genitale mit Kolpitis, Kraurosis, Pruritus, Cohabitationsbeschwerden, Erschlaffung und Turgorverlust der Haut, ferner Zunahme von Descensus, Harninkontinenz, Dranginkontinenz, Urethrocystitis, Adipositas, Hypertonie, Osteoporose und andere internistische Leiden, deren Zusammenhang mit der nachlassenden Ovarialfunktion diskutiert wird.

Therapie: Es erscheint daher erforderlich, solche klimakterischen Beschwerden, unter denen die Patientin leidet und derentwegen sie den Arzt aufsucht, mit Sachverstand zu behandeln. Da die Ursache der klimakterischen Symptome und der meisten Folgeerkrankungen der Oestrogenmangel ist, besteht die einzige annähernd ursächliche Behandlung klimakterischer Beschwerden in der Substitution der fehlenden Oestrogene. Die Kunst der Therapie liegt in der Wahl des richtigen Oestrogens, der sachgerechten Dosierung und Kombination mit einem Gestagen oder anderen Hormonen (z. B. schwachen Androgenen) sowie ggf. in einer auf den individuellen Einzelfall abgestimmten, nicht-hormonalen Zusatztherapie.

Die Hormontherapie

In der Prämenopause:
In diesem Zeitraum hat fast die Hälfte aller Frauen leichte vegetative Ausfallserscheinungen. Diese Beschwerden sind durch Verabfolgung von Oestrogenen gut beeinflußbar. Bestehen gleichzeitig Cyclusstörungen, so empfiehlt es sich, zwischen dem 5. und 25. Tag eine Oestrogen-Gestagen-Kombination als Se-

quenztherapie zu verabfolgen. Ovulationshemmer sollte man bei präklimakterischen Frauen zur Empfängnisverhütung oder Cyclusregulierung wegen möglicher Nebenwirkungen (Thrombose, Myokardinfarkt, cerebrale Blutung) nicht geben.

Oft genügt eine Oestrogen-Gestagen-Medikation in der zweiten Cyclushälfte vom 15. oder 18. bis 25. Tag. Leidet die Patientin unter einem prämenstruellen Syndrom, was in der Prämenopause nicht selten ist, so ist häufig durch die Verabfolgung eines Gestagens zusammen mit einem Tranquilizer und einem Diureticum zu helfen, zwischen 4 und 8 Tagen ante menstruationem beginnend, je nachdem, wann die Beschwerden einsetzen. Bei prämenstrueller Brustspannung kann man, wenn ein Carcinom ausgeschlossen ist, mit lokaler, oraler oder parenteraler Gabe von Testosteron fast immer Besserung erzielen.

Bei jeder Verschreibung von Hormonpräparaten sollte mit der Untersuchung des Genitale und der Brüste ein Vaginalabstrich durchgeführt werden. Blutungsstörungen müssen durch Abrasio geklärt werden. Die Mammographie soll bei der Diagnostik von Brustveränderungen großzügig angewendet werden. Im allgemeinen wird man Oestrogen-Gestagen-Präparate nicht länger als bis etwa zum 56. Lebensjahr verabfolgen, da danach Blutungen meist nicht mehr erwünscht sind.

In der Menopause und Postmenopause:
Viele Ärzte behandeln die klimakterischen Beschwerden ausschließlich in der Absicht, die unangenehmen Symptome zu beseitigen. Dabei ist man bestrebt, mit den kleinstmöglichen Oestrogendosen auszukommen und sich baldmöglichst mit der Behandlung „auszuschleichen", um dem Organismus die Selbstregulierung zu ermöglichen. Die andere Richtung plädiert für eine langzeitigere Oestrogentherapie. Dabei wird das Klimakterium als Hormonmangelzustand aufgefaßt, der wegen der zahlreichen unerwünschten Folgeerscheinungen in gleicher Weise wie eine Unterfunktion anderer endokriner Drüsen substitutiv zu behandeln ist. Hierdurch wird zweifellos ein Teil unnötiger Altersbeschwerden und Rückbildungserscheinungen bei der Frau durch Oestrogengaben verhindert oder zumindest doch hinausgeschoben. Die Nebenerscheinungen, die man bei Verabfolgung der artefiziellen Oestrogene, wie sie beispielsweise in oralen Contraceptiva enthalten sind, pflegt man bei Anwendung der niedriger dosierten und besser verträglichen natürlichen Oestrogene, die bei klimakterischen Beschwerden angewendet werden, nicht zu sehen.

Das wichtigste Problem in der Oestrogenbehandlung klimakterischer Beschwerden besteht darin, ein Präparat zu finden, welches die typischen Wechseljahrbeschwerden sicher beseitigt, ohne zugleich das Endometrium zur Hyperplasie zu bringen und Blutungen zu erzeugen. Bisher ist es nicht gelungen, die vegetative Wirkung der Oestrogene von einer Wirkung auf das Endometrium völlig zu trennen. Im Oestriol liegt immerhin ein Präparat mit einer relativ geringen Beeinflussung des Endometrium vor. Wann immer möglich, soll man die konjugierten oder veresterten Oestrogene in der zweiten Hälfte der Medikation über 12 Tage hin mit einem Gestagen kombinieren. Hierdurch wird die Entwicklung einer Endometriumhyperplasie vermieden. Regelmäßige Blutungen treten unter Abstoßung des sekretorisch umgewandelten Endometrium auf. Die Kombination von konjugierten Oestrogenen oder von Oestradiolvalerianat mit einem Tranquilizer kann man verwenden, wenn neben den klimakterischen Beschwerden noch eine zusätzliche starke, präexistente vegetative Komponente oder ein ausgesprochenes Psychosyndrom vorliegt. Es ist allerdings zu bedenken, daß die Verabfolgung der Tranquilizer häufig die Verkehrssicherheit einschränkt, die Patientin müde macht und die Möglichkeit von Alkoholgenuß einschränkt. Solche Präparate sollten daher für die Routinetherapie klimakterischer Beschwerden nicht angewendet werden und sind für eine Langzeitbehandlung nicht geeignet.

In der Dosierung der Oestrogene muß man sehr individuell vorgehen. Klagt die Patientin über Ziehen in der Brust, so ist die Dosis zu hoch und muß herabgesetzt werden. Immer soll eine Pause von 7 Tagen in der 4. Woche gemacht werden, um dem proliferierten Gewebe Zeit zur Rückbildung zu geben. Dies ist nur beim Oestriol nicht unbedingt erforderlich. C-17-alkylierte Oestrogene (Äthinyloestradiol) werden schlechter vertragen und haben eine geringere therapeutische Breite als die natürlichen Oestrogene.

Die *Oestrogen-Androgen-Kombinationen* sind gegen klimakterische Beschwerden außerordentlich wirksam. Die Testosteron enthaltenden Präparate haben den Nachteil, daß sie bei einem nicht geringen Teil der Frauen erhebliche Nebenwirkungen hervorrufen in Form von Hirsutismus, Akne, Vertiefung der Stimme, Clitorishypertrophie, Steigerung der Libido und Verstärkung der an sich schon bestehenden Tendenz zur Virilisierung in der Postmenopause. Auf diese Möglichkeit müssen die Patientinnen aufmerksam gemacht werden (forensische Probleme!). Da diese Veränderungen z. T. irreversibel sind, können solche Präparate nur mit Vorsicht und unter genauer Beobachtung der Nebenwirkungen eingesetzt werden. Sie können indiziert sein bei stark asthenischen Patientinnen mit Untergewicht und Libidomangel sowie Anorgasmie. Dehydroepiandrosteron-Oestrogen-Kombinationen haben dagegen praktisch keine virilisierenden Nebenwirkungen.

Risiken und Nebenwirkungen einer Oestrogenbehandlung: Die von uns empfohlene Standardbehandlung ist die Gabe eines Oestrogen-Gestagen-Sequenzpräparates zwischen dem 45. und 55. Lebensjahr. Nach schematisierender Verabfolgung von oestradiol-/oestronhaltigen Oestrogenen allein in der Postmenopause wurden bis zu 10% Blutungen beobachtet. Man findet häufig eine hyperplastische Schleimhaut. Dies ist der Grund, warum wir die Behandlung allein mit Oestrogenen zurückhaltend beurteilen und Gestagenzusatz empfehlen. Bei Verwendung von Oestriol liegt die Blutungsrate nur bei 1%.
Eine anfänglich hohe Dosierung ist erforderlich, wenn man von einem Oestrogen-Androgen-Präparat auf natürliche Oestrogene umstellt, da die Wirkung sonst nicht ausreichend ist. Tritt eine uterine Blutung ein, so ist die Ursache unbedingt aufzuklären. Im Zweifelsfalle soll immer eine fraktionierte Abrasio oder eine Saugcurettage durchgeführt werden.

Syncarcinogenese: Im Tierversuch beim kleinen Nager fand man eine fakultativ syncarcinogene Wirkung von Oestradiol und Oestron mit ihren Estern, nicht aber von Oestriol. Diese Ergebnisse ließen sich jedoch nicht bei allen Species reproduzieren und sind auch auf den Menschen nicht ohne weiteres übertragbar. In den letzten Jahren wurde aufgrund zahlreicher angloamerikanischer Publikationen angenommen, daß Frauen, die im Klimakterium langzeitig Oestrogene einnehmen, ein mit Dosis und Dauer der Behandlung korrelierendes 3–8fach erhöhtes Risiko haben, an einem Corpuscarcinom zu erkranken. Für das Mammacarcinom konnte eine Risikoerhöhung nicht eindeutig gefunden werden. Diese Befunde wurden bisher in den europäischen Untersuchungen nicht bestätigt. Die Ursache liegt vermutlich darin, daß hier Indikationen und Kontraindikationen besser beachtet wurden, daß man niedrigere Dosen gab, daß immer cyclisch behandelt wurde, daß häufig Gestagenzusatz erfolgte und daß Oestriol eine breite Anwendung erfuhr.

Es wird daher empfohlen, in der Oestrogenbehandlung des Klimakterium die folgenden Grundsätze zu beachten:

– Vor der Behandlung eingehende Aufklärung und Besprechung möglicher Nebenwirkungen
– Überprüfung der Kontraindikationen und Risikofaktoren
– Behandlung individualisieren; kleinste wirksame Dosis verordnen; cyclisch behandeln, d. h.: immer eine Woche Pause in der 4. Woche einlegen
– Wenn möglich, mit Gestagengabe kombinieren, da hierdurch einer unerwünschten Überproliferation an Endometrium und Brust vorgebeugt wird
– Wenn angezeigt, Oestriol oder niedrigdosierte lokale Oestrogenbehandlung (Salbe, Scheidenovula) anwenden
– Nur bei zwingender Indikation länger als 5 Jahre behandeln
– Regelmäßige Vorsorgeuntersuchungen einhalten

Sonstige Nebenwirkungen: Eine Zunahme der Thromboembolichäufigkeit wurde mit natürlichen Oestrogenen in den üblichen niedrigen Dosen bisher nicht beobachtet. Klagen über subjektive Beschwerden unter der Einnahme von konjugierten Oestrogenen, Oestradiolvalerianat oder Oestriol hört man selten. Dabei handelt es sich meist um Patientinnen, die auch auf andere Tabletten mit Beschwerden reagieren. Nausea, Völlegefühl und Brustspannung sind meistens Zeichen einer Überdosierung. Das gleiche gilt für das Auftreten einer cervicalen Hypersekretion. Alkylierte Steroidoestrogene sind schlechter verträglich. Injizierbare Oestradiol- und Oestriolester verursachen kaum Unverträglichkeitserscheinungen.

Tabelle 67. Kontraindikationen der Oestrogentherapie

Absolute Kontraindikation:
Leberleiden: Schwere Hepatitis und Folgen
Enzymopathien (Rotor-Syndrom, Dubin-Johnson-Syndrom)
Porphyriesyndrome
Thromboembolische Erkrankungen
Mammacarcinom
Corpuscarcinom

Relative Kontraindikationen (individuelle Entscheidung):
Myome
Endometriose
Tuberkulose
Mastopathie
Diabetes
Epilepsie
Kardiale und nephrogene Ödeme

Kontraindikationen einer Oestrogenbehandlung: Diese sind aus der Tabelle 67 zu ersehen. Alle Oestrogene wirken gering cholestatisch. Bei Thromboembolien in der Anamnese sollte man mit der Verabfolgung von Hormonpräparaten zurückhaltend sein. Bei unbehandelten Mamma- und Corpuscarcinomen stehen andere Probleme der Hormontherapie im Vordergrund. Bei Vorliegen von Myomen, Endometriose und Mastopathie sollte man u. U. mit Gestagenen kombinieren oder Oestriol verwenden.

Sonstige Behandlungsverfahren

Wie bereits früher erwähnt, ist eine Behandlung mit Sedativa und Tranquilizern als Routinetherapie nicht angezeigt. Lehnt die Patientin eine hormonelle Behandlung ab oder besteht eine absolute Kontraindikation, so kann man die im Handel befindlichen unterschiedlich zusammengesetzten Präparate gegen klimakterische Beschwerden ohne Hormonzusatz verwenden. Allgemeinmaßnahmen wie Bäderbehandlung, Kneipp-Kuren, Bewegung und sportliche Betätigung sind als Zusatztherapie durchaus zu diskutieren. Bei ausgesprochen neurotischen Verhaltensweisen sollte, wenn die kleine Psychotherapie des behandelnden Arztes nicht ausreicht, die Behandlung durch einen Psychotherapeuten erwogen werden (s. S. 567).

43. Pathologie des Senium

Im Greisenalter, das man heute von etwa 65 Jahren an rechnet, sind bei der Frau die vegetativen Beschwerden des Klimakterium und oft auch die psychische Instabilität weitgehend abgeklungen. Dagegen kommt es zu einer vermehrten Ausprägung organischer Syndrome. Diese beinhalten Erkrankungen der Galle und des Magens; aber auch Stoffwechselkrankheiten wie Gicht, Rheuma und Diabetes, Atherosklerose, Herz-Kreislauf-Erkrankungen sowie Beschwerden des Stütz- und Bewegungsapparates treten in den Vordergrund.

Die hormonale Situation ist gekennzeichnet durch eine Herabsetzung der Aktivität bestimmter Enzymsysteme, die für die Hormonbiogenese von Bedeutung sind. So kommt es vor allem zu einer Verminderung der Bildung von adrenalen anabolen Hormonen (C_{19}-Steroiden). Dagegen bleibt die Bildung von Cortison/Cortisol unverändert. Als Folge kommt es zum Vorherrschen kataboler Vorgänge im alternden Organismus. Eine Fortführung der prophylaktischen Oestrogenbehandlung aus der Zeit des Klimakterium kann nützlich sein zur Verhütung des Auftretens einer Osteoporose. Andererseits kann eine bestehende Osteoporose erfolgreich durch die Verabfolgung von Oestrogenen, Oestrogen-Androgen-Präparaten oder die Kombination von Oestrogenen mit Anabolica oder Na-Fluorid behandelt werden. Die subjektiven Beschwerden gehen meist nach kurzer Zeit zurück. Der Krankheitsprozeß kommt zum Stehen. Eine Verbesserung des röntgenologischen Befundes ist dagegen nur in wenigen Fällen nachweisbar.

Im Genitalbereich findet man häufig eine Verstärkung von Descensuserscheinungen und Beschwerden bis zum Uterusprolaps. Häufig sind die Alterskolpitis und die Alterscystitis sowie die Kraurosis vulvae. Bei der Kolpitis empfiehlt sich in diesem Alter eine zusätzliche lokale niedrigdosierte Oestrogenanwendung, die durch parenterale Gaben von Oestriol ergänzt werden kann. Auch die Alterscystitis, die oft eine Trigonumcystitis ist, spricht auf zusätzliche Oestrogengaben gut an. Das gleiche gilt für die Kraurosis vulvae. Hier ist eine langzeitige parenterale und lokale Behandlung erforderlich. Bei Anwendung von Salben empfiehlt sich eine Kombination von Oestrogenen und Corticosteroiden. Eine leichte Harninkontinenz oder die atrophische Urethrocystitis kann man durch Oestrogene beheben. Bei Descensus und Prolaps kann eine Vorbehandlung mit Oestrogenen vor der Operation empfohlen werden, da die Heilungsergebnisse dann besser sind.

An neoplastischen Erkrankungen findet man im Senium der Frau die relativ sicher heilbaren Hautcarcinome, das Vulvacarcinom, das gehäuft in Kombination mit Diabetes, Adipositas und Hypertonie auftritt, ferner das Ovarialcarcinom und das Mammacarcinom. In diesem Alter ist demnach eine regelmäßige halbjährliche Untersuchung der Brüste und des Genitale mit cytologischem Abstrich von besonderer Bedeutung. Treten bei der Frau im Senium mit Blutungen Verjüngungserscheinungen auf, so sollte man an das Vorliegen eines Oestroblastoms denken, bei ausgeprägter Virilisierung an einen androgenbildenden Tumor.

Manche Geriatrica enthalten Oestrogene und Androgene in kleinen Dosen. Diese sind aber zu niedrig gehalten, um eine eindeutige therapeutische Wirkung erkennen zu lassen. Die prophylaktische und therapeutische Betreuung der Frau im Senium durch den Gynäkologen ist zweifellos ein vernachlässigtes Gebiet. Es wäre zu begrüßen, wenn sich die Grundlagenforschung und das prophylaktisch-therapeutische Interesse der Gynäkologen diesem Lebensalter in höherem Maße als bisher zuwenden würde, da ihm in Zukunft ein immer größerer Anteil der Bevölkerung angehören wird.

44. Die Klinik spezieller endokriner Krankheitsbilder

Klinik des Stein-Leventhal-Syndroms

Im Jahre 1935 beschrieben die beiden nordamerikanischen Gynäkologen Stein und Leventhal ein Syndrom, das durch Regelstörungen, Sterilität, Hirsutismus, mäßige Adipositas und polycystische Ovarien charakterisiert ist.

Häufigkeit: Das Syndrom soll bei 4–30% aller Frauen mit Hirsutismus und bei 0,6–4,3% aller Sterilitäten vorkommen. Offenbar ist das anatomische Bild der polycystischen Ovarien beträchtlich häufiger als das klinische Syndrom. Die Erkrankung manifestiert sich ausschließlich im geschlechtsreifen Alter und beginnt meist im 2.–3. Lebensjahrzehnt.

Symptomatologie: Die häufigste Regelstörung beim Stein-Leventhal-Syndrom ist die Oligo-/Amenorrhoe (Tabelle 68). Sie kann primär oder sekundär auftreten. Die Oligomenorrhoe stellt nicht selten den Übergang zur späteren Amenorrhoe dar. Die anovulatorische Sterilität ist ein fast obligates Symptom. Die Basaltempera-

Tabelle 68. Symptomatologie des Stein-Leventhal-Syndroms

Symptom	Häufigkeit in %	
	Mittelwert	Streubereich
Adipositas	41	16–49
Hirsutismus	69	17–83
Virilisierung	21	0–28
Amenorrhoe	51	15–77
Sterilität	74	35–94
Dysfunktionelle Blutungen	29	6–65
Dysmenorrhoe	23	–
Biphasische Basaltemperaturen	15	12–40
Corpus luteum bei Operation	22	0–71

Zusammenstellung aus der Literatur nach Goldzieher, 187 Veröffentlichungen, 1079 Fälle (1967)

tur ist dementsprechend in 60–90% der Fälle monophasisch. Der Hirsutismus zeigt die typische androide Verteilung in der Bartgegend, auf der Brust, zwischen Symphyse und Nabel sowie an Ober- und Unterschenkeln und Unterarmen (Abb. 233). Akne ist häufig. Die Adipositas ist meist nur mäßig ausgeprägt und kann fehlen. Das Brustgewebe ist in der Mehrzahl der Fälle hypoplastisch. Die Brüste wirken aber durch die Adipositas normal. Der Uterus ist normalgroß bis leicht unterentwickelt. Depressionen und Minderwertigkeitsgefühle resultieren aus dem Gefühl des Andersseins gegenüber eumenorrhoischen und fertilen Frauen.

Die Ovarien: Palpatorisch und im Ultraschallbild sind die Ovarien in typischen Fällen zwei- bis fünffach vergrößert. Makroskopisch findet man *große graue Ovarien* durch eine Fibrose der bis zu dreifach verdickten weißlichen Ovarialkapsel mit multiplen erbs- bis kirschgroßen subcapsulären Cysten. Es handelt sich um Follikel in verschiedenen Stadien der Reifung und Regression. Die Cysten sind mit klarer Flüssigkeit gefüllt (Abb. 234). Auffällig ist eine Hypertrophie der Theca interna („Hyperthecosis").

Polycystische Ovarien von anderem Aussehen findet man bei verschiedenen Typen adrenaler Hyperfunktion, z. B. beim Cushing-Syndrom, bei adrenaler Hyperplasie, Nebennierenrindentumoren oder Pseudohermaphroditismus. Diese Ovarien sind normalgroß oder eher klein. Verdickung der Kapsel und Fibrosis sind vorhanden, jedoch sind subcorticale Follikelcysten seltener. Thecazellhyperplasie ist hier nicht zu finden. Im Gegensatz zum echten polycystischen Ovar ist die Zahl der Follikel insgesamt herabgesetzt.

Ätiologie und Pathogenese: Ursache und Entstehung des polycystischen Ovars und des Stein-Leventhal-Syndroms sind bisher nicht genau bekannt.

Vermutlich liegt eine primäre Störung des Zwischenhirn-Hypophysen-Systems vor, die sekundär die typischen morphologischen Veränderungen und Funktionsanomalien am Ovar hervorruft. Durch Funktionshemmung des cyclischen Zentrums der Gonadotropinfreisetzung im Hypothalamus kommt es zu einer anhaltenden tonischen Freisetzung von Gonadotropinen, welche die Überstimulierung des Ovars und das fehlende cyclische Auftreten von Ovulation, Gelbkörperbildung und typischer Steroidbiogenese erklärt (Abb. 235).

Da ein echtes Stein-Leventhal-Syndrom bei Frauen auftreten kann, die bereits früher schwanger waren, hat man angenommen, daß das Syndrom auch sekundär durch gesteigerte Androgenwirkung bedingt sein könnte, etwa durch eine Hyperplasie der Nebennierenrinde.

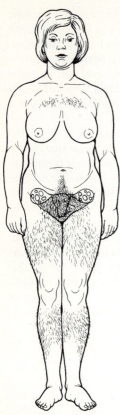

Abb. 233. Stein-Leventhal-Syndrom: polycystische Ovarien, Hirsutismus, leichte Adipositas, Oligo-Amenorrhoe, Sterilität

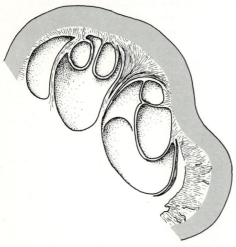

Abb. 234. Keilexcidiertes polycystisches Ovar. Verdickung der Tunica albuginea, multiple Cysten in der Ovarialrinde; Thecahyperplasie, atretische Ova; Fibrosierung

44 Die Klinik spezieller endokriner Krankheitsbilder

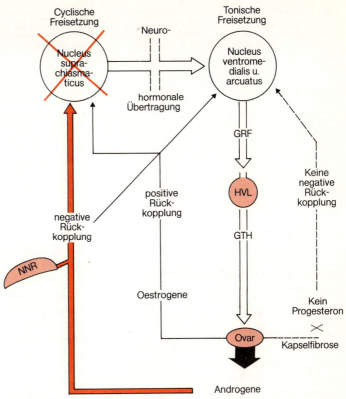

Abb. 235. Funktionsausfall des Zentrums für cyclische Gonadotropinfreisetzung beim Stein-Leventhal-Syndrom. Hemmung (negative Rückkopplung) durch den erhöhten ovariellen Androgenspiegel. Durch Fehlen der Progesteronbildung und niedrige Oestrogenbildung keine Hemmung des Zentrums der tonischen Gonadotropinfreisetzung. Dies führt zu erhöhter tonischer Dauerstimulierung der Ovarien

Diagnostik: An das Vorliegen eines Stein-Leventhal-Syndroms muß gedacht werden, wenn eine Patientin die Sprechstunde wegen Amnorrhoe/Oligomenorrhoe sowie Sterilität aufsucht und zusätzlich vergrößerte Ovarien, Hirsutismus und mäßige Adipositas aufweist. Das Vollbild braucht nicht immer nachweisbar zu sein. Da in der Praxis nur die Vermutungsdiagnose eines Stein-Leventhal-Syndroms gestellt werden kann, empfiehlt es sich, die Patientin der speziellen endokrinologischen Diagnostik zuzuführen. Neben der Bestimmung von Gonadotropinen und Oestrogenen ist die Bestimmung von Testosteron, Androstendion, Dehydroepiandrostendion und Dihydrotestosteron von diagnostischer Bedeutung. Der Corticosteroidhemmungstest und unter fortlaufender Suppression der Nebennierenrinde der Corticosteroid - Gonadotropin - Stimulierungstest können die exakte Diagnostik fördern (s. S. 503).

Die Größe der Ovarien kann durch Ultraschall oder eine Laparaskopie festgestellt und dokumentiert werden. Das sicherste diagnostische Kriterium eines Stein-Leventhal-Syndroms stellt die histologische Untersuchung keilexcidierter Ovarialanteile dar, die allerdings nicht diagnostisch, sondern nur therapeutisch vorgenommen wird (s. S. 493).

Differentialdiagnose: Vom Stein-Leventhal-Syndrom müssen alle Zustände vermehrter Androgenbildung mit Cyclusstörungen abgegrenzt werden, wie Morbus Cushing und die psychogenen Amenorrhoen mit zusätzlicher Virilisierung, ferner die Hyperplasie, das Adenom und das Carcinom der Nebennierenrinde, androgenbildende Ovarialtumoren, Zustände nach exogener Verabfolgung von Androgenen und der einfache familiäre Hirsutismus.

Steroidbiogenese und Stoffwechsel im Stein-Leventhal-Ovar: Bei der Bildung von Steroiden im Stein-Leventhal-Ovar kommt es zu einer Anhäufung von Δ^5-3β-Steroiden (Pregnenolon, 17α-OH-Pregnenolon, Dehydroepiandrosteron) und einigen Δ^4-3-Oxo-C-11-Steroiden (besonders Androstendion und Testosteron). Die Ursache liegt in einer partiellen Insuffizienz des Enzyms 3β-Hydroxysteroid-Dehydrogenase – Δ^{5-4}–Epimerase und der Ring-A-aromatisierenden Enzymsysteme (Abb. 235). In manchen Fällen kann offenbar auch die 17-Hydroxylase insuffizient sein. Da der enzymatische Defekt nicht vollständig ist, sind Oestrogene vorhanden. Durch die große Anzahl von Follikeln und die hohe Substratmenge wird der Block in der Aromatisierung vermutlich teilweise überwunden. Die Biosynthese der Steroide geht vorwiegend in der Cortex vor sich, und zwar in der Wand atretischer Follikel, weniger im Ovarialstroma. Vor allem die luteinisierte Theca ist zur Bildung von Androgenen in der Lage. Das Stein-Leventhal-Ovar ist also qualitativ befähigt, alle Hormone aus Acetat biogenetisch ebenso herzustellen wie das normale Ovar. In typischen Fällen ähnelt aber das Biogeneseschema eher demjenigen des Hodens.

Weitere Befunde – Hormonausscheidungswerte:
Endometrium: Das histologische Bild ist beim Stein-Leventhal-Syndrom außerordentlich variabel, abhängig von der Höhe des Oestrogen- und Androgenspiegels. Man kann sowohl geringe als auch mäßige bis gute Oestrogenwirkung im histologischen Aufbau finden. Bei hohem Androgenspiegel und langfristiger Amenorrhoe wird das Endometrium dagegen atrophisch oder nur schwach proliferiert sein. Sowohl eine adenomatöse Hyperplasie als auch ein Endometriumcarcinom scheinen bei polycystischen Ovarien häufiger vorzukommen. Auffällig war in fast allen beobachteten Fällen eine ausgeprägte Stromazellhyperplasie des Ovars. Ein Corpuscarcinom kann dann schon bei jüngeren Frauen auftreten.

Hormonausscheidungswerte: Auffällig sind die großen Tag-zu-Tag-Schwankungen der *Gonadotropine*. Unter getrennter Bestimmung von FSH und LH wurde eine relative und absolute Erhöhung des LH-Anteils in einer ungewöhnlichen Variation der Befunde festgestellt.
Androgene: Obwohl das Stein-Leventhal-Syndrom mit den Symptomen des Hirsutismus einhergeht, ist der Androgenspiegel oder die Ausscheidung der 17-Ketosteroide dennoch nur in etwa ¼ der Fälle deutlich erhöht (Androsteron, Ätiocholanolon, Dehydroepiandrosteron). Wichtiger ist die Bestimmung von Testosteron im Plasma. Die Werte können zwei- bis fünffach erhöht sein. Nach HCG-Stimulierung steigen sie bei ⅘ der Patientinnen weiter an, was bei Frauen mit normaler Ovarialfunktion nicht der Fall ist (Abb. 243). Dexamethason (4,5 mg/Tag oral) zur Hemmung der Nebennierenrinde pflegt den Testosteronspiegel nicht wesentlich zu senken, da die Erhöhung fast immer ovariell bedingt ist.
Cortisol: Die Cortisolwerte sind normal.
Oestrogene: Oestriol im Plasma und die Ausscheidung für Gesamtoestrogene liegen beim Stein-Leventhal-Syndrom im unteren Normalbereich oder sind leicht erniedrigt. Nach Verabfolgung von Gonadotropinen tritt ein deutlicher Anstieg der Oestrogene ein. Dieser ist bei oft starker cystischer Reaktion der Ovarien meist höher als bei den anderen Formen der Ovarialinsuffizienz. Die diagnostische Bedeutung der Oestrogenbestimmung ist beim Stein-Leventhal-Syndrom dennoch nicht sehr groß. Zum Endometriumbefund und dem Proliferationsgrad im Vaginalabstrich bestehen nur lockere Beziehungen.
Pregnane: Progesteron-, Pregnandiol- und Pregnantriolausscheidung bewegen sich im Normalbereich. Dagegen ist das 11-Oxopregnantriol nicht selten erhöht. Von diagnostischer Bedeutung ist die Bestimmung der Δ^5-3β-Verbindungen (besonders Pregnentriol und Pregnantriol), die allerdings nur in spezialisierten Kliniken durchgeführt wird.

Therapie: Für die Indikationsstellung zur Behandlung des Stein-Leventhal-Syndroms bedarf es einer eingehenden diagnostischen Vorklärung. Sinken die 17-Ketosteroide oder Androgene nach Dexamethason signifikant in den Normalbereich ab, so kann man ausnahmsweise eine Behandlung mit Corticosteroiden versuchen. Die Dosis liegt zwischen 0,5 und 3,0 mg Dexamethason pro Tag unter gelegentlicher Kontrolle der Hormonwerte sowie des Blutdrucks und der Harnzuckerausscheidung. Cyclusregulierung, Ovulation und Fruchtbarkeit können sich unter dieser Therapie einstellen.
Eine Behandlung mit Oestrogenen und Gestagenen in Form einer Sequenztherapie ist besonders als Intervallbehandlung bis zum Beginn einer gezielteren Therapie bei Kinderwunsch brauchbar. Eine differenziertere Maßnahme ist die Verabfolgung von Ovulationsauslösern, z. B. Clomifen. Am Anfang sollte die Dosierung niedrig gehalten werden, um keine stärkere cystische Reaktion der Ovarien zu riskieren. Später, wenn die Reaktion der Ovarien bekannt ist, kann die optimale Dosierung ermittelt werden. Regelmäßige Palpation oder Ultraschallkontrolle der Ovarien während und nach der Einnahme des Clomifen ist erforderlich. Über das Eintreten von ovulatorischen Cyclen und Schwangerschaften wurde in der Literatur vielfach berichtet. Eine solche Behandlung wird i. allg. nur bei Kinderwunsch vorgenommen. Das gleiche gilt auch für die Gonadotropinbehandlung. Die Dosierung ist auch hier sehr vorsichtig zu handhaben, da es zu einer exzessiven cystischen Reaktion kommen kann. Die Erfolge der Gonadotropinkur sind befriedigend. In über 50% der behandelten Fälle kommt es, falls keine weiteren Sterilitätsursachen bestehen, zur Schwangerschaft.

Die von Stein und Leventhal empfohlene *Keilexcision* der Ovarien ist auch heute noch eine erfolgreiche Therapie, wenn der ovarielle Ursprung der vermehrten Androgenbildung gesichert ist (negativer Corticosteroidtest, positiver Corticosteroid-Gonadotropin-Test, starke cystische Reaktion nach Gonadotropinkur). Besonders angezeigt ist die Keilexcision bei lang andauernder Sterilität und Kinderwunsch von Patientinnen, die regelmäßig Verkehr haben, da der cyclusregulierende, die Ovulation induzierende Effekt in manchen Fällen nur 1–2 Jahre vorhält. Im allgemeinen wird man daher nicht vor einer Heirat und nur bei aktuell bestehendem Kinderwunsch operieren. Die Keilexcision soll auf der Konvexität des Ovars von Pol zu Pol so vorgenommen werden, daß ein breiter, bis zum Mark reichender Keil entsteht, der ein Drittel bis die Hälfte des Ovarialgewebes umfaßt. Eventuell vorhandene Cysten im Restovar werden gestichelt. Postoperativ tritt meist nach wenigen Tagen eine Entzugsblutung auf. Das Eintreten der Ovulation wird durch Messung der Basaltemperatur und Progesteron-/Pregnandiolbestimmung kontrolliert. Die Wirkung der Keilexcision beruht wahrscheinlich auf der Reduktion der Menge des androgenbildenden Gewebes und damit einer Verminderung des „feed-back-error" (fehlerhafte Rückkopplung). Die Erfolge der Keilresektion werden in der Literatur sehr verschieden angegeben. Dies hängt wahrscheinlich mit einer unterschiedlichen Indikationsstellung und Ausgiebigkeit der Keilexcision zusammen. Der durchschnittliche Erfolg der Operation ist mit 80% ovulatorischer Blutungen sehr beachtlich. Die Häufigkeit nachfolgender Schwangerschaften beträgt im Mittel 63%.

Klinik der Gonadendysgenesie

Bezüglich der Definiton und Ätiologie der Gonadendysgenesie wird auf die Ausführungen auf Seite 461 verwiesen.

Klinisches Bild: Die Diagnose des *Turner-Syndroms* läßt sich meist schon im *Neugeborenenalter* stellen. Man achte auf den Faltenhals (Pterygium colli), die leicht abhebbare Haut (Cutis laxa), Lymphödeme an Hand- und Fuß-

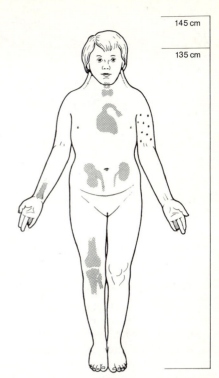

Abb. 236. Klinischer Aspekt beim Turner-Syndrom. Gonadendysgenesie mit Kleinwuchs, Faltenhals, faßförmigem Thorax, Cubitus valgus, Knochendefekten, Herz-, Gefäß-, Nierenmißbildungen, Hautanomalien

rücken, eine tiefliegende Nackenhaargrenze, tiefstehende deformierte Ohren, Pigmentnaevi sowie andere Anomalien und innere Mißbildungen. Schwere innere Fehlentwicklungen führen u. U. bald zum Tode.

In der Zeit der *Pubertät* tritt als Folge der fehlenden Gonadenfunktion die Entwicklung der äußeren Sexualmerkmale wie Behaarung und Brustwachstum nicht ein. Die Kinder bleiben klein und zeigen genitalen Infantilismus. Die Menarche bleibt aus (primäre Amenorrhoe). Zu diesem Zeitpunkt ist der Kleinwuchs (maximale Körpergröße 152 cm) das hervorstechende Merkmal. Das Knochenalter ist um etwa 1 Jahr retardiert. Man findet den doppelseitigen Faltenhals, einen tiefen Nackenhaaransatz und eine Schildbrust mit breitem Mamillenabstand, X-Arme (Cubitus valgus), ferner ein infantiles äußeres Genitale ohne Sexualbehaarung (Abb. 236). Vagina, Uterus und Tuben sind zwar regelrecht angelegt, aber hochgradig hypoplastisch, Ovarien sind nicht zu tasten. Bei der Laparoskopie lassen sich nur schmale, weißliche bindegewebige Keimplatten nachweisen,

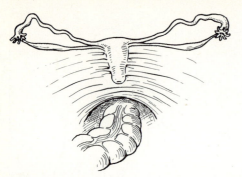

Abb. 237. Inneres Genitale (Aufsicht von hinten) beim Turner-Syndrom: Gonadendysgenesie („Strichgonaden"), Hypoplasie von Uterus und Tuben

die histologisch keinerlei Parenchym enthalten (Abb. 237). Von den äußeren congenitalen Mißbildungen findet man am häufigsten multiple Teleangiektasien, Epicanthus, Fehlbildungen an Ohren, Nase und Kiefer, braune Pigmentflecke, Nierenmißbildungen, z. B. Hufeisenniere, doppelte Ureteren, ferner Vorhof- und Septumdefekte des Herzens, Coarctation der Aorta, Osteoporose, erhöhten Blutdruck, Taubheit und eine Reihe von Knochendefekten, schließlich Rot-Grün-Blindheit. Die Intelligenz liegt im Mittel unter der Norm. Die seltenen Fälle von Gonadendysgenesie mit Virilisierung oder Feminisierung sind meist durch das Vorhandensein von Hiluszellhyperplasie, Hypernephrom- oder Thecazelltumorgewebe bedingt.

Diagnostik: Hauptsymptom ist das Fehlen der sekundären Sexualmerkmale bei Minderwuchs und primärer Amenorrhoe. Die Oestrogene liegen sehr niedrig, 17-Ketosteroide, 17-Hydroxycorticoide, Cortisol- und ACTH-Spiegel sind normal, der Gonadotropintiter ist sowohl für FSH wie auch für LH infolge fehlender Zügelung durch gonadale Steroide extrem hoch („hypergonadotroper Hypogonadismus"). Die endgültige Diagnose wird mit Hilfe der Geschlechtschromatinbestimmung und der Chromosomenanalyse gestellt (45, X) (s. S. 102).
Wichtig ist die röntgenologische Kontrolle des Knochenalters sowie die Untersuchung auf das Vorliegen einer Osteoporose und von Nieren-Harnwegs-Mißbildungen. Eine Laparoskopie ist in Zweifelsfällen und zum Ausschluß der nicht ganz seltenen Tumorbildungen an den Gonaden zu empfehlen.

Differentialdiagnose: Wenn das Gonosomenkomplement normal ist, kommen die Ovarialhypoplasie, die Pubertas tarda und der hypophysäre Zwergwuchs in Frage. Zur Abgrenzung gegenüber dem hypophysären Zwergwuchs kann die Gonadotropinanalyse herangezogen werden. Hohe Gonadotropinwerte schließen den hypophysären Kleinwuchs aus. Durch die Laparoskopie kann das Vorhandensein hypoplastischer Ovarien nachgewiesen werden. In Zweifelsfällen kann eine Stimulierung mit Gonadotropinen bei gleichlaufender Oestrogenbestimmung oder Vaginalcytologie durchgeführt werden.

Therapie: Es kommt nur eine Substitutionstherapie mit Oestrogenen und Gestagenen in Frage, am besten in Form einer cyclisch durchgeführten oralen Sequenztherapie. In einigen Fällen empfiehlt es sich, zusätzlich kleine Mengen von Anabolica zu verabfolgen. Durch diese Behandlung kommt es zu einer gewissen Größenzunahme, jedoch bleiben die Patientinnen immer wesentlich unterhalb der Norm. Eine Verabfolgung von Wachstumshormonen kann den genetisch festgelegten Kleinwuchs nicht verändern. Unter der Therapie mit Sexualsteroiden stellt sich eine mäßig starke Sexualbehaarung ein, dazu die äußere weibliche Prägung, besonders Wachstum und Pigmentierung der Brüste. Häufig kommt es zu einer raschen psychischen Nachreifung. Die Patienten sollten nur insoweit aufgeklärt werden, als man ihnen sagt, daß eine Substitutionstherapie dauernd erforderlich ist und daß sie wohl heiraten könnten, aber keine Kinder bekommen werden. Die Vita sexualis kann normal sein, obwohl Libido häufig fehlt. Die Eltern minderjähriger Patienten müssen in einem Gespräch über das Krankheitsbild und seine Konsequenzen genau orientiert werden. Die Hormontherapie sollte i. allg. nicht vor dem 14.–15. Lebensjahr einsetzen, da durch einen frühzeitigen Verschluß der Epiphysen der Kleinwuchs noch betont wird.
Falls eine Tumorbildung der Gonaden vorliegt, müssen Gonaden und Uterus entfernt werden. Der Arzt sollte der Patientin auch bei der Berufswahl behilflich sein.
Die Behandlung und Betreuung der Patientinnen mit einem „Swyer-Syndrom" (s. S. 461) erfolgt nach den gleichen Richtlinien.

Klinik der Intersexualität

Unter dem Begriff der Intersexualität versteht man das Vorhandensein von Merkmalen beider Geschlechter bei einem Individuum. Mit anderen Worten: Es besteht eine mangelnde Übereinstimmung zwischen dem chromosomalen Geschlecht oder der Gonadenanlage einerseits und der Ausbildung der äußeren Geschlechtsorgane, dem körperlichen Erscheinungsbild und teilweise auch der sexuellen und psychischen Einstellung andererseits.
Es ist zu unterscheiden zwischen dem echten Zwitter und dem Scheinzwitter.

Hermaphroditismus verus, echter Zwitter

Definition, Ätiologie und Pathogenese s. S. 465.

Klinisches Bild: Der Phänotyp ist öfter weiblich als männlich. Echte Zwitter können alle Übergangsformen des äußeren Genitale zeigen (Abb. 238). Häufig bilden Urethra und Vagina einen gemeinsamen Ausführungsgang (Sinus urogenitalis), wobei die Urethra entweder weitgehend getrennt von der Vagina oder bei schweren Störungen relativ hoch in den Sinus urogenitalis einmündet und schließlich hypospadieähnliche Beziehungen zur phallusähnlich vergrößerten Clitoris zeigt. Da meist ein Uterus vorhanden ist, treten bei etwa 60% der Patienten menstruationsähnliche Blutungen auf. Oft sind „Inguinalhernien" vorhanden, die die Gonaden enthalten. Die Mammae sind durchweg relativ gut ausgebildet. In den Gonaden findet man alle Reifegrade des männlichen oder weiblichen Keimparenchyms bis zur Corpus-luteum-Bildung und zur Spermiogenese. Schwangerschaften wurden bei echten Zwittern nicht beschrieben.
Die endgültige *Diagnose* ist nur durch den histologischen Nachweis sowohl von Hoden- als auch von Ovarialparenchym zu sichern. Die Hormonausscheidung ist meistens unauffällig „männlich" oder „weiblich". Differentialdiagnostisch muß gegen den männlichen und den weiblichen Scheinzwitter abgegrenzt werden (s. S. 464).

Therapie: Die Behandlung richtet sich nach dem Phänotyp und der psychischen Einstellung

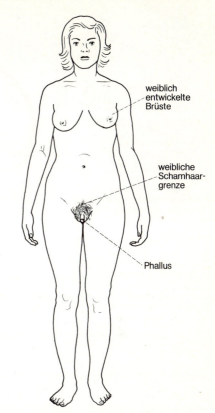

Abb. 238. Echter Zwitter (Hermaphroditismus verus) mit weiblichem Phänotyp: normale weibliche Brüste, weiblicher Behaarungstyp, aber Phallus, Ovarien *und* Hoden vorhanden

des Patienten. Falls diese nicht übereinstimmen, können plastische Korrekturen am äußeren Genitale und Änderungen des standesamtlichen Geschlechts sowie des Vornamens erforderlich werden. Manche Autoren empfehlen eine Entfernung der Gonaden, wenn diese dem psychischen oder somatischen Geschlecht widersprechen, weil sie auch die häufige Tumorbildung in solchen Gonaden in Betracht ziehen. Bei verminderter Hormonproduktion der Gonaden, nach Entfernung der Keimdrüsen und, falls eine Beeinflussung in die Richtung eines bestimmten Geschlechts erwünscht ist, kann eine spezifische Hormonbehandlung mit Oestrogen-Gestagenen oder Androgenen angezeigt sein. Der Arzt muß sich überlegen, ob er den Patienten mit der vollen Problematik der Anomalie vertraut machen soll. Die Patienten benötigen häufig Psychotherapie und eine Lebenshilfe auch nach Abschluß der hormonellen oder operativen Behandlung.

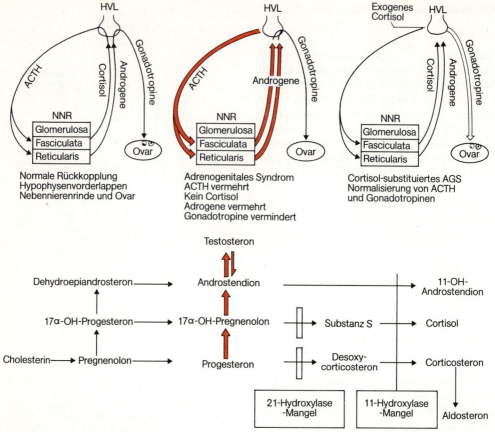

Abb. 239. *Oben links:* normaler Regelkreis Hypophyse-Nebennierenrinde-Ovar. *Oben Mitte:* beim AGS Erhöhung der Androgenproduktion aus der Zona reticularis und der verbreiterten Zona fasciculata. Da kein Cortisol gebildet wird, vermehrte ACTH-Ausschüttung, die ihrerseits zur Nebennierenhyperplasie führt. Der hohe Androgenspiegel hemmt die Gonadotropinsekretion und bewirkt Funktionsruhe der Ovarien. *Oben rechts:* Durch exogene Corticosteroidzufuhr wird die ACTH-Sekretion gehemmt. Adrenale Androgenproduktion und Nebennierenrindenhyperplasie gehen zurück. Endogenes Cortisol niedrig. Gonadotropinsektretion und Ovarialfunktion normalisiert. *Unten:* Beim AGS liegt ein C-21-Hydroxylase-Mangel vor. Dadurch entsteht ein partieller Block in der Biogenese von Gluco- und Mineralocorticoiden. Der Hauptweg der Hormonbildung verläuft deshalb in Richtung der androgen wirksamen Vorstufen, die sich anhäufen. Gelegentlich besteht auch ein 11- oder 17-Hydroxylase-Mangel (Hypertension)

Pseudohermaphroditismus

Zur Ätiologie und Pathogenese s. S. 463.

Pseudohermaphroditismus femininus externus: Bei dieser Nomenklatur bezeichnet „femininus" (oder „masculinus") das Keimdrüsengeschlecht, „externus" (oder „internus") den damit nicht übereinstimmenden Anteil der Genitalorgane.

Adrenogenitales Syndrom (AGS)

Dieses Syndrom kann angeboren (s. S. 97) oder (meist) postpuberal erworben sein. Dem postpuberalen adrenogenitalen Syndrom liegt meist eine Hyperplasie der Nebennierenrinde zugrunde. Es kann aber auch ein Adenom oder ein Carcinom vorliegen. Sonderformen dieser Erkrankungen aufgrund spezieller Ezymdefekte sind das adrenogenitale Syndrom mit Hypertension oder mit Salzverlustsyndrom.

Ätiologie: Dem unkomplizierten angeborenen adrenogenitalen Syndrom liegt ein connataler

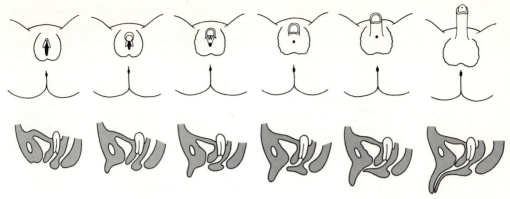

Abb. 240. Schematische Darstellung der verschiedenen Ausprägungen der Virilisierung des weiblichen Genitale beim AGS. Aspekt von vorne und seitlich im Medianschnitt. *Typisch:* Einmündung der Urethra in den Sinus urogenitalis bei Hypospadie des Phallus mit Scrotalisierung der Labien. Virilisierungsgrad abhängig von Stärke, Beginn und Dauer des Androgeneinflusses

Mangel derjenigen Enzyme zugrunde die an der Synthese des Cortisol beteiligt sind; 11β- und 17α-Hydroxylase-Mangel kommen selten vor. Am häufigsten ist ein Defizit an C-21-Hydroxylase (Abb. 239). Hier unterbleibt dann der Umbau von 17α-Hydroxyprogesteron über Reichsteins Substanz S zu Cortisol. Infolge der mangelhaften oder ganz fehlenden Cortisolsynthese werden die Freisetzung von ACTH-Releasing-Hormon des Hypothalamus sowie die Produktion und Sekretion von ACTH aus dem Hypophysenvorderlappen nicht genügend gebremst. Durch die vermehrte Abgabe von ACTH in die Blutbahn kommt es zu einer anhaltenden Überstimulierung der Nebennierenrinde, die schließlich in eine Hyperplasie übergeht. Die erhöht anfallenden adrenalen Steroidvorstufen und Adrogene hemmen nicht die ACTH-Abgabe, sondern nur die gonadotrope Teilfunktion des Hypophysenvorderlappens (FSH, LH). Infolge ihrer biologischen Androgeneffekte bewirken sie eine Virilisierung.

Vorkommen: Die Erkrankung ist recessiv erblich. Man findet sie bei beiden Geschlechtern in einer Häufigkeit von etwa einem Fall auf 5000 Neugeborene.

Klinisches Bild: Bei der connatalen Form (s. S. 465) findet sich meist eine teilweise Virilisierung des äußeren Genitale mit allen Übergängen von hypertropher Clitoris bis zur Phallusbildung, von Hypospadia urethrae bis zu normaler weiblicher Urethra mit scrotumähnlicher Gestaltung der großen Labien sowie unterschiedlichem Verschluß des Eingangs der Vagina bzw. des Sinus urogenitalis durch eine Raphe. Die Urethra kann unterschiedlich hoch in den Sinus urogenitalis einmünden (Abb. 240). Wenn das äußere Genitale eines neugeborenen Mädchens stark vermännlicht ist, so kann eine fehlerhafte Geschlechtseinstufung erfolgen. Die cytogenetische Untersuchung führt die eindeutige Klärung herbei. Kinder mit einem AGS fallen in den ersten Jahren ihres Lebens durch ein beschleunigtes Wachstum aufgrund des erhöhten Androgenspiegels auf. Sie sind auch muskulöser als gleichaltrige. Später kommt es zu einem vorzeitigen Wachstumsstillstand infolge vorzeitiger Knochenreifung und verfrühtem Verschluß der Epiphysenfugen, so daß die Patienten als Erwachsene i. allg. kleiner als normal sind. Sie zeigen athletische Muskulatur, breite Schultern, ein relativ enges (androides) Becken, gering entwickelte Mammae und bei langem Rumpf relativ kurze untere Extremitäten. Das Gesicht weist eine kräftige Nasen-, Supraorbital- und Kinnpartie auf. Nicht selten findet man einen männlichen Kopfbehaarungstyp (Stirnglatze und Geheimratsecken). Ein starker Hirsutismus vom virilen Typ mit Bartwuchs, Behaarung der Brust und Extremitäten sowie männlicher Pubeshaargrenze ist immer vorhanden.

Der Grad der Virilisierung ist beim *postpuberal* erworbenen adrenogenitalen Syndrom viel geringer. Meist besteht nur eine Clitorishypertrophie. Das übrige Urogenitalsystem ist normal.

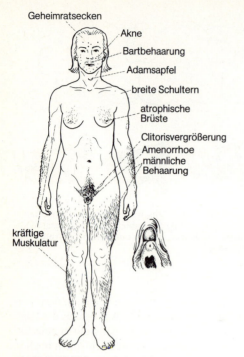

Abb. 241. Virilisierung beim AGS

Der Grad der Virilisierung und des Hirsutismus ist abhängig von der biologischen Aktivität des sezernierten Androgens (hauptsächlich Testosteron, Androstendion, Dehydroepiandrosteron) sowie der Dauer des Hyperandrogenismus. Die Mammae sind meistens involviert, die weibliche Modellierung des Körpers durch die Fettpolster fehlt weitgehend. Der Uterus kann hypoplastisch sein. Der Cervixschleim ist spärlich, das Farnphänomen nicht nachweisbar. Die Ovarien sind infolge der Hemmung der hypophysären Gonadotropine durch die adrenalen Androgene hypoplastisch, in weniger schweren Fällen polycystisch. Es bestehen Cyclusstörungen bis zur Amenorrhoe mit Sterilität.

Diagnose: Sie beruht auf der starken Virilisierung des Genitale und dem männlichen Phänotyp weiblicher Personen (Abb. 241). Die hormonelle Untersuchung ergibt erhöhte Androgenwerte im Plasma, vor allem durch Vermehrung von Dehydroepiandrosteron und Androsteron. Auch das Pregnantriol ist meist vermehrt. Bei Vorliegen einer Hyperplasie sind die Androgenwerte nur mäßig angehoben. Auf Verabfolgung von Corticosteroiden (z. B. Dexamethason, 2 mg pro Tag) gehen sie durch ACTH-Hemmung rasch und eindeutig auf Normalwerte zurück. Die cytogenetische Untersuchung ergibt einen einfach-positiven Barr-Körper-Befund und die normale Chromosomenzahl von 46, XX.

In jedem Fall soll ein intravenöses Pyelogramm angefertigt werden. Bei Verdacht auf Adenom oder Carcinom sind Ultraschalluntersuchungen, ein Retropneumoperitoneum mit Schichtaufnahmen und evtl. eine Gefäßdarstellung erforderlich.

Differentialdiagnose: Abzugrenzen sind Fälle von männlichen Personen mit Genitalmißbildungen wie Hypospadie oder Scrotum bipartitum und Leistenhoden, ferner Patientinnen mit androgenbildenden Tumoren des Ovarium oder mit Virilismus nach langzeitiger Androgenbehandlung (s. S. 618 u. 465). Beim Adenom und beim Carcinom sind die Androgen- und 17-Ketosteroid-Werte exzessiv erhöht. Beim Carcinom ist außerdem die Oestrogenausscheidung hoch.

Therapie: Bei Vorliegen einer Nebennierenrindenhyperplasie werden Cortisonderivate (z. B. 0,5–3 mg Dexamethason) verabfolgt. Hierdurch wird die fehlende Cortisolmenge substituiert, gleichzeitig die hypophysäre ACTH-Überproduktion gehemmt. Durch Unterdrückung der Androgenbildung wird die Gonadotropinproduktion angehoben, schließlich die periphere Symptomatik der Androgenwirkung ausgeschaltet (Abb. 239). Die jeweilige Dosierung der Glucocorticosteroide richtet sich nach den Androgen- oder Ketosteroidwerten, die in etwa vierwöchentlichen Abständen kontrolliert werden. Bei Kindern ist entsprechend niedriger zu dosieren. Unter der Behandlung sollen gelegentliche Kontrollen des Blutdruckwertes sowie des Harnzuckers vorgenommen werden. An die Möglichkeit der Entstehung einer Osteoporose, die Gefahr von Infektionen und des Auftretens von Magen-Darm-Komplikationen durch Corticosteroide ist zu denken. Unter einer solchen Behandlung setzt gewöhnlich nach wenigen Wochen eine cyclische Ovarialfunktion ein, und es kommt zu mehr oder weniger normalen Menstruationsblutungen. Nach längerer Medikation stellen sich auch wieder weibliche Körperformen her, der Hirsutismus geht etwas zurück. Nur das äußere Genitale bleibt unverändert. Hier sind evtl. operative Korrekturen an der Clitoris oder am Scheideneingang erforderlich. Die hormonale Behandlung muß, wenn nicht eine Nebennierenrindenresektion erfolgt, lebenslänglich durchgeführt werden. Bei operativen Eingriffen, Infektionskrankheiten oder sonstigen besonderen Belastungen muß die Corticosteroiddosis evtl. erhöht werden. Antibiotica sind dann großzügig einzusetzen.

Bei Adenomen oder Carcinomen der Nebennierenrinde ist eine operative Entfernung des Organs erforderlich. Vor und während der Operation müssen Glucocorticosteroide verabfolgt werden, da die kontralaterale Nebennierenrinde atrophiert sein kann. Nach der Operation gibt man in diesem Fall 50–100 E Depot-ACTH pro Tag. Die Prognose ist bei der Hyperplasie und dem Adenom der Nebennierenrinde günstig, jedoch beim Nebennierenrindencarcinom schlecht.

Testiculäre Feminisierung – Hairless Women

Ätiologie und Pathogenese S. 464.

Häufigkeit: Man findet die Anomalie bei etwa 0,5–5 von 10 000 weiblichen Personen.

Klinisches Bild: In typischen Fällen liegt ein weiblicher Phänotyp vor. Die Fettverteilung ist feminin. Die Brüste sind häufig sogar überentwickelt, zeigen aber juvenil unterentwickelte Brustwarzen. Die Patienten sehen oft besonders gut aus (Mannequintyp). Charakteristisch ist ein gewisser eunuchoider Hochwuchs mit langen Extremitäten sowie großen Händen und Füßen. Scham- und Achselbehaarung fehlen („hairless women"), doch kann gelegentlich eine spärliche Vulvabehaarung vorhanden sein. Röntgenologisch läßt sich eine androide Beckenform nachweisen (Abb. 242). Das äußere Genitale ist meist rein weiblich, doch sind die Labia minora unterentwickelt. Die Clitoris ist klein. Der Sinus urogenitalis ist einem normal langen und und normal weiten Scheidenrohr ähnlich, endet aber blind. Ganz selten ist ein rudimentärer Uterus vorhanden. Die Hoden descendieren meistens nur bis in den Leistenkanal. Histologisch sieht man enge Samenkanälchen, oft ohne Lumen, vom embryonalen Typ. Nur gelegentlich lassen sich Vorstufen der Spermiogenese nachweisen. Dagegen zeigen die Leydig-Zellen eine gute Entwicklung. In solchen Gonaden findet man nach dem 30. Lebensjahr in 30% Tumoren, z. B. tubuläre Adenome, Seminome und Dysgerminome.

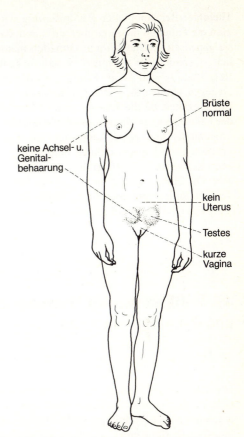

Abb. 242. Klinischer Aspekt bei der testiculären Feminisierung. Weiblicher Phänotyp, Vagina ohne Uterus, Leistenhoden beiderseits, Fehlen von Achsel- und Schambehaarung („hairless women")

Die Patienten empfinden meist weiblich, jedoch ist die Sexualität unterschiedlich ausgeprägt. Natürlich besteht eine primäre Amenorrhoe.

Diagnose: Die Patienten suchen den Arzt meist der primären Amenorrhoe wegen auf. Aus dem Fehlen der Achsel- und Schambehaarung sowie des Uterus läßt sich die Diagnose in typischen Fällen rasch stellen. Gesichert wird sie durch das Fehlen von Barr-Körpern und die Chromosomenkonstellation 46, XY. Die Steroidwerte sind meistens im unteren Normalbereich für Männer und Frauen, die Gonadotropine sind jedoch i. allg. erhöht (primärer hypergonadotroper Hypogonadismus).

Differentialdiagnostisch muß man die Vaginalaplasie sowie die Hymenal- oder Vaginalatresie und die Ovarialhypoplasie bei Genitalfehlbildung ausschließen.

Therapie: Bei kompletter Feminisierung wird man die Patientin nicht darüber aufklären, daß sie genetisch und nach ihren Gonaden männlich ist, sondern ihr nur mitteilen, daß sie keine Regelblutung und keine Kinder haben wird. Dagegen können die Patienten durchaus eine Ehe eingehen, da die Scheide in der Mehrzahl der Fälle eine Cohabitation zuläßt. Ist der Sinus urogenitalis zu kurz, so kann man ihn durch Prothesen mechanisch dehnen oder durch einen plastischen Eingriff verlängern und erweitern. Die Hoden wird man wegen der Gefahr der Malignisierung entfernen. Nach Entfernung der Gonaden muß eine Langzeitsubstitutionstherapie mit Oestrogenen durchgeführt werden.

Zur Intersexualität (Pseudohermaphroditismus) zählt man auch die folgenden Störungen der psychischen Geschlechtseinstellung:

Transsexualismus: Es handelt sich um eine seelische Störung, bei der sich der Patient dem anderen Geschlecht zugehörig fühlt. Er versetzt sich meist sehr weitgehend in die entgegengesetzte Geschlechtsrolle hinein und versucht eine somatische und juristisch-standesamtliche Geschlechtsumwandlung mit allen Mitteln herbeizuführen.

Transvestismus: Der Patient trägt zeitweise die Kleider des anderen Geschlechts und ahmt dessen äußeres Verhalten nach.

45. Indikationen zu Hormonbestimmungen und dynamischen Tests

Die Bestimmung von Hormonen im Plasma oder Harn gibt im wesentlichen Auskunft über deren ungefähre Produktionsgröße im Organismus. Bei Messung im Harn gehen Stoffwechsel und Ausscheidung über die Nieren in den Wert mit ein. Die Beurteilung, ob ein Befund unauffällig oder pathologisch ist, erfolgt durch Vergleich mit sog. Normalwerten (Tabelle 69).

Hypophysenvorderlappen, Ovarien, Nebennierenrinden und – in der Schwangerschaft – die Placenta sind diejenigen endokrinen Drüsen, deren Hormone in der Gynäkologie und Geburtshilfe wichtig sind. Seit der Entwicklung hochspezifischer und empfindlicher Radioimmunoassay-Verfahren wird die Bestimmung im Plasma derjenigen im Harn zunehmend vorgezogen.

Gonadotropine

Die Höhe der FSH- und LH-Werte zeigt die Stärke der gonadotropen Stimulierung an, welche die Ovarien zum Zeitpunkt der Hormonbestimmung trifft. FSH- und LH-Werte im Normalbereich sprechen für eine regelrechte Stimulierung des gonadotropen HVL durch die Gonadotropinfreisetzungshormone des Hypothalamus. Bei sehr hohen Werten, insbesondere von FSH, muß man daran denken, daß die dem

Tabelle 69. Gonadotropine und Steroidhormone im Plasma

LH	Follikelphase	3–6 mE/ml
	Ovulation	6–20 mE/ml
	Lutealphase	2–7 mE/ml
	Postmenopause	20–50 mE/ml
FSH	Follikelphase	0,08–0,5 mE/ml
	Ovulation	0,2–0,6 mE/ml
	Lutealphase	0,1–0,25 mE/ml
	Postmenopause	0,6–1,2 mE/ml
17β-Oestradiol	Follikelphase	50–250 pg/ml
	Ovulation	200–320 pg/ml
	Lutealphase	150–260 pg/ml
	Postmenopause	20 pg/ml
Progesteron	Follikelphase	0–3 ng/ml
	Lutealphase	8–30 ng/ml
Testosteron	Geschlechtsreife	0,15–0,70 ng/ml
Androstendion		0,8–3,0 ng/ml
Dehydroepiandrosteron		1,5–8,0 ng/ml
Cortisol		60–120 ng/ml[a]

mE = Millieinheiten (1/1000 IE); ng = Nanogramm $(10^{-6}\,\text{mg})$; pg = Pikogramm $(10^{-9}\,\text{mg})$
[a] 8–10 Uhr vormittags, nachmittags 50% niedriger

Regelkreis zugehenden ovariellen Steroidhormone, die Oestrogene, herabgesetzt sind oder fehlen (Tabelle 70).
Der FSH-LH-Quotient soll in der Geschlechtsreife normalerweise etwa 1 betragen.
Die *Prolactin*bestimmung spielt bei Anovulation, Gelbkörperschwäche und Galaktorrhoe eine Rolle. Sind die Werte erhöht, so kann man vermuten, die Ursache von anovulatorischer Cyclusstörung oder Sterilität gefunden zu haben. Stark erhöhte Werte findet man bei prolactinbildenden HVL-Adenomen.

Oestrogene

Mit dem Nachweis von Oestradiol erfaßt man das von den Ovarien im Cyclus gebildete hauptsächliche Oestrogen und damit den Hauptparameter der Ovarialfunktion. Oestron kann dagegen im Stoffwechsel teilweise aus Oestradiol entstehen, oder es wird, besonders in der Pubertät und in den Wechseljahren, aus adrenalen Androgenvorläufern (Androstendion) im subcutanen Fettgewebe gebildet. Oestriol ist das Hauptausscheidungsprodukt der Oestrogene im Harn. In der Schwangerschaft stellt es das quantitativ wichtigste Hormon der placentaren Oestrogenbildung dar (Tabelle 71) und gibt Auskunft über das Befinden der Frucht.

Tabelle 70. Indikationen für die Bestimmung hypophysärer Gonadotropine

Primäre gonadale Insuffizienz:	
Gonadendysgenesie	FSH, LH erhöht
Ovarialhypoplasie	
Primäre hypophysäre Insuffizienz:	
Sheehan-Syndrom	FSH, LH niedrig bis
Hypophysärer Kleinwuchs	fehlend
Hypophysentumoren	
Kontrolle nach	Prolactin evtl.
Hypophysektomie	erhöht
Pubertas praecox:	
Echte	FSH, LH vorhanden
Pseudopubertas praecox	FSH, LH fehlen
Ovarialtumoren:	
Primäres ovarielles Chorionepitheliom,	LH (HCG) erhöht
Seminom	FSH, LH leicht erhöht
Prognose der Amenorrhoe	Gut: wenn normal bis erniedrigt
Post-Pillen-Amenorrhoe, Galaktorrhoe, Sek. Amenorrhoe/ Oligomenorrhoe Anovulation, Sterilität	Prolactin evtl. erhöht
Indikation zur Behandlung mit Clomifen Gonadotropinen	Gegeben, wenn normal bis erniedrigt
Ovulationsdiagnostik (Sterilität, Insemination)	Anstieg LH

Tabelle 71. Indikationen für die Bestimmung von Oestrogenen

Statische Bestimmung, Stimulations- und Hemmungstests (HMG, HCG, Dexamethason)	Oestrogenwerte im Harn
Gonadendysgenesie Ovarialhypoplasie	Niedrig Kein Anstieg nach HMG-HCG
Testiculäre Feminisierung	Niedrig
Klinefelter-Syndrom	Geringer Anstieg nach HMG-HCG
Nebennierenrindencarcinom	Hoch, keine Dexamethasonhemmung
Pubertas praecox, echte	Cycluswerte, geringer Anstieg nach HMG-HCG
Pseudopubertas praecox Theca-/Granulosazelltumor	Hoch Deutlicher Anstieg nach HMG-HCG
Therapiekontrollen: Ansprechen auf Behandlung mit Gonadotropinen, Clomifen	Anstieg nicht > 50 µg/24-st-Urin
Kontrolle der ablativen Therapie beim Mammacarcinom (NNR, Ovar)	Sehr niedrig bis nicht mehr nachweisbar

Progesteron

Parameter der Gelbkörperfunktion im Cyclus ist das Progesteron. Werte unter 5 ng/ml Plasma zeigen zwischen dem 16. und 25. Tag das Fehlen eines Gelbkörpers und damit der Ovulation in diesem Cyclus an. Befunde im niedrigen Normalbereich sprechen für eine Gelbkörperschwäche, Werte oberhalb des Normalbereichs, beispielsweise nach einer Gonadotropinbehandlung, weisen auf das Vorhandensein mehrerer Gelbkörper hin (Tabelle 72).

In der Schwangerschaft wird nach der 8. Woche die Progesteronbildung zunehmend von der Placenta übernommen.

Das ovariell und adrenal gebildete 17α-Hydroxyprogesteron und sein Ausscheidungsprodukt

Tabelle 72. Indikationen für die Bestimmung von Progesteron und Pregnandiol

Statische Bestimmung, Stimulierungs-/Hemmungstests (HMG, HCG-Dexamethason)	Pregnandiolwert im Harn Progesteron im Plasma
Biphasischer Cyclus	Anstieg
Corpus-luteum-Insuffizienz (Cyclusstörungen, Sterilität)	Niedriger Wert
Ovarialtumoren (Luteom)	Hoher Wert
Therapiekontrollen: Gonadotropinbehandlung	Anstieg
Clomifenbehandlung	Anstieg
Nach Keilexcision des Ovars (Stein-Leventhal-Syndrom)	Anstieg

Tabelle 73. Indikationen für die Bestimmung von 17-Ketosteroiden (KS), Dehydroepiandrosteron (DHEA), Testosteron (T) und Androstendion (AD) in der Gynäkologie.
Androgene sollten bestimmt werden bei den Symptomen: Hirsutismus, Akne, anovulatorische Oligo-/Amenorrhoe mit Sterilität, Virilismus, Vertiefung der Stimme, Haarausfall, Hypersexualität, Clitorishypertrophie

Verdachtsdiagnose	KS	DHEA	T	AD	Bemerkungen
Stein-Leventhal-Syndrom	Normal	Normal bis leicht erhöht	Gering erhöht	Leicht erhöht	Androgenanstieg nach HCG
Androgenbildende Ovarialtumoren Arrhenoblastom Hiluszelladenom -hyperplasie Luteom	Normal bis gering erhöht	Normal	Deutlich erhöht	Deutlich erhöht	Androgenanstieg nach HCG
Hypernephroid	Leicht bis deutlich erhöht	Erhöht	Deutlich erhöht	Erhöht	Evtl. Corticosteroide erhöht
Hermaphroditismus verus	Normal bis niedrig	Normal	Normal bis erhöht	Normal	
Pseudohermaphroditismus masculinus (testiculäre Feminisierung)	Normal bis gering erhöht	Normal	Normal bis erhöht	Normal	
Leichte Nebennierenrindenhyperplasie	Gering erhöht	Gering erhöht	Gering erhöht	Gering erhöht	
AGS, angeboren, erworben	Deutlich erhöht	Erhöht	Erhöht	Erhöht	
NNR-Adenom	Stark erhöht	Stark erhöht	Stark erhöht	Stark erhöht	Keine
NNR-Carcinom	Extrem erhöht	Stark erhöht	Stark erhöht	Stark erhöht	Hemmung durch Dexamethason Oestrogen hoch

Pregnantriol werden beim Verdacht auf adrenale Überfunktion (AGS) bestimmt und tragen zur Stellung der Diagnose bei.

Androgene

Die Bestimmung von Androgenen ist bei den verschiedenen Formen des Hirsutismus oder der Virilisierung erforderlich (Tabelle 73). Während früher die 17-Ketosteroide im Harn erfaßt wurden, untersucht man heute Testosteron, Androstendion und Dehydroepiandrosteron. Die erstgenannten beiden Hormone können sowohl in den Ovarien als auch in den Nebennierenrinden gebildet werden. Das Dehydroepiandrosteron (DHEA) wird in der Nebennierenrinde hervorgebracht, außer beim primär ovariellen Hypernephroidtumor.

Funktionstests

Genauere Auskunft über den Sitz der Erkrankung und die Art der vorliegenden Funktionsstörung geben, wenn die einfache Hormonuntersuchung keine Klarheit gebracht hat, die *Funktionstests*.

LHRH-Test: Der Gonadotropin-Releasing-Hormon-Test mit LHRH gibt anhand des LH-Anstiegs Auskunft über die funktionelle Kapazitätsreserve des Hypophysenvorderlappens. Bei HVL-Insuffizienz und schweren hypothalamischen Störungen wird der Anstieg des LH nach LHRH ausbleiben. Eine normale positive Reaktion des HVL liegt vor, wenn mindestens eine Verdreifachung des basalen LH-Wertes und mindestens eine Verdoppelung des FSH-Wertes eintritt (Tabelle 74).
Die Stimulation von Prolactin durch Thyreotropin-Releasing-Hormon (TRH) oder durch Medikamente ergibt keine wesentlichen diagnostischen Gesichtspunkte.

Gonadotropin- und Clomifentest: Eine genauere Beurteilung der endokrinen und reproduktiven Leistungsfähigkeit des Ovars vermittelt der Stimulierungstest mit Gonadotropinen (3 Ampullen Humegon über 5 Tage) oder Clomifen (100 mg über 5 Tage) unter Messung des Verhaltens der Hormonwerte (Oestrogene, ggf. Progesteron, FSH – LH) und der Basaltemperatur.

Tabelle 74. Gonadotropinwerte und Interpretation des LHRH-Tests

Gonadotropinbasalwerte
WHO-Gruppe I   = hypergonadotrop
               = LH <   30 ng/ml
WHO-Gruppe II = normogonadotrop
               = LH >   30 ng/ml
WHO-Gruppe III = hypergonadotrop
               = FSH > 1000 ng/ml

Reaktion auf LHRH
R0 =   Netto-LH-Anstieg < 100 ng/ml
R1 = „impaired" { Netto-LH-Anstieg > 100 ng/ml
                   Absolut   < 200 ng/ml
R2 = „normal"   { Netto-LH-Anstieg > 100 ng/ml
                   Absolut   > 200 ng/ml

Dexamethason-HCG-Test: Ist die Entstehungsursache einer vermehrten Androgenbildung durch die einfache Bestimmung männlicher Hormone nicht klar geworden, so kann man den Dexamethason-HCG-Test durchführen (Abb. 243). Es werden 8 Tage lang täglich 3,0–4,5 mg Dexamethason oral gegeben, während der letzten drei Tage zusätzlich je 5000 I. E. Choriongonadotropin (HCG) i. m. Unter der Dexamethasongabe sinkt die adrenale Oestrogenproduktion fast auf Nullwerte ab. Der noch nachweisbare Rest an Androgenen muß dann ovariell bedingt sein. Die nachfolgende Stimulierung des Ovars mit dem LH-wirksamen HCG

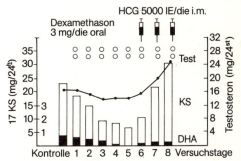

Abb. 243. Androgenausscheidung beim Dexamethason-HCG-Test. Zunächst Reduktion der Androgene unter Dexamethason, aber deutlicher Wiederanstieg unter HCG. Die Androgenbildung ist demnach ovariell bedingt. Bei Vorliegen eines androgenbildenden Ovarialtumors tritt meist keine wesentliche Reduktion durch Dexamethason ein

zeigt diesen Anteil dann noch einmal quantitativ in seiner Gonadotropinabhängigkeit auf. Ein deutlicher Anstieg tritt vor allem bei androgenbildenden Tumoren des Ovars auf. Eine weitere Analyse der adrenalen Funktion ist durch die zusätzliche Gabe von ACTH i. m. oder i. v. möglich.

Die Basaltemperaturmessung: Die Aufwachtemperatur ist in ihrer cyclischen Erniedrigung und Erhöhung Ausdruck einer indirekten Wirkung der Oestrogene und Gestagene auf die Körpertemperatur. Oestrogene führen durch eine zentralbedingte Weitstellung der Hautgefäße zu vermehrter Wärmestrahlung und Wärmeleitung über die Haut und damit zum Absinken der Basaltemperatur. Gestagene erhöhen die Temperatur, indem sie zentral über vegetative Zwischenhirnzentren die Hautgefäße kontrahieren. Dadurch werden Wärmestrahlung und Wärmeleitung vermindert. Die Kerntemperatur des Körpers steigt an. Dieser Anstieg liegt zwischen 0,4 und 0,8 °C (Abb. 227 a–d).

Diagnostisch wichtig ist der Anstieg der Basaltemperatur, der Zeitpunkt, die Geschwindigkeit und die Höhe des Anstiegs und die Dauer des Temperaturplateaus. Aus dem Verlauf der Kurve kann man ersehen: 1. wie lange die Follikelphase dauert, 2. ob eine Ovulation und Gelbkörperbildung eintreten (Temperaturanstieg) und 3. zu welchem Zeitpunkt dies der Fall ist. Aus der Geschwindigkeit bzw. der Steilheit des Kurvenanstiegs, aus seiner Höhe, seiner Dauer (12 Tage) und der Gleichmäßigkeit der Erhöhung sind 4. Rückschlüsse auf die Normalität der Hormonbildung im Corpus luteum und die Dauer von dessen Funktion möglich. Bei langsamem treppenförmigen Anstieg (staircase-Phänomen) tritt die Hormonbildung nur zögernd ein. Bei Verkürzung der Plateauphase ist die Dauer der Progesteronproduktion verkürzt, bei nicht ausreichend hohem Anstieg oder zwischenzeitlichem Absinken ist die Progesteronbildung unzureichend.

Als diagnostisches Verfahren dient die Basaltemperaturmessung vor allem zur Feststellung des Zeitpunktes der Ovulation in der Empfängnisverhütung (s. S. 78) und bei der Behandlung der ovariellen Sterilität (s. S. 513), ferner zur Analyse der Cyclusstörung (monophasisch-anovulatorische oder biphasisch-ovulatorische Cyclusstörung mit oder ohne Gelbkörperinsuffizienz, s. S. 471 und Abb. 227 a–d) und zum Nachweis des Erfolges einer Stimulierung mit Ovulationsauslösern.

Nur selten verläuft die Basaltemperaturkurve trotz offenbar normaler Ovulation und Gelbkörperbildung durch Störung in den vegetativen Zentren atypisch; daher ist sie bei zuverlässiger Messung ein brauchbares Verfahren.

Um verwertbare Ergebnisse zu erzielen, ist es wichtig, die Patientin über die Technik der Messung eingehend zu belehren. Auf der Rückseite unserer Basaltemperaturblätter finden sich folgende Angaben:

– Es kann ein normales Fieberthermometer oder ein Spezialthermometer zur Messung der Basaltemperatur (Cyclotest) verwendet werden. Es ist immer das gleiche Thermometer zu benutzen. Ein Thermometerwechsel ist in die Kurve einzutragen.

– Das Thermometer wird abends heruntergeschlagen, auf dem Nachttisch bereitgelegt. Morgens gleich nach dem Aufwachen ist – noch vor dem Aufstehen – möglichst immer zur gleichen Zeit zu messen. Verspätete Messung oder verkürzte Schlafdauer sind zu vermerken. Abweichungen bis zu 1 h spielen keine Rolle.

– Gemessen wird 5 min lang im Enddarm. Danach wird die Temperatur abgelesen und in das Kurvenblatt eingetragen.

Der erste Cyclustag ist der Tag, an dem die Regel einsetzt. Bei Menstruationsbeginn wird ein neues Blatt begonnen. Es soll regelmäßig Tag für Tag über einen Zeitraum von mindestens 3 Monaten gemessen werden.

– Die einzelnen auf dem Kurvenblatt eingetragenen Meßwerte werden durch Striche miteinander verbunden, so daß sich eine Kurve ergibt. Die Tage der Regelblutung sind durch Kreuze zu vermerken. Auch Zwischenblutungen und Geschlechtsverkehr (V) müssen vermerkt werden.

Ursachen für Temperaturschwankungen wie Schnupfen, Grippe, Alkoholgenuß, Medikamente u. a. sollen auf dem Kurvenblatt eingetragen werden.

46. Prinzipien der Hormonbehandlung

Hormone sind körpereigene organische Substanzen, die als Effectoren von Regelkreisen die Morphologie, den Stoffwechsel und die Funktion ihrer Zielorgane beeinflussen.

In der endokrinen Therapie werden heute vielfach nicht die natürlichen Hormone, sondern deren Derivate oder überhaupt synthetisierte hormonähnliche Substanzen benutzt, da diese billiger herzustellen sind, oft eine größere orale Aktivität besitzen oder protrahierter wirken.

In der Behandlung mit Hormonen können grundsätzlich drei Wege beschritten werden. Die Indikationsstellung zu einem dieser Verfahren ergibt sich aus der Diagnose und dem Behandlungsziel.

1. Substitution: Ersatz der fehlenden Hormone durch Zufuhr von außen. Dieses Vorgehen kommt bei Fehlen, Unterfunktion, Funktionsruhe oder Fehlfunktion der betreffenden endokrinen Drüse in Frage. Eine Heilung ist durch Substitution i. allg. nicht zu erwarten.

Beispiel: Cyclische Behandlung mit Sexualsteroiden bei der Gonadendysgenesie (Turner-Syndrom). Substitution mit Gelbkörperpräparaten bei der Corpus-luteum-Insuffizienz.

Eine Sonderform der Substitutionsbehandlung ist die konditionierende oder „Terrain"-Therapie.

Beispiel: Vorherige Oestrogengabe ermöglicht erst das Ansprechen der Zielorgane auf Gestagene.

2. Stimulation: Anregung der körpereigenen Hormonproduktion oder -ausschüttung. Das Verfahren wird nicht nur zur Behandlung, sondern auch bei manchen diagnostischen Tests (s. S. 503) verwendet.

Beispiel: Verabfolgung von Gonadotropinen zur diagnostischen oder therapeutischen Stimulierung des Ovars. Gabe von hypothalamischen Freisetzungshormonen zur Analyse der gonadotropen Partialfunktion des Hypophysenvorderlappens.

Es ist auch eine Stimulierung durch Zuhilfenahme natürlicher Regulationsmechanismen möglich. Vorbedingung ist, daß das Reglersystem ansprechbar ist und normal reagiert.

Beispiel: Vermehrte Gonadotropinausscheidung nach vorübergehender Hemmung des Hypophysen-Zwischenhirn-Systems durch hohe Steroiddosen (Rebound-Phänomen, s. u.).

Die Stimulationstherapie ist, wenn durchführbar, gegenüber der Substitutionstherapie i. allg. zu bevorzugen. Sie ist physiologischer und ergibt an vergleichbarem Krankengut die besseren Dauerresultate, ist jedoch meist aufwendiger.

3. Hemmung: Sie ist bei Überfunktion oder unerwünschter Wirkung einer endokrinen Drüse angezeigt.

Beispiel: Ovulationshemmung durch Oestrogen-Gestagen-Präparate, Hemmung der Hypophyse und der von ihr abhängigen Erfolgsdrüsen (Ovar, Nebennierenrinde) durch hochdosierte Oestrogen- oder Gestagentherapie beim Mamma- und Corpuscarcinom.

Eine weitere Möglichkeit hormonaler Behandlung besteht in der Beeinflussung des Zwischenstoffwechsels, der Inaktivierung, der Speicherung oder der Ausscheidung körpereigener Hormone.

Beispiel: Oestrogene verlängern durch Beeinflussung der Proteinbildung die Verweildauer, die Verteilung, den Stoffwechsel und damit die biologische Wirkung von Corticosteroiden und Thyroxin.

Die angeführten Prinzipien der Substitution, der Stimulation und der Hemmung können sich teilweise überschneiden. Hemmung kann in Stimulation übergehen:

Rebound-Phänomen (rebound = engl. Rückprall): Reaktiv überschießende Gonadotropinausscheidung des durch hohe Steroiddosen gehemmten Hypothalamus-Hypophysenvorderlappen-Systems als Folge eines akuten Steroidentzuges (Abb. 244).

Escape-Phänomen (escape = engl. entwischen, entkommen). Reaktiv ansteigende Gonadotro-

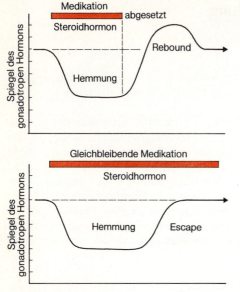

Abb. 244. *Oben:* Rebound-Phänomen. Überschießender Wiederanstieg der Gonadotropine nach Absetzen der Oestrogen-Gestagen-Medikation. *Unten:* Escape-Phänomen. Einstellung des Gonadotropinspiegels auf die vorherige Höhe unter fortgesetzter, gleichdosierter Oestrogen-Gestagen-Medikation

pinausscheidung trotz fortgesetzter Hemmung des Hypothalamus-Hypophysenvorderlappen-Systems unter gleichbleibend dosierter Steroidgabe als Folge einer Desensibilisierung des Zwischenhirnsystems (Abb. 244). Das Escape-Phänomen kann durch Dosiserhöhung verhindert werden.

Rebound-Phänomen und Escape-Phänomen stellen Anpassungsreaktionen des Regelsystems auf eine unphysiologische exogene Hormonzufuhr dar. Das Rebound-Phänomen bewirkt die Wiederherstellung der gewohnten Regelstufe, eingeleitet durch eine anfängliche Überkompensation. Das Escape-Phänomen bedeutet Anpassung durch Umschaltung auf eine höhere Empfindlichkeitsstufe des Fühlersystems. Die Qualität und Quantität der hormonal ausgelösten Reaktion an den Zielorganen hängen wesentlich ab:

- von der Art, Stärke und Dauer der Hormonwirkung und
- von der Reizbeantwortung durch die Zielorgane, die weitgehend durch deren Ausgangslage bestimmt wird.

Das Bestreben der Hormontherapie ist es, durch Anpassung von Dosierung und Applikationstechnik eine optimale Konzentration des Hormons am Zielorgan zu erreichen. *Blut- und Gewebsspiegel* sind das Resultat aus zugeführter und ausgeschiedener Wirkstoffmenge, also von Dosishöhe, Resorptionsgeschwindigkeit, Abbau, Speicherung, Organdurchblutung und einigen anderen Faktoren. Für den Ablauf und die Realisierung der Hormonwirkung ist eine bestimmte Zeitspanne erforderlich, die weder unter- noch wesentlich überschritten werden darf. Sie ist für das jeweilige Zielorgan und Hormon charakteristisch.

Die Wirkung eines Hormonpräparates ist ferner von einer Reihe pharmakologischer und physiologischer Bedingungen abhängig. Die *Wirkungsintensität* wird durch die Menge der spezifischen Receptoren für das Hormon am Zielorgan, seine biologische Aktivität, die absolut zugeführte Menge, die Verteilung und Protraktion der Dosen sowie die Dauer der Behandlung bestimmt. Die *Wirkungsdauer* ist abhängig von der Halbwertszeit[9] des Hormons, der Umsetzungszeit[10], dem Stoffwechsel, der Löslichkeit, der Speicherung, der Proteinbildung sowie der Konjugierung und Ausscheidung[11] der Substanz. Sie ist ferner bedingt durch die absolute Menge des zur Wirkung gelangenden Hormons und die Freisetzungsrate der wirksamen Substanz, etwa bei der Anwendung von Depothormonen.

Das Problem der *Löslichkeit* und der *Resorption* der Hormone ist von großer Wichtigkeit für ihre therapeutische Wirkung. Die Löslichkeit der Steroidhormone im Lösungsmittel wird entweder durch chemische Lösungsvermittler oder durch Veresterung der Hormone erreicht oder verbessert. Mit einer Veresterung (Benzoat, Valerianat, Oenanthat) wird auch eine Wirkungsprotraktion durch verlangsamte Resorption nach Aufspaltung erzielt. Die meisten Steroidhormone sind oral wenig wirksam. Ihre Resorption wird daher durch Substitution mit Hydroxyl-, Methyl- oder Halogengruppen verbessert. Gleichzeitig wird dadurch der Abbau in der Leber erschwert oder verhindert, so daß sich auch

---

9 Zeit, in der die Menge oder seltener die Aktivität eines Hormons (im Blut) um die Hälfte abnimmt
10 (turnover time): Zeit, in der die gesamte im Organismus zirkulierende Menge eines Hormons durch seine Ursprungsdrüse (oder durch ein Hormondepot) erneuert wird
11 Clearance (Klärwert): Menge Blut, die pro Zeiteinheit von einem Hormon befreit wird. Der Wert wird in ml pro min angegeben

hierdurch eine stärkere oder längere Wirksamkeit ergibt. Neuerdings ist die Resorption durch Mikronisierung der Hormontabletten verbessert worden.

Bei der Verabfolgung von Hormonen gibt es die Möglichkeiten *oraler* und *parenteraler* (meist intramusculärer) Anwendung. Intravenöse, rectale, vaginale und percutane Anwendungen spielen neuerdings eine zunehmende Rolle.

Die orale Medikation: Sie hat den Vorteil einer gut individualisierbaren Dosierung. Die zu verabfolgende Menge kann jederzeit leicht erhöht, erniedrigt oder abgesetzt werden. Die orale Medikation ist ohne Anwesenheit des Arztes möglich.

Nachteile: Die orale Zufuhr kann gastrointestinale Nebenerscheinungen, besonders Übelkeit, verursachen. Die vorschriftsmäßige Einnahme ist nicht exakt kontrollierbar. Die Aufnahme durch den Magen-Darm-Trakt enthält zahlreiche Unsicherheitsfaktoren. Die Leberbelastung und die direkte Stimulierung leberabhängiger Stoffwechselreaktionen (z. B. Blutgerinnung, Lipide) ist oft größer als bei anderen Anwendungswegen.

Parenterale Behandlung: Sie hat den Vorteil einer sicheren, gut kontrollierten Applikation. Bei Depothormonen bestehen therapeutische Sicherheit über längere Zeit und ein meist annähernd gleichmäßiger Wirkungsspiegel bei geringer Belästigung des Patienten.
Parenterale Anwendung ist indiziert bei Schluckstörungen, Nausea, Magen-Darm-, Leberleiden, Unzuverlässigkeit der Patientin.

Nachteile: Die Injektion kann bisweilen schmerzhaft sein. Häufige Injektionen sind lästig. Die Therapie ist an den Arzt gebunden. Eine einmal verabfolgte Injektion läßt sich nicht rückgängig machen, was vor allem bei Depotpräparaten von Bedeutung ist. Die Resorption ist unsicher bei Applikation ins Fettgewebe, bei Herz-Kreislauf-Störungen und Ödemen. Bei Kombination zweier Depothormone (Oestrogen-Gestagen-Kombination) ist die Synchronisation der Wirkungsdauer bzw. des Wirkungsabbruchs bisweilen schwierig. Es kommt daher beispielsweise bei Oestrogen-Gestagenpräparaten nicht selten zu verlängerten und verstärkten Abbruchblutungen.

Synergistische Wirkungen findet man z. B. bei einem Mengenverhältnis von Oestradiolben-

Tabelle 75. Nebenwirkungen und Nebenerscheinungen bei Behandlung mit Steroidhormonen

Oestrogene	Gestagene	Androgene	Corticosteroide
Nebenwirkungen			
Wasserretention	Diurese	Gewichtszunahme	Hyperglykämie
Pigmentierung	(Antialdosteron)	(N-Retention)	Hyertonie
Mastopathie	Trockene Scheide	*Bei Frauen:*	Ödeme
Cervicaler Fluor	Neigung zu	Hirsutismus	Osteoporose
Wadenkrämpfe	Pilzinfektionen	Haarausfall	Katabole Wirkung
Myomwachstum	*Nortestosteronderivate:*		(Eiweißabbau)
Endometriosewachstum	Appetit-/Gewichts-	Vertiefung der Stimme	
	zunahme		
		Akne, Seborrhoe	
	Akne, Hirsutismus	Hypersexualität	
Nebenerscheinungen			
Hohe Dosen:	Müdigkeit	Hypercalciämie	*Hohe Dosen:*
Übelkeit	Depressionen	Cholestase	Akne
Spannungsbeschwerden	Migräne	Hypercholesterinämie	Euphorie, Unruhe
Wadenkrämpfe	(Gestagenentzug)		
Kopfschmerzen			
Schlaflosigkeit	Libidominderung		Schlaflosigkeit
Cholestase	Hypo-/Amenorrhoe		Psychosen
Hypertonie			Magen-Darm-Ulcera
Hyperglykämie			Thromboembolie-
Anstieg von			neigung
Phospholipoiden und			
Triglyceriden			
Thromboembolieneigung			

Tabelle 76a. Proliferationsdosen am Endometrium
Orale Oestrogene

Generischer Name	Proliferationsdosis in 14 Tagen (mg)
Äthinyloestradiol	2
Mestranol	3
Quinestrol	2–4
Oestradiolvalerianat	60
Konjugierte Oestrogene	60

Tabelle 76b. Proliferationsdosen am Endometrium
Parenterale Oestrogene

	Proliferationsdosis in 14 Tagen i. m. (mg)	Einzeldosen pro Injektion	Wirkungsdauer (Tage)
Oestradiolbenzoat	25–30	5 mg	5
Oestradioldipropionat	25–30	5 mg	5–8
Oestradiolvalerianat	20	10 mg	14
Oestradiolcyclopentylpropionat	25–30	5 mg	14
Polyoestradiolphosphat	40–60	40 mg	28

Tabelle 77. Transformationsdosen oral verabfolgter Gestagene am Endometrium

Generischer Name	Transformationsdosis in 14 Tagen (mg)
Norethisteron	120
Norethisteronacetat	40
Norethinodrel	150
Ethinodioldiacetat	15
Lynoestrenol	70
Allyloestrenol	150
Norgestrel	12
Retroprogesteron	150
Megestrolacetat	40
Medroxyprogesteronacetat	80

zoat zu Progesteron wie 1:20. Bei Erhöhung einer der Teilkomponenten treten *antagonistische* Effekte auf. Progesteron hemmt die Bildung von Oestrogenreceptoren in der Zelle.

Nebenwirkungen: Bei der Behandlung mit Hormonen treten neben den Hauptwirkungen *Nebenwirkungen* auf, die zum Wirkungsbild des Hormons gehören, aber im Hinblick auf den Behandlungsplan mehr oder weniger unerwünscht sind. Von den Nebenwirkungen zu unterscheiden sind die *Nebenerscheinungen* (Unverträglichkeitserscheinungen). Bei ihnen handelt es sich um durch das Hormon ausgelöste Symptome der Unverträglichkeit wie Übelkeit, Erbrechen, allergische Reaktionen. Die Tabelle 75 gibt die wichtigsten Unverträglichkeitserscheinungen bei Anwendung der Hormongruppen wieder. Ein Teil der Nebenerscheinungen kann durch Änderung der Applikationsart, Wechsel des Präparates, Änderung der Dosisverteilung oder Einnahme nach dem Essen mit reichlich Flüssigkeit umgangen werden.

Dosierungsrichtlinien: Bei den meisten Hormonen erfolgt die Dosierung nicht nach mg pro kg Körpergewicht, sondern nach klinisch faßbaren Wirkungen an den Zielorganen. Wirkungskriterium für die Oestrogene ist die volle Proliferation (Tabelle 76a u. b), für die Gestagene die sekretorische Transformation des Endometrium (Tabellen 77 u. 78) oder ihre menstruationsverschiebende Wirkung. Für die Gonadotropine gibt es solche Beziehungswerte noch nicht. Sie müssen individuell nach ihrer Wirkung am Ovar, an der Cervix uteri und auf die Hormonausscheidung dosiert werden.

Differenzierter Einsatz von Hormonpräparaten: Die zur Verfügung stehenden Hormonpräparate besitzen ein unterschiedliches Wirkungsspektrum, dessen man sich für eine gezielte Behandlung bedienen kann. So zeigt unter den *Oestrogenen* das Oestriol in der üblichen therapeutischen Dosis eine nur geringe proliferative Wirkung und eine schwache Entzugswirkung am Endometrium, so daß es praktisch nicht zu Blutungen führt. Die zentralen Wirkungen (Hemmung des Zwischenhirn-Hypophysen-System und der Ovulation) sowie die psychotropen und Stoffwechselwirkungen des Oestriol sind ebenfalls gering. Auch die konjugierten Oestrogene und das Oestradiolvalerianat haben einen vergleichsweise etwas geringeren Einfluß auf das

Tabelle 78. Transformationsdosen parenteral verabfolgter Gestagene am Endometrium

Generischer Name	Transformationsdosis in 14 Tagen (mg)	Wirkungsdauer (Tage)
Progesteron		
Ölig	200	(25 mg) 2–3
Kristallsuspension	50–100	(50 mg) 14
17α-Hydroxyprogesteroncapronat	250	(250 mg) 10
Medroxyprogesteronacetat	50–100	(50 mg) 14

Endometrium als das Äthinyloestradiol oder Mestranol (Tabelle 76 a).
Bei den *Gestagenen* gibt es Präparate, die keinen Einfluß auf die Basaltemperatur ausüben und wegen sehr schwacher zentraler Wirkung das Hypophysen-Zwischenhirn-System und die Ovulation praktisch nicht beeinflussen, wie z. B. das Retroprogesteron (Duphaston) der das Allyloestrenol (Gestanon). Im Unterschied zu den reinen Gestagenen, die sich vom Progesteron oder 17a-Hydroxyprogesteron ableiten, können die Nortestosteronderivate (z. B. Norethisteron, Norgestrel) eine gering virilisierend-anabole Wirkung ausüben. Dies äußert sich u. U. in der Entstehung von Akne, Hirsutismus und einer Gewichtszunahme als Folge einer leichten anabolen Wirksamkeit.

Die wichtigsten hormonalen Behandlungsmethoden

1. Ovarielle Steroidhormone

Das Kaufmann-Schema: Es ist historisch gesehen das klassische Verfahren der Oestrogen-Gestagen-Substitution bei der kastrierten Frau.

Das Oestrogen wird in der ersten Cyclusphase, das Gestagen mit dem Oestrogen in der zweiten Cyclusphase verabfolgt (Sequenztherapie). Maßstab für die Dosierung ist die *Proliferations- bzw. Sekretionsdosis* des jeweiligen Präparats (Tabellen 76–78). Da sie bei Äthinyloestradiol oral 1,5 mg beträgt, muß man von diesem Präparat, das 0,02 mg pro Tablette enthält, mindestens 3 × 1 Tablette täglich über 25 Tage geben. Die Erfahrung zeigt, daß 0,05 mg über 21 Tage meist ausreichen. Einfacher ist es natürlich, eines der handelsüblichen Sequenzpräparate zu verabfolgen. Will man injizieren, so spritzt man in 3tägigen Abständen je 1 Ampulle zu 5 mg Oestradiolbenzoat, danach 5 × 20 mg Progesteron i. m. im Abstand von je 2 Tagen, oder man verabfolgt am 1. Tag ein Oestrogendepot und am 10. Tag eine protrahiert wirksame Oestrogen-Gestagen-Kombination (Abb. 245).

Die Menstruationsverschiebung: Fällt die Menstruation auf einen Zeitpunkt, zu dem ihr Eintreten unerwünscht wäre, so kann man sie durch Hormongaben verschieben. Am besten geeignet sind orale Oestrogen-Gestagen-Präparate. Die Menstruation kann entweder zeitlich hinausge-

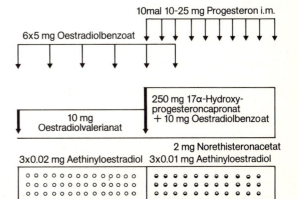

Abb. 245. Kaufmann-Schema zum cyclusgerechten Aufbau des Endometrium. Injektion mit kurz wirksamen Oestrogenen und Gestagenen, mit Depothormonen oder mit oralen Oestrogenen-Gestagenen (Sequenzmethode) möglich

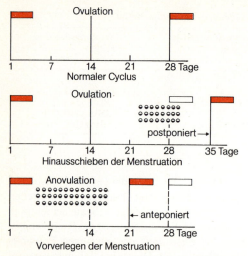

Abb. 246. Menstruationsverlegung. *Mitte:* durch Hinausschieben, *unten:* durch Vorverlegen der Entzugsblutung

schoben oder aber früher herbeigeführt werden (Abb. 246). Bei der erstgenannten Methode (Verschiebung der Regel) muß man, mindestens 3 Tage vor dem erwarteten Eintreten der Regel beginnend, 1–3 mal 1 Tablette der im Handel befindlichen Oestrogen-Gestagen-Kombination verabreichen. Diese werden so lange eingenommen, bis das Eintreten der Entzugsblutung erwünscht ist. Sie tritt etwa 3 Tage nach Einnahme der letzten Tablette ein. Diese Methode hat den Nachteil, daß die Patientin die Tabletten oft länger und auch während des betreffenden Ereignisses (z. B. sportlicher Wettkampf, Urlaub) einnehmen muß. Sie befindet sich dadurch nicht selten in einem tablettenbedingten Zustand einer künstlich verlängerten prämenstruellen Spannung mit verminderter Leistungsfähigkeit und Beeinträchtigung durch Nebenerscheinungen.

Besser ist die Methode der Vorverlegung der Blutung (Abb. 246). Man beginnt die Tabletteneinnahme am 7.–10. Tag des vorhergehenden Cyclus und setzt sie mit ausreichender Dosis über 7–10 Tage hin fort. Danach tritt etwa am 20. Tag die Regel ein. Die folgende Blutung ist nach etwa 6 Wochen zu erwarten. Zu dem betreffenden Termin hat die Patientin die Blutung bereits hinter sich, braucht nichts mehr einzunehmen und befindet sich in der postmenstruellen Phase vermehrter Leistungsfähigkeit. Die Behandlung hat keine nachteiligen Folgen.

Scheinschwangerschaft: Indikation für die Durchführung einer *Pseudogravidität* ist die Hypoplasie des Uterus und der Brüste, ferner der Morbus Sheehan, der sich nach einer Pseudogravidität subjektiv und objektiv bessern kann. Man verabfolgt entweder oral eine der üblichen Oestrogen-Gestagen-Kombinationen in steigender Dosierung oder besser, man injiziert (10–)40 mg Oestrogen Depot zusammen mit (250–)500 mg Gestagen Depot einmal wöchentlich i. m. über 8–12 Wochen. Die Verträglichkeit ist sehr gut. Die Zunahme der Uterusgröße beträgt meist 2 cm Sondenlänge. Eine Zunahme des Brustvolumens tritt nur bei 70% ein und beträgt bis zu 30%.

2. Orale Ovulationsauslöser

Es handelt sich im Prinzip um artefizielle hormonähnliche Substanzen mit schwacher Oestrogen- oder Gestagenwirkung. Diese Art der Behandlung soll i. allg. vom Spezialisten durchgeführt werden. Das bekannteste Präparat ist das Clomifen. Es besitzt schwache oestrogene und zugleich antioestrogene Wirkungen. Man verabfolgt als Anfangsdosis 1–2 Tabletten zu 50 mg täglich vom 5.–9. Cyclustag nach Regelbeginn. Die Vorbedingungen für eine erfolgreiche Anwendung von Clomifen sind in der Tabelle 79 zusammengestellt. Die Patientin muß darauf hingewiesen werden, daß eine cystische Vergrößerung der Ovarien mit Unterleibsschmerzen auftreten kann. Sie soll sich in diesem Fall sofort melden. Überhaupt empfiehlt es sich, während und kurz nach der Behandlung bimanuell zu untersuchen, um die Reaktion der Ovarien frühzeitig zu erfassen. Gegebenenfalls kann die Größe der Ovarien und der Follikel durch Ultraschall erfaßt werden. Die Patientin mißt die Basaltemperatur. Etwa 5–6 Tage nach Einnahme der letzten Tablette wird sie nochmals einbestellt. Die Größe und die Reaktion der Ovarien werden untersucht, gleichzeitig die Beschaffenheit des Muttermundes und des Cervixschleims kontrolliert. Je günstiger die Kriterien der Oestrogenwirkung (s. S. 50) ausgefallen sind, desto besser ist der Behandlungseffekt. Dann sind keine weiteren Maßnahmen erforderlich. Ist die Oestrogenwirkung jedoch schwach, so gibt man mit dem Ovulationsauslöser vom 5.–14. Cyclustag zusätzlich ein Oestrogen, z. B. 0,04–0,06 mg Äthinyloestradiol, 1 mg konjugierte Oestrogene oder 1–2 mg Oestriol. Zur Förderung der Follikelreifung und des Cervixschleims kann man ferner vom 10.–14. Tag je 2 Ampullen HMG zusätzlich geben. Da nach einer Behandlung mit Clomifen nicht selten eine Corpus-luteum-Insuffizienz besteht (Theca-Luteinisierung ohne Ovulation?) empfiehlt es sich, in ausgewählten Fällen prä- oder postovulatorisch 1–3mal Choriongonadotropin (5000–10 000 IE) i. m. zu injizieren oder mit nicht zu hohen Oestrogen-Gestagen-Dosen zu substituieren. Die Basaltemperatur oder Progesteron-Pregnandiol-Bestimmungen geben über den Behandlungserfolg Auskunft (biphasische oder monophasische Reaktion). Das Ergebnis der Clomifenbehandlung kann gleichzeitig als eine Art Test auf die Ansprechbarkeit des Zwischenhirn-Hypophysen-Systems sowie auf die Schwere und Beeinflußbarkeit der zugrundeliegenden Störung angesehen werden. Der Wirkungsmechanismus des Clomifen verläuft sehr wahrscheinlich über die hypophyseotropen hypothalamischen Regelzentren, wo es über Releasing-Hormon die Freisetzung von FSH und LH veranlaßt (Tabelle 79). Weitere, etwas schwächer wirksame Ovulationsauslöser sind das Cyclofenil und das Epimestrol.

3. Gonadotropine

Zur Gonadotropinbehandlung stehen Präparate mit FSH-Wirkung und mit LH-Wirkung zur Verfügung.
Als FSH-Präparate werden Extrakte aus dem Harn von Frauen nach der Menopause verwendet (HMG = *H*uman *M*enopausal *G*onadotropin).
Als LH-wirksames Präparat wird Choriongonadotropin aus Schwangerenharn verwendet (HCG = *H*uman *C*horionic *G*onadotropin).

Indikation für die Anwendung von FSH- und LH-Präparaten ist die anovulatorische Cyclusstörung oder die Amenorrhoe bei normalen oder erniedrigten Gonadotropinwerten sowie die anovulatorische Sterilität.

Zur Ovulationsauslösung verwendet man in leichten Fällen täglich 2 Ampullen FSH-LH zu je 75 IE vom 10.–13. Tag. Man schließt etwa am 14. Tag die Behandlung mit der Injektion von 1–3 Ampullen HCG zu 5000 IE ab, sobald eine ausreichende ovarielle Oestrogenproduktion erreicht ist. Eine verkürzte Corpus-luteum-Phase kann man durch HCG-Gaben verlängern. Die durchschnittliche Dosis für die Kur mit menschlichen hypophysären Gonadotropinen aus Menopausenharn (HMG) beträgt 2 Ampullen pro Tag (150 IE in einer Injektion). Bei nicht genügendem Ansprechen muß nach 5 Tagen die Dosis erhöht, i. allg. verdoppelt werden. In schweren Fällen können bis zu 5 Ampullen pro Tag über 10–15 Tage hin erforderlich werden.

Die Patientin ist von der 4. Injektion ab täglich durch bimanuelle Untersuchung auf Vergrößerung des Ovars zu kontrollieren. Ferner sind Muttermundsweite, Cervixsekret und Vaginalabstrich regelmäßig zu untersuchen. Bei einer Spinnbarkeit von mehr als 8 cm, stark positivem Farnphänomen, einem Pyknoseindex über 50% und Oestrogenwerten über 50 µg im 24-Stunden-Urin oder 100 pg/ml Oestradiol im Plasma ist die Stimulierung so weit gediehen, daß man HCG zur Ovulationsauslösung geben kann (1–3mal 5000–10 000 IE HCG i. m.).

Die sicherste Kontrolle der Gonadotropinwirkung besteht heute in der Kontrolle der Ovarien durch Ultraschall. Größe und Zahl stimulierter Follikel sind damit exakt nachweisbar. Sobald die Werte über 100 µg im 24-Stunden-Harn hin-

Tabelle 79. Clomifenbehandlung

Vorbedingungen:
1. Normale oder nur leicht erniedrigte Gonadotropinwerte
2. Normale oder nur leicht erniedrigte Oestrogenwerte (auch Vaginalcytologie. Positiver Progesterontest)
3. Andere endokrine Drüsen:
   Normale oder nur leicht erhöhte ovarielle oder adrenale Androgenbildung
   Normale Schilddrüsenfunktion

} Als Zeichen der Intaktheit des hypothalamisch-hypophysär-ovariellen Systems

Indikationen:

Cyclusstörungen } durch { Anovulation
Sterilität   Corpus-luteum-Insuffizienz

ausgehen, soll die Kur beendigt oder abgebrochen werden, um eine Überstimulierung zu vermeiden, ebenso falls die Basaltemperatur ansteigt. Fast immer reifen mehrere Follikel heran und springen gleichzeitig, so daß es in einem erhöhten Prozentsatz (20%) zu Mehrlingsgraviditäten kommt.

In 85% aller Behandlungen läßt sich eine Ovulation, in 50% eine Gravidität erzielen. In etwa 90% kommt es zu einer Blutung, in knapp 20% zu einer Heilung der Amenorrhoe.

In 5–10% tritt eine deutliche bis starke schmerzhafte Überstimulierung ein, welche die Ovarien auf Hühnerei- bis auf maximal Kindskopfgröße anschwellen läßt. Ascites und Pleuraerguß können bei starker Überdosierung hinzutreten. Die Behandlung ist konservativ mit Analgetica-Spasmolytica. Die Vergrößerung bildet sich in 1–2 Wochen von selbst zurück. Nur in den äußerst seltenen Fällen von Ovarialruptur mit Blutung muß operiert werden.

Wegen der möglichen Nebenwirkungen empfiehlt es sich, die Gonadotropinkuren nur an endokrinologisch erfahrenen Kliniken vornehmen zu lassen.

47. Sterilität – Infertilität

Definition: Die Unfähigkeit, schwanger zu werden, wird als *Sterilität* oder *Unfruchtbarkeit* bezeichnet. Wenn eine Konzeption möglich ist, die Schwangerschaft aber nicht ausgetragen werden kann, spricht man von *Infertilität*. Ferner ist zwischen einer *primären* und *sekundären Sterilität* zu unterscheiden. Eine primäre Sterilität liegt vor, wenn bei bestehendem Kinderwunsch und regelmäßigen Cohabitationen binnen eines Jahres keine Konzeption erfolgt. Der früher angegebene Zeitraum von zwei Jahren erscheint zu lang. Man soll nicht wertvolle Zeit vor der diagnostischen Abklärung verstreichen lassen, zumal die Behandlungsdauer nicht im voraus abzusehen ist. Um eine sekundäre Sterilität handelt es sich, wenn die Frau nach vorausgegangener Schwangerschaft nicht wieder gravide wird.

Tabelle 80. Konzeptionserwartung in Abhängigkeit vom Lebensalter der Frau. (Nach Münzner u. Löer 1934)

Alter (Jahre)	Konzeptionserwartung (%)
15	68
20	66
25	54
30	30
35	11
40	3
45	0,5

Man kann davon ausgehen, daß 10–15% der Ehen unbeabsichtigt kinderlos bleiben. Für die Häufigkeit und Verteilung der Ursachen lassen sich nur Richtwerte angeben, da die Statistiken voneinander abweichen. 35–40% der sterilen Ehen sind auf eine gestörte oder fehlende Zeugungsfähigkeit des Mannes zurückzuführen. In ca. 50% liegt eine Störung der Konzeptionsfähigkeit der Frau vor. Die verbleibenden 10–15% gehen zu Lasten nicht abklärbarer Ursachenfaktoren. In 30% aller Fälle liegen Sterilitätsursachen bei beiden Partnern vor.

In der überwiegenden Zahl der betroffenen Ehen sind es die Frauen, die den Arzt wegen des Kinderwunsches aufsuchen. Die Häufigkeit der männlichen Infertilität – wie die Zeugungsunfähigkeit des Mannes bezeichnet wird – macht es jedoch notwendig, den Ehemann gleich zu Anfang in die anamnestische und diagnostische Abklärung einzubeziehen.

Sterilitätsursachen bei der Frau

Die Konzeptionserwartung nimmt mit dem Alter der Frau ab. Mit 30 Jahren ist die Konzeptionschance bereits auf die Hälfte abgesunken (Tabelle 80).

Die Ursachen der Unfruchtbarkeit sind so vielfältig, daß es aus didaktischen Gründen vorteilhaft erscheint, sie auf die Organe bezogen darzustellen.

Die ovariell bedingte Sterilität

Die Unfruchtbarkeit der Frau geht in der Mehrzahl der Fälle vom Ovar aus. Die ovariell bedingte Sterilität beruht auf dem Fehlen der Ovulation, auf zu seltenen Ovulationen oder einer Insuffizienz des Corpus luteum. Ursächlich sind in Betracht zu ziehen:
primär hypothalamisch-hypophysäre Ursachen:
– eine Funktionsstörung der hypothalamischen Regelzentren,
– eine organisch oder funktionell bedingte hypophysäre Insuffizienz,
– eine Hyperprolactinämie;

primär ovarielle Ursachen:
– eine Unterfunktion der Ovarien (Ovarialhypoplasie),
– die cystischen Veränderungen der Ovarien (kleincystische Degeneration, polycystische Ovarien des Stein-Leventhal-Syndroms),
– Ovarialtumoren einschließlich der Endometriose des Ovars.

Zur hormonalen Diagnostik der ovariell bedingten Sterilität gehört die Messung der Basaltemperatur, ggf. die Bestimmung von Prolactin, von Oestradiol (präovulatorisch und ovulatorisch) sowie von Oestradiol und Progesteron während der Gelbkörperphase.

Die tubar bedingte Sterilität

Es kommen folgende Ursachen in Frage:
– Eine Schädigung der Tubenschleimhaut als Folge von Entzündungen (Salpingitis, Sactosalpinx, Hydrosalpinx) und peritubare Verwachsungen, z. B. nach einer früheren Perityphlitis oder Peritonitis.
Der entzündlich bedingte doppelseitige Tubenverschluß ist die *zweithäufigste Ursache der primären und sekundären Sterilität bei der Frau.* Die Salpingitis wurde früher vorwiegend durch die Gonorrhoe und Tuberkulose hervorgerufen; heute stehen Mischinfektionen im Vordergrund. Die absolute Häufigkeit der Adnexentzündungen hat zugenommen.
– Eine Endometriose der Tuben sowie die Salpingitis isthmica nodosa.
– Motilitätsstörungen der Tuben (nach Entzündungen, bei endokrinen Störungen, bei genitaler Hypoplasie, aus psychischer Ursache).

Die uterin bedingte Sterilität

Der Uterus stellt selten die alleinige Sterilitätsursache dar. Das Versagen der Eibettfunktion ist in der Mehrzahl Folge einer hormonalen Störung. Daher kommen hier nur folgende Organveränderungen in Betracht:
– Uterus myomatosus (submucöse und intramurale Myome),
– angeborene Uterusanomalie,
– Lageanomalien des Uterus (mit Einschränkung),
– traumatische (Abrasionen) oder entzündliche Schädigung des Endometrium (Fritsch-Asherman-Syndrom),
– Polyposis endometrii.

Die cervical bedingte Sterilität

Der Cervix kommt bei der Konzeption eine wichtige Aufgabe als Receptaculum seminis zu. Daher müssen nach neueren Kenntnissen *Störungen der Cervixfunktion häufiger als Sterilitätsursache* in Betracht gezogen werden, als es bisher der Fall war. Die einzelnen Ursachenfaktoren sind:
– eine unphysiologische Zusammensetzung oder gestörte Produktion des Cervixsekrets als Folge einer ovariellen Dysregulation,
– anatomische Veränderungen der Cervix, z. B. durch vorausgegangene Abrasionen, Conisationen, Aborte oder Geburten (Emmet-Risse),
– entzündliche Veränderungen (Cervicitis) oder bakterielle Besiedlung,
– die sog. immunologische Sterilität.
Bei dieser Unterteilung ist zu berücksichtigen, daß alle außer der zuletzt genannten Veränderung mit einer *Störung des „Cervixfaktors"* einhergehen. Ein Oestrogenmangel wirkt sich nicht nur nachteilig auf Aufbau und Sekretion der Cervixschleimhaut aus, sondern auch auf die *Capacitation* der Spermien. Es gilt als sicher,

daß die Spermien die Fähigkeit, die Zona pellucida und die Matrix des Cumulus oophorus mit Hilfe lytischer Fermente zu durchdringen, erst im Cervicalkanal erlangen. Der Erwerb des Eindringvermögens und damit der eigentlichen Befruchtungsfähigkeit – als Capacitation bezeichnet – vollzieht sich in Abhängigkeit vom Hormongehalt des Cervixsekrets: *Oestrogene fördern, Progesteron hemmt die Capacitation.*
Eine *Besiedlung der Cervix mit pathogenen Keimen* führt auf andere Weise zur Schädigung der Spermien. Die bei einer Entzündung stets vermehrt vorhandenen Leukocyten vermögen *Spermien zu phagocytieren* oder ihre *Motilität zu hemmen*. Die pathogenen Keime selbst schädigen die Spermien direkt oder indirekt über eine Veränderung des Mucingehaltes des Cervixsekrets.

Die immunologisch bedingte Sterilität

Bei der immunologischen Sterilität werden Antikörper gegen das Sperma des Partners im Cervixschleim ausgeschieden und können zur Immobilisation der Spermien führen. Diese ist im Sims-Huhner-Test nachweisbar. Spermaagglutinierende oder -immunisierende Antikörper können im Blut der Frau und im Cervixschleim (in Cyclusmitte) nachgewiesen werden.

Die vaginal bedingte Sterilität

Als Ursachen kommen in Frage:
– congenitale Anomalien der Vagina (Aplasie, Atresie),
– eine Scheidenstenose (traumatisch, entzündlich),
– Entzündungen (bakteriell oder chemisch),
 – Die spermaschädigende Wirkung von Streptokoken, Staphylokokken sowie von Pilzen gilt als sicher (s. o.). Bei Trichomonadenbefall wird der spermaschädigende Effekt mehr der Begleitflora zugeschrieben. –
– eine Organneurose (Vaginismus).

Die psychogene Sterilität

Psychogene Faktoren spielen im Rahmen der Sterilitätsursachen eine nicht zu unterschätzende Rolle. Man kann davon ausgehen, daß sich hinter bestimmten Fällen der ovariellen, tubaren und ätiologisch nicht abklärbaren Unfruchtbarkeit häufig psychische Ursachen verbergen (s. S. 566).

Die durch extragenitale endokrine und andere Erkrankungen bedingte Sterilität

Aufgrund der engen Beziehungen der innersekretorischen Organe untereinander gibt es kaum eine endokrine Erkrankung, die nicht die Konzeption erschwert oder unmöglich macht. Eine Insuffizienz oder Tumoren der *Hypophyse* wirken sich störend auf die Ovarialfunktion aus und bedingen infolgedessen Sterilität. Ferner sind zu nennen:
– Erkrankungen der *Nebenniere* wie die Hyperplasie der Nebennierenrinde (connatales oder erworbenes adrenogenitales Syndrom, M. Cushing), die Nebennierenrindeninsuffizienz (M. Addison) und die seltenen Tumoren dieses Organs;
– Erkrankungen der *Schilddrüse* in Form einer Hyper- oder Hypothyreose.
 Der *Diabetes mellitus* stellt heute nur noch bei schlechter Einstellung eine Sterilitätsursache dar.
– Schwere chronische Erkrankungen führen fast immer zu einer vorübergehenden oder dauernden Unfruchtbarkeit.
– *Drogen-, Alkohol- und Nicotinabusus* können Sterilität zur Folge haben.

Ursachen der Infertilität des Mannes

Im allgemeinen veranlaßt der Gynäkologe im Rahmen der diagnostischen Abklärung einer sterilen Ehe die Untersuchung des Ehemannes durch den Andrologen (Dermatologen, Urologen).
Als spezielle Infertilitätsurachen kommen in Betracht:
– eine *Impotentia generandi* (Befruchtungsunfähigkeit) auf der Basis einer Störung der Spermatogenese (Azoo-, Oligozoospermie, Klinefelter-Syndrom, Varicocele, Asthenospermie, Teratospermie), einer unphysiologischen Zusammensetzung des Sperma oder einer Störung des Entleerungsmechanismus (retrograde Ejaculation);
– eine *Impotentia coeundi*, bedingt durch ein Nachlassen oder Fehlen der Libido, durch seelisch bedingtes Versagen der Erektion, durch eine Ejaculatio praecox oder eine psychisch ausgelöste Unfähigkeit zur Immissio penis (Angst vor dem Versagen);
– eine Autoimmunantikörperbildung gegen das eigene Sperma.

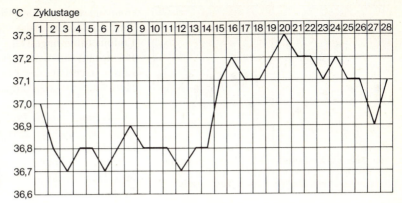

Abb. 247. Verlauf der Basaltemperaturkurve bei normophasischem Cyclus

Zur Abklärung der männlichen Infertilität werden Morphologie, Zahl und Beweglichkeit der Spermien sowie Menge, Viscosität und Fructosegehalt des Ejaculats herangezogen.

Die Menge des menschlichen Ejaculats beträgt 2–5 ml mit 60–100 Mill. Spermien/ml. Berücksichtigt man die zahlreichen komplizierten Schritte, die morphologisch und biochemisch zur Erlangung der Befruchtungsfähigkeit erforderlich sind, liefern diese zur Diagnostik verfügbaren Parameter nur relativ grobe Orientierungsdaten. Unter dieser Einschränkung sind folgende Richtwerte gültig:

Die Fertilität scheint vorhanden, wenn
– > 20 Mill. Spermatozoen/ml gezählt werden,
– > 50 Mill. im Gesamtejaculat vorhanden sind,
– > 50% der Spermien beweglich sind.
– > 40% der beweglichen Spermien Vorwärtsbewegung erkennen lassen,
– > 70% eine normale Morphologie besitzen.

Der *Fructosegehalt* kann unterstützend zur Charakterisierung des Samenplasmas und der Deckung des Energiebedarfs herangezogen werden. Das Ejaculat muß zur Untersuchung durch Masturbation, möglichst nach einer Abstinenz von nicht weniger als 3 Tagen, gewonnen werden. Die Analyse sollte innerhalb von maximal 2 Stunden erfolgen.

Wird einer dieser Werte, insbesondere bei wiederholten Prüfungen, unterschritten, besteht der Verdacht auf Infertilität; wenn überhaupt keine beweglichen Spermien vorhanden sind, muß eine Sterilität angenommen werden. Dann vermögen detaillierte Hormonanalysen und die histologische Untersuchung anhand einer Hodenbiopsie zur Ursachenerkennung beizutragen.

Die Diagnose der Unfruchtbarkeit bei der Frau

Für die Erhebung der *Anamnese* gelten die auf S. 443 aufgestellten Richtlinien.

Die *gynäkologische Untersuchung* erfolgt unter Einbeziehung der auf S. 444 aufgeführten obligaten Schritte und Maßnahmen und wird je nach Befund durch spezielle diagnostische Verfahren ergänzt. Scheiden organische Prozesse aus, so gilt es, im Zusammenhang mit der Cyclusanamnese Störungen der endokrinen Regulation abzuklären. Zunächst muß Klarheit darüber erreicht werden, ob Ovulationen stattfinden und ob ein funktionstüchtiges Corpus luteum gebildet wird. Hier ist man auf Indizien angewiesen und muß die Skala der wichtigsten hormonanalytischen Funktionstests einsetzen (s. S. 503).

Der vordringlichste und einfachste Test ist die *Messung der Basaltemperatur* (s. S. 504). Die Methode gestattet bei regelmäßiger mehrmonatiger Aufzeichnung der Morgentemperatur die annähernde Berechnung des Ovulationstermins. Als *Konzeptionsoptimum* gilt unter Berücksichtigung der auf wenige Stunden begrenzten Lebensfähigkeit der Eizellen und einer Lebensdauer der Spermien von maximal 2–3 Tagen ein Zeitraum von 3 Tagen, der zwischen 2 Tagen vor und 1 Tag nach dem Temperaturanstieg anzusetzen ist (Abb. 247). Die Beratung und Aufklärung über den aus der Basaltemperaturkurve ablesbaren Ovulationstermin bzw. die fruchtbaren Tage sollte so früh wie möglich erfolgen.

Das Ausbleiben des Temperatursprungs erbringt den ersten Hinweis auf das *Fehlen der*

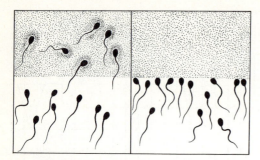

Abb. 248. Kurzrock-Miller-Test. *Links:* Penetration der Spermien in den Cervixschleim (Test positiv), *rechts:* Ausbleiben der Penetration (Test negativ)

Ovulation. Eine Verlängerung der hypothermen Phase spricht für eine *verzögerte und zu seltene Follikel- und Eireifung.* Ein treppenförmiger oder protrahierter Temperaturanstieg oder eine Verkürzung der hyperthermen Phase erlaubt bereits die Diagnose der *Corpus-luteum-Insuffizienz.* Dies ist eine namentlich bei Cyclusstörungen und in der Spätehe häufige Sterilitätsursache.
Ein Nachteil der Methode besteht darin, daß im Cyclus nur *rückwirkend* auf die stattgefundene Ovulation geschlossen werden kann. Bei regelmäßigen biphasischen Cyclen läßt sich das Konzeptionsoptimum jedoch mit ausreichender Zuverlässigkeit vorausberechnen.
Die Methode wird ergänzt durch mehrfache Untersuchungen des Cervixsekrets mit Hilfe des *Spinnbarkeits-* und *Farntests* (s. Abb. 43). Bei der Durchführung des Spinnbarkeitstests wird ein Tropfen Cervixsekret zwischen den Branchen einer Kornzange durch deren Spreizen auf die Länge der Fadenziehung geprüft. Präovulatorisch nimmt die Spinnbarkeit auf 6–8 cm, unmittelbar vor der Ovulation bis ca. 9–15 cm Fadenlänge zu. Zur Prüfung des Farnphänomens bringt man einen Tropfen Cervixsekret auf einen Objektträger und läßt ihn lufttrocknen. Die im Mikroskop nachweisbare Kristallisation ist als Ausdruck einer bevorstehenden Ovulation zu werten (s. S. 50). Der negative Ausfall liefert Hinweise auf das Fehlen einer ausreichenden Oestrogenwirkung.
Gleichzeitig mit der Entnahme des Cervixsekrets wird der Muttermund kontrolliert, der sich um die Zeit der Ovulation sichtbar erweitert.
Die *hormonale Cytodiagnostik* kann als semiquantitatives Verfahren zur Prüfung der Ovarialfunktion herangezogen werden. Gleichzeitig wird die Scheidenflora überprüft. Die *Endometriumbiopsie* wird nur gezielt bei Verdacht auf Aufbaustörungen oder eine Tuberkulose des Endometrium eingesetzt.
Bei negativem Ausfall dieser einfachen Tests sind je nach Lage des Einzelfalles quantitative Hormonanalysen zu veranlassen.
Vor Einleitung eingreifender diagnostischer Maßnahmen wie der Prüfung der Tubendurchgängigkeit *muß der Ehepartner auf seine Zeugungsfähigkeit* untersucht werden. Als Voruntersuchung kommt in der gynäkologischen Sprechstunde der *Sims-Huhner-Test* in Frage. Er wird in der Weise durchgeführt, daß bis zu 6 h nach der Cohabitation Sekret aus der Cervix entnommen und mikroskopisch auf den Gehalt an beweglichen Spermien geprüft wird. Der Test muß zur Zeit der optimalen Penetrationsfähigkeit des Cervixschleims unmittelbar *präovulatorisch* erfolgen. Ein positiver Ausfall besagt, daß mit großer Wahrscheinlichkeit der Ehemann zeugungsfähig ist und daß der Cervixfaktor als Sterilitätsursache ausscheidet. Der Test ist als Spermaascensionstest in Steigecapillaren heute exakt quantifizierbar. Die Untersuchung des Sperma muß immer am Beginn der Sterilitätsdiagnostik stehen, auch wenn bei der Frau pathologische Befunde vorliegen. Bei nachgewiesener Fertilität des Mannes deutet der negative Sims-Huhner-Test auf eine immunologische Unverträglichkeit hin.
Zur weiteren Sicherung der Incompatibilität dient der „gekreuzte Spermieninvasionstest" in vitro nach Kurzrock-Miller (Abb. 248). Dabei wird das präovulatorische Cervixsekret der Patientin auf einem Objektträger neben einen Tropfen Fremdsperma eines sicher fertilen Mannes gebracht und die Penetration geprüft. Umgekehrt wird das Sperma des Ehemannes mit dem Cervixsekret einer fertilen Frau (ebenfalls in der präovulatorischen Phase entnommen) in gleicher Weise getestet. Vermögen die Spermien des Ehemannes auch nicht in das fremde Cervixsekret einzudringen, so ist die Ursache der Kinderlosigkeit im Sperma des Mannes zu suchen. Penetrieren die Spermien des Spenders nicht in den Cervixschleim der Patientin, so geht die Incompatibilität zu Lasten der Frau. In diesem Falle, aber auch routinemäßig bei ungeklärter Sterilität, soll die Bestimmung der Spermaantikörper vorgenommen werden.
Der diagnostischen Abklärung *tubarer Ursachenfaktoren* dienen die verschiedenen Methoden zur *Prüfung der Tubendurchgängigkeit*.

Die Verfahren sind einem intraabdominellen Eingriff gleichzusetzen. Diese Tatsache muß bei der Indikationsstellung berücksichtigt werden; aseptisches Vorgehen ist daher erforderlich. Aus dem gleichen Grunde steht die Prüfung der Tubendurchgängigkeit am Ende der diagnostischen Maßnahmen. Der Eingriff darf erst nach Ausschluß von Entzündungen im Bereich des Genitale und nach Beseitigung einer pathologischen Flora in Cervix und Vagina ausgeführt werden.

Als Methoden stehen zur Verfügung:
- die *Pertubation* (Insufflation),
- die *Hysterosalpingographie,*
- die *Pelviskopie (Laparoskopie).*

Bei der *Pertubation* wird Kohlendioxid unter graphischer Kontrolle des Druckes und der Menge durch den Cervicalkanal und das Uteruscavum in die Tuben geleitet. Die laufende Registrierung des angewandten Druckes gibt Aufschluß über einen ein- oder doppelseitigen Verschluß oder eine Behinderung des Tubendurchflusses. Das Verfahren kann heute wegen seiner relativen Unzuverlässigkeit nur noch mit Vorbehalt empfohlen werden. Es dient eher zur Therapie leichter intratubarer Verklebungen oder zur Nachbehandlung nach einer Sterilitätsoperation an den Eileitern.
Bei der *Hysterosalpingographie* werden Uteruscavum und Tuben mittels eines wasserlöslichen jodhaltigen Kontrastmittels röntgenographisch dargestellt. Gegenüber der Pertubation hat diese Methode den Vorteil, daß ein Tubenverschluß genau lokalisiert werden kann. Das Verfahren dient gleichzeitig zum Nachweis oder Ausschluß von Anomalien des Uterus und pathologischen Veränderungen des Cavum uteri (z. B. submucöses Myom, Septum, Uterus arcuatus).
Die *Laparoskopie* (Pelviskopie) erlaubt die *direkte Beobachtung.* Veränderungen an den Tuben, insbesondere ein ampullärer Tubenverschluß, sowie peritubare Adhäsionen können in ihrer Ausdehnung festgestellt werden. Zusätzlich läßt sich die Tubendurchgängigkeit überprüfen, wenn gleichzeitig eine Farblösung auf vaginalem Wege über den Uterus instilliert wird. Oft ergibt sich jedoch erst aus der Kombination von Hysterosalpingographie und Pelviskopie die volle diagnostische Klärung. Die Laparoskopie ist daher wegen des mit ihr verbundenen Risikos die letzte diagnostische Maßnahme.

Prinzipien der Sterilitätsbehandlung

Je genauer die Sterilitätsursache abgeklärt wird, um so gezielter kann die Therapie durchgeführt werden.
Bei *fehlendem Eisprung* läßt sich in vielen Fällen die Sterilität durch *Induktion der Ovulation* (s. S. 510) durchbrechen. Die *Corpus-luteum-Insuffizienz* kann durch cyclische Zufuhr von Gestagenen oder Injektion von Choriongonadotropin günstig beeinflußt werden.
Bei Tubenveränderungen sind operative Verfahren erforderlich. Sie bestehen in der Eröffnung der Fimbrienenden *(Salpingostomie),* in der Lösung von peritubaren Adhäsionen *(Salpingolysis),* der Excision von lokalen Endometrioseherden mit nachfolgender *End-zu-End-Anastomose* und bei uterusnahen Verschlüssen in der *Tubenimplantation* in den Uterus. Das Risiko der postoperativen Verwachsungen mit erneutem Verschluß ist erheblich. Zur Vorbeugung wird die Hydrotubation (Instillation von antibiotica- und corticosteroidhaltigen Lösungen) propagiert. Die *Erfolge der operativen Verfahren* zur Behebung der tubaren Sterilität liegen insgesamt bei 15%. Die Erfolge sind weitgehend vom Sitz des Verschlusses und von dem Ausmaß der Motilitäts- und Schleimhautschädigung abhängig. Salpingolysen und Salpingostomien haben die besten Ergebnisse. In den letzten Jahren wurde durch die Einführung mikrochirurgischer Instrumente und Methoden eine bescheidene Verbesserung der Ergebnisse von Sterilitätsoperationen erzielt. Bei Fehlen oder völligem Verschluß der Tuben bahnt sich die In-vitro-Befruchtung mit Implantation des Eies in den Uterus bei ausgewählten Fällen an.
Von den *uterinen Sterilitätsursachen* kann ein Teil der angeborenen Uterusanomalien operativ-plastisch beseitigt werden. Bei Uterus myomatosus ist eine Myomenucleation anzustreben. Die operative Korrektur geburtstraumatisch bedingter Cervixläsionen (Emmet-Risse) spielt bei der Behandlung der sekundären Sterilität eine gewisse Rolle. Eine größere Bedeutung kommt jedoch den Maßnahmen zu, die die *Wiederherstellung eines pathologisch veränderten Cervixsekrets* zum Ziel haben (s. S. 513). Bei hormonal gestörter Sekretion wirkt sich eine Oestrogensubstitution günstig aus. Bakterielle Entzündungen der Cervix machen eine gezielte lokale Antibioticatherapie erforderlich. Ebenso ist die *Sanierung einer pathologischen Scheidenflora* eine obligate Maßnahme jeder Sterilitätsbehandlung.
Deuten die Anamnese, das Verhalten der Patientin und negative Organbefunde auf eine rein *psychogen bedingte Sterilität* hin, so kann die Behandlung nur der Arzt übernehmen bzw. fortsetzen, der über das nötige Rüstzeug zur Psychoexploration und Psychotherapie verfügt.

Die Insemination

Hat die Untersuchung des Ehemannes eine gestörte Fertilität in Form einer Oligozoospermie ergeben, so stehen *homologe Inseminationen* zur Diskussion.[12]

Inseminationen werden i. allg. vom Gynäkologen vorgenommen. Vor Beginn dieser Behandlung sollte das Ehepaar über folgende Punkte informiert werden:

Die Inseminationen müssen zum Zeitpunkt der Ovulation während mehrerer Monate mehrfach wiederholt werden; die Erfolgsaussichten sind gering; die Mißbildungsrate ist nicht erhöht, Aborte scheinen häufiger vorzukommen.

Heterologe Inseminationen – also die Verwendung von Fremdsperma – werden in Deutschland zunehmend ausgeführt. Die Erfolge sind bezüglich Schwangerschaftsrate gut (um 50%). Sowohl Frisch- als auch Kryosperma finden Verwendung. Das Verfahren gewinnt um so mehr an Bedeutung, als die Zahl der zur Adoption vorhandenen Kinder abnimmt. Moralische, religiöse Bedenken und die noch immer bestehende Rechtsunsicherheit für Spender und Arzt stehen der Ausbreitung des Verfahrens im Wege.

Die Erfolge der Sterilitätsbehandlung – bezogen auf alle Sterilitätsursachen der Frau – liegen etwa bei 35%.

Die Beratung der Ehepaare, bei denen die Sterilitätsbehandlung erfolglos bleibt, besitzt ihre eigene Problematik. Der Abbruch aller Maßnahmen muß psychologisch vorbereitet werden. Für manche Ehepaare stellt die *Adoption* eines Kindes dann die Alternative dar.

Die Adoption

Hat die Sterilitätsbehandlung nicht zum Ziele geführt, so ist die Möglichkeit einer Kindesadoption zu erwägen. Rechtsgrundlage sind das „Adoptionsgesetz" und das „Adoptionsvermittlungsgesetz" aus dem Jahre 1977, in denen die Interessen und die Rechte der adoptionswilligen Eltern und des zu adoptierenden Kindes festgelegt und gesichert werden. Zur Adoptionsvermittlung sind befugt die Jugendämter, das Diakonische Werk und der Deutsche Caritasverband. Um ein Mindestmaß an Persönlichkeitsreife bei den Adoptionseltern zu gewährleisten, wird unbeschränkte Geschäftsfähigkeit und ein Mindestalter von 25 bzw. 21 Jahren bei den Adoptiveltern gefordert. Die Partner sollen gesund, ihre Ehe soll stabil, die sozialen Verhältnisse müssen in Ordnung sein. Die Adoption durch alleinstehende Personen ist nur im Ausnahmefall möglich. Um der Mutter, die das Kind abgeben will, ausreichend Gelegenheit zur Überlegung zu geben, hat der Gesetzgeber eine Frist von 8 Wochen festgelegt, vor deren Ablauf eine Einwilligung zur Adoption gar nicht erteilt werden kann. Das Kind wird den Adoptionsbewerbern zunächst ein Jahr in Pflege gegeben. Erst danach wird die Annahme rechtskräftig.

Gegenwärtig besteht ein erhebliches Defizit an Neugeborenen, die zur Adoption freigegeben werden. Es ist erfahrungsgemäß selten möglich, eine Frau, die eine bestehende Schwangerschaft ablehnt, zur Austragung der Gravidität zu veranlassen, um das Kind dann zur Adoption zu geben.

---

12 Man verwendet am besten die erste Portion des Ejaculats, das die größte Spermienkonzentration enthält (Split-Ejaculat). Die Beigabe von Coffein, Padutin oder Baker-Lösung ist geeignet, die Motilität zu verbessern

48. Entzündungen des Genitale

Entzündungen der Vulva

Entzündliche Veränderungen der Vulva werden mit dem Sammelbegriff „Vulvitis" umrissen. Es ist jedoch zu beachten, daß die Vulvitis nosologisch
- eine auf die Vulva begrenzte Entzündung unterschiedlicher Ätiologie,
- eine Folgeerscheinung von Erkrankungen der Geschlechtswege und
- eine Teilmanifestation einer dermatologischen oder infektiösen Allgemeinerkrankung sein kann.

So unterschiedlich die Ätiologie, so uniform ist die Symptomatik: Im Vordergrund steht der *Juckreiz – Pruritus –*, der durch mechanische Insulte – Kratzeffekte – in brennende Schmerzen übergeht. Die *inguinalen Lymphknoten* sind bei der akuten Vulvitis häufig verdickt und gelegentlich schmerzhaft.

Primäre, isolierte Entzündungen der Vulva

Die Vulvitis simplex tritt unter dem Bild einer diffusen entzündlichen Reaktion auf und ist überwiegend *allergisch* bedingt. Es handelt sich dann um eine spezifische Sensibilisierung gegenüber *exogenen,* auf das Vulvaepithel einwirkenden Noxen, die anamnestisch eruiert werden müssen. Als auslösend kommen in Frage: *Seifen* und *Waschmittel,* direkt oder zur Reinigung der Wäsche angewendet, Unverträglichkeit von Unterwäsche aus *synthetischen Fasern, antiseptische Lösungen* mit oder ohne Zusatz von Duftstoffen sowie Intimsprays. Als weitere Ursachen sind *Arzneimittel* in Betracht zu ziehen, z. B. Antibiotica und Sulfonamide. Die Sensibilisierung ist dabei nicht auf die lokale Anwendung (z. B. intravaginale Applikation) beschränkt; sie kann ebenso über die Ausscheidung im Urin ausgelöst werden (Barbiturate!) und zu einem isolierten Vulvaekzem führen. An eine Psychogenie ist zu denken.

Diagnose: Im *akuten* Stadium ist die Vulva ödematös geschwollen und entzündlich gerötet. Sie ist mit Bläschen besetzt, die bald platzen oder wegen des heftigen Juckreizes aufgekratzt werden. Nässen und Krustenbildung sind die Folge; die Gefahr der Superinfektion ist groß. Der Übergang zum chronischen Stadium ist fließend und durch Hyperkeratosis des Epithels mit Abschilferung und verstärkter Hautfelderung gekennzeichnet; dieser chronisch fortschreitende Prozeß wird als *Lichenifikation* bezeichnet.

Therapie: Zunächst muß die Ursache ausgeschaltet werden. Bei mangelnden anamnestischen Hinweisen ist – meist durch den Dermatologen – der Epicutantest mit dem vermuteten Allergen (Patch-Test) notwendig. Nach Ausschaltung der Ursache läßt sich durch Verwendung cortison- und antibioticahaltiger Salben eine rasche und vollständige Abheilung erreichen.

Der Herpes genitalis simplex: Das Herpesvirus kann zu einer hochakuten isolierten Vulvitis führen. Die Vulva ist gerötet, ödematös geschwollen, zeigt Gruppen von *hellen Bläschen,* die nach dem Platzen verkrusten und leicht superinfiziert werden. Zu den lokalen Beschwerden – Spannungsschmerzen – tritt eine *Beeinträchtigung des Allgemeinbefindens*. Es besteht eine leichte Temperatursteigerung. Die regionalen Lymphknoten sind geschwollen und schmerzhaft.

Diagnose: Sie ist im Beginn durch den charakteristischen Befund der in Gruppen angeordneten Bläschen bei der Inspektion zu stellen. Bei der superinfizierten Form sind differentialdiagnostisch multiple luische Primäraffekte auszuschließen. *Jeder nicht zweifelsfreie Befund ist auf eine luische Infektion verdächtig.*

Therapie: Die Abheilung erfolgt spontan nach 7–10 Tagen. Zur lokalen Behandlung eignen sich Virusstatica (Viru-Merz-Serol, Virunguent-Salbe), bei Superinfektion zusätzlich antibioticahaltige Salben. Vaccination mit hitzeinaktivierten Virussuspension (Lupidon G) wird bei rezidivierendem Herpes genitalis empfohlen.

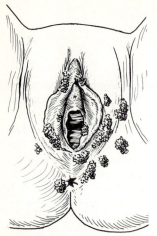

Abb. 249. Condylomata acuminata der Vulva, des Dammes, des Anus und der Schenkelbeuge

Das Ulcus vulvae acutum: (Lipschütz). Diese mit *Geschwürsbildung* einhergehende Entzündung stellt die an der Vulva lokalisierte Form der *Aphthosis* dar. Sie kann sich im gesamten Vulvabereich und deren Umgebung ausbreiten. Wie die chronisch rezidivierenden Aphthen der Mundschleimhaut verläuft auch das Ulcus vulvae acutum *schubweise rezidivierend*. Die Abheilung der Ulcera benötigt 3–4 Wochen; durch eine hinzutretende Superinfektion gehen die Ulcera gelegentlich in eine gangränöse Form über. Die Geschwüre sind äußerst schmerzhaft und gehen mit einer Beeinträchtigung des Allgemeinbefindens einher. Als Ursache wird ein Virus angenommen.

Diagnose: Die Ulcera sind durch ihre gestanzten Ränder und den zentralen geschwürigen Zerfall charakterisiert.

Therapie: Zur Vermeidung von Superinfektionen sind antibiotikahaltige Salben angebracht; im übrigen verwendet man anaesthesierende Salben und Sitzbäder.

Die Neurodermatitis circumscripta: (Lichen chronicus simplex Vidal) kommt relativ häufig als isolierte chronische Vulvitis zur Beobachtung.

Diagnose: Sie ist an braunroten Herden von ca. 2–3 cm Durchmesser und ihrem typischen Drei-Zonen-Aufbau mit einer äußeren pigmentierten Zone, einem mittleren papulösen Bezirk und einer zentralen flächenhaften Verdickung – Lichenifikation – des Epithels zu erkennen. Vitiligoartiger Pigmentschwund kommt vor. Das Hauptsymptom, der Pruritus, tritt meist *paroxysmal* – z. B. induziert durch Bettwärme – auf.

Therapie: Bewährt haben sich corticosteroidhaltige Salben oder die subfocale Infiltration mit Corticosteroiden.

Tritt eine *Furunkulose* isoliert im Bereich der Vulva auf, so handelt es sich meistens um eine Superinfektion von bestehenden Läsionen (Kratzeffekten) mit Staphylokokken. In solchen Fällen ist zu bedenken, daß ein bisher unbekannter Diabetes mellitus vorliegen kann (s. S. 522). Als Raritäten haben die isolierte *Actinomykose der Vulva und die Vulvitis chronica plasmacellularis* zu gelten

Condylomata acuminata: Die *spitzen Condylome* zählen zu den *Viruspapillomen* und bilden hahnenkammartig verzweigte, auf einer bindegewebigen Basis aufsitzende Wucherungen von hellroter Farbe. Das feuchte Milieu der Vulva begünstigt die Vermehrung der Erreger und die rasche Ausbreitung der Papillome. Aufgrund der Virusinfektion sind die spitzen Condylome *ätiologisch zu den Entzündungen* der Vulva zu rechnen; nach der *morphologischen Reaktion* gehören sie jedoch zu den *gutartigen Neubildungen*. Die Erreger können beim Geschlechtsverkehr übertragen werden. Zur Bildung der spitzen Condylome sind offenbar *zusätzliche Faktoren* von Bedeutung wie z. B. bakterielle chronische Infektionen der Vagina und Vulva. Während die Condylomata acuminata früher hauptsächlich im Zusammenhang mit der Gonorrhoe beobachtet wurden (s. S. 536), sieht man sie heute *vornehmlich bei Pilzinfektionen*. Auch unspezifische mechanische und chemische Reize (s. S. 519) können die Manifestation der Virusinfektion in Form der spitzen Condylome begünstigen.

Diagnose: Der charakteristische Inspektionsbefund läßt keinen Zweifel an der Diagnose (Abb. 249). Wesentlich sind der Ausschluß einer Gonorrhoe und die Identifizierung der begleitenden pathogenen Flora (Pilze). Bei negativem Befund ist nach chemischen Noxen (Genitalhygiene!) zu fahnden.

Therapie: Die Behandlung besteht vor allem in der Beseitigung der bakteriellen Begleitinfektion. Die Condylomata acuminata verschwinden meist unter konservativer gezielter lokaler Therapie. Bei Nachweis von Pilzen werden fungicide Salben und Lösungen aufgetragen und eingerieben. Nur selten ist die Abtragung mittels Diathermieschlinge oder neuerdings Laserstrahlen erforderlich.

Bartholinitis, Bartholin-Absceß: Eine häufige Erkrankung im Bereich der Vulva ist die *isolierte Entzündung des Ausführungsganges der Bartholin-Drüse.* Die Ausführungsgänge der Drüsen münden beiderseits etwa 1 cm oberhalb der hinteren Commissur zwischen den kleinen Labien und dem Hymenalsaum. Aufgrund dieser Lokalisation bilden die Mündungen leicht die Eintrittspforte für Keime, vorwiegend für Colibakterien, Staphylokokken und Streptokokken, aber auch für Gonokokken. Die Entzündung führt bald zur Verklebung der Öffnung des Ausführungsganges. Dadurch kommt es zur Abflußbehinderung des eitrigen Sekretes. Es handelt sich also strenggenommen nicht um einen Absceß, sondern um ein *Empyem*. Von einem *Absceß* kann man nur dann sprechen, wenn es zu einer eitrigen Einschmelzung des umgebenden Gewebes kommt. Die Drüse selbst wird i. allg. nicht in den Entzündungsprozeß einbezogen.

Symptome: Zunächst entstehen eine einseitige äußerst schmerzhafte Rötung und Schwellung im Bereich des Ausführungsganges der Bartholin-Drüse. Mit fortschreitender Einschmelzung bildet sich ein prallelastischer Tumor bis zu Hühnereigröße, der Gehen und Sitzen behindert, den Introitus verlegt und infolge der Schmerzhaftigkeit die vaginale gynäkologische Untersuchung erschwert oder sogar unmöglich macht (Abb. 250).

Diagnose: Unter Beachtung der Lokalisation ist die Diagnose leicht bei der Inspektion und vorsichtigen Palpation zu stellen.

Therapie: Man soll unter konservativer Behandlung (z. B. Rotlicht) die Abgrenzung und Einschmelzung abwarten. Dann erfolgt die Incision an der Mündungsstelle des Ausführungsganges. Zur Vermeidung von Rezidiven und der Bildung von Retentionscysten wird gleichzeitig die Marsupialisation (Auskrempelung und anschließende Vernähung der Abszeßwand mit der äußeren Haut) durchgeführt. Die Abheilung erfolgt in wenigen Tagen. Nach ca. 3–4 Wochen ist die Incisionsstelle nicht mehr zu erkennen. Die Funktion der Drüse bleibt erhalten. Im Zuge der Operation und der anschließenden Verlaufskontrolle muß stets die Gonorrhoe ausgeschlossen werden (s. S. 536). Aufklärung über die Genitalhygiene ist zur Vermeidung von Rezidiven oder der Entzündung der Bartholin-Drüse der anderen Seite angezeigt, da es sich vielfach um Schmierinfektionen handelt.

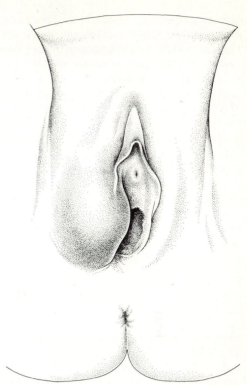

Abb. 250. Bartholin-Absceß. Die große Labie ist in die entzündliche Schwellung einbezogen, der Introitus vaginae ist fast verlegt

Sekundäre Entzündungen der Vulva

Die Vulvitis tritt am häufigsten *als Folge* der mit *Fluor* unterschiedlicher Genese einhergehenden *genitalen Erkrankungen* auf. Insbesondere gilt, daß jede *Kolpitis* über kurz oder lang zu einer Vulvitis führt.
In den Vordergrund treten in diesem Zusammenhang mehr und mehr die *Mykosen (Vulvitis candidomycotica)*, die in der Mehrzahl durch eine *Candidamykose der Vagina (Soorkolpitis)* (s. S. 526) über den vaginalen Fluor zur Besiedlung der Vulva führen.

Ätiologie: Das häufigere Auftreten der Candidamykosen geht zu einem großen Teil auf die Anwendung von *Antibiotica, Corticosteroiden* und *Cytostatica* zurück. Die Antibiotica führen zur Vernichtung der physiologischen Flora und dadurch zur Milieuänderung, die eine Ansiedlung und Vermehrung der Hefepilze ermöglicht. Der Nebeneffekt der Corticosteroide und Cytostatica beruht auf der humoralen und cellulären Immunsuppression dieser Pharmaka. Hinzu kommt die Vorschädigung durch die Grundkrankheit. Als begünstigend müssen *hormonale* Faktoren angenommen werden: Die Candidavulvitis tritt vermehrt in der *Schwangerschaft* und unter der Anwendung *hormonaler Contraceptiva* auf. Bei dem Pruritus vulvae der *Diabetikerin* kann eine Superinfektion der Kratzeffekte mit Hefepilzen eine hartnäckige Vulvitis auslösen.

Ein additiver hormonaler Faktor spielt auch bei der Candidavulvitis eine Rolle, die im Verlaufe eines *M. Addison* und eines *Hyperthyreoidismus* auftritt.

Die in den letzten Jahren verbreitete Anwendung von Intimsprays wirkt sich prädisponierend für die Keimbesiedlung aus.

Die *Symptomatik* wird durch den typischen Wechsel von Juckreiz und brennendem Schmerz bestimmt.

Diagnose: Man sieht grauweißliche Beläge im Bereich des Introitus, die sich auch auf dem Vaginalepithel einschließlich der Portio finden. Häufiger treten die Mykosen jedoch unter dem Bild der akuten bis chronischen Vulvitis *ohne* die typischen Beläge auf. Erfolgt keine rechtzeitige Behandlung, so breitet sich der Prozeß oft flächenhaft ekzematös bis über die Inguinalgegend und die Innenseite der Oberschenkel aus. Die *Diagnose* läßt sich durch den Nachweis von Sproßzellen und Pilzfäden im Nativpräparat (mit 1–2%iger Kalilauge) und nach Anfärbung des fixierten Präparates sichern. Ist der mikroskopische Befund nicht eindeutig, so wird das Schnellkulturverfahren nach Nickerson durchgeführt.

Therapie: Die lokale Behandlung erfolgt mit spezifischen candidawirksamen Antimycotica. Für die rezidivfreie Ausheilung ist die Berücksichtigung der ätiologischen Faktoren wesentlich. Beim Diabetes mellitus ist vor allem die optimale Einstellung notwendig.

Außer den Mykosen ist es vor allem die *Trichomonadeninfektion* der Vagina, die sekundär eine entzündliche Reaktion der Vulva hervorruft.

Die *Vulvitis des kleinen Mädchen* beruht nicht selten auf einer Schmutzinfektion (Sandkastenvulvitis) oder auf einer *Oxyurenbesiedlung* des Darmes. An die wieder häufiger auftretende *Pediculosis pubis* und die *Scabies* ist zu denken.

Teilmanifestationen einer dermatologischen oder einer Allgemeinerkrankung an der Vulva

Zu den Teilmanifestationen einer dermatologischen Erkrankung gehören z. B. das *Erythema exsudativum multiforme,* die *Erythrodermie,* das *seborrhoische Ekzem,* die *Psoriasis vulgaris* und der *Herpes zoster.* Sie kommen eher dem Dermatologen als dem Gynäkologen zu Gesicht.

Unter den *Allgemeininfektionen* mit Manifestation im Bereich der Vulva ist die *Lues* im Stadium I und II hervorzuheben (s. S. 539).

Der sog. *„essentielle Pruritus"* der Vulva mit allen Folgen der Superinfektion und Lichenifikation trägt das Attribut „essentiell" in der überwiegenden Zahl der Fälle zu Unrecht; nach Ausschluß aller genannten Ursachenfaktoren einschließlich der dystrophischen und dysplastischen Veränderungen (s. S. 571) kann er meistens als *psychisch* bedingt und als organfixiert analysiert und entsprechend therapeutisch angegangen werden.

Als wesentlich ist festzuhalten, daß vor allem die *rezidivierenden Entzündungen an der Vulva infolge des Circulus vitiosus Juckreiz – Kratzeffekte – Superinfektion* schließlich zu dystrophischen und dysplastischen Veränderungen führen können. Diese degenerativen Prozesse sind aber als potentiell *prädisponierend für eine maligne Transformation* zu werten (s. S. 572). Die Abklärung der Ursachen und die konsequente kausale Therapie der Entzündungserscheinungen an der Vulva stellen also auch im Sinne der *Prävention* wichtige Maßnahmen dar.

Entzündungen der Vagina (Kolpitis)

Der biologische Reaktionsmechanismus der Scheide

Zum Verständnis der Pathogenese der Kolpitis (Vaginitis) ist von den *physiologischen Besonderheiten der Vagina* auszugehen.

Durch die Fähigkeit des Vaginalepithels zur *Transsudation* besteht in der Scheide ein feuchtes Milieu. Der Scheideninhalt besitzt normalerweise, abgesehen von leichten cyclusbedingten Schwankungen, einen konstanten pH-Wert von durchschnittlich 4,0, der auf den Gehalt an

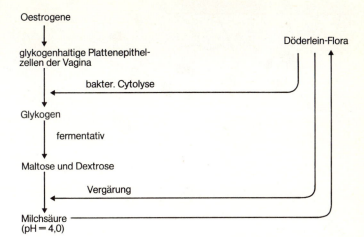

Abb. 251. Schema der Scheidenbiologie. Wechselseitige Beeinflussung von Scheidenepithel und Döderlein-Bakterien zur Konstanterhaltung des sauren Scheidenmilieus

Milchsäure zurückzuführen ist. Die Aufrechterhaltung dieses sauren Milieus ist durch eine in ihrer Art beim Menschen einmalige *Symbiose* der *milchsäurebildenden Döderlein-Bakterien* (1892) – Lactobacillus acidophilus, ein grampositives, nicht bewegliches Stäbchen – mit dem Scheideninhalt und dem *Vaginalepithel* gewährleistet. Die Existenz der Döderlein-Bakterien ist an die Abschilferung der glykogenhaltigen Vaginalepithelzellen gebunden. Der Glykogengehalt und die Abschilferung der Vaginalzellen wiederum werden durch die *Ovarialhormone* gesteuert. Die Symbiose vollzieht sich nach Art eines biologischen Reglermechanismus: Die Freisetzung des oestrogenabhängigen Glykogen erfolgt durch die cytolytische Kapazität der Döderlein-Bakterien. Das Glykogen wird fermentativ durch Vaginalenzyme zu den einfachen Zuckern Maltose und Dextrose abgebaut, die durch die Vaginalbakterien zu Milchsäure vergoren werden (Abb. 251).

Durch diesen fein abgestimmten Mechanismus wird der normale, für die Existenz der Scheidenbakterien notwendige, saure Flüssigkeitsgehalt der Scheide aufrechterhalten. Die Acidität des Scheideninhalts bedeutet einen selektiven Vorteil für die Döderlein-Flora und damit zugleich den sichersten Schutz gegenüber dem Eindringen von Fremdkeimen und ihrer Ascension in die höheren Abschnitte des Genitale und in die freie Bauchhöhle (Abb. 252). In die Vagina eingeschleppte, ihrer Natur nach pathogene und virulente Erreger wie Anaerobier (Peptokokken, Clostridien, Bacteroidesarten) und Aerobier (E. coli, Enterobakterien, Enterokok-

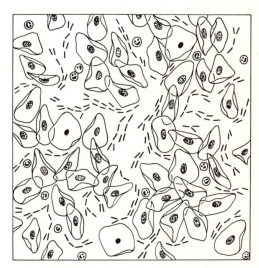

Abb. 252. Scheidenabstrich: Döderlein-Flora bei postovulatorischem gestagenbetonten Zellbild

ken, Staphylokokken und – vorwiegend β-hämolysierende – Streptokokken), Chlamydien und Mykoplasmen (T-Mykoplasmen) werden in dem für ihre Ausbreitung inadäquaten Milieu offenbar paralysiert und verhalten sich wie Symbionten (Abb. 253).

In Abhängigkeit von der *Hormonaktivität* ist der biochemische Mechanismus der Vagina in den einzelnen Lebensphasen unterschiedlich ausgeprägt. Optimal sind alle Voraussetzungen in der *fertilen Phase* gegeben (Abb. 256).

Beim *Neugeborenen* ähnelt das Vaginalepithel – stimuliert durch die placentaren Oestrogene – histologisch dem Erwachsenentyp (Abb. 254).

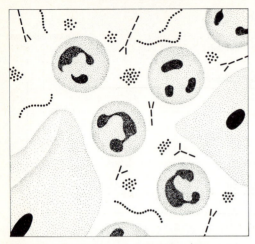

Abb. 253. Scheidenabstrich: Mischflora (Streptokokken, Straphylokokken und Stäbchenbakterien); reichlich segmentkernige Leukocyten

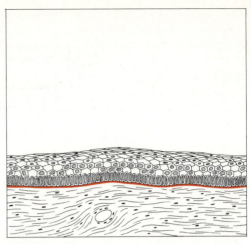

Abb. 255. Vaginalepithel in der Kindheit. Vor dem Ingangkommen der Ovarialfunktion ist das Epithel niedrig

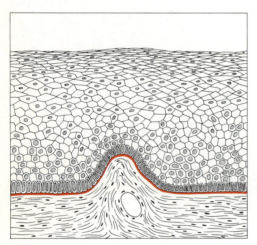

Abb. 254. Vaginalepithel beim Neugeborenen. Unter dem Einfluß der placentaren Oestrogene erreicht das Epithel fast die gleiche Höhe und Ausreifung wie bei der geschlechtsreifen Frau

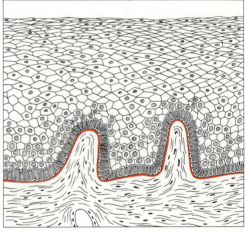

Abb. 256. Vaginalepithel im fertilen Alter. Hoher Aufbau des Epithels unter dem Einfluß des Follikelhormons; die einzelnen Schichten (Basal-, Parabasal-, Intermediär- und Superficialschicht) sind gut zu erkennen. Die gleiche Schichtung und der gleiche Aufbau finden sich auch auf der Portiooberfläche

Um den 5. Tag post partum vollzieht sich bereits die Besiedelung der Scheide mit Döderlein-Bakterien, und das pH beträgt 4,8. Bedingt durch den Rückgang der Oestrogenstimulierung nimmt die Schichtdicke des Vaginalepithels ab, das pH des Scheideninhalts steigt bis zum Neutralwert an und hält sich in diesem Bereich über die Zeit der *Kindheit* bis zur *Pubertät* (Abb. 255). Damit ist die Schutzfunktion des vaginalen Milieus abgeschwächt. Diese Tatsache liefert die Erklärung für das Auftreten der unspezifischen und spezifischen *Vaginitis des kleinen Mädchens*. Der Rückgang der Oestrogenaktivität im *Klimakterium* und in der *Postmenopause* schafft eine analoge Prädisposition: Das reduzierte Vaginalepithel ist leicht verletzlich und infektionsgefährdet (Abb. 257). Es ist davon auszugehen, daß *jede Störung dieses Reglermechanismus eine Herabsetzung der Schutz- und Barrierenfunktion zur Folge hat,* die eine

Fremdbesiedlung der Vagina und damit die Entstehung einer Kolpitis begünstigt.
Bei der Kolpitis sind daher folgende Ursachenfaktoren einzeln oder kombiniert zu berücksichtigen:
- Eine Störung der cyclischen hormonalen Stimulation des Scheidenepithels; z. B. anhaltender Oestrogenmangel führt zur Reduzierung des Epithelaufbaus und des Glykogengehalts der Vaginalzellen.
- Eine Veränderung des Säuregehaltes. Jede erhöhte Sekretabsonderung aus der Cervix uteri bedingt z. B. eine Verschiebung des pH nach der alkalischen Seite und entzieht damit den Milchsäurebakterien die Lebens- und Vermehrungsbedingungen, während für andere Bakterien günstige Ansiedlungsbedingungen geschaffen werden. Ebenso kann das saure Milieu exogen durch Intimsprays oder Vaginalduschen beeinträchtigt werden.
- Die direkte Schädigung der Döderlein-Flora. Eine der Nebenwirkungen der Antibiotica und Sulfonamide besteht in der iatrogenen Vernichtung jeder körpereigenen Flora einschließlich der Döderlein-Milchsäurebakterien.

Als Konsequenz folgt aus der gegenseitigen Abhängigkeit der biologischen Faktoren, daß eine *erfolgreiche Therapie der Kolpitis eine Abklärung der Ursachenfaktoren und eine zielgerichtete Behandlung zur Voraussetzung hat.*
Als Erreger der Kolpitis kommen heute vorwiegend *Trichomonaden* und *Monilia* wie *Candida albicans* in Betracht. Die ausschließlich durch andere Erreger wie z. B. Staphylokokken, Colibakterien und Haemophilus vaginalis ausgelöste Kolpitis wird demgegenüber seltener beobachtet. Diese Häufigkeitsverschiebung wird mit den veränderten Bedingungen des Mikromilieus durch die verbreitete Anwendung von Antibiotica und Sulfonamiden erklärt. Sie verschaffen offenbar Trichomonaden und Pilzen selektive Vorteile und sind u. U. auch für deren Virulenzänderung verantwortlich zu machen.

Die Bedeutung der *Mykoplasmen* bei genitalen Infektionen ist noch unklar. Einige Stämme (M. hominis, M. Stamm T) sind im Urogenitaltrakt von Frau und Mann relativ häufig nachweisbar. Sie finden sich sowohl bei genitalgesunden als auch bei Frauen mit einer Kolpitis und Cervicitis. Bei der Übertragung scheint häufiger Geschlechtsverkehr und Partnerwechsel (Prostituierte!) eine Rolle zu spielen. Offenbar haben die Mykoplasmen als Folge der durch Antibiotica und Sulfonamide bedingten Verschiebung des Mikromilieus Proliferationsvorteile und erhöhte Pathogenität erlangt.

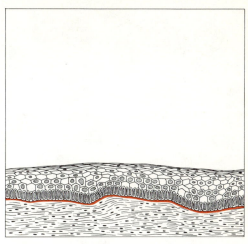

Abb. 257. Vaginalepithel im Senium. Nach Erlöschen der Ovarialfunktion atrophiert das Epithel, das subepitheliale Stroma erscheint zellreich und dicht

Trichomonadenkolpitis

Die Trichomonas vaginalis ist weit verbreitet und als *fakultativ pathogen* einzustufen. Unter allen Erregern, die eine Kolpitis auslösen können, besitzen sie die *größte pH-Toleranz*. Dieser Eigenschaft dürfte es zuzuschreiben sein, daß sie in der täglichen Sprechstunde so häufig im cytologischen Abstrich festgestellt werden, auch wenn keine Symptome oder objektive Zeichen einer Scheidenentzündung bestehen. Außer in der Vagina finden sie sich in den Skene-Gängen, den Ausführungsgängen der Bartholin-Drüse, aber auch im Cervicalkanal und gelegentlich sogar im Uteruscavum sowie in Urethra, Harnblase und Rectum.
Im *Urogenitaltrakt des Mannes* schätzt man das Vorkommen der Trichomonaden auf etwa 15%. Die unspezifische Urethritis des Mannes beruht mit einer Häufigkeit von knapp 40% auf einer Trichomonadeninfektion. Bei den Partnern der Frauen mit Trichomoniasis finden sich in mehr als der Hälfte (58%) der Beobachtungen die gleichen Erreger. Die wechselseitige *Übertragung bei der Cohabitation* ist gesichert. Aufgrund dieser Tatsache rechnet man die Trichomoniasis zu den sexuell übertragbaren Infektionen, jedoch

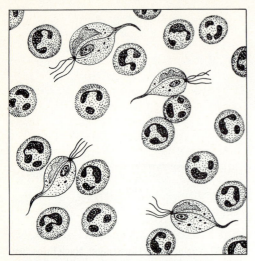
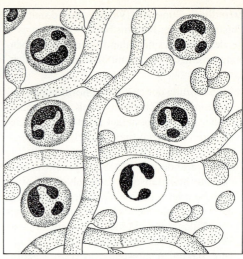

Abb. 258. Trichomonaden im Vaginalsekret, erkennbar an den Geißeln und der undulierenden Membran. Als Ausdruck der Entzündung sind vermehrt Leukocyten vorhanden

Abb. 259. Candida albicans (Soor): Hyphen und Sproßzellen im Vaginalsekret

nicht zu den Geschlechtskrankheiten. Eine Übertragung außer durch Cohabitationen ist möglich.

Die Manifestation der Infektion führt bei der Frau zur akuten Kolpitis mit reichlich gelblich tingiertem, schaumigem, übel riechendem Fluor, der bald durch den steten Kontakt eine diffuse Vulvitis mit heftigem Juckreiz auslöst (s. S. 522).

Diagnose: Den ersten Hinweis auf eine genitale Infektion liefern bei der Inspektion meistens die Zeichen der akuten Vulvitis. Im Speculum sieht man den oben beschriebenen Fluor und eine diffuse oder herdförmige Rötung der Vaginalwand (Kolpitis granularis). Der Erregernachweis läßt sich im Nativpräparat, im Kulturmedium und im cytologischen Abstrich führen. Die Trichomonaden sind an ihrer birnenförmigen Gestalt, an ihrer aktiven Bewegung mit Hilfe der undulierenden Membran und ihren Geißeln zu erkennen (Abb. 258). Die häufige Begleitflora, insbesondere Candida albicans, muß durch entsprechende Nachweisverfahren ausgeschlossen oder nachgewiesen werden. Die Beteiligung des Harntraktes wird aus dem Urinsediment im Nativpräparat diagnostiziert.

Therapie: Zur Behandlung werden kombiniert sowohl lokale als auch per os zu applizierende spezifisch wirksame Trichomoniacide (z. B. Clont) verwendet. Die intravaginale Applikation wird kurmäßig von der Patientin selbst vorgenommen. Im gleichen Zeitraum erfolgt die Tabletteneinnahme per os; entscheidend für den Therapieerfolg ist, daß der Partner gleichzeitig die orale Therapie durchführt. Bis zur Keimfreiheit und Abheilung der Kolpitis ist ein Cohabitationsverbot angezeigt.

Bei 90% der Patientinnen erfolgt eine rasche Abheilung, und die Kontrollabstriche werden negativ. In 10% treten Rückfälle auf. Da eine Resistenzentwicklung der Erreger bisher nicht bekannt ist, dürfte es sich vor allem um Reinfektionen handeln, die dann bei der Patientin und ihrem Partner erneute spezifische Kuren notwendig machen. Eine Trichomonadenkolpitis wird nicht selten während einer Schwangerschaft festgestellt. Die spezifische Therapie kann per os ab der 9. Schwangerschaftswoche ohne Risiko für die Frucht durchgeführt werden; für die lokale Applikation bestehen keine zeitlichen Einschränkungen.

Soorkolpitis

Auch die Hefen der Candidagruppe sind nur fakultativ pathogen. Zur Manifestation als Soorkolpitis kommt es besonders nach Antibioticabehandlung, bei Schwangeren, unter Hormonzufuhr (hormonale Contraceptiva, Oestrogene im Klimakterium) sowie bei Patientinnen mit Diabetes mellitus und bei konsumierenden Erkrankungen.

Symptome: Stärker als durch den weißlich krümeligen Fluor wird die Patientin durch den unerträglichen Juckreiz im Bereich des Introitus und der Vulva belästigt.

Diagnose: Bei der Inspektion bietet sich meist das Bild der Soorvulvitis (s. S. 522). Im Speculum finden sich rasenartige Beläge, nach deren Entfernung die entzündlich stark geröteten Vaginalwände sichtbar werden. Die typischen Beläge können aber auch ganz fehlen. Der Nachweis der Soorfäden und Sproßzellen ist in KOH-Aufschwemmung und im gefärbten Abstrichpräparat (s. S. 453 u. Abb. 259) zu erbringen. In Zweifelsfällen sind das Schnellkulturverfahren nach Nickerson oder ein „Dip-slide" mit verschiedenen Agarmedien anzuwenden.

Therapie: Zur Lokalbehandlung von Vulva und Vagina stehen Fungicide (z. B. Moronal, Pimafucin, Canesten) als Vaginaltabletten und in Salbenform zur Verfügung. Es empfiehlt sich, für den Partner das gleiche Medikament als Salbe zur Applikation auf die Glans penis zu rezeptieren. Bei verzögerter Abheilung oder bei Rückfällen ist die orale Zusatztherapie, vor allem zur Desinfektion des Darmes, erforderlich.

Die unspezifische Kolpitis

Auch bei der unspezifischen Kolpitis ist der *Fluor* vaginalis das Kardinalsymptom. Sekundär treten *Pruritus* vulvae und Brennen bei der Miktion hinzu. Im akuten Stadium sind die Scheidenwände diffus gerötet. Im Abstrich findet sich eine *bakterielle Mischflora*.

Therapie: Die durch unspezifische Mikroorganismen hervorgerufene Kolpitis ist durch *kurzfristige* lokale Antibioticaapplikation beherrschbar. Um Rezidive zu vermeiden, müssen aber die ursächlichen Faktoren (Oestrogenmangel, Hypersekretion der Cervix) abgeklärt werden. Hygienische Gesichtspunkte müssen von Fall zu Fall erörtert werden.

Die Kolpitis senilis

Die altersbedingte Veränderung der Scheidenbiologie (s. S. 524) mit Verlust der Schutzfunktion führt nicht selten zum Bild der akuten Vaginitis, die als Kolpitis senilis sive vetularum abgegrenzt wird. Die abakterielle Entzündung der Scheidenwände ist selten, gewöhnlich handelt es sich um eine Ascension von Keimen der Haut des Dammes und des Introitus (s. S. 523). Eine primäre Besiedlung der Vagina mit Gonokokken ist in diesem Altersabschnitt möglich.

Symptome: Es besteht ein blutig-seröser manchmal eitriger Fluor mit Pruritus vulvae, Miktionsbeschwerden und Dyspareunie.

Diagnose: Das atrophische Scheidenepithel ist fleckig gerötet, u. U. stellenweise ulceriert und blutet leicht bei Berührung. Die exfoliative Cytologie ergibt ein atrophisches Zellbild, vermehrt Leukocyten und Bakterien. Differentialdiagnostisch ist an einen höher gelegenen malignen Prozeß und bei ulcerierender Vaginitis an eine prämaligne oder maligne Veränderung der Vagina zu denken. Bei nicht ganz eindeutigen Befunden sind alle diesbezüglichen diagnostischen Maßnahmen heranzuziehen (Abrasio, Probeexcision).

Therapie: Die Behandlung muß neben der Beseitigung der Fremdflora vor allem auf den Aufbau eines widerstandsfähigen Epithels ausgerichtet sein. Daher finden Kombinationspräparate in Salben- oder Tablettenform Verwendung, die neben Antibiotica Oestrogene enthalten. Vorteilhaft ist es, zusätzlich Oestrogene per os zu verabfolgen.

Entzündungen der Cervix uteri (Cervicitis)

Das Leitsymptom der entzündlich veränderten Cervix *(Cervicitis)* ist der vermehrte cervicale Fluor. Jedoch ist eine verstärkte Absonderung von Cervixsekret nicht ohne weiteres mit einem entzündlichen Prozeß gleichzusetzen. In weitaus der Mehrzahl der Fälle handelt es sich um eine nicht entzündlich bedingte *Hypersekretion*. Sie kann unter physiologischen und pathologischen Bedingungen auftreten. Die Sekretion der Cervixdrüsen wird hinsichtlich Menge und biochemisch-physikalischer Eigenschaften von den *Ovarialhormonen gesteuert* (s. S. 50). Sie unterliegt damit *cyclusbedingten Schwankungen* und variiert in den Lebensphasen der Frau unter physiologischen und pathologischen Bedingungen. Physiologisch ist die Steigerung der Schleimsekretion unter hoher Oestrogenwirkung, beispielsweise z. Z. der Ovulation. Die Progesteronwirkung reduziert die Menge des Sekretes und ändert seine Viscosität und Beschaffenheit.

Unterbleibt die Gelbkörperbildung – wie es bei anovulatorischen Cyclen der Fall ist –, so hält die maximale Sekretion infolge der fortgesetzten Oestrogenstimulierung an. Ebenso können *neurovegetative Störungen* zu einer Hypersekretion der Cervixdrüsen führen (s. S. 566). Einer der örtlichen ätiologischen Faktoren einer gesteigerten Sekretion der Cervixdrüsen ist die Verschiebung des Cervixdrüsenfeldes in Richtung der Portiooberfläche (s. S. 582). Geburten und Fehlgeburten haben häufig einen *mangelhaften Verschluß des äußeren Muttermundes* mit Einrissen oder Narben zur Folge. Im Extremfall ist das Os externum aufgeklappt, eine Situation, die als *Ektropium* bezeichnet wird und eine verstärkte Absonderung hervorruft.

Der Pathologe findet in Gewebeproben von Biopsien und Curettagen aus dem Cervixbereich Leukocyten- und Rundzelleninfiltrate und bezeichnet den Befund daher als chronische Cervicitis. Diese Diagnose entspricht jedoch nicht dem klinischen Bild. Es besteht keine Korrelation zwischen den histologischen Veränderungen und der Bakterienbesiedlung des Cervicalkanals. Ebensowenig findet sich eine Korrelation zwischen den histologisch festgestellten Zellinfiltraten und den Zellbestandteilen des Cervixsekretes.

Die nicht entzündliche Hypersekretion der Cervix kann durch Gestagenpräparate reduziert werden, jedoch ist die häufige Psychogenese zu bedenken, ggf. abzuklären und zu behandeln. Bei starker Belästigung ist eine Lokalbehandlung mittels Elektro- oder Thermokauterisation oder mit organischen (adstringierenden) Lösungen (z. B. Albothyl) erforderlich. Bei narbigen Veränderungen einschließlich des Ektropium ist die plastische Korrektur des Muttermundes angezeigt.

Die *akute Entzündung der Endocervix* geht mit eitrig-gelblich-flüssigem *Fluor* einher. Hinzu treten gelegentlich *Miktionsbeschwerden*. Das Allgemeinbefinden ist kaum gestört. Jede akute Cervicitis ist auf eine *frisch acquirierte Gonorrhoe* verdächtig.

Diagnose: Im Speculum zeigt sich eitriges Sekret im Muttermund. Die Diagnose kann nur durch bakteriologische Untersuchungen gesichert werden (s. S. 453). Differentialdiagnostisch müssen entzündliche oder maligne Prozesse der höher gelegenen Genitalabschnitte ausgeschlossen werden.

Therapie: Unspezifische Entzündungen sind der lokalen Antibioticatherapie zugänglich. Nach Abklingen der akuten Erscheinungen ist die operative Sanierung der Cervix (therapeutische Conisation, Portioplastik) in Erwägung zu ziehen. (Behandlung der Gonorrhoe s. S. 537.)

Entzündungen des Endometrium (Endometritis)

Die unspezifische Endometritis des nicht puerperalen Uterus gehört zu den seltenen Lokalisationen einer Entzündung des weiblichen Genitale. Das Cavum uteri wird bei der Ascension von Keimen offenbar häufiger „übersprungen", als man früher annahm.

Der Pathologe ist mit der Diagnose „Endometritis" zurückhaltender geworden, seit es sich gezeigt hat, daß Rundzellinfiltrationen in einem Gewebe, das einem ständigen physiologischen Auf- und Abbau unterworfen ist, im Zuge der Regeneration nicht ungewöhnlich sind. Überdies stellt eine isolierte Entzündung der Funktionalis endometrii infolge der cyclischen Abstoßung der Schleimhaut ein passageres Ereignis dar. Das Endometrium besitzt zudem offenbar eine gewisse bactericide Kapazität, die für Gonokokken bewiesen werden konnte.

Die unspezifische akute und chronische Endometritis

Das Endometrium kann aufsteigend oder absteigend infiziert werden. Die *akute unspezifische puerperale Endometritis* wird beobachtet,

wenn mangelhafte Involution des Uterus mit fehlendem Verschluß des inneren Muttermundes oder/und zurückgebliebene Eihaut- und Deciduareste die Ansiedlung ascendierter pathogener Keime begünstigen (s. S. 417). Bei artefiziellem, septischem Abort erfolgt die Keimverschleppung durch unsachgemäße Manipulation oder Vernachlässigung der Asepsis.
Das Risiko einer Endometritis besteht bei IUP-Trägerinnen und beträgt rd. 5%.
Bei den Erregern handelt es sich um die auf S. 523 genannten Aerobier und Anaerobier. Zu den Zeichen der Entzündung (Stromaödem, Rundzelleninfiltration) können Einschmelzungs- und nekrotisierende Prozesse treten, die zur eitrigen Absonderung aus dem Uteruscavum führen.
Die *unspezifische chronische Endometritis* mit fibrösen Veränderungen und vermehrter oberflächlicher Vascularisation, „Nachhinken" im cyclischen Aufbau des Endometrium wird als sekundäre Erkrankung – fortgeleitet von Adnexentzündungen – oder auch nach intrauteriner Strahlenbehandlung beobachtet.

Symptome: Hinweise sind *Meno-Metrorrhagien und eitriger Fluor* in den blutungsfreien Intervallen. Das Allgemeinbefinden ist nur geringgradig gestört, Temperatur, BKS und Leukocytenzahl sind geringfügig erhöht. Gelegentlich besteht ein „Schweregefühl" in Unterbauchmitte.

Diagnose: Bei isolierter Endometritis ist der Palpationsbefund ohne Besonderheiten. Bestehen eine Druckempfindlichkeit und mäßige Vergrößerung des Uterus, so ist eine Beteiligung des Myometrium *(Endomyometritis)* anzunehmen. Die Verdachtsdiagnose ist nur histologisch aus dem Abrasionsmaterial zu erhärten.

Therapie: Bei Verdacht auf eine akute oder chronische unspezifische Endometritis wird zunächst konservativ behandelt. Hochdosierte Oestrogengaben fördern die Regeneration der Schleimhaut und können durch Gestagengaben zur Erzielung der sekretorischen Umwandlung ergänzt werden. Die aus differentialdiagnostischen Erwägungen notwendige Abrasio sollte nach Abklingen der akuten Erscheinungen unter Antibioticaschutz durchgeführt werden. Eine Adnexbeteiligung ist vorher unbedingt auszuschließen.

Die Pyometra

Eine Komplikation der Endometritis stellt – namentlich im höheren Lebensalter – die *Pyometra* dar. Verklebt der innere Muttermund, so hat das eitrige Sekret keinen Abfluß nach außen und staut sich im Uteruscavum. Dieser Prozeß ist zu 50% auf eine begleitende Endometritis bei einem Corpuscarcinom zurückzuführen; *somit ist jede Pyometra auf ein Corpuscarcinom verdächtig.*
Ebenso kann eine *radiogene* Endometritis des behandelten Corpuscarcinoms im Zusammenhang mit der Zerstörung der carcinomatösen Herde zu Verklebungen des inneren Muttermundes und damit zur Pyometra führen.

Symptome: Die Pyometra geht oft mit starken wehenartigen Schmerzen in Unterbauchmitte einher. Es können eitriger oder blutig-seröser Fluor vorhanden sein. Temperatur, Leukocytenzahl und BKS sind erhöht.

Diagnose: Bei der gynäkologischen Untersuchung tastet man das Corpus uteri als prallcystischen Tumor. Aus dem Cervicalkanal sondert sich Fluor ab, der bei völligem Verschluß des Cervicalkanals auch fehlen kann. Die Ultrasonographie trägt zur differentialdiagnostischen Abklärung bei.

Therapie: Bei Bestehen einer Pyometra beschränkt man sich zunächst auf die Dilatation des Cervicalkanals, sichert den Abfluß durch Drainage und führt die diagnostische Abrasio sobald wie möglich in einer zweiten Sitzung durch.

Das Asherman-Syndrom

Bei diesem Syndrom handelt es sich um bindegewebige Narbenzüge zwischen den Uteruswänden, die zur *partiellen oder totalen Verödung des Uteruscavum* führen. Fast immer finden sich in der Vorgeschichte Hinweise auf Abrasionen post partum oder post abortum. Die anläßlich dieser Eingriffe erfolgte Verletzung der Basalis und des Myometrium führt zu Granulationen mit Narbenbrücken zur gegenüberliegenden Uteruswand. Außer dem *mechanischen* Insult spielt die *Infektion* (Endometritis) eine begünstigende Rolle. Die Folgen und zugleich die *Symptome* sind – abhängig von der Ausdehnung der Synechien und der verbliebenen Uterusschleimhaut – eine Amenorrhoe oder eine Hypomenorrhoe. Es besteht immer eine Sterilität.

Diagnose: Hinweise liefert die Anamnese. Die Blutungsstörungen stehen in auffallendem Gegensatz zu den hormonalen und cytodiagnostischen Befunden einer normalen biphasischen Ovarialfunktion (Basaltemperatur). Der gynäkologische Befund ist unauffällig. Der Uterussondenversuch verläuft negativ oder die Sondenlänge entspricht nicht der Größe des Uterus. Die Hysterographie bzw. -skopie läßt bei partieller Atresie im corporalen Abschnitt die Lokalisation der Synechien erkennen. In diesen Fällen ist differentialdiagnostisch eine Endometriumtuberkulose auszuschließen.

Therapie: Die intrauterinen Verwachsungen im Corpusbereich lassen sich nicht mit der Uterussonde sprengen. Vielmehr müssen das Cavum uteri eröffnet und die Narben digital oder instrumentell durchtrennt werden. Es ist notwendig, das Cavum uteri anschließend durch einen Foley-Katheter und später durch ein Intrauterinpessar offenzuhalten. Man verabfolgt hohe Oestrogengaben, um noch vorhandene Endometriuminseln zur Proliferation anzuregen. Die Wiederherstellung der cyclischen Funktion hängt von dem noch vorhandenen Endometrium ab. Eine Restitutio ad integrum ist möglich, Schwangerschaften wurden beobachtet.

Die Cervixstenose: Häufiger als die Verödung des Uteruscavum ist die Stenosierung der Cervix im oberen Drittel bzw. im Bereich des inneren Muttermundes. Beide Formen kommen gemeinsam vor. Die *Cervixstenose* wird verursacht durch *fehlerhafte Technik bei der Abrasio*, vor allem bei Abortnachräumungen, wenn mit jedem Curettenstrich die Curette durch die Cervix zurückgezogen und damit die Schleimhaut am inneren Muttermund total entfernt und die Muscularis lädiert wird.
Es bestehen eine sekundäre Amenorrhoe und eine ebenfalls meist sekundäre Sterilität. Auffallenderweise kommt es i. allg. nicht zur Entwicklung einer Hämatometra. Für die *Diagnose* gelten dieselben Kriterien wie für das Asherman-Syndrom.

Therapie: Die Lösung der Verwachsungen im cervicoisthmischen Abschnitt läßt sich mechanisch mit der Uterussonde und anschließender Dilatation des Cervicalkanals erreichen. Anschließend ist eine cyclusgerechte Hormonbehandlung über mehrere Monate angezeigt.

Entzündungen der Adnexe

Entzündliche Prozesse der Adnexe gehören hinsichtlich ihres Verlaufes und ihrer Konsequenzen zu den schwerwiegenden gynäkologischen Erkrankungen. Sie sind quoad vitam heute beherrschbar, selten jedoch quoad sanationem. Sterilität (20–30%) und Übergang in die chronische Form sind meist die unabwendbare Folge.

Ätiologie: Die Infektion erfolgt überwiegend durch *Keimascension aus den caudalen Abschnitten der Geschlechtswege,* seltener durch hämatogene Streuung oder lymphogene Ausbreitung. Ganz vereinzelt entsteht sie durch direkten Kontakt mit entzündlichen Prozessen in der unmittelbaren Nachbarschaft, z. B. im Zusammenhang mit einem perityphlitischen Absceß, einer Ileitis oder Diverticulitis.
Die Adnexentzündung als Folge der Keimascension tritt meist doppelseitig auf und betrifft *fast ausschließlich Frauen im geschlechtsreifen Alter*. Wie die Endometritis post partum ist auch die puerperale Adnexentzündung heute selten geworden. Sie stellt jedoch nach wie vor eine Komplikation der artefiziellen Aborte dar. Unabhängig von einer Gravidität können intrauterine Eingriffe die Keimascension begünstigen. Bei einer chronischen Endometritis durch IUP gelangen Bakterien vom Cavum uteri über die Lymphbahnen des Lig. latum von außen in die Tuben und verursachen eine – meist einseitige – Salpingitis. Oft fehlt jedoch ein derartiger ätiologischer Zusammenhang. Bei unklarer Genese ist an eine spezifische Adnexentzündung zu denken. Bei Virgines erhebt sich der Verdacht auf eine Genitaltuberkulose.
Die Mehrzahl der Erkrankungen wird durch unspezifische Erreger – meist als Mischinfektion der verschiedensten aeroben und anaeroben Keime – hervorgerufen. Steigende Raten gehen zu Lasten der spezifischen Entzündungen, vor allem der gonorrhoischen Infektion (in

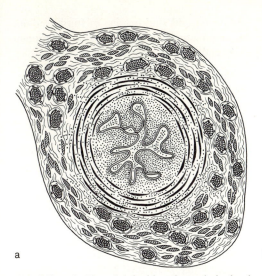 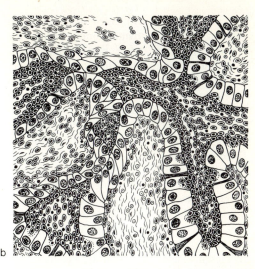

Abb. 260 a u. b. Akute Salpingitis. a Querschnitt durch den isthmischen Teil der Tube: Hyperämie der Gefäße, ödematöse, plumpe Schleimhautfalten, leukocytäre Infiltration. b Entzündlich veränderte Tubenschleimhaut: ödematöse Schwellung der Epithelien, eitriges Exsudat (Leukocyten) im Lumen, fibrinöse Verklebung der Schleimhautfalten, leukocytäre Infiltration des Stroma

den USA bis 50%). Die tuberkulöse Adnexentzündung gehört heute zu den Seltenheiten.
Nur im *akuten* Stadium ist die *Entzündung auf die Tuben beschränkt und als Salpingitis* zu bezeichnen. Im subchronischen und *chronischen* Stadium sind die Adnexe in toto einbezogen, so daß man von der *Adnexentzündung* oder der *Salpingo-Oophoritis* sprechen muß.
Die infektiöse Erkrankung der Tuben ist streng zu unterscheiden von den physiologischen Veränderungen der Tubenschleimhaut zur Zeit der Menstruation. Histologische Untersuchungen an Operationspräparaten zeigen, daß während der Menstruation im uterinen Abschnitt der Tuben eine Schwellung der Mucosa mit leukocytärer Stromainvasion auftreten kann. Sie ist abakteriell und wird als örtliche Reaktion auf einen geringfügigen Reflux von Menstrualblut gedeutet. Der Vorgang ist also nicht mit einer Entzündung auf der Basis einer Infektion zu verwechseln, macht aber das *Risiko einer Keimascension intra oder unmittelbar post menstruationem* verständlich.

Die unspezifische akute Salpingitis

Sie ist durch Ödem und leukocytäre Infiltration des Stroma der Schleimhautfalten, die ödematöse Schwellung des Schleimhautepithels und die Absonderung serös-eitrigen oder eitrig-fibrinösen Exsudates in das Tubenlumen charakterisiert (Abb. 260a, b). Fibrinöse Verklebung und ödematöse Schwellung führen bald zur Obliteration der Lumina und zur Einstülpung und *Verklebung der Fimbrienenden* sowie auch des uterinen Ostium der Tuben. Während die Tuben i. allg. im Beginn der Erkrankung noch nicht tastbar verdickt sind, werden sie durch die Vermehrung des Exsudates keulenförmig aufgetrieben. Dem Typ des Exsudates folgend spricht man von *Pyo-* oder *Hydrosalpingen*. Zusätzliche Blutaustritte aus den vermehrten Capillaren führen zum Bild der *Hämatosalpinx*.
Wenn sich jedoch aus den noch offenen Tubenenden das im akuten Stadium noch infektiöse Sekret in die Bauchhöhle entleert, treten *Frühkomplikationen* ein. Das Übergreifen auf das Beckenperitoneum hat eine *Pelveoperitonitis* zur Folge. Durch die Ansammlung des Eiters im Cavum Douglasi, dem tiefsten Punkt der Bauchhöhle, bildet sich ein *Douglas-Absceß*. Auf die gleiche Weise kann eine *Perioophoritis* oder – bei direkter Kontamination des Ovars beim Follikelsprung – über eine *Oophoritis* ein *Tuboovarialabsceß* entstehen.

Symptome: Bei der akuten Salpingitis bestehen wechselnd starke, meist beiderseits im Unterbauch lokalisierte Schmerzen (Cohabitationsschmerzen!), Meteorismus und Obstipation, einhergehend mit plötzlichem Krankheitsgefühl und unterschiedlichen Temperatursteigerungen von subfebrilem bis zu hochfebrilem Charakter. Häufig sind eine leichte acyclische Schmierblutung (Endometritis) und eitriger Fluor (Endometritis, Kolpitis) vorhanden.

Diagnose: Auffallend ist zunächst die meist doppelseitige umschriebene *Abwehrspannnung im Unterbauch.* Die Befunderhebung ist dadurch erschwert. Es ist zu beachten, daß die Tuben im Beginn der Erkrankung unmerklich verdickt und von weicher Konsistenz sind und daher meist nicht isoliert getastet werden können. In diesen Fällen ergibt sich die Diagnose aus den anamnestischen Hinweisen und der differentialdiagnostischen Abgrenzung, insbesondere gegenüber der akuten Appendicitis und einer Tubargravidität. Bei der Appendicitis liegt das Punctum maximum des Druckschmerzes höher im Bereich des McBurney-Punktes, und es besteht eine intestinale Symptomatik (Übelkeit, Erbrechen). Auf eine Tubargravidität weisen die sekundäre Amenorrhoe, ein positiver Schwangerschaftstest und normale Leukocyten-, Blutsenkungs- und Temperaturwerte hin. Im Zweifelsfall ist zur Sicherung der Diagnose großzügig die *Laparoskopie* einzusetzen.

Wenn die Tuben infolge des bereits erfolgten Tubenverschlusses aufgetrieben sind und sich eine Pyo- oder Hydrosalpinx entwickelt hat, ist die Diagnose meist eindeutig zu stellen. Man tastet die Tuben dann ein- oder beidseitig als *keulenförmige, prallelastische Resistenzen von eingeschränkter Beweglichkeit.* Bei der Palpation ist äußerste Vorsicht geboten, um eine Ruptur und die dadurch drohende Exacerbation mit Gefahr der Peritonitis zu vermeiden. Ein bereits bestehender Douglas-Absceß wölbt sich gegen das Scheidengewölbe und zum Rectum hin vor. Mit Hilfe der rectalen und rectovaginalen Untersuchung ist er als pralle, fluktuierende Resistenz zu tasten. Die Abgrenzung gegenüber einem frischen Tuboovarialabsceß kann Schwierigkeiten bereiten, wenn sich dieser gegen den Douglas-Raum hin entwickelt hat. Stets muß die Untersuchung durch die *spezielle Keimdiagnostik* komplettiert werden, um eine Gonorrhoe oder tuberkulöse Salpingitis auszuschließen oder zu verifizieren (s. S. 535 u. S. 537). Die BKS und die Leukocytenzahl sind bereits im Initialstadium der Salpingitis leicht, bei Frühkomplikationen stark erhöht.

Therapie: Die Behandlung der akuten Salpingitis erfolgt konservativ, sofern nicht Frühkomplikationen zu aktivem Eingreifen zwingen. Sie besteht in hochdosierten Gaben von Antibiotica mit breitem Wirkungsspektrum (Anaerobier!) und zusätzlicher Verabfolgung von Corticosteroiden. Die Corticosteroide wirken antiphlogistisch, resorptionsfördernd, hemmen die Ausbildung fibrinöser Beläge und steigern die Durchblutung und dadurch die Antibioticakonzentration am Herd. (Cave Corticosteroidtherapie ohne Antibiotica! Sie hat infolge der Immunsuppression die ungehemmte Dissemination zur Folge!) Die medikamentöse Therapie wird durch Bettruhe und physikalische Maßnahmen ergänzt. Bei floriden Prozessen bestehen sie in lokaler Kälteapplikation (Eisblase), die über eine segmentale Vasoconstriction antiphlogistisch wirken soll. Nach Abklingen der akuten Erscheinungen wird die hyperämisierende und dadurch resorptionsfördernde Wirkung der Wärme in Form von Mikrowellen oder Moorpackungen kurmäßig in den Behandlungsplan eingebaut.

Hat sich bereits ein Douglas-Absceß gebildet, so wird er unter Antibioticaschutz vom hinteren Scheidengewölbe aus punktiert und drainiert. Aus dem Punktat ist der Erregernachweis zu führen und die Resistenzbestimmung vorzunehmen.

Prognose: Nur bei frühzeitiger Erfassung und sofortiger Einleitung der Antibioticatherapie ist eine Restitution mit Erhaltung der Tubenfunktion möglich. Ist es bereits zu Exsudatbildungen und Verklebungen gekommen, so ist auch nach Abklingen aller Entzündungserscheinungen die Prognose bezüglich der Konzeptionsmöglichkeit schlecht und nur durch operativ-plastische Korrekturen zu verbessern.

Die unspezifische chronische Adnexentzündung

Wird die akute Salpingitis nicht rechtzeitig durch gezielte Behandlung abgefangen, so geht sie fließend in das chronische Stadium über. *Charakteristisch für den chronischen Verlauf sind die fibrinös-bindegewebigen Verwachsungen mit*

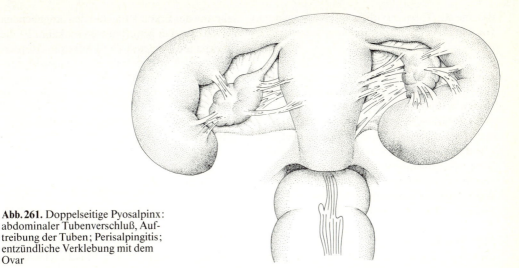

Abb. 261. Doppelseitige Pyosalpinx: abdominaler Tubenverschluß, Auftreibung der Tuben; Perisalpingitis; entzündliche Verklebung mit dem Ovar

der Umgebung. Das Ovar der betroffenen Seite ist in den Erkrankungsprozeß mit einbezogen. Es handelt sich *bei der chronischen Form also um eine Entzündung der Adnexe, eine Salpingo-Oophoritis*.
So wirksam der Tubenverschluß als Schutzmechanismus durch die Verhinderung der Keimausbreitung ist, so deletär sind die Folgen für die Funktion der Tuben. Die lokalen Entzündungsreaktionen ergreifen fortschreitend die Wandschichten der Tube. Die Submucosa, Muscularis und Serosa werden diffus entzündlich durchsetzt. Die Folgen sind eine *Perisalpingitis* mit fibrinösen Auflagerungen und ausgedehnte Verwachsungen mit der Umgebung.
Die im akuten Stadium entzündlich infiltrierte und ödematös verdickte Schleimhaut ulceriert und wird schließlich nekrotisch. Die lytischen Vorgänge führen zur weiteren Vermehrung des Exsudates. Damit nimmt die Pyo-, Hydro- oder Hämatosalpinx im chronischen Stadium an Ausdehnung zu und kann Kinderarmdicke erreichen. Sie ist gegenüber der akuten Form durch ihre bindegewebig verdickte Wand gekennzeichnet. Bei doppelseitiger Erkrankung sind die Befunde auf beiden Seiten meist unterschiedlich ausgeprägt. Schließlich wird die Tubenschleimhaut atrophisch, das Exsudat allmählich resorbiert, und die Tube ist als starrer Strang gänzlich in Verwachsungen eingebettet. Schleimhautfalten sind makroskopisch und auch histologisch kaum noch nachweisbar. Infolge der Verwachsungen bilden die Adnexe im Endstadium einen *derben unbeweglichen Konglomerattumor*, sind je nach Ausdehnung der Adhäsionen mit dem Uterus, selten mit der Blase, fast immer mit dem Darm verbacken und häufig im Douglas-Raum, am hinteren Blatt des Lig. latum oder an der Beckenwand fixiert.

Symptome: Die chronische Salpingo-Oophoritis geht mit anhaltenden, wechselnd starken, ein- oder doppelseitigen Unterbauchschmerzen einher. Obstipation und Meteorismus sind fast immer vorhanden. Das Krankheitsgefühl ist weniger ausgeprägt und der Zustand der Patientin mehr durch eingeschränkte Leistungsfähigkeit gekennzeichnet. Cyclusstörungen und Fluor können vorhanden sein. Die Temperatur bewegt sich meist im subfebrilen Bereich.

Diagnose: Bei der chronischen Form der Salpingo-Oophoritis besteht eine Druckempfindlichkeit des gesamten Unterbauches oder vorwiegend einer Seite, aber keine Abwehrspannung der Bauchdecken. Die BKS und die Leukocytenzahl sind mäßig erhöht. Die gynäkologische Untersuchung ergibt ein- oder doppelseitige, schwer bewegliche Konglomerattumoren unterschiedlicher Größe und Ausdehnung, die oft mit dem Uterus verbacken und an der Beckenwand oder im Douglas fixiert sind (Abb. 261). Im Vergleich zu einem tuberkulösen Adnexprozeß oder einem Ovarialcarcinom sind diese Tumoren von eher teigig-weicher Konsistenz und meistens druckempfindlicher. Differentialdiagnostisch sind bei einseitigen Prozessen die chronische Perityphlitis, die Diverticulitis, eine alte Tubargravidität und ein Carcinom, vor allem ein Ovarialcarcinom, auszuschließen.

Therapie und Prognose: Bestehen noch Zeichen einer nicht völlig abgeklungenen Entzündung, so erfolgt die Behandlung zunächst wie bei der akuten Salpingitis (s. S. 532). Resorptionskuren mit Mikrowellen und Fangopackungen müssen mehrfach wiederholt werden, um die konservativen Therapiemöglichkeiten auszuschöpfen. Kuren in Heilbädern (Moorbäder) können in den Therapieplan eingebaut werden.
Ist bei der chronischen Verlaufsform der Prozeß völlig zur Ruhe gekommen, so bieten bei nicht zu großer Ausdehnung die verschiedenen operativen Methoden der Rekanalisierung der Tuben mit gleichzeitiger Lösung der Verwachsungen in ca. 10–15% der Fälle Aussicht auf Behebung der Sterilität. Entscheidend sind die ausreichende Tubenmotilität und die noch vorhandene funktionierende Tubenschleimhaut. Die Prognose der chronischen Salpingo-Oophoritis wird durch die *Neigung zu Rezidiven* negativ beeinflußt. Abgesehen von der möglichen Reinfektion können Einrisse von Absceßmembranen – ausgelöst durch Cohabitationen oder durch die Darmmotilität – oder eine fortbestehende schleichende Absonderung aus einem alten Tuboovarialabsceß oder einer Pyosalpinx zu einem Wiederaufflackern führen. Dann sind wiederholte Behandlungsserien notwendig. Auch im chronischen Stadium ist durch spontane Ruptur der Tubenwandung oder eines Tuboovarialabscesses die Entleerung eitrigen Sekretes in die Umgebung möglich. Als Folge davon können *Exacerbationen* in Form einer Perioophoritis oder Oophoritis auftreten. Bei jedem Rezidiv besteht die Gefahr, daß sich ein *Tuboovarialabsceß* oder eine *Pelveoperitonitis* mit *Douglas-Absceß* entwickeln, die entsprechend angegangen werden müssen. Wenn sich zeigt, daß sich der Prozeß durch konservative Maßnahmen nicht zurückbildet, und wenn die Patientin durch die vielfältigen Beschwerden ständig beeinträchtigt bleibt, so ist die *operative Entfernung* der Erkrankungsherde zu erwägen. Da es sich meist um Frauen im geschlechtsreifen Alter handelt, ist die Erhaltung eines Ovars oder eines Ovarialrestes anzustreben. Die Patientin ist stets darauf hinzuweisen, daß die Entscheidung über die Größe des Eingriffs erst intra operationem in Abhängigkeit von der Ausdehnung der Erkrankung und den umgebenden Verwachsungen getroffen werden kann. Ist die Exstirpation von Uterus und Adnexen erforderlich, so wird postoperativ eine Dauersubstitution mit Oestrogenen eingeleitet. So gravierend der Eingriff zunächst für die Patientin ist, so kann andererseits nach dem oft jahrelangen Krankheitsverlauf nun Beschwerdefreiheit erzielt werden.

Der Ovarialabsceß

Der isolierte Ovarialabsceß entsteht ausschließlich hämatogen und meist einseitig. Parenchym und Stroma sind zunächst hyperämisch und ödematös. Kommt es zur Einschmelzung, so entsteht das sog. Pyovar. Periovarielle Verwachsungen fixieren das Organ. Als Erreger kommen unspezifische Keime einer mit Septicämie einhergehenden infektiösen Erkrankung, hämatogen gestreute Tuberkelbazillen und selten Typhuserreger in Betracht.

Symptome: Es bestehen septische Fieberschübe, die auch dann noch anhalten, wenn die Grundkrankheit abgeklungen ist.

Diagnose: Der Verdacht ergibt sich in Verbindung mit dem Grundleiden bei einseitigem Adnexbefund bzw. isoliertem Druckschmerz eines Ovars. Die Diagnose wird nach der endoskopischen Betrachtung des Ovars gestellt (Laparoskopie). Bei kleinen, tief im Ovar lokalisierten Abscessen kann der Tastbefund jedoch unauffällig sein und auch die Laparoskopie versagen. Differentialdiagnostisch kommen die Salpingitis, die seltene Ovarialgravidität und bei rechtsseitigem Sitz die akute Appendicitis in Frage.

Therapie: Der Ovarialabsceß ist nicht konservativ heilbar. Die Exstirpation des Ovars ist umgehend erforderlich.

Die Salpingitis isthmica nodosa

Bei der Salpingitis isthmica nodosa ist die isthmische Region der Tuben durch einzelne oder mehrere derbe gelblichbraune Knoten auf 1–2 cm Durchmesser verdickt. Mikroskopisch findet sich eine *umschriebene Hypertrophie und Hyperplasie der Muscularis, die ektopisches Tu-*

benepithel umschließt. In manchen Fällen läßt sich eine Verbindung mit dem Tubenlumen nachweisen, so daß der Eindruck einer Tubendiverticulitis entsteht. Die Ursache ist unklar. Es wird vermutet, daß es sich um Folgen einer Entzündung handelt. In Analogie zur Adenomyose des Endometrium wird sie auch als Adenomyose der Tubenschleimhaut betrachtet.

Die Salpingitis isthmica nodosa wird im Alter von 25–50 Jahren beobachtet. In mehr als einem Drittel der Fälle sind beide Tuben betroffen. Sie macht keine Symptome.

Da sie häufig infolge der *Motilitätsstörungen der Tuben* mit Sterilität einhergeht oder aber Ursache einer Tubargravidität sein kann, wird sie fast ausschließlich im Zuge der Sterilitätsbehandlung, bei der Laparoskopie oder Laparotomie entdeckt. Die Differentialdiagnose gegenüber einer Tubenendometriose ist nur histologisch aus der Struktur der Schleimhautinseln abzuleiten.

Die Parametritis

Die akute isolierte Parametritis – früher eine gefürchtete Komplikation nach vaginalen gynäkologischen und vor allem geburtshilflichen Eingriffen – gehört dank der Verbesserung der Asepsis, der Fortschritte in der Geburtsleitung und der Therapie mit Antibiotica und Sulfonamiden heute zu den seltenen Krankheitsbildern.

Ätiologie: Dem entzündlichen Prozeß gehen fast immer Verletzungen der Cervix unter der Geburt oder bei Fehlgeburten, brüske Dilatation oder Perforation voraus, die die Eintrittspforten für pathogene Keime, überwiegend Streptokokken, bilden. Eine Parametritis kann auch als Folge einer *Pfählungsverletzung* auftreten. Nicht selten stellt sie eine *Begleiterscheinung des Cervixcarcinoms* dar.
Es kommt zunächst einseitig zu einer phlegmonösen Ausbreitung der Infektionserreger entlang den Lymphbahnen des Beckenbindegewebes mit Einschmelzungs- und Abscedierungstendenz. Eine Miterkrankung der Adnexe kommt vor; umgekehrt kann auch die Salpingo-Oophoritis auf die Parametrien übergreifen.

Symptome: Es bestehen meist einseitig lokalisierte, anhaltende starke Schmerzen tief im Becken, begleitet von hohen septischen Temperaturen, Leukocytose und beschleunigter Blutsenkung. Defäkations- und Miktionsbeschwerden sind meist vorhanden.

Diagnose: Die Diagnose der Parametritis wird aus dem Tastbefund im Zusammenhang mit den Symptomen und der Anamnese abgeleitet. Die äußere Betastung des Abdomen löst bei tief hinter die Schambeinäste eindringender Palpation einen Druckschmerz aus. Bei der akuten Form tastet man das erkrankte Parametrium vaginal bzw. rectovaginal als eine *keilförmig zur Beckenwand ausstrahlende und dort breitbasig aufsitzende weiche, im Spätstadium derbe Schwellung.* Der Uterus ist unbeweglich und bei einseitigen Prozessen zur kontralateralen Seite gedrängt. Differentialdiagnostisch müssen ein Douglas-Absceß, ein Tuboovarialabsceß, bei malignen Prozessen im kleinen Becken das carcinomatöse Infiltrat abgegrenzt werden.

Therapie: Sie besteht in hochdosierten Antibioticagaben und antiphlogistischen Maßnahmen, wie sie bei der Behandlung der Adnexentzündung zur Anwendung gelangen. Bei der Befundkontrolle ist auf Abscedierung zu achten. Tritt sie auf, so ist eine Punktion durch das Scheidengewölbe erforderlich. Die Parametritis hinterläßt meist eine starke Narbenbildung, die bei Unkenntnis der durchgemachten Erkrankung bei späteren gynäkologischen Untersuchungen leicht zu Fehldeutungen führen und ein carcinomatöses Infiltrat vortäuschen kann.

Die spezifischen Infektionen des weiblichen Genitale

Die Gonorrhoe

Die Gonorrhoe hat in den letzten Jahren, insbesondere bei Jugendlichen, erheblich zugenommen und stellt die häufigste Geschlechtskrankheit dar. Als Ursachen für den neuerlichen Anstieg haben vor allem die veränderten sexuellen Verhaltensweisen der Jugendlichen mit früher Aufnahme des Geschlechtsverkehrs, die Promiskuität und die Homosexualität zu gelten.

Erreger dieser venerischen Erkrankung ist der 1879 durch Neisser entdeckte *gramnegative Diplococcus*. Für die Lokalisation der Erkrankung bei der Frau ist wesentlich, daß die Gonokokken in die Epithelzellen intakter sekretorisch aktiver Schleimhäute einzudringen vermögen. Nur bei Kindern und bei Frauen in der Postmenopause bildet auch das Plattenepithel der Vagina ein adäquates Milieu. Die intra- und subepitheliale Besiedlung geht mit Entzündung und Zerstörung der Schleimhäute einher.

Die Übertragung erfolgt fast ausnahmslos bei der Cohabitation. Nur bei kleinen Mädchen ist die indirekte Kontamination über eine Schmierinfektion möglich.

Bei der akuten Gonorrhoe des Mannes ist das

Ejaculat gonokokkenhaltig. Die Prädilektionsorte einer Kontamination beim Coitus sind bei der Frau einzeln oder gleichzeitig die *Urethraöffnung* (95%), die *Ausführungsgänge der Bartholin-Drüsen* (20%) und die *Cervixschleimhaut* (80%). Auch die *Rectumschleimhaut* kann primär befallen werden (10%). Die mit Plattenepithel bedeckten Partien bleiben ausgespart. Es bildet sich eine häufig nur flüchtige Urethritis mit Beteiligung der Paraurethraldrüsen. Die Besiedlung der Cervix löst eine akute Cervicitis mit eitrigem infektiösen Fluor aus. Durch Kontamination mit dem Cervixsekret werden erneut die Urethra und die Bartholin-Drüsen infiziert. Wenn in diesem Stadium noch keine Behandlung erfolgt, besteht die Gefahr einer spezifischen Bartholinitis mit Abszeßbildung (s. S. 520). Der anhaltende cervicale Fluor löst eine Gewebsreaktion mit Ausbildung der *Condylomata acuminata* (s. S. 520) aus, die sich über die gesamte Vulva und die Vagina einschließlich der Portiooberfläche ausbreiten können.

Solange der innere Muttermund eine intakte Barriere darstellt, bleibt die Infektion auf die unteren Genitalabschnitte begrenzt („untere Gonorrhoe"). Das Risiko einer Ascension ist jedoch jederzeit gegeben. Dabei kann die Menstruation als „Schrittmacher" fungieren, seltener sind es bei der frischen Gonorrhoe Aborte und Geburten. Die Endometritis gonorrhoica hat infolge der cyclischen Abstoßung der Zona functionalis nur passageren Charakter. Die Keime dringen aber von dort aus rasch in die Tuben vor und verursachen eine akute Salpingitis („obere Gonorrhoe"). Eine Pelveoperitonitis gonorrhoica ist infolge des frühzeitigen Tubenverschlusses selten. Die gonorrhoische Adnexentzündung unterscheidet sich nicht von den unspezifischen Verlaufsformen, zumal die Gonokokken offenbar als Schrittmacher für die Ascension unspezifischer Keime dienen und daher nicht selten im oberen Genitalbereich eine Mischinfektion besteht. In dieser Phase der Entzündung können Anaerobier die Oberhand gewinnen (s. S. 417 u. S. 523).

Einen andersartigen Verlauf nehmen die *Gonorrhoe des kleinen Mädchens* und der Frau in der *Postmenopause*. Der Gonococcus vermag in das niedrige, nur aus wenigen Zellagen bestehende Plattenepithel einzudringen und eine gonorrhoische Vaginitis (Vaginitis gonorrhoica infantum, Vaginitis gonorrhoica senilis) auszulösen.

Symptome: Die Symptomatik entwickelt sich bei der Frau allmählich, Sofortsymptome sind selten. Allenfalls besteht ein leichtes Brennen bei der Miktion. Im Falle einer Besiedlung der Cervixschleimhaut tritt eitriger grüngelblicher Fluor auf. Die Beteiligung der Bartholin-Drüsen kann zur Symptomatik der Bartholinitis und des Bartholin-Abscesses führen. Die akute und chronische Salpingitis gonorrhoica geht mit den gleichen Beschwerden einher wie die unspezifische akute und chronische Entzündung der Adnexe.

Die Vaginitis gonorrhoica infantum und senilis führen zu plötzlich auftretendem eitrigen Fluor, brennenden Schmerzen bei der Miktion und einer sekundären Vulvitis.

Diagnose: Bei der Inspektion des äußeren Genitale fällt gelegentlich unmittelbar nach erfolgter Infektion eine Rötung der periurethralen Regionen (Skene-Gänge) und der Ausführungsgänge der Bartholin-Drüsen auf. Manchmal entleert sich aus der Urethralöffnung spontan eitriges Sekret oder kann digital unter leichtem Druck von der Vagina aus exprimiert werden. Bei einer Cervicitis enthält die Vagina reichlich eitrigen Fluor, der unter Sicht aus dem Cervicalkanal hervorquillt. Der gynäkologische Tastbefund ist, solange keine Bartholinitis und kein Adnexprozeß vorliegen, normal, andernfalls gleicht er den Befunden der unspezifischen entzündlichen Veränderungen. Entscheidend für die endgültige Diagnose ist der Erregernachweis. Dazu wird mit einem sterilen Wattestäbchen oder mit einer Platinöse Sekret aus der Urethra und der Cervix entnommen, auf einen Objektträger ausgestrichen und mit Methylenblau und nach Gram gefärbt. *Intracellulär liegende gramnegative Diplokokken in typischer Lagerung in Semmelform sprechen für einen Morbus Neisser* (Abb. 262). Die Versagerquote dieser Abstrichverfahren ist hoch, da die Keime tief in den Schleimhautfalten sitzen. Außerdem kann ein positiver Befund durch Myxobakterien der sog. *Mimea*-Gruppe vorgetäuscht werden, die sich morphologisch nicht von den Gonokokken unterscheiden. Daher ist heute die kulturelle Bestimmung (Stuart-Transportmedium oder Elektivmedium von Thayer-Martin und Modifikationen) im Parallelverfahren zu fordern. Sie erhöht die Sicherheit der Erfassung durch die biochemische Identifizierung der Keime. Die Entnahme kann unmittelbar während der Untersuchung erfolgen. Die Hinzunahme eines Abstriches aus dem Rectum für Ausstrich und Kultur erhöht auch bei der Frau, besonders bei negativem Cervixbefund, die Erfassungsquote. Bei Verdacht auf eine gonorrhoische Vaginitis bei kleinen Mädchen ist die Entnahme ohne Läsion des Hymen möglich, bei Frauen in der Postmenopause wird das Sekret aus dem hinteren Scheidengewölbe entnommen. Typische Kolonien auf den Spezialnährböden und eine positive Oxidasereaktion sichern die Diagnose. In Zweifelsfällen können die Immunfluorescenzmethode und die Komplementbindungsreaktion hinzugefügt werden. Bei begründetem Verdacht mit negativem Ergebnis sind wiederholte Kontrollen notwendig. Die erhöhte Zuverlässigkeit des Nachweises während der Menstruation ist umstritten.

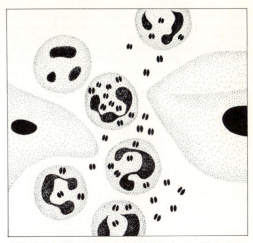

Abb. 262. Mikroskopischer Nachweis von Gonokokken: gramnegative intracellulär gelegene semmelförmige Diplokokken

Therapie: Entscheidend zur Vermeidung der Salpingitis mit ihren Folgeerscheinungen, vor allem der Sterilität, sind Frühdiagnostik und Frühbehandlung. Die Methode der Wahl bei der *frisch acquirierten Gonorrhoe* ist die hochdosierte Penicillinkur. Eine Penicillinresistenz ist bisher nicht erwiesen, wohl eine gewisse Sensibilitätsabnahme. Gegenwärtig wird zur Therapie der akuten Infektion die einmalige Gabe von 4 Mill. E Penicillin G oder dessen Kombination mit Procain-Penicillin i. m. zusammen mit 1,0 g Probenecid oral empfohlen oder statt dessen (z. B. bei Penicillinüberempfindlichkeit) Tetracyclinhydrochlorid, 0,5 g oral 4mal täglich, mit einer Gesamtdosis von 10 g innerhalb von 5 Tagen. Handelt es sich um Penicillinase-produzierende Neisseriae gonorrhoeae, so ist Spectinomycin (4 g als Doppelinjektion) anzuwenden. Nach Möglichkeit muß der Partner gleichzeitig behandelt werden, um Reinfektionen zu vermeiden. 3–7 Tage nach Abschluß der Kur sollten Kontrollabstriche – auch von der Analregion – erfolgen. Besteht eine Schwangerschaft, so wird in gleicher Weise verfahren.

Die Therapie der *akuten gonorrhoischen Salpingitis* muß sowohl der gonorrhoischen als auch der nachfolgenden polymikrobiellen Besiedlung Rechnung tragen. Die Initialdosis wird auf 20–30 Mill. E Penicillin G/24 h gesteigert und durch Antibiotica mit breitem Wirkungsspektrum wie Kanamycin, Gentamycin oder das gegen Anaerobier wirksame Clindamycin ergänzt.

Die Behandlung der chronischen Salpingitis und Salpingo-Oophoritis erfolgt nach den für die unspezifischen Verlaufsformen angegebenen Richtlinien (s. S. 534). Bezüglich der Meldepflicht s. S. 539.

Die Genitaltuberkulose

Als Folge der Tuberkuloseprophylaxe und -fürsorge ist die Genitaltuberkulose heute selten geworden. Sie spielt auch bei der weiblichen Sterilität kaum noch eine Rolle. *Jedoch gilt auch heute noch als Richtlinie, daß Adnextumoren bei jungen Mädchen, vor allem bei Virgines,* stets auf eine Tuberkulose verdächtig sind. In ca. 10% erfolgt die Manifestation einer Genitaltuberkulose gleichzeitig mit einer spezifischen Erkrankung des Harntraktes. Es handelt sich dabei aber nicht um eine fortgeleitete Systemerkrankung, sondern um getrennte Lokalisationen der hämatogenen Streuung mit mehr oder weniger zufälliger Koincidenz. Die Genitaltuberkulose kann *lange latent* bleiben.

Die tuberkulöse Infektion der Genitalorgane erfolgt fast ausschließlich *hämatogen,* ausgehend von einem streuenden Erkrankungsherd (Lunge, Pleura, Peritoneum, Skelettsystem), seltener *lymphogen* nach peritonealer oder mesenterialer Lymphknotentuberkulose. Die hämatogen fortgeleitete Infektion manifestiert sich zu *über 90% zunächst in der Schleimhaut der Tuben.* Die *Salpingitis tuberculosa* ist fast immer doppelseitig. Sie beginnt meist im ampullären Abschnitt der Tuben, ergreift von dort aus den isthmischen und intramuralen Teil und *descendiert in das Endometrium.*

Die Adnextuberkulose tritt daher fast immer mit einer Endometritis tuberculosa vergesellschaftet auf und umgekehrt. Eine sekundäre Beteiligung des Ovars ist mit einer Häufigkeit von 10% zu veranschlagen. Eine Ausdehnung auf Cervix, Vagina und Vulva kommt extrem selten vor. Bei der lymphogenen Ausbreitung wird die Tube von außen in den Erkrankungsprozeß einbezogen. Es entwickelt sich eine spezifische *Perisalpingitis*. Meist besteht dann Ascites. Die Muscularis und Endosalpinx bleiben verschont, die *abdominalen Tubenostien in ca. 50% der Fälle offen.*

Die Genitaltuberkulose nimmt stets einen *chronischen Verlauf*. In der Tubenschleimhaut entwickeln sich im Anschluß an eine lymphocytäre Infiltration des Stroma und Hypertrophie der Schleimhautfalten die spezifischen Granulome mit zentraler Nekrose, umgeben von einem Saum von Epitheloidzellen mit Langhans-Riesenzellen und einem peripheren Lymphocytenwall. Mit Fortschreiten der Erkrankung füllt sich die Tube mit den für die tuberkulösen Granulome typischen käsig-bröckligen Zerfallsprodukten. Die peritubaren Adhäsionen beziehen das Ovar mit ein und bilden außerordentlich derbe Konglomerattumoren unterschiedlichen Ausmaßes. Tuberkulöse Knötchen können auf der Tubenoberfläche, dem parietalen und Douglas-Peritoneum, dem Sigmoid und Rectum sowie dem Ileum vorhanden sein. Sie fördern die Verwachsungen zwischen den Beckenorganen und dem Peritoneum.

Die *Endometritis tuberculosa* ist durch tuberkulöse Granulome in der Zona functionalis gekennzeichnet. Die cyclische Abstoßung der erkrankten Zona functionalis bedingt die Infektiosität des Menstrualblutes und bietet zugleich die Möglichkeit des Erregernachweises. Nur in fortgeschrittenen Fällen dehnt sich die Entzündung auf die Zona basalis aus und bildet dann durch Zerstörung der Schleimhaut die Ursache einer uterinen Amenorrhoe.

Symptome: Schmerzen können ganz fehlen. Gelegentlich werden uncharakteristische Unterbauchbeschwerden, Obstipation, Meteorismus und Defäkationsbehinderung angegeben. Etwa 20–50% der Erkrankten weisen Blutungsstörungen vom Typus einer Hypo-, Oligo- oder Polymenorrhoe auf. Etwa 25% der Patientinnen mit Blutungsstörungen klagen über eine sekundäre Amenorrhoe. Das Allgemeinbefinden kann durch leichte Ermüdbarkeit, gelegentlich durch nächtliche Schweißausbrüche und subfebrile Temperaturen beeinträchtigt sein.

Diagnose: Die gynäkologische Untersuchung ergibt je nach Verlaufsform und Ausdehnung der Erkrankung unterschiedliche Befunde. Der Verdacht auf eine Genitaltuberkulose wird immer bei doppelseitigen Konglomerattumoren von besonders derber Konsistenz und ausgedehnten Verwachsungen im kleinen Becken geweckt, namentlich dann, wenn die Befunde in auffälligem Kontrast zu den geringfügigen Beschwerden stehen. Die Feststellung von Adnextumoren und von multiplen Knötchen im Bereich der Tuben oder/und im Douglas-Raum mittels Laparoskopie erhärtet weitgehend den Verdacht. Wichtige Hinweise liefert die Anamnese: In 50–60% ist eine Pleuritis zu eruieren, bei mehr als 90% der Erkrankten finden sich röntgenologisch Indizien einer durchgemachten pulmopleuralen Tuberkulose.

Die Vermutungsdiagnose ist durch den *Erregernachweis aus dem Menstrualblut* und die typischen histologischen Gewebsveränderungen zu sichern. Da beide Methoden mit einer Versagerquote behaftet sind, wird doppelgleisig verfahren. Der Erregernachweis aus dem Menstrualblut ist zeitlich voranzustellen. Das Menstrualblut wird dabei durch eine Spezialportiokappe steril aufgefangen; 5–10 ml Blut genügen für Kultur und Tierversuch. Die Abrasio erfolgt in der prämenstruellen Phase des darauffolgenden Cyclus. *Die Biopsie muß vorsichtig unter Schonung der Zona basalis ausgeführt werden.*

Die lokale Diagnostik wird durch die Durchuntersuchung ergänzt, um den Ausgangsherd ausfindig zu machen. Die urologische Diagnostik ist wegen des nicht seltenen gleichzeitigen Bestehens einer Nieren- und/oder Blasentuberkulose notwendig.

Therapie: Die bakteriologisch positive Genitaltuberkulose der Frau ist als „aktive" Tuberkulose *meldepflichtig*. Im Vordergrund der Behandlung steht die *Therapie mit Tuberculostatica*. Gleichzeitig wird die *lokale Resorptivbehandlung* nach den für die unspezifische chronische Adnexentzündung gültigen Richtlinien kurmäßig durchgeführt (s. S. 534). Die Therapie mit Chemotherapeutica muß als Langzeitbehandlung über mindestens 1 Jahr erfolgen. Da die einzelnen Gruppen der Tuberculostatica (z. B. INH, Rifampicin, Ethambutol, PAS, Streptomycin) unterschiedliche Angriffspunkte auf den Stoffwechsel der Tuberkelbazillen entfalten, empfiehlt sich die *kombinierte Chemotherapie*. Nachkontrollen in halbjährlichen Abständen über einen Gesamtzeitraum von 3 Jahren sind zu empfehlen.

Die Heilungsaussichten betragen 70–90%. Die Beschwerden halten bei ausgedehnten Verwachsungen jedoch unverändert an. Die *Prognose hinsichtlich der Konzeptionschancen ist schlecht.* Plastische Korrekturen zur Wiederherstellung der Tubenfunktion haben allenfalls bei der tuberkulösen Perisalpingitis Aussicht auf

Erfolg. Im Falle einer Konzeption ist das Risiko einer Tubargravidität hoch. Aus diesen Gründen sollte letzten Endes jeder tuberkulöse Adnexprozeß *operativ* entfernt werden. Das Ausmaß des Eingriffs kann erst intra operationem definitiv entschieden werden.

Die Lues (Syphilis)

Die Lues tritt wie die Gonorrhoe nach zuvor erfolgreicher Eindämmung in den letzten Jahren wieder häufiger auf. Der Erreger der Lues, die *Spirochaeta pallida* (Schaudinn u. Hoffmann 1905), vermag durch kleinste *Epithelläsionen,* nicht aber durch die intakte Epitheloberfläche in das Gewebe einzudringen. Gewöhnlich erfolgt die Übertragung beim Geschlechtsverkehr, wenn der Partner an einem Primäraffekt oder nässenden Papeln des Stadium II erkrankt ist, und wenn bei der Partnerin Epitheldefekte im Bereich der Vulva, Vagina und Portio bestehen oder intra coitum Verletzungen erfolgen. Infolgedessen ist der luische Primäraffekt bei der Frau an der Vulva, der Vaginalwand, besonders im hinteren Scheidengewölbe, oder auf der Portiooberfläche lokalisiert. Nach einer Inkubationszeit von 3 Wochen bildet sich dort ein derbes Ulcus mit aufgeworfenem Rand (Ulcus durum) und lackartigem Glanz. Multiple Herde und „Abklatsch"-Granulome kommen vor. Die inguinalen Lymphknoten schwellen bis auf Kastaniengröße an und sind außerordentlich derb, aber schmerzlos (harter Schanker). Der *Primäraffekt* – das *Stadium I der Lues* – bildet sich im *Verlauf von 4–6 Wochen spontan zurück*. Die Erreger dringen aber indessen von dem Primärherd aus in die Blutbahn ein. Als Folge entwickelt sich etwa in der 9. Woche nach der Erstinfektion das *Stadium II*. Im Verlaufe eines generalisierten Exanthems treten die *Condylomata lata* auf. Sie sind meist auf die Vulva beschränkt und seltener auch in der Vaginalwand und auf der Portiooberfläche lokalisiert. Es handelt sich um Granulome von blaßgrauer Farbe mit zentraler Eindellung und wäßriger Absonderung. Im *Stadium III* stehen neurologische Erscheinungen im Vordergrund. Die in diesem Stadium gelegentlich auftretenden ulcerierenden Granulome *(Gummata)* kommen ganz selten einmal an der Vulva zur Beobachtung und müssen dann differentialdiagnostisch von einem Vulvacarcinom abgegrenzt werden.

Symptome: Der luische Primäraffekt verursacht *keine* Symptome. Er stellt daher häufig einen Zufallsbefund dar, es sei denn, die Patientin wird durch die Lymphknotenschwellung aufmerksam und zum Arztgang veranlaßt. Im Stadium II besteht zwar eine vermehrte Absonderung aus den nässenden Papeln, jedoch wird die Patientin infolge des generalisierten Exanthems eher den Dermatologen aufsuchen.

Diagnose: Den ersten Hinweis auf einen Primäraffekt der Lues I liefern der *derbe Rand und lackartige Glanz eines Ulcus der Vulva, Vagina oder Portio*. Die Diagnose ist nach gezieltem Abstrich aus dem Wundsekret durch den *Nachweis der Spirochäten im Dunkelfeld* zu stellen. Die *Seroreaktionen* sind zu diesem Zeitpunkt noch *negativ*. Die breiten Condylome des Stadium II sind ebenfalls hoch infektiös; der mikroskopische Nachweis der Spirochäten im Dunkelfeld gelingt leicht. *Die Seroreaktionen sind im Stadium II und III stets positiv!*

Therapie: Sie besteht in hochdosierter Penicillinbehandlung und ist Sache des Venerologen. Die Einhaltung des Cohabitationsverbotes bis zur Ausheilung muß gewährleistet sein. *Die Lues ist* – wie jede venerische Erkrankung – *meldepflichtig (ohne Namensnennung)*. Erfassung und Behandlung des Partners werden durch die Gesundheitsbehörden veranlaßt, wenn sie auf freiwilliger Basis nicht gewährleistet sind.
Selten werden in Europa isolierte venerische Erkrankungen der Vulva, wie das *Ulcus molle* (weicher Schanker) und das *Lymphogranuloma inguinale* beobachtet.

49. Verletzungen des Genitale

Cohabitationsverletzungen

Die *erste Cohabitation (Defloration)* führt gewöhnlich zu ein- oder mehrfachen Einrissen des Hymenalsaums, die mit einer leichten Blutung einhergehen können, gelegentlich aber so stark bluten, daß sie chirurgisch versorgt werden müssen. Einrisse im Bereich des Introitus vaginae und der Clitoris machen infolge der starken Vascularisation u. U. die Umstechung und Naht erforderlich. Cohabitationsverletzungen der Scheidenwand oder des seitlichen Scheidengewölbes müssen nach Entfernung der Blutcoagula genäht werden. Die vorübergehende Drainage und lokale Applikation von Antibiotica vermindern die Gefahr der Parametritis oder einer aufsteigenden Infektion. Derartige Verletzungen treten nicht selten bei *Vergewaltigungen* auf. Sie können jedoch gelegentlich auch bei Frauen in der Postmenopause vorkommen, da in diesem Lebensabschnitt die Scheidenhaut atrophisch ist und Elastizität und Dehnbarkeit der bindegewebigen Strukturen reduziert sind. Auf die Möglichkeit der Eröffnung des Douglas-Raumes ist bei der Untersuchung von Verletzungen, die bis in das hintere Scheidengewölbe reichen, besonders zu achten.

Pfählungsverletzungen (Verwundungen des Genitale durch äußere Gewalt)

Von diesen Traumen sind *vorwiegend Kinder* betroffen. Außer den im Gebiet des Introitus und der Analgegend sichtbaren Verletzungen bilden sich nicht selten *paravaginale und parametrane Hämatome*. Verletzungen der benachbarten Hohlorgane (Harnblase, Rectum, Eröffnung der Bauchhöhle) müssen diagnostisch abgeklärt werden (Röntgendiagnostik, Urinbefund). Bei der chirurgischen Versorgung ist darauf zu achten, daß die begleitenden Hämatome entleert und nach außen drainert werden, um lokale Abszeßbildungen zu vermeiden. Antibioticagaben und Tetanusprophylaxe sind notwendig. Bei äußeren Traumen in der Unterbauchregion werden die inneren Genitalorgane oft dann in Mitleidenschaft gezogen, wenn es zu Beckenfrakturen oder -zertrümmerung kommt. Das Ausmaß der inneren Verletzungen und Blutungen ist oft schwer zu übersehen; Läsionen von Harnblase und Ureteren lassen sich urologisch und röntgenologisch abklären und müssen möglichst umgehend versorgt werden, um eine Urinphlegmone und spätere Fistelbildung zu vermeiden. Im Verlauf der Ausheilung können narbige Verwachsungen im kleinen Becken zurückbleiben.

Aus juristischen und gutachtlichen Gründen ist bei allen Verletzungen eine *detaillierte Befunddokumentation* erforderlich, da nicht selten Regreßansprüche geltend gemacht werden, Invalidisierung notwendig ist oder angestrebt wird. Der ärztliche Gutachter kann nur aufgrund der gynäkologischen Befunde einen Kausalzusammenhang erkennen oder ausschließen.

50. Lageveränderungen des Genitale

Zur Beurteilung der klinischen Bedeutung von Lageveränderungen des Genitale ist die Kenntnis der normalen Lagebeziehungen des Uterus und seiner Abschnitte Corpus und Cervix zum Beckenraum und ferner der Halterungsmechanismen dieses Organs Voraussetzung.

Die Lagebeziehungen des Uterus

Sie werden durch drei Begriffe charakterisiert: die *Versio, Flexio* und *Positio* uteri.

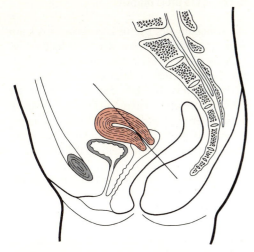

Abb. 263. Anteversio uteri (Verhältnis Cervixachse: Scheidenachse)

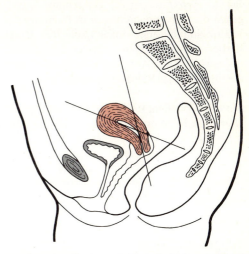

Abb. 265. Anteflexio uteri (Verhältnis Corpusachse: Cervixachse)

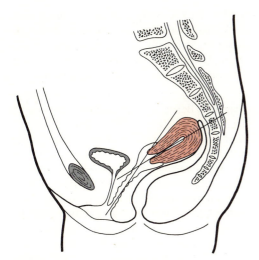

Abb. 264. Retroversio uteri (Verhältnis Uterusachse: Scheidenachse)

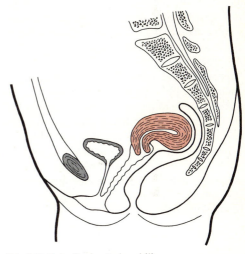

Abb. 266. Retroflexio uteri mobilis

1. Versio uteri (Neigung): Sie wird durch die Richtung der Cervixachse zur Scheidenachse bestimmt (Abb. 263). Fallen Corpus- und Cervixachse zusammen, wie es bei gestrecktem Uterus der Fall ist, so ergibt sich die Neigung des Uterus aus dem Winkel zwischen Uterus- und Scheidenachse. Aufgrund dieses Bezugssystems wird zwischen Anteversio, Retroversio (Abb. 264) und Dextro- oder Sinistroversio unterschieden.

2. Flexio (Beugung oder Knickung): Sie bezeichnet die Haltung von Corpus und Cervix uteri zueinander und wird gradmäßig durch den Winkel zwischen Corpus- und Cervixachse ausgedrückt (Abb. 265). Bei der *Anteflexio* bilden Corpus- und Cervixachse einen nach vorn offenen Winkel von ca. 130°. Gelegentlich ist die Abwinkelung des Corpus uteri nach vorn so stark, daß eine spitzwinkelige Anteflexio vorliegt.

Bei der *Retroflexio* ist der Gebärmutterkörper gegen die Cervix nach hinten in Richtung der Kreuzbeinhöhle abgewinkelt (Abb. 266). Unter Einbeziehung der Versio befindet sich der Uterus gewöhnlich in Anteversio-Anteflexio, seltener (in ca. 10%) in Retroversio-Retroflexio.

3. Positio (Stellung): Sie gibt die Stellung des Uterus im Beckenraum, bezogen auf die Führungslinie des kleinen Beckens, an. Der antevertierte, anteflektierte Uterus ist zugleich anteponiert, d. h. insgesamt der Symphyse genähert (Abb. 263 u. 265), der retrovertierte, retroflektierte Uterus liegt dagegen i. allg. leicht retroponiert, also der Kreuzbeinhöhle genähert (Abb. 266). Bei seitlicher Abweichung spricht man von einer Dextro- oder Sinistropositio.

Bezogen auf die Ebenen des kleinen Beckens, reicht der Fundus uteri normalerweise im Erwachsenenalter bis zur Terminalebene. Der äußere Muttermund befindet sich in Höhe der Interspinalebene. Abweichungen nach oben werden als *Elevatio,* ein Tiefertreten des Organs als *Descensus uteri* bezeichnet.

Aufgrund seiner elastischen Halterung ist der Uterus federnd beweglich und vermag sich auch unter physiologischen Bedingungen an wechselnde Raumverhältnisse anzupassen (Füllungszustand der Blase oder des Darmes) und in seine Ausgangslage zurückzukehren.

Abweichungen von den normalen Lagebeziehungen des Uterus sind bis auf wenige Ausnahmen ohne Belang. Die Kennzeichnung der Lagebeziehungen dient vor allem der genauen Befunddokumentation.

Die klinische Bedeutung der Retroflexio uteri

Bei 10% der Frauen besteht eine Retroversioflexio uteri, kurz als Retroflexio uteri bezeichnet. Entscheidend für die Beurteilung dieser Haltungs- und Lageanomalie des Organs ist seine Beweglichkeit oder Fixierung im kleinen Becken.

Retroflexio uteri mobilis

Die Knickung des Uterus kreuzbeinwärts kann *angeboren* oder *erworben* sein und stellt bei erhaltener Beweglichkeit eine normale Variante dar. Bei der primären oder genuinen Retroflexio ist davon auszugehen, daß der Uterus in der Kindheit oft retroponiert und auch gelegentlich retrovertiert liegt und erst ab der Pubertät in die Anteversioanteflexio übergeht. Unterbleibt die hormonal gesteuerte Ausreifung des Organs, so kann die Retroversioflexio persistieren.

Sekundär entsteht die Retroflexio uteri bei einem *Nachlassen des Beckenstützgewebes,* vornehmlich nach Geburten. In der Menopause kann sich im Zuge der Rückbildung mit Atrophie des Uterus und Verlust der Elastizität der stützenden Strukturen ebenfalls eine Retroversioflexio einstellen.

Symptome: Die *Retroflexio uteri mobilis* macht *i. allg. keine Symptome und besitzt keinen Krankheitswert.* Gelegentlich werden Druck auf den Darm, Obstipation, Kreuzschmerzen und dysmenorrhoische Beschwerden angegeben.

Diagnose: Bei der Speculumeinstellung und bei der Palpation fällt auf, daß die Portio vaginalis uteri symphysenwärts gerichtet ist. Das Corpus uteri läßt sich mit Hilfe der rectovaginalen und rectalen Untersuchung dem Verlauf der Cervix folgend im Douglas tasten (Abb. 211 u. 266).

Zur Prüfung der Beweglichkeit des retroflektierten Uterus wird bei der vaginalen Untersuchung versucht, das Corpus uteri aus dem Cavum Douglasi nach vorn zu bringen. Dabei drückt die innere Hand die Cervix nach hinten und eleviert dann das Corpus uteri aus dem Douglas-Raum, während die äußere Hand den Fundus uteri von der inneren „übernimmt" und aufrichtet. Wenn dieser Test als schmerzhaft empfunden wird und Abwehrspannung auslöst, ist er, sofern eine Indikation besteht, in Narkose zu wiederholen, damit entschieden wird, ob das Organ beweglich oder fixiert ist.

Therapie: Im allgemeinen bedarf die Retroflexio uteri keiner Behandlung. Vielmehr ist der Patientin klarzumachen, daß es sich um einen belanglosen Befund im Rahmen des Normalen oder – z. B. kurz nach der Entbindung – um eine nur vorübergehende Lageveränderung handelt.

Wichtig ist der Hinweis, daß die Retroflexio uteri bis auf wenige Ausnahmen weder eine Empfängnis noch das Austragen einer Schwangerschaft behindert. Der *gravide retroflektierte Uterus* richtet sich i. allg. mit zunehmender Größe im Verlaufe des 2.–3. Schwangerschaftsmonats spontan auf. Befundkontrollen sind jedoch notwendig, da in seltenen Fällen die Aufrichtung unterbleiben kann. Der gravide Uterus füllt dann das kleine Becken aus und preßt gelegentlich die Urethra so fest gegen die Symphyse, daß es zur Harnverhaltung kommt (Retroflexio uteri gravidi incarcerata). In diesen Fällen muß der Uterus unverzüglich in Narkose vorsichtig aus der Beckenhöhle eleviert und aufgerichtet werden.

Eine *Indikation zur Aufrichtung des Uterus* ergibt sich bei Frauen mit einem retroflektierten und zugleich gestauten, vergrößerten Uterus (pelvic congestion syndrome), wenn infolge venöser Abflußbehinderung stärkere und anhaltende Beschwerden bestehen. In solchen Fällen sind die bimanuelle Aufrichtung des Uterus und die vorübergehende Halterung in der anteflektierten Lage durch ein *Hodge-Pessar* vertretbar. Lassen die Beschwerden innerhalb von ca. 14 Tagen eindeutig nach und klingt gleichzeitig die Stauung ab, so ist die Indikation zur operativen Korrektur gegeben. Die *operative Aufrichtung* des Uterus ist gelegentlich dann zu erwägen, wenn ausschließlich die Retroflexio uteri als Ursache einer Sterilität oder auch häufiger Fehlgeburten nach differentialdiagnostischer Ausschaltung aller übrigen ätiologischen Faktoren in Frage kommt. Keinesfalls sollte man sich in diesen Fällen mit einer Pessarbehandlung aufhalten. Das Prinzip der Aufrichtungsoperation besteht in einer *Verkürzung der Ligamenta rotunda,* für die es eine Reihe von Modifikationen gibt.

Retroflexio uteri fixata

Bei der Retroflexio uteri fixata ist die Uterushinterwand meist als Folge entzündlicher Prozesse im kleinen Becken (Salpingo-Oophoritis, Douglas-Absceß) oder einer Endometriose in die Narbenzüge einbezogen oder direkt mit der Serosa des Rectum verwachsen.

Symptome: Auch die Retroflexio uteri fixata braucht keine Beschwerden auszulösen. Jedoch

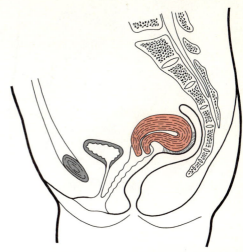

Abb. 267. Retroflexio uteri fixata. Die Uterushinterwand ist durch Narbenzüge im kleinen Becken fixiert

ist die bei der Retroflexio uteri mobilis genannte Symptomatik bei dem fixierten retroflektierten Organ häufiger und stärker ausgeprägt.

Diagnose: Besteht eine Retroflexio uteri fixata, so läßt sich der Uterus nicht aus dem Douglas-Raum elevieren (Abb. 267). Adnexbefunde, Endometrioseherde und Adhäsionen im kleinen Becken ergänzen im Zusammenhang mit anamnestischen Hinweisen die Diagnose.

Therapie: Die symptomfreie Retroflexio uteri fixata bedarf keiner Behandlung.
Bei anhaltenden starken Beschwerden oder im Zuge der Sterilitätsbehandlung ist in Abhängigkeit vom Grundleiden die operative Lösung von Verwachsungen mit Aufrichtung des Uterus gerechtfertigt. Häufig wird der Erfolg jedoch durch erneute Verwachsungen eingeschränkt.

Descensus und Prolapsus uteri et vaginae

Das Tiefertreten des Uterus innerhalb des kleinen Beckens wird als *Descensus uteri* oder Gebärmuttersenkung bezeichnet. Tritt das Organ aus dem kleinen Becken heraus und senkt sich so tief, daß die Portio vaginalis uteri vor der Vul-

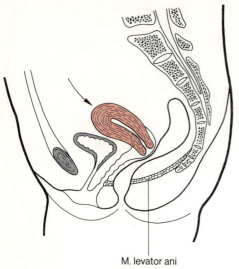

M. levator ani

Abb. 268. Wirkung des intraabdominalen Druckes auf den antevertiert-anteflektierten Uterus

va sichtbar wird, so spricht man von einem *Partialprolaps*. Bei einem *Totalprolaps* findet sich der Uterus in toto vor der Vulva, und es besteht eine totale Umstülpung der Scheide (Abb. 278).

Als *Descensus vaginae* bezeichnet man die Senkung der Scheidenwände. Bei der Befunderhebung wird zwischen dem *Descensus vaginalis anterior* und *posterior* differenziert. Der Descensus der vorderen Scheidenwand hat meist infolge der engen Beziehungen zur Blase (Septum vesicovaginale) eine Senkung des Blasenbodens zur Folge: es bildet sich eine *Cystocele* (Abb. 275). Der Descensus vaginalis posterior geht mit einer Vorstülpung des Rectum einher, die als *Rectocele* bezeichnet wird (Abb. 277). Die Cystocele tritt infolge der vergleichsweise engeren bindegewebigen Verbindung von Blase und Vagina häufiger und eher auf als die Rectocele, so daß nicht immer beide Formen vergesellschaftet angetroffen werden. Wenn der caudale Anteil des Douglas-Raumes mit der hinteren Scheidenwand tiefer tritt, spricht man von einer *Douglaso-* oder *Enterocele*.

Für die klinische Betrachtung ist wesentlich, daß der *Descensus uteri und der Descensus der Scheidenwände kombiniert auftreten und eine nosologische Einheit bilden*. Es bestehen nur graduelle Unterschiede in der Ausprägung und Manifestation. Nur selten wird ein Descensus vaginalis anterior oder posterior ohne Tiefertreten des Uterus beobachtet.

Ätiologie und Pathophysiologie von Descensus und Prolapsus

Bei der Analyse der ätiologischen Faktoren, die zur Genitalsenkung führen, ist von den Funktionsvorrichtungen auszugehen, die den Uterus in seiner Normallage halten. Von diesen fällt dem *Beckenboden,* insbesondere der *Muskelplatte des Levator ani,* die wichtigste Aufgabe bei der Aufrechterhaltung der Statik der Beckenorgane zu (s. S. 17). Einen weiteren Faktor stellen die *intraabdominalen Druckverhältnisse* dar. Die Adhäsionskraft der Eingeweide untereinander, die Stellung und Beweglichkeit des Zwerchfells, das normalerweise eine Sogwirkung ausübt, sowie die Bauchdeckenmuskulatur sind auch für die Statik der Genitalorgane von Bedeutung. Eine Änderung dieser Druckverhältnisse, wie sie z. B. bei *Insuffizienz der Bauchdecken mit Rectusdiastase, Hängeleib* und *Enteroptose* vorliegt, kann bei gleichzeitiger Insuffizienz des Beckenbodens eine Genitalsenkung zur Folge haben. Umgekehrt zieht ein *defekter Beckenboden* notwendigerweise eine Änderung der intraabdominalen Druckverhältnisse nach sich; der Eingeweideblock lastet nun mit seinem unteren Pol auf dem defekten Beckenboden und preßt die Genitalorgane durch den Hiatus genitalis hindurch tiefer. So betrachtet, handelt es sich bei der Senkung der Genitalorgane letztlich um ein *Hernie, wobei der Hiatus genitalis die Bruchpforte darstellt.*

Der antevertiert-anteflektierte Uterus liegt außerhalb der Führungslinie nach vorn geneigt. Auch bei starker Erhöhung des Bauchinnendrucks wird der Uterus daher meist nicht durch den Levatorspalt, sondern nur gegen die Levatorplatte gepreßt (Abb. 268). Dasselbe ist der Fall bei dem anteponierten, gestreckten Uterus. Wenn sich jedoch der Uterus in Mittelstellung und damit über dem Hiatus genitalis befindet, kann ihn eine ständige Erhöhung des intraabdominalen Druckes, z. B. infolge schwerer körperlicher Arbeit, durch den Levatorspalt pressen und zu einem Descensus oder Prolapsus führen (Abb. 269). Aufgrund dessen wird verständlich, daß bei dem Descensus uteri der Uterus meistens in Mittelstellung getastet wird. Gleichermaßen ungünstig wirken sich die Retropositio und die Retroflexio uteri aus. Zwar wird bei Erhöhung des intraabdominalen Druckes das Corpus uteri zunächst gegen die Levatorplatte gedrückt, aber die Cervix uteri liegt

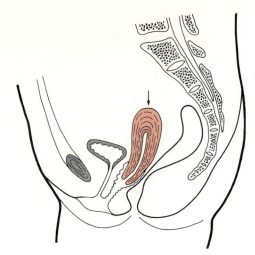
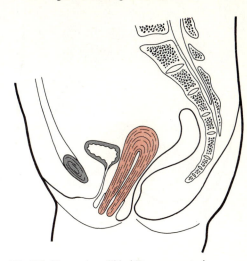

Abb. 269. Wirkung des intraabdominalen Druckes auf den Uterus in Mittelstellung (der hintere Blasenwinkel ist vergrößert)

Abb. 270. Elongatio colli bei Descensus uteri

„descensusbereit" innerhalb der Bruchpforte. Entscheidend ist die Weite des Levatorspaltes im Verhältnis zur Größe des Uterus. Solange das Corpus uteri nicht durch den Levatorspalt hindurchtreten kann, aber bereits ein Descensus der Scheidenwände mit Cysto- und Rectocele besteht, ist die Cervix dem Druck von oben und dem Zug der descendierten Partien ausgesetzt. Kommt es zusätzlich zur Gefäßstauung durch Zug an den gefäßführenden Ligg. cardinalia, so entwickelt sich eine Ausziehung und Hypertrophie der Cervix mit einer erheblichen Bindegewebszunahme der Portio vaginalis, die sog. *Elongatio colli uteri* (Abb. 270). Sie kann über lange Zeit die einzige pathologische Veränderung bleiben, aber bereits einen ersten Hinweis auf die Insuffizienz liefern. Sie wird vom Ungeübten leicht mit einem Partialprolaps verwechselt.

Die Insuffizienz der haltenden Strukturen kann *konstitutionell* bedingt oder *sekundär erworben* sein. Meist dürfte es sich um eine Kombination von primärer Bindegewebs- und Muskelschwäche und sekundären Belastungsmomenten handeln. Vorwiegend konstitutionell bedingt ist der Descensus oder Prolaps bei Nulliparae, bei denen sich die allgemeine Bindegewebs- und Muskelinsuffizienz auch auf die Beckenbodenmuskulatur erstreckt. Bei der meist vorhandenen Enteroptose kann die intraabdominale Druckerhöhung nicht mehr abgefangen werden und führt zur Erweiterung des Hiatus genitalis mit allen Konsequenzen.

Die Hauptursache der Genitalsenkung bildet jedoch die durch *Geburten bedingte Beckenbodeninsuffizienz*. Der Beckenboden wird vor allem in seinem medianen Anteil bei der Passage des kindlichen Kopfes unter der Geburt maximal belastet (s. S. 19). Die erforderliche Dehnung führt zu vielfachen kleinsten Rupturen oder zu ausgedehnten Einrissen in den medianen Levatorabschnitten, seltener zu Abrissen an den Insertionsstellen des knöchernen Beckens. Nach bindegewebiger Vernarbung der Läsionen bleibt ein graduell unterschiedlicher Funktionsverlust zurück. *Eine leichtere geburtstraumatisch bedingte Funktionseinbuße des Levatormuskels wird i. allg. kompensiert.* Durch eine Bindegewebszunahme der vorderen Scheidenwand bis zu 1 cm Dicke bildet sich eine Art *Klappenmechanismus* aus: Die derbe vordere Scheidenwand überlagert z. T. den Levatorspalt und verhindert auf diese Weise ein Descendieren des Uterus, namentlich dann, wenn er antevertiert bzw. antevertiert-anteflektiert liegt (Abb. 271). Der Uterus descendiert erst, wenn dieser kompensatorische Mechanismus versagt. Berücksichtigt man ferner die Tatsache, daß die *Schwangerschaft* eine Belastung der Bauchdecken und des uterinen Bandapparates bedeutet, so wird klar, daß mangelnde Rückbildung und ein Elastizitätsverlust dieser Strukturen weitere prädisponierende Faktoren für die Genitalsenkung darstellen. Jede weitere Schwangerschaft und Geburt haben weiteren Funktionsverlust und Einbuße der Kompensationsmöglichkeiten

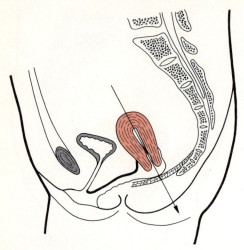

Abb. 271. Verdickung der Scheidenwand als Klappenmechanismus. (Nach Porges)

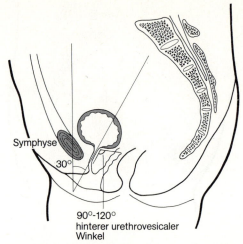

Abb. 272. Normaler hinterer urethrovesicaler Winkel und normaler Neigungswinkel zwischen proximaler Urethra und Körperachse (Green 0)

zur Folge. So sind Multiparae am häufigsten betroffen. Der Descensus wird gewöhnlich erst Jahre nach der letzten Geburt manifest, wenn die *hormonale Stimulation der Genitalstrukturen entfällt und ihre Elastizität nachläßt.* Ein Totalprolaps tritt vorwiegend bei Frauen im Senium auf, wenn der Uterus atrophisch geworden ist und infolge des Elastizitätsverlustes und der regressiven Veränderungen des Beckenbodens leicht durch den schlaff erweiterten Hiatus genitalis hindurchtreten kann.

Symptome: Bei allen Frauen, die geboren haben, besteht eine vermehrte Nachgiebigkeit der stützenden Strukturen, die keine Beschwerden verursacht und als physiologisch anzusehen ist. Bei dem *manifesten Descensus uteri et vaginae* steht im Vordergrund der Beschwerden ein *ständiges Senkungsgefühl* (Druckgefühl nach unten in der Scheide), das in Abhängigkeit vom Grad des Descensus und der individuellen Beachtung und Empfindlichkeit der Patientin unterschiedlich lästig empfunden wird. Der Prolaps wird durch das Gefühl des „Vorfalles" und die Behinderung beim Sitzen und Gehen bald unerträglich. Hinzu treten *tief in der Kreuzbeingegend und im Unterbauch lokalisierte Schmerzen,* die nur in Ruhelage nachlassen. Die descendierten Scheidenwände und der infolgedessen klaffende Introitus vaginae haben, namentlich bei Frauen in der Postmenopause, eine *Störung der Scheidenbiologie mit Kolpitis* zur Folge. So wird häufig über vermehrten gelblichen oder sanguinolenten Fluor und Brennen oder Jucken der Vulva geklagt. Die *Defäkation* kann bei Vorhandensein einer Rectocele erschwert sein und eine Obstipation vortäuschen.

Das *Leitsymptom bilden Blasenbeschwerden,* über die von ca. 70% der Frauen mit Descensus geklagt wird. Im Vordergrund steht der *unwillkürliche Urinabgang.* Tritt dieser nur bei Erhöhung des Bauchinnendruckes wie beim Lachen, Niesen, Husten oder beim Abwärtsgehen auf, so handelt es sich um eine *relative Harninkontinenz (Streßinkontinenz, Belastungsinkontinenz).* Als Frühsymptom einer Cystocele kann auch ein zu häufiges Wasserlassen – *Pollakisurie* – bestehen. Diese Pollakisurie ist von dem unabhängig vom Füllungszustand der Blase mit Tenesmen verbundenen ständigen Harndrang (Urge-Inkontinenz), wie er z. B. bei Steinleiden und bei der psychogenen Reizblase vorkommt, zu unterscheiden. Bei völligem Versagen der Blasenverschlußmechanismen besteht ein vom intraabdominalen Druck, vom Stehen und Liegen unabhängiger unwillkürlicher Urinabgang, die sog. *absolute Harninkontinenz.* Der Totalprolaps kann dagegen zeitweilig zur *Harnverhaltung* führen. Oft ist die Entleerung nur möglich, wenn die Patientin den Uterus zurückschiebt.

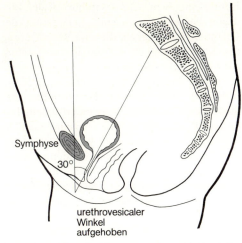

Abb. 273. Fehlen des hinteren urethrovesicalen Winkels bei Descensus vaginae et uteri (Green I)

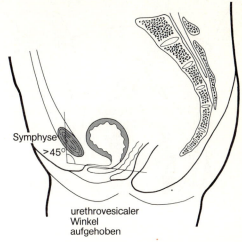

Abb. 274. Descensus des Blasenbodens im Zuge des Descensus vaginae et uteri. Proximaler Neigungswinkel > 45° (Green II)

Pathophysiologie der Harninkontinenz bei Descensus

Beim Verschluß und bei der Öffnung der Harnblase wirken Blase und Harnröhre zusammen; ihre Strukturen gehen ohne Grenze ineinander über und bilden einen mehrfach gesicherten funktionellen Verschluß. Ein reiner Sphinctermechanismus existiert nicht. Die Aufgaben des sog. M. sphincter vesicae internus (Lissosphincter) und des M. sphincter urethrae (Rhabdosphincter) sind nur im Zusammenwirken des gesamten Verschlußsystems zu sehen.

Von funktioneller Bedeutung für den regelrechten Harnblasenverschluß sind:

- die Befestigung des Blasenhalses und seiner Umgebung – vor allem an der Symphyse – mit Hilfe mehrerer Ligamente, insbesondere des Lig. pubovesicale; dadurch wird die Lage des Harnblasen-Harnröhren-Übergangs oberhalb des Beckenbodens im Eingeweidepaket garantiert;
- die regelrechte Ausprägung des hinteren urethrovesicalen Winkels von 90–120° und des Neigungswinkels der proximalen Urethra zur Körperachse von 30° (s. S. 555 u. Abb. 272),
- höherer Druck in der Harnröhre als in der Harnblase – auch bei intraabdominaler Drucksteigerung,
- die Venenplexus der Urethra,
- die Einwirkung der Sexualhormone,
- eine ungestörte nervale Funktion.

Die Entleerung der Harnblase – die Miktion – erfolgt durch Kontraktion des M. detrusor vesicae, die eine trichterförmige Erweiterung des Blasenhalses zur Folge hat. Dabei weichen die Schenkel des zum Detrusorsystem gehörenden Lissosphincter auseinander. Gleichzeitig erschlafft der aus quergestreifter Muskulatur bestehende Rhabdosphincter.

Bei einem Descensus uteri et vaginae mit Streßinkontinenz liegt der Übergang zwischen Blase und Harnröhre außerhalb bzw. unterhalb des abdominopelvinen Gleichgewichts (s. S. 544), und der annähernd rechte Winkel zwischen hinterer Urethrawand und Blasenboden ist aufgehoben (vertikaler Descensus, Typ Green I, s. S. 555 und Abb. 273). Bei ausgeprägtem Descensus mit Cystocele kann dieser Winkel bis auf 180° vergrößert sein. Damit entfällt dann eine wesentliche Voraussetzung für den Verschlußmechanismus. Die Abgangsstelle der Urethra ist ständig in Form eines halben Trichters geöffnet, ohne daß der M. detrusor in Funktion tritt. Die Patientin befindet sich somit ständig im ersten Stadium der Miktion, und jede intraabdominale Druckerhöhung, z. B. beim Husten oder Lachen, hat einen unwillkürlichen Urinabgang zur Folge (Streß- oder Belastungsinkontinenz, s. S. 552).

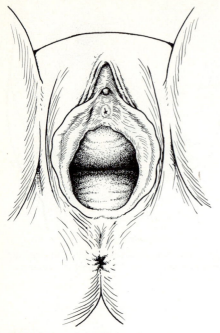

Abb. 275. Inspektionsbefund bei Descensus: klaffende Vulva, Vorwölbung der vorderen und hinteren Scheidenwand

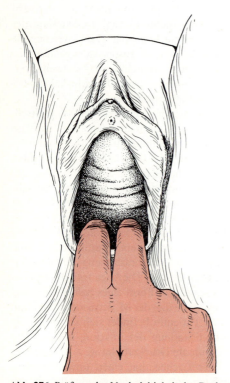

Abb. 276. Prüfung der Nachgiebigkeit des Beckenbodens durch Druck auf den Damm

Infolge einer Schwäche des pubovesicalen Bindegewebes kann es zu einer Verlagerung der Urethraachse kommen, die eine Vergrößerung des Neigungswinkels der proximalen Urethra zur Körperachse auf über 45° zur Folge hat (*rotatorischer Descensus,* Typ Green II, s. S. 555 u. Abb. 274). Dabei braucht der posteriore urethrovesicale Winkel nicht verändert zu sein. Dadurch läßt sich erklären, daß bei einer Genitalsenkung mit ausgeprägter Cystocele nicht immer eine Streßinkontinenz vorhanden ist. Meist liegen jedoch ein vertikaler und rotatorischer Descensus kombiniert vor. Der Nachweis eines rotatorischen Descensus ist vor allem für das operative Vorgehen von Bedeutung (s. S. 555).

Diagnose: Die charakteristischen Beschwerden der Patientinnen mit Descensus oder Prolaps lassen meistens schon bei der Erhebung der Anamnese und bei gezielten Rückfragen die Verdachtsdiagnose stellen.

Handelt es sich um einen Descensus, so fallen bei der Inspektion die *klaffende Vulva* und der *niedrige, oft narbige Damm* auf. Läßt man die Patientin auf dem Untersuchungsstuhl pressen, so werden zunächst der Harnröhrenwulst und je nach Ausdehnung des Descensus *Teile der vorderen und hinteren Scheidenwand* sichtbar (Abb. 275). Wird der Damm mit zwei oder drei Fingern der untersuchenden Hand nach hinten gedrückt, so deutet ein geringer Widerstand auf die Nachgiebigkeit des Beckenbodens hin (Abb. 276). Die Kontraktionsfähigkeit der medialen Anteile des M. levator ani bzw. die Weite des Hiatus genitalis kann man prüfen, wenn man die Patientin während der Austastung auffordert, den Beckenboden zusammenzuziehen („wie nach dem Stuhlgang"). Das volle Ausmaß der Scheidensenkung wird bei abwechselndem Einlegen des vorderen und hinteren Speculumblattes und Wiederholung des Preßversuches sichtbar. Meist tritt die Portio vaginalis uteri dabei tiefer, und man erkennt ihre Hypertrophie und die *Elongatio colli.* Häufig besteht ein mechanisch bedingtes Ektropium der Cervixschleimhaut. Das Ausmaß einer Rectocele wird mittels der rectalen Untersuchung festgestellt. Die Vorderwand des Rectum läßt sich mit dem rectal eingeführten Finger in wechselnder Ausdehnung mitsamt der Vaginalwand vorstülpen (Abb. 277). Die *Douglasocele* ist am besten mit Hilfe der rectovaginalen Untersuchung zu tasten. Die Darmschlingen wölben bei Erhöhung des intraabdominalen Druckes (Aufforderung zum Pressen oder Husten) das obere Drittel der Scheidenhinterwand ruckartig vor.

Besteht ein *partieller* Prolaps des Uterus, so ist die *Portio vaginalis uteri schon bei Beginn der Untersuchung in der Vulva sichtbar;* bei einem Totalprolaps des Uterus (Abb. 278) kann das *gesamte Organ vor der Vulva* umgriffen werden. Die vorgestülpten Vaginalwände sind derb und pachydermisch verändert. Häufig besteht an der Ektocervix ein ausgedehntes *Druck-* oder *Berstungsulcus* mit blutiger Absonderung (Abb. 278). Derartige ulcerierende Prozesse müssen zum Ausschluß prämaligner oder carcinomatöser Veränderungen cyto- und histomorphologisch abgeklärt werden.

Die *Harninkontinenz* fällt oft schon während der gynäkologischen Untersuchung dadurch auf, daß es bei Betätigung der Bauchpresse zu *unwillkürlichem Urinabgang* kommt.

Für die Objektivierung der unterschiedlichen Grade der Harninkontinenz im Hinblick auf das therapeutische Vorgehen stehen eine Reihe von Prüfmethoden zur Verfügung. Die einfachste ist der Marshall-Bonney-Test *(Blasenhalselevationstest):* Hebt man mit dem untersuchenden Finger vom vorderen Scheidengewölbe aus den Blasenhals an, ohne die Urethra zu komprimieren, so wird der urethrovesicale Winkel auf sein ursprüngliches Maß verkleinert und die proximale Urethra der Symphyse genähert. Selbst bei gefüllter Blase und Erhöhung des intraabdominalen Druckes geht bei einer Streßinkontinenz während des Versuches kein Urin ab, wohl aber nach Zurückziehen des Fingers und erneutem Pressen. Die Beurteilung des hinteren vesicourethralen Winkels und des Neigungswinkels der Urethra zur Körperachse erfolgt röntgenologisch mit Hilfe der *Urethrocystographie* (s. S. 554). Durch die simultane *Urethrocystotonometrie* wird der Schweregrad der Inkontinenz objektiviert und vor allem auch eine neurogene Ursache ausgeschlossen. Die Diagnostik wird durch den Nachweis oder Ausschluß der häufig vorhandenen Harnweginfektion ergänzt (s. S. 554).

Therapie: Der Descensus ist dann behandlungsbedürftig, wenn er Beschwerden bereitet. Leichtere Fälle können durch konsequente Beckenbodengymnastik gebessert und am Fortschreiten gehindert werden. Der Prolaps verlangt umgehend therapeutische Maßnahmen. Der ope-

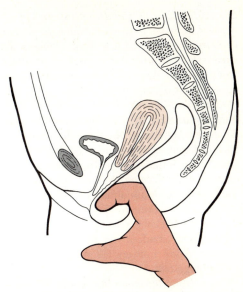

Abb. 277. Nachweis der Rectocele bei der rectalen Untersuchung: Mit dem in das Rectum eingeführten Finger läßt sich das Ausmaß der Rectocele prüfen

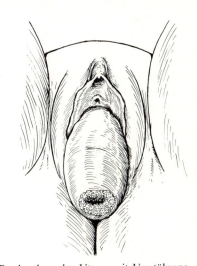

Abb. 278. Totalprolaps des Uterus mit Umstülpung der Scheidenwände und einem Berstungsulcus an der Portio

rativen Behandlung ist – abgesehen von wenigen Ausnahmen mit zu hohem Operationsrisiko – der Vorzug zu geben. Es stehen vaginale und abdominale Operationsmethoden zur Verfügung, die der Ausdehnung der Senkung, der vorherrschenden Symptomatik, dem Ergebnis der urodynamischen Untersuchung (s.S.554), dem Alter und dem Allgemeinzustand der Patientin entsprechend ausgewählt und angewendet werden. *Das Prinzip der operativen Verfahren besteht in der Wiederherstellung der tragenden Strukturen und der Kontinenz.* Daher ist der wichtigste Schritt bei der vaginalen operativen Korrektur der descendierten vorderen Scheidenwand *(Colporrhaphia anterior)* die *Diaphragmaplastik* zur Wiederherstellung des Diaphragma urogenitale. Das operative Vorgehen dient der Anhebung des Blasenhalses, seiner Rückverlagerung in den intraabdominalen Druckbereich und der Neuformation des hinteren urethrovesicalen Winkels. Alle zusätzlichen operativen Maßnahmen dienen nur der Sicherung dieses Prinzips. Es wird also bei der Korrektur nicht ein geschädigter Sphinctermuskel repariert, sondern der für die Blasenverschlußfunktion notwendige Ausgangszustand wiederhergestellt.

Voraussetzung für einen bleibenden Erfolg ist die Wiederherstellung eines genügend tragfähigen Beckenbodens. Die hintere Scheidenplastik verfolgt dieses Ziel durch die Vereinigung der beiden Levatorschenkel zur Verengung des Hiatus genitalis. Deshalb sind die *Colporrhaphia posterior* und *Levatorplastik* eine wesentliche Voraussetzung zur Vermeidung von Rezidiven. Die gleichzeitige *vaginale Hysterektomie* ist obligatorisch; sie verringert eindeutig die Rezidivgefahr.

Besteht ein Prolaps, so ist die Uterusexstirpation notwendig. Wenn auf Cohabitationsmöglichkeit verzichtet wird, ist die Vagina möglichst eng zu gestalten.

Bei Frauen im Senium mit hohem Operationsrisiko muß man sich gelegentlich auf den Verschluß der Scheide beschränken *(Kolpokleisis).* Diese Behelfsoperation hat aber den Nachteil, daß ein später auftretendes Corpus- oder Cervixcarcinom der rechtzeitigen Erkennung entgehen kann!

Bei einem rotatorischen Descensus ohne größere Cystocele und bei positiver Bonney-Probe bringt das *abdominale Verfahren* der *Urethrovesicosuspension* (Marshall-Marchetti-Krantz-Operation oder Modifikationen) die besten Ergebnisse. Dabei wird nach Exstirpation des Uterus das paraurethrale Gewebe bzw. die Scheidenfascie beiderseits an der Hinterwand der Symphyse resp. dem Ligamentum pubicum sup. (Cooper-Band) oder an der Fascia obturatoria fixiert.

Bei *Rezidiven* wird vorwiegend eine sog. *Schlingenoperation* angewendet. Die Methode kommt jedoch auch als zusätzliches Verfahren zur Diaphragmaplastik in Frage, wenn diese allein keine ausreichende Anhebung des Blasenhalses gewährleistet, weiterhin bei schwerer Harninkontinenz oder bei erhöhter Rezidivgefahr als Folge einer starken Bindegewebsschwäche. Dabei plaziert man zur Suspension des urethrovesicalen Bereiches ein lyophilisiertes Duraband unterhalb des freigelegten Blasenhalses, nachdem man beiderseits direkt hinter dem Schambein einen Kanal bis zur Bauchdeckenfascie präpariert hat, leitet die Enden des Bandes hindurch und fixiert sie an der Bauchwandaponeurose.

Pessarbehandlung: Die Einlage eines Ring- oder Schalenpessars ist nur ein *Notbehelf* und allenfalls bei Frauen im hohen Alter indiziert, wenn das chirurgische Risiko zu groß ist. Die Pessare haben die Aufgabe, den Levatorspalt zu überbrücken und dadurch den Durchtritt des Uterus zu verhindern. Sie müssen den Rändern der Levatorschenkel aufliegen. Alle 6–8 Wochen muß das Pessar gereinigt, die gynäkologische Kontrolluntersuchung durchgeführt und die Vagina mit bakteriostatischen und oestrogenhaltigen Salben behandelt werden. Dennoch lassen sich Infektionen und Druckulcera nicht immer vermeiden.

Prävention: Ausgehend von den ätiologischen und begünstigenden Faktoren sind eine Reihe von *präventiven Maßnahmen* zu nennen, die die Frequenz des Descensus verringern und stärkere Grade der Manifestation verhindern können. Die *Schwangerengymnastik* trägt nicht unwesentlich zur Erhaltung der Muskel- und Bindegewebsfunktion bei. Entscheidend sind jedoch im Zuge der *Geburtsleitung* vor allem die Vermeidung einer zu langen Austreibungsperiode mit starker Dehnung des Beckenbodens und das rechtzeitige Anlegen einer Episiotomie. Besondere Beachtung ist der ausreichenden Rückbildung im Wochenbett, unterstützt durch *Wochenbettgymnastik* zur Stärkung der Bauchdecken- und Beckenbodenmuskulatur, zu widmen. Die Genitalsenkung wird gehäuft bei Multiparae mit rascher Geburtenfolge und schwer arbeitenden Frauen beobachtet, die bereits vor Abschluß der puerperalen Rückbildungsvorgänge wieder körperlichen Belastungen in Haushalt und Betrieb (z. B. Landwirtschaft) ausgesetzt sind.

51. Gynäkologische Urologie

Gynäkologische Krankheitsbilder wie Fehlbildungen, Entzündungen, Lageveränderungen und Tumoren gehen häufig mit pathologischen Veränderungen und Funktionsstörungen des Harnwegsystems einher. Aufgrund der engen anatomischen Beziehungen wird nicht selten der Harntrakt zum Ausgangspunkt postoperativer und radiogener Komplikationen. Die urologische Diagnostik ist daher für eine Reihe von gynäkologischen Erkrankungen obligatorisch in den Untersuchungsgang einzubauen, insgesamt großzügig zu handhaben und muß in den Grundzügen bekannt sein.

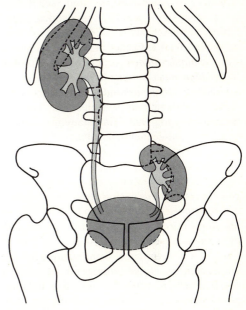

Abb. 279. Beckenniere links (gez. nach einem Röntgenogramm)

Fehlbildungen

Angeborene Fehlbildungen der Genitalorgane treten häufig kombiniert mit – i. allg. symptomlosen – Anomalien des Harntraktes auf (s. S. 465). Die urologische Untersuchung gehört daher zum festen Bestandteil der gynäkologischen Diagnostik congenitaler Anomalien (s. S. 468).

Die *Aplasie einer Niere* (Solitärniere) wird mit oder ohne Mißbildungen der Genitalorgane bei 1–2% der Frauen mit urologischen Leiden beobachtet. Die Häufigkeit von *Fehlbildungen der Nierenbecken und Harnleiter* beträgt in der gleichen Gruppe von Patientinnen 3–4%. Meist handelt es sich um *Doppelbildungen* eines, seltener beider *Harnleiter*. Der überzählige Ureter kann ektopisch, also extravesical in die Vagina, selten einmal auch in die Vulva oder Urethra einmünden und Ursache eines unwillkürlichen Urinabgangs („Harnträufeln") bei regelmäßiger Blasenentleerung sein. Die Diagnose wird mit Hilfe der röntgenologischen Harnwegsdiagnostik gestellt. Die Therapie besteht bei einseitiger Anomalie mit ektopischer Mündung in der Exstirpation des Ureters einschließlich der meist ohnehin insuffizienten Niere. Bei doppelseitiger ektopischer Uretermündung muß der Versuch einer operativ-plastischen Korrektur mit Einleitung der Harnleiter in die Blase unternommen werden.

Relativ häufig ist die *Dystopie einer Niere*. Die sog. *Beckenniere* liegt *retroperitoneal* im Beckeneingang oder in der Beckenhöhle und kann einen gynäkologischen Tumor vortäuschen (Abb. 279).

Hypospadie und *Epispadie* kommen gelegentlich bei *Intersexualität* vor. Die Urethra wird dann anläßlich der operativen Korrektur des Genitale durch Lappenplastik geformt.

Eine seltene Hemmungsmißbildung ist die *Blasenekstrophie*. Der ventrale Schluß der Blase ist unterblieben, die Blasenschleimhaut und die Uretermündungen liegen offen zutage. Zusätzlich besteht ein Spaltbecken. In diesen Fällen wird versucht, den Urin durch Einnähen des Trigonum vesicae in das Colon sigmoideum (Maydl-Operation) abzuleiten und den Defekt zu schließen.

Kompression und Verdrängung der Ureteren bei gynäkologischen Erkrankungen

Bei *gutartigen gynäkologischen* Prozessen, z. B. bei großen intraligamentär entwickelten Tumoren, einer Parametritis oder endometrioiden Herden stellen Ureterkompression und -stenose eine zwar seltene, aber bedrohliche Komplikation dar. Bei den *bösartigen Genitaltumoren,* insbesondere dem *Cervixcarcinom,* gehören die Ureterkompression und -stenosierung zu den *häufigsten und schwerwiegendsten Komplikationen* (s. S. 597). Nach *vaginalen* oder *abdominalen Radikaloperationen* kann die Narbenschrumpfung des parametranen Gewebes zur Abknickung, Stenosierung und schließlich Obliteration des Ureters führen. Bei den inoperablen, fortgeschrittenen Erkrankungsstadien wird der Ureter entweder in die parametranen *Carcinominfiltrationen* (oder höher sitzende *Lymphknotenmetastasen*) oder aber nach erfolgreicher *Strahlenbehandlung* in die narbig indurierten Parametrien „eingemauert". Die Abflußbehinderung hat Harnstauung, Hydronephrose und schließlich völligen Funktionsverlust der Niere zur Folge („stumme Niere"). Vollzieht sich dieser Prozeß doppelseitig, so kommt es unausweichlich zur *Urämie*. *Nierenversagen mit Urämie nach Harnleiterverschluß ist die Todesursache bei etwa ⅔ aller Patientinnen mit einem Cervixcarcinom*. Selbst nach Ausheilung des Carcinoms sterben 10–20% der Patientinnen an urologischen Komplikationen. Bei Ureterstenose infolge radiogener Induration der Parametrien kann die operative Behandlung lebensrettend wirken, wenn die Kranken rezidivfrei und die Nieren noch funktionstüchtig sind. Die offenen Ureterenden werden – wenn genügend mobilisierbar – in die Blase geleitet und implantiert. Ist die Zugspannung zu groß, so verspricht die Implantation beider Ureteren in eine ausgeschaltete Ileumschlinge als sog. Ileumblase (BRICKER) bessere Erfolge. Es kann erforderlich sein, vor diesen großen Eingriffen zunächst eine Nierenfistel anzulegen und erst nach Besserung des Allgemeinzustandes die plastische Operation durchzuführen.

Die Harninkontinenz

Definition und Klassifizierung

Als Harninkontinenz (Incontinentia urinae) wird ein unwillkürlicher Urinabgang bezeichnet. Nach internationaler Übereinkunft gilt folgende Klassifizierung:
Streßinkontinenz:
unwillkürlicher Urinabgang als Folge einer Insuffizienz des Harnblasenverschlusses,
Urge-Inkontinenz:
unwillkürlicher Urinabgang bei starkem Harndrang infolge

– ungehemmter Detrusorkontraktionen (motorisch),
– fehlender Detrusorkontraktionen (sensorisch),
Reflexinkontinenz:
unwillkürlicher Urinabgang bei abnormer spinaler Reflexaktivität des M. detrusor,
Überlaufinkontinenz:
unwillkürlicher Urinabgang als Folge einer passiven Überdehnung der Blasenwand ohne Detrusorkontraktionen,
extraurethrale Inkontinenz:
unwillkürlicher Urinabgang durch angeborene oder erworbene abnorme Öffnungen des Harnwegsystems (Mißbildungen, Fisteln).

Ätiologie und Häufigkeit

Streßinkontinez

Die Streß- oder Belastungsinkontinenz kommt am häufigsten (70–80%) als Folge einer Uterus-Scheiden-Senkung vor (s. S. 546). Weitere Ursachen einer *urethral* bedingten Verschlußinsuffizienz können periurethrale Narben – insbesondere nach Operationen oder Geburten – sowie eine konstitutionell bedingte Bindegewebs- und Muskelschwäche sein. Eine auslösende Rolle kommt dem Turgorverlust der Harnröhre in der Menopause nach Ausfall der Hormonproduktion zu. Auch Veränderungen der intraabdominalen Druckverhältnisse (Adipositas, Enteroptose) bilden die Ursache einer Verschlußinsuffizienz.
Man kann davon ausgehen, daß annähernd 50% der Frauen, wenn auch nur vorübergehend, an einer Inkontinenz im Sinne einer Streßinkontinenz leiden; 10–20% von ihnen sind behandlungsbedürftig. Bezogen auf alle Patientinnen mit Inkontinenz der einzelnen Formen, besteht nach den Ergebnissen der speziellen urodynamischen Diagnostik etwa bei 40% eine reine Streß- bzw. Verschlußinsuffizienz.
Mischformen von Streß- und Urge-Inkontinenz oder Überlaufblase finden sich bei etwa 20%.

Dranginkontinenz (Urge-Inkontinenz)

Die durch einen unwiderstehlichen und gehäuften Harndrang gekennzeichnete Drang- oder Urge-Inkontinenz ist im Gegensatz zur Streßinkontinenz *vesical* bedingt und beruht in der Mehrzahl der Fälle auf einer Detrusorhyperreflexie bzw. Detrusordyssynergie mit oder ohne Blasenhypertonie. Die urethrovesicalen Lagebeziehungen und die umgebenden pelvinen Halterungsstrukturen sind bei der reinen Form intakt. In diesen Komplex gehört auch die sog. Reizblase.

Als Ursachen kommen in Betracht:
– akute und chronische Entzündungen der Harnblase und Harnröhre,
– radiogene Cystitis, Schrumpfblase,
– Blasen- oder Urethrasteine,
– Fremdkörper in der Harnblase,
– Tumoren im kleinen Becken mit Druck- und Verdrängungserscheinungen im Blasen-Harnröhren-Bereich,
– schwangerschaftsbedingte Veränderungen,
– urologische Innervationsstörungen.

Der Komplex der Urge-Inkontinenz ist mit ca. 20–25% (motorisch und sensorisch zusammengenommen) an der Gesamtfrequenz der Blasenentleerungsstörungen beteiligt.

Reflexinkontinenz (Überlaufinkontinenz)

Diese Formen treten überwiegend bei neurologischen und bestimmten internistischen Erkrankungen auf (multiple Sklerose, Lues, Nucleus-pulposus-Hernie, Spina bifida occulta, arteriosklerotische Durchblutungsstörungen) und kommen daher dem Gynäkologen nur selten und dann vorwiegend konsiliarisch zu Gesicht.

Im Rahmen der Frauenheilkunde spielt die *Überlaufblase* eine Rolle, da sie passager postoperativ und post partum als *Harnverhaltung* mit *Ischuria paradoxa* auftreten kann.

Extraurethrale Inkontinenz

Aus der Gruppe der extraurethralen Entleerungsstörungen sind vor allem die Harnfisteln von Bedeutung (s. S. 556).

Diagnose

Zur Diagnose der Harninkontinenz ist davon auszugehen, daß es sich nicht um ein eigenständiges Krankheitsbild, sondern um ein Symptom unterschiedlicher Pathogenese mit erheblichem Krankheitswert handelt, das gerade in der gynäkologischen Sprechstunde aufgrund der topographischen Beziehungen steter Beachtung und sowohl bezüglich der Ätiologie als auch vor allem im Hinblick auf die Therapie der differenzierenden Diagnostik bedarf. Im Vordergrund steht dabei die Unterscheidung zwischen der *urethralen (Streß-)* und der *vesicalen (Urge-)* Inkontinenz.

Bei Angaben über einen unwillkürlichen Urinabgang lassen sich bereits durch eine sorgfältige *Anamnese* wesentliche Hinweise auf den Typus der Harninkontinenz und ihre Ursachen gewinnen. Vor allem gilt es zu erfahren, ob der ungewollte Harnabgang nur bei Belastungen mit intraabdominaler Druckerhöhung wie Husten, Lachen, Abwärtsgehen, Springen usw. oder auch schon in Ruhelage auftritt. Bejahende Angaben lenken den Verdacht auf eine *Streßinkontinenz* resp. *Urethralinsuffizienz* und erlauben eine Abschätzung ihrer Ausprägung.

Man unterscheidet drei Schweregrade der *Verschlußinkontinenz* (Ingelman-Sundberg):

Grad I: unwillkürlicher Harnabgang beim Husten, Lachen, Niesen, schwerer körperlicher Belastung,
Grad II: unwillkürlicher Harnabgang beim Laufen, Tragen, Treppensteigen, leichter körperlicher Arbeit,
Grad III: unwillkürlicher Harnabgang in Ruhe und beim Liegen.

Ergänzende Fragen werden sich zur Abklärung der Ursachen auf die geburtshilfliche Vorgeschichte (Zahl und Verlauf der Geburten), die gynäkologische Anamnese (Operationen) und zusätzliche Symptome wie Druckgefühl nach unten, Kreuzschmerzen sowie den Beginn der Symptomatik erstrecken. Dabei gewinnt die Lebensphase der Patientin an Bedeutung. Die Streßinkontinenz macht sich häufig erst im Klimakterium oder in der Menopause bemerkbar, wenn sich mit Nachlassen der Hormonproduktion eine konstitutionell bedingte Bindegewebsschwäche verstärkt, die abdichtende Wirkung des Harnröhrenturgors und der venösen Plexus abnimmt und die Widerstandskraft des Blasenverschlusses nachläßt.

Gibt die Patientin an, daß sie fast ständig einen unwiderstehlichen Harndrang empfinde, oft und sofort Urin lassen müsse (Pollakisurie) – auch nachts (Nykturie) – oder sogar, ohne dies verhindern zu können, verliere, daß also ein *imperativer Harndrang* vorliegt, so spricht diese Symptomatik für eine *vesical* bedingte *Urge-Inkontinenz*. Die Anamnese sollte dann darauf abgestellt werden, die Ursachen- und Bedingungsfaktoren abzuklären (s. o.).

Aufgrund der Tatsache, daß der Descensus uteri et vaginae die häufigste Ursache der Harninkontinenz bei der Frau bildet, steht zunächst die *gynäkologische Untersuchung* im Vordergrund, um so mehr, als dadurch auch andere Ursachen der Entleerungsstörungen im Bereich des Urogenitaltraktes berücksichtigt werden.

Bei der *Inspektion* fallen nicht selten ekzematöse Veränderungen im Gebiet der Vulva und der angrenzenden Hautpartien auf, die durch den ständigen unwillkürlichen Urinabgang hervorgerufen werden und diesen verstärken können. Nach Entfaltung der Labien ist auf das Orificium urethrae ext. zu achten, um einen Harnröhrenpolypen oder ein Ektropium nicht zu übersehen.

Speculumeinstellung und *Palpation* dienen – durch spezielle Untersuchungstechniken ergänzt – gezielt dem Nachweis oder Ausschluß einer Genitalsenkung mit einer Urethro-, Cysto- und Rectocele oder einer Douglasocele (s. S. 548). Diagnostische Bedeutung kommt dabei vor allem dem Blasenhalselevationstest zu (s. S. 549).

In jedem Falle ist eine *Urinuntersuchung* notwendig. Dazu gehören die Kontrolle des Urinsedimentes, Bestimmung der Keimzahl und -art, bei positivem Ausfall die Erstellung des Antibiogramms sowie die Überprüfung auf Resturin.

Urologische Diagnostik bei Harninkontinenz im Rahmen der Gynäkologie: Die *Cystoskopie* resp. die *Urethrocystoskopie* sollte bei der Harninkontinenz wegen des geringen Aufwandes und der guten diagnostischen Aussagekraft großzügig angewendet werden. Dies gilt vor allem bei Verdacht auf eine Dranginkontinenz. Sie ermöglicht den Nachweis oder Ausschluß von vesicalen organischen Ursachen, z. B. Entzündungen (akute und chronische Cystitis), gut- oder bösartigen Veränderungen der Blasenschleimhaut (Papillom, Carcinom) sowie Konkrementen.

Die *Urethroskopie* wird bei Verdacht auf eine Urethritis, auf Strikturen oder Polypen angewendet.

Die *Chromocystoskopie* ermöglicht Rückschlüsse auf die Funktion der Ureteren und der Nieren; nach i. v. Applikation eines Farbstoffes, z. B. Indigocarmin, läßt sich die Ausscheidung des gefärbten Urins aus den Ureterostien visuell überprüfen.

Für die differentialdiagnostische Abgrenzung der Streß- bzw. Urethralinkontinenz gegenüber der vesical bedingten Urge-Inkontinenz stehen heute *urodynamische Spezialverfahren* zur Verfügung.

Die *simultane Urethro-Cysto-Tonometrie* ermöglicht die gleichzeitige Druckmessung in Harnblase und Urethra in Ruhe und bei Belastung, wie z. B. beim Husten und Pressen, und erlaubt durch die Erstellung eines Druckprofils eine Aussage über die Verschlußkraft als solche und in Abhängigkeit von der Beckenbodenmuskulatur.

Normalerweise liegt der Druck in der Urethra auch bei intraabdominaler Drucksteigerung höher als in der Harnblase und gewährleistet dadurch den Blasenverschluß – der Urethra-Blasen-Druckgradient ist positiv. Bei Patientinnen mit *Streßinkontinenz* kommt es mit zunehmendem Schweregrad zu einer entsprechend stärkeren Herabsetzung der maximal möglichen Druckwerte der Urethra – der *Urethra-Blasen-Druckgradient fällt negativ aus*. Sobald der Druck in der Harnblase den verbliebenen Urethralverschlußdruck übersteigt, tritt ungewollt Urinabgang auf. Aus dem Verlauf der Druckkurven erhält man somit objektive Hinweise auf den Schweregrad der Belastungsinkontinenz.

Zeigt die kontinuierliche *Cystotonometrie* während der Blasenfüllung bereits bei niedrigem Blasenvolumen einen steilen Druckanstieg, so liegen ein Elastizitätsverlust der Blasenwandstrukturen und/oder Störungen der Kontraktion des M. detrusor vesicae vor. Ebenso können bei einer Detrusorhyperreflexie die ungehemmten Detrusorkontraktionen registriert werden. Alle derartigen Befunde erlauben die Diagnose einer blasenbedingten Inkontinenz im Sinne der *Drang- (Urge-)Inkontinenz*.

Die *Urethrocystographie* – wegen der bevorzugten Aufnahmetechnik auch als *laterale Urethrocystographie* bezeichnet – dient der röntgenologischen Darstellung der topographischen Beziehungen zwischen Urethra und Harnblase. Für die *Cystographie* wird eines der gängigen Röntgenkontrastmittel instilliert. Zur *Urethrographie* benutzt man eine Kugelkette oder einen mit Kontrastmittel getränkten Docht, die durch die Urethra bis zur Harnblase vorgeschoben werden. Das kombinierte Verfahren kommt bei vermuteter oder nachgewiesener Streßinkontinenz zur *Beurteilung des posterioren Urethra-Blasen-Winkels* und des *Neigungswinkels* zwi-

schen proximaler Urethra und Körperachse in Frage und wird in Ruhelage und bei Belastung durchgeführt (s. Abb. 272). Gleichzeitig läßt sich der Höhenstand des Blasenhalses und damit das Ausmaß des Descensus objektivieren. Nach dem Erstautor (Green 1962) differenziert man zwischen dem Schweregrad

Green I: Erweiterung des urethrovesicalen Winkels auf mehr als 130° = vertikaler Descensus,

Green II: Erweiterung des urethrovesicalen Winkels *und* Vergrößerung des proximalen Urethrawinkels zur Körperachse auf mehr als 45° = rotatorischer Descensus.

Diese Einteilung bildet eine wertvolle Hilfe bei der Wahl des operativen Vorgehens (s. S. 550).

Therapie und Prognose der Streßinkontinenz

Die Streßinkontinenz wird – abgesehen von leichteren Formen oder allgemeiner Inoperabilität – *operativ* angegangen. Die Prinzipien der chirurgischen Verfahren sind in Kap. 50 dargestellt (s. S. 549).

Bei der Entscheidung für die anzuwendende Operationsmethode zur Wiederherstellung normaler topographischer Verhältnisse finden vor allem die Normabweichungen des urethrovesicalen Winkels und der Urethraachse zur Vertikalen entsprechend der lateralen Urethrocystographie Berücksichtigung.

Bei etwa ⅔ der Inkontinenzoperationen ist die Diaphragma- und Levatorplastik (üblicherweise mit Hysterektomie) ausreichend; bei etwa ⅓ der Patientinnen ist zusätzlich eines der suprapubischen Suspensionsverfahren angezeigt.

Handelt es sich um *Mischformen* einer Streßinkontinenz mit motorischer oder sensorischer Reizblase, so richtet sich das Vorgehen nach der vorherrschenden Komponente und dem gynäkologischen Befund (Grad des Descensus). Meistens sind operative und konservative Maßnahmen einschließlich der Psychotherapie erforderlich. Im allgemeinen wird man mit der Behandlung der Urge-Inkontinenz beginnen.

Bei individualisierendem Vorgehen und reiner Streßinkontinenz liegt die Erfolgsrate zwischen 70 und 85%. Etwa 6% zeigen eine deutliche Besserung der Beschwerden, während etwa 10% auch nach der Operation inkontinent bleiben.

Handelt es sich um Mischformen einer Streß- und Urge-Inkontinenz, so sind die operativen Heilerfolge etwa auf die Hälfte reduziert (rd. 50%).

Die *Mortalität* beträgt 1–2 pro 1000 Operationen.

Bezüglich der *Morbidität* ist zwischen Früh- und Spätkomplikationen zu unterscheiden. *Postoperativ* fallen vor allem ins Gewicht:
- Miktionsstörungen/Harnverhaltungen,
- Harnweginfektionen,
- pelvine Infektionen,
- Phlebitiden, Thrombose/Embolie,
- Hämatome.

Zu den *Spätkomplikationen* rechnen insbesondere:
- anatomische Veränderungen mit Verengung der Vagina (Dyspareunie!),
- eine rezidivierende Cystitis, Cystopyelitis, Pyelonephritis,
- Rezidive der Inkontinenz.

Cohabitationsbeschwerden lassen sich vermeiden, wenn bei der Wiederherstellung des Beckenbodens die notwendige Weite des Scheidenlumens berücksichtigt und vor allem der Introitus nicht zu eng gestaltet wird. Bezüglich der Harnweginfektionen ist der prä- und postoperativen Diagnostik und Therapie größte Beachtung zu widmen.

Rezidive der Inkontinenz gehen selten allein zu Lasten der Operation. Wenn die Patientin nach dem Eingriff der gleichen Belastung ausgesetzt ist (schwere körperliche Arbeit), so kann im Zusammenhang mit konstitutionellen Faktoren (Bindegewebsschwäche, Übergewicht) der Operationserfolg gefährdet und eine neuerliche Inkontinenz die Folge sein. Ein Teil der Versager geht auf eine präoperativ nicht erkannte oder später hinzugetretene Dranginkontinenz zurück. *Rezidivoperationen* setzen spezielle Techniken voraus (s. S. 550). Dennoch ist nur bei etwa einem Drittel bis zur Hälfte der betroffenen Patientinnen ein befriedigender Erfolg zu erzielen.

Therapie und Prognose der Dranginkontinenz

Die Urge-Inkontinenz ist die Domäne der konservativen, besonders der medikamentösen Therapie. Sind organische Ursachen ausgeschlossen, die eine spezifische Therapie des

Grundleidens erfordern, und besteht eine Detrusordyssynergie, kommen Gaben von Parasympathicolytica (z. B. Emeproniumbromid = Uro-Ripirin) in Frage. Bei psychogen bedingter Reizblase kann eine Psychotherapie mit Abklärung der Hintergrundfaktoren notwendig werden. Psychopharmaka sollten möglichst nur als vorübergehende und unterstützende Medikation eingesetzt werden.

Der Behandlungserfolg bei Dranginkontinenz hängt weitgehend vom Grundleiden ab.

Die Schrumpfblase

Eine Pollakisurie (Urge-Inkontinenz) besteht bei der sog. Schrumpfblase, die sich als Spätfolge der *Reizblase,* der *Strahlenschädigung* oder bei *Blasen-Scheiden-Fisteln,* auch nach einer Blasentuberkulose einstellen kann. Die Zeichen der Entzündung werden in diesem Stadium meist vermißt. Das Fassungsvermögen der Harnblase ist auf 30–50 ml reduziert. Der Zustand ist in Abhängigkeit von dem Grundleiden und der Dauer der Störung meistens irreversibel. Gelegentlich kommt die plastische Operation mit Hilfe einer Dünndarmschlinge in Betracht.

Urogenitalfisteln

Sie treten als *Blasen-Scheiden-Fistel, Ureter-Scheiden-Fistel, Ureter-Blasen-Scheiden-Fistel* und selten als *Urethra-Blasen-Scheiden-Fistel* auf.

Als gefürchtete *postoperative Komplikation* sind sie die Folge von unbemerkten *Läsionen* oder auch *Störungen der Gefäßversorgung* bei vaginalen und abdominalen Eingriffen, die mit ausgedehnter Präparation der Blase und/oder der Ureteren einhergehen. Wird die Verletzung intra operationem erkannt und sofort versorgt, so heilt sie i. allg. komplikationslos. Die unerkannte Verletzung führt jedoch zur Fistel! Nach Wertheim-Operation treten jeweils in 1–2% Ureter-Scheiden-Fisteln resp. Blasen-Scheiden-Fisteln auf. Die meisten operativ entstandenen Fisteln besitzen eine kleine Austrittsöffnung.

Die Blasen-Scheiden-Fistel mündet i. allg. median, die Ureter-Scheiden-Fistel dagegen lateral im Bereich des Fornix in die Vagina ein.

Das *infiltrativ* in das vesicovaginale Bindegewebe *fortschreitende Cervixcarcinom* führt über die Nekrose carcinomatöser Herde zu großen Defekten zwischen Blase und Vagina von 2–5-Mark-Stück-Größe. Liegt der Zerfallsherd im Bereich der Uretermündung, so resultiert eine Ureter-Blasen-Scheiden-Fistel.

Fisteln ähnlicher Lokalisation und Ausdehnung entstehen als *Folge der Strahlentherapie,* insbesondere des fortgeschrittenen Cervixcarcinoms, wenn der radiogene Zerfall der Tumormassen nicht durch bindegewebige Narbenbildung ausgeglichen werden kann. Dabei spielt weniger die Überdosierung als vielmehr die individuell unterschiedliche Strahlenempfindlichkeit des gesunden Gewebes in der Umgebung des Tumors eine Rolle. In solchen Fällen wird die Ausheilung des Carcinoms mit einer Fistel erkauft.

Die Urethra-Scheiden-Fistel ist selten. Als Ursache kommen Pfählungsverletzungen (s. S. 540) und das Carcinom der Vulva oder Vagina in Frage, gelegentlich auch Carcinommetastasen in diesem Bereich.

Symptome: Gemeinsames Symptom der Urogenitalfisteln ist der *unwillkürliche Urinabgang.* Bei kleinen Fisteln kann neben dem Harnträufeln die normale Blasenentleerung noch funktionieren. Bei großen Defekten geht der Urin ausschließlich durch die Fistelöffnung per vaginam ab. Penetranter urinöser Geruch und ein ausgedehntes intertriginöses, häufig sekundär infiziertes Ekzem belästigen die Patientin gleichermaßen.

Diagnose: Blasen-Scheiden-Fisteln und Ureter-Scheiden-Fisteln mit kleiner Austrittsöffnung sind oft nicht auf Anhieb im Speculum zu erkennen. Zur Diagnose einer Blasen-Scheiden-Fistel füllt man die Blase mit Blaulösung auf und kann mit Hilfe der gefärbten Flüssigkeit die Fistelöffnung in der Vagina sichtbar machen. Die Cystoskopie erlaubt die Lokalisation des Fistelabgangs in der Blase, wenn die vaginale Mündung der Fistel durch Tamponade oder einen aufgeblasenen Gummifingerling während der Blasenspiegelung verschlossen gehalten wird. Bei großen Fistelöffnungen versagt diese Darstellungsmethode. Sie sind aber unschwer

im Speculum einzustellen; meist ist vom Rand aus die Blasenschleimhaut zu erkennen.
Für das Vorliegen einer Ureter-Scheiden-Fistel spricht bereits der Ausschluß einer Blasen-Scheiden-Fistel. Zur differentialdiagnostischen Abklärung wird das Ausscheidungsurogramm herangezogen.
Zur Diagnose der nicht eindeutig erkennbaren Urethra-Scheiden-Fistel verhelfen die Urethrographie und der negative Ausfall der Maßnahmen zur Darstellung höher gelegener Fisteln.

Therapie: Für die Behandlung der Urogenitalfisteln stehen spezielle operative Verfahren zur Verfügung. Vor Einleitung der operativen Therapie sind die Funktionsfähigkeit der Nieren zu prüfen und ascendierende Harnweginfektionen auszuschließen oder zu behandeln.
Die Beseitigung der Ureter-Scheiden-Fistel erfolgt durch die Implantation des Ureters in die Blase. Wenn der intakte Ureterabschnitt zu kurz ist, kann ein Darmstück zwischengeschaltet werden. Das funktionelle Ergebnis ist weitgehend davon abhängig, ob es gelingt, den vesicoureteralen Reflux gering zu halten. Gelegentlich kann es sich als vorteilhafter oder als notwendig erweisen, den Ureter mitsamt der Niere zu exstirpieren. Operativ bedingte Blasen-Scheiden-Fisteln werden auf vaginalem Wege operativ geschlossen. Ihre Heilungsziffer beträgt ca. 95%.
Die nach therapeutischer Strahlenanwendung aufgetretenen Fisteln erfordern – je nach Lage und Größe – spezielle und komplizierte operative Wiederherstellungsverfahren. Sie kommen nur in Frage, wenn Rezidivfreiheit besteht und die Nierenfunktion intakt ist. Bei progredientem Carcinomwachstum muß man sich bei allen Formen der Urogenitalfisteln auf die Bekämpfung der Infektion beschränken.
Urethra-Scheiden-Fisteln nach Pfählungsverletzungen werden durch plastische Korrektur behoben.

Harnweginfektionen

Es ist davon auszugehen, daß die entzündlichen Affektionen des Harntraktes – die *Cystitis, Pyelitis, Pyelonephritis* – nach heutiger Auffassung nosologisch *keine isolierten Erkrankungen* darstellen, sondern *ohne scharfe Grenze ineinander übergehen*. Die Infektion kann sich *descendierend* oder *ascendierend* (und damit doppelseitig) ausbreiten. In der Gynäkologie steht der ascendierende Infektionsweg im Vordergrund.
Besondere Beachtung verdient die Tatsache, daß *bei Frauen sehr viel häufiger als bei Männern eine latente Harnweginfektion mit asymptomatischer Bacteriurie vorhanden ist* (s. S. 275).
Bereits im Säuglings- und Kleinkindalter tritt eine *Cystitis bei Mädchen* häufiger auf als bei Knaben (Schmutz- und Schmierinfektion über die kurze Urethra), wird häufig erst erkannt, wenn Pyurie und Fieber bestehen. Der im Kindesalter bei Mädchen präformierte vesicoureterale Reflux begünstigt die Ascension. Damit ist oft schon in der *frühen Kindheit unbemerkt ein Infektionsherd etabliert*. Prädisponierende Faktoren im *Erwachsenenalter* hängen eng mit den *generativen Funktionen* zusammen (häufige Cohabitationen, Harnweginfektionen als Folge von Schwangerschaften und Geburten). Die *Frequenz der asymptomatischen Bacteriurie steht in linearer Korrelation zum Lebensalter und zur Zahl der Geburten* (Abb. 280). Jede mechanische Irritation oder funktionell bedingte Abflußbehinderung begünstigt ein Aufflackern und die Manifestation des latenten Infektes oder schafft die Voraussetzungen für die Erstinfektion. So wird verständlich, daß Harnweginfektionen die *häufigste Sekundärerkrankung bei gynäkologischen und geburtshilflichen Patientinnen* darstellen. Bei etwa einem Viertel aller Frauen mit einer Cystocele besteht ein Harnweginfekt mit oder ohne Symptome; 7–10% der Patientinnen mit einem Cervixcarcinom weisen pathologische Veränderungen mit begleitender latenter oder manifester Infektion im Bereich des Harntraktes auf. Bei fortgeschrittenen Carcinomen ist die Frequenz noch höher zu veranschlagen. Urogenitalfisteln gehen immer mit einer Begleitinfektion einher.
Eine stete Gefahr für das Eindringen pathogener Keime oder die *Manifestation einer latenten Infektion* bildet die Urinentnahme oder die Ableitung des Harns durch den *Blasenkatheter;* 1–2% der Harnweginfektionen werden bei der Frau durch das Katheterisieren verursacht. Von diesen führen 5–6% zu einer Pyelonephritis. *Der Dauerkatheter bildet eine doppelbahnige Keimstraße.* Die Erreger wandern vornehmlich *zwischen Katheter und Urethralwand* nach oben;

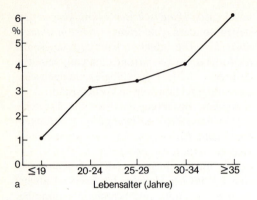

Abb. 280 a u. b. Häufigkeit der asymptomatischen Bakteriurie bei der Frau. a in Abhängigkeit vom Lebensalter; b in Abhängigkeit von der Zahl der Schwangerschaften. (Nach E. H. Kass 1960)

seltener ascendieren sie durch das Katheterlumen. Mechanische Traumatisierung oder Verletzungen der Blase oder des Ureters begünstigen die weitere Ascension. Sie erfolgt über den postoperativ verstärkten vesicoureteralen Reflux, die Ureterdilatation bei Abflußstauung, die periureteralen Lymphbahnen oder hämatogen. Bei einer Liegedauer des Dauerkatheters von 2–3 Tagen beträgt die Bacteriuriehäufigkeit 80–100%, wenn keine Maßnahmen zur Infektionsverhütung getroffen werden. Die Gefahr der Manifestation einer Cystitis und/oder einer Pyelonephritis ist jederzeit gegeben. Nach der erweiterten Radikaloperation nach Wertheim-Meigs entwickelt sich als Spätfolge bei 15–20% der Patientinnen eine zunächst meist symptomlose Pyelonephritis.

Die Erreger der Harnweginfektionen gehören vornehmlich zur Gruppe der gramnegativen Stäbchenbakterien; überwiegend handelt es sich um Colibakterien, jedoch werden die postoperativen Infektionen nicht selten durch B. Proteus, Pseudomonas oder B. Aerobacter ausgelöst.

Prophylaxe der Harnweginfektionen: Das hohe Risiko der Harnweginfektion macht es notwendig, die asymptomatische Bacteriurie schon vor Einleitung der Therapie gynäkologischer Erkrankungen, insbesondere vor Operationen und vor Beginn der Strahlentherapie, aufzudecken und durch prophylaktische Behandlung dem Aufflackern entgegenzuwirken.

Die symptomlose latente Infektion ist durch die *Bacteriurie* und *Leukocyturie* nachzuweisen.

Dabei müssen die *Keimart* und *Keimzahl*, außerdem die *Resistenz* der Erreger gegenüber Antibiotica und Chemotherapeutica getestet werden. Keimzahlen von mehr als 100000/ml Urin sprechen für eine latente Infektion. Niedrigere Keimzahlen lassen auf eine sekundäre Kontamination bei der Gewinnung des Urins schließen. Unter den Suchmethoden stehen bakterioskopische, chemische und Kulturverfahren zur Verfügung. Die Kulturverfahren sind durch die Entwicklung von Transportmedien vereinfacht und leicht anwendbar. Sie haben die höchste Erfassungsrate und die geringste Zahl an falsch-positiven Ergebnissen. Die Leukocyturie wird mikroskopisch im Harnsediment nachgewiesen.

Großzügige Handhabung der Nachweisverfahren bei prädisponierten Frauen (Descensus, Carcinom, raumverdrängende gutartige Tumoren) sowie die systematische gezielte Behandlung der Bacteriurie schon in der asymptomatischen Phase gehören heute zu den wichtigen *Präventivaufgaben* in der Gynäkologie und Geburtshilfe. Präoperativ oder vor Beginn der Strahlentherapie eingesetzt, vermag sie die Rate der urologischen Komplikationen entscheidend herabzusetzen.

Im Rahmen dieser Prophylaxe ist auch das *Katheterisieren einzuschränken und nur bei strenger Indikation unter aseptischen Kautelen* vorzunehmen. In den meisten Fällen kommt man mit der Untersuchung des *Mittelstrahlurins* aus. Bei liegendem *Dauerkatheter* hat sich das geschlossene Ableitungssystem am besten bewährt. Die *postoperative suprapubische Blasendrainage* hat Vorteile.

Die einzelnen Lokalisationen der manifesten Harnweginfektion sind stets unter dem Aspekt der Systemerkrankung zu betrachten.

Die akute und chronische Cystitis

Die *akute Cystitis* wird als Sekundärerkrankung in der Gynäkologie vor allem postoperativ als Folge der traumatischen oder reflektorischen Blasenatonie und des dann benutzten Dauerkatheters (Kathetercystitis, atonische Cystitis) beobachtet. Bei der akuten Cystitis ist die Blasenschleimhaut diffus oder fleckig gerötet, samtartig geschwollen und zeigt vermehrte Gefäßinjektion. Der Descensus vaginalis geht als Folge der Blaseninkontinenz und/oder des Restharns meist mit einer *chronischen Cystitis* einher, die nur durch die operative Korrektur der Genitalsenkung zum Stillstand und zur Ausheilung kommen kann. Postoperativ ist jedoch in 80–90% der Fälle noch einmal mit einem akuten Aufflackern zu rechnen. Bei der chronischen Form erscheint die Blasenschleimhaut blaß und verdickt; die Gefäßzeichnung ist durch die Epithelverdickung aufgehoben. Sie ist bei Frauen häufig auf das Trigonum vesicae beschränkt (*Trigonumcystitis*). Die chronische Cystitis ist die häufigste Begleiterkrankung des Cervixcarcinoms. Oft besteht schon im Stadium I eine ödematöse Schwellung des Blasenbodens. Kommt es im Verlauf der Erkrankung zu infiltrierendem Wachstum in das Septum vesicovaginale, so wölbt sich die Blasenwand in diesem Gebiet höckrig vor (bullöses Ödem); es besteht eine wechselnd starke Hämaturie. Die im Zusammenhang mit der Strahlenbehandlung als Früh- und Spätreaktion auftretende Cystitis *(Strahlencystitis)* führt zu Schleimhautveränderungen, die durch die blasse indurierte Struktur- und Gefäßverarmung gekennzeichnet sind (avasculäre Cystitis).

Symptome: Die Cystitis verursacht brennende Schmerzen während und nach dem Wasserlassen (Dysurie) und häufigen Harndrang (Pollakisurie, Urge-Inkontinenz) sowie anhaltende Schmerzen in der Blasengegend; Fieber besteht selten. Flankenschmerz und möglicherweise Temperatursteigerung sprechen für Hinzutreten einer Pyelonephritis. Der Urin ist trübe, bei der hämorrhagischen Cystitis blutig verfärbt.

Diagnose: Im Urinsediment finden sich neben Blasenepithelzellen vor allem Leukocyten und Bakterien sowie einige Erythrocyten. Bei der hämorrhagischen Form überwiegen die Erythrocyten.

Differentialdiagnose: Bei gegebenem Zusammenhang mit dem gynäkologischen Grundleiden ist die Diagnose leicht und eindeutig zu stellen. Blasentenesmen und Erythrocyten im Urin können jedoch auch die ersten Symptome eines Blasen- oder Uretersteins sein. Bei der chronischen Cystitis muß gelegentlich eine Harnwegtuberkulose mit tuberkulöser Cystitis ausgeschlossen werden. Polypen der Blasenschleimhaut und ein Blasencarcinom gehen anfangs mit der Symptomatik einer Cystitis einher. Bei der Trigonumcystitis ist eine Leukoplakie als Präcancerose des Blasencarcinoms auszuschließen.

Therapie: Die Behandlung der Cystitis erfolgt entsprechend dem Ergebnis der Keim- und Resistenzbestimmung gezielt mit Sulfonamiden oder Antibiotica. Die cystoskopische Kontrolle und die erweiterte retrograde urologische Diagnostik sind erst nach Abklingen der akuten Erscheinungen vorzunehmen. Die Strahlencystitis erfordert eine zusätzliche spezielle, oft über Monate dauernde Instillationsbehandlung.

Die *Prognose* der rechtzeitig behandelten *akuten* Cystitis als Sekundärerkrankung bei gynäkologischen Leiden ist günstig. Die Prognose der *chronischen* Cystitis ist abhängig von dem gynäkologischen Grundleiden und der Infektionsbekämpfung zur Verhinderung der Pyelonephritis bzw. Pyelonephrose. Bei Verdacht auf eine Beteiligung des Pyelon bzw. der Nieren erfolgen die diagnostischen und therapeutischen Maßnahmen nach urologischen und nephrologischen Prinzipien. *Die Behandlung sollte dann in der Hand des Gynäkologen bleiben, wenn die gynäkologische Erkrankung im Vordergrund steht.*

Die Urethritis

Die isolierte Entzündung der Urethra ist selten. Ätiologisch kommt vor allem die *akute Gonorrhoe* in Betracht (s. S. 535). Bei Kindern ist an *Fremdkörper* zu denken. Die Urethritis kann als Folge des häufigen Coitus auftreten, geht dann aber meist mit einer Cystitis einher (s. S. 557). Die Symptome sind wie bei der Cystitis Dysurie und Pollakisurie. Der Verdacht auf eine Urethritis wird bei der Untersuchung geweckt, wenn sich bei leichtem Druck gegen die Vorderwand der Vagina *milchig-eitriges Sekret aus der Urethralöffnung* entleert. Die bakteriologische *Untersuchung auf Gonokokken* (s. S. 536) ist *obligatorisch*. Zur *Diagnose* der unspezifischen Form eignet sich die *Mehrgläserprobe:* Man läßt die Patientin den Urin etappenweise in mehrere Gläser entleeren und bestimmt den Leukocytengehalt der Proben im Urinsediment. Sind die Leukocyten in der ersten Probe am höchsten, so spricht der Befund für eine Urethritis. Die Keim- und Resistenzbestimmung ist wie bei der Cystitis vorzunehmen. Differentialdiagnostisch kommen eine Entzündung der Skene-Drüsen (Skenitis) und eines Urethradivertikels (Urethradiverticulitis) in Betracht. Die *Therapie* der unspezifischen Urethritis erfolgt wie bei der Cystitis.

52. Endometriose – Adenomyose

Die Endometriose

Als Endometriose (Endometriosis externa) bezeichnet man das heterotope Vorkommen von Endometrium *außerhalb* des Uterus.
Endometriuminseln im Myometrium des Uterus – also *innerhalb* des Organs – werden als Adenomyose (Endometriosis interna) abgegrenzt (s. S. 563).

Bezüglich der *Ätiologie* der Endometriose existieren nur Theorien. Nach der Auffassung von Sampson (1921) können gelegentlich Endometriumzellen mit dem Menstrualblut retrograd durch die Tuben in die Bauchhöhle gelangen. Sie siedeln sich bevorzugt auf den Ovarien und in den tieferen Partien des kleinen Beckens im Bereich des Douglas-Raumes an. Diese Theorie wird durch Studien an Affen und Beobachtungen am Menschen insofern gestützt, als im Menstrualblut noch lebens- und vermehrungsfähige Endometriumzellen nachgewiesen werden konnten. Da Endometrioseherde auch außerhalb des kleinen Beckens vorkommen, müssen neben diesem Entstehungsmodus außerdem die hämatogene und lymphogene Verschleppung von Zellen der Corpusschleimhaut mit nachfolgender ektopischer Ansiedlung in Betracht gezogen werden. Die vereinzelt beobachteten Endometrioseherde in Operationsnarben sprechen dafür, daß auch bei gynäkologischen Operationen, die mit Eröffnung des Cavum uteri einhergehen, Endometriumzellen in das Wundgebiet gelangen und dort proliferieren können. Eine weitere Hypothese, die die Entstehung der Endometriose auf aberrantes, metaplastisches Cölomepithel zurückführt (Meyer, Novak), hat vieles für sich.

Das Endometrium der ektopischen Herde ist – von Ausnahmen abgesehen – in gleicher Weise *funktionsfähig* wie die ortsständige Schleimhaut des Corpus uteri und daher sowohl endogen als auch exogen durch Oestrogene und Gestagene stimulierbar. Unter dem Einfluß der Ovarialhormone kommt es auch in den ektopischen Herden zum Aufbau einer Zona functionalis mit Proliferation und anschließender sekretorischer Umwandlung, einem prämenstruellen Stromaödem mit Abstoßung der Schleimhaut und Blutaustritten zur Zeit der Menstruation. Somit bestimmen in erster Linie die *cyclischen Abläufe* im *ektopischen* Endometrium die Symptomatik und den Verlauf des Krankheitsbildes. *Für Ausprägung und Schweregrad des Leidens sind der Ort der Absiedlung und die Zahl der Herde entscheidend.*
Endometrioseherde findet man in abnehmender Häufigkeit an den *Ovarien,* im *Douglas-Raum* mit Befall der *Hinterwand der Cervix uteri* und der *Ligg. rectouterina* mit Vordringen in das *Septum rectovaginale* sowie auf der *Serosa der Tuben,* des *Rectum,* des *Sigmoid* und der *Harnblase.* Seltener werden Absiedlungen von Endometrium an der *Portio* und *Vagina,* in den *inguinalen Lymphknoten* und in genitalfernen Regionen wie im *Nabel,* in *Operationsnarben, Hernien* und in der *Appendix* beobachtet (Abb. 281).
Kleinste Endometriuminseln auf der Oberfläche des *Ovars* entwickeln sich zunächst zu kleinen blutgefüllten Cysten, die leicht rupturieren. Der austretende Cysteninhalt hat *Verwachsungen mit der Umgebung* (Peritoneum, Darm,

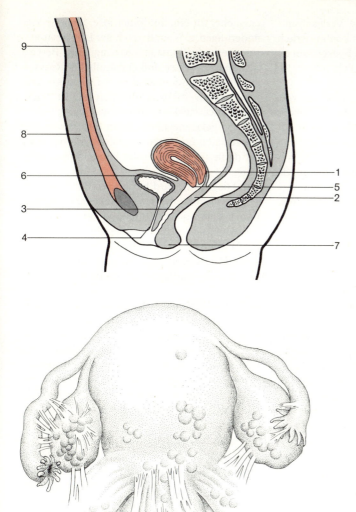

Abb. 281. Einige der möglichen Lokalisationen von Endometrioseherden. *1* An der Hinterwand der Cervix und im Douglas-Raum (Douglasendometriose); *2* im rectovaginalen Gewebe; *3* in der Scheidenwand (Scheidenendometriose); *4* an der Vulva (Vulvaendometriose); *5* an der Portio vaginalis uteri (Portioendometriose); *6* in der Blasenwand (Blasenendometriose); *7* am Perineum (Dammendometriose); *8* in Laparotomienarben; *9* am Nabel (Nabelendometriose)

Abb. 282. Multiple Endometrioseherde an der Hinterwand der Cervix, im Douglas-Raum und auf den Ovarien

Netz, Tuben) zur Folge. Die Adhäsionen verhindern weitere Blutungen in die Bauchhöhle. Die cyclischen Blutansammlungen führen daher nunmehr zur Bildung wechselnd großer, *mit Blut gefüllter Cysten.* Sie gleichen in etwa Hämatomen und werden wegen der Farbe und Konsistenz des Cysteninhalts als *Schokoladen-* oder *Teercysten* bezeichnet (s. S. 613). Der mit jeder weiteren Blutung in das Innere der Cyste steigende Innendruck kann schließlich zur Drucknekrose des ektopischen Endometrium in der Cystenwand führen. Damit wird der Prozeß stationär, Endometrium ist dann oft histologisch nicht mehr nachzuweisen. Bleibt das Endometrium erhalten, so kann es – wenn auch höchst selten – carcinomatös entarten (s. S. 621).

Endometriumabsiedlungen im Douglas-Raum mit Befall der Ligg. rectouterina, der Hinterwand der Cervix uteri oder des hinteren Scheidengewölbes, des Rectum bzw. des Septum rectovaginale erreichen nie die Ausdehnung der Endometriosecysten des Ovars. Blutaustritte aus den meist multiplen Knoten und Knötchen (Abb. 282) führen bald zu ausgedehnten Verklebungen und Verschwartungen. Die cyclischen Veränderungen in den Herden verursachen jedoch stärkste Beschwerden; die Verwachsungen mit der Umgebung nehmen kontinuierlich zu, so daß schließlich das kleine Becken von einem knotigen, derben, unbeweglichen Konglomerattumor ausgefüllt ist.

Über die extragenitalen Endometrioseherde, z. B. in Operationsnarben, am Nabel und in der Lunge, liegen nur Einzelbeobachtungen vor. *Der Häufigkeitsgipfel der Erkrankung liegt zwischen dem 25. und 35. Lebensjahr.* Genaue Angaben über die absolute Häufigkeit fehlen, da die Zahl der Patientinnen mit behandlungsbedürftiger Endometriose nicht die wahre Incidenz spiegelt. Einen Schätzwert liefert die Tatsache, daß sich anläßlich von gynäkologischen Operationen in etwa 5–15% der Operationspräparate Endometrioseherde feststellen lassen.

Symptome: Zahl und Größe der Endometrioseherde stehen oft in keinem Verhältnis zu den Beschwerden. Je nach Lokalisation können kleine Herde stärkste Schmerzen verursachen, während große Verwachsungstumoren u. U. nur geringe Beschwerden auslösen. Das *Leitsymptom der Endometriose ist die sekundäre (erworbene) Dysmenorrhoe.* Die Schmerzen setzen prämenstruell ein, steigern sich am ersten Tag der Periode und lassen in den folgenden Tagen der Menstruation allmählich nach. Sie werden meist tief in das kleine Becken in die präsacrale Region lokalisiert. Die Endometriose im Lig. rectouterinum führt zusätzlich zur Dyspareunie (s. S. 69). Herde im Septum rectovaginale und am Mastdarm gehen mit Defäkationsbeschwerden einher. Die Endometriose der Blasenwand hat die schmerzhafte Blasenentleerung (Dysurie) zur Folge, bei Durchbruch in die Blase auch eine cyclisch auftretende Hämaturie. Infolge der frühzeitig einsetzenden Verwachsungsvorgänge ist die Endometriose in ca. 50% mit einer *Sterilität* verbunden. *Sie stellt die häufigste Ursache der sekundären Sterilität, in der Spätehe auch der primären Sterilität dar.*

Diagnose: Die Verdachtsdiagnose einer Endometriose ergibt sich im Zusammenhang mit der Anamnese, wenn bei der gynäkologischen Untersuchung ein Adnextumor getastet wird. Im Falle einer Endometriose fehlen im Gegensatz zur Salpingo-Oophoritis die Zeichen der Entzündung. Normale oder geringfügig erhöhte Leukocytenzahlen und eine normale bis leicht erhöhte Blutkörperchensenkungsreaktion sprechen eher für eine Endometriose. Knotige Veränderungen, z. B. im Bereich der Ligg. rectouterina, derbe Infiltrate im rectovaginalen Bereich deuten nach Ausschluß entzündlicher Reaktionen auf eine Endometriose hin. Der Uterus liegt häufig retrovertiert-retroflektiert und ist fixiert. Die retrocervical und im rectovaginalen Bindegewebe gelegene Endometriose fühlt man bei der rectalen und rectovaginalen Untersuchung als derbe (schwielige oder knotenartige) Infiltrate.

Die Diagnostik wird bei uncharakteristischem Palpationsbefund oder bei seltenen Lokalisationen durch die Hinzunahme der Laparoskopie wesentlich erleichtert. Besteht Verdacht auf eine Endometriose der Blase oder des Darmes, so sind Cystoskopie und Rectoskopie in die diagnostischen Maßnahmen einzubauen.

Differentialdiagnostisch sind je nach Lokalisation und Ausdehnung die chronische Salpingo-Oophoritis, insbesondere die Genitaltuberkulose, auszuschließen. Die Endometriose des Ovars fordert die Abklärung gegenüber gutartigen und bösartigen Ovarialtumoren. Sind die Teer- oder Schokoladencysten noch beweglich, so unterscheiden sie sich nicht von Ovarialcysten anderer Genese, und die Diagnose kann erst intra operationem und letztlich histologisch gestellt werden (s. S. 628). Bei kleinen, nicht isoliert tastbaren Endometriosebezirken im Bereich der Ligg. rectouterina muß eine Parametropathia spastica in Erwägung gezogen werden. Diese Forderung gilt auch umgekehrt, da eine Organneurose irrtümlich angenommen werden kann, wenn es sich um eine Endometriose handelt.

Therapie: Die *frühzeitige Erkennung und Behandlung* kann Verwachsungen und Narben größeren Ausmaßes verhindern und stellt damit zugleich die *beste Prophylaxe zur Verhütung der Sterilität* dar. Zur Behandlung stehen hormonale und operative Verfahren zur Wahl, die einzeln oder kombiniert angewendet werden können.

Die *hormonale* Behandlung beruht auf der Beobachtung, daß sich die Endometriose durch Schwangerschaften bessern kann. Während einer Gravidität unterliegt auch das Endometrium in den Endometrioseherden einer decidualen Umwandlung; diese führt im günstigen Falle zur Atrophie und Nekrose der Schleimhautinseln. Derartige sog. „ausgebrannte" narbige, funktionslose Endometriosebezirke haben damit ihre Hormonansprechbarkeit eingebüßt, so daß der Prozeß zur Ruhe kommt. Es war naheliegend, diese Schwangerschaftsveränderungen durch exogene Hormonzufuhr nachzuahmen. Zur Erzielung der sog. „Pseudogravidität" (s. S. 510) werden Oestrogen-Gestagen-Kombinationen mit niedrigem Oestrogenanteil und hohem Gestagengehalt kontinuierlich in steigender Dosierung verabfolgt. Die Behandlung soll je nach Ansprechbarkeit der Herde über mehrere Monate, jedoch nicht länger als ein Jahr durchgeführt werden. Zwischenzeitlich auftretende Durchbruchblutungen lassen sich durch kurzfristige Erhöhung – meistens Verdoppelung – der Tagesdosen beherrschen. Eine Modifikation dieser Methode stellt die kontinuierliche Langzeitbehandlung ausschließlich mit synthetischen Gestagenen (ohne Oestrogenzusatz) dar, die allmählich zur Atrophie des Endometrium führt. Auch hier muß bei Auftreten von Durchbruchblutungen die Tagesdosis erhöht werden. Sinnvoll erscheint die längerfristige Behandlung mit Danazol (z. B. Winobanin), das die Ausschüttung der Gonadotropine LH und FSH hemmen und dadurch zur Anovulation und Amenorrhoe führen soll.

Die hormonale Therapie muß versagen, wenn sich ausgedehnte Verwachsungen oder Verschwartungen gebildet haben und das ektopische Endometrium infolge regressiver Veränderungen nicht mehr auf die Hormone anspricht. Die Hormonbehandlung kann die Operation nicht ersetzen. Bei *operativem Vorgehen* finden folgende Gesichtspunkte Berücksichtigung: Möglichst konservativ wird bei jungen Frauen mit Kinderwunsch vorgegangen. Dabei bestehen die operativen Maßnahmen in der Excision oder Elektrocoagulation isolierter Herde, der Lösung von Verwachsungen und ggf. in der Wiederherstellung der Tubendurchgängigkeit. Jedoch ist die Ausdehnung der Operation in Anbetracht der Verwachsungen und im Falle von Teercysten nicht immer vorhersehbar. Läßt sich kein funktionsfähiges Ovarialgewebe erhalten, so müssen unabhängig vom Alter die Adnexe entfernt werden. Es empfiehlt sich daher, die Patientin vorsorglich darüber aufzuklären, daß über das Ausmaß des Eingriffes erst intra operationem entschieden werden kann. Besteht kein Kinderwunsch, so sollte bei ausgedehnten Befunden großzügig verfahren und die Exstirpation der Adnexe einschließlich der Hysterektomie durchgeführt werden. Die Ovarektomie zur endgültigen Ausschaltung der Ovarialfunktion bietet die sicherste Gewähr für Beschwerdefreiheit. Sie kommt daher u. U. zur Ruhigstellung von Endometriosebezirken in Frage, die bei Versagen einer Hormonbehandlung nicht ohne verstümmelnde oder risikoreiche Eingriffe operativ angegangen werden können (z. B. an Rectum, Harnblase und Lunge). Eine Ovarialbestrahlung ist nur dann zu erwägen, wenn eine Operation ein zu großes Risiko bedeutet und die Hormontherapie versagt hat. Nach unvollständiger Operation ist die nachfolgende Hormonbehandlung indiziert.

Daraus ergibt sich zusammenfassend: *Die Endometriosebehandlung muß in Abhängigkeit von Lokalisation, Ausdehnung, Beschwerden, Kinderwunsch und Alter individuell gehandhabt werden*. Mit Hilfe der hormonalen Therapie lassen sich Rückbildung der Befunde und Besserung der Beschwerden über einige Jahre in 20–80% der Fälle erzielen. Die unterschiedlichen Erfolgsziffern erklären sich aus der oft unsicheren Beurteilung der Tastbefunde bezüglich der Rückbildung der Herde. Die Behebung der Sterilität gelingt bei ca. 20–30% der Patientinnen. Demgegenüber erbringen chirurgische Maßnahmen bei frühzeitiger Operation bezüglich der Behebung der Sterilität bessere Ergebnisse (ca. 50% Graviditäten); Beschwerdefreiheit wird jedoch nicht so zuverlässig erreicht.

Die Adenomyosis uteri

Als Adenomyosis wird das Vordringen von Endometrium in das Myometrium mit begleitender reaktiver Hypertrophie des Myometrium bezeichnet. Das aberrante Endometrium muß definitionsgemäß um mindestens eine, besser um zwei mikroskopische Gesichtsfelder von der Lamina basalis der Corpusschleimhaut entfernt, also eindeutig isoliert im Myometrium liegen. Das Krankheitsbild wird auch unter dem Begriff der *Endometriosis interna* der Endometriose zugeordnet und der Endometriosis externa gegenübergestellt. Adenomyose und Endometriose bilden jedoch keine nosologische Einheit. Gemeinsam ist beiden Erkrankungen nur die ektopische Ansiedlung von Endometrium.

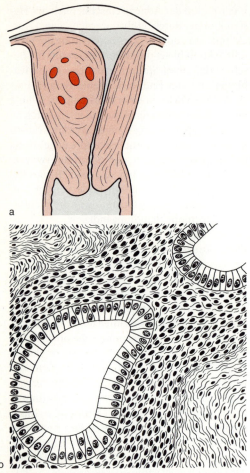

Abb. 283 a u. b. Adenomyosis uteri. **a** Endometriuminseln im Myometrium, umgeben von zirkulär angeordneten hypertrophischen Muskellagen. **b** Im histologischen Bild sieht man cystisch erweiterte Endometriumdrüsen und Stroma, eingebettet in Myometrium

Ätiologie, Histologie und Klinik der Adenomyose unterscheiden sich in vieler Hinsicht grundlegend von der Endometriosis externa, so daß eine gesonderte Betrachtung zweckmäßig erscheint.

Bezüglich der *Ätiologie* wird angenommen, daß das Endometrium infolge unbekannter lokaler Wachstumsimpulse in das Myometrium vordringt, das seinerseits dem gleichen Proliferationsreiz unterliegt und hypertrophiert. Als Ursache wird eine ovarielle Dysfunktion mit überwiegender Oestrogenwirkung in Erwägung gezogen.

Die Adenomyosis führt zur Vergrößerung des Uterus bis zu Apfelsinen- oder Faustgröße. Makroskopisch sieht man trabekelartig verzweigte, häufig mit Blut gefüllte Endometriuminseln, die gelegentlich bis unter die Serosa reichen (Abb. 283 a, b).

Mikroskopisch zeigen die in das Myometrium eingebetteten Endometriumbezirke die für die Corpusschleimhaut typischen Drüsen- und Stromaelemente in unterschiedlichem Aufbau. Eine volle sekretorische Umwandlung findet man ganz selten. Im allgemeinen herrscht der frühe Proliferationstyp vor; das Endometrium der Adenomyosisherde reagiert offenbar *nur auf Oestrogene, nicht aber auf Progesteron*. Daraus resultiert ein *asynchrones* Verhalten gegenüber der Corpusschleimhaut. So finden sich die Endometriumherde der Adenomyosis auch dann im Stadium der Proliferation, wenn das ortsständige Endometrium des Corpus uteri cyclusgerecht die sekretorische Phase durchläuft. Die Inseln können histologisch dem Bild der cystisch-glandulären Hyperplasie entsprechen, ohne daß die Corpusschleimhaut in gleicher Weise verändert ist (Abb. 283 b). Insgesamt verhält sich das Endometrium der Adenomyose ähnlich wie das der Corpuspolypen (s. S. 599). So hat man treffend die Adenomyosis auch als invertierte Polyposis endometrii bezeichnet.

Im Gegensatz zur Endometriose kommt die Adenomyose vorwiegend bei Mehrgebärenden im *4. und 5. Lebensjahrzehnt* vor. In ca. 50% der Fälle besteht gleichzeitig eine Myomatosis uteri, in 40% tritt sie kombiniert mit einer Endometriose auf. In einem Drittel der Uteri, die wegen eines Corpuscarcinoms entfernt werden, findet man eine Adenomyosis.

Eine Rarität stellt die Stromaadenomyosis dar, bei der es sich um Herde von Endometriumstroma ohne Drüsenanteile handelt.

Symptome: Im Vordergrund stehen Hypermenorrhoen oder Menorrhagien, die durch mangelhafte und irreguläre Kontraktion des Uterus bedingt sein können. Manchmal besteht eine sekundäre Dysmenorrhoe mit tief in das Becken lokalisierten Schmerzen infolge der menstruellen Druckerhöhung in den Adenomyosisbezirken. Die Erkrankung verläuft progredient und verursacht zunehmende Beschwerden der genannten Art.

Diagnose: Der Uterus wird bei der Untersuchung meistens als apfelsinen- bis faustgroß, selten größer getastet, es sei denn, es sind gleich-

zeitig Myome vorhanden. Das Organ ist druckschmerzhaft und prämenstruell gestaut. *Differentialdiagnostisch* kommen der Uterus myomatosus, Corpuspolypen, dysfunktionelle Blutungen sowie ein Corpuscarcinom in Betracht.
Die häufige Kombination der Krankheitsbilder führt dazu, daß andere Gründe die Indikation zur Operation abgeben und die Adenomyosis in 85% erst bei der Aufarbeitung der Operationspräparate entdeckt wird.

Therapie: Eine hormonale Therapie ist wegen der meist fehlenden Ansprechbarkeit der Adenomyosisherde nicht erfolgversprechend. In Anbetracht des meist fortgeschrittenen Alters ist die Hysterektomie indiziert.

53. Psychosomatische Krankheiten in der Gynäkologie

Jede Krankheit betrifft den Menschen in seiner gesamten Persönlichkeit bzw. in seinem gesamten psychophysischen Gefüge. Das bedeutet, daß sich einerseits jede körperliche Erkrankung auf sein psychisches Verhalten auswirkt, und daß andererseits eine psychische Fehlhaltung oder Überforderung in somatischen Störungen und Beschwerden zum Ausdruck kommen kann. Diese Leiden äußern sich dann primär körperlich und bringen auf diese Weise eine psychische Fehlhaltung akuten oder chronischen Charakters somatisch zum Ausdruck. Sie werden daher als *psychosomatische Krankheiten* bezeichnet.
Für den Arzt kommt es darauf an, bereits bei Erhebung der Anamnese und während der Schilderung der Symptome die mögliche psychische Mitbeteiligung an der Ursache von vornherein herauszuhören.
In der Frauenheilkunde werden die psychosomatischen Erkrankungen vorwiegend durch die vielfältigen psychologischen und endokrinologischen Zusammenhänge der Fortpflanzung bestimmt. Dabei kommt den einzelnen Lebensabschnitten der Reifung (Pubertät), Reproduktion und Involution jeweils besondere Bedeutung für die Manifestation zu. Die psychosomatischen Krankheitsbilder werden nicht selten durch aktuelle oder persistierende Konflikte wie belastende Ereignisse in der unmittelbaren Umgebung, Störungen der Partnerschaftsbeziehungen, Erziehungsprobleme, Doppelbelastung, Erwartungsangst und Erwartungsspannung hervorgerufen. Eine nicht unwesentliche Rolle spielen eine konstitutionelle Insuffizienz, eine Reifungsretardierung mit Krisen der Selbstwerdung und Selbstverwirklichung bzw. eine Diskrepanz zwischen physischer und psychischer Reifung. Die psychischen Ursachen können auf frühkindliche Störungen, z. B. der frühen Mutter-Kind-Beziehung mit Entwicklung narzißtischer Persönlichkeitsmerkmale, zurückgehen. Zusätzliche aktuelle Belastungen und Konflikte vermögen die körperliche Symptomatik in Gang zu setzen oder zu verstärken. Psychosomatische Erkrankungen finden sich bei 5–30% der gynäkologischen Patientinnen.
Die skizzierten psychischen Ursachen können zu den verschiedensten somatischen Symptomen und Beschwerdekomplexen führen.
Kardinalsymptome im gynäkologischen Bereich sind:
– Blutungsstörungen,
– Fluor,
– Schmerzen.
Psychogene Cyclusstörungen können sich manifestieren als
– primäre oder sekundäre Amenorrhoe,
– dysfunktionelle Blutungen,
– Dysmenorrhoe.
In weiterem Sinne sind dazu auch das prämenstruelle Syndrom, die Anorexia nervosa, die Scheinschwangerschaft und schließlich die psychogene Sterilität zu rechnen.
Psychosomatische Cyclusanomalien gehen auf eine psychogene Störung des übergeordneten Regelkreises zurück; mehr als 80% von ihnen sind hypothalamisch bedingt. Dafür spricht, daß es nach psychotherapeutischer Konfliktlösung häufig zur Normalisierung der Hypophy-

sen-Hypothalamus-Funktion mit signifikantem Anstieg der LH-Freisetzung nach LHRH-Injektion kommt.

Der funktionellen *Amenorrhoe* (Oligo-/Amenorrhoe) liegt vornehmlich ein psychophysischer Infantitilismus, eine gestörte Einstellung zur eigenen Körperlichkeit mit Ablehnung der weiblichen Rolle, zugrunde. Sie geht meist mit sexueller Reifungsverzögerung einher oder beruht auf gestörter Erlebnisverarbeitung. Die *Anorexia nervosa (Pubertätsmagersucht)* als schwerste Form geht auf eine tiefgreifende Persönlichkeitsstörung zurück, in deren Mittelpunkt eine existentielle Abwehrhaltung mit dem Wunsch nach Aufrechterhaltung der Kindheitsphase steht.

Die häufigere sekundäre Amenorrhoe stellt sich vorwiegend auf aktuelle und reifungsbedingte emotionale Konfliktsituationen oder als sog. Entwurzelungsamenorrhoe ein (s. S. 476). Bei psychogenen *prämenstruellen Beschwerden* stehen eher eine Versagenshaltung und ambivalente Einstellung zur Mutterrolle sowie eine Erwartungsangst (z. B. Angst vor Schwangerschaft) im Vordergrund. Das gleiche gilt für die *Dysmenorrhoe*, insbesondere bei Jugendlichen, sofern sie nicht durch das „Familienbild" (Mutter, Schwestern – sog. familiäre Dysmenorrhoe) tradiert und gebahnt ist. Sie kann Ausdruck einer Protesthaltung bei psychophysischem Infantilismus oder einer andauernden psychoreaktiven Fehlhaltung sein, bei der sekundären Form aber auch auf aktuelle Konflikte zurückgehen.

Kontaktblutungen sind häufig „Abwehrblutungen" bei ablehnender Einstellung zur Schwangerschaft, bei ambivalenter Haltung gegenüber der Sexualität, oder sie treten zusammen mit Cohabitationsbeschwerden infolge partnerschaftlicher Krisen auf.

Der *Fluor genitalis* psychosomatischer Genese äußert sich überwiegend als Hypersekretion der Cervix, gelegentlich als vermehrte Transsudation der Vaginalwände. Meist handelt es sich um einen Wunsch- oder Abwehr-Fluor (Konzeptionsfurcht, Ablehnung des Coitus, Schuldprobleme).

Der seltenere *Pruritus vulvae* ohne somatische Ursache ist vorwiegend Ausdruck sexueller Konflikte (Ablehnung des Partners oder verdrängte Sexualität).

Die genannten Symptome können auch bei einer *„psychogenen Sterilität"* vorhanden sein, sei es, daß sich die psychogene Beeinflußung der übergeordneten Regulationsmechanismen konsekutiv auf die Ovarialfunktion auswirkt, oder sei es, daß eine Hypersekretion der Cervix die Spermienascension erschwert oder verhindert. Die psychische Fehlhaltung beruht dann außer auf den bereits genannten Ursachen nicht selten auf einem Selbstschutz zur Erhaltung der bisher ausbalancierten Wesensintegrität, dem Konflikt zwischen übersteigertem Wunsch nach einem Kind bei narzißtischer Grundeinstellung oder auf der Kombination von psychischen und sozialen Faktoren.

Das Kardinalsymptom *Schmerz* – immer Zeichen einer existentiellen Not – ist vor allem mit dem psychosomatischen Krankheitsbild der *Parametropathia spastica* verknüpft (s. S. 568).

Auf der gleichen Ebene sind psychogene *Kreuzschmerzen* – meist von den Muskelansatzpunkten am Beckenkamm ausgehend – einzuordnen (s. S. 569).

Auch eine früher durchgemachte Adnexentzündung kann durch die damit verknüpfte Problematik (Sterilität) der auslösende Faktor für immer wieder auftretende oder ständige „Unterleibschmerzen" sein (s. S. 443).

In enger Beziehung zu psychosomatischen gynäkologischen Krankheitsbildern stehen – sei es als Ausgangspunkt oder als Folge – *funktionelle Sexualstörungen* wie

- Libido- und Orgasmusstörungen,
- Cohabitationsschmerzen (Algo- oder Dyspareunie),
- Vaginismus.

Auch bei *Abweichungen im Sexualverhalten* (Nymphomanie, Lesbianismus, Homosexualität des Partners) sind aufgrund der vielfältigen Konfliktsituationen psychosomatische Manifestationen im Genitalbereich nicht selten.

Diagnose

Es ist davon auszugehen, daß die psychosomatisch Kranke den Arzt wegen ihrer organischen Symptomatik aufsucht. Sie erwartet eine Bestätigung der Organbedingtheit ihres Leidens und eine organbezogene Therapie, da ihr die seelischen Bezüge nicht bewußt sind.

Die Patientin liefert bereits anläßlich der Symptomenanamnese wesentliche Hinweise auf eine psychische Genese. Auffallend sind Art und Weise der Darstellung und persönliche

Ausdeutung der Symptome, der spontane Bezug zu lebenswichtigen Daten, die Abhängigkeit von Belastungen und schließlich nicht selten mehrfacher Arztwechsel (weil keiner helfen kann). Die Kranken schildern je nach Intelligenz und Bildungsgrad ihre Beschwerden häufig angespannt und bilderreich mit entsprechender Mimik (Leidensmiene) oder lassen eine besondere emotionale Leere erkennen.

Erhebt sich der Verdacht auf ein psychogenes Leiden, so sollte der Arzt ohne Zeitbedrängnis die Patientin durch Zuhören und sprachliche Stimulation zur Selbstdarstellung anregen und ermutigen. Vor allem muß er sie ernst nehmen; die psychosomatisch Kranken simulieren nicht!

Unabdingbar ist der Ausschluß einer Organerkrankung. Erst nach Abschluß der am Symptomenkomplex orientierten Diagnostik wird man die Beschwerden als psychosomatisch oder somatopsychisch bedingt einstufen können.

Der Arzt nimmt somit eine Schlüsselstellung bei der Vorklärung und Vorbereitung für die spezielle Psychotherapie ein. Wenn er den emotionellen Stellenwert der psychosomatischen Erkrankung nicht erkennt oder sich nicht die Zeit für ein gezieltes Gespräch nimmt, wird der Weg zur Psychotherapie als der einzig möglichen Behandlungsart verpaßt.

Therapie

Die Indikation zu einer psychotherapeutischen Behandlung wird primär nicht durch die Diagnose der psychogenen Krankheit, sondern durch die Persönlichkeit der Patientin bestimmt.

Die Psychotherapie beruht über das Medium der Sprache auf einer intensiven Interaktion und Kommunikation zwischen Arzt und Patientin. Die Kranke soll durch Verbalisierung, Introspektion und Bearbeitung ihrer Widerstände zur Vergegenwärtigung und dadurch zur Befreiung von dem Konflikt und zur Eigenverantwortung gelangen. Dieser Prozeß benötigt je nach Schweregrad, Persönlichkeitsstruktur und Belastbarkeit unterschiedlich lange Zeit.

Handelt es sich um leichtere Störungen und aktuelle Konflikte, ist die Problematik der Patientin bewußt und ist sie zur eigenständigen Beurteilung in der Lage – dazu bedarf sie u. U. erst einer Phase des Nachdenkens –, so kann der Arzt ihres Vertrauens die Betreuung und Gesprächsführung übernehmen. In den Gesprächen geht es vor allem darum, der Patientin verständlich zu machen, daß ihre Emotionalität für die körperliche Krankheit ausschlaggebend ist und daß die Konflikte aufgearbeitet werden müssen. Bei partnerschaftsbezogener Problematik ist der Mann möglichst einzubeziehen. Somatisch orientierten therapeutischen Maßnahmen kommt eine unterstützende oder überbrückende Aufgabe zu. Bei Einsatz von Hormonen ist zu bedenken, daß sie u. U. die Diskrepanz zwischen körperlicher und seelischer Reifung verstärken. Auf der anderen Seite kann die endokrine Behandlung, z. B. einer Amenorrhoe, durch die Auslösung einer Blutung helfen, die Vollwertigkeit als Frau unter Beweis zu stellen und damit das Selbstwertgefühl zu stärken.

Tiefere Persönlichkeitsstörungen und Fehlhaltungen erfordern die Überweisung an den Spezialisten, der die psychotherapeutische Behandlung in der ihm geeignet erscheinenden Form (Kurz- oder Langzeitpsychotherapie, Verhaltenstherapie, Gruppentherapie) einschließlich der ihm zur Verfügung stehenden Hilfsverfahren – z. B. autogenes Training, Hypnose – übernimmt.

Ziel jeder Form der Psychotherapie ist die Symptombesserung und die Wiedereingliederung in das individuelle soziale Gefüge mit Rückgewinnung der Sorgefähigkeit. Für diese Zeit ist u. U. vorübergehende körperliche Entlastung in Haushalt und Beruf erforderlich.

Spezielle gynäkologische Beratungssituationen

Die *Aufklärung vor gynäkologischen Operationen* ist eine wichtige Voraussetzung zur Vermeidung späterer Fehlhaltungen mit somatischer Manifestation. Im Vordergrund steht die Information darüber, daß der Verlust eines Genitalorgans (z. B. Uterus- und/oder Adnexexstirpation) keine Minderung der Persönlichkeitswerte und der Sexualität bedeutet und daß der durch Entfernung der Ovarien bedingte Ausfall der Hormone ggf. durch Substitution ausgeglichen werden kann. Im weiteren Sinne gehört dazu auch die *Rehabilitation* der Carcinomkranken im Zuge der Nachsorge, evtl. unter Einschaltung von Selbsthilfegruppen. Nach Operation oder Bestrahlung wegen eines Genitalcarcinoms oder nach Mastektomie wegen eines

Mammacarcinoms ist eine sehr individuell ausgerichtete Sexualberatung angezeigt.

Maßnahmen der Kontrazeption sind nicht selten mit einer psychischen Belastung verbunden; gerade die gewonnene sexuelle Freiheit, der bewußte Verzicht auf eine Empfängnis und der Eingriff in das biologische Geschehen können vielschichtige Schuldkomplexe – auch religiöser Art – auslösen. Das „Vergessen" der Pille bei oraler Kontrazeption ist manchmal eine unbewußte Abwehrmaßnahme. Das *IUP* kann darüber hinaus als Fremdkörper empfunden werden und zu psychosexueller Beeinträchtigung führen. Die *Tubensterilisation* vermag wegen der Endgültigkeit des Eingriffs unlösbare Probleme heraufzubeschwören. Die individuelle Akzeptabilität der kontrazeptiven Methoden bedarf daher der eingehenden Abklärung.

Die nicht seltenen psychosomatischen Störungen *nach einem Schwangerschaftsabbruch* (s. S. 306) werden vordergründig durch psychosoziale Faktoren (insbesondere bei Jugendlichen mit gespannter Elternbeziehung, unsicherer Partnerschaft, abwertender Umgebung) ausgelöst. Jedoch sind als eigentliche Ursachen eher individuelle Angstgefühle, Schuldkomplexe und Wunschvorstellungen in Betracht zu ziehen.

54. Parametropathia spastica – Pelipathia vegetativa

Das *Kardinalsymptom Schmerz* ist vor allem mit dem psychosomatischen Krankheitsbild der *Pelipathia vegetativa* verknüpft, synonym u. a. als *Parametropathia spastica,* Beckencongestion mit Fibrosis (pelvic congestion syndrome) und – allgemeiner – als *neurovegetative Störung im kleinen Becken* bezeichnet.

Im Vordergrund stehen neuromusculäre und neurovasculäre Funktionsstörungen. Mit zunehmender Ausprägung des Syndroms kommt es zur organischen Manifestation mit spastischer Verkürzung und zunehmender Fibrosis der Sacrouterinligamente. Die Congestion (Stauung) des Uterus führt zur Vergrößerung des gesamten Organs. Als Folge der spastisch verkürzten Ligamente kann sich eine Retroflexio uteri herausbilden.

Ätiologie: Aus psychosomatischer Sicht handelt es sich um Frauen mit psychischer und physischer Teilretardierung, die unfähig sind, sich den gegebenen Verhältnissen anzupassen, ihre Lebenssituation zu meistern und sich mit der Mutter- und/oder Gattenrolle zu identifizieren. Häufig handelt es sich auch um eine psychophysische Reaktion auf konflikthafte Streßsituationen oder einen anhaltenden Rollenkonflikt, z. B. durch eine Doppelbelastung in der Familie und im Beruf (s. S. 72). Diese Faktoren sind es vor allem, die zur Angst vor einer Schwangerschaft und zu einer Ablehnung der Cohabitation mit allen somatischen Konsequenzen führen. Nicht selten ist eine Carcinophobie – z. B. nach Erkrankung eines Familienmitglieds an einem Krebsleiden – das auslösende Moment.

Symptome: Die Patientinnen klagen – ganz auf ihre körperlichen Symptome fixiert – über diffuse Schmerzen tief im kleinen Becken und in der Kreuzbeingegend – oft verstärkt unmittelbar vor und zur Zeit der Periode –, zusätzlich oft über Fluor und extragenitale Symptome, z. B. Migräne, Mastodynie und Obstipation. Dazu kommen häufig Angaben über Leistungsminderung (Gefühl der ständigen Überforderung) und Verstimmungszustände. Das Sexualverhalten ist fast immer in typischer Weise gestört: Es besteht eine Dyspareunie, die von der Patientin als Folge der intra coitum gesteigerten Schmerzen gedeutet wird. Auf Befragen werden oft Coitus interruptus und Anorgasmie angegeben (s. S. 70).

Dyspareunie, Coitus interruptus, Anorgasmie bedeuten sexuelle Erregung bis zur Plateauphase mit anhaltender Vasocongestion und Myotonie ohne Orgasmus und ohne nachfolgende Entspannung in der Auflösungsphase (s. S. 64). Auf diese Weise kann der unphysiologische Ablauf der sexuellen Reaktion bei Störungen des Sexualverhaltens die organische Manifestation bahnen.

Diagnose: Bei der gynäkologischen Untersuchung fällt zunächst eine Abwehrspannung auf.

Der Uterus liegt häufig retroflektiert, ist vergrößert und imponiert gestaut. Seine Bewegung löst Schmerzen aus, insbesondere jeder Versuch der Aufrichtung aus dem kleinen Becken. Die Portio erscheint plump und elongiert. Die Verschiebung der Portio vaginalis zur Symphyse hin verursacht durch den dabei ausgeübten Zug an den Ligg. sacrouterina den typischen Portiolüftungs- oder -schiebeschmerz. Die Ligg. sacrouterina sind straff gespannt, verkürzt und fibrös verdickt. Außerdem besteht eine Druckempfindlichkeit im Bereich des knöchernen Beckens, insbesondere der Symphysenhinterwand. In vielen Fällen ist gleichzeitig eine Hypersekretion der Cervix vorhanden (s. S. 566).

Differentialdiagnose: Differentialdiagnostisch müssen vor allem eine Endometriose, eine chronische Adnexentzündung und eine Parametritis ausgeschlossen werden. Diagnostische Schwierigkeiten ergeben sich, wenn die Pelipathie mit einem gynäkologischen Leiden kombiniert auftritt. Für die Pelipathia vegetativa ist charakteristisch, daß sich der Spasmus der Ligg. in Narkose meistens löst. Die Laparoskopie liefert die Entscheidung und sollte daher großzügig angewendet werden.

Therapie: Je nach Konfliktlage, Schwere und Dauer der Beschwerden wird sich im beratenden Gespräch bald zeigen, ob eine psychotherapeutische Behandlung notwendig ist oder ob die Abklärung und Aufklärung – evtl. kombiniert mit unterstützenden Maßnahmen (z. B. Kontraception, Milieuwechsel, zeitweiliger Herausnahme aus dem Arbeitsprozeß) – zur Besserung der Beschwerden ausreichen.

55. Kreuzschmerzen als Leitsymptom

Etwa 30–40% aller gynäkologischen Patientinnen klagen über Kreuzschmerzen. Dieses Schmerzphänomen steht bei Frauen drei- bis viermal häufiger als bei Männern im Vordergrund ihrer Beschwerden und ist in erster Linie auf die anatomischen und funktionellen Besonderheiten des weiblichen Organismus sowie auf die stärkere Belastung durch Schwangerschaften und Geburten zurückzuführen. Außerdem rufen alle pathologischen Veränderungen der Genitalorgane und ihrer stützenden Strukturen infolge der engen nachbarlichen und nervalen

Tabelle 81. Gynäkologische Ursachen von Kreuzschmerzen

Krankheitsbilder	Besondere Hinweise
Primäre Dysmenorrhoe (Uterusmißbildungen, genitale Hypoplasie)	Cyclisch auftretend
Sekundäre Dysmenorrhoe (Endometriose, submucöses Myom)	Cyclisch auftretend
Akute und chronische Entzündungen (Pyo-Hydrosalpinx, Douglas-Absceß, Adhäsionen) Endometriose	Meist präsacral in der Tiefe des kleinen Beckens lokalisiert
Lageveränderungen des Genitale, insbesondere Descensus vaginae et uteri	Mit Ausstrahlung in die Leistengegend
Gutartige und bösartige Genitaltumoren Beckenvenenthrombose	Je nach Größe und Ausbreitung mit Ausstrahlung in Leistengegend und Oberschenkel
Parametropathia spastica	Präsacral in der Tiefe des kleinen Beckens
Osteoporose als Folge eines Oestrogendefizits	Primäre Amenorrhoe, langdauernde sekundäre Amenorrhoe, Klimakterium, Menopause
Organneurose, Dyspareunie	Überbetonte Schilderung der Beschwerden

Beziehungen zu dem lumbosacralen Wirbelsäulenabschnitt mehr oder weniger intensive Kreuzschmerzen hervor. Man kann davon ausgehen, daß bei 10–20% der Frauen mit dieser Symptomatik ein gynäkologisches Grundleiden besteht. Bei den übrigen handelt es sich in der Mehrzahl um statisch-funktionelle Störungen des Haltungs- und Bewegungsapparates (ca. ⅔ der Patientinnen) sowie um lokale Skeletschäden (rund ⅓ der Fälle). Neurologische, urologische und internistische Erkrankungen sind demgegenüber selten durch Kreuzschmerzen als Leitsymptom charakterisiert. Die Kreuzschmerzen der Frau beruhen somit – von wenigen Ausnahmen abgesehen – auf gynäkologischen oder orthopädischen Ursachen.

Der Zeitpunkt des ersten Auftretens, der Verlauf, die Intensität und die subjektive Lokalisation der Schmerzen liefern wertvolle anamnestische Anhaltspunkte für eine zunächst grobe Unterscheidung zwischen gynäkologisch und statisch bedingten Beschwerden. Hinweise für die Beziehungen zwischen dem dominierenden Symptom „Kreuzschmerz" und gynäkologischen Leiden unterschiedlicher Lokalisation und Ätiologie sind in der Tabelle 81 zusammengestellt.

Verläuft die gynäkologische Untersuchung negativ, so muß die orthopädische Diagnostik angeschlossen werden. Bei entsprechenden anamnestischen Hinweisen ist die urologische bzw. internistische Kontrolle zu veranlassen. Nach Ausschluß organischer Ursachen sollte man sich jedoch nicht mit einer symptomatischen Therapie begnügen, bevor nicht auch die möglichen psychogenen Faktoren abgeklärt sind.

56. Die gutartigen und bösartigen Neubildungen des weiblichen Genitale

Die gutartigen und bösartigen Neubildungen der Vulva

Gutartige Neubildungen der Vulva

Die seltenen gutartigen Tumoren der Vulva unterscheiden sich im Prinzip nicht von den gutartigen Neubildungen der übrigen Haut des Körpers. Zu den *soliden epithelialen bzw. fibroepithelialen Wucherungen* gehören die *Papillome, Condylome* und *Adenome*. Die *Condylomata acuminata* nehmen eine Sonderstellung ein: Sie entstehen als Folge von Infektionen und chronischen Reizzuständen des Genitale. Sie werden daher sowohl zu den Entzündungen als auch zu den gutartigen Neubildungen gerechnet (s. S. 520).

Häufiger als die soliden Neubildungen kommen an der Vulva *Cysten* und *Pseudocysten* vor. Unter diesen sind Paraurethralcysten, Cysten des Gartner-Ganges und Retentionscysten von Schweiß- und Talgdrüsen (Hydradenome, Atherome) zu nennen. Klinisch von Bedeutung sind die *Pseudocysten der Bartholin-Drüse,* die sich bei einem Verschluß des Ausführungsganges entwickeln können (s. S. 521).

Zu den *mesenchymalen* Tumoren der Vulva zählen die *Lipome, Fibrome* und *Myome,* die meist gestielt, z. B. als *Lipoma* oder *Fibroma pendulans,* in Erscheinung treten. Die Fibrome und Myome entstammen den Bindegewebs- und Muskelzügen des in die Labia maiora ausstrahlenden Lig. teres uteri.

Multiple Fibrome gehen aus dem Bindegewebe der Subcutis hervor *(Dermatofibroma protuberans).* Lymphangiome, Hämangiome oder Myxome der Vulva sind extrem selten.

Eine maligne Entartung kommt gelegentlich bei Hydradenomen und Papillomen vor.

Symptome: Mit Ausnahme der Condylomata acuminata (s. S. 520) bereiten selbst relativ große, solide oder cystische Tumoren kaum Beschwerden. Gelegentlich treten – vor allem bei gestielten Neubildungen – Drucknekrosen und Decubitalulcera mit Schmerzen und Absonderungen auf.

Diagnose: Die Erkennung der gutartigen soliden und cystischen Neubildungen der Vulva bereitet bei der Inspektion keine Schwierigkeiten. Differentialdiagnostisch sind bei Tumoren der großen Labien von weicher Konsistenz Leistenhernien auszuschließen. Retentionscysten der Bartholin-Drüse sind von Cysten des Gartner-Ganges abzugrenzen, die entweder als Hymenalcysten auftreten oder unmittelbar hinter dem Hymenalsaum lokalisiert sind.

Therapie: Die operative Entfernung ist dann angezeigt, wenn Beschwerden bestehen. Bei soliden Wucherungen ist in Zweifelsfällen zum Ausschluß eines Malignoms die Probeexcision und histologische Abklärung vorzunehmen, vor allem dann, wenn es sich um ulcerierende Prozesse handelt.
Condylomata acuminata erfordern in erster Linie die Behandlung des Grundleidens (s. S. 520). Bei Retentionscysten des Ausführungsganges der Bartholin-Drüse wird die Marsupialisation der Ausschälung der Cyste vorgezogen (s. S. 521).

Bösartige Neubildungen der Vulva

Prämaligne Veränderungen der Vulva (dystrophische und dysplastische Veränderungen)

Im Rahmen der Früherkennung und Früherfassung des Vulvacarcinoms verdienen die dystrophischen und dysplastischen Veränderungen der Vulva größte Beachtung. *Es gilt heute als gesichert, daß die Dystrophie und Dysplasie der Vulva ohne scharfe Grenzen über prämaligne Vorstadien in das manifeste Carcinom übergehen können.* Das bedeutet, daß cytologisch und histologisch bereits Kriterien der drohenden malignen Entartung festgestellt werden können, lange bevor die Eigenschaften des invasiven Wachstums erworben sind. Die Latenzzeit zwischen dem Auftauchen der prämalignen Läsion und der Manifestation des bösartigen Wachstums kann sich über Jahre erstrecken; gelegentlich vollzieht sich die maligne Transformation aber auch unvermittelt binnen kürzester Frist (Abb. 284).

Die Dystrophie der Vulva

Die wichtigste und häufigste Form der Dystrophie der Vulva ist der *Lichen sclerosus,* entsprechend der älteren Nomenklatur häufig noch mit dem Zusatz „et atrophicus" versehen. Der Ausdruck umschreibt unabhängig von der Lokalisation chronisch-degenerative Prozesse der *Dermis.* Die Ätiologie ist unbekannt. Das Leiden kommt auch bei Männern vor, jedoch sind Frauen fünfmal häufiger betroffen. Die Erkrankung ist nur in ca. einem Drittel der Fälle auf die Genitalregion beschränkt. Sie tritt vorwiegend in der Postmenopause auf, wird aber gelegentlich auch bei jüngeren Frauen und ganz vereinzelt sogar bei Kindern beobachtet. Der Lichen sclerosus der Vulva ist ein *progredientes* Leiden, das nach und nach die Haut der großen und kleinen Labien, der Clitoris, des Introitus und des Perineum ergreift. Die Erkrankung beginnt mit Degeneration und Schwund der kollagenen und elastischen Fasern des Corium. Gleichzeitig setzt die Zerstörung der peripheren Nervenverzweigungen und der Nervenendigungen ein. Die Epidermis wird sekundär einbezogen und weist eine geringe bis mäßige Hyperkeratose auf (Abb. 285). Aufgrund dieser Gewebsveränderungen führt der Lichen sclerosus mit der Zeit zu *Elastizitätsverlust* und *Schrumpfung* des äußeren Genitale. Das Krankheitsbild wird daher klinisch auch heute noch vielfach als *Kraurosis vulvae* bezeichnet.

Symptome: In allen Stadien besteht anhaltender, heftiger Pruritus vulvae, der vor allem auf die Zerstörung der Nervenendigungen zurückgeht. Die durch den Juckreiz unterhaltenen Kratzeffekte lösen Schmerzattacken aus. Oft führen erst Miktions- und Defäkationsbeschwerden, Sekundärinfektionen oder aber die Dyspareunie die Patientin im Spätstadium zum Arzt.

Diagnose: Das klinische Bild variiert je nach dem Stadium, in dem die Patientin den Arzt aufsucht. Der Lichen sclerosus et atrophicus beginnt lokal begrenzt. Im Frühstadium findet man eine eckige Papel mit gerötetem Rand, die mit der Zeit durch *Atrophie der Epidermis* und *Sklerose des Bindegewebes* unter das Niveau der Haut einsinkt. Auffallend ist der perlmuttartige Glanz des befallenen Bezirkes. Der Gewebeschwund betrifft zunächst einzelne Partien der

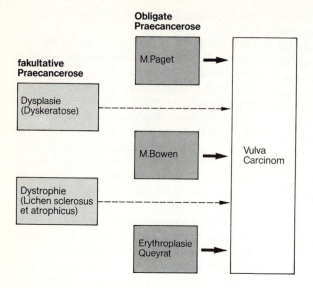

Abb. 284. Die prämalignen Stadien des Vulvacarcinoms (Schema der malignen Transformation) entsprechend ihrer Dignität als fakultative und obligate Präcancerosen (Der M. Paget, M. Bowen und die Erythroplasie Queyrat werden daher heute als Carcinoma in situ bezeichnet)

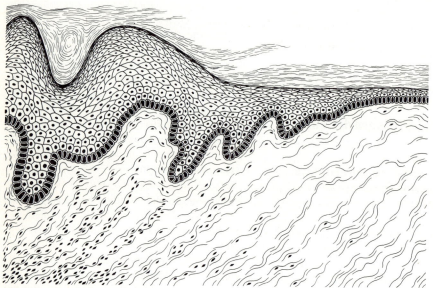

Abb. 285. Lichen sclerosus. Von links nach rechts fortschreitende „Verdünnung" des Epithels mit Hyperkeratose und Schwund der kollagenen und elastischen Fasern

Vulva, die dadurch asymmetrisch erscheint. Im Endstadium sind die kleinen Labien und die Clitoris als Strukturen nicht mehr zu identifizieren; das Vestibulum ist hochgradig verengt und unnachgiebig. Bei Ausdehnung auf die perianale Region bildet sich ein skleratrophischer Bezirk mit Rhagaden, insbesondere an der hinteren Commissur.

Entwickelt sich auf dem Boden eines Lichen sclerosus der Vulva eine umschriebene Epithelverdickung mit Zeichen der *Dysplasie* (s. u.) – klinisch als *Leukoplakie* bezeichnet –, so muß diese Epithelveränderung als *fakultative Präcancerose* eingestuft werden. Die *Frequenz der malignen Entartung* eines Lichen sclerosus über dysplastische (hyperkeratotische oder parakeratotische) Epithelveränderungen (Leukoplakie) *beträgt ca. 17%.*

Therapie: Die Behandlung des Lichen sclerosus erfolgt konservativ. Corticosteroide in Form von Salben oder mittels subfocaler Injektion stellen die Methode der Wahl dar. Da Epithel und Bindegewebe der Vulva durch Sexualhormone beeinflußbar sind, läßt sich bei Oestrogenmangel durch Verabfolgung von Oestrogenen Besserung erzielen. Allerdings liegt die therapeutische Dosis so hoch, daß die Uterusschleimhaut proliferiert und Blutungen auftreten können. *Leukoplakische Bezirke* erfordern die *gezielte Probeexcision* (evtl. unter Zuhilfenahme des Kolposkops) zur histologischen Abklärung und bei positivem Befund die Excision. In jedem Falle eines Lichen sclerosus empfiehlt sich die *regelmäßige Überwachung*.

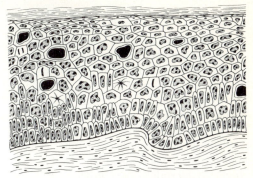

Abb. 286. Morbus Bowen. Das Epithel läßt die reguläre Schichtung vermissen und ist von polyedrischen, plasmareichen Zellen mit hellen, bläschenförmigen Kernen – den sog. „corps ronds" – durchsetzt

Die Dysplasie der Vulva

Die Vulvadysplasie mit *Dyskeratose* des Epithels muß zu den *fakultativen Präcancerosen* gerechnet werden. Analog der Einteilung der Dysplasie der Cervix unterscheidet man zwischen leichter, mittlerer und schwerer Dysplasie.

Die Ätiologie ist nicht sicher bekannt. Vorausgegangene spezifische und unspezifische Entzündungen sowie Verletzungen werden als Ursachenfaktoren vermutet. Histologisch liegt eine atypische Proliferation des Vulvaepithels mit Zeichen der Dyskeratose vor. Eine multizentrische Entwicklung ist nicht selten. *Bei 10–20% der Frauen mit derartigen Veränderungen kommt es zur malignen Transformation.* Wegen des protrahierten Verlaufs und angesichts der geringen Invasions- und Metastasierungstendenz genügt als theraupetische Maßnahme die einfache Vulvektomie. Das Operationspräparat muß jedoch histologisch sorgfältig auf Herde mit invasivem Wachstum durchgemustert werden. Um eine dysplastische Veränderung des Vulvaepithels handelt es sich auch bei der extramammären *Paget-Erkrankung der Vulva*. Man findet, vorwiegend bei Frauen im fortgeschrittenen Alter, *multiple* weißlich verfärbte Zonen – meist als Leukoplakie befundet –, daneben wulstige, indurierte Plaques, sowie ekzematoide Bezirke. Der Morbus Paget der Vulva muß als *obligate Präcancerose im Sinne eines Carcinoma in situ* betrachtet werden. Das verdickte Epithel läßt die normale Schichtung vermissen und ist von den sog. Paget-Zellen – großen, polyedrischen, plasmareichen Zellen mit hellen bläschenförmigen Kernen – durchsetzt, die sich vorwiegend basal als ballenartige Verbände gegen das Bindegewebe vorwölben. Sie enthalten neutrale, saure und sulfonierte Mucopolysaccharide. Die histochemische Reaktion ist der der apokrinen Drüsenzellen ähnlich und legt nahe, daß die Veränderungen von den Schweißdrüsen der Epidermis ausgehen.

Der *Morbus Bowen* gehört ebenfalls zu den Dysplasien, die als *obligate Präcancerose*, auch als besondere Form des *intraepithelialen Carcinoms* im Sinne des Carcinoma in situ anzusehen sind und bevorzugt in der Postmenopause auftreten. Es zeigen sich im Bereich der Vulva großflächige, *einzelne* oder *multifocale*, erhabene weißliche Hautbezirke, die ein erodiertes Zentrum von rötlichbrauner Farbe von ca. 1 cm Durchmesser umgeben. Histologisch ist die Epidermis in diesem Bereich mit atypischen und dyskaryotischen Zellen sowie vermehrt mit pathologischen Mitosen durchsetzt (Abb. 286). Die normale Schichtung des Epithels ist nicht mehr zu erkennen. Eine Tendenz zur Stromainvasion besteht zunächst nicht, *jedoch beträgt das Risiko der malignen Entartung 50%.*

Die *Erythroplasie Queyrat* stellt eine in der Haut des Introitus lokalisierte Variante des Morbus Bowen dar. Makroskopisch bilden sich dort umschriebene rötliche Bezirke mit feiner Granulation ohne Zeichen der Induration. Histologisch ähnelt das Bild dem des Morbus Bowen mit Dyskaryosen (s. o.) und atypischen Mitosen und wird ebenfalls als Carcinoma in situ eingestuft.

Diagnose: Umschriebene oder konfluierende leukoplakische oder gerötete, meist leicht erhabene Bezirke unterschiedlicher Lokalisation im unbehaarten Teil der Vulva wecken stets den Verdacht auf eine Präcancerose, namentlich bei Frauen im fortgeschrittenen Alter mit altersatrophischer Vulva. Die Anwendung des Kolposkops kann hilfreich sein. Die Cytodiagnostik versagt häufig wegen der starken oberflächlichen Verhornung! Die Diagnose kann nur histologisch mit Hilfe der Probeexcision gestellt werden, die auch Aufschluß darüber ergeben muß, ob eine Präcancerose im Sinne eines Carcinoma in situ vorliegt, oder ob bereits ein Übergang in infiltratives Wachstum stattgefunden hat. Im Falle eines Morbus Paget muß ein Carcinom des Rectum, der Urethra und der Mamma ausgeschlossen werden, da Kombinationen vorkommen.

Therapie: Die Excision der Herde ist bei diesen Formen des Carcinoma in situ ausreichend. Man muß sich jedoch durch Stufen- oder Serienschnitte überzeugen, daß die Entfernung im Gesunden erfolgt ist. Bei multizentrischen Herden wird bei jungen Frauen die „scinning vulvectomy" vorgeschlagen, bei der die Sensibilität der Clitoris erhalten bleibt. Im fortgeschrittenen Lebensalter stellt die einfache Vulvektomie die Methode der Wahl dar. Wegen der Rezidivgefahr und insbesondere der Unberechenbarkeit des Morbus Paget wird bei ausgedehnten Befunden auch die primäre Vulvektomie empfohlen. Regelmäßige Nachkontrollen sind bei allen prämalignen Formen erforderlich; handelt es sich um einen Morbus Bowen, so ist anläßlich der Kontrollen eine eingehende Durchuntersuchung angezeigt, da gleichartige Veränderungen auch an anderen Körperstellen auftreten können. Die Metastasierung ist insgesamt jedoch selten (ca. 2%).

Die Hyperkeratose der Vulva

Die *Hyperkeratose* zählt zu den *benignen* dysplastischen Veränderungen der Vulva. Sie wird als Folge einer lang andauernden Vulvovaginitis, einer Neurodermatitis und eines Genitalprolapses (Pessarträgerinnen) – ebenfalls auf der Basis chronisch entzündlicher Reaktionen – beobachtet. Die Haut der Vulva sieht blaß, eher weißlich aus und ist derb und unelastisch. Zeichen der Schrumpfung, insbesondere im Bereich des Introitus, sind meistens vorhanden, so daß diese Veränderungen ebenfalls unter den klinischen Begriff der *Kraurosis vulvae* eingeordnet werden. Die *Therapie* nach histologischer Abklärung mit Hilfe der Probeexcision besteht in der Sanierung entzündlicher Prozesse und der lokalen bzw. subfocalen Corticosteroidapplikation.

Es gilt festzuhalten: *Hinter einer „Leukoplakie" oder einer „Kraurosis" können sich sowohl gutartige Veränderungen als auch fakultativ und obligat präcanceröse Prozesse der Vulva verbergen. Diese deskriptiven Begriffe sollten daher nicht mehr verwendet, sondern durch histomorphologisch abgesicherte Diagnosen ersetzt werden.*

Das Vulvacarcinom

Unter den Krebserkrankungen des weiblichen Genitale steht das primäre Vulvacarcinom mit 5% an vorletzter Stelle der Häufigkeitsskala. Weitaus überwiegend handelt es sich um ein *Plattenepithelcarcinom*, nur selten um ein Adenocarcinom der Bartholin-Drüsen (0,2%) oder der Schweißdrüsen. Extrem selten werden an der Vulva maligne Melanome, Fibrosarkome oder Lymphome beobachtet. Sekundäre oder metastatische Carcinome – ausgehend von malignen Tumoren des Uterus oder des Rectum – kommen an der Vulva seltener vor als z. B. in der Vagina.

Das Plattenepithelcarcinom entsteht in 30–40% der Fälle auf dem Boden einer der genannten Präcancerosen; für die übrigen 60–70% muß eine *rasche* maligne Transformation *ohne erkennbare Vorstufen* angenommen werden. Das Vulvacarcinom gehört klinisch zu den bösartigsten Tumoren des fortgeschrittenen Lebensalters. *Das Durchschnittsalter der Erkrankten liegt zwischen 60 und 70 Jahren.* Unverheiratete und kinderlose Frauen sind offenbar häufiger betroffen als Verheiratete und Multiparae. Epidemiologische Untersuchungen weisen darauf hin, daß chronische spezifische und unspezifische Infektionen der Vulva, insbesondere die in unseren Breiten seltenen venerischen Granulome (Lymphogranuloma venerum) ätiologische, zumindest prädisponierende Faktoren darstellen, die eine maligne Transformation beschleunigen können.

Bei dem manifesten Carcinom bestehen anfangs umschriebene, nicht selten multiple, ulcerierende Knötchen. Sie treten bevorzugt im Bereich der großen Labien (40%) und in abnehmender Häufigkeit an der hinteren Commissur (28%), der Clitoris (17%) und den kleinen Labien (15%) auf. Die weitere Ausbreitung vollzieht sich entweder durch exophytisch-papillomatöses Vorwuchern (Abb. 287) oder endophytisch mit Bildung derber carcinomatöser Infiltrate in der Tiefe und der Umgebung der Ulcera. Im fortgeschrittenen Stadium sind große Teile der Labien, der Dammpartie oder des Urethralwulstes in den Prozeß einbezogen. Das Carcinom der Bartholin-Drüse imponiert zunächst als derber, solider Tumor an der Innenseite der kleinen Labie; bald kommt es zum Durchbruch, kenntlich an einem Ulcus der kleinen Labie oder im unteren Drittel der Vagina. Die nähere Umgebung des Malignoms der Vulva zeigt immer eine ausgeprägte entzündliche Reaktion. Ist das carcinomatöse Ulcus am Introitus bzw. an der Innenseite der kleinen Labien lokalisiert, so treten auf der gegenüberliegenden Seite häufig sog. „Abklatschgeschwüre" auf, die mit dem Primärtumor histologisch identisch sind.

Die Tatsache, daß das Vulvacarcinom zu den prognostisch ungünstigsten *Tumoren des weiblichen Genitale* gehört, beruht vor allem auf der *reichen Lymphgefäßversorgung* der Vulva. Hauptlymphbahnen führen zu den inguinalen Lymphknoten, zur Cloquet-Rosenmüller-„Drüse" am Femoralisring und zu den externen iliacalen Lymphknoten. Einige Lymphbahnen kreuzen sich über der Symphyse. Gefährlicher ist die Ausbreitung über die tiefen Lymphbahnen in die Lymphknoten unterhalb des Lig. Pouparti bzw. die tiefen inguinalen, hypogastrischen und iliacalen Lymphknoten. Entsprechend dieser reichen Lymphgefäßversorgung (Abb. 288) metastasiert das Vulvacarcinom

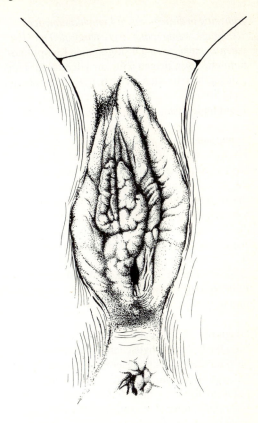

Abb. 287. Ausgedehntes exophytisch wachsendes Vulvacarcinom im Bereich der rechten kleinen Labie mit entzündlicher Schwellung der gesamten Umgebung

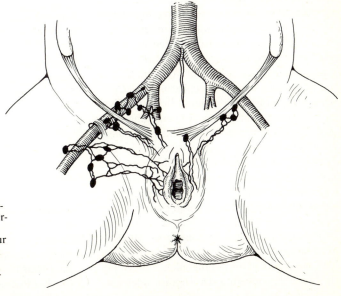

Abb. 288. Die regionalen Lymphbahnen und Lymphknoten der Vulva. Die Lymphbahnen der Vulva verlaufen zu den oberflächlichen und tiefen inguinalen Lymphknoten, zur Cloquet-Rosenmüller-„Drüse" am Femoralisring und zu den hypogastrischen und iliacalen Lymphknoten

frühzeitig in die regionalen Lymphknoten der Leistenbeuge, wenig später in die femoralen und iliacalen Lymphknoten. Die inguinalen Lymphknotenmetastasen neigen früh zur Ulceration. Nur gelegentlich handelt es sich um entzündliche Reaktionen im Sinne einer begleitenden Lymphadenitis.

Symptome: Das Carcinom der Vulva verursacht im Anfangsstadium kaum Symptome, so daß die Patientin sich nicht veranlaßt sieht, zum Arzt zu gehen. Allenfalls besteht ein anhaltender Juckreiz. Schmerzen, insbesondere bei der Miktion und/oder Defäkation, setzen erst ein, wenn der Prozeß ulceriert und infiltrativ in die Umgebung vordringt. Dann treten auch übelriechende, blutig-seröse Absonderungen auf. Das Allgemeinbefinden ist je nach Ausbreitungsstadium mäßig bis stark reduziert (Gewichtsabnahme!).

Diagnose: Die Inspektion ergibt je nach Ausbreitung bei endophytischem Wachstum einzelne oder mehrere knotig erhabene oder flache Ulcerationen unterschiedlicher Größe mit scharfen Rändern und derber Infiltration der Umgebung oder aber große exophytische „blumenkohlartige" Geschwüre. Nicht selten zeigt sich auf der gegenüberliegenden Seite ein sog. „Abklatschgeschwür". In fortgeschrittenen Fällen läßt sich ein Übergreifen der ulcerierenden Prozesse auf die Vagina, Urethra, Blase, die Perianalregion oder das Rectum feststellen. Von den wenigen im Frühstadium erfaßten Kranken abgesehen, tastet man die inguinalen und femoralen Lymphknoten ein- oder beidseitig vergrößert als derbe Resistenzen wechselnder Ausdehnung und Verschieblichkeit. Die endoskopische Diagnostik gibt Aufschluß über die Mitbeteiligung der Nachbarorgane. *Differentialdiagnostisch* sind gelegentlich ein Polyp, ein Ektropium oder Prolaps der Harnröhre oder eine Paraurethralcyste auszuschließen. Diese gutartigen Veränderungen besitzen aber im Gegensatz zu den bösartigen Neubildungen eine glatte Oberfläche und eine weiche Konsistenz. Ein luischer Primäraffekt oder venerische Lymphogranulome sind bei jüngeren Frauen in Erwägung zu ziehen. Auch in klinisch eindeutigen Fällen ist die *histologische Diagnostik* mit Hilfe der Biopsie des Primärtumors und der regionalen Lymphknoten notwendig, nicht zuletzt, um ein primäres Carcinom der Urethra oder eine Metastase eines unerkannten Corpuscarcinoms oder Hypernephroms zu identifizieren.

Stadieneinteilung des Vulvacarcinoms

Dem Vorschlag des Krebskomitees der Internationalen Vereinigung für Gynäkologie und Geburtshilfe (FIGO) folgend wird die Stadieneinteilung nach dem TNM-System (T = Primärtumor; N = Nodus lymphaticus; M = Metastase) vorgenommen. Mit Hilfe der Symbole werden Tumorgröße, Beziehungen des Primärtumors zur Umgebung, der Befall der Lymphknoten und die Fernmetastasen klassifiziert.

Für das Vulvacarcinom ergibt sich nach diesem System folgende Einteilung:
Primärtumor – T:
T_{is}: präinvasives Carcinom (Carcinoma in situ)
T_1: Tumor der Vulva von höchstens 2 cm Durchmesser;
T_2: Tumor der Vulva von mehr als 2 cm Durchmesser;
T_3: Tumor der Vulva (gleich welcher Ausdehnung) mit unmittelbarem Übergang auf die Urethra und/oder auf die Vagina und/oder auf den Damm und/oder den Anus;
T_4: Tumor der Vulva (gleich welcher Ausdehnung) mit Infiltration der Blasenschleimhaut einschließlich des oberen Teiles der Urethralschleimhaut und/oder der Rectumschleimhaut und/oder Übergreifen auf Knochen.
Lymphknoten – N:
N_0: Keine Lymphknoten tastbar;
N_1: einseitig nicht vergrößerte, bewegliche Leistenlymphknoten tastbar (klinisch nicht auf Bösartigkeit verdächtig);
N_2: einseitig oder beidseitig vergrößerte derbe, aber bewegliche Leistenlymphknoten tastbar (klinisch auf Bösartigkeit verdächtig);
N_3: unbewegliche konfluierende oder ulcerierte Lymphknoten vorhanden.
Fernmetastasen – M:
M_0: Fernmetastasen klinisch nicht nachweisbar;
M_{1a}: im kleinen Becken infiltrierte Lymphknoten tastbar;
M_{1b}: andere Fernmetastasen tastbar.

Die FIGO-Stadien korrespondieren mit dem TNM-System folgendermaßen:

Stadium	T	N	M
Stadium I:	T1	N0	M0
Stadium II:	T2	N0	M0
Stadium III:	T3	N0	M0
	T1, T2, T3	N1, N2	M0
Stadium IVa:	T4	N0, N1, N2	M0
	jedes T	N3	M0
Stadium IVb:	jedes T	jedes N	M1

Therapie und Prognose: Für die Behandlung des Vulvacarcinoms stehen drei Methoden zur Verfügung:
1. die Radikaloperation
2. die Elektroresektion-Coagulation,
3. die Strahlenbehandlung.

Die Tatsache, daß das Vulvacarcinom ein *Alterscarcinom* ist, bedeutet unabhängig von den einzelnen Verfahren von vornherein ein *erhöhtes Risiko*. Ferner ist zu bedenken, daß die Erkrankung meistens erst im fortgeschrittenen Stadium zur Behandlung kommt. *In ca. 35% der Fälle sind bei Beginn der Therapie bereits die regionalen Lymphknoten ein- oder doppelseitig befallen.*

Die *Radikaloperation* des Vulvacarcinoms besteht in der *Vulvektomie* und der ausreichenden *Resektion* von Haut und Fettgewebe mit den darin enthaltenen *Lymphknoten* und *Lymphbahnen* bis zur Externusaponeurose und der Fascia lata mit *Ausräumung des Leisten- und Femoraliskanals beiderseits.* Die postoperativen Komplikationen sind zahlreich: die Methode ist mit einer hohen Rate an sekundären Wundheilungen belastet, da sich der große Gewebsdefekt schlecht decken läßt. Bei guter Auswahl der Fälle lassen sich mit der Operation (Stanley-Way) mehr als 60% 5-Jahres-Heilungen erzielen. In den Stadien III und IV sinkt die Heilungsrate jedoch rapide auf 19 bzw. 0% ab.

Mit der *Elektroresektion-Coagulation* der Vulva (Berven-Weghaupt), fakultativer Lymphknotenausräumung und Nachbestrahlung beträgt die Rate der über 5 Jahre rezidivfreien Patientinnen 50–60%.

Unter den *Bestrahlungmethoden* stellt für die Behandlung des Vulvacarcinoms die *Hochvolttherapie* aufgrund ihrer günstigen Dosisverteilung, steuerbaren Tiefenwirkungen und biologischen Wirksamkeit die Methode der Wahl dar.

Die operativen Behandlungsmethoden verdienen unbedingt den Vorzug. Die Strahlentherapie stellt heute in erster Linie ein Zusatzverfahren zur Ergänzung der operativen Maßnahmen in bestimmten Fällen dar.

Die relativ ungünstige Prognose unterstreicht die Bedeutung regelmäßiger Vorsichtsuntersuchungen und der Erkennung und Sanierung präcanceröser Veränderungen der Vulva. Auf keinen Fall sollte sich der Arzt zur Behandlung einer „Kraurosis", einer „Leukoplakie" oder eines Pruritus verleiten lassen, bevor nicht eine Präcancerose mit Sicherheit ausgeschlossen wurde.

Die seltenen äußerst bösartigen mesodermalen *Sarkome* und *Melanosarkome* werden der gleichen Therapie zugeführt. Ihre Prognose ist infolge ihrer raschen Progredienz und der frühen hämatogenen Metastasierung schlecht.

Die gutartigen und bösartigen Neubildungen der Vagina

Gutartige Neubildungen der Vagina

Die *gutartigen soliden Neubildungen* der Vagina sind selten, besitzen keinen Krankheitswert und sind daher klinisch kaum von Bedeutung. Eine Ausnahme machen die *Condylomata acuminata,* die sich bei Befall der Vulva häufig auch an der Vaginalwand entwickeln (s. S. 520). *Mesenchymale* Neubildungen wie Myome, Fibrome, Myofibrome kommen – ausgehend von den Muskel- und Bindegewebsfasern der Vaginalwand – gelegentlich vor, überschreiten jedoch nur in wenigen Fällen Erbsen- bis Bohnengröße.

Ebenso wie an der Vulva werden auch in der Vagina *cystische* Veränderungen vergleichsweise häufig beobachtet. Es handelt sich vorwiegend um *Cysten* des *Gartner-Ganges.* Sie sind dem Verlauf der Rudimente des Wolff-Ganges entsprechend seitlich im oberen Drittel der Vagina lokalisiert und meist schlaffwandig, so daß sie auch bei größerem Umfang kaum einmal Beschwerden bereiten. Die gelegentlich zu beobachtenden sog. Inclusionscysten gehen aus Epithelverlagerungen in tiefere Gewebeschichten anläßlich der operativen Versorgung von Geburtsverletzungen und Episiotomien hervor. Sie sind meist klein, etwa erbsen- bis kirschgroß. Der Inhalt dieser Inclusionscysten besteht aus abgeschilferten Epithelzellen, die degenerativen lytischen Veränderungen unterliegen. Ihre Konsistenz ist daher eher solide als prallcystisch, die Farbe gelbweiß. Ihrer Entstehung gemäß werden sie bevorzugt im unteren Drittel der Scheide angetroffen (Bezüglich der *Adenosis vaginae* s. S. 112).

Symptome: Bei der Dehnbarkeit der Vagina bereiten sowohl die soliden als auch die cystischen Neubildungen in diesem Bereich nur ausnahmsweise Spannungsschmerzen (Cohabitationsschmerzen). Auch unter der Geburt werden z. B. die schlaffen Cysten des Gartner-Ganges zur Seite gedrängt und bilden somit kein Geburtshindernis.

Diagnose: Die genannten Veränderungen der Vaginalwand werden oft übersehen, weil sie bei der Inspektion durch die Blätter der Specula verdeckt sein können und bei der Palpation nicht auffallen. *Differentialdiagnostisch* ist zu beachten, daß ein Descensus vaginalis durch eine Vaginalcyste vorgetäuscht werden kann. Bei rötlich-bräunlicher Verfärbung des Cysteninhalts ist an eine *Endometriose der Vagina* zu denken; sie geht aber im Gegensatz zu den genannten Neubildungen mit Dysmenorrhoe und Dyspareunie einher.

Therapie: Eine Entfernung der soliden und cystischen gutartigen Tumoren ist nur dann erforderlich, wenn Beschwerden bestehen. Bereitet die Excision einer Cyste des Gartner-Ganges Schwierigkeiten, weil ihr oberer Pol bis in das Parametrium reicht, so genügt die Marsupialisation (s. S. 521).

Bösartige Neubildungen der Vagina

Prämaligne Veränderungen der Vagina

Die prämalignen Veränderungen des Epithels der Vagina gleichen denjenigen der Dysplasie oder des Carcinoma in situ der Cervix oder der Vulva. Leukoplakische Bezirke oder umschrieben gerötete Plaques – bowenoider Typ der Präcancerose der Vagina – sind daher immer als potentielle Vorstufen eines Carcinoms zu betrachten. Sie werden nur selten erfaßt, da sie keine Symptome, auch kaum vermehrten Fluor verursachen.

Diagnose: Anläßlich der gynäkologischen Untersuchung können umschriebene Epithelveränderungen der Vagina leicht übersehen werden, wenn bei der Speculumeinstellung die Inspektion der Scheidenwände nicht sorgfältig genug erfolgt und die Cytodiagnostik infolgedessen routinemäßig auf die Endo- und Ektocervix beschränkt bleibt. Bei sachgemäßem Vorgehen lassen sich jedoch mit Hilfe der Speculumeinstellung umschriebene Epithelläsionen oder leukoplakische Bezirke aufdecken. Dann muß zur Abklärung die *gezielte Cytodiagnostik* erfolgen. Die Schiller-Jodprobe läßt sich durch Auswischen der Vagina mit Lugol-Lösung mit Erfolg anwenden (s. S. 588). Entscheidend ist die *gezielte Probeexcision* zur histologischen Sicherung einer Epithelatypie und des Atypiegrades. *Differentialdiagnostisch* kommen eine Pachydermie der Scheidenwand bei Descensus (Pessarträgerinnen) und selten einmal ein luischer Primäraffekt in Frage.

Therapie: Als therapeutische Maßnahme genügt die Excision der präcancerösen Läsion im Gesunden. Das Operationspräparat muß histologisch daraufhin kontrolliert werden, ob Zeichen infiltrativen Wachstums bestehen und ob ausreichend im Gesunden excidiert wurde. In regelmäßigen Abständen sind *Kontrolluntersuchungen* mit gezielter Cytodiagnostik notwendig.

Das primäre Vaginalcarcinom

Das primäre Carcinoma vaginae steht mit 1,5–2,0% an letzter Stelle der Häufigkeitsverteilung aller Genitalcarcinome der Frau. Es tritt vornehmlich bei *älteren Frauen jenseits der Menopause* auf. Prädisponierende Faktoren sind nicht bekannt. Einzig bei Pessarträgerinnen scheint eine Koinzidenz zwischen der Dauer der Pessarbehandlung und dem späteren Auftreten eines Vaginalcarcinoms vorzuliegen. Das primäre Vaginalcarcinom entwickelt sich *bevorzugt im oberen Drittel der Scheidenhinterwand*. Anfangs besteht ein begrenzter, leicht erhabener, derber, rauher, unverschieblicher Bezirk, der bei Berührung leicht blutet. Die weitere Ausbreitung kann in verschiedenen Richtungen erfolgen. Der Tumor wächst entweder *exophytisch* „blumenkohlartig", so daß er bald das Scheidenlumen ausfüllt, oder er breitet sich *flächenförmig manschettenartig* entlang der Vaginalwand aus. Ferner kann der Tumor *endophytisch* destruierend in die Tiefe vordringen. Durch zirkuläres Vordringen und Tiefenwachstum mit Einwuchern in das rectovaginale und/oder vesicovaginale Bindegewebe imponiert die Scheide bald als starres Rohr. Der Durchbruch in das Rectum, die Blase und/oder die Urethra mit nachfolgenden Rectum- oder Blasen-Scheiden-Fisteln ist ohne Behandlung eine Frage der Zeit. Greift das Malignom auf die Cervix über, so ist oft schwer zu entscheiden, ob es sich um ein primäres Vaginalcarcinom oder um ein primäres Cervixcarcinom handelt. Die gleiche Abgrenzungsschwierigkeit stellt sich bei tiefer Lo-

kalisation gelegentlich gegenüber einem Vulvacarcinom.
Die *regionalen Lymphknoten* werden frühzeitig befallen. Bei Lokalisation des Carcinoms im oberen Teil der Vagina erfolgt die lymphogene Ausbreitung wie beim Cervixcarcinom, im unteren Bereich der Vagina wie bei einem Carcinom der Vulva (Abb. 288 u. Abb. 309). Bei ungünstiger Lokalisation des Tumors oder im Endstadium kann die lymphogene Ausbreitung in beiden Richtungen erfolgen. Im finalen Stadium ist das kleine Becken praktisch „ausgemauert". Die Kompression oder Infiltration der Ureteren führt schließlich zur Urämie, einer der häufigsten Todesursachen bei Vaginalcarcinom. Die hämatogene Aussaat mit Bildung von Fernmetastasen kommt selten vor.

Symptome: Infolge der ulcerierenden Wucherungen sind die Hauptsymptome blutig-seröser, übelriechender Fluor und Kontaktblutungen (Cohabitations- und/oder Defäkationsblutungen). Sobald das vesicovaginale und rectovaginale Bindegewebe infiltrierend durchsetzt sind, treten Miktions- und Defäkationsbeschwerden hinzu.

Diagnose: Bei genauer Entfaltung der Vagina sieht man im Speculum ein unebenes, meist schmierig belegtes Ulcus unterschiedlicher Ausdehnung mit erhabenen Rändern oder aber gegen das Vaginallumen vorgedrungene höckrige Tumormassen, die bei Berührung leicht bluten. Palpatorisch fällt das Ulcus durch seine derbe Konsistenz, Unverschieblichkeit, unregelmäßige Oberfläche und Berührungsblutung auf. Wesentlich ist die Abklärung der Beteiligung des para-, vesico- und/oder rectovaginalen Bindegewebes. Die Austastung des kleinen Beckens, insbesondere der Parametrien, gibt Aufschluß über das Ausbreitungsstadium. Bei einer Lokalisation des Primärtumors im unteren Scheidendrittel oder in weit fortgeschrittenen Stadien ist auf den Befall der inguinalen Lymphknoten zu achten.
Greift ein ausgedehnter Tumor der Vagina nur zungenförmig auf die Portio über, so wird er gemäß Übereinkunft als Vaginalcarcinom klassifiziert. Nach den gleichen Richtlinien nimmt man den im unteren Drittel der Scheide lokalisierten Tumor als primäres Vaginalcarcinom an, wenn nur Ausläufer auf die Vulva übergreifen. Die Zuordnung erfolgt umgekehrt, wenn die quantitative Verteilung der Tumormassen überwiegend die Cervix bzw. die Vulva betrifft.
Die Vaginalcytologie vermag in zweifelhaften Frühfällen bei gezielter Entnahme des Abstriches diagnostische Hinweise zu liefern, die Entscheidung fällt jedoch mit dem histologischen Ergebnis der Biopsie, die immer erforderlich ist. Zur weiteren Abklärung der Ausbreitung und zur Aufstellung des Behandlungsplans sind Computertomographie, Urethrocystoskopie, i. v.-Pyelogramm und Rectoskopie heranzuziehen.

Stadieneinteilung des Vaginalcarcinoms

Die gebräuchliche Stadieneinteilung des Vaginalcarcinoms lautet (FIGO):

Stadium 0: Carcinoma in situ, intraepitheliales Carcinom.
Stadium I: Das Carcinomwachstum ist noch auf die Scheidenwand begrenzt.
Stadium II: Das Carcinom hat das Beckenbindegewebe befallen, die Beckenwand ist jedoch frei.
Stadium III: Das Carcinom hat das Beckenbindegewebe bis zur Beckenwand durchsetzt.
Stadium IV: Das Carcinom hat sich über die Grenzen des kleinen Beckens ausgebreitet und/oder die Blasen- bzw. Rectumschleimhaut befallen.

Nach dem TNM-System werden die Ausbreitungsgrade folgendermaßen klassifiziert:
T – Primärtumor
Tis Präinvasives Carcinom (Carcinoma in situ)
T0 Primärtumor ist nicht nachweisbar
T1 Primärtumor ist auf die Vaginalwand begrenzt
T2 Tumor infiltriert die paravaginalen Gewebe, erreicht aber nicht die Beckenwand
T3 Tumor erreicht die Beckenwand
T4 Tumor überschreitet das kleine Becken oder infiltriert Schleimhaut des Mastdarms oder der Blase
N – Regionäre Lymphknoten
N0 kein Befall der Lymphknoten nachweisbar
Obere zwei Drittel:
N1 Befall der regionären Lymphknoten
Unteres Drittel:
N1 Bewegliche unilaterale Lymphknoten
N2 Bewegliche bilaterale Lymphknoten
N3 Fixierte Lymphknoten
M – Fernmetastasen
M0 Keine Fernmetastasen nachweisbar
M1 Fernmetastasen vorhanden

Therapie: Das Carcinom der Vagina ist aufgrund der engen Nachbarschaft zu Blase und Rectum sowie der reichen Lymphgefäßversorgung der Scheide weder der strahlentherapeutischen noch der operativen Behandlung in befriedigender Weise zugängig.
Die *Strahlentherapie* muß z. Z. als die Methode der Wahl betrachtet werden. Sie besteht in der

lokalen Applikation von Radium oder ^{60}Co zur Kontaktbestrahlung des Primärtumors und der tumornahen carcinomatösen Infiltrationen, kombiniert mit der *percutanen* Bestrahlung des Ausbreitungsgebietes im kleinen Becken mit Hilfe energiereicher Strahlenarten (Telekobaltgammastrahlen oder Supervoltröntgenstrahlen). Nur an einigen Zentren wird die *operative Behandlung des Vaginalcarcinoms* unter strenger individueller Auswahl der Patientinnen durchgeführt. Sie besteht bei Lokalisation des Carcinoms im oberen Scheidendrittel in der Radikaloperation nach Wertheim-Meigs mit Kolpektomie; bei tiefem Sitz wird die Vulvektomie mit partieller Kolpektomie angewendet.

Bei alleiniger Bestrahlung werden in 25–30% 5-Jahres-Heilungen erzielt. Die operativ erreichte Heilungsrate dürfte etwas höher liegen. Die geringen Unterschiede rechtfertigen aber z. Z. noch nicht die eingreifenden risikovollen und verstümmelnden Eingriffe.

Das primäre Sarkom der Scheide ist extrem selten, kommt jedoch bei kleinen Mädchen als traubenförmig exophytisch wachsendes – daher als *Sarcoma botryoides* bezeichnetes – Malignom vor. Es wird wie das Vaginalcarcinom operiert und/oder bestrahlt. Durch eine zusätzliche Chemotherapie kann die früher infauste Prognose erheblich verbessert werden.

Das sekundäre Carcinom der Vagina

Das sekundäre Scheidencarcinom ist häufiger als das primäre Vaginalcarcinom. In der Mehrzahl stammen die Absiedlungen von *Genitalcarcinomen* (Cervix, Corpus, Ovar, Vulva). Die Vagina wird entweder *per continuitatem* oder *metastatisch* befallen.

Bei ca. 10% der Patientinnen mit einem *Endometriumcarcinom* wird die Vagina sowohl per continuitatem als auch metastatisch einbezogen. Die Absiedlungen finden sich bevorzugt im Scheidengewölbe und im Bereich des Urethralwulstes. In gleicher Weise kann die Metastasierung von einem Chorioncarcinom ausgehen.

Das *Ovarialcarcinom* greift gelegentlich vom Douglas-Raum aus auf das hintere Scheidengewölbe über. Ebenso können Blasen- oder Rectumcarcinome in die Vagina durchbrechen oder dorthin metastasieren. *Fernmetastasen,* ausgehend von einem Hypernephrom oder einem Mammacarcinom, führen ebenfalls gelegentlich zu Absiedlungen in der Scheide.

Die *Diagnose* wird durch die histologische Untersuchung des Materials einer Probeexcision gesichert.

Therapeutisch kommt die Strahlenbehandlung in Frage.

Die gutartigen und bösartigen Neubildungen der Cervix uteri

Gutartige Neubildungen der Cervix uteri

Gutartige Neubildungen der Cervix wie *Condylomata acuminata* (s. S. 520) und *Papillome* sowie die *Endometriose der Cervix* werden nur gelegentlich beobachtet. Häufig findet man dagegen *Cervixpolypen*.

Der Cervixpolyp

Es handelt sich dabei um eine örtliche Hyperplasie der endocervicalen Schleimhaut. Sie treten häufig multipel auf, sind meist gestielt und werden auf diese Weise mit ihrem unteren Teil im äußeren Muttermund sichtbar (Abb. 289a). Entsteht ein Polyp im Bereich einer Umwandlungszone, so sitzt er breitbasig der Portiooberfläche auf. Beide Formen sind häufig mit Plattenepithel überzogen, das aus den subzylindrischen Reservezellen über die indirekte Metaplasie hervorgeht (s. S. 582 u. Abb. 289b). Größere Polypen neigen zu Nekrosen an dem in die Scheide ragenden Pol, sei es, daß die Blutversorgung durch den Stiel unzureichend wird, sei es, daß eine mechanische Irritation zu Ulcerationen führt. Die maligne Entartung ist selten (weniger als 1%), muß aber bei den Cervixpolypen bedacht werden, die erst in der Postmenopause und im Senium auftreten.

Symptome: Kleine Cervixpolypen lösen keine Symptome aus und stellen daher oft einen Zufallsbefund dar. Multiple oder größere Polypen gehen meistens mit vermehrtem cervicalen Fluor einher. Je nach der Größe der Polypen und je nach der Läsion des Epithelüberzugs können Kontaktblutungen und intermittierende Blutabgänge auftreten.

Diagnose: Im Muttermund sind ein oder mehrere träubchenförmige hochrote bis livide Gebilde von unterschiedlicher Größe (linsen- bis kirschgroß, manchmal oval oder fingerförmig ausgezogen) mit glatter oder ulcerierter Oberfläche sichtbar. Ihre Konsistenz ist so weich, daß sie der Palpation entgehen können. *Differentialdiagnostisch* kommt ein submucöses Myom in statu nascendi in Frage; es ist jedoch meist größer, von derber Konsistenz und verursacht häufig wehenartige Schmerzen. Ein Corpuspolyp wird i. allg. erst nach der Entfernung histologisch erkannt.

Therapie: Der im Muttermund sichtbare Polyp wird mit der Kornzange gefaßt und abgedreht. Dabei werden die im Stiel des Polypen verlaufenden Gefäße torquiert und bluten selten nach. Dieses Vorgehen reicht bei Frauen im geschlechtsreifen Alter und symptomlosen singulären Polypen aus. Histologische Untersuchung und cytologische Nachkontrollen sind obligatorisch. Ab dem Präklimakterium ist zusätzlich eine Abrasio erforderlich, da es sich dann häufiger um einen Corpuspolypen handelt und ein Corpuscarcinom ausgeschlossen werden muß (s. S. 599).

Bösartige Neubildungen der Cervix uteri

Die prämalignen Veränderungen der Cervix uteri

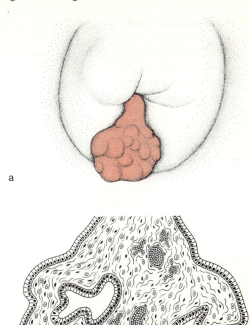

Abb. 289 a u. b. Der Cervixpolyp. **a** Cervixpolyp, gestielt aus dem Muttermund hervorragend. **b** Im histologischen Schnitt sieht man Cervixdrüsen von normalem Cervixdrüsenepithel umsäumt; am unteren Pol ein mehrschichtiger Plattenepithelbelag

Das Cervixcarcinom ist die *häufigste bösartige Erkrankung des weiblichen Genitale* (mehr als 50%). Die Heilungsaussichten haben sich trotz Verbesserung der operativen Verfahren und der strahlentherapeutischen Methoden in den letzten Dezennien nicht wesentlich steigern lassen.
Angesichts dieser Situation stellt die *rechtzeitige Erfassung* der heute diagnostisch eindeutig zu identifizierenden *prämalignen Veränderungen* der Cervix uteri eine der wichtigsten Aufgaben im Rahmen der *gynäkologischen Präventivmedizin* dar. Der Erfolg ist an zwei Vorbedingungen geknüpft: Erstens müssen geeignete *Suchmethoden* zur Verfügung stehen, die ohne wesentlichen Zeit- und Materialaufwand in großem Umfang anwendbar sind. Zweitens müssen die Frauen spätestens ab dem 25. Lebensjahr – besser vom Zeitpunkt regelmäßiger Cohabitationen an – zu *regelmäßigen Vorsorgeuntersuchungen* veranlaßt werden.
Die geeignete Suchmethode ist der cytologische Abstrich (s. S. 446). Auf die Notwendigkeit regelmäßiger Vorsorgeuntersuchungen muß in laufenden Aufklärungskampagnen unter Einsatz aller modernen Kommunikationsmittel immer wieder hingewiesen werden. Die Ärzte sind dabei zu besonderer Aktivität aufgerufen. Für den angehenden Arzt ist daher die Kenntnis der Vorstadien des Cervixcarcinoms und der Frühdiagnostik unabdingbar.

Das Cervixdrüsenfeld

Zum Verständnis der bösartigen Veränderungen der Cervix uteri muß man sich klar machen, daß in diesem Bereich das Plattenepithel der Vagina und das Zylinderepithel des Cervicalkanals aneinanderstoßen (s. Abb. 19). Diese Grenze ist keineswegs scharf und stationär. Es existiert vielmehr eine *Übergangszone* mit einem dynamischen Auf und Ab der beteiligten Epithelarten.

Diese Fluktuation beginnt bereits in der Fetalzeit. Im 6. Fetalmonat reicht das Plattenepithel bis in den unteren Abschnitt des Cervicalkanals. Beim Neugeborenen ist dagegen das Zylinderepithel häufig weit über den äußeren Muttermund vorgestülpt – ektropioniert. Die Plattenepithel-/Zylinderepithelgrenze verlagert sich, nachdem der Einfluß der placentaren Oestrogene nach der Geburt entfallen ist, wieder in den Bereich des unteren Cervicalkanals. Mit Beginn der Geschlechtsreife verschieben sich die Cervixdrüsen erneut in Richtung der Portiooberfläche. Infolge der ektropionierten Cervixschleimhaut erscheint die Portio um den äußeren Muttermund herum in unterschiedlicher Ausdehnung gerötet. Bei kolposkopischer Betrachtung zeigt sich ein zirkuläres Ektropion (auch Ektopie genannt) mit einer infolge der träubchenartigen Fältelung des Cervixdrüsenepithels samtartigen Oberfläche (s. Abb. 204). Während der fertilen Phase wird die Fluktuation an der Übergangszone unter dem Einfluß der generativen Funktionen (Geburten) verstärkt. Eine Ausstülpung des Cervixdrüsenfeldes nach außen löst jeweils Umbauvorgänge in diesem Bereich aus. Hierbei wird das empfindliche ektropionierte Zylinderepithel in Plattenepithel umgewandelt, möglicherweise unter dem Einfluß des aciden Milieus der Vagina. Bei dieser „Umwandlung" handelt es sich nicht um eine direkte Metaplasie, also um die Umwandlung von ausdifferenzierten Zylinderzellen in Plattenepithelzellen, sondern vielmehr um eine sog. indirekte Metaplasie, bei der es durch das Auftreten, die Vermehrung und Differenzierung der subzylindrischen Zellen zur Ausbildung von Plattenepithel kommt. Diese Zellen, die auch „Reservezellen" genannt werden, sind unter dem Zylinderepithel innerhalb der Basalmembran bzw. des Glandolemm gelegen und stellen physiologischerweise die regenerierenden Zellen des Zylinderepithels dar. Als Zell-„Schicht" werden die Reservezellen erst erkennbar, wenn durch einen – wie auch immer gearteten – Stimulus die Bildung des Metaplasieepithels beginnt. Sie proliferieren, werden mehrschichtig und heben das einschichtige Zylinderepithel von seiner Unterlage ab. Die Zylinderzellen gehen zugrunde, es resultiert – eine normale Differenzierung vorausgesetzt – ein regelhaft gestaltetes mehrschichtiges nichtverhornendes Plattenepithel. Dieser Vorgang läuft multiloculär, vielfach inselartig oder sogar innerhalb von Cervixdrüsen ab.

Das so entstandene Plattenepithel ist zunächst dünn, es entsteht inselartig, die Inseln verschmelzen miteinander, und es bleiben zuletzt nur noch Drüsenausführungsgänge der Cervixdrüsen offen. Demzufolge findet man bei kolposkopischer Betrachtung die sog. *„offene Umwandlungszone"*. Wird auch im Bereich der Ausführungsgänge das Plattenepithel ausreichend hoch, so werden diese verschlossen, und es entsteht die sog. *„geschlossene Umwandlungszone"* (s. Abb. 205). Das Drüsensekret hat dann keine Abflußmöglichkeit mehr; es bilden sich Retentionscysten unterschiedlicher Größe und Zahl, die als *Ovula Nabothi* bezeichnet werden. Bei der Palpation imponiert die Portio uneben bis höckrig. Die offene und geschlossene Umwandlungszone existieren oft nebeneinander oder gehen ineinander über. Erst in der Menopause werden die Grenzen unter physiologischen Bedingungen stationär: Im Zuge der Involution rückt die Grenze zwischen Zylinderepithel und Plattenepithel in den unteren Abschnitt des Cervicalkanals vor. Die Portio ist dann einschließlich des äußeren Muttermundes von einem dünnen (atrophischen) Plattenepithelbelag überzogen und insgesamt altersatrophisch verkleinert.

Die physiologischen Verschiebungen des Cervixdrüsenfeldes zeigen bereits, daß diese *Übergangszone ständig dynamischen Umbauvorgängen* unterworfen ist. Nimmt man die Beanspruchung des regenerativen Potentials durch mechanische und entzündliche Insulte hinzu, so wird klar, daß die Gefahr einer *Fehlsteuerung* dieser Prozesse leicht gegeben ist.

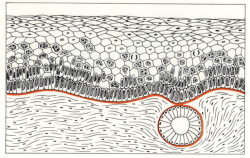

Abb. 290. Leichte Dysplasie. Die Basalzellen sind zwei- bis dreischichtig angeordnet. Vereinzelt erkennt man Mitosen sowie atypische Kernformen in den mittleren Schichten. In den oberen Schichten reift das Epithel normal aus

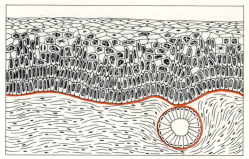

Abb. 292. Schwere Dysplasie. Nahezu drei Viertel des Epithels werden von Zellen des Basalzellentyps gebildet. Eine Polarisierung der Zellen ist in den unteren Schichten nicht mehr zu erkennen. Eine Ausdifferenzierung findet nur in den allerobersten Schichten statt

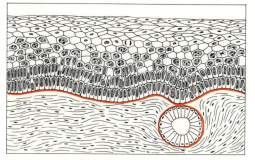

Abb. 291. Mäßige Dysplasie. Deutliche Verbreiterung der Basalschichten, etwas vermehrt Mitosen; die Zellen mit dyskaryotischen Kernen reichen bis etwa in die Hälfte des Epithels. Nur die obere Hälfte zeigt eine normale Ausdifferenzierung

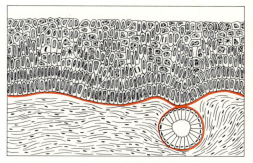

Abb. 293. Carcinoma in situ (einfacher Ersatz). Ein regelhafter Aufbau mit Polarisierung der Zellen und Ausdifferenzierung nach oben ist nicht mehr zu erkennen. Es finden sich zahlreiche Mitosen. Die Basalmembran ist intakt

Die Dysplasie und das sog. Carcinoma in situ der Cervix uteri – Cervicale intraepitheliale Neoplasie (CIN)

Es gilt als gesichert, *daß sich das manifeste Plattenepithelcarcinom der Cervix uteri aus prämalignen Stadien über eine graduell fortschreitende Aufbau- und Ausreifungsstörung des Plattenepithels* (Abb. 256) *entwickelt.*
Diese Veränderungen entstehen durch eine Fehlsteuerung des Vorgangs der indirekten Metaplasie im Bereich des Cervixdrüsenfeldes; sie können gelegentlich auch von den Basalzellen des ortsständigen Plattenepithels ausgehen. Die Vorstufen der carcinomatösen Erkrankungen der Cervix uteri werden gemäß Übereinkunft in die *Dysplasie* verschiedener Grade einschließlich des sog. *Carcinoma in situ* unterteilt. Diese prämalignen Stadien sind histo- und cytomorphologisch nach ihrem Schweregrad als *fakultative* (bedingt reversible) und *obligate* (irreversible) *Präcancerosen* zu klassifizieren.
Unter *Dysplasie* versteht man grundsätzlich eine Störung der normalen Epithelausreifung des mehrschichtigen nichtverhornenden Plattenepithels. Die Basalzellschicht ist bei der Dysplasie unregelmäßig verdickt. Das Epithel zeigt Zelldrängung bei vermehrter Mitosehäufigkeit. Die für das geschichtete Plattenepithel typische Ausreifung der Epithelzellen ist mehr oder weniger verzögert, jedoch niemals völlig aufgehoben. Die Basalmembran ist intakt.
Die *leichte Dysplasie* zeigt die genannten Veränderungen nur wenig ausgeprägt. Die Basalzellen sind nur zwei- bis dreischichtig angeordnet, die Zahl der Mitosen ist gering, ebenso die Anzahl der atypischen Zell- und Kernformen (Abb. 290). Die leichte Dysplasie gilt als fakul-

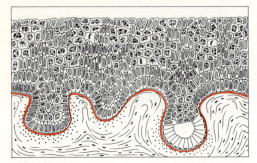
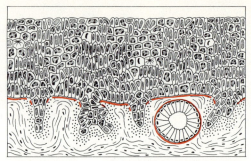

Abb. 294. Carcinoma in situ (plumpes Vorwuchern). Ausgeprägte, meist plumpe Zapfenbildung gegen das subepitheliale Bindegewebe, Wachstum des atypischen Epithels auch in Cervixdrüsen; Basalmembran und Glandolemm sind intakt. Stellenweise subepitheliale Lymphocyteninfiltrate

Abb. 295. Carcinoma in situ (frühe Stromainvasion). Aufbau des Epithels wie bei den anderen Formen des Carcinoma in situ, jedoch hier stellenweise siebartige Durchlöcherung der Basalmembran und Eindringen schmaler Zapfen atypischer Zellen in das Stroma. Die Eindringtiefe dieser Zellzapfen ist gering; der Zusammenhang mit dem oberflächlichen Epithel ist immer erkennbar erhalten. Ausgeprägte Rundzellinfiltration

tative, d. h. bedingt rückbildungsfähige Präcancerose. Angaben über den Prozentsatz leichter Dysplasien, die sich nach Beseitigung von Infektionen oder hormonellen Störungen zurückbilden, schwanken zwischen 40 und 60%.

Bei der *mäßigen Dysplasie* sind die beschriebenen Veränderungen deutlicher ausgeprägt. Die Basalzellschicht ist deutlich verbreitert, die Zahl der Mitosen sowie der atypischen Kern- und Zellformen ist größer (Abb. 291).

Bei der *schweren Dysplasie* nimmt die „Basalzellschicht" mehr als die Hälfte der Epitheldicke ein. Mitosen sind sehr zahlreich; es finden sich vermehrt Zellen mit ausgeprägten Kernveränderungen. Eine Ausreifung des Epithels ist nur noch in den obersten Schichten zu erkennen (Abb. 292).

Der Übergang von der schweren Dysplasie zum *Carcinoma in situ* ist fließend. Diese schwerste präceranceröse Veränderung weist ein Maximum histologischer und cytomorphologischer Atypiezeichen auf. Die Ausreifung und der reguläre Aufbau des Epithels fehlen. Die einzelnen Zellen haben ihre polare Anordnung im Zellverband eingebüßt. Dyskaryotische Zellen sind ebenso wie Mitosen in der ganzen Dicke des Epithels anzutreffen.

Was das Verhalten des erkrankten Epithels gegenüber dem unterliegenden Stroma betrifft, so unterteilt man hier in folgende Wuchsformen:

Beim *einfachen Ersatz* weist das Carcinoma in situ eine glatte Begrenzung gegenüber dem unterliegenden Bindegewebe auf (Abb. 293).

Bei der zweiten Form, dem *plumpen Vorwuchern,* scheint eine stärkere „Invasionstendenz" zu bestehen. Hier wölbt sich das atypische Epithel in plumpen Zapfen gegen das subepitheliale Stroma vor. Bei dieser Form sind auch besonders häufig Cervixdrüsen von atypischem Epithel ausgefüllt. Auch hier entsteht dieses Epithel auf dem Wege der Metaplasie und dringt nicht von außen in die Drüsen ein (Abb. 294).

Bei der dritten Form, der *frühen Stromainvasion,* dringen schmale, häufig verzweigte Zapfen atypischer Zellen wurzelwerkartig von der Basalis gegen das unterliegende Stroma vor, wobei die Basalmembran durchbrochen ist. Die Eindringtiefe der atypischen Zellverbände ist jedoch gering; der Zusammenhang mit dem oberflächlichen Epithel ist immer erkennbar erhalten (Abb. 295). Bei allen anderen Wuchsformen des Carcinoma in situ und bei allen Dysplasien ist die Basalmembran intakt.

Diese Veränderungen sind *irreversibel. Die Basalmembran ist mit Ausnahme der dritten Variante des Carcinoma in situ erhalten! Das Carcinoma in situ hat als obligate Präcancerose zu gelten.* Die leichte und die mäßige *Dysplasie* dürfen dagegen noch als *potentielle* oder *fakultative Präcancerose* eingestuft werden. Immerhin ist bei der leichten Dysplasie, wie man anhand von Verlaufskontrollen weiß, bei ca. zwei Dritteln der Patientinnen mit einer Rückbildung und Spontanheilung zu rechnen.

Gewichtige Hinweise für die allmählich fortschreitende Malignisierung über die Dysplasie und das Carcinoma in situ ergeben sich aus statistischen Analysen: Die Häufigkeitsgipfel für die Dysplasie und das Carcinoma in situ liegen durchschnittlich zehn Jahre unter dem für das Auftreten des Cervixcarcinoms ermittelten Durchschnittsalter.

Cytogenetische Untersuchungen bestätigen diese Auffassung: Handelt es sich histo- und cytomorphologisch um eine Dysplasie des Epithels, so finden sich neben numerisch und strukturell unauffälligen Karyotypen bereits Abweichungen vom normalen Chromosomenkomplement in Zahl und Struktur. Bei dem Carcinoma in situ überwiegen eindeutig die Zellen mit Chromosomenanomalien. Außerdem lassen die Befunde bei insgesamt breit streuenden Chromosomenzahlen das Vorherrschen bestimmter aneuploider Zellinien erkennen. Als Indiz für die Evolution neuer Stammlinien mit verändertem Karyotypus im Zuge der Cancerisierung sind sog. Marker-Chromosomen zu werten. Sie werden nur ganz vereinzelt bei der Dysplasie, dagegen in steigender Frequenz bei dem intraepithelialen und dem manifesten Carcinom angetroffen. Demnach repräsentiert die *Dysplasie die frühest erfaßbare Veränderung des Karyotypus*. Die gelegentliche Rückbildung wird verständlich, wenn man annimmt, daß die regulären Zellen mit normalem Chromosomenkomplement den selektiven Vorteil behalten. Der kritische Augenblick, nämlich die Etablierung einer Zellpopulation mit verändertem Genom und infolgedessen veränderten (malignen) Eigenschaften, kann sich aber auch bereits in diesem Frühstadium ereignen. *Das Carcinoma in situ* muß aufgrund der cytogenetischen Charakteristiken auf jeden Fall als *irreversibler Transformationsprozeß* betrachtet werden.

Grundsätzlich ist festzuhalten, daß der Malignisierungsprozeß während eines wechselnd langen Zeitraums allmählich über das Carcinoma in situ zum manifesten Carcinom mit allen invasiven destruierenden Eigenschaften führen kann (Abb. 296 u. 297).

Die Klinik der Präcancerosen der Cervix uteri

Die Vor- und Frühstadien des Cervixcarcinoms bereiten keine Symptome! Die *Diagnose* wird nur im Rahmen von Vorsichtsuntersuchungen gestellt, es sei denn, die Patientin sucht wegen anderer gynäkologischer Leiden den Arzt auf. Nur selten sind suspekte Bezirke der Portio bei der Speculumeinstellung makroskopisch zu erkennen. Frühveränderungen der Endocervix bleiben dem Auge stets verborgen. Die Schwerpunkte der „Fährtensuche" bilden daher die *Cytodiagnostik* und die *Kolposkopie;* sie müssen heute *obligatorisch bei jeder gynäkologischen Untersuchung* – auch im Zuge der Schwangerenbetreuung – vorgenommen werden.

Die Cytodiagnostik: Die Cytodiagnostik nach Papanicolaou (1941) gilt als die wichtigere der beiden Suchmethoden (s. S. 446). Sie erlaubt eine differenzierte Aussage über den Grad der Epithelatypie im Bereich der *Ekto- und Endo-*

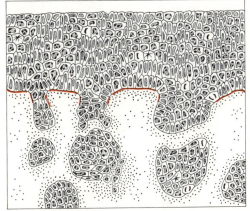

Abb. 296. Plattenepithelcarcinom der Cervix uteri. Das atypische Plattenepithel wächst unter Durchbrechung der Basalmembran völlig ungeordnet in breiten Straßen destruierend in das subepitheliale Stroma vor. Der Zusammenhang mit dem „Mutterepithel" ist verlorengegangen. Erhebliche Rundzellinfiltration

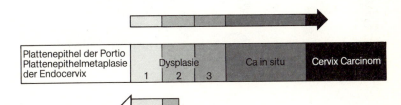

Abb. 297. Die prämalignen Stadien des Cervixcarcinoms (Schema der malignen Transformation) entsprechend ihrer Dignität als fakultative und obligate Präcancerose. Während die leichte Dysplasie *(1)* und in geringerem Maße auch die mäßige Dysplasie *(2)* reversibel sein können *(unterer Pfeil)*, ist die schwere Dysplasie ebenso wie das Carcinoma in situ als obligate Präcancerose anzusehen *(oberer Pfeil)*

cervix, während die Kolposkopie (s. S. 447) auf die Beurteilung der *Ektocervix* beschränkt ist. Ein weiterer Vorteil der exfoliativen Cytodiagnostik ist darin zu sehen, daß bei der Analyse *multiple Herde,* auch solche *verschiedener Atypiegrade,* erfaßt werden. Die diagnostische Treffsicherheit beträgt in der Hand des Erfahrenen bis zu 98%. Die Cytodiagnostik basiert auf der Tatsache, daß jede Proliferation von Haut und Schleimhaut, noch mehr aber die gesteigerte Proliferation zur Abschilferung von Zellen führt. Dyskaryotische und atypische Epithelzellen sind qualitativ im Abstrichpräparat cytomorphologisch von den normalen Zellen der einzelnen Epithelschichten zu unterscheiden.

Auf eine Epithelaufbau- und Ausreifungsstörung im Sinne einer *leichten Dysplasie* weisen im Zellabstrich *Superficialzelldyskaryosen* hin (Abb. 298). Diese Zellen fallen durch ihre leicht vergrößerten, geringgradig entrundeten Kerne

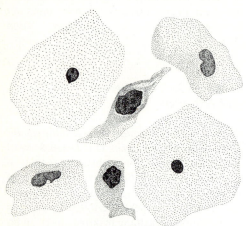

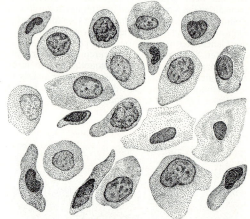

Abb. 298. Vier Superficialzelldyskaryosen (zwischen zwei normalen Superfizialzellen, oben links und unten rechts) mit Verschiebung der Kern-Plasma-Relation zugunsten des Kernes, Entrundung und Hyperchromasie der Kerne sowie Anisonucleose

Abb. 299. Dyskaryotische Zellen aus allen Schichten des Epithels; das Zellplasma ist nicht pathologisch verändert. Die Zuordnung der einzelnen Zellen zu einer bestimmten Zellschicht ist daher möglich

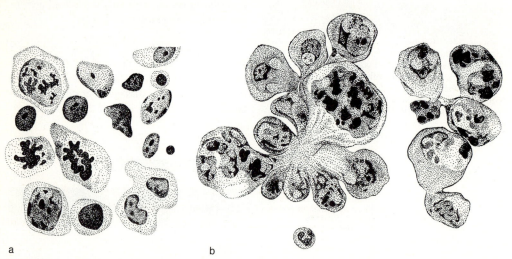

Abb. 300a u. b. Cytologisches Bild bei manifestem Carcinom. **a** Polymorph-atypische Zellen (Tumorzellen): Anisocytose, Anisonucleose, Hyperchromasie der Kerne, Chromatinverklumpung, degenerative Plasmaveränderungen, Bildung sog. Nacktkerne durch weitgehenden Verlust des Plasmasaumes, **b** Tumorriesenzelle links im Bild

Tabelle 82. Einteilung und Bewertung der cytodiagnostischen Befunde (Deutsche Gesellschaft für Cytologie)

Gruppe	Zytologische Diagnose	Empfohlene Maßnahmen
I	Regelrechtes Zellbild	∅
II	Normales Zellbild, aber mit leichten entzündlichen, metaplastischen, regenerativen oder degenerativen Veränderungen	(Evtl. Kontrolle nach Therapie)
III	Unklares Zellbild bedingt durch 1. Schwere entzündliche oder degenerative Veränderungen 2. Schwer regressiv veränderte Zellen, die möglicherweise von einer Präcancerose oder einem Carcinom stammen; Endometriumzellen nach der Menopause	Kurzfristige Abstrichkontrolle nach empfohlener Therapie bei Endometriumzellen Abrasio
III D	Leichte Dysplasie mäßige Dysplasie	Kontrolle innerhalb von 3 Monaten
IV A	Schwere Dysplasie Ca in situ	Therapeutische Conisation (oder Hysterektomie)
IV B	Ca in situ, Verdacht auf invasives Wachstum	Diagnostische Conisation und Abrasio
V	Invasives Carcinom	Conisation und Abrasio, Probeexcision bei makroskopisch erkennbarem Tumor
∅	Technisch unbrauchbares Präparat	Baldige (innerhalb von 14 Tagen) Wiederholung des Abstrichs

mit Hyperchromasie und Chromatinentmischung auf. Das Cytoplasma ist intakt und ausdifferenziert.

Bei den *schweren* Graden der *Dysplasie* einschließlich des sog. *Carcinoma in situ* finden sich im cytologischen Abstrich auch *dyskaryotische Zellen* aus der *Intermediär-* und *Parabasalschicht* (Abb. 299). Beim Carcinoma in situ lassen sich außerdem die sog. *uniform atypischen Zellen* nachweisen. Sie entsprechen in der Größe den Parabasalzellen, besitzen relativ große, runde, vergröberte Kerne, meist mit Vermehrung der Kernkörperchen, umgeben von einem nur schmalen Cytoplasmasaum. Das Cytoplasma ist degenerativ verändert (Vacuolen, Entmischung). Kernteilungsfiguren kommen im cytologischen Abstrich bei Carcinomvorstadien selten zu Gesicht. Bei dem manifesten Carcinom beherrschen polymorph-atypische Zellen das Bild (Abb. 300a). Gelegentlich findet man Tumorriesenzellen (Abb. 300b).

Alle nicht eindeutigen Befunde erfordern mehrfache Abstrichkontrollen. Ist oder bleibt der Befund auch nach Beseitigung einer pathologischen Flora suspekt, so ist in Verbindung mit den therapeutischen Maßnahmen (s. S. 589) die histologische Klärung notwendig.

Diese qualitativen Charakteristiken der einzelnen Zellen geben Aufschluß über den Grad und die Dignität der cytopathologischen Veränderungen („die" Krebszelle gibt es nicht!). Die Klassifizierung der cytologischen Befunde erfolgt heute in der BRD weitgehend nach der inzwischen erweiterten Nomenklatur von Papanicolaou und trägt damit den Fortschritten Rechnung, die seit Einführung der Methode auf dem Gebiet der Differentialcytologie erzielt wurden. Sie ist einschließlich der Interpretation der fünf Bewertungsgruppen in Tabelle 82 wiedergegeben.

Die Kolposkopie: Die kolposkopische Betrachtung der Portiooberfläche (s. S. 447) liefert Kriterien, die es erlauben, unverdächtige physiologische Veränderungen von verdächtigen Befunden zu unterscheiden.

Kolposkopisch suspekt sind Areale mit einer überschießenden Epithelproliferation. Sie werden mit dem Sammelbegriff „*Matrixbezirke*" umschrieben, der von dem Erfinder des Kolposkops Hinselmann (1924) stammt und zum Ausdruck bringen soll, daß aus diesen Epithelveränderungen ein Carcinom hervorgehen kann. Die Parakeratose gibt der Portio das weißflecki-

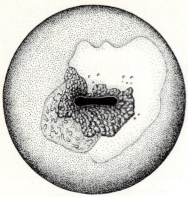

Abb. 301. Kolposkopischer verdächtiger Befund der Portiooberfläche. *1* Leukoplakie (zwischen 12 und 6 Uhr); *2* atypische Umwandlungszone mit unregelmäßigen Gefäßen (zwischen 7 und 9 Uhr). Zirkulär um den Muttermund eine unverdächtige Ektopie

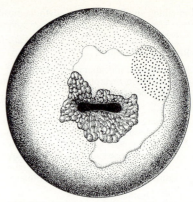

Abb. 303. Kolposkopischer verdächtiger Befund der Portiooberfläche. *1* Peripher im Anschluß an eine unverdächtige Ektopie findet sich ein leukoplakischer Bezirk (zwischen 12 und 6 Uhr). *2* Zwischen 2 und 3 Uhr sieht man punktförmige Capillaren in einem Areal von unebener Oberläche (Grund)

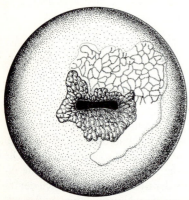

Abb. 302. Kolposkopischer verdächtiger Befund der Portiooberfläche. *1* Leukoplakie (zwischen 3 und 6 Uhr); *2* Felderung, d. h. mosaikartige Unterteilung des leukoplakischen Bezirkes durch Capillarsprossen (zwischen 11 und 3 Uhr). Zirkulär um den Muttermund unverdächtige Ektopie mit träubchenartiger Struktur

ge Aussehen der *Leukoplakie* (Abb. 301). Die Bezirke sind jodnegativ (s. u.). Sind die Areale verdickten Epithels mosaikartig durch Capillarsprossen unterteilt, spricht man von der *Felderung* der Portiooberfläche (Abb. 302). Als *Grund* bezeichnet man jodnegative Gebiete von unebener, rauher Oberfläche mit wechselndem Niveau zur Umgebung, in denen punktförmig zahlreiche Capillaren zu sehen sind (Abb. 303). Sie verleihen dem Areal ein feinhöckriges Aussehen *(papillärer Grund)*. Der sog. *Leukoplakiegrund* tritt unter den leukoplakischen Bezirken nach Entfernung der verhornten Schicht in Er-

scheinung. Im Gegensatz zur physiologischen „offenen Umwandlungszone" (s. S. 582) spricht man von einer *atypischen Umwandlungszone,* wenn das Epithel verdickt und jodnegativ ist, die Drüsenöffnungen verschließt und von unregelmäßigen und vermehrten Gefäßsprossen (Haarnadelgefäßen) durchzogen wird.

Bei der *Erosio vera* zeigt sich ein traumatisch oder entzündlich bedingter begrenzter Epitheldefekt, so daß das Bindegewebe frei liegt. Das entscheidende Kriterium für die Gutartigkeit dieser Läsion ist der regelmäßige Verlauf der Capillaren. Erscheinen sie bei kolposkopischer Betrachtung unregelmäßig und vermehrt, so ist der Befund stets auf eine Präcancerose verdächtig und bedarf der genauen cytologischen und histologischen Abklärung.

Die kolposkopische Betrachtung liefert damit wertvolle Hinweise auf unphysiologische Umbauprozesse an der Portiooberfläche. Endocervicale Veränderungen werden mit dieser Methode jedoch nicht erfaßt.

Die Schiller-Jodprobe (1929) stellt für die Lokalisation verdächtiger Bezirke der Portio vaginalis (wie auch der Vagina, s. S. 579) eine brauchbare *Hilfsmethode* dar. Sie beruht darauf, daß Glykogen, mit einer Jodlösung (3%ige wäßrige Jod-Jodkalium-Lösung) zusammengebracht, mit einer tiefen Braunfärbung reagiert. Betupft man die Portiooberfläche mit dieser Lösung, so verfärbt sich das normale glykogenhaltige Plattenepithel tiefbraun. Zellareale mit reduziertem Glykogengehalt erscheinen hellbraun. Glykogenfreie Zellansammlungen sehen gelb-

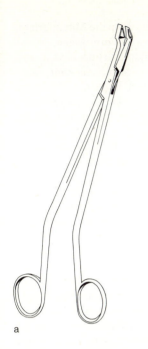
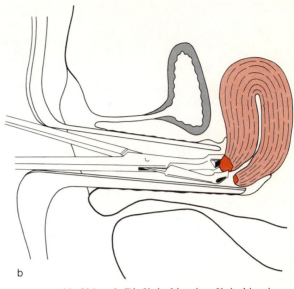

Abb. 304a u. b. Die Knipsbiopsie. **a** Knipsbiopsiezange; **b** Technik der Gewebeentnahme aus einem Carcinomherd

lich bis ockerfarben aus: Der Befund ist jodnegativ. Da das prämaligne und das maligne Epithel die Fähigkeit zur Glykogenbildung verloren haben, weisen jodnegative Areale auf verdächtige Zellveränderungen hin. Die Jodprobe ist demnach keine spezifische „Krebsreaktion", sondern hilft lediglich, normales, *glykogenhaltiges Plattenepithel von den nicht ausgereiften glykogenarmen oder glykogenfreien Plattenepithelbezirken zu unterscheiden.* Die Ausdehnung und Intensität der Reaktion ist im Kolposkop genauer zu beurteilen. Die Jodprobe hat durch die Cytodiagnostik an Bedeutung eingebüßt, *ergänzt jedoch den kolposkopischen Befund* und kann als *Wegweiser bei der Conisation* und *gezielten Biopsie* eingesetzt werden.

Die Probeentnahme (Knipsbiopsie): Infolge der Treffsicherheit der Cytodiagnostik und der Vorteile der Conisation kann man auf die gezielte Probeentnahme zur histologischen Diagnose der Präcancerosen verzichten. Die sog. Knipsbiopsie hat zur Erfassung der präcancerösen Stadien aber dort ihre Berechtigung, wo keine Untersuchungsinstitute für die cytologische Abstrichdiagnostik zur Verfügung stehen.
Technisch wird so vorgegangen, daß man mit einer kleinen dreieckigen, messerscharf geschliffenen, gefensterten Zange (Abb. 304a u. b) – unter Sicht im Kolposkop – aus einem verdächtigen Bezirk der Portio ein Gewebestück von wenigen Millimetern Durchmesser entfernt. Der *Vorteil* des Verfahrens besteht darin, daß es ambulant, ohne Anaesthesie und wiederholt durchführbar ist. Demgegenüber werden jedoch schwerwiegende *Nachteile* in Kauf genommen: Es besteht die Gefahr, daß – in Anbetracht der multiloculären Entstehung dysplastischer Herde – ein für das weitere Vorgehen entscheidendes Areal verfehlt werden kann. Ein weiterer diagnostischer Unsicherheitsfaktor ist dadurch gegeben, daß die endocervical entwickelte Präcancerose der Erfassung entgehen kann. Die Knipsbiopsie dient aus diesen Gründen vornehmlich zur histologischen Sicherung des manifesten Cervixcarcinoms.

Die Conisation: Die *histologische Sicherung und die Bestimmung von Grad und Ausdehnung der Präcancerosen erfolgen mit Hilfe der scharfen Conisation.*
Der cytologische Befund einer *leichten und mäßigen Dysplasie* erfordert nicht sofort die histologische Absicherung. Die Beseitigung der meist vorhandenen Fremdkeimbesiedlung der Vagina ist notwendig, da sie ständig Regenerations- und Reparationsvorgänge auslöst. Regelmäßige Kontrollabstriche sollen zunächst in Abständen von ca. drei Monaten erfolgen. Läßt die Cytodiagnostik Anzeichen der *Progression*

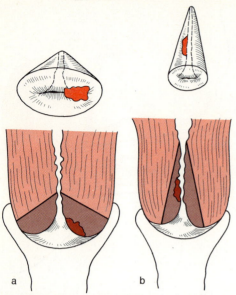

Abb. 305 a u. b. Technik der Conisation. **a** Gewebskegel bei jüngeren Frauen breitbasig und flacher, **b** bei älteren Frauen mit kleinerer Basis, aber höher hinauf bis dicht an den inneren Muttermund reichend. (Modifiziert nach G. Kern 1977)

erkennen, so ist die *Conisation* mit histologischer Durchuntersuchung des Gewebekegels angezeigt.

Bei der *schweren Dysplasie* ist die *Excision im Gesunden mittels scharfer Conisation* indiziert. Die histologische Aufarbeitung in *Serienschnitten* ist obligatorisch, um Zahl, Ausbreitung und Atypiegrad der dysplastischen Areale zu überprüfen und um zu kontrollieren, ob die Entfernung allseitig im Gesunden erfolgt ist.

Hat die Cytodiagnostik ein *Carcinoma in situ* ergeben, so wird die Conisation vorgenommen. *Die histologische Absicherung der Entfernung im Gesunden und der Ausschluß von Bezirken mit Infiltration in das subepitheliale Bindegewebe mittels Serienschnitten ist unabdingbar.* Wurde nicht eindeutig im Gesunden excidiert und sind die cytologischen Nachkontrollen positiv, so wird die *Hysterektomie unverzüglich nachgeholt.* Bei bestehender Schwangerschaft oder Kinderwunsch kann im Einvernehmen mit der Patientin und unter sorgfältiger cytologischer Kontrolle zugewartet werden. Bei Frauen jenseits des 40. Lebensjahres sollte die Indikation zur vaginalen oder abdominalen Uterusexstirpation von vornherein großzügig gehandhabt werden, wenn die Cytodiagnostik auf einen eindeutig intraepithelialen Prozeß schließen läßt. In der Postmenopause ist dann die Mitentfernung der Adnexe von Fall zu Fall zu erwägen.

Wird eine schwere Dysplasie oder ein Carcinoma in situ während der *Schwangerschaft* aufgedeckt, so kann man auch in der Gravidität eine Conisation vornehmen. Es ist jedoch i. allg. ausreichend, unter regelmäßigen monatlichen cytologischen Kontrollen (anläßlich der Schwangerschaftsüberwachung) abzuwarten und die Conisation post partum nachzuholen.

Ziel der Operation ist es, mit der kegelförmigen Ausschneidung das gesamte Cervixdrüsenfeld in toto zu entfernen. Die Portiooberfläche stellt die Basis des Conus dar; die zirkuläre Schnittführung muß eindeutig – durch Kolposkopie und evtl. Schiller-Jodprobe kontrolliert – im Gesunden erfolgen. Aufgrund der altersabhängigen Verschiebung des Cervixdrüsenfeldes und der dadurch bedingten unterschiedlich bevorzugten Lokalisation der Präcancerosen ist der Kegel i. allg. bei jungen Frauen breitbasig und niedrig – d. h. weniger hoch in den Cervixkanal reichend – zu excidieren. Bei älteren Frauen kann demgegenüber die Basis auf der Portiooberfläche kleiner gestaltet werden; dafür muß die Schnittführung aber höher in den Cervicalkanal bis dicht unterhalb des inneren Muttermundes hinaufreichen. Individuell ist der Form von Portio und Cervicalkanal Rechnung zu tragen (Abb. 305 a u. b).

Die operative Entfernung der fakultativen und obligaten Präcancerosen bedeutet die Therapie! Eine der wesentlichen Voraussetzungen ist die Beherrschung der *Conisationstechnik*.

Nach der Conisation sind anfänglich *Kontrollabstriche* in vierteljährlichen Abständen zu empfehlen. Nach zweijähriger Beobachtungszeit genügt die routinemäßige Vorsorgeuntersuchung in halbjährlichen Abständen.

In Wohngebieten mit publizistischer Aufklärungstätigkeit und durchorganisierter Erfassung der Frauen zur Vorsorgeuntersuchung hat sich die Häufigkeit des Cervixcarcinoms bereits eindeutig senken lassen (etwa um 8–10%). An der Richtigkeit der Annahme, das Gebärmutterhalscarcinom durch Erfassung und Behandlung der Vorstadien von der Liste der bösartigen Erkrankungen der Frau tilgen zu können, besteht also kein Zweifel. Die Erreichung dieses Zieles ist abhängig von der *Aufklärung* und der Ansprechbarkeit der Frauen und der *Zahl der Untersuchungs- und Behandlungsstellen*. Man

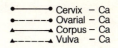

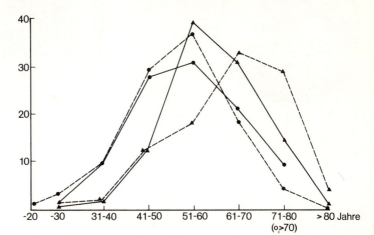

Abb. 306. Altersabhängige Häufigkeitsverteilung der bösartigen Neubildungen des weiblichen Genitale, bezogen auf die Gesamtzahl der Erkrankten. Die Häufigkeitsgipfel des Vulva- und Corpuscarcinoms liegen vergleichsweise später als diejenigen des Cervix- und Ovarialcarcinoms

kann davon ausgehen, daß 1–2% der weiblichen Bevölkerung prämaligne Vorstufen aufweisen. Gemessen an der Häufigkeit und Bösartigkeit dieses Krebsleidens erscheint demnach der Aufwand zur Früherfassung der Frauen aller Bevölkerungsschichten in den entscheidenden Altersgruppen durchaus gerechtfertigt.

Das Cervixcarcinom

Mehr als 50% aller bösartigen Erkrankungen des weiblichen Genitale entfallen auf das Cervixcarcinom. Bezogen auf alle Carcinomerkrankungen der Frau wird diese Häufigkeit durch das Mammacarcinom überschritten. Der Gebärmutterhalskrebs tritt bevorzugt *im 5. und 6. Lebensjahrzehnt* auf, wird aber in allen Altersgruppen, wenn auch seltener, beobachtet (Abb. 306).
In 95% der Fälle handelt es sich um ein Plattenepithelcarcinom; ca. 5% sind Adenocarcinome, ausgehend von dem Zylinderepithel der Cervix. Ein minimaler Anteil entfällt auf die Entartung drüsiger Residuen des Gartner-Ganges.
Die Ursache der Erkrankung ist nicht geklärt. *Mechanische* und *entzündliche lokale Faktoren* dürften die Entstehung begünstigen. Das Cervixcarcinom kommt so gut wie nie bei Virgines vor, dagegen *steigt seine Frequenz mit zunehmender Geburtenzahl.* Frauen aus Bevölkerungsgruppen mit niedrigem sozioökonomischen Status erkranken eindeutig häufiger. *Mangelnde Genitalhygiene* – auch die der Geschlechtspartner –, anhaltende Fremdkeimbesiedlung von Vagina und Cervix müssen als prädisponierende Faktoren in Betracht gezogen werden. Hierfür spricht die relative Häufung des Collumcarcinoms bei Prostituierten und die auffallende Koincidenz einer Besiedlung von Cervix und Vagina mit Herpesvirusarten (Herpesvirus II) und dem späteren Auftreten eines Carcinoms der Cervix.

Bedingt durch die Verschiebung der Epithelgrenzen in den verschiedenen Lebensphasen und entsprechend der Lokalisation der Vorstadien (s. S. 26 u. S. 582) geht das Carcinom bei jüngeren Frauen vorwiegend von der Portiooberfläche, in der Prä- und Postmenopause häufiger von der Endocervix aus. Unbehandelt bleibt das Carcinom nur relativ kurze Zeit auf seinen Primärherd beschränkt und breitet sich bald exo- oder endophytisch unter Zerstörung des ortsständigen Gewebes per continuitatem aus. Bei *exophytischem* Wachstum bilden sich umfangreiche „blumenkohlartige" höckrige Tumoren, die den oberen Vaginalabschnitt kolbenartig ausfüllen (Abb. 307). Überwiegt die *endophytische* Wachstumsrichtung, so wird die Cervix bald zerstört, und es entsteht ein schmierig belegter *Zerfallskrater* (Abb. 308). Die von der Endocervix ausgehenden Carcinome treiben die Cervix tonnenförmig auf, nach Vordringen auf die Portiooberfläche und Zerfall der Tu-

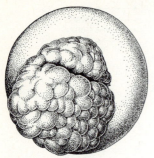

Abb. 307. Exophytisch wachsendes Cervixcarcinom

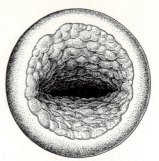

Abb. 308. Endophytisch wachsendes Cervixcarcinom mit tiefer Kraterbildung

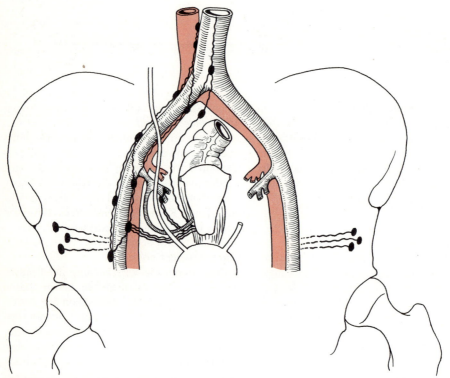

Abb. 309. Hauptlymphbahnen und regionale Lymphknoten der Cervix uteri im Bereich der Parametrien und der Beckenwand; die Lymphknoten der A. iliaca communis, A. obturatoria, A. iliaca externa und der A. hypogastrica sind vornehmlich Sitz der lymphogenen Metastasen des Cervixcarcinoms

mormassen kommt es ebenfalls zur Bildung eines tiefen Kraters. Die weitere Ausbreitung des Tumors kann kontinuierlich auf die Vagina und/oder ascendierend in das Corpus uteri erfolgen und die Nachbarorgane Blase und Rectum einbeziehen. Das infiltrative Wachstum mit Zerstörung des gesunden Gewebes und der Zerfall der Tumormassen führen über kurz oder lang zu Blasen- oder Rectum-Scheiden-Fisteln mit allen ihren Konsequenzen.

Infolge der *reichen Lymphgefäßversorgung* der Cervix (Abb. 309) setzen die *lymphogene Ausbreitung und Metastasierung in die regionalen Lymphknoten* schon zu einem Zeitpunkt ein, in dem der Primärtumor noch klein und begrenzt sein kann. In der Regel werden zuerst die

Lymphbahnen im *Parametrium* bis zur Beckenwand befallen. Von diesen Metastasen aus wird in relativ kurzer Frist das parametrane Bindegewebe carcinomatös durchsetzt. Die Herde konfluieren mit den von der Cervixwand in das paracervicale Bindegewebe vordringenden Tumorsträngen, so daß beide Parametrien bis zur Beckenwand carcinomatös infiltriert sind und schließlich das ganze kleine Becken tumorös „ausgemauert" ist. Stenosierung der Ureteren mit nachfolgender Hydronephrose und Verlust der Nierenfunktion sind die unausweichliche Folge und führen zur Urämie, der häufigsten Todesursache der Kranken mit Gebärmutterhalskrebs.
Hämatogene Metastasen in Leber, Lunge, Skeletsystem (Becken, Wirbelsäule) mit ihren quoad vitam schwerwiegenden Folgen treten dagegen relativ spät auf.

Symptome: Das Cervixcarcinom bereitet zunächst keine Beschwerden. Erst wenn der Primärtumor eine gewisse Größe erreicht hat und ulceriert, machen sich gelblich-bräunlicher Fluor und unregelmäßige, zunächst leichte Blutabgänge – anfangs als Kontaktblutungen – bemerkbar. *Die Erstsymptome sind also keine Frühsymptome!* Diffuse Schmerzen im Becken, Miktions- und Defäkationsbeschwerden treten i. allg. nicht vor Überschreiten der Organgrenzen auf. Die lymphogene Ausbreitung des Tumors im kleinen Becken bewirkt mit der Zeit Abflußstauungen mit ödematösen Schwellungen eines oder beider Beine, die schließlich elephantiastische Ausmaße annehmen können.

Diagnose: Das *Mikrocarcinom (Stadium Ia)* wird nur cytologisch und kolposkopisch erkannt und histologisch als solches gesichert.
Das *Collumcarcinom im Stadium Ib* läßt sich auf der Portiooberfläche gewöhnlich bei makroskopischer Betrachtung im Speculum als verdächtige Läsion erkennen, kolposkopisch und cytodiagnostisch verifizieren und durch histologische Untersuchung einer gezielten Probeexcision endgültig auch hinsichtlich des Differenzierungsgrades dokumentieren.
Bei intracervicalem Sitz liefert die Cytodiagnostik die entscheidenden Hinweise, die Conisation und Abrasio oder die fraktionierte Abrasio der Cervix und des Corpus uteri das Gewebematerial zur histologischen Sicherung. Gelegentlich tastet man die Cervix plump und aufgetrieben. Die Ausbreitung des Carcinoms wird

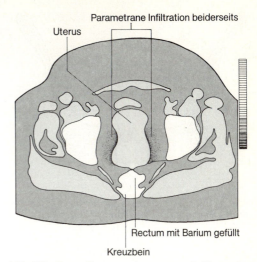

Abb. 310. Darstellung carcinomatöser Infiltrate in den Parametrien. (Nach einem im Univ.-Strahleninstitut Tübingen erstellten Computertomogramm gezeichnet)

mit Hilfe der vaginalen, rectalen und rectovaginalen Untersuchung bestimmt. Die palpatorische Erfassung infiltrativer Prozesse in den Parametrien unterliegt selbst bei der Untersuchung in Narkose leicht der subjektiven Fehlbeurteilung, zumal eine begleitende Parametritis ein carcinomatöses Infiltrat vortäuschen kann. Wesentliche Vorteile für die Stadienzuordnung und damit für die Aufstellung des Therapieplanes liefert die Computertomographie (Abb. 310). Ferner lassen sich durch Füllung der Lymphbahnen mit einem Kontrastmittel vom Fußrücken aus die Lymphknoten des kleinen Beckens röntgenologisch darstellen. Lymphknotenmetastasen werden mit Ausnahme kleinster Carcinomzellabsiedlungen an Aussparungen im Randsinus der Lymphknoten erkennbar. Die Methode ist jedoch in ihrer Aussagekraft mit Unsicherheiten belastet.

Stadieneinteilung

Für das Cervixcarcinom besteht eine international gültige Stadieneinteilung, die auf seiner klinisch-pathologischen Ausbreitung basiert. Ausschlaggebend für die Zuordnung ist der *vor* Beginn der Behandlung erhobene Befund. Die Hauptschwierigkeit der Stadienzuordnung bereitet die Beurteilung der lymphogenen Ausbreitung (s. o.), so daß insbesondere in den Stadien I und II falsch-positive und falsch-negative

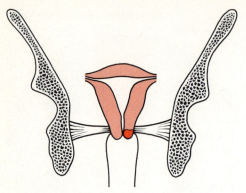

Abb. 311. Cervixcarcinom: Ausbreitungsstadium I b; das Carcinom ist auf das Collum uteri begrenzt

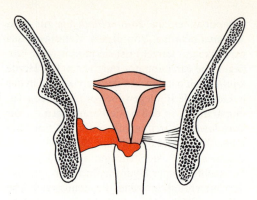

Abb. 314. Cervixcarcinom: Ausbreitungsstadium III; das rechte Parametrium ist in seiner ganzen Ausdehnung bis zur Beckenwand carcinomatös infiltriert

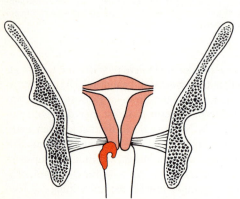

Abb. 312. Cervixcarcinom: Ausbreitungsstadium II a; das obere Drittel der Vagina ist carcinomatös befallen

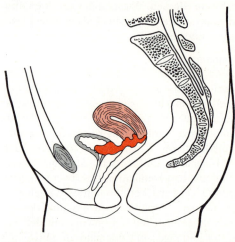

Abb. 315. Cervixcarcinom: Ausbreitungsstadium IV; das Carcinom ist über die vordere Scheidenwand und das Septum vesicovaginale in die Blase vorgedrungen

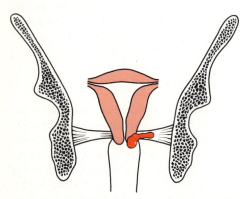

Abb. 313. Cervixcarcinom: Ausbreitungsstadium II b; das linke Parametrium ist in seinem Anfangsteil carcinomatös infiltriert

Befunde enthalten sind. Im Stadium I muß z. B. in ca. 15% bereits mit einem okkulten Lymphknotenbefall gerechnet werden.

Stadium 0: Carcinoma in situ (intraepitheliales Carcinom). Diese Gruppe wird in die Heilungsstatistiken nicht aufgenommen.

Stadium I: Das Carcinom ist streng auf das Collum uteri begrenzt; eine Ausbreitung auf das Corpus uteri wird nicht berücksichtigt.

Stadium Ia: Mikrocarcinom, präklinisch, nur histologisch zu verifizieren.

Stadium Ib: alle übrigen Fälle, die der Definition des Stadium I genügen (Abb. 311).

Stadium II: Das Carcinom hat auf ein Parametrium oder beide übergegriffen, die Becken-

wand aber noch nicht erreicht, oder es ist auf die Vagina übergegangen, hat aber nicht deren unteres Drittel erreicht.
Stadium IIa: Nur die Vagina, nicht die Parametrien sind in der definierten Ausdehnung befallen (Abb. 312).
Stadium IIb: Nur die Parametrien oder Parametrien und Vagina sind in den cervixnahen Abschnitten befallen (Abb. 313).
Stadium III: Das Carcinom hat die Beckenwand erreicht. Bei der rectalen Untersuchung ist kein carcinomfreier Raum zwischen Tumor und Beckenwand zu tasten, oder das Carcinom dehnt sich bis in das untere Drittel der Vagina aus (Abb. 314).
Stadium IV: Das Carcinom erstreckt sich über das kleine Becken hinaus (lymphogene oder hämatogene Fernmetastasen) oder hat die Blasenbzw. Rectumschleimhaut befallen (Abb. 315). (Ein bullöses Ödem der Blasenschleimhaut allein erlaubt nicht die Zuordnung zum Stadium IV.)
Nach dem TNM-System wird folgende Klassifizierung vorgeschlagen:

T – Primärtumor
T_{is} Präinvasives Carcinom sog. Carcinoma in situ
T 1 Carcinom auf Cervix beschränkt
  T 1 a Präklinisches, nur histologisch zu diagnostizierendes invasives Carcinom
  T 1 b Klinisch invasives Carcinom
T 2 Carcinom überschreitet die Cervix, hat aber die Beckenwand nicht erreicht, oder das Carcinom befällt die Vagina, aber nicht das untere Drittel
  T 2 a Carcinom befällt die Vagina, infiltriert aber nicht das Parametrium
  T 2 b Carcinom infiltriert das Parametrium mit oder ohne Befall der Vagina
T 3 Carcinom befällt entweder das untere Drittel der Vagina oder erreicht die Beckenwand (Es besteht kein freier Raum zwischen dem Tumor und der Beckenwand)
T 4 Carcinom überschreitet das kleine Becken oder befällt die Schleimhaut der Blase oder des Rectum (Das Vorhandensein eines bullösen Ödems genügt nicht zur Einstufung als T 4)
N – Regionäre Lymphknoten
N 0 kein Befall der regionären Lymphknoten
N 1 Befall der regionären Lymphknoten
N 2, N 3 prätherapeutisch nicht nachweisbar
N 4 Befall der iuxtaregionären Lymphknoten
M – Fernmetastasen
M 0 Fernmetastasen nicht nachweisbar
M 1 Fernmetastasen nachweisbar

Cervixstumpfcarcinom

Die subtotale Hysterektomie (Abtragung des Corpus uteri unter Belassung der Cervix) wurde früher wegen des relativ geringen Operationsrisikos häufig angewendet. Die Methode ist heute bis auf wenige Ausnahmen verlassen, da schwerwiegende Gründe gegen die Belassung der Cervix sprechen: Die Patientinnen sind dem Risiko der prämalignen und malignen Cervixveränderungen ausgesetzt. (4–8% der Cervixcarcinome entfielen früher auf Cervixstumpfcarcinom.)
Einteilung und Therapie des Cervixstumpfcarcinoms erfolgen nach den gleichen Richtlinien, die für das Cervixcarcinom gelten.

Therapie

Für die Behandlung des Cervixcarcinoms stehen folgende Verfahren zur Verfügung:
1. die Operation,
2. die Bestrahlung,
3. die Kombination beider Verfahren.

Die *operative Behandlung* besteht in der radikalen Entfernung des Tumors auf abdominalem Wege. Bei der *abdominalen erweiterten Radikaloperation* nach Wertheim-Meigs werden 1. der Uterus mit Scheidenmanschette und Adnexen, 2. das parametrane Bindegewebe und 3. die Lymphknoten der Beckenwand exstirpiert.
Eine Belassung der Ovarien bei jüngeren Frauen scheint bei eindeutig auf die Cervix begrenzten Tumoren nicht nachteilig zu sein, da eine Metastasierung in die Ovarien im frühen Stadium nicht zu befürchten ist.
Die *Strahlenbehandlung* besteht in der Kombination der *lokalen* Bestrahlung des Erkrankungsherdes mit der *percutanen* Strahlenapplikation. Zur *lokalen Bestrahlung des Collumcarcinoms* haben sich das natürlich vorkommende Radium, daneben auch künstlich radioaktive Substanzen, wie z. B. Radiokobalt (^{60}Co) bewährt. Spezielle Sätze von Applikatoren gestatten die Ausstrahlung in individueller Anpassung an Sitz und Ausdehnung des Primärtumors an der Portio oder im Bereich des Cervicalkanals unter genauer Berechnung der Dosis am Herd und in der Umgebung (Abb. 316).
Zur Verringerung der Strahlenbelastung von Arzt und Pflegepersonal dient die Nachladetechnik (after-loading-Technik). Dabei werden bei der Patientin zunächst die leeren Hülsen für die Applikatoren entsprechend der gewünschten Lokalisation eingeführt, fernmechanisch vom strahlensicheren Raum aus z. B. mit Iridium oder Caesium beschickt. Bei allen Verfahren muß eine gewisse Strahlenbelastung von

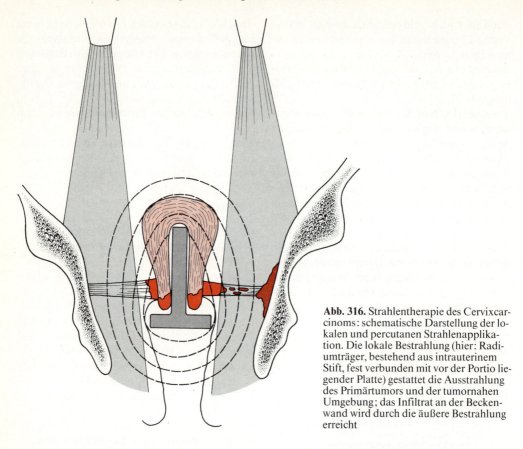

Abb. 316. Strahlentherapie des Cervixcarcinoms: schematische Darstellung der lokalen und percutanen Strahlenapplikation. Die lokale Bestrahlung (hier: Radiumträger, bestehend aus intrauterinem Stift, fest verbunden mit vor der Portio liegender Platte) gestattet die Ausstrahlung des Primärtumors und der tumornahen Umgebung; das Infiltrat an der Beckenwand wird durch die äußere Bestrahlung erreicht

Blase und Darm der Patientin in Kauf genommen werden. Sie wird durch in die Organe eingeführte Spezialdosismesser während der Bestrahlung integrierend gemessen. Dadurch wird Vorsorge getroffen, daß die Toleranzdosis nicht überschritten wird (s. S. 597). Infolge des den lokalen Strahlenquellen eigenen steilen Dosisabfalls erhalten die distalen Partien der Parametrien und die Lymphknoten der Beckenwand nicht die zur Vernichtung der Absiedlungen erforderliche therapeutische Dosis. Aus diesem Grunde muß *zusätzlich percutan* bestrahlt werden. Zur Entlastung des gesunden Gewebes haben sich die Hochvolttherapie mit ultraharten Röntgenstrahlen und die Telekobaltgammabestrahlung in Form der fraktionierten Bewegungsbestrahlung bewährt. Die physikalische Dosisverteilung und die biologische Wirkung dieser Strahlenqualitäten gewährleisten bei günstiger Strahlenbeeinflussung des bösartigen Gewebes eine bessere Schonung der gesunden Organ- und Gewebspartien als konventionelle Röntgenstrahlen.

Die Kombination von *Operation und Bestrahlung* wird unterschiedlich gehandhabt und dem individuellen Verhalten des Tumors angepaßt. Die postoperative Bestrahlung, intravaginal und/oder percutan verabfolgt, wird vor allem angeschlossen, wenn nicht ausreichend radikal operiert werden konnte. Einige Zentren sind mit der postoperativen Bestrahlung zurückhaltend, um im Falle eines Rezidivs die volle Dosis verabfolgen zu können. Nur vereinzelt wird bisher die Operation bei der Rezidivbehandlung nach früher vorausgegangener kompletter Strahlentherapie durchgeführt.

Insgesamt bietet das Gebärmutterhalscarcinom in Anbetracht seiner Wachstums- und Ausbreitungstendenz sowie der topographischen Beziehungen zu den Nachbarorganen wenig Spielraum für individuelle Behandlungsalternativen.

Für das therapeutische Vorgehen gelten unter Berücksichtigung der Stadieneinteilung folgende *Richtlinien:*

Stadium 0: Bezüglich der Behandlung des sog. Carcinoma in situ s. S. 590.

Stadium Ia: Es genügt die abdominale oder vaginale Hysterektomie.

Stadium Ib: Bei Bevorzugung des operativen Verfahrens wird die *erweiterte Radikaloperation mit Entfernung der Lymphknoten durchgeführt.*

Die postoperative Bestrahlung wird unterschiedlich gehandhabt.

Bei alleiniger Anwendung der Strahlenbehandlung wird die volle therapeutische Dosis verabreicht. Die Behandlungsergebnisse beider Verfahren sind gleich.

Stadium II: Bei guter allgemeiner Operabilität und begrenzter Ausdehnung des Befundes auf Parametrien oder Scheide kann man sich *selektiv* für das *operative Vorgehen mit anschließender Nachbestrahlung* entscheiden. In allen übrigen Fällen ist der *ausschließlichen Strahlenbehandlung* der Vorzug zu geben. Die Behandlungsergebnisse beider Verfahren sind gleich.

Insgesamt ist bei der Entscheidung für das operative oder strahlentherapeutische Vorgehen neben der lokalen und allgemeinen Operabilität auch die *postoperative* und *radiogene Morbidität* zu berücksichtigen. Komplikationen nach der Radikaloperation sind vor allem Infektion und Ureter-(Scheiden-)Fisteln, nach einer primären Bestrahlung die chronische Cystitis/Proctitis, Ureterstenosen durch narbige Induration der Parametrien, auch Blasen-Rectum-Scheiden-Fisteln. Bei jungen Frauen hat die Strahlentherapie zusätzlich den Nachteil, daß die Vagina die Fähigkeit zur Transsudation verliert. Für die primäre Operation spricht, daß im Falle eines Rezidivs die Bestrahlung ohne weiteres möglich ist, die Radikaloperation nach vorausgegangener kompletter Bestrahlung sich jedoch äußerst schwierig gestaltet.

Stadium III: Die kombinierte Strahlentherapie ist die Methode der Wahl. Lokal und percutan werden die maximal zulässigen Strahlendosen appliziert.

Stadium IV: Der Bestrahlungsplan richtet sich nach Ausdehnung und Lokalisation der Regional- und Fernmetastasen. Die ultraradikalen Operationsmethoden mit vorderer, hinterer oder kompletter *Exenteration* werden bislang nur vereinzelt an wenigen Zentren durchgeführt. Sie kommen nur für ausgewählte Fälle in Betracht.

Da sich die Ausbreitung der seltenen *Adenocarcinome* (s. S. 591) wie bei dem Plattenepithelcarcinom der Cervix vollzieht, erfolgt die Behandlung nach den gleichen Richtlinien.

Bei der Therapie des *Cervixstumpfcarcinoms* ist dem operativen Vorgehen der Vorzug zu geben. Die Strahlenbehandlung ist infolge des kurzen Cervicalkanals und der veränderten topographischen Beziehungen zu Blase und Rectum technisch erschwert und in der Dosierung limitiert.

Die Behandlung des Cervixcarcinoms in der Schwangerschaft

In den seltenen Fällen eines Cervixcarcinoms in der Schwangerschaft hängt das Vorgehen weitgehend vom Zeitpunkt der Gravidität ab. Im allgemeinen handelt es sich um ein noch auf die Cervix beschränktes Carcinom, und die Schwangerschaft befindet sich in einem frühen Stadium. Üblicherweise wird dann abdominal die Interruptio vorgenommen und in gleicher Sitzung die Radikaloperation durchgeführt. Über die Nachbestrahlung wird aufgrund des histologischen Ausbreitungsgrades entschieden.

Nachsorge

Nach Abschluß der Behandlung sind regelmäßige Kontrolluntersuchungen notwendig. Sie müssen innerhalb der ersten beiden Jahre in vierteljährlichen, in den folgenden 3 Jahren in halbjährlichen Abständen durchgeführt werden. Nach Ablauf von 5 Jahren kann man sich auf eine jährliche Nachuntersuchung beschränken. Die Nachsorge hat zum Ziel:
- Rezidive frühzeitig zu erfassen,
- Therapienebenwirkungen zu behandeln,
- adjuvante Therapieformen durchzuführen und zu überwachen,
- die Patientin psychologisch zu führen,
- die soziale Rehabilitation zu unterstützen,
- Leistungskontrolle der behandelnden Klinik.

Zu den obligatorischen Maßnahmen bei jeder Nachuntersuchung gehören:
- Erhebung der Zwischenanamnese,
- Beurteilung des Allgemeinzustandes,
- Gewichtskontrolle,
- komplette gynäkologische Untersuchung,
- Anfertigung cytologischer Abstriche,
- Blutsenkung, Urinstatus.

In größeren Abständen – bei Beschwerden jedoch unverzüglich – sind vorzusehen:

- i.v.-Pyelogramm oder Isotopennephrogramm (jährlich),
- Harnstoff-/Kreatininbestimmung (in den ersten beiden Jahren halbjährlich),
- Blutbild (in den ersten Jahren halbjährlich),
- Röntgen-Thorax-Kontrolle (alle 2 Jahre).

Bei entsprechender Indikation bzw. bei Verdacht auf ein Rezidiv sind u. a. Ultrasonographie, Computertomographie, Punktionscytologie, Scintigraphie, intestinale Diagnostik einzusetzen.

Die psychosoziale Betreuung ist ein unverzichtbarer Bestandteil der Nachsorge. Der die nachgehende Betreuung übernehmende Arzt soll sich nicht auf die Kontrolle der organischen Befunde beschränken sondern bei der Bewältigung des individuellen Schicksals mithelfen und seine Aufmerksamkeit auch auf die psychosexuelle, familiäre und berufliche Situation richten. Einen wesentlichen Beitrag zur Wiedereingliederung in Familie und Beruf und zur Steigerung des Selbstwertgefühls können Selbsthilfegruppen leisten.

Im Rahmen der sozialen Fürsorge sind zur Hebung des Allgemeinzustandes, zur Beschleunigung der Rekonvaleszenz und der Rehabilitation Aufenthalte in Nachsorgekliniken angebracht. Bezüglich der versicherungs- und versorgungsrechtlichen Ansprüche s. S. 649.

Behandlungsergebnisse

Gemäß Übereinkunft wird eine bösartige Geschwulst dann als geheilt betrachtet, wenn innerhalb von 5 Jahren nach Behandlungsbeginn kein Rezidiv oder keine Metastasen aufgetreten sind.

Die 5-Jahres-Heilungsrate des Cervixcarcinoms beträgt für die einzelnen Ausbreitungsstadien unabhängig von den Therapieverfahren:

Stadium	Heilungsziffer in %
0 (Carcinoma in situ)	~100
I a (Mikrocarcinom)	90–95
I b	75–85
II	60–75
III	30
IV	0–10

Rezidive und Rezidivbehandlung

Als *Rezidiv* wird ein neuerliches Geschwulstwachstum bezeichnet, das in einem Zeitraum von *6 Monaten bis zu 5 Jahren* nach zwischenzeitlicher klinischer Symptomfreiheit im Gebiet des behandelten Primärtumors oder in dessen nächster Umgebung auftritt. Von einem *Fernrezidiv* spricht man, wenn sich im gleichen Beobachtungszeitraum Fernmetastasen manifestieren. Die weitaus größte Zahl der Rezidive kommt vornehmlich infolge von Lymphknotenmetastasen als sog. *Beckenwandrezidiv* innerhalb der ersten 2 Jahre nach der Behandlung zur Beobachtung. Die *nach* Ablauf von 5 Jahren auftretenden Rezidive werden als *Spätrezidive* bezeichnet.

Den Ausgangspunkt für Rezidive bilden nach vorausgegangener Strahlentherapie im Bindegewebe eingeschlossene, noch vitale Tumorzellen, die als strahlenresistent gelten müssen. Die Diagnose des Beckenwandrezidivs ist bei bestrahlten Patientinnen infolge der narbigen Induration im kleinen Becken erschwert und oft nur unter Zuhilfenahme der Computertomographie sowie aus der Verschlechterung des Allgemeinzustands (Gewichtsabnahme, BKS, Anämie) abzuleiten. Sie sollte unter Anwendung der Punktionscytologie gesichert werden. Im allgemeinen besteht die einzige Behandlungsmöglichkeit in einer erneuten Strahlenbehandlung; dabei müssen Zeitpunkt und Dosis der primären Bestrahlung berücksichtigt werden. Kurative Erfolge sind infolge der Strahlenresistenz der Tumorzellen und der eingeschränkten Belastbarkeit der Umgebung des Rezidivtumors selten.

Günstiger gestaltet sich die Rezidivbestrahlung, wenn die primäre Behandlung operativ und ohne Nachbestrahlung erfolgte und daher eine höhere Strahlendosis appliziert werden kann. Rezidivmetastasen werden, wenn es die Lokalisation erlaubt, isoliert angegangen. Trotz der schlechten Prognose rechtfertigen Palliativerfolge die neuerliche Behandlungsserie. Nur in wenigen Zentren werden Rezidivtumoren selektiv ultrachirurgisch mit partieller oder totaler Evisceration angegangen.

Die Betreuung inkurabler Carcinompatientinnen ist eine schwere, die Familie sowie den Arzt belastende Aufgabe. Die ausstrahlenden unerträglichen Schmerzen können schließlich nur noch durch höchste Dosen von Opiaten oder ähnlich wirkenden Pharmaka gelindert werden; gelegentlich muß auf die Chordotomie zurückgegriffen werden. Der Tod tritt meist infolge Urämie, profuser Genitalblutungen, Tumorkachexie oder Fernmetastasen ein.

Die gutartigen und bösartigen Neubildungen des Corpus uteri

Gutartige Neubildungen des Corpus uteri

Der Corpuspolyp (Adenoma corporis uteri)

Der relativ häufige *Gebärmutterpolyp* ist eine gutartige Neubildung auf dem Boden einer von der Basalis ausgehenden *umschriebenen Hyperplasie der Corpusschleimhaut*. Zur Charakterisierung des geschwulstartigen Verhaltens wird er auch als Adenoma corporis bezeichnet. Die Corpuspolypen entwickeln sich in der Mehrzahl der Fälle im Fundus des Uterus. Sie treten gewöhnlich solitär, in ca. 20% der Fälle multipel auf. Selten ist die Corpusschleimhaut breitflächig im Sinne einer *Polyposis uteri* umgewandelt. Als Entstehungsursache werden hormonale Faktoren (gesteigerte Oestrogenproduktion) angesehen; ein sicherer Nachweis des ätiologischen Zusammenhangs steht jedoch aus.

Der Endometriumpolyp kommt in jeder Lebensphase, bevorzugt aber im Klimakterium und in der Postmenopause vor. Singuläre Polypen können eine beachtliche Größe erreichen. Sie sind häufig gestielt, ragen dann bis in den Cervicalkanal hinein und können – einen Cervixpolypen vortäuschend – im äußeren Muttermund sichtbar werden. Der Polyp gleicht in der Struktur dem Endometrium. Der Schleimhautmantel kann synchron mit dem normalen ortsständigen Endometrium cyclisch auf Ovarialhormone reagieren; meist ist jedoch die hormonale Stimulierbarkeit reduziert, und die Polypen sprechen nur auf Oestrogene, nicht aber auf Gestagene an. Das histologische Bild entspricht dann dem der cystisch-glandulären Hyperplasie. Insbesondere in der Prä- und Postmenopause sind die Drüsen oft cystisch erweitert und von einem flachen funktionslosen Epithel umsäumt (cystisch-degeneriertes Endometrium). Größere, vor allem gestielte Polypen werden nicht selten nekrotisch. Der Gewebszerfall führt zur Ulceration.

Die *maligne Entartung* von Corpuspolypen ist selten (0,36–1,12%). Von Bedeutung ist jedoch das häufigere *gemeinsame Vorkommen* eines Corpuspolypen und eines Adenocarcinoms des Corpus uteri in der Postmenopause; bei ca. 15% der Corpuscarcinome finden sich gleichzeitig Polypen in enger Nachbarschaft des malignen Bezirkes.

Symptome: Kleine Endometriumpolypen sind meist symptomlos und werden als Nebenbefund bei Abrasionen und Uterusexstirpationen entdeckt. Von einer gewissen Größe ab führen sie zu schwachen, unregelmäßigen oder anhaltenden Blutabgängen. Gestielte Polypen lösen gelegentlich dumpfe wehenartige Schmerzen aus. Ulcerierende Polypen verursachen mehr bräunlich-schleimige Absonderungen.

Diagnose: Ist ein Polyp im Muttermund sichtbar, so kann es sich um einen Corpus- oder Cervixpolypen handeln. Bei ulcerierten nekrotischen Gebilden muß an ein Carcinom des Corpus oder der Cervix uteri gedacht werden. Bestehen blutig-bräunliche Absonderungen aus dem Muttermund, und ist kein Polyp sichtbar, so kommen *differentialdiagnostisch* klimakterische Blutungen – insbesondere die cystisch-glanduläre Hyperplasie – und ein hochsitzendes Cervix- oder Endometriumcarcinom in Frage. Die irregulären Blutungen machen in jedem Falle eine fraktionierte Abrasio notwendig. Die endgültige Diagnose wird histologisch aus dem Abrasionsmaterial gestellt.

Therapie: Der im Muttermund sichtbare Polyp wird abgedreht; anschließend wird in derselben Sitzung die Abrasio durchgeführt. Die Curettage bedeutet zugleich die Therapie, wenn der histologische Befund keinen Zweifel an der Gutartigkeit des (der) Polypen und des Endometrium läßt. Handelt es sich um eine Polyposis corporis uteri, so ist wegen der Rezidivgefahr und der gehäuften Kombination der Corpuspolypen mit einem Endometriumcarcinom die präventive Hysterektomie anzuschließen.

Das Uterusmyom (Myoma uteri)

Das Myoma uteri ist *bei weitem die häufigste Neubildung des weiblichen Genitale*. Man schätzt, daß 17–20% aller Frauen jenseits des 20. Lebensjahres Myomträgerinnen sind. Ab dem 35. Lebensjahr wird eine Incidenz von 40% angenommen. Die Geschwulst geht von der Muskulatur des Myometrium (Leiomyoma uteri) aus, ist also mesenchymaler Herkunft. Es

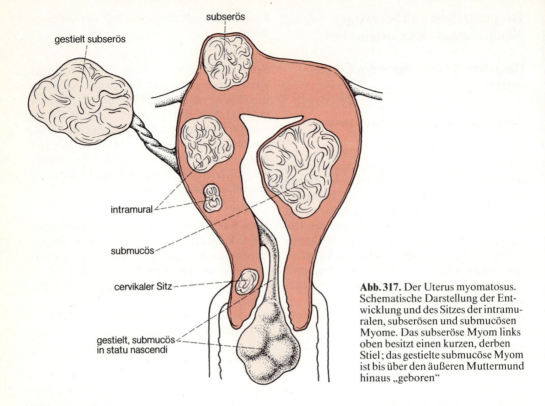

Abb. 317. Der Uterus myomatosus. Schematische Darstellung der Entwicklung und des Sitzes der intramuralen, subserösen und submucösen Myome. Das subseröse Myom links oben besitzt einen kurzen, derben Stiel; das gestielte submucöse Myom ist bis über den äußeren Muttermund hinaus „geboren"

handelt sich um lokal begrenzte, einzeln, häufiger aber multipel auftretende Geschwülste. Das Grundgewebe dieser knolligen Tumoren besteht aus Bündeln glatter Muskulatur, die meistens lamellenartig zirkulär angeordnet und von Bindegewebszügen unterschiedlicher Stärke durchsetzt sind. Die peripheren Schichten erscheinen infolge der Raumbeengung gegenüber den zentralen Partien komprimiert, so daß der Eindruck einer Kapsel entsteht. Ebenso kann auch die verdrängte Uterusmuskulatur das Leiomyom kapselartig umschließen. In jedem Falle bildet die Pseudokapsel eine scharfe Begrenzung gegenüber der normalen Umgebung und ermöglicht in geeigneten Fällen die Ausschälung der Tumoren unter Erhaltung des Uterus (s. S. 603). Primär subserös oder submucös entwickelte Myome stehen nicht unter Kompressionsdruck und besitzen daher keine „Kapsel".

Die Tatsache, daß Myome *fast ausschließlich im geschlechtsreifen und präklimakterischen Alter entstehen und sich häufig in der Postmenopause zurückbilden,* deutet darauf hin, daß die *Oestrogenaktivität* einen wesentlichen *ätiologischen Faktor* für die Tumorgenese darstellt. In diese Richtung weist auch die häufige Assoziation eines Uterus myomatosus mit einer cystisch-glandulären Hyperplasie des Endometrium und der kleincystischen Degeneration des Ovars. Aufgrund experimenteller Befunde werden lokal begünstigende Faktoren wie eine unterschiedliche Ansprechbarkeit auf neurohormonale Impulse und ein von der Norm abweichender Metabolismus der Muskelzellen diskutiert.

Weitaus in der Mehrzahl nehmen die Tumoren ihren Ausgang von der Wand des Corpus uteri. Im Bereich der Cervix und der Portio vaginalis kommen sie selten vor (ca. 8%). Ihre Größe variiert von mikroskopisch kleinen Myomkeimen bis zu Dimensionen von Mannsfaust- bis Neugeborenenkopfgröße und darüber. Nach ihrer Wachstumsrichtung unterscheidet man *intramural, subserös, submucös* und *intraligamentär* entwickelte Leiomyome (Abb. 317 u. 318).

Bei *intramuraler* Entwicklung nimmt das zentral in der Muskelschicht gelegene Myom gleichmäßig an Größe zu, ohne sich zunächst als isolierter Knoten vorzuwölben (Abb. 317). Das Corpus uteri erscheint daher in toto vergrößert und/oder asymmetrisch.

Je nach seiner Wachstumsrichtung kann das primär intramural wachsende Myom *sekundär* subserös oder submucös werden. Sein ursprünglich intramuraler Sitz ist aus der Pseudokapsel abzuleiten.

Primär subseröse Myome entstehen unmittelbar unter der Serosa und buckeln die Außenseite des Uterus in charakteristischer Weise vor (Abb. 317). Sie neigen zur Stielbildung und finden sich dann als relativ beweglicher derber Tumor neben oder über dem Uterus.

Das *primär submucöse Myom* entsteht nahe der Uterusmucosa. Dem geringeren Widerstand folgend wölbt es sich bald in das Cavum uteri vor und engt die Gebärmutterhöhle mehr und mehr ein (Abb. 317). Dadurch werden Uteruskontraktionen ausgelöst, die die Stielbildung begünstigen und zur Expulsion des Myoms durch den Cervicalkanal bis über den äußeren Muttermund hinaus führen *(submucöses Myom in statu nascendi)* (Abb. 317).

Entwickeln sich Myome subserös an der Seitenkante des Uterus, so entfalten sie bei fortschreitendem Wachstum die Blätter des Ligamentum latum und liegen damit *intraligamentär* und extraperitoneal (Abb. 318).

Am häufigsten sind die intramuralen Myome (55%). Es folgen die subserösen mit ca. 40% und die submucösen mit ca. 2,5%. Der intraligamentäre Sitz wird nur selten beobachtet.

Bei etwa einem Drittel der Myome stellen sich mit der Zeit *regressive und degenerative Veränderungen* ein, die vornehmlich auf eine *Störung der Vascularisation* zurückzuführen sind. Nach der Menopause setzt gewöhnlich eine Rückbildung der Tumoren ein mit *Atrophie der Muskelzellen* sowie *Quellung und hyaliner Degeneration des Bindegewebes* (fibröse und hyaline Degeneration). Einen Endzustand stellt die seltene komplette oder partielle Verkalkung dar. Verkalkte Myome werden meistens als Zufallsbefund, z. B. bei der Röntgendiagnostik des Bauchraumes, entdeckt.

Nekrotisierende Prozesse vollziehen sich bei etwa 10% der Myome. Sie sind insbesondere bei gestielten subserösen Myomen zu befürchten, wenn es zur *Stieldrehung* mit Abklemmung der Gefäße kommt. Eine Folge degenerativer und nekrotisierender Prozesse ist die sog. *Erweichung* des Myoms mit Bildung cavernöser Bluträume sowie ödematöser Durchtränkung oder fettiger Degeneration des Geschwulstgewebes.

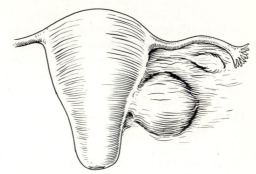

Abb. 318. Intraligamentär entwickeltes subseröses Myom (derbe Abgangsstelle an der Seitenkante des Uterus; Adnexe isoliert zu tasten)

Die seltene *Vereiterung* und „Verjauchung" setzt die Infektion des Tumors mit Keimen voraus, die ascendierend oder lymphogen resp. hämatogen erfolgen kann.

Die Häufigkeit der *sarkomatösen Entartung* wird mit 2–3% angegeben und betrifft vorwiegend Frauen in der Prämenopause.

Symptome: Die Symptome sind abhängig von Sitz und Größe sowie von sekundären Veränderungen der Myome.

Kleine Myome verursachen keine Symptome und werden daher nur als Nebenbefund bei der gynäkologischen Untersuchung oder anläßlich einer Operation festgestellt (ca. 15–20%).

Insgesamt treten bei 40–50% der Myomträgerinnen *Blutungsanomalien* in Form der Hypermenorrhoe oder von Meno-/Metrorrhagien auf. Sie sind als Folge der gestörten Kontraktilität der Uterusmuskulatur und der mangelhaften Regeneration und cyclischen Umwandlung des Endometrium zu betrachten (s. S. 476). *Subseröse* Myome lösen i. allg. keine irregulären Blutungen aus. Dagegen leiden ca. 70% der Frauen mit *intramuralem* Sitz der Geschwulst und nahezu alle Patientinnen mit einem *submucösen* Myom unter abnormen Blutungen.

Als Folge der wiederholten und anhaltenden Blutverluste stellt sich eine *sekundäre Anämie* ein, die schließlich in den blutungsfreien Intervallen nicht mehr kompensiert werden kann.

Schmerzen treten etwa bei einem Drittel aller Myomträgerinnen auf. Oft besteht nur ein unbestimmtes Fremdkörpergefühl im Unterbauch. Das submucöse Myom verursacht außer irregulären Blutungen zunächst ziehende, in statu nascendi wehenartige Schmerzen. Subseröse Myome bleiben ähnlich wie Ovarialtumoren (s. S. 625) lange symptomlos. Die *Stieldrehung* führt jedoch unvermittelt zu kolikartigen Schmerzen mit den Zeichen des *akuten Abdomen*. Auch die Erweichung, Einklemmung und Vereiterung gehen mit einer ähnlichen akuten Symptomatik einher.

Verdrängungssymptome hängen von Sitz, Größe und Beweglichkeit der Tumoren ab. Cervixmyome verursachen Miktionsbeschwerden (Pollakisurie, Ischuria paradoxa), Tumoren der Hinterwand des Uterus, insbesondere bei retroflektiertem fixiertem Uterus, können zu Obstipation, Kreuzschmerzen und Ischialgien führen.

Das intraligamentär wachsende Myom komprimiert leicht den Ureter; Hydroureter und Hydronephrose sind die Folge.

Diagnose: Einzelne und multiple intramural und subserös entwickelte Myomknoten lassen sich i. allg. unschwer anläßlich der bimanuellen Untersuchung feststellen. Sie gehen derbkugelig aus der Uteruswand hervor und sind mit dem Uterus verschieblich. Große, den ganzen Uterus gleichmäßig vergrößernde intramurale Myome sind schwieriger zu diagnostizieren, insbesondere dann, wenn der Tumor erweicht ist und die für das Myom charakteristische Konsistenz eingebüßt hat. Die Diagnose des submucösen Myoms mit Hilfe der Palpation und der Speculumeinstellung gelingt nur, wenn es bis über den äußeren Muttermund hinaus geboren wurde. In Zweifelsfällen kann das Cavum uteri mit der Sonde ausgetastet oder die Hysterographie herangezogen werden. Sie ermöglicht eine Reliefdarstellung des Cavum uteri und gibt über seine Deformierung und Verziehung Aufschluß.

Differentialdiagnose: Je nach Sitz, Größe und Symptomatik machen die Myome unterschiedliche differentialdiagnostische Abgrenzungen notwendig.

Intramurale Myome von weicher Konsistenz erfordern bei insgesamt vergrößertem Uterus gelegentlich den Ausschluß einer *Gravidität*. In diesem Falle sind außer der Regelanamnese der immunologische Schwangerschaftstest und die verschiedenen diagnostischen Möglichkeiten der Ultraschalldiagnostik heranzuziehen. In gleicher Weise wird verfahren, wenn Verdacht besteht, daß es sich um eine Gravidität bei Uterus myomatosus handelt. Der Ausschluß einer *Adenomyosis* ist nur ausnahmsweise vor der Operation möglich, zumal beide Erkrankungen häufig kombiniert auftreten.

Subseröse oder *intraligamentär* entwickelte Myome erfordern die Abgrenzung gegenüber einem *Ovarialtumor* (s. S. 628), wenn die Ovarien nicht isoliert zu tasten sind. Im allgemeinen ist das Myom von derber Konsistenz und besitzt eine glatte Oberfläche. Demgegenüber fühlt sich der cystische Ovarialtumor prallelastisch oder auch teigig weich (Dermoid) an. Solide Ovarialtumoren weisen wie das Myom eine derbe Konsistenz auf; ihre Oberfläche ist jedoch meistens uneben bis höckrig, manchmal unterbrochen von cystischen Anteilen. Außer der *Konsistenz* bietet die *Beweglichkeit* der Geschwulst differentialdiagnostische Hinweise. Der cystische Ovarialtumor ist i. allg. gut verschieblich, und die Bewegungen werden weniger auf den Uterus übertragen. Bewegt sich der Tumor bei Verschiebung der Portio und des Uterus gleichsinnig mit und folgt ebenso der Uterus bei dem Versuch der Bewegung des Tumors, so spricht der Befund für ein subseröses Myom. Bei Stielbildung ist die kurze, derbe, strangartige Verbindung zum Uterus charakteristisch. Intraligamentär entwickelte Myome sind kaum verschieblich; daher sind allein die Konsistenz und die Verbindung zum Uterus differentialdiagnostisch hinweisend. In Zweifelsfällen kann außer der Laparoskopie die Hysterosalpingographie eingesetzt werden. Ein regelmäßig formiertes Uteruscavum und eine bogenförmig lang ausgezogene Tube sprechen für einen Ovarialtumor. Das gemeinsame Vorkommen beider Tumoren wird oft erst intra operationem geklärt. *Alte chronisch-entzündliche Adnextumoren* bereiten selten differentialdiagnostische Schwierigkeiten gegenüber einem Uterus myomatosus. Wesentliche Hinweise vermittelt hier die Anamnese.

Höchst selten wird die Abgrenzung eines stielgedrehten oder nekrotisch zerfallenden Myoms gegenüber einer *Extrauteringravidität* erforderlich. Der *Tubarabort* und die *Tubarruptur* sind durch die unterschiedliche Konsistenz der Resistenz, den Portioschiebeschmerz, den meist noch positiven Schwangerschaftstest und die Douglas-Punktion zu diagnostizieren (s. S. 309). Zuweilen können *Mißbildungen des Uterus* ein Myom vortäuschen; z. B. kann ein rudimentäres Nebenhorn wie ein subseröses Myom imponieren. Die Abklärung gelingt leicht mit Hilfe der Hysterographie. Dabei ist zu bedenken, daß bei Uterusanomalien Myome häufiger vorkommen!

Für die differentialdiagnostische Abklärung gegenüber *Tumoren des Darmes,* einem *perityphlitischen Abszeß,* den seltenen *retroperitoneal gelegenen Geschwülsten* des kleinen Beckens sowie der *Beckenniere* gelten die auf S. 629 angegebenen Richtlinien.

Submucöse Myome in statu nascendi sind i. all. aufgrund ihrer derben Konsistenz von den weichen Polypen der Cervix und auch von denen des Corpus uteri zu unterscheiden. Wenn regressive Veränderungen bestehen, kann die Abgrenzung gegenüber *Corpuspolypen,* gelegentlich auch gegenüber einem polypös vuwuchernden *Corpuscarcinom* erschwert sein. Bei der immer notwendigen Abrasio spricht eine mit der Curette tastbare derbe Resistenz für ein submucöses Myom. Der Eingriff ist dann abzubrechen (s. S. 604).

Myom und Schwangerschaft: In Anbetracht der Tatsache, daß Myome im fertilen Alter keine Seltenheit darstellen, verdient das Zusammentreffen von Myom und Schwangerschaft besondere Beachtung.

Myome stellen i. allg. kein Konzeptionshindernis dar, jedoch können bei ungünstigem Sitz selbst kleine Myome infolge von Kompression zum *Verschluß der Tubenabgänge* führen und auf diese Weise das Einwandern der Spermien unmöglich machen. Eibettstörungen infolge von Deformierung des Cavum uteri oder wegen eines gleichzeitig insuffizienten Endometrium führen zur *Behinderung der Nidation* und damit zu frühen Keimverlusten. *Fehl- und Frühgeburten* sind bei Uterus myomatosus häufiger, da die Placentation gestört, der Brutraum eingeengt sein und eine erhöhte Wehenbereitschaft bestehen kann.

Bedingt durch verstärkte Vascularisation und Hyperämie nehmen die Leiomyome während der Gravidität an Größe zu; nach der Geburt (oder Fehlgeburt) bilden sie sich wieder etwa auf ihre Ausgangsgröße zurück. Durch die unterschiedliche Wachstumsgeschwindigkeit von Myometrium und Myom kommt es zu Verschiebungen an den Grenzflächen, und die Myome verlagern sich nach außen. Bisher intramurale Myome können sich auf diese Weise subserös aus der Uteruswand vorwölben. Diese Verlagerung wirkt sich zwar günstig auf das Austragen der Schwangerschaft aus, in etwa 10% der Fälle wird jedoch dabei die Blutzufuhr des Tumors gedrosselt. Die Folgen sind *Nekrose* und *Erweichung* mit der Symptomatik des *akuten Abdomen,* so daß das Myom intra graviditatem operativ entfernt werden muß.

Verläuft die Schwangerschaft ungestört, so besteht dennoch häufig eine erhöhte *Kontraktionsbereitschaft* des Uterus bis zum Ende der Gravidität.

Sub partu neigt der Uterus myomatosus zur irregulären Wehentätigkeit und zu Störungen der Nachgeburtsperiode mit Lösungsschwierigkeiten der Placenta und zu Nachblutungen. Im *Wochenbett* besteht die Gefahr einer mangelhaften Involution des Uterus und einer Nekrose des Myoms. Tiefsitzende Myome, insbesondere Cervixmyome, können ein Geburtshindernis bilden.

Therapie: Symptomlose Myome bedürfen keiner Behandlung. Bei Vorhandensein von Symptomen stellt die operative Entfernung die Methode der Wahl dar. Dabei kann man konservierend vorgehen und das (oder die) Myom(e) entlang ihrer „Kapsel" enucleieren und subseröse Myome an der Basis ihres Stieles excidieren oder aber die Exstirpation des myomatös veränderten Uterus vornehmen.

Bei jungen Frauen wird man mit Hilfe der *Enucleation der Myome* die Erhaltung des Uterus anstreben. Kommt es während einer Gravidität zur Stieldrehung oder Erweichung und Nekrose eines Myoms, so muß die Enucleation aus vitaler Indikation vorgenommen werden. Meistens gelingt es, die Schwangerschaft zu erhalten. Etwa vom 40. Lebensjahr ab oder wenn kein Kinderwunsch mehr besteht, ist die *Hysterektomie* angezeigt. Bei submucösen Myomen ist ebenfalls der Uterusexstirpation der Vorzug zu geben. Unabhängig von der Größe der Geschwulst und den Beschwerden ist die Laparotomie indiziert, wenn ein Ovarialtumor nicht mit Sicherheit auszuschließen ist (s. S. 628). In der Postmenopause ist die Mitentfernung der Adnexe als Carcinomprophylaxe zu erwägen. Ob vaginal oder abdominal vorgegangen wird, ist anhand des individuellen Befundes zu entscheiden (s. S. 650). Im Rahmen der Sterilitätsbehandlung oder nach vorausgegangenen Fehl- und Frühgeburten werden Myome großzügig enucleiert, auch wenn keine Beschwerden bestehen.

Bei kleinen Myomen mit Hypermenorrhoe ist in Einzelfällen die therapeutische Anwendung von *Gestagenen* in Erwägung zu ziehen, wenn eine vorausgegangene Abrasio weder ein zusätzliches submucöses Myom noch Anhaltspunkte für eine Dysplasie des Endometrium ergeben hat. Die medikamentöse Behandlung dient vor allem als *Überbrückungstherapie* bis zur Menopause, da sich die Myome von diesem Zeitpunkt an zurückbilden. Bei Versagen der Hormontherapie ist die Operation indiziert.

Die Zurückhaltung in der Indikation zur operativen Entfernung symptomloser Myome ist in Anbetracht der geringen Entartungsgefahr gerechtfertigt. Regelmäßige Befundkontrollen sind jedoch zu empfehlen. Wird eine schnelle Größenzunahme festgestellt, ist die Operation angezeigt.

Bösartige Neubildungen des Corpus uteri

Die prämalignen Veränderungen des Endometrium

Das Corpuscarcinom ist z. Z. die zweithäufigste Neubildung des weiblichen Genitale. Es betrifft vorwiegend Frauen *nach der Menopause* und im *Senium*. In der altersbezogenen Häufigkeitsverteilung folgen die Frauen im Klimakterium; nur vereinzelt tritt es in der fertilen Phase auf (Abb. 306). Als Folge der erhöhten Lebenserwartung (s. S. 72) ist das Corpuscarcinom gegenwärtig häufiger zu beobachten als noch vor wenigen Jahrzehnten. Außer der absoluten Zunahme der Erkrankungsziffer hat sich gegenüber dem Cervixcarcinom eine Verschiebung der Verhältniszahlen angebahnt. Während man früher von einer nahezu konstanten Relation von 1:10 ausgehen konnte, beträgt sie jetzt 1:3,6 und weniger. Wieweit neben der absoluten Häufigkeitszunahme des Corpuscarcinoms die Abnahme des Cervixcarcinoms als Folge der Früherfassung der Krebsvorstadien ins Gewicht fällt, ist statistisch noch nicht sicher zu entscheiden (s. S. 590).

In auffallendem Gegensatz zum Cervixcarcinom betrifft das Corpuscarcinom vorwiegend Frauen mit gehobenem sozioökonomischen Status. Entzündliche Prozesse, mangelnde Genitalhygiene und das Sexualleben spielen bei der Ätiologie des Endometriumcarcinoms keine Rolle. Dagegen scheinen gewisse endogen-konstituionelle Faktoren die Entstehung eines Adenocarcinoma corporis zu begünstigen. Prädisponiert sind Frauen mit *pyknisch-athletischem Habitus, Obesitas, Hypertension,* kardiovasculären Erkrankungen und solche mit manifestem oder latentem *Diabetes mellitus*. Diese Symptomatik wird auf eine Störung der hypothalamisch-hypophysären Zentren zurückgeführt. Gewichtige Hinweise existieren für die Annahme, daß eine *anhaltende abnorme Oestrogenstimulierung ohne kompensierende Gestagenaktivität* die maligne Transformation des Endometrium begünstigt. Patientinnen mit ovarieller Dysfunktion, einer verlängerten und/oder verstärkten Oestrogenwirkung und begleitenden dysfunktionellen Blutungen scheinen, korrespondierend zur Dauer der abnormen Oestrogenüberstimulierung, später häufiger an einem Endometriumcarcinom zu erkranken als Frauen mit stabilem Cyclus, bei denen die Oestrogenaktivität cyclisch durch Progesteron unterbrochen wird (Abb. 321). Oestrogenbildende Ovarialtumoren gehen nicht selten mit einem Adenocarcinom des Corpus uteri einher. Auch für das Stein-Leventhal-Syndrom ist die Koincidenz mit einem späteren Carcinom des Endometrium bekannt. Nicht selten findet sich ein Endometriumcarcinom in einem Uterus myomatosus, für dessen kausale Genese ebenfalls eine gesteigerte Oestrogenaktivität diskutiert wird (s. S. 600).

Die früher zur Therapie rezidivierender klimakterischer Blutungen häufiger durchgeführte intrauterine Radiumbestrahlung muß aufgrund der Koincidenz (4,5% gegenüber 1,3% der Kontrollreihe) bei der bekannten carcinogenen Wirksamkeit ionisierender Strahlen in diesen Fällen als zusätzlicher ätiologischer Faktor für die Entstehung des Corpuscarcinoms angesehen werden.

Es besteht kein Zweifel daran, daß auch dem Endometriumcarcinom prämaligne Stadien vorausgehen, und daß das manifeste Carcinom das Endglied einer sich über Jahre langsam vollziehenden cellulären Transformation darstellt. Für diese Transformation müssen alle graduellen Übergangsstadien in Betracht gezogen werden. Aufgrund retrospektiver Erhebungen besteht eine auffallende Koincidenz (ca. 25%) zwischen einer – oft Jahre zurückliegenden – Hyperplasie des Endometrium und dem späteren Auftreten eines Endometriumcarcinoms. In gleichem Sinne ist die Beobachtung zu deuten, daß sich anläßlich der histologischen Untersuchung neben dem manifesten Carcinom bei ca. 25% der Betroffenen Bezirke mit cystisch-glandulärer-Hyperplasie finden. Zum Verständnis der sukzessiven Transformation sind die Formen der Hyperplasie des Endometrium zu unterscheiden.

Die Beziehungen der cystisch-glandulären Hyperplasie zur adenomatösen Hyperplasie

Als Folge einer anhaltenden Oestrogenwirkung bei ovarieller Dysfunktion kommt es zu einer exzessiven Proliferation der Endometriumdrüsen *und* des Stroma (Abb. 319). Die Drüsenlumina sind in unterschiedlicher Ausdehnung cystisch erweitert. Das charakteristische Bild im histologischen Schnitt läßt sich einprägsam mit einer Scheibe Schweizer Käse vergleichen (Swiss Cheese Hyperplasia). Das Epithel ist regelmäßig und zeigt große, stark anfärbbare Kerne, gelegentlich in Mitose. Das umgebende Stroma entspricht der Proliferationsphase. Ferner besteht eine klare Demarkation zwischen Endo- und Myometrium. Bezirke mit Hämorrhagien und Nekrosen ändern nichts an dem regelmäßigen Bild.

Der feingewebliche Aufbau und die regelmäßige Struktur bieten zunächst keine Anhaltspunkte dafür, daß Beziehungen zwischen der cystisch-glandulären Hyperplasie und dem Carcinoma endometrii bestehen. Es ist jedoch zu bedenken, *daß die cystisch-glanduläre Hyperplasie in die atypische sog. adenomatöse Hyperplasie übergehen kann,* so daß beide Formen nebeneinander bestehen. Dieser Wechsel vollzieht sich offenbar häufiger bei den Frauen mit der genannten endogen-konstitutionellen Prädisposition.

Die atypische – adenomatöse – Hyperplasie des Endometrium

Die atypische oder adenomatöse Hyperplasie ist histologisch durch ein *überschießendes Drüsenwachstum* mit *erhöhter Drüsenzahl* und *Verminderung des Stroma* gekennzeichnet (Abb. 320). Die Drüsen liegen infolgedessen dicht gedrängt aneinander (sog. „dos-à-dos"-

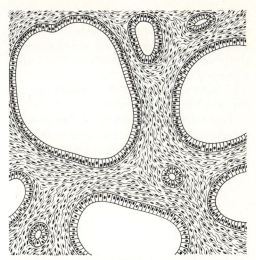

Abb. 319. Die cystisch-glanduläre Hyperplasie des Endometrium. Die Drüsenlumina sind in unterschiedlichem Maße cystisch erweitert, das Epithel ist – abhängig vom Grad der Erweiterung – abgeflacht; die Drüsenepithelien besitzen einen mittelständigen Kern; Sekretvacuolen sind nicht nachweisbar

Stellung der Endometriumdrüsen). Entscheidend für die Beurteilung ist die graduell unterschiedliche *Atypie der Drüsenzellen.* Gelegentlich finden sich gleichzeitig Areale von Plattenepithel, die als Metaplasie (s. S. 607) aufzufassen sind. 6–12% der adenomatösen Hyperplasien gehen innerhalb von 1–10 Jahren in ein Corpuscarcinom über; *die adenomatöse Hyperplasie des Endometrium muß daher als fakultative Präcancerose betrachtet werden.*

Die Dysplasie des Endometrium

Die Dysplasie des Endometrium umschreibt eine Reihe von *Atypien des Drüsenepithels,* die die Zuordnung zum manifesten Carcinom noch nicht rechtfertigen, aber der Ausprägung nach ein Stadium zwischen der adenomatösen Hyperplasie und dem manifesten Adenocarcinom darstellen. Charakteristisch ist die erhebliche Proliferation mit *papillärem Vordringen der Zellen in die Drüsenlumina,* die gelegentlich ganz ausgefüllt erscheinen. Die einzelnen Zellen weisen Zeichen der Unreife und der mangelhaften Differenzierung auf (Polymorphie der Kerne, abnorme Mitosen, Schwellungen des Cytoplasma). Die Basalmembran der Drüsen ist jedoch intakt, das Stroma reduziert. Die Dysplasie des

Endometrium unterscheidet sich demnach von der adenomatösen Hyperplasie durch die *hochgradigen Epithelatypien*. Die Veränderungen entsprechen der Ausprägung nach dem Carcinoma in situ der Cervix.

In mehr als 50% der Fälle vollzieht sich die endgültige maligne Transformation innerhalb von 1–3 Jahren. *Die Dysplasie muß als irreversibel und somit als obligate Präcancerose bewertet werden.* Die gleichen Transformationsstufen können Endometriumpolypen lokal begrenzt durchlaufen (Abb. 321).

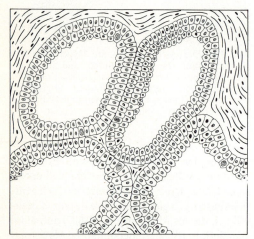

Abb. 320. Adenomatöse Hyperplasie des Endometrium. Die Drüsen sind unter Verdrängung des Stroma dicht aneinandergerückt und stehen in sog. „dos-à-dos"-Stellung; die Drüsenepithelien sind mehrschichtig und stark abgeflacht, sie weisen Mitosen auf. Die Epithelzellen sind regelrecht gestaltet

Bei der empirisch-statistischen Koincidenz zwischen einer Hyperplasie des Endometrium und dem späteren Auftreten eines Adenocarcinoms des Corpus uteri stellt sich die Frage nach der möglichen Vorbeugung. *Die diagnostische Abrasio und die Sanierung der Cyclusanomalien* (Gestagene) stellen unter diesem Aspekt wichtige *Präventivmaßnahmen* dar. Bei der adenomatösen Hyperplasie ist regelmäßige Überwachung unter Einbeziehung von Kontrollabrasionen notwendig. Die Indikation zur Uterusexstirpation sollte namentlich im fortgeschrittenen Alter großzügig gestellt werden. Bei der Dysplasie des Endometrium ist die Uterusexstirpation notwendig.

Das Corpuscarcinom

Bevorzugter Ausgangspunkt des carcinomatösen Wachstums sind intraepitheliale Herde *im Bereich des Fundus und der Tubenecken* (80%). Erfolgt keine frühzeitige Behandlung, so dringen die malignen Wucherungen nach zunächst flächenhafter Ausbreitung *polypös* und *exophytisch* wachsend gegen das Cavum uteri vor, füllen es schließlich ganz aus, erweitern im Vordringen den Cervicalkanal (4–20%) und werden schließlich im äußeren Muttermund sichtbar. Der Tumor kann außerdem *per continuitatem* in die Tuben (3–10%) vorwuchern, über das Ostium abdominale das Peritoneum befallen und zu Ascites führen. Die infiltrative Durchsetzung des Myometrium tritt meistens erst später ein, verschlechtert aber die Prognose infolge der

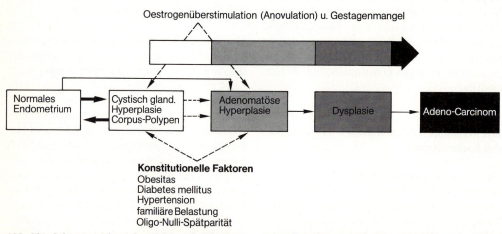

Abb. 321. Schema zur kausalen Genese des Corpuscarcinoms. Prädisponierende hormonale und konstitutionell-endogene Faktoren. Fakultativ und obligat präcanceröse Stadien

dann beschleunigten *lymphogenen Ausbreitung* erheblich. Insgesamt hängen Zeitpunkt und Lokalisation der lymphogenen Metastasierung vom Sitz und der bevorzugten Wachtumsrichtung des Primärtumors ab. Die Ausbreitung der im Fundus uteri lokalisierten Carcinome erfolgt zunächst über die *Lymphbahnen der Mesosalpinx* und des *Lig. suspensorium ovarii* zu den *paraaortalen Lymphknoten.* Die Ausbreitung entlang dem Lig. teres zu den inguinalen Lymphknoten ist umstritten (Abb. 322). Zu einer Metastasierung in die Ovarien kommt es bei 5–12% der Kranken.

Bei Lokalisation des Primärtumors im *unteren Abschnitt* des Corpus uteri oder im Verlaufe des *caudalen* Wachstums und des *Einbruchs in das Myometrium* entspricht die kontinuierliche und diskontinuierliche *lymphogene Ausbreitung eher derjenigen des Cervixcarcinoms.* Ein Befall der pelvinen Lymphknoten findet sich in ca. 28% der Fälle. Vollzieht sich die lymphogene Ausbreitung per continuitatem in caudaler Richtung, so ergreift das Carcinom die Cervix *(Adenocarcinoma corporis et cervicis)* und bevorzugt das *obere Drittel der Vagina* und den *Urethralwulst.* Als Folge der reichen Gefäßversorgung des Corpus uteri wird die *hämatogene Metastasierung* über die Vena cava caudalis häufiger als beim Cervixcarcinom beobachtet. *Fernmetastasen* bilden sich bevorzugt in Lunge, Leber, Skeletsystem oder Gehirn. Als Komplikation entwickelt sich nicht selten bei exophytischem Tumorwachstum eine *Pyometra,* bedingt durch Keimascension in die nekrotischen Zerfallsherde bei gleichzeitiger Verlegung oder Verklebung des inneren Muttermundes (s. S. 529).

Histologisch handelt es sich bei der überwiegenden Zahl um *Adenocarcinome unterschiedlicher Differenzierungsgrade* von drüsig-papillärem Charakter bis zu medullärem, solidem Wachstum unter Verlust aller drüsigen Strukturen. Pleomorphie, Hyperchromasie der Kerne und Mitosenreichtum, Stromainvasion mit partiellem oder totalem Verlust des Stroma prägen das histologische Bild (Abb. 323). Bei 15–20% der Endometriumcarcinome finden sich als Folge einer Plattenepithelmetaplasie Plattenepithelinseln inmitten des Adenocarcinoms. Man spricht dann von einem Adenoacanthom. Selten wird das sog. *„Clear Cell Carcinoma"* beobachtet, das im Zelltyp einem Hypernephrom gleicht (s. S. 620). *Je unreifer und anaplastischer der Zelltyp, desto schlechter ist die Prognose.*

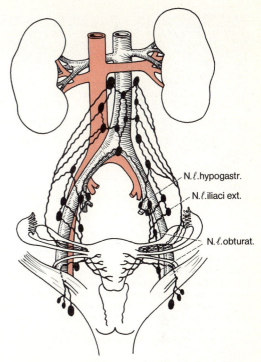

Abb. 322. Lymphbahnen und regionale Lymphknoten des Corpus uteri. Das im Fundus uteri lokalisierte Carcinom breitet sich bevorzugt über die Lymphbahnen der Mesosalpinx und des Lig. Suspensorium ovarii in die paraaortalen Lymphknoten aus. Bei Endometriumcarcinomen im unteren Corpusabschnitt können auch die pelvinen Lymphknoten befallen werden

Symptome: Die Kardinalsymptome des Endometriumcarcinoms sind irreguläre Blutungen und eitriger oder fleischwasserähnlicher Ausfluß. Die Blutabgänge treten anfangs intermittierend und nur tropfenweise auf, nehmen mit der Zeit aber den Charakter wechselnd starker Meno-/Metrorrhagien an. *Blutungen in der Postmenopause sind in 40–60% der Fälle durch ein Corpuscarcinom verursacht!* Gelegentlich werden mäßige wehenartige Schmerzen geklagt.

Diagnose: Bei der Diagnose des Corpuscarcinoms spielt die Cytodiagnostik eine untergeordnete Rolle. Als präventive Suchmethode ist sie zu unsicher. Dagegen hat sich die *Aspirationscurettage* mit histologischer Untersuchung des angesaugten Materials zur Vorabklärung bewährt.

Die Inspektion und Speculumuntersuchung erbringen den Nachweis, daß es sich um eine Blu-

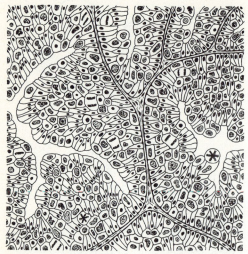

Abb. 323. Adenocarcinom des Corpus uteri. Die Drüsen stehen dicht beieinander; das Stroma ist verdrängt; das Drüsenepithel ist unregelmäßig verdickt, stellenweise sind die Drüsenlumina hier noch als schmaler Spalt erkennbar. Die Epithelzellen weisen eine reiche Polymorphie, Anisocytose und Anisonucleose auf; atypische Mitosen sind reichlich nachweisbar

tung ex utero handelt. Die Palpation liefert nur bei fortgeschrittenem Carcinomwachstum Hinweise: Der Uterus ist dann größer als es dem Alter der Patientin entspricht, von weicher Konsistenz und druckschmerzhaft. Bei Vorliegen einer Pyometra oder bei intrauterinen Blutansammlungen tastet man das Corpus als prallcystischen Tumor.
Der einzige sichere Weg zur Diagnose ist die Abrasio! Sie ist daher bei Frauen in der Postmenopause, aber auch bei jüngeren Frauen mit irregulären Blutungen besonders im Klimakterium unerläßlich. Zur Bestimmung der *Lokalisation* des Tumors muß sie stets *fraktioniert – d. h. für Cervix und Corpus gesondert –* vorgenommen werden. Dies gilt auch für den Fall einer vorausgegangenen Aspirationscurettage. Das gewonnene Gewebe muß *getrennt histologisch* untersucht werden. Auf die sorgfältige Curettage der Tubenecken ist zu achten. Die Gefahr der Uterusperforation ist namentlich bei fortgeschrittenen Prozessen groß. Sind die Tumormassen in das Cavum uteri und/oder den Cervicalkanal vorgedrungen, empfiehlt es sich daher, mit der Curette nur das zur Sicherung der histologischen Diagnose notwendige Material zu entnehmen und auf die komplette Abrasio zu verzichten. Besteht eine Pyometra, so beschränkt man sich zunächst auf die vorsichtige Dilatation des Gebärmutterhalskanals, sichert den Abfluß durch Drainage und führt die diagnostische Abrasio so bald wie möglich in einer zweiten Sitzung durch (s. S. 529).
Regelmäßig sollten Cystoskopie, Röntgenkontrastdarstellung der Harnwege, eine Lungendurchleuchtung und ggf. Skeletaufnahmen in die diagnostischen Maßnahmen eingebaut werden.

Stadieneinteilung des Corpuscarcinoms

Die von der FIGO (s. S. 576) vorgeschlagene Stadieneinteilung ist verbindlich und erlaubt die vergleichende Beurteilung auf internationaler Basis:
Stadium 0: Präinvasives Carcinom (Carcinoma in situ).
Stadium I: Das Carcinom ist auf das Corpus uteri beschränkt.
I a: Das Cavum uteri mißt ≤ 8 cm.
I b: Das Cavum uteri mißt > 8 cm.
Stadium II: Das Carcinom hat das Corpus und die Cervix uteri befallen.
(Wenn aus dem Ergebnis der fraktionierten Curettage nicht entschieden werden kann, ob das Endometriumcarcinom descendierend auf die Cervix oder aber ein Cervixhöhlencarcinom ascendierend auf das Corpus uteri übergegriffen hat, wird jeweils ein Adenocarcinom als Corpuscarcinom und ein Plattenepithelcarcinom als Cervixcarcinom geführt.)
Stadium III: Das Carcinom hat den Uterus, nicht aber das kleine Becken überschritten.
Stadium IV: Das Carcinom hat die Blasen- resp. Rectumschleimhaut befallen und ist über das kleine Becken vorgedrungen.
IV a: Das Carcinom infiltriert die Mucosa der Harnblase oder des Rectum und/oder überschreitet die Grenzen des kleinen Beckens.
IV b: Ausdehnung auf entferntere Organe.

Das TNM-System sieht folgende Klassifizierung vor:

T – Primärtumor
T_{is} Präinvasives Carcinom, sog. Carcinoma in situ
T 1 Carcinom auf Corpus beschränkt
   T 1 a Cavum uteri ≤ 8 cm
   T 1 b Cavum uteri > 8 cm
T 2 Carcinom befällt die Cervix
T 3 Carcinom überschreitet den Uterus einschließlich eines Übergriffs auf die Vagina. Der Tumor ist auf das kleine Becken beschränkt

T 4 Carcinom überschreitet das kleine Becken und befällt die Schleimhaut der Blase oder des Rectum
N – Regionäre Lymphknoten
N 0 Kein Befall der regionären Lymphknoten nachweisbar
N 1 Befall der regionären Lymphknoten
M – Fernmetastasen
M 0 Keine Fernmetastasen nachweisbar
M 1 Fernmetastasen nachweisbar

Therapie und Prognose

Zur Therapie des Endometriumcarcinoms stehen zur Verfügung:
– die operativen Verfahren,
– die Strahlenbehandlung,
– die Kombination von Operation und Bestrahlung.

Die Entscheidung für das therapeutische Vorgehen in den Stadien I und II (FIGO) fällt entsprechend der *allgemeinen Operabilität*. Altersverteilung und konstitutionelle Faktoren (s. S. 605) reduzieren die Zahl der operablen Kranken.

Die *operative Behandlung des Corpuscarcinoms* im Stadium I besteht in der abdominalen oder vaginalen Exstirpation von Uterus und Adnexen unter Mitnahme einer Scheidenmanschette.

Die Mitentfernung des oberen Drittels der Vagina empfiehlt sich wegen der sonst häufigen postoperativen Metastasierung am Scheidenende (15%). Die Operation sollte insbesondere bei carcinomatös oder myomatös vergrößerten Uteri angestrebt werden, da die ungünstigere räumliche Dosisverteilung bei alleiniger Bestrahlung die Heilungsaussichten beeinträchtigt. Im Stadium II (FIGO) kommt die erweiterte Radikaloperation mit pelviner Lymphonodektomie nach Wertheim-Meigs in Frage.

Vielerorts wird als Absicherung gegen die Gefahr der Zellverschleppung – insbesondere bei entdifferenziertem Zelltyp – der Operation eine intrauterine Radium- oder Radiokobaltbestrahlung zur Devitalisierung des Tumors und Verödung der regionalen Lymphbahnen vorausgeschickt. Andere befürworten eine möglichst frühzeitige postoperative intravaginale Nachbestrahlung zur Vorbeugung gegen Vaginal- oder Suburethralmetastasen. Der Nachweis der Infiltration in das Myometrium mit Hilfe der histologischen Untersuchung des Operationspräparates stellt eine Indikation für die percutane Nachbestrahlung, z. B. mit Telekobaltgammastrahlen, dar. Die Erfolge sind bisher dem alleinigen operativen Vorgehen nicht eindeutig überlegen. Auf die proliferationshemmende *adjuvante Gestagentherapie* sollte nicht verzichtet werden.

Der ausschließlichen Strahlentherapie werden die allgemein inoperablen Risikopatientinnen der Stadien I und II und alle Kranken im Stadium III und IV (FIGO) zugeführt. Die Grundlage der Strahlentherapie bildet die intrauterine Radium- oder Kobalt-60-Bestrahlung in Form der Packmethode. Kleine eiförmige oder zylindrische Radiumträger oder perlenförmige Kobalt-60-Träger, die mit Hilfe spezieller Applikatoren in das Cavum uteri eingeführt werden, garantieren eine optimale Füllung auch bei deformierter Uterushöhle. Im Stadium I kann auf die zusätzliche Percutanbestrahlung verzichtet werden. Bei Übergreifen auf die Cervix uteri oder Überschreiten der Organgrenze muß die kombinierte äußere und innere Bestrahlung wie bei der Strahlentherapie des Cervixcarcinoms erfolgen (s. S. 595).

Rezidive und Rezidivbehandlung

Bezüglich der Definition des Carcinomrezidivs sei auf S. 598 verwiesen.

Die Diagnose erfolgt mit Hilfe der Punktionscytodiagnostik, Computertomographie, Urographie, Gefäß- und Skeletdarstellung. Rezidive treten etwa bei einem Fünftel der behandelten Patientinnen und in abnehmender Häufigkeit in der *Vagina*, den *Parametrien*, im *Uterus* und den *Ovarien* auf.

Die *Rezidivbehandlung folgt den für das Cervixcarcinom festgelegten Richtlinien* (s. S. 598). Besteht eine Peritonealcarcinose, kann ein Versuch mit intraperitoneal verabfolgter Radiogoldlösung unternommen werden. Rezidive und Fernmetastasen, insbesondere die der differenzierten Carcinome, sprechen meistens gut auf *hohe Gestagendosen* an. Es läßt sich zumindest eine zeitweilige Remission erreichen. Die Kombination von Gestagenen mit den gebräuchlichen Cytostatica bietet keine Aussicht auf bessere Erfolge.

Nur von wenigen Zentren werden die ultrachirurgischen Verfahren zur Rezidivbehandlung in ausgewählten Fällen angewendet.

Die *Nachsorge* erfolgt wie beim Cervixcarcinom (s. S. 598). Es wird empfohlen, bei den bestrahlten Patientinnen in Abständen von 3 und 12 Monaten nach Abschluß der Behandlung eine Sicherheitsabrasio durchzuführen und bei positivem Ergebnis trotz des erhöhten Risikos zu operieren.

Behandlungsergebnisse: Die 5-Jahres-Heilung beträgt bezogen auf alle Stadien ca. 60%. Bei operativer Behandlung liegt die Heilungsziffer mit und ohne prä- und postoperative Zusatzbestrahlung bei 70–80%. Die Prognose der weit fortgeschrittenen Carcinome ist schlecht. Bei Rezidivbehandlungen lassen sich nur Palliativ-Erfolge erzielen.

Das Sarkom des Uterus

Etwa 2% der malignen Neubildungen des Uterus sind Sarkome. Sie können vom *Myometrium (Myosarkom)* oder – seltener – vom *Stroma des Endometrium (Endometriumsarkom)* ausgehen und entstehen meist im Corpusbereich. Sie treten unabhängig vom Lebensalter auf und werden vereinzelt sogar bei Kindern beobachtet.
Das *Myosarkom* entwickelt sich entweder primär im Myometrium oder in einem Myom. Charakteristisch ist das rapide Wachstum der Tumoren. Schnell an Größe zunehmende Myome müssen den Verdacht auf eine sarkomatöse Entartung wecken!
Das *Endometriumsarkom* betrifft vornehmlich Jugendliche und Kinder und wächst bei rascher Volumenzunahme des Uterus bald polypös aus dem Muttermund heraus.
Symptome der Myosarkome sind Schmerzen im Unterbauch, rasche Vergrößerung des Uterus oder der Myome. Irreguläre Blutungen treten nur gelegentlich hinzu. Das Endometriumsarkom geht demgegenüber frühzeitig mit profusen irregulären Blutungen einher.
Die *Diagnose* ist nur histologisch zu stellen. Rapider körperlicher Verfall, starke Blutungen, rasche Vergrößerung des Uterus lenken, insbesondere bei Kindern, den Verdacht auf ein Sarcoma uteri.
Die *Therapie* besteht in der Exstirpation von Uterus und Adnexen und postoperativer Nachbestrahlung. Inoperable Ausdehnungsgrade werden ausschließlich bestrahlt; in der gleichen Weise wird bei dem seltenen Collumsarkom verfahren.
Die Prognose ist schlecht bis infaust.

Die gutartigen und bösartigen Neubildungen der Tuben

Gutartige Neubildungen der Tuben

Über solitäre oder multiple Leiomyome, Fibromyome, ebenso Lymph- und Hämangiome und adenomatoide Tumoren liegen nur Einzelbeobachtungen vor, so daß die klinische Bedeutung gutartiger Tumoren der Tuben äußerst gering ist.

Bösartige Neubildungen der Tuben

Vergleichsweise selten sind auch die bösartigen Primärtumoren der Tuben. Ihre Häufigkeit beträgt schätzungsweise 0,1–0,8% aller bösartigen Erkrankungen des weiblichen Genitale. Sie treten offenbar bevorzugt im 40.–60. Lebensjahr und nur vereinzelt bei jüngeren Frauen auf. Es handelt sich um *Adenocarcinome,* die sich meist unilateral (80%) entwickeln und häufiger vom ampullären als dem isthmischen Teil der Tube ihren Ausgang nehmen. Für ca. 20% der Fälle wird eine primär bilaterale Entstehung angenommen. Das Tubencarcinom zeichnet sich durch eine rapide Progredienz mit frühzeitigem Durchbruch der Tubenwand und Übergang auf das Peritoneum aus. Die weitere Aussaat erfolgt lymphogen kontinuierlich oder diskontinuierlich in die regionalen Lymphknoten, die Ovarien, den Uterus und die Vagina sowie schließlich in Blase und Darm. Die hämatogene Metastasierung erfolgt vergleichsweise später.

Histologisch wird häufiger das gut differenzierte papilläre oder alveolär-papilläre Adenocarcinom als die undifferenzierte medulläre Form festgestellt.
Eine Koincidenz zwischen spezifischer und unspezifischer chronischer Salpingitis einerseits und oestrogenbildenden Tumoren andererseits läßt auf prädisponierende Faktoren dieser Art schließen. Für eine schrittweise Transformation auf dieser Basis sprechen bisher nur Einzelbeobachtungen. Sie deuten darauf hin, daß dem

manifesten Adenocarcinom prämaligne Veränderungen im Sinne einer Dysplasie des Tubenepithels vorausgehen.

Symptome: Das Tubencarcinom verursacht keine charakteristischen Symptome. Gelegentlich wird über unklare Schmerzen und eitrig-sanguinolenten Fluor geklagt. Der frühzeitige Befall des Peritoneum führt zwar zur Symptomatik eines Subileus, jedoch wird in Anbetracht der Seltenheit das Tubencarcinom kaum differentialdiagnostisch erwogen.

Diagnose: Die Symptomarmut bzw. die unspezifischen Symptome und der unauffällige Palpationsbefund im frühen Stadium lenken kaum den Verdacht auf ein Tubencarcinom. Nur selten ist die Tube isoliert als teigig und verdickt zu tasten. Infolge der frühzeitigen Verklebung der Fimbrienenden kann das Malignom eine Hydro- oder Hämatosalpinx vortäuschen. Da die akute und subakute Adnexentzündung im fortgeschrittenen Alter jedoch selten vorkommen, ist ein derartiger Befund auf ein Carcinom verdächtig. Der Carcinomdurchbruch führt zu Absiedlungen und Verwachsungen mit der Umgebung, so daß dann ein Konglomerattumor zu tasten ist, der befundmäßig einem alten entzündlichen Adnexprozeß oder auch einem Ovarialcarcinom ähnelt. Die Vaginalcytologie ergibt zwar gelegentlich Zellatypien, jedoch ist deren Herkunft meist nicht abzuleiten. Aus diesen Gründen werden nur etwa 6,5% der Fälle präoperativ diagnostiziert. Makroskopisch findet man dann bei bereits fortgeschrittenem Wachstum die Tube verdickt und geschlängelt, oft in Adhäsionen eingebettet. Hat sich das Carcinom auf dem Boden einer Salpingitis entwickelt und besteht eine Pyo- oder Hämatosalpinx, so werden erst bei der Eröffnung intra operationem braun-rötliche Tumormassen, oft von papillärem Charakter, entdeckt und der Durchbruch durch die Tubenwandung und Übergang auf das Peritoneum festgestellt.

Therapie: Die Behandlung erfolgt nach den für die Therapie des Ovarialcarcinoms gültigen Richtlinien. Wenn der Tumor beweglich und abgegrenzt ist, wird die Radikaloperation durchgeführt, andernfalls nach Teilresektion eine Cytostatica-Gestagen-Therapie angeschlossen und eine Second-look-Operation angestrebt.

Prognose: Die Heilungsrate, bezogen auf fünfjährige Rezidivfreiheit, liegt unter 10%. Die schlechte Prognose ist vor allem auf die späte Erfassung zurückzuführen und hängt nicht vom Differenzierungsgrad und Cytostaticaempfindlichkeit ab.

Metastatische Tumoren der Tuben sind weitaus häufiger als primäre Malignome. Sie gehen in abnehmender Reihenfolge von einem *Ovarial-*, einem *Endometrium-* oder einem *Mammacarcinom* aus.

Die gutartigen und bösartigen Neubildungen des Ovars

Die zunächst verwirrende Vielzahl der Ovarialtumoren unterschiedlicher Histomorphologie wird nur verständlich, wenn Herkunft und Differenzierung des Ovars und seine strukturellen und funktionellen Besonderheiten berücksichtigt werden.

Allein der Aufbau des Organs aus dem mesenchymalen Stroma mit den darin eingebetteten Zellelementen der Follikel (Granulosa- und Thecazellen), seiner äußeren Deckschicht, dem sog. Keimepithel, den Hiluszellen als Androgenbildnern sowie den Strukturen der Lymph- und Blutbahnen ergibt eine Vielzahl von differenten Komponenten.

Ausgehend von dem Grundkonzept der Neoplasie als Transformation einer normalen Zelle zur Tumorzelle wird klar, daß hier *innerhalb eines einzigen Organs die mannigfachsten Stammzellen* und damit vielfältige Möglichkeiten für die Entstehung von Tumoren verschiedener Herkunft vorhanden sind.

Darüber hinaus sind einige Tumorarten nur aus *pluripotenten Residuen* der indifferenten Gonadenanlage (Cölomepithel, Mesenchym) abzuleiten, andere entwickeln sich offenbar aus ektopischen Zell- und Gewebseinschlüssen, die auf frühembryonaler Stufe acquiriert wurden. Die *Eizellen* haben als multipotent zu gelten. Es muß angenommen werden, daß sie sich aus unbekannten Gründen „parthenogenetisch" teilen und damit zu Ausgangszellen sog. *embryonaler Tumoren* mit graduell variierender Differenzierung der gebildeten Strukturen werden können.

Hinzu kommt die „ständige Unruhe" in diesem Organ als Folge der cyclischen Vorgänge mit einem ununterbrochenen Struktur- und Funktionswechsel. Die Follikelreifung bedeutet nicht zuletzt eine zeitlich wohl koordinierte, dabei lokal begrenzte Differenzierung der Stromazellen zu Thecazellen, gekoppelt mit den biochemischen Leistungen im Rahmen der Sexualhormonproduktion. Gemessen an diesen Differenzierungsvorgängen behält das Ovar bis zum Ende der fertilen Phase in gewissem Sinne embryonalen Charakter. Die „ständige Unruhe" wird noch erhöht durch den Funktionswandel des Organs in den einzelnen Lebensphasen. Infolge aller dieser dynamischen Prozesse existieren viele Tumorvarianten.

Die malignen Ovarialtumoren machen ca. 15–20% aller Genitaltumoren aus und stehen somit nach dem Cervix- und Corpuscarcinom an dritter Stelle der Häufigkeitsskala. *Bezogen auf alle Neubildungen des Ovars gilt es von vornherein festzuhalten, daß jeder 3.–4. Ovarialtumor maligne ist.*

Die lückenhaften Kenntnisse und die unterschiedliche Deutung der formalen Genese des Ovars erlauben bisher keine verbindliche und alle Aspekte berücksichtigende Einteilung und Klassifizierung der Ovarialtumoren. Selbst die Unterteilung in gutartige und bösartige Neubildungen ist nur mit Vorbehalt zu rechtfertigen, da die meisten gutartigen Geschwülste als potentiell maligne zu betrachten sind. Unter klinisch-therapeutischen Gesichtspunkten muß daher bei dem Versuch einer Klassifizierung der Ovarialtumoren neben der Häufigkeit der einzelnen Tumorvarianten ihre jeweilige Potenz zur malignen Entartung maßgebend sein (Abb. 335, Tabelle 83).

Unter Berücksichtigung der Abb. 335 und der international gültigen Gliederung der epithelialen Tumoren (s. S. 621) kann folgendes Schema zur Orientierung benutzt werden:

I. Retentions- oder funktionelle Cysten:
   1. Follikelcysten,
   2. Corpus-luteum- und Luteincysten,
   3. Endometrioide Cysten.

II. Echte Neubildungen des Ovars:
   1. gutartige Tumoren:
     a) cystische Ovarialtumoren (Cystome):
       seröses Cystadenom,
       mucinöses Cystadenom,
       Dermoidcystom;
     b) solide Ovarialtumoren:
       Brenner-Tumor,
       Ovarialfibrom;
     c) hormonbildende Ovarialtumoren:
       oestrogenbildende Tumoren,
       androgenbildende Tumoren;
   2. bösartige Ovarialtumoren:
     a) primär maligne Ovarialtumoren:
       Adenocarcinom des Ovars,
       seröses Cystadenocarcinom des Ovars,
       mucinöses Cystadenocarcinom des Ovars,
       malignes Teratom, Dysgerminom;
     b) sekundär (metastatische) maligne Ovarialtumoren.

Die funktionellen oder Retentionscysten des Ovars

Funktionelle Cysten stellen keine Neubildungen und damit keine Tumoren im eigentlichen Sinne dar. Sie werden hier aufgeführt, da sie klinisch wie Tumoren imponieren und bei der differentialdiagnostischen Abklärung berücksichtigt werden müssen.

Die *Follikelcysten* entstehen, wenn der Eisprung und dadurch die Umwandlung des Follikels zum Corpus luteum ausbleibt (persistierender Graaf-Follikel) (s. S. 473). Infolge Zunahme der Follikelflüssigkeit kann die Cyste Hühnerei- bis Tennisballgröße erreichen. Mit Resorption des Liquor folliculi und Atresie des Follikels verschwindet sie i. allg. nach 1–2 Monaten.

Charakteristisch sind die *Schmerzen* in einer Unterbauchseite infolge einer „Kapselspannung" der Tunica albuginea. Häufig kommt es zu *dysfunktionellen Blutungen* nach kurzfristiger Amenorrhoe bei monophasischem Verlauf der Basaltemperaturkurve (s. S. 472).

Bei der Erstuntersuchung fühlt man eine prallcystische Resistenz im genannten Größenbereich mit glatter Oberfläche und guter Verschieblichkeit. Ist der endokrine Sachverhalt klar, so erübrigt sich die Operation. Kontrolluntersuchungen im Abstand von 4–8 Wochen und Messung der Morgentemperatur sind zu empfehlen. Weitere Größenzunahme innerhalb dieses Zeitraums spricht gegen eine Retentionscyste und bedarf der Abklärung (s. S. 627).

Zur Gruppe der Retentions- und funktionellen Cysten sind im weiteren Sinne auch die *kleincystische Umwandlung des Ovars* und die sog. *polycystischen Ovarien* mit oder ohne Stigmata *des Stein-Leventhal-Syndroms* zu rechnen. Sie sind die Folge einer *permanenten* Störung der hypothalamisch-hypophysär-ovariellen Funktionsachse, die zu strukturellen Veränderungen führt (s. S. 490). Die *kleincystische Umwandlung* – polycystische Degeneration – zahlreicher Follikel entsteht anlagebedingt auf dem Boden einer insuffizienten Follikel- und Eireifung (s. S. 462). Sie kann auch mechanisch bedingt als Folge einer Perioophoritis auftreten. Die Oberfläche der Ovarien ist durch die Kuppen der multiplen, bis etwa kirschgroßen Follikel uneben; das gesamte Organ wird ca. hühnereigroß. Die Follikelwandung zeigt normales oder atrophisches Epithel. Der Cumulus oophorus kann ausgebildet sein, jedoch sind die Eizellen meist atretisch. Corpora lutea sive albicantia als Zeichen stattgefundener Ovulationen kommen aber vor.

Die *polycystischen Ovarien* nehmen als charakteristische Strukturen des Stein-Leventhal-Syndroms eine Sonderstellung ein (s. S. 490). Sie zeigen eine ausgeprägte Fibrosis des subcapsulären Cortex und intensive Thecahyperplasie mit Luteinisierung der Theca interna. Die noch vorhandenen Eizellen sind degeneriert. Corpora lutea oder albicantia als Zeichen einer stattgefundenen Ovulation fehlen meistens (s. Abb. 234).

Corpus-luteum-Cysten und Luteincysten sind relativ selten. Eine *Corpus-luteum-Cyste* entsteht durch ungewöhnlich starke Blutungen aus den zahlreichen Gefäßen bei der Formierung des Corpus luteum menstruationis oder graviditatis, die zu einem prallcystischen Tumor bis zu Hühnereigröße führen. Nach Resorption der Blutbestandteile bleibt eine Cyste mit klarem, gelblichen Inhalt. Die Cystenwandung besteht aus luteinisierten Granulosazellen. Die Progesteronbildung bleibt erhalten und führt zur Verzögerung der Menstruation. Wenn einseitige Schmerzen bestehen, treten differentialdiagnostische Schwierigkeiten gegenüber einer ektopischen Schwangerschaft auf. Die Corpus-luteum-Cyste ist dünnwandig, kann daher leicht rupturieren und täuscht dann umso mehr eine Extrauteringravidität vor. Die Corpus-luteum-Cyste bei intrauteriner Gravidität bedarf der laufenden Kontrolle. Sie muß innerhalb des ersten Trimenon belassen werden, da es sonst zu einem Frühabort kommen kann.

Die *Luteincysten* (Granulosa-Thecaluteincysten) können ebenfalls aus einem hämorrhagischen Corpus luteum entstehen. Ihre Cystenwand ist gekennzeichnet durch luteinisierte Granulosa- *und* Theca-interna-Zellen. Multiple und doppelseitige Luteincysten treten nicht selten als Folge einer *erhöhten Gonadotropinsekretion* auf, z. B. bei der Blasenmole und dem Chorionepitheliom. Die Überstimulierung führt auch in atretischen Follikeln zu einer Luteinisierung der Thecazellen mit anschließender cystischer Umwandlung. Die Luteincysten spielen heute klinisch eine größere Rolle, da sie als unerwünschter Nebeneffekt bei der Ovulationsinduktion als Zeichen der Überstimulierung auftreten können (s. S. 512). Die *spontane* Ruptur mit Blutung in die Bauchhöhle und der Entwicklung eines akuten Abdomen ist selten. Da aber die Cystenwandungen sehr dünn sind, muß die gynäkologische Untersuchung mit großer Vorsicht erfolgen, um die *artefizielle* Ruptur zu vermeiden. Nach Ausschalten der endogenen Gonadotropinhypersekretion oder nach Absetzen der exogen zugeführten Gonadotropine bilden sich die Luteincysten spontan zurück.

Zu den Retentionscysten des Ovars sind auch die meist doppelseitig entwickelten *Teer- oder Schokoladencysten* zu rechnen. Es handelt sich um Endometrioseherde in den Ovarien mit cyclusabhängigen Blutungen in das Organ. Symptomatik, Diagnose und Therapie werden im Rahmen des Kap. 52 besprochen. Differentialdiagnostisch ist zu bedenken, daß praktisch alle Formen der Ovarialcysten mit Blutextravasaten einhergehen und daß embryonale Einschlüsse des Cölomepithels entsprechend ihrer Differenzierungspotenz endometrioide Cysten bilden können (s. S. 560). Entscheidende Hinweise für eine Teercyste auf dem Boden einer Endometriose liefern der cyclusabhängige Beschwerdekomplex und schließlich der histologische Nachweis von Endometrium in der Cystenwand.

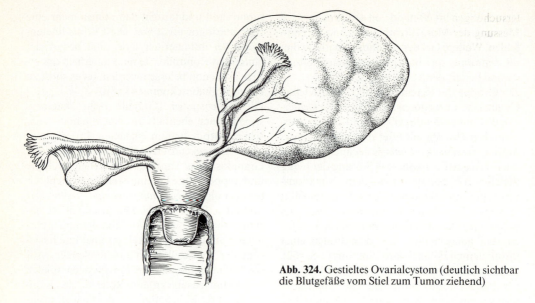

Abb. 324. Gestieltes Ovarialcystom (deutlich sichtbar die Blutgefäße vom Stiel zum Tumor ziehend)

Gutartige Neubildungen des Ovars

Cystische Ovarialtumoren – Ovarialcystome

Im Gegensatz zu den Retentionscysten sind die Cystome echte Neubildungen epithelialer Herkunft. Der Begriff „gutartig" hat nur bedingt Berechtigung, da bei allen Varianten die Gefahr der malignen Entartung besteht (s. S. 612). Im Verlaufe ihres Wachstums ziehen die Cystome den oberen Teil des Lig. latum und das Lig. suspensorium ovarii meistens so aus, daß sie wie an einem *Stiel* hängen, der die *zu- und abführenden Gefäße* enthält (Abb. 324). Diese Stielbildung erhöht die Beweglichkeit der Tumoren und bildet zugleich die Voraussetzung für die gefürchtete Komplikation der Stieldrehung (s. S. 626).

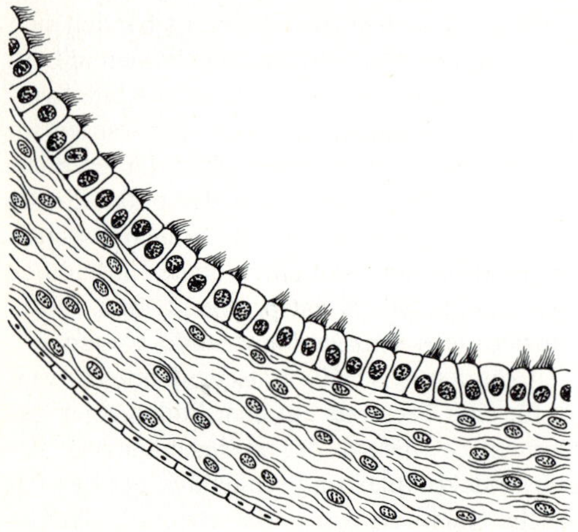

Das Cystadenoma serosum: 20–25% aller echten Neubildungen des Ovars sind seröse Cystadenome. Sie treten sowohl im geschlechtsreifen Alter als auch in der Postmenopause auf. Die Tumoren sind ein- oder mehrkammerig und zu ca. 80% einseitig entwickelt. Der Cysteninhalt ist wäßrig-klar, gelegentlich leicht gelblich oder infolge von Blutbeimengungen bräunlich gefärbt. Ihre Größe variiert; sie können eben tastbar, aber auch so groß sein, daß sie das ganze Abdomen bis über den Nabel ausfüllen. Das restliche Ovarialgewebe ist bei größeren Cysten häufig durch die Kompressionswirkung des Tumors zerstört. Man nimmt an, daß die serösen Cystadenome aus dem Oberflächenepithel, dem sog. Keimepithel, hervorgehen (Deckepitheleinschlußcysten). Wenn die Cystenwände nur mit einem einschichtigen kubischen oder zylindrischen, gelegentlich mit Flimmern ausgestatteten Epithel ausgekleidet sind, so spricht man von einem *Cystadenoma serosum simplex* (Abb. 325). Insbesondere bei den multiloculä-

Abb. 325. Cystoma serosum simplex (seröses Ovarialcystom). Die Cystenwand ist glatt, das Epithel besteht aus einer einschichtigen Lage flachprismatischer bis kubischer Zellen, die teilweise einen Flimmerbesatz aufweisen

ren Formen entwickeln sich *papilläre* Epithelsprossen des kubischen, dann meist mit Flimmern besetzten Wandbelages, die gegen das Innere der Cyste mit unterschiedlicher Proliferationsaktivität mehr oder weniger dicht verzweigt vordringen (Abb. 326). Diese Form wird als *Cystadenoma serosum papilliferum* bezeichnet. Diese papillären Wucherungen durchsetzen gelegentlich auch die Cystenwand, proliferieren auf der Außenfläche des Tumors und siedeln sich sogar – ohne bösartig zu sein – auf dem Peritoneum oder der Darmwand an. Sie führen dann zur Bildung von Ascites. Nach Entfernung des Primärtumors verschwinden Implantate und Ascites spontan. Unter allen primär gutartigen Ovarialtumoren bergen die *papillären Cystadenome jedoch das höchste Risiko der malignen Entartung. Es beträgt 50%, d. h. jedes zweite dieser Ovarialcystome wird bösartig oder ist es bereits!* (s. Tabelle 83 und Abb. 335). Daher ist jedes Durchwuchern der Cystenwand in höchstem Maße suspekt. In der fertilen Phase überwiegen die gutartigen Formen, während mit fortschreitendem Alter die carcinomatöse Transformation dominiert. *Doppelseitige Cystadenome sind immer verdächtig auf Malignität.*

Das Cystadenoma mucinosum: Dieses Cystom verdankt seinen Namen dem schleimig-gallertigen, opalescierenden Cysteninhalt. Das in der Cystenflüssigkeit enthaltene Mucin stellt eines der vielen zu den Glykoproteinen gehörenden Mucoide dar. Die frühere Bezeichnung als Pseudomucin ist daher nicht gerechtfertigt. Die Häufigkeit der Mucincystome beträgt 10–18% aller Ovarialtumoren. Sie treten meist einseitig (95%) auf und können größte Dimensionen erreichen. Die Oberfläche des meist vielkammerigen Tumors ist glatt oder uneben. Die Zellen der Tumorwandung sind nicht organspezifisch. Bezüglich ihrer Histogenese existieren nur Theorien. Es spricht einiges dafür, daß sie von dem metaplastisch transformierten sog. Keimepithel, also dem Deckepithel des Ovars, abstammen. Da sich ein ähnliches Ausgangsepithel in der Endocervix findet – die bekanntlich von den Müller-Gängen abstammt –, ist auch an eine Herkunft aus frühembryonalen paramesonephrischen Epitheleinschlüssen zu denken. Die dritte Hypothese geht von der Ähnlichkeit des Epithels mit der Darmmucosa aus und interpretiert das Mucincystom als Teratom einer einzi-

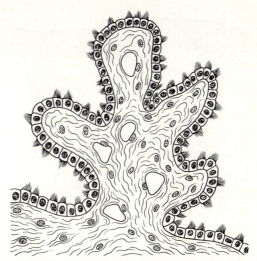

Abb. 326. Cystoma serosum papilliferum. (Die Wand dieser Cysten ist papillenartig gestaltet.) Das Stroma wird von zahlreichen Gefäßen durchzogen, die Epithelzellen sind kubisch bis zylindrisch, ihre Kerne mittelständig; die meisten Zellen sind mit Flimmern besetzt

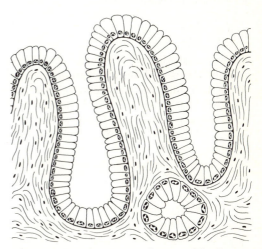

Abb. 327. Cystadenoma mucinosum. Die Cystenwand besteht aus einem einschichtigen Zylinderepithel mit teils runden, teils abgeflachten, aber immer basalständigen Kernen. Durch die unterschiedliche Höhe der sehr dicht stehenden Zylinderzellen entsteht bei schrägem Anschnitt der Eindruck eines mehrschichtigen Epithels

gen Zellart, wie es von der Struma ovarii bekannt ist (Abb. 327).
Die dünne Cystenwand kann spontan oder bei der Untersuchung und Operation platzen. Entleert sich der Inhalt in die freie Bauchhöhle, so überzieht er deren Organe mit der schwer resor-

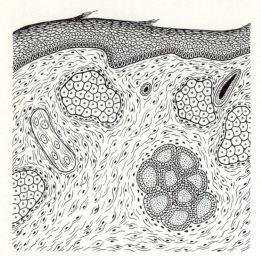

Abb. 328. Dermoidcyste (Dermoidcystom). Ausschnitt aus der Cystenwand. Gegen das Lumen hin wird die Wand von einem mehrschichtigen verhornenden Plattenepithel bedeckt, im darunterliegenden Bindegewebe finden sich Anschnitte von Haaren *(rechts oben),* Talgdrüsen *(rechts oben, Mitte oben, links unten),* Schweißdrüsen *(rechts unten)* sowie eine rudimentäre Knorpelanlage *(Mitte links)*

bierbaren gallertigen Cystenmasse. Die Folge ist entweder eine chronische Peritonitis oder, durch Absiedlung der mucinaktiven Zellen, ein *Myxoma peritonei* (in ca. 7% der Beobachtungen). Diese Komplikation bedeutet Siechtum und Kachexie, ohne daß ein carcinomatöses Wachstum vorliegt.
Zur malignen Entartung kommt es bei ca. 12–15% dieser Tumoren.

Das Dermoidcystom: Etwa 10–18% der gutartigen Ovarialtumoren sind Dermoidcysten. Sie treten überwiegend einseitig auf (75%), wachsen langsam, überschreiten selten Mannsfaustgröße und sind von teigiger Konsistenz bei perlgrauer glatter Oberfläche. Sie kommen meist bei Frauen im fertilen Alter, insbesondere zwischen dem 20. und 30. Lebensjahr, zur Beobachtung. Sie lösen erst Druck- oder Verdrängungssymptome aus, wenn sie eine gewisse Größe erreicht haben. Dermoidcysten sind langgestielt und neigen daher besonders zur Stieldrehung (s. S. 626), um so mehr, als sie bei ihrem geringen Umfang frei beweglich bleiben und häufig *vor* dem Lig. latum liegen.
Die Dermoide gehören zur Gruppe der *Teratome,* sind also *embryonaler* Herkunft (s. S. 612).

Von den Theorien zur Histogenese hat die Annahme manches für sich, daß die Teratome auf parthenogenetische Teilungen von Keimzellen zurückgehen. An der Entwicklung der Dermoide sind alle *drei Keimblätter* beteiligt; jedoch überwiegen im Aufbau die *ektodermalen Elemente* wie Hautpartien mit ihren Anhangsgebilden (Haare, Schweiß- und Talgdrüsen). Mitunter sind Zähne voll ausgebildet und gelegentlich auch mesodermale und entodermale Abkömmlinge (Knorpel, Knochen, Inseln von Schilddrüsengewebe, intestinale Anteile). Die beteiligten Organ- und Gewebestrukturen liegen zwar in einem chaotischen Durcheinander, sind jedoch *regulär differenziert* (Abb. 328). Der *Cysteninhalt* besteht größtenteils aus dem *Sekret der Talgdrüsen.* Nach Eröffnung der Cyste sieht man den von der Cystenwand ausgehenden soliden Anteil des Tumors. Er enthält in unterschiedlicher Zusammensetzung die genannten Gewebe- und Organstrukturen und wird als *Dermoidzapfen* bezeichnet.

Die Struma ovarii: Ein besonderer, seltener Typ der gutartigen Teratome (1–3% der Fälle) ist die Struma ovarii. Sie besteht fast ausschließlich aus Schilddrüsengewebe. Die Geschwulst ist infolgedessen vorwiegend solide und von fest-weicher Konsistenz. Sie gelangt im fertilen Alter zur Beobachtung. Wenn die Zellen gut ausdifferenziert sind, kann der Tumor *hormonaktiv* werden und die Symptomatik des *Hyperthyreoidismus* auslösen. In diesem Falle sichert der Radiojodtest die Diagnose. Die maligne Entartung ist selten (5 bis höchstens 10%). Bei eindeutig gutartigen Tumoren (Schnellschnitt) genügt die Ovarektomie. Die Symptome der Schilddrüsenüberfunktion bilden sich dann rasch zurück. Bei carcinomatöser Entartung muß nach den Richtlinien für die Behandlung der Ovarialcarcinome verfahren werden (s. S. 631).

Insgesamt ist die maligne Entartung der benignen Teratome selten und beträgt 1 bis maximal 3%. Sie wird nur im höheren Alter beobachtet, während das primär maligne Teratom gewöhnlich bei Kindern oder jungen Frauen auftritt (s. S. 622).

Parovarial-, Paroophoron- und Serosacysten: Die Parovarial- und die Paroophoroncysten entwickeln sich aus Rudimenten des Wolff-Ganges und des Mesonephron. Die *Parovarialcysten* wachsen immer *intraligamentär* und sind daher schwer verschieblich. Das unveränderte Ovar liegt der Parovarialcyste dicht an, ist aber eindeutig isoliert. Wenn das Ovar in den Tumor einbezogen ist, handelt es sich um ein intraligamentär entwickeltes Ovarialcystom. Für die Parovarialcysten sind *zwei sich überkreuzende Gefäßnetze* – das der Mesosalpinx und das der Cyste – charakteristisch. Die Parovarialcysten wachsen gelegentlich auch gestielt, so daß *Stieldrehungen* vorkommen können. Die Diagnose wird fast immer erst intra operationem gestellt. Die kreuzenden Gefäße und das normal erhaltene Ovar bestimmen die Diagnose. Die Parovarialcysten lassen sich ausschälen (cave Ureter!) das Genitale bleibt erhalten. Die *Paroophoroncysten* entwickeln sich extraligamentär im Bereich des Lig. suspensorium ovarii. Beide Arten dieser Resttumoren sind immer gutartig. Ihre Symptomatik entspricht derjenigen der Ovarialcysten (s. S. 623). *Serosacysten* stellen kleine Peritonealcysten dar, die nicht selten in der Nachbarschaft der Ovarien als Zufallsbefund angetroffen werden.

Solide Ovarialtumoren

Der Brenner-Tumor: Der Brenner-Tumor gehört zu den soliden Neubildungen des Ovars und besitzt eine charakteristische *epitheliale* Struktur. Auf ihn entfallen 1–2% aller Ovarialtumoren. Er tritt fast nur jenseits des 40. Lebensjahres auf. Histologisch ist er durch rundliche, plasmareiche Epithelzellen gekennzeichnet, die in runden Nestern gelegentlich auch straßenförmig mit regelmäßigem Aufbau in Bindegewebssträngen eingebettet liegen. Diese Zellinseln werden auf Zelleinschlüsse zurückgeführt, die auf frühembryonaler Stufe aus dem Colömepithel acquiriert wurden (Walthard-Zellnester). Nach einer anderen Annahme leiten sie sich aus einer Metaplasie des ortsständigen sog. Keimepithels ab. Mischformen kommen vor.

Der Tumor tritt fast ausschließlich einseitig als derbe, knollige Resistenz von äußerlich weißer, in der Schnittfläche gelblicher Farbe auf und kann bis zu Kindskopfgröße erreichen. Palpatorisch ist er i. allg. nicht von einem Myom oder Ovarialfibrom zu unterscheiden. Eine maligne Entartung kommt bei der reinen soliden Form äußerst selten vor. Therapeutisch genügt daher die Ovarektomie.

Das Ovarialfibrom: Von den seltenen Ovarialtumoren *mesenchymaler* Herkunft ist nur das *Ovarialfibrom* klinisch bedeutsam. Die Häufigkeit beträgt bis 5% aller Neubildungen des Ovars. Es tritt vorwiegend einseitig auf (90%). Frauen nach der Menopause sind häufiger betroffen als die anderer Altersgruppen. Der Tumor wächst langsam. Er kann bis zu Kindskopfgröße erreichen und ist meist gestielt. Er geht von den Stromazellen aus und besteht vorwiegend aus faserreichem Bindegewebe. Größere Tumoren neigen zur Erweichung mit Bildung cystischer Hohlräume. Bei ca. einem Viertel aller Fibromträgerinnen entwickelt sich das sog.

Meigs-Syndrom. Es ist gekennzeichnet durch das Auftreten von *ein-* oder *doppelseitigem Pleuraerguß* und *Ascites*. Während das Ovarialfibrom allein lange symptomarm bleibt, verursachen Ascites und Hydrothorax eine rasche Zunahme des Leibesumfangs und der Atemnot. Der Tumor zeigt keine Entartungstendenz (weniger als 1%). Therapeutisch genügt daher die Ovarektomie. Ascites und Pleuraexsudat bilden sich dann spontan zurück.

Hormonbildende Ovarialtumoren

Die Auffassungen über Herkunft und Entwicklung der hormonbildenden Ovarialtumoren gehen erheblich auseinander. Es bestehen gewichtige Anhaltspunkte dafür, daß sie bei gemeinsamer Herkunft aus dem Mesenchym lediglich als Modifikationen mit unterschiedlichem endokrinen Effekt zu betrachten sind, da die Stromazellen des Ovars Differenzierungspotenzen zur Bildung der in den einzelnen Tumorvarianten dominierenden Strukturen und ihrer Steroidsynthese besitzen. Ausgehend von diesem Konzept werden die zu dieser Kategorie gehörigen Ovarialtumoren auch als „Mesenchymome" oder „gonadale Stromatumoren" mit dem Präfix „feminisierend", „maskulinisierend" oder „inert" bezeichnet.

Oestrogenbildende Ovarialtumoren

Der Granulosazelltumor: Es handelt sich um einen *oestrogenaktiven* Tumor, dessen Häufigkeit mit 1–3% aller Ovarialtumoren zu veranschlagen ist. Er tritt meist einseitig auf (95%).

Klinisch ist von Bedeutung, daß die Granulosazelltumoren und ebenso die Thecazelltumoren nur selten die Größe und Ausdehnung der bisher genannten Geschwülste erreichen. Sie können sogar so klein im Innern des Ovars liegen, daß sie Form und Größe des Organs nicht verändern. Tumoren, die das Ovar überschreiten, imponieren als solide, relativ derbe Resistenz mit glatter oder leicht unebener Oberfläche. Ihre Zellen ähneln den Granulosazellen und liegen meistens in regelmäßiger rosetten- oder strangartiger Formation zwischen Bindegewebssepten (Abb. 329). Infolge ihrer Oestrogenproduktion wird das klinische Bild selbst bei geringer Ausdehnung der Geschwulst durch abnorme Oestrogenaktivität beherrscht, während lokale Beschwerden selten sind.

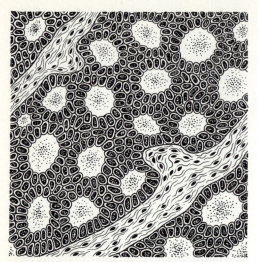

Abb. 329. Granulosazelltumor. Das Tumorgewebe wird von schmalen Bindegewebsstreifen durchzogen, die Tumorzellen sind gleichförmig gestaltet und liegen rosettenartig um ein zentrales Lumen. Die „Cysten" enthalten eiweißreichen Zelldetritus

Granulosazelltumoren treten in jeder Altersgruppe auf, bevorzugt jedoch in der Postmenopause. In jedem Altersabschnitt stehen *Blutungsanomalien* als Folge der *Hyperproliferation des Endometrium* (cystisch-glanduläre Hyperplasie) im Vordergrund der Symptomatik. Bei Kindern führt die Oestrogenaktivität zu den Stigmata einer *Pseudopubertas praecox* (s. S. 483). Als Ursache von *Blutungen in der Postmenopause* ist der Granulosazelltumor nach Ausschaltung anderer Ursachen stets in Betracht zu ziehen. Die frühzeitige Erfassung und Behandlung ist dringend geboten, da eine auffallende Koincidenz von Granulosazelltumor und Corpuscarcinom besteht (s. S. 605). Die Gefahr der malignen Entartung dieser Tumoren variiert erheblich; sie beträgt 10–30%. Außerdem besteht nicht selten eine Diskrepanz zwischen histologischer Gutartigkeit und biologisch sowie klinisch malignem Verhalten. Vereinzelt werden primär maligne Granulosazelltumoren beobachtet. Sie sind relativ strahlenresistent.

Therapeutisch kann man sich in der Kindheit und im fertilen Alter i. allg. auf die Ovarektomie beschränken. Jedoch sind regelmäßige gynäkologische Kontrollen mit Überprüfung der Oestrogenwerte erforderlich, da Rezidive vorkommen. Besteht kein Kinderwunsch, so ist unter Berücksichtigung der Entartungspotenz und wegen des erhöhten Risikos eines Corpuscarcinoms auch in der reproduktiven Phase, spätestens jedoch vom Klimakterium ab, die Entfernung beider Adnexe unter Mitnahme des Uterus angezeigt.

Der Thecazelltumor (Thecom): Thecazelltumoren treten einseitig auf und stellen solide oder partiell cystisch veränderte, meist kleine Geschwülste von derber bis fest-weicher Konsistenz dar. Sie zeichnen sich gegenüber den Granulosazelltumoren durch *langsameres Wachstum*, geringere Ausdehnung, aber *höhere Oestrogenaktivität* aus. Sie sind etwa dreimal so häufig wie Granulosazelltumoren und werden fast ausschließlich im höheren Lebensalter (70% in der Postmenopause), niemals aber vor der Pubertät beobachtet. Mikroskopisch handelt es sich um epitheloide Zellen, die in dichten Strängen, von wenig Bindegewebe durchzogen, gelagert sind. Als Zeichen der Oestrogenproduktion finden sich Lipoideinlagerungen. Degenerierende Bezirke mit Nekrose und Hyalinisierung sind meist vorhanden.

Die Symptomatik entspricht infolge der abnormen Oestrogenaktivität derjenigen der Granulosazelltumoren. Die Gefahr der Malignisierung besteht nicht, dagegen ist die Koincidenz mit einem Corpuscarcinom noch höher als bei dem Granulosazelltumor zu veranschlagen. Aus diesem Grunde müssen als Präventivmaßnahme beide Ovarien und der Uterus entfernt werden.

Da häufig Mischformen dieser beiden Tumorvarianten mit Überwiegen des einen oder anderen Zelltyps vorkommen, werden sie oft gemeinsam als Granulosa-Theca-Zell-Tumoren bezeichnet.
Als *Luteome* werden luteinisierte Granulosa- und Thecazelltumoren bezeichnet. Sie sind ebenfalls oestrogenaktiv, höchst selten produzieren sie Androgene oder Progesteron.

Androgenbildende Ovarialtumoren

Androgenproduzierende Ovarialtumoren sind selten. Sie verursachen Defeminisierungs- und Virilisierungserscheinungen und sind dadurch leicht zu entdecken.

Das Arrhenoblastom: Das Arrhenoblastom entwickelt sich als meist unilateraler Tumor (95%) von unterschiedlicher Größe. Es tritt bevorzugt zwischen dem 20. und 30. Lebensjahr auf.

Histologisch finden sich dem Hodengewebe ähnliche Tubulusformationen unterschiedlicher Differenzierungsgrade. Sie leiten sich von rudimentären Elementen in der Hilusregion der ursprünglich bisexuell angelegten Gonade (s. S. 9) ab. Die Gefahr der malignen Entartung beträgt 20–25% und betrifft vor allem die undifferenzierten Tumoren dieser Gruppe.

Der Hiluszelltumor (Leydig-Zell-Tumor) stellt eine Rarität dar. Er entstammt den Hiluszellen des Ovars, die den Leydig-Zwischenzellen des Hodens entsprechen. Die wenigen bekannten Fälle erwiesen sich als gutartig.

Der adrenale Resttumor (Hypernephroidtumor) ist ebenfalls sehr selten. Er geht aus frühembryonalen Einschlüssen von Zellen der späteren Nebennierenrinde hervor, deren Blastem unmittelbar an das Gonadenblastem grenzt. Der Tumor ähnelt im histologischen Aufbau der Nebennierenrinde und ist mit hämorrhagischen und cystischen Bezirken durchsetzt. Die Geschwulst ist gewöhnlich benigne.

Die übereinstimmende *Symptomatik der androgenbildenden Tumoren* besteht in einer allmählich fortschreitenden *Defeminisierung* und zunehmenden Zeichen der *Maskulinisierung:* Im geschlechtsreifen Alter sistieren die Menstruationsblutungen. Sterilität und Involution des Genitale sind weitere Folgen. In allen Altersgruppen zeigen sich fortschreitende virile Behaarung, Skeletvergröberung, Tieferwerden der Stimme und Clitorishypertrophie.

Nach Entfernung der Tumoren bildet sich die Symptomatik bis auf die Clitorishypertrophie allmählich zurück (Refeminisierung). Die Diagnose ist bei tastbaren Tumoren im Zusammenhang mit der Virilisierung leicht zu stellen. Differentialdiagnostisch müssen unter Einschaltung von Hormonanalysen ein adrenogenitales Syndrom, ein Morbus Cushing, ein Stein-Leventhal-Syndrom und ein Nebennierencarcinom ausgeschlossen werden.

Bei jüngeren Frauen kann man sich auf die Ovarektomie beschränken, wenn die histologische Untersuchung keinen Verdacht auf Malignität ergibt. Insbesondere bei dem Arrhenoblastom sind jedoch gynäkologische und hormonanalytische Kontrollen unter Beobachtung der Refeminisierung erforderlich. Bei Frauen im fortgeschrittenen Alter ist die prophylaktische Exstirpation beider Adnexe und des Uterus angezeigt.

Bösartige Neubildungen des Ovars

Die bösartigen Neubildungen des Ovars lassen sich in zwei Hauptgruppen unterteilen:
a) Primäre maligne Ovarialtumoren: Das Ovar ist Sitz des Primärtumors.
b) Sekundäre (metastatische) Ovarialtumoren: Sitz des Primärtumors ist ein anderes Organ, der Ovarialtumor ist metastatisch entstanden.

Die primären malignen Ovarialtumoren – Das primäre Ovarialcarcinom

Die Häufigkeit der primären Ovarialcarcinome wird gewöhnlich mit 15–20% aller gynäkologischen Malignome und mit annähernd 5% aller bösartigen Neubildungen bei der Frau angegeben (s. S. 612). Einzelne Erhebungen sprechen jedoch für eine *relative Häufigkeitszunahme* des Ovarialcarcinoms im Vergleich zu den bösartigen Neoplasien der Cervix und des Corpus uteri. In den USA nimmt das Ovarialcarcinom die zweite Stelle unter den Carcinomtodesfällen ein und steht damit zwischen dem Cervix- und Corpuscarcinom. Wesentlich erscheint, daß sich die Mortalitätsrate des Ovarialcarcinoms in der weißen weiblichen Bevölkerung in der Zeit von 1930–1960 verdoppelt hat, während die Mortalität des Cervixcarcinoms im gleichen Zeitraum auf die Hälfte zurückging. (Von 1960 bis jetzt ist keine weitere Veränderung der Mortalitätsrate zu beobachten.) Ursachenfaktoren für die Häufigkeitsverschiebung und -zunahme innerhalb der Hauptgruppen der gynäkologischen malignen Erkrankungen sind einmal die bessere Diagnostik (s. S. 627), vor allem aber die steigende Lebenserwartung. Wenn auch jüngere Frauen und selbst Kinder betroffen werden können, so sind doch 76% aller Frauen mit einem Ovarialcarcinom älter als 45 Jahre. Ein steiler Frequenzanstieg vollzieht sich im 6. und 7. Lebensjahrzehnt. Die Tatsache, daß das Risiko, an einer malignen Geschwulst zu erkranken, mit steigendem Alter zunimmt, wird im Falle des Ovarialcarcinoms besonders evident (Abb. 330).

Zusätzliche epidemiologische Faktoren scheinen eine Rolle zu spielen: Für Europa beträgt die geschätzte Mortalitätsrate (bezogen auf 100 000 Frauen) 7–8, für Dänemark 11,02, für

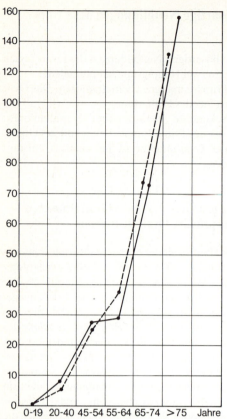

Abb. 330. Häufigkeit des primären Ovarialcarcinoms in Abhängigkeit vom Lebensalter, bezogen auf 100000 der weiblichen Bevölkerung. (Oakland Kaiser Hospital 1958–60 [Bennington, J. L. et al., 1969 Obstet. Gynec. 32, 627]. New York 1960 [Gerber B. et. al. 1962: Cancer in the New York State, exclusive New York City. Bureau of Cancer Control New York Department of Health])

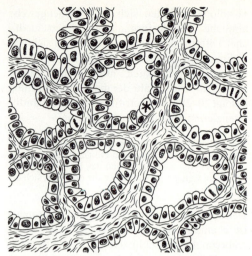

Abb. 331. Primäres (sog. solides) Ovarialcarcinom – adenoider Typ. Die Carcinomzellen sind in Form von Drüsen angeordnet; das Bindegewebe ist teils reichlich, teils spärlich vorhanden; das Drüsenepithel ist von unterschiedlicher Dicke mit unterschiedlichen Zellatypien

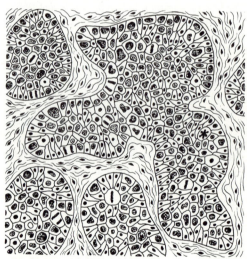

Abb. 332. Primäres (sog. solides) Ovarialcarcinom – alveolärer Typ. Die Carcinomzellen sind in breiten Bändern und Alveolen angeordnet; dazwischen ist noch reichlich Bindegewebe vorhanden. Die Zellen sind polygonal, stehen dicht gedrängt. Sie weisen alle Kriterien der Carcinomzellen auf

Japan dagegen nur 1,69. Sozioökonomische Studien ergaben eine höhere Erkrankungshäufigkeit bei Unverheirateten und sozial besser gestellten Frauen.

Weitaus in der Mehrzahl handelt es sich um epitheliale Geschwülste, also um Carcinome. Sie lassen sich entweder aus dem sog. Keimepithel – also dem Deckepithel des Ovars – oder aus frühembryonal acquirierten Einschlüssen des Cölomepithels ableiten. Eine seltene und in ihrer Zuordnung umstrittene Gruppe bilden die *mesonephroiden Ovarialgeschwülste,* auch *Mesonephrome* genannt, deren manifest maligne Form das *Klarzellcarcinom* darstellt. Weitere seltene Formen sind das *maligne Teratom* und das *Dysgerminom.* Nur ein verschwindend kleiner Anteil entfällt auf Sarkome, so daß der Kliniker die primären malignen Geschwülste des Ovars mit dem Sammelbegriff „Ovarialcarcinom" bezeichnet.

Das *primäre Adenocarcinom* des Ovars entwikkelt sich zu vorwiegend soliden oder vorwiegend cystischen Tumoren unterschiedlicher Größe und Konsistenz. Die Oberfläche ist glatt oder höckrig. Es existieren viele morphologische Varianten. Das histologische Bild ist selten einheitlich; man findet alle Übergänge von gut differenziertem drüsigen (Abb. 331) oder papillären Epithelaufbau bis zu dicht gepackten Zellarealen des undifferenzierten Adenocarcinoms (Abb. 332). Die Stromabeteiligung wechselt von den kräftigen Bindegewebsformationen des derben scirrhösen Typus bis zum stromaarmen medullären Carcinom.

Die *serösen* und *mucinösen Cystadenocarcinome* unterscheiden sich von den gutartigen Cystomen (s. S. 614) durch wilde Proliferation des Epithels, extreme Polymorphie der Zellkerne (Abb. 333) und ihr invasives Vordringen in die benachbarten Gewebe und Organe. Die maligne Transformation kann sich über lange Zeitspannen erstrecken. Die Grenze zwischen Gutartigkeit und Bösartigkeit ist oft unscharf. Eine primäre Malignität mit rapidem Verlauf kommt jedoch offenbar vor.

Ähnlich verhält es sich mit dem *endometrioiden Carcinom des Ovars,* das sich ebenfalls aus benignen Vorstufen entwickelt oder ohne erkennbare Zwischenstadien auftritt. Es entspricht histologisch dem Adenocarcinom des Endometrium und seinen Varianten (s. S. 607). Neben der Herkunft aus embryonalem Cölomepithel ist die maligne Entartung einer Endometriose des Ovars in Betracht zu ziehen (s. S. 560). Die Diagnose eines primären endometrioiden Ovarialcarcinoms ist nur vertretbar, wenn ein Endometriumcarcinom des Corpus uteri mit Sicherheit ausgeschlossen werden kann. Dabei besteht die differentialdiagnostische Schwierigkeit, daß das Endometrium bevorzugter Absiedlungsort bei der metastatischen Ausbreitung des Ovarialcarcinoms ist und daß umgekehrt das Corpuscarcinom in das Ovar metastasiert (s. S. 607).

Für die *epithelialen Tumoren* des Ovars wurde 1964 durch die FIGO eine Einteilung vorgenommen, die den klinischen Belangen wie der prognostischen Beurteilung und der schrittweisen malignen Entartung der serösen, mucinösen und endometrioiden Ovarialtumoren Rechnung trägt. Die histologisch nicht einzuordnenden, entdifferenzierten Carcinome werden in einer getrennten Gruppe erfaßt. Dieser Einteilungsvorschlag lautet folgendermaßen:

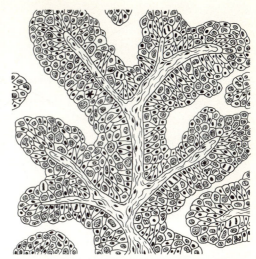

Abb. 333. Cystadenocarcinoma serosum papilliferum. Im Gegensatz zum Cystoma serosum papilliferum (Abb. 326) ist das Epithel stärker abgefaltet und mehrschichtig. Die Epithelzellen weisen alle Kriterien der Tumorzellen auf; es finden sich reichlich atypische Mitosen. Das Bindegewebe ist spärlich

I. *Seröse Cystome*
   A. Seröse gutartige Cystadenome
   B. Proliferierende seröse papilläre Cystadenome mit Zellkernanomalien ohne infiltrierendes Wachstum (möglicherweise maligne)
   C. Seröse Cystadenocarcinome

II. *Mucinöse Cystome*
   A. Gutartige mucinöse Cystadenome
   B. Proliferierende mucinöse Cystadenome mit Zellkernanomalien ohne infiltrierendes Wachstum (möglicherweise maligne)
   C. Mucinöse Cystadenocarcinome

III. *Endometrioide Ovarialtumoren*
   A. Gutartige endometrioide Cysten
   B. Proliferierende endometrioide Adenome und Cystadenome mit Zellkernanomalien ohne infiltrierendes Wachstum (möglicherweise maligne)
   C. Endometrioide Adenocarcinome

IV. *Mesonephroide Ovarialtumoren*
   A. Gutartige mesonephroide Cysten
   B. Möglicherweise maligne mesonephroide Tumoren
   C. Mesonephroide Adenocarcinome

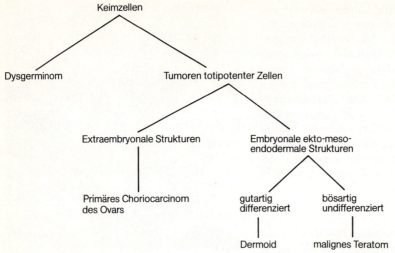

Abb. 334. Histogenese der embryonalen Tumoren des Ovars. (In Anlehnung an G. Teilum 1971)

V. *Undifferenzierte Carcinome, die weder den Gruppen I, II und III noch der Gruppe IV zugeordnet werden können*

Etwa ein Drittel der Ovarialcarcinome sind bilateral entwickelt. Die Größe der Tumoren schwankt erheblich; bei der Befunderhebung sind sie meistens faust- bis kindskopfgroß. Die Geschwulst breitet sich, rapide wachsend, bald infiltrierend im kleinen Becken, vor allem und zuerst im Douglas-Raum aus, befällt die benachbarten Organe, wie z. B. frühzeitig das andere Ovar, und dringt per continuitatem auf die Oberfläche von Tube, Uterus, Blase, Vagina und Rectum vor. Gleichzeitig können Tumorzellen mit dem Sekretstrom der Ovidukte in Tuben und Uterus verschleppt werden. Es kommt zu ausgedehnten Verklebungen und Verwachsungen mit der Umgebung und dadurch zur Bildung großer unverschieblicher Konglomerattumoren. Frühzeitige Aussaat auf dem visceralen und parietalen Peritoneum mit Implantation im Netz und die Bildung von Ascites gehören zum typischen Verlauf. Die lymphogene Metastasierung nimmt ihren Weg über die lumbalen Lymphknoten und die Lymphbahnen des Zwerchfells. Von dort aus wird die Pleurahöhle besiedelt. Durch hämatogene Aussaat entstehen Metastasen bevorzugt in Leber, Lunge und dem Skeletsystem. Die Vielzahl der Ausbreitungswege und die rapide Proliferation führen schließlich zum Bild der generalisierten Carcinose.

Das maligne Teratom des Ovars: Das maligne Teratom des Ovars ist sehr selten (0,015% der Ovarialtumoren); 75% der Patientinnen sind *jünger als 25 Jahre.* Makroskopisch handelt es sich um zunächst kleine solide Tumoren von derber Konsistenz, die invasiv vordringend bald die Kapsel durchbrechen und sich im kleinen Becken ausbreiten.

Die malignen Teratome stammen wie die gutartigen mit größter Wahrscheinlichkeit direkt von primordialen Keimzellen ab (Abb. 334) und bestehen aus embryonalem Gewebe aller drei Keimblätter. Da aber die mesodermalen Elemente überwiegen, entsprechen die Teratome histologisch und klinisch den *Sarkomen* (z. B. dem Rhabdomyo- oder Chondrosarkom). Im Gegensatz zu den differenzierten Strukturen der gutartigen Teratome (s. S. 616) besitzen die Zellen und Gewebe der malignen Variante embryonalen Charakter und sind kaum differenziert. Im Vordergrund stehen die chaotische Proliferation mit destruierendem Wachstum und der infolgedessen rapide klinische Verlauf mit lymphogener und hämatogener Dissemination. Die Behandlung erfolgt wie beim Ovarialcarcinom. Die malignen Teratome sind strahlenempfindlich.

Extrem selten ist das Chorioncarcinom als Primärtumor des Ovars, dessen Trophoblastgewebe ebenfalls von Keimzellen abstammt (Abb. 334). Es spricht anscheinend nicht auf Methotrexat an.

Das Dysgerminom: Das Dysgerminom ist ein ebenfalls seltener, aber durch besondere Bösartigkeit ausgezeichneter Tumor des Ovars. Er kommt im Kindesalter und bei jungen Frauen vor (in drei Viertel der Fälle im Alter unter 26 Jahren), entwickelt sich meist einseitig (83%), rapide wachsend bis über Kindskopfgröße. Ohne erkennbaren Kausalzusammenhang tritt er häufiger bei Intersexen auf (20%). Das Dysgerminom leitet sich wie die Teratome von Keimzellen ab (Abb. 334) und entspricht dem Seminom des Mannes. Es entwickelt sich als solide Geschwulst mit derber Kapsel und grauer Schnittfläche. Das histologische Bild wird durch die für den Tumor typischen großen ovoiden oder polygonalen Zellen mit breitem Cytoplasmasaum, die in großen Nestern angeordnet und von Bindegewebszügen umgeben sind, bestimmt. Wenn der Tumor doppelseitig auftritt und/oder das infiltrierende Wachstum die Tumorkapsel überschreitet, ist die Prognose infaust. Die Behandlung erfolgt nach den für das Ovarialcarcinom gültigen Richtlinien (s. S. 631). Das Dysgerminom ist strahlenempfindlich. Fernmetastasen gelangen seltener als bei den malignen Teratomen zur Beobachtung. Die Heilungsrate beträgt ca. 25%. Die Häufigkeit und klinischen Merkmale unter besonderer Berücksichtigung ihrer Potenz zur malignen Entartung sind in Tabelle 83 zusammengestellt.

Das sekundäre (metastatische) Ovarialcarcinom

Die metastatischen Ovarialcarcinome machen 25–30% aller malignen Ovarialtumoren aus. Das Ovar ist damit relativ *häufig Sitz von Carcinommetastasen,* eine Tatsache, die klinisch berücksichtigt werden muß und bei jedem Ovarialcarcinom den sorgfältigen Ausschluß oder Nachweis eines anderweitigen Primärtumors verlangt. Die Besiedlung des Ovars erfolgt lymphogen oder hämatogen, seltener per continuitatem. Krebsabsiedlungen im Ovar treten bevorzugt vor Erlöschen der Ovarialfunktion und bilateral auf (60% vor dem 50. Lebensjahr). Form, Größe und Konsistenz variieren stark und reichen von mikroskopisch kleinsten Herden bis zu Tumoren von Kindskopfgröße und solider Struktur mit cystischen Partien. Selbst gestielte metastatische Ovarialtumoren kommen vor. Der Zeitpunkt der Erfassung wird vorwiegend durch den Verlauf der primären Krebserkrankungen bestimmt, jedoch kann die rasche Entwicklung eines metastatischen Tumors im Ovar das Grundleiden verschleiern oder überholen.

Einige Carcinome metastasieren bevorzugt in das Ovar. Die häufigsten Ovarialmetastasen gehen von einem Mammacarcinom aus (Tabelle 84). Sie kommen heute infolge der frühzeitigen therapeutischen bilateralen Ovarektomie öfter zur Beobachtung, bevor sie palpatorisch erfaßbar sind. An zweiter Stelle der Häufigkeitsverteilung stehen Metastasen der intestinalen Carcinome, ausgehend von Malignomen des Magens, aber auch des Dünn- oder Dickdarms einschließlich des Rectum, sowie der Gallenblase. Sie proliferieren intensiv und bilden in relativ kurzer Zeit Tumoren bis zu Faust- oder Kindskopfgröße. Histologisch sind die meisten von ihnen durch mucoidsezernierende Siegelringzellen charakterisiert, die sich auch im begleitenden Ascites finden. Sie werden nach ihrer Erstbeschreibung durch Krukenberg (1896) als *Krukenberg-Tumoren* bezeichnet. Bemerkenswert ist, daß diese Metastasen im Ovar oft weitaus größer als der Primärtumor sind. Infolgedessen löst die histologische Diagnose des Ovarialtumors nicht selten erst die Suche nach dem Primärtumor aus. Geschwülste gleicher Histologie kommen aber gelegentlich auch als primäre Ovarialcarcinome vor und sind dann im Sinne eines Teratoms zu interpretieren.

Unter den Genitalcarcinomen metastasieren vor allem das Endometriumcarcinom und das seltene Tubencarcinom in die Ovarien. Bei dieser Häufigkeitsskala ist jedoch außerdem zu bedenken, daß bei doppelseitigen malignen Ovarialtumoren die Geschwulst der einen Seite eine Metastase des zuerst befallenen Ovars darstellen kann.

Die *Therapie* entspricht den für die primären Ovarialcarcinome gültigen Richtlinien in Koordination mit der Behandlung des Primärtumors.

Die Klinik der Ovarialtumoren

Symptomatik

Die Ovarialtumoren verursachen zu Beginn ihrer Entwicklung *keine* charakteristischen Symptome. Der Beschwerdekomplex liefert auch keine sicheren Hinweise auf die Gutartigkeit

Tabelle 83. Übersicht über die Häufigkeit und die klinischen Merkmale der Ovarialtumoren

	Häufigkeit des Auftretens, bezogen auf alle Ovarialtumoren	Doppelseitiges Vorkommen	Häufigkeit der malignen Entartung
Cystadenoma serosum	20–25%	20% der gutartigen 50% der bösartigen	50%
Cystadenoma mucinosum	10–18%	5% der gutartigen 23% der bösartigen	12–15%
Dermoidcystom	ca. 15%	25%	1–3%
Struma ovarii	1–3% der gutartigen Dermoide		5–10%
Brenner-Tumor	1,7%	Sehr selten	Selten!
Ovarialfibrom	1–5%	10%	Weniger als 1% (Fibrosarkom)
Granulosazelltumor	1–3%	ca. 5%	10–30%
Thecazelltumor (Thecome)	1–2%		1%
Arrhenoblastom	Selten!	5%	20–25%
Leydig-Zell-Tumor	Selten!		1%
Dysgerminom	ca. 500 Fälle bekannt	17%	Maligne
Teratoma malignum	0,015%		Maligne
Primäres Ovarialcarcinom	~15%	33%	Maligne

oder Bösartigkeit einer Geschwulst. Das Ovarialcarcinom verhält sich in den Frühstadien nicht anders als ein benigner Tumor. Vor allem auf diesem anfangs gleichartigen und symptomarmen Verlauf beruht die Schwierigkeit der Früherfassung der malignen Neubildungen des Ovars. Sie können sich länger unbemerkt ausbreiten als das Cervix- und Corpuscarcinom. Wie unspezifisch die Symptomatik der noch lokal begrenzten Ovarialcarcinome ist, geht aus der prozentualen Verteilung der Beschwerden bei den Frauen mit einem Ovarialcarcinom im Stadium I a und I b hervor (Tabelle 85).

Unter diesen Symptomen liefern lediglich die *Blutungen in der Postmenopause* gewisse Hinweise. In 7% der Fälle gehen sie auf gutartige, in 3–4% auf bösartige Ovarialtumoren zurück. Bezogen auf alle Altersgruppen treten Blutungsstörungen bei ca. einem Drittel der Frauen mit Ovarialtumoren auf. Bei hormonbildenden Geschwülsten sind sie als Leitsymptom anzusehen. z. B. die Amenorrhoe bei androgenbildenden (s. S. 619) oder Dauerblutungen bei oestrogenbildenden Tumoren (s. S. 618).

Die lokale Symptomarmut beruht darauf, daß die Ovarialtumoren zunächst ohne Widerstand

Besondere Hinweise

Bevorzugtes Lebensalter: geschlechtsreifes Alter bis Postmenopause. Hoher Malignisierungsgrad, in der Postmenopause am höchsten. Doppelseitiges Auftreten immer suspekt! Durchwuchern der Cystenwand und Ascites auch bei benignem Wachstum möglich

Bevorzugtes Lebensalter: 30–60 Jahre. Nehmen größten Umfang an. Bei Ruptur oder Durchwuchern der Cystenwand →Myxoma peritonei

Bevorzugtes Lebensalter: 20–30 Jahre; gutdifferenzierte Gewebsanteile aller drei Keimblätter, vorwiegend Ektoderm; Cystenwand: Haut und Hautanhangsgebilde; Cysteninhalt: Talg (teigige Konsistenz des Tumors); Dermoidzapfen

Bevorzugtes Lebensalter: fertile Phase; gelegentlich Hyperthyreoidismus; Radiojodtest!

Bevorzugtes Lebensalter: jenseits des 40. Lebensjahres; solider epithelialer Tumor; Walthard-Zellnester; ca. 10% oestrogenaktiv→ Hperplasie des Endometrium → Endometriumcarcinom

Bevorzugtes Lebensalter: Postmenopause; solider bindegewebiger Tumor; langsam wachsend; bei ca. 30% der Fälle Meigs-Syndrom

Bevorzugtes Lebensalter: Postmenopause, aber auch in allen Lebensphasen (Adoleszenz) auftretend; betrifft ca. 10% der soliden Ovarialtumoren, kann sehr klein sein. *Oestrogenaktiv!*(Pseudopubertas praecox; cystisch-glanduläre Hyperplasie; Endometriumcarcinom häufiger!)

Bevorzugtes Lebensalter: Postmenopause; nie vor der Pubertät! 3–5% aller soliden Ovarialtumoren. *Oestrogenaktiv,* selten androgenaktiv, kleine Tumoren; Mischformen: Granulosa-Theca-Zell-Tumor, Zusammenhang mit Thecomatosis; erhöhte Koincidenz mit Corpuscarcinom!

Bevorzugtes Lebensalter: fertile Phase, aber auch bei Kindern und in der Postmenopause. *Androgenaktiv,* Defeminisierung → Maskulinisierung. Kleinste bis mittelgroße Tumoren. Differenzierte Form: Pick-Adenome

Bevorzugtes Lebensalter: Postmenopause. *Androgenaktiv*

Bevorzugtes Lebensalter: unter 20 Jahren; gelegentlich bei Intersexen; von Keimzellen abzuleiten, rapider Verlauf; Prognose schlecht

Bevorzugtes Lebensalter: Kinder, junge Frauen; von Keimzellen abzuleiten; rapider Verlauf; Prognose schlecht

Bevorzugtes Lebensalter: vorwiegend Postmenopause; 15–20% aller gynäkologischen Malignome; prämaligne Vorstadien! Meist rapides Wachstum; frühzeitige Metastasierung; Ascites; (25–30% aller malignen Ovarialtumoren sind metastatische Tumoren)

in die freie Bauchhöhle vordringen können. Erst wenn die Volumenzunahme zur Kompression der Nachbarorgane führt, stellen sich unklare diffuse Unterbauchbeschwerden ein. Die bösartigen Neubildungen können bereits das Peritoneum, die Serosa des Darmes und das Omentum majus durchsetzt haben, ehe sich das Allgemeinbefinden der Patientin spürbar verschlechtert. Zu begrenzten und einseitigen Drucksymptomen führen eher die intraligamentär entwickelten Tumoren, sowie die Parovarial- und Paroophoroncysten. Übergroße Tumoren beeinträchtigen den Allgemeinzustand unabhängig von ihrer Dignität. Sie führen zur Reduktion des Allgemeinzustands und zu Krankheitsgefühl mit Nachlassen der körperlichen Leistungsfähigkeit. Eine unabhängig von der Größe des Tumors fortschreitende Anorexie, Kachexie, Zunahme des Leibesumfangs mit Ascites, Völlegefühl und Obstipation lassen kaum Zweifel an einem malignen Prozeß, der dann aber bereits ein fortgeschrittenes Ausbreitungsstadium erreicht hat.

Die fehlenden Alarmsymptome machen verständlich, daß der Tumor zur Zeit der Laparotomie bei 50–80% der Frauen die Organgrenze bereits überschritten hat.

Für das ärztliche Handeln muß daher folgender

Tabelle 84. Die Häufigkeit der Metastasierung extragenitaler Primärtumoren im Ovar. (Nach C. Gompel a. S. Silverberg 1969)

Sitz des Primärtumors	Häufigkeit der Metastasierung im Ovar	Besonderheiten	
Mammacarcinom	41%		Vorwiegend doppelseitig bei Frauen im fertilen Alter
Gastrointestinale Carcinome	37%	Krukenberg-Tumoren	
Genitalcarcinome (spez. Corpuscarcinom)	22%	Metastasierung des Corpuscarcinoms im Ovar häufiger als umgekehrt	

Tabelle 85. Symptomatik des Ovarialcarcinoms der Stadien I a und I b. (Nach Spechter)

Art der Beschwerden	Häufigkeit (%)
Unklare Unterleibsbeschwerden	34
Zunahme des Leibesumfangs	27
Blutungsanomalien und Dysmenorrhoe	21,5
Fluor	3,0
Gewichtsabnahme	1,5
Sog. „seltene Symptome" wie Fieber, Übelkeit, Erbrechen, Völlegefühl, Harnwegsbeschwerden	5
Keinerlei Symptome	7

Grundsatz gelten: Jeder Ovarialtumor ist so lange auf Malignität verdächtig, bis das Gegenteil histologisch bewiesen ist.

Akute Komplikationen

Akute Symptome treten bei Komplikationen auf. Diese sind:

- Stieldrehung,
- Ruptur,
- Hämorrhagie,
- Incarceration und
- Infektion eines Ovarialtumors.

Bei einem Zehntel der Frauen mit einer Eierstockgeschwulst kommt es durch abrupte Bewegungen (Tanzen, Springen) zu einer *Stieldrehung* mit den alarmierenden Zeichen des *akuten Abdomen:* plötzlich einsetzende stärkste Schmerzen mit Punctum maximum über dem Tumor und Ausstrahlung in den gesamten Bauchraum, gespannten Bauchdecken, Schockzustand (s. S. 634), Übelkeit, Erbrechen und Subileus bei subfebrilen Temperaturen, mäßiger Leukocytose und wechselnden Werten der BKS.

Weniger foudroyant verläuft die *inkomplette Stieldrehung.* Bei der partiellen Torsion wird zunächst nur der *venöse* Rückfluß unterbunden. Die Folge sind venöse Stauung mit ödematöser Durchtränkung der Cyste und Ruptur der Venen mit Blutextravasaten in den Cystenraum. Dadurch vergrößert sich der Tumor rasch und erscheint bei der Operation ödematös und bläulich verfärbt.

Wenn die *Torsion komplett* ist und zur Drosselung der *arteriellen* Blutzufuhr führt, wird der Tumor gangränös. Bei ausgedehnter Infarzierung und Nekrose besteht die Gefahr der *Ruptur;* sie kann sich spontan sowie während der Untersuchung oder der Laparotomie ereignen.

Die *spontane Ruptur* der gutartigen und bösartigen Ovarialtumoren ist ein seltenes Ereignis; häufiger tritt diese Komplikation jedoch *während der Erhebung des Tastbefundes,* besonders leicht anläßlich der Exploration in Narkose mit Aufhebung der Schmerzempfindung, oder bei der *Luxierung des Tumors intra operationem* auf. Dieses Risiko ist bei dünnwandigen Cysten erhöht. Die akute Symptomatik der Ruptur mit den Zeichen des akuten Abdomen gleicht derjenigen bei der Stieldrehung. Die Ruptur kann aber auch zu einem subakuten, schleichenden Krankheitsverlauf führen, wenn der in die freie Bauchhöhle sickernde Cysteninhalt eine Fremdkörperperitonitis auslöst. Eine besonders schwere, progrediente Form bildet das Myxoma peritonei, ausgehend von einem rupturierten Mucincystom (s. S. 615). Rupturiert ein Ovarialcarcinom, so kommt es neben der akuten oder subakuten Symptomatik zur massiven

Aussaat von Tumorzellen mit Implantation im Abdomen.

Intratumorale *Hämorrhagien* treten bei gutartigen sowie bei bösartigen Geschwülsten des Ovars auch ohne vorherige Torsion oder Traumatisierung relativ häufig auf. Sie sind aber höchst selten so massiv, daß sie eine zusätzliche akute Symptomatik auslösen.

Eine seltene Komplikation stellt die *Einklemmung (Incarceration)* eines beweglichen Ovarialtumors im Douglas-Raum dar. Im Vordergrund der Symptomatik stehen dann die Behinderung des Harnabflusses durch Hochdrängen der Harnblase und Druck der Cervix gegen die Urethra oder die Kompression des Rectum mit Störung der Darmentleerung.

Die *Infektion* einer Ovarialgeschwulst ist ebenfalls ungewöhnlich. Im Zuge einer Salpingitis kann ein zufällig vorhandenes Cystom infiziert werden. Selten kommen als Ursache lokale entzündliche Prozesse in unmittelbarer Nachbarschaft wie die Appendicitis oder die Diverticulitis in Frage. Die Symptome werden durch das Grundleiden und die begleitende Peritonitis bestimmt.

Ovarialtumoren in der Schwangerschaft

Das Zusammentreffen von Schwangerschaft und Ovarialtumor ist ein seltenes Ereignis, sieht man von der Corpus-luteum-Cyste ab (s. S. 613). Wenn keine akuten Symptome bestehen (erhöhte Gefahr der Stieldrehung), kann das Prinzip der sofortigen Laparotomie der Ovarialtumoren durchbrochen werden, weil eine Gravidität bei bestehendem Ovarialcarcinom extrem selten eintritt (< 1 : 100 000 Geburten). Unter kurzfristigen Befundkontrollen wird nach Möglichkeit die Spontangeburt abgewartet und die Exstirpation des Tumors nach Abschluß der postpartalen Rückbildungsvorgänge vorgenommen. Stellt sich heraus, daß der Ovarialtumor ein Geburtshindernis bildet, so werden in einer Sitzung die Sectio caesarea und Ovarektomie durchgeführt. Bei begründetem – durch Ultrasonographie und Laparoskopie erhärtetem – Verdacht auf Malignität ist jedes Risiko für die Frucht in Kauf zu nehmen und die operative Abklärung und Behandlung in die Wege zu leiten.

Diagnose

Die Ovarialtumoren ergeben je nach Konsistenz und Beweglichkeit einen typischen Befund bei der Palpation. Die funktionellen Cysten überschreiten selten Hühnerei- bis Tennisballgröße, fühlen sich prallelastisch an, haben eine glatte Oberfläche und sind gut verschieblich. Die großen Cysten besitzen eine glatte oder ungleichmäßig gewölbte Oberfläche. Man tastet sie als prallelastische oder leicht fluktuierende Resistenz. Eine teigige Konsistenz und Position des Tumors nahe den Bauchdecken bzw. vor dem Uterus sprechen für eine Dermoidcyste. Da alle Ovarialtumoren – ganz gleich ob sie cystisch oder solide aufgebaut sind – gestielt sein können, muß man bei der Untersuchung mit der äußeren Hand hoch genug ansetzen, um ein Ausweichen gestielter Cysten zu verhindern. Große Geschwülste füllen das Abdomen aus und sind bei guter Beweglichkeit manchmal nicht per vaginam oder per rectum erreichbar. Ihre Seitenzugehörigkeit ist infolge ihrer Ausdehnung oder ihrer Beweglichkeit oft schwer zu bestimmen. Solide Tumoren fühlen sich meist derb, gelegentlich durch zentrale Erweichungsherde auch etwas teigig an. Füllt der Tumor das kleine Becken aus, so drängt er den Uterus nach oben; die Cervix steht dann nahe der Symphyse.

Beginnende Ovarialcarcinome lassen sich nur in Ausnahmefällen palpatorisch erfassen. Das derbe, etwas vergrößerte Ovar erweckt den Verdacht, aber kleinste Herde im Innern des Ovars entgehen der Erfassung und werden nur als Zufallsbefund anläßlich einer Ovarektomie aus anderer Indikation (z. B. bei der operativen Therapie des Corpuscarcinoms oder der Zusatztherapie des Mammacarcinoms) entdeckt. Auch bei der Palpation eines gut beweglichen und gut abgegrenzten Ovarialtumors kann man nicht vorhersagen, ob er gutartig oder bösartig ist.

Die Vaginalcytologie scheidet als Suchmethode aus; nur extrem selten finden sich bei bereits erfolgter Metastasierung im Vaginalsmear Tumorzellen eines Ovarialcarcinoms. In der Postmenopause deutet allenfalls die Hormoncytodiagnostik auf einen hormonaktiven Tumor hin.

Das einzige Verfahren zur Erfassung präklinischer Carcinome ist bisher die Injektion von physiologischer NaCl-Lösung in den Douglas-

Raum und die Suche nach Tumorzellen im Sediment der rückaspirierten Flüssigkeit *(Douglas-Lavage)*. Als routinemäßige Suchmethode ist das Verfahren jedoch kaum praktikabel.

Knollige, derbe oder derbcystische Tumormassen im kleinen Becken mit Ausfüllung des Douglas-Raumes sind immer auf einen malignen Ovarialtumor verdächtig, ebenso zusätzlicher Ascites und knotige Resistenzen im Abdomen. Gleichzeitige extragenitale Lymphknotenschwellungen weisen darauf hin, daß der Ovarialtumor eher metastatischer Natur ist, und machen die Suche nach dem Primärtumor erforderlich.

Mit der Ultrasonographie, Laparoskopie und evtl. Computertomographie stehen Verfahren zur Verfügung, die bei fraglichem Tastbefund erfolgreich zur Abklärung angewendet werden. Eine Einschränkung der Indikation bzw. der diagnostischen Sicherheit der Laparoskopie bilden Adhäsionen und starke Adipositas. Zum sicheren Ausschluß eines Ovarialcarcinoms ist die *Laparotomie* (Probelaparotomie) erforderlich (s. S. 631). Sie ermöglicht eine erste histologische und ggf. cytologische Diagnose (Schnellschnitt, cytologischer Abstrich von der Tumoroberfläche) und kann bei lokaler Operabilität des Tumors entsprechend erweitert werden.

Besteht *Ascites,* so ist die *cytologische Analyse* des *Punktates* schon vor dem operativen Eingriff zum Nachweis oder Ausschluß von Tumorzellen angebracht. Die gleiche Methodik ist bei einem *Pleuraerguß* einzusetzen.

Differentialdiagnose

Die differentialdiagnostischen Erwägungen und Maßnahmen müssen alle physiologischen und pathophysiologischen raumverändernden Prozesse der intra- und extraperitonealen Organe und Organabschnitte des kleinen Beckens berücksichtigen. Bei den großen, das kleine Becken überschreitenden Ovarialtumoren sind auch Neoplasien der Organe im oberen Bauchraum in Erwägung zu ziehen.

Zur Vermeidung von Irrtümern muß vor Beginn der Untersuchung die *Harnblase sicher entleert* sein. Ein *gefüllter Darm* macht in Zweifelsfällen die Wiederholung der gynäkologischen Exploration nach dem Abführen notwendig. Die Ultrasonographie ist großzügig einzusetzen.

Uterus: Der Unerfahrene hält gelegentlich den retroflektierten Uterus für einen derben Ovarialtumor im kleinen Becken; die Einbeziehung der rectalen und rectovaginalen Untersuchung klärt diesen Irrtum meistens auf.

Differentialdiagnostisch schwieriger abzugrenzen sind alle Veränderungen, die mit einer Vergrößerung des Uterus einhergehen. Die wichtigsten sind der *Uterus myomatosus* und die *Gravidität.*

Gewöhnlich handelt es sich bei dem Uterus myomatosus um multiple Myomknoten; das Organ ist dann knollig verdickt. Generell weisen *Myome* eine *derbere Konsistenz* auf als Tumoren des Ovars. Dieses Merkmal ist jedoch zur Unterscheidung nicht ganz sicher zu verwenden: Ein praller Ovarialtumor kann ebenso derb sein wie ein Myom! Im allgemeinen verschieben sich Myome bei Prüfung der Beweglichkeit von Uterus und Cervix gleichsinnig mit. Umgekehrt wird der Uterus stärker mitbewegt, wenn ein mobiles subseröses Myom hin- und hergeschoben wird. Besteht ein von der Uterusseitenkante aus entwickeltes Myom, so läßt sich bei der explorativen Elevation des Uterus das Ovar evtl. isoliert tasten. Ein nekrotisch erweichtes oder ein intraligamentär wachsendes Myom ist von einer Geschwulst des Ovars jedoch palpatorisch kaum zu unterscheiden, insbesondere dann nicht, wenn der Ovarialtumor im kleinen Becken oder an der Hinterwand des Uterus fixiert ist. Eine erhebliche differentialdiagnostische Schwierigkeit bieten *gestielte Myome,* um so mehr, wenn sie infolge regressiver Vorgänge von weicher Konsistenz sind. Bestehen Unklarheiten, so muß man versuchen, die Stielverbindung zum Uterus zu klären. Läßt sich der Stiel als lange, dünne, zarte Fortsetzung der Adnexabgänge heraustasten, so spricht der Befund für einen Ovarialtumor; eine derbe, kurze, strangartige Verbindung zwischen Uterus und Tumor an anderer Stelle weist auf ein gestieltes Myom hin. Das gelegentliche Zusammentreffen eines Myoms und eines Ovarialtumors wird meistens erst anläßlich der Operation festgestellt. Stielgedrehte Myome sind weder aufgrund ihrer Symptomatik noch mit Hilfe des Tastbefundes von einem torquierten Cystom zu unterscheiden, wohl aber ultrasonographisch.

Im fertilen Alter muß die *intrauterine Gravidität* in die differentialdiagnostischen Erwägungen einbezogen werden. Namentlich zwischen der

6. und 10.–12. Schwangerschaftswoche wird das Corpus uteri aufgrund seiner Konsistenz und Beweglichkeit gegenüber der Cervix (Hegar-Schwangerschaftszeichen) nicht selten getrennt palpiert und irrtümlich für einen cystischen Ovarialtumor neben einem kleinen Uterus gehalten. Ebenso kann die Piskaček-Ausladung einen Ovarialtumor vortäuschen. Diese Irrtumsmöglichkeit ist erhöht, wenn der gravide Uterus retroflektiert liegt und den Douglas-Raum ausfüllt. Ein schnell zunehmendes Hydramnion im 2. Trimenon der Gravidität kann ein Cystom vortäuschen.

Bei den differentialdiagnostischen Erwägungen sind die subjektiven und objektiven Schwangerschaftszeichen zu berücksichtigen. Schwangerschaftstests, Ultraschalldiagnostik und die elektronische Kontrolle der kindlichen Herztöne mit Hilfe des Doptone sichern bei zweifelhaften Befunden, vor allem bei gleichzeitigem Bestehen von Schwangerschaft und Ovarialtumor, die Diagnose (s. S. 627).

Tuben: *Tubargravidität*. Verglichen mit einer ovariellen Geschwulst ist eine einseitige Resistenz bei einem *Tubarabort* meist weicher, uneben und schlechter abgrenzbar. Auffallend ist der *Portioschiebeschmerz*. Die *Regelanamnese* (kurzfristige Amenorrhoe), subjektive Schwangerschaftszeichen und eine *zunehmende Anämie* liefern wichtige Hinweise. Führt der Schwangerschaftstest nicht zur Entscheidung – er ist bei ca. 50% der älteren Tubaraborte negativ –, so sind die Douglas-Punktion oder die Laparoskopie zur Absicherung erforderlich.

Differentialdiagnostische Schwierigkeiten bringt die Unterscheidung der stielgedrehten oder rupturierten Ovarialcyste von einer *Tubarruptur*. Im geschlechtsreifen Alter muß bei akutem foudroyanten Verlauf mit Schockzustand als erstes an eine Tubarruptur gedacht werden. Für diese sprechen die rasch *zunehmende Anämie,* der Blutdruckabfall und die Erhöhung der Pulsfrequenz. Die Tatsache, daß eine Resistenz oft nicht zu fühlen ist, besagt bei der Differentialdiagnose nichts, denn auch ein Ovarialtumor ist nach erfolgter Ruptur nicht mehr palpabel. Hinweise liefert eher der Portioschiebeschmerz, der bei noch bestehender Reaktionsfähigkeit der Patientin fast immer vorhanden ist und auf eine Extrauteringravidität hinweist. Im Gegensatz zum Tubarabort ist der *Schwangerschaftstest* bei der Tubarruptur meistens noch positiv und vermag die Diagnose noch vor der stets notwendigen Laparotomie zu sichern.

Das *Tubencarcinom* ist palpatorisch nur ausnahmsweise von einem Ovarialtumor abzugrenzen (s. S. 611).

Entzündliche Veränderungen der Adnexe bieten im akuten und subakuten Stadium bei Berücksichtigung der Anamnese und der Symptomatik (s. S. 531) nur selten differentialdiagnostische Schwierigkeiten gegenüber einem Ovarialtumor. Die entzündlichen Infiltrate fühlen sich weicher an, sind kaum verschieblich und bereiten bei der Palpation meist stärkere Schmerzen. Die chronischen unspezifischen und spezifischen, im Douglas fixierten Adnexprozesse sind dagegen bei der Differentialdiagnose der Ovarialcarcinome in Betracht zu ziehen. Sie sind oft so derb und höckrig, daß man aufgrund des Palpationsbefundes ebensogut ein Ovarialcarcinom vermuten kann. Als Hinweis kann gelten, daß das Ovarialcarcinom mit einer stärkeren Beschleunigung der Blutsenkung einhergeht, während bei der chronischen Adnexentzündung die Linksverschiebung des Blutbildes ausgeprägter ist.

Endometrioide Herde im Douglas, am Ligamentum rectouterinum und an der Hinterwand der Cervix (s. S. 560) können befundmäßig wie ein Ovarialcarcinom imponieren. Der weniger reduzierte Allgemeinzustand, die Blutungsanamnese (sekundäre Dysmenorrhoe), die meist normalen Laborwerte und die Schmerzhaftigkeit der Untersuchung sprechen für eine Endometriose. In fraglichen Fällen ist die Laparoskopie einzusetzen.

Darmtrakt: Derbe fixierte Resistenzen im kleinen Becken bei der über 50 Jahre alten Frau können von einem Ovarialcarcinom oder von einem Malignom der *unteren Darmabschnitte* stammen. Die Anamnese und Symptomatik (Obstipation im Wechsel mit Diarrhoe, Koliken, Blutabgang aus dem Darm) verweisen auf einen intestinalen Prozeß. Liegt ein *Rectumcarcinom* vor, so ist der Ausgangsherd i. allg. mit Hilfe der rectalen Untersuchung als derber, flächiger Tumor oder als Krater mit derben Rändern zu tasten. Am untersuchenden Finger findet sich Blut! Rectoskopie und Röntgenkontrasteinlauf erhärten die Diagnose und schließen damit den Ovarialtumor aus. Ein mit der Beckenwand verbackenes Ovarialcarcinom ist palpatorisch schwer von einem *Sigmacarcinom* zu unterscheiden. Ebenso ist eine im Sigma lokalisierte *Divertikulose* in Betracht zu ziehen. Auf eine Divertikulose verdächtig ist eine relativ weit dorsal- und cranialwärts gelegene, schwer abgrenzbare Resistenz von eher teigiger Konsistenz. Eine asymptomatische Diverticulitis tritt bei den über 40 Jahre alten Frauen relativ häufig auf.

Der gynäkologische Tastbefund und die intestinalen Symptome führen nur zur Verdachtsdiagnose. Einzig der Kontrasteinlauf erbringt die Entscheidung in der einen oder anderen Richtung. Ergänzend kann die Laparoskopie herangezogen werden.

Infolge der Stielbildung und der Ausdehnung der Ovarialtumoren in Richtung der freien Bauchhöhle sind auch intestinale Prozesse außerhalb des kleinen Beckens differentialdiagnostisch gelegentlich von Bedeutung.

Ein *Ileocöcaltumor* liegt auffallend hoch und ist vom kleinen Becken aus bzw. vaginal und rectal kaum zu erreichen. Bei der äußeren Betastung und Verschiebung werden i. allg. unter der palpierenden Hand gurgelnde Darmgeräusche ausgelöst. Anamnestisch finden sich häufig Hinweise auf eine durchgemachte Tuberkulose. Eine röntgenographische Darstellung des Darmtrakts ist zur Sicherung erforderlich.

Die akute *Appendicitis* und der *perityphlitische Absceß* spielen bei der Differentialdiagnose gegenüber nichtentzündlichen Ovarialtumoren kaum eine Rolle. Lediglich bei Verdacht auf eine Ruptur oder Stieldrehung eines Ovarialcystoms ist gelegentlich eine perforierte Appendicitis auszuschließen. Mitunter führt die *Enteroptose* mit tiefhängenden Darmschlingen oder eine dem Uterus adhärente Sigmaschlinge zur Fehldiagnose. Vor allem das tief hängende Coecum vermag einen Ovarialtumor vorzutäuschen; jedoch entgleiten Darmschlingen bei dem Versuch, sie in das kleine Becken der inneren Hand entgegenzudrücken, unter gurgelnden Geräuschen nach oben.

Retroperitoneale Tumoren können sich bis in das kleine Becken erstrecken. Eine unverschiebliche, derbe Resistenz nahe der Beckenhinterwand ist gegenüber einer Ovarialgeschwulst i. allg. abzugrenzen, wenn die Genitalorgane isoliert zu tasten sind. Bei unklaren Palpationsbefunden läßt sich die Sicherung der Diagnose mit Hilfe der Laparoskopie erreichen. Wenn eine etwa gänseeigroße, fest-weiche, eher teigige Resistenz mit ovoidem Pol in das kleine Becken ragt, jedoch auffallend weit nach hinten gelegen und schwer verschieblich ist, sollte man an eine *Beckenniere* denken und vor Einleitung weiterer Maßnahmen ein intravenöses Pyelogramm anfertigen (s. Abb. 279).

Die Differentialdiagnose der übergroßen Ovarialtumoren: Die großen, weit in das Abdomen hinaufreichenden Neubildungen des Ovars, speziell das Ovarialcystom und seine Varianten, sowie das Fibrom machen nur selten differentialdiagnostische Schwierigkeiten, wenn ihre Besonderheiten beachtet werden. Diese überdimensionalen Geschwülste werden manchmal per vaginam und per rectum nicht erreicht. Für einen Tumor des Genitale spricht der Befund, daß der Uterus – infolge der Zugwirkung eines mobilen Cystoms – eleviert und nahezu quergestellt hoch im kleinen Becken liegt. Für die äußere Untersuchung gilt die Faustregel, daß Ovarialtumoren einen nach oben konvexen Bogen als Begrenzung beschreiben, während der untere Pol von Tumoren des Mittel- und Oberbauches nach unten konvex konturiert ist. Der Ausgangspunkt eines Tumors ist immer der Stelle seiner größten Verschieblichkeit entgegengesetzt anzunehmen. Die Perkussion mit leerem Klopfschall über dem Tumor erlaubt die Markierung der Ausdehnung des Tumors und seiner Grenzen. Nach diesen Regeln sind gelegentlich Pankreascysten, Mesenterialcysten, ein Gallenblasenempyem oder eine Hepatomegalie mit derber höckriger Oberfläche auszuschließen.

Ascites: Wichtig ist die Diagnose und differentialdiagnostische Berücksichtigung des freien *Ascites.* Die Unterscheidung von Ovarialcystom und Ascites ergibt sich aus der Perkussionsfigur vor und nach Lagewechsel der Patientin: Ovarialcysten drängen die Dünndarmschlingen nach lateral. Infolgedessen wird über dem median gelegenen Tumor eine Dämpfung des Klopfschalles und seitlich beiderseits der für den Darm charakteristische tympanitische Perkussionsschall registriert. Ein Lagewechsel hat keine Änderung der Perkussionsfigur zur Folge. Bei Ascites schwimmen dagegen die Darmschlingen median auf der Abdominalflüssigkeit und ergeben in der Nabelgegend tympanitischen Klopfschall, während der schalldämpfende Ascites die Flanken ausfüllt. Bei Seitenlagerung der Patientin steigen die Darmschlingen

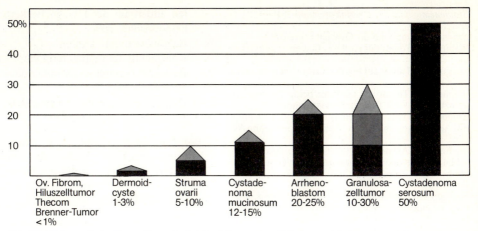

Abb. 335. Schematische Darstellung der Malignisierungshäufigkeit verschiedener Ovarialtumoren

zu der nach oben liegenden Flanke, und es resultiert das Phänomen des Tympaniewechsels. Der Nachweis der Fluktuation spricht in Verbindung mit dem Perkussionsbefund für Ascites. Fluktuation ist aber auch gelegentlich bei schlaffen Cysten vorhanden. So kann eine große dünnwandige Cyste einen Ascites vortäuschen und umgekehrt. Irrtumsöglichkeiten bestehen ferner bei abgekapseltem Ascites, der wie ein Ovarialtumor imponiert. Sind Ascites und Ovarialgeschwulst gleichzeitig vorhanden, so überschneiden sich die Perkussionsfiguren. Ein exakter Palpationsbefund ist dann oft erst nach der Punktion des Ascites zu erheben.

Hinweise für die Therapie der Ovarialtumoren

Grundsätzlich wird jeder Ovarialtumor operativ entfernt. In Anbetracht der Malignisierungspotenz der häufigsten, zunächst gutartigen Neubildungen stellt die frühzeitige operative Therapie zugleich die wirksamste Prophylaxe dar. Das Ausmaß des Eingriffs wird in erster Linie durch die Dignität des Tumors (Abb. 335), in zweiter Linie durch das Alter der Patientin bestimmt. Lediglich die funktionellen Cysten können 2–3 Monate beobachtet werden. Bilden sie sich nicht zurück oder nehmen sogar an Größe zu, so wird die Laparotomie unumgänglich.
Ist die Gutartigkeit einer Geschwulst gesichert, so genügt bei Frauen im fertilen Alter die einfache Ovarektomie. In Ausnahmefällen kann funktionstüchtig erscheinendes Ovarialgewebe nach Abtragung z. B. eines Dermoidcystoms belassen werden. Die Biopsie und Inspektion durch Längsspaltung des äußerlich unveränderten Ovars der anderen Seite ist großzügig zu handhaben, insbesondere bei Verdacht auf kleine hormonbildende Tumoren (s. S. 618). Ergibt die histologische Aufarbeitung des Operationspräparates, die stets von mehreren Arealen des Tumors aus vorgenommen werden muß, den geringsten Verdacht auf einen Grenzfall mit Potenz zur malignen Entartung (z. B. Stadien I B bis IV B der epithelialen Geschwülste der FIGO-Einteilung (s. S. 632) oder einen Granulosazelltumor), so ist eine Zweitoperation mit Entfernung des anderen Ovars und des Uterus indiziert.
Doppelseitige Geschwülste erfordern die Entfernung beider Adnexe, meist unter Mitnahme des Uterus. Im Klimakterium und in der Postmenopause sind auch bei einseitig entwickelten Neoplasien aus prophylaktischen Gründen beide Ovarien zu entfernen; die Indikationsstellung zur gleichzeitigen Hysterektomie ist großzügig zu stellen.
Die Therapie und Prognose des *Ovarialcarcinoms* hängen vornehmlich von seiner Ausbreitung bei Behandlungsbeginn ab. Für das therapeutische Vorgehen und die Vergleichbarkeit der Heilungsergebnisse ist die international gültige Stadieneinteilung der primären Ovarialcarcinome gültig.
Die Stadieneinteilung (FIGO) beruht auf den bei der klinischen Untersuchung *und der Operation* erhobenen Befunden und dient vor allem der prognostischen Beurteilung.

Stadieneinteilung des Ovarialcarcinoms (FIGO, 1978, Kurzfassung)
Stadium I: Tumor auf die Ovarien begrenzt.
Stadium I a: Tumor auf ein Ovar begrenzt; kein Ascites.
Stadium I b: Tumor auf beide Ovarien begrenzt; kein Ascites.
Stadium I c: Tumor auf ein oder beide Ovarien begrenzt; Ascites mit Tumorzellen vorhanden.
Stadium II: Tumor in einem oder in beiden Ovarien mit Ausbreitung im kleinen Becken mit oder ohne Ascites.
Stadium II a: Ausdehnung und/oder Metastasen ausschließlich auf oder in Uterus und/oder Tuben.
Stadium II b: Ausdehnung auf andere Regionen des Beckens.
Stadium II c: Tumor dehnt sich auf den Uterus und/oder auf eine oder beide Tuben und/oder andere Beckengewebe aus. Ascites enthält maligne Zellen.
Stadium III: Tumor in einem oder in beiden Ovarien mit ausgedehnter intraperitonealer Metastasierung im Bereich des Abdomens (Omentum, Dünndarm, Mesenterium) mit oder ohne Ascites.
Stadium IV: Tumor in einem oder in beiden Ovarien mit Fernmetastasen außerhalb der Peritonealhöhle; mit oder ohne Ascites.

Nach dem TNM-System wurde folgende Einteilung in Vorschlag gebracht (Kurzfassung):

T – Primärtumor
T 1 Tumor beschränkt auf die Ovarien
    T 1a Tumor auf ein Ovar beschränkt; kein Ascites
    T 1b Tumor auf beide Ovarien beschränkt; kein Ascites
    T 1c Tumor auf ein oder beide Ovarien beschränkt; Ascites enthält maligne Zellen (oder positive peritoneale Spülung)
T 2 Tumor hat eines oder beide Ovarien befallen mit Ausdehnung ins Becken
    T 2a Tumor mit Ausdehnung und/oder mit Metastasen zum Uterus und/oder zu einer oder beiden Tuben, aber ohne Befall des visceralen Peritoneum; kein Ascites
    T 2b Tumor dehnt sich auf andere Beckengewebe aus und/oder befällt das viscerale Peritoneum; kein Ascites
    T 2c Tumor dehnt sich auf den Uterus aus und/oder auf eine oder beide Tuben und/oder andere Beckengewebe. Ascites mit malignen Zellen (oder positive peritoneale Spülung)
T 3 Tumor befällt eines oder beide Ovarien mit Ausdehnung auf den Dünndarm, das Omentum, oder es sind intraperitoneale Metastasen außerhalb des kleinen Beckens oder positive retroperitoneale Knoten außerhalb des kleinen Beckens oder beides nachweisbar
N – Regionäre Lymphknoten
N 0 Kein Befall der regionären Lymphknoten
N 1 Befall der regionären Lymphknoten
M – Fernmetastasen
M 0 Keine Fernmetastasen nachweisbar
M 1 Fernmetastasen vorhanden

Diese Einteilung erlaubt ohne weiteres die Übertragung der FIGO-Stadien; der Vorteil des TNM-Systems beruht auf der präziseren Definition der Tumorausbreitung als Grundlage des Vergleichs der Behandlungserfolge.

Für die *Therapie des Ovarialcarcinoms* stehen zur Verfügung:

– die Operation,
– die Bestrahlung und
– die Chemotherapie

Über die *Prävalenz des operativen Vorgehens* bestehen keine Zweifel. Die Auffassungen über die optimale Kombination mit den Zusatzverfahren sind unterschiedlich.

Eine Heilung des Ovarialcarcinoms ist nur möglich, wenn der Tumor im ganzen exstirpiert werden kann. Jede unvollständige Entfernung verschlechtert die Prognose. Die Radikaloperation unter Mitnahme des Uterus und gleichzeitiger Netzresektion ist der alleinigen Adnexexstirpation überlegen. Die Laparotomie ist daher stets indiziert, wenn es der Allgemeinzustand erlaubt und keine Metastasen außerhalb des peritonealen Raumes nachzuweisen sind.

Ziel der Operation ist zunächst die Bestimmung der primären Lokalisation des Tumors und seiner Ausdehnung. Erst intra operationem fällt die letzte Entscheidung, ob die Exstirpation oder nur eine Probeentnahme zur histologischen Abklärung möglich ist. Meistens wird die Laparotomie ohne Kenntnis der Dignität der Geschwulst begonnen. Schnellschnitt, Oberflächencytologie und Inspektion mit Biopsie des gesund erscheinenden Ovars (s. S. 631) sind für das Vorgehen u. U. entscheidend. Für die epithelialen Malignome wird der *mikroskopische* Befall des anderen Ovars mit 12% angegeben. Bei jungen Frauen und einseitig auf ein Ovar begrenzten, gut abgekapselten Tumoren (z. B. Cystadenoma mucinosum, Granulosazelltumor, Arrhenoblastom) erscheint die alleinige Entfernung der erkrankten Adnexe vertretbar.

Maligne Cystadenome bilden immer eine Indikation zur Radikaloperation. Wegen der Gefahr der Zellverschleppung sollte kein Cysteninhalt in die Bauchhöhle gelangen. Lassen sich übergroße Tumoren nicht in toto luxieren, so ist zur Volumenverkleinerung einzig die Absaugung erlaubt. Die Punktionsstelle muß sofort abgeklemmt werden; es darf kein Leck entstehen.

Die prophylaktische Entfernung des Netzes ist anzustreben, da früh mikroskopisch kleine Netzmetastasen auftreten und da außerdem das Netz die hauptsächliche Bildungsstätte des Ascites darstellt.

Läßt sich der Tumor wegen der Verklebungen und Verwachsungen nicht primär radikal entfernen, so ist der Eingriff nach Teilresektion der Tumoren oder als *Probelaparotomie* resp. Inspektionslaparotomie nach Entnahme einer Biopsie zur histologischen Abklärung des Malignitätsgrades (grading) und der Festlegung der TNM-Kategorie sowie zur Durchführung des Chemoresistenztests und der Receptoranalyse (s. S. 646) abzubrechen. Die Radikaloperation wird dann erst als sog. *Second-look-Operation* versucht, nachdem durch eine cytostatische oder Strahlenbehandlung die Abgrenzung der Tumoren erreicht ist. *Das erste Ziel der Zusatztherapie ist es, einen primär nicht operablen Tumor operabel zu machen.*

Ovarialcarcinome reagieren insgesamt günstig auf *Cytostatica;* diese stellen daher die wichtigste Zusatztherapie – in frühen Stadien auch als *adjuvante Therapie* – zum operativen Vorgehen dar. Empirisch haben sich bisher die *alkylierenden Substanzen* wie z. B. Endoxan bewährt, jedoch wird der Kombination von Cytostatica mit verschiedenen metabolischen Angriffspunkten – *Polychemotherapie* – der Vorzug gegeben (s. S. 646). Die Wirkung ist vom histologischen Typ und Differenzierungsgrad der Malignome weitgehend unabhängig. Bei günstigen Resorptionsverhältnissen wird das Krebsgewebe von der Peripherie aus zerstört und durch Narbengewebe ersetzt. Auf diese Weise wird eine Abgrenzung des Tumors von seiner Umgebung (Darm, Beckenwand) und damit in nicht zu weit fortgeschrittenen Fällen die Operabilität eines zunächst inoperablen Malignoms erreicht. Die Second-look-Operation kann nach 5–7 Monaten vorgenommen werden.

In jedem Falle muß die *Chemotherapie als Dauerbehandlung über mindestens 2 Jahre* fortgesetzt werden. Die Nebenwirkungen wie Leukocyto- und Thrombopenie, Anorexie, Übelkeit, Erbrechen fordern eine laufende Kontrolle. Wegen der Kumulation von Nebenwirkungen (Knochenmarkdepression) dürfen Cytostatica- und Strahlenbehandlung nicht gleichzeitig angewendet werden.

Der lebensverlängernde Effekt der cytostatischen Therapie ist eindeutig. Infolge der günstigen Tumorwirksamkeit kann sogar unter der Behandlung eine Besserung des Allgemeinzustands einsetzen. Damit rangiert die Chemotherapie vor den Bestrahlungsmethoden, zumal die Ovarialcarcinome bis auf wenige Varianten relativ strahlenunempfindlich sind. Ihre flächenförmige Ausdehnung im Bauchraum erlaubt infolge der Strahlenbelastung lebenswichtiger Organe kaum die Applikation einer ausreichenden tumorwirksamen Dosis. Auch die intraperitoneale Instillation von radioaktiven Substanzen, z. B. von Radiogold – ^{198}Au – hat keine entscheidenden Vorteile gebracht und ist zudem mit einer Reihe von Komplikationen wie Ileus und/oder Peritonitis belastet.

Bei Kindern ist die Indikation zur Strahlen- und Cytostaticabehandlung streng zu stellen, da die Gefahr der Schädigung des Knochenwachstums, der Keimzellen und der Induktion radiogener Tumoren besteht.

Eine Hormonbehandlung kommt bei hormonabhängigen Tumoren, z. B. bei endometrioiden Malignomen mit Gestagenen, in Frage.

Prognose des Ovarialcarcinoms: Die Prognose des Ovarialcarcinoms ist trotz der Fortschritte in den Behandlungsmethoden nach wie vor ungünstig. Die 5-Jahres-Heilungsergebnisse, d. h. 5jährige Rezidivfreiheit für alle malignen Neubildungen liegen bei etwa 30%. Diese niedrige Überlebensrate beruht in erster Linie darauf, daß bei 50–80% aller Frauen die Geschwulst zu Beginn der Therapie bereits die Organgrenze überschritten hat. Es besteht eine *enge Korrelation zwischen Stadienzugehörigkeit und Prognose.* Die Lebenserwartung sinkt im Stadium I von 62,2% bei einseitigem Befund auf 38,8% ab, wenn beide Ovarien befallen sind. Ascites beeinflußt die Prognose nicht, ebensowenig die Ausdehnung des Carcinoms auf den Uterus. Das Schicksal entscheidet sich in der Mehrzahl der Fälle *innerhalb des ersten Jahres* nach Behandlungsbeginn. Im allgemeinen ist die Lebenserwartung bei jüngeren Frauen höher. Neben der Ausdehnung und dem Alter be-

stimmt der histologische Malignitätsgrad die Prognose.
Der Einfluß des Carcinomtyps läßt sich auf die einfache Formel bringen: *je undifferenzierter das Carcinom, desto schlechter die Prognose!* Ausgehend von der 5-Jahres-Überlebensrate ist die Prognose der mucinösen und endometrioiden Carcinome mit annähernd 60% eindeutig günstiger als die der malignen serösen Cystadenome (ca. 30%) und der nicht klassifizierbaren Carcinome.

Nachgehende Fürsorge und Betreuung: Regelmäßige Nachkontrollen sind wegen der Rezidivhäufigkeit zwingend notwendig. Das konservative Operieren bei jungen Frauen kann nur verantwortet werden, wenn eine strenge Überwachung gewährleistet ist.
Während der cytostatischen Dauertherapie müssen Blutbild und Allgemeinzustand laufend überprüft werden. Die Frage, wann die Chemotherapie abgebrochen werden soll, ist bei den erfolgreich behandelten Fällen bisher ungelöst. Auf der einen Seite steht das hohe Risiko des Rezidivs, auf der anderen Seite die Resistenzentwicklung und Beeinträchtigung des Immunsystems mit ihren Konsequenzen.
Bei Versagen der Therapie, gekennzeichnet durch Fortschreiten des Tumorwachstums, Metastasierung oder Unverträglichkeit der Cytostatica kommen nur noch pflegerische und Palliativmaßnahmen in Frage: großzügige Schmerzbekämpfung, Entlastungspunktionen bei Ascites, Anlegen einer Darmfistel oder eines Anus praeternaturalis, Vermeidung von Harnwegsinfektionen und Harnabflußstauungen. Die Führung und Betreuung dieser unheilbar Kranken erfordert den vollen persönlichen Einsatz des Arztes und des Pflegepersonals.

57. Differentialdiagnostische Erwägungen bei akuten abdominalen Schmerzzuständen (akutes Abdomen)

Bei akut einsetzenden Schmerzzuständen mit der bedrohlichen Symptomatik des akuten Abdomen läuft der Gynäkologe Gefahr, daß er einseitig fixiert ist und zu wenig an die nicht gynäkologisch bedingten abdominalen Primärerkrankungen denkt. Dem praktisch tätigen Arzt unterläuft umgekehrt leicht der Fehler, daß er zu selten oder zu spät ein Krankheitsgeschehen der Genitalorgane in seine Erwägungen einbezieht. Er ist aber gerade derjenige, der i. allg. als erster die Patientinnen mit akuten Erscheinungen im Unterbauch sieht, und der aufgrund seiner Verdachtsdiagnose über das weitere Vorgehen entscheiden muß. Die Situation verlangt ein rasches Handeln, da bei einem akuten Abdomen nur wenige Stunden zur Verfügung stehen, um den bedrohlichen Zustand beherrschen zu können. Das Schicksal der Kranken hängt daher in hohem Maße von der Umsicht und der diagnostischen Beurteilung des erstuntersuchenden Arztes ab. Er muß die vorläufige Diagnose meistens mit einem Minimum an Untersuchungsverfahren stellen und ist daher in erster Linie auf die *anamnestischen Hinweise,* die sich bietende *Symptomatik* und den klassischen Untersuchungsgang der *Inspektion* und *Palpation* angewiesen. Aus diesen Gründen muß er die wichtigsten in Frage kommenden Krankheitsbilder und ihre differentialdiagnostischen Kriterien überblicken und stets zur Hand haben.
Mit dem Begriff „akutes Abdomen" wird eine unvermittelt, plötzlich einsetzende lebensbedrohliche abdominale Symptomatik bezeichnet, die einer sofortigen Abklärung und Behandlung bedarf. Einige der auslösenden Krankheitsbilder machen aufgrund ihrer Lokalisation im Unterbauch die Differentialdiagnose gegenüber akuten gynäkologischen Leiden erforderlich.
Die *Hauptsymptome* des akuten Abdomen sind:
1. Spontanschmerz, kolikartig intermittierend oder kontinuierlich;
2. stark beeinträchtigter Allgemeinzustand (Unruhe, Fieber, Facies abdominalis, Schock),

3. Druckschmerz, lokalisiert oder diffus, mit oder ohne Abwehrspannung.

Führt das Grundleiden zu einer diffusen Bauchfellentzündung, so entwickeln sich in rascher Progredienz die klassischen *Symptome der Peritonitis:*
– Schweißausbruch,
– Schock mit Blutdruckabfall,
– Fieber,
– Erbrechen,
– trockene Zunge,
– flache Atmung,
– bretthartе Bauchdecken,
– paralytischer Ileus,
– Dehydratation.

Ausgelöst wird das *akute Abdomen* vornehmlich durch *drei Grundprozesse:*
1. Perforation oder Ruptur eines Organs bzw. Organabschnitts oder eines Tumors;
2. die akute Drosselung der Blutzufuhr eines Organs oder eines Tumors oder der Verschluß eines Hohlorgans;
3. eine akute Entzündung im Bereich des Abdomen.

Gynäkologische Ursachen der genannten Art sind vor allem dann in Erwägung zu ziehen, wenn das Punctum maximum der Schmerzen im Unterbauch lokalisiert ist.

Differentialdiagnostisch kommen folgende gynäkologische Erkrankungen bzw. akute Komplikationen in Frage:
– die *Extrauteringravidität,* insbesondere die Tubarruptur,
– die *Stieldrehung* eines *Ovarialtumors* oder eines *subserösen Myoms* (selten), die *Ruptur* eines cystischen Ovarialtumors,
– die ovarielle Blutung (Ovulationsblutung),
– die Vereiterung oder Verjauchung eines Myoms (selten!),
– die akute Adnexentzündung, wenn sie zu einer diffusen Peritonitis geführt hat (selten!).

Im geschlechtsreifen Alter muß bei akutem foudroyantem Verlauf mit Schockzustand als erstes an eine *Tubarruptur* gedacht werden. Für diese sprechen die rasch zunehmende Anämie, der Blutdruckabfall und die Erhöhung der Pulsfrequenz. Die Abwehrspannung ist generalisiert, jedoch besteht ein Punctum maximum des Schmerzes auf einer Seite im Unterbauch. Typisch ist der *Portioschiebeschmerz.* Bei starker intraabdomineller Blutung wölbt sich der Fornix vaginae posterior infolge der Blutansammlung im Douglas-Raum vor. Gelegentlich besteht eine Schmierblutung aus dem Uterus. Der Tastbefund des inneren Genitale ist häufig unergiebig oder infolge der Abwehrspannung nicht eindeutig zu erheben. Differentialdiagnostische Hinweise sind demnach:
– die Anamnese (kurzfristige Amenorrhoe),
– Vordrängen des mit Blut gefüllten Douglas-Raumes gegen das hintere Scheidengewölbe,
– evtl. leichte Schmierblutung aus dem Uterus,
– der meist noch positive Schwangerschaftstest,
– absinkender Hämatokritwert,
– normale Blutsenkung, Leukocytenzahl und Temperatur.

Ultrasonographie, Laparoskopie und Aspiration von ungeronnenem Blut bei der Douglas-Punktion ermöglichen die Diagnose.

Beim *Tubarabort* entwickelt sich der bedrohliche Zustand allmählich. Es findet sich eine einseitige schmerzhafte Resistenz von weicher Konsistenz, die schlecht abgrenzbar ist. Hinweise für die Diagnose sind:
– Die Regelanamnese (kurzfristige Amenorrhoe),
– subjektive Schwangerschaftszeichen,
– der Portioschiebeschmerz,
– zunächst mäßig herabgesetzter Hämatokritwert,
– Temperatur, Blutsenkungs- und Leukocytenwerte im Bereich der Norm.

Der Schwangerschaftstest ist unzuverlässig, da er bei 50% der älteren Tubaraborte bereits negativ ausfällt. Zur Absicherung der Diagnose können die Sonographie, Laparoskopie oder Douglas-Punktion herangezogen werden.

Das akute Abdomen als Folge einer *Stieldrehung eines Ovarialtumors* oder – selten – eines *subserösen Myoms* ist gekennzeichnet durch plötzlich einsetzende stärkste Schmerzen im rechten oder linken Unter- und Mittelbauch mit starker – je nach Größe des Tumors – umschriebener Abwehrspannung. Der untere Pol des Tumors ist bei der inneren Untersuchung i. allg. zu tasten. Die Temperatur, Blutsenkung und Leukocytenzahl sind annähernd normal. Bei der *Ruptur* eines cystischen Ovarialtumors gleicht die akute Symptomatik derjenigen der Stieldrehung. Die Diagnose wird dadurch erschwert, daß der Tumor nach der Ruptur meist nicht mehr zu tasten ist. Dadurch kann im fertilen Alter die Abgrenzung gegenüber der Tubargravidität manchmal erschwert sein.

Das seltene Ereignis einer *Ovulationsblutung*

wird meistens erst intra operationem verifiziert. Die Symptomatik entspricht derjenigen der Tubarruptur.

Entzündliche Adnexerkrankungen kommen differentialdiagnostisch nur selten als Ursache des akuten Abdomen in Frage. In Einzelfällen kann eine frisch acquirierte Gonorrhoe über die Salpingitis eine diffuse Peritonitis auslösen. Auch die Peritonitis als Folge einer rapiden Dissemination im Verlauf einer Genitaltuberkulose stellt heute ein seltenes Ereignis dar.

Die *Verjauchung* oder *Vereiterung eines Myoms* ist ebenfalls selten in Betracht zu ziehen. Sie führt über die Peritonitis zu den Zeichen des akuten Abdomen. Einen Hinweis liefern bei der inneren Untersuchung die myomatöse Veränderung des Uterus und die ausgeprägte Druckschmerzhaftigkeit des Organs, septische Temperaturen, Leukocytose und stark beschleunigte Blutsenkung.

Die genannten genitalen Ursachen müssen *nicht nur untereinander,* sondern auch *gegenüber extragenitalen Erkrankungen* abgegrenzt werden. Bei *rechtsseitigen Prozessen* ist in erster Linie an eine Appendicitis zu denken. Die *akute Appendicitis* bereitet bei typischem Verlauf i. allg. diagnostisch keine Schwierigkeiten. Hingegen führt die *Appendicitis perforata* schnell zur Symptomatik des akuten Abdomen und den Zeichen der Peritonitis. Druckschmerzhaftigkeit bei maximal gespannten Bauchdecken, Loslaßschmerz im Bereich des McBurney-Punktes, Subileus bis Ileus, trockene, borkig belegte Zunge und evtl. Erbrechen bestimmen das klinische Bild. Nicht selten besteht eine Vorwölbung des Douglas-Raumes mit erheblicher Druckempfindlichkeit. Eine Verwechslung mit einem perforierten Tuboovarialabsceß ist möglich.

Die *Ileitis terminalis* muß differentialdiagnostisch abgegrenzt werden, wenn sich infolge der Stenosierung des erkrankten Ileumabschnitts ein Subileus oder Ileus entwickelt hat.

Bei mehr linksseitig gelagerter Schmerzhaftigkeit ist an die *Sigmadiverticulitis* mit *Periverticulitis* und die *Diverticulitis perforata* zu denken. Die gynäkologische Untersuchung ergibt eine relativ hoch gelegene, druckschmerzhafte linksseitige walzenförmige Resistenz. Da das Sigma gelegentlich stark nach rechts verlagert ist, vermag eine Divertikelperforation in diesem Abschnitt eine perforierte Appendicitis vorzutäuschen. Haben die Schmerzen im linken Unterbauch kolikartigen Charakter, so kommt auch ein *Sigmacarcinom* mit Subileus oder Ileus in Frage.

Uretersteine täuschen gelegentlich ein akutes Abdomen vor. Im allgemeinen fehlt jedoch die Abwehrspannung; die Schmerzen sind kolikartig und folgen dem anatomischen Verlauf des Ureters. Es fehlen Fieber, Leukocytose und die Erhöhung der Blutsenkung. Als Initialsymptom besteht oft ein reflektorisch ausgelöster krampfartiger Husten. Da den Koliken meistens Blasentenesmen vorangehen, werden die Uretersteine zunächst leicht verkannt und mit einer Cystitis verwechselt. Erythrocyten im Urinsediment sollten im Zusammenhang mit der Symptomatik ein i. v. Pyelogramm veranlassen, dessen Ergebnis zur Diagnose führt.

Das akute Abdomen führt ungeachtet der auslösenden Ursache reflektorisch oder entzündlich bedingt zu einem *Subileus* und schließlich zum *Ileus.* Auf der anderen Seite kann *primär* der Ileus – vor allem der mechanische Ileus – die *Ursache* des akuten Abdomen bilden.

Die Hauptsymptome des *mechanischen Ileus* sind: Schmerzen, Meteorismus, Stuhl- und Windverhaltung. Erbrechen, zunehmende Beeinträchtigung des Allgemeinbefindens. Leukocytenzahlen und Blutsenkungsreaktion sind stark erhöht. Die definitive Abklärung erbringt die im Stehen angefertigte Röntgenübersicht des Abdomens. Ein stark erweitertes Colon mit Spiegelbildung weist auf einen Verschluß im Bereich des Dickdarms hin. Die Schmerzen sind kolikartig infolge der zunächst bestehenden Hyperaktivität des Darmes *(Darmsteifungen)* zur Überwindung des mechanischen Hindernisses. Die Stuhlverhaltung entwickelt sich allmählich; aus den distal von der Stenose gelegenen Darmabschnitten werden noch dünnflüssige und schleimig-blutig durchsetzte Faeces entleert. Auskultatorisch nimmt man die Hyperperistaltik an den plätschernden, metallisch klingenden Darmgeräuschen wahr. Solange noch keine Peritonitis besteht, ist das Abdomen weich und eindrückbar. Bildet ein Tumor das mechanische Hindernis, so kann man ihn zu diesem Zeitpunkt gelegentlich durch die Bauchdecken hindurch tasten. Besondere Beachtung verdienen die *Bruchpforten,* da eine incarcerierte Hernie die Ursache des Darmverschlusses sein kann. Im gynäkologischen Bereich ist vor allem an fortschreitende oder metastasierende *carcinomatöse Prozesse* zu denken.

Operationsnarben lenken im Zusammenhang mit der Anamnese den Verdacht auf einen *Adhäsions-* oder *Strangulationsileus*. Der *postoperative Spätileus* spielt auch nach gynäkologischen Operationen eine Rolle.

Wird der mechanische Ileus nicht schnell genug erkannt und behandelt, so geht er infolge Erschöpfung der Darmmuskulatur binnen Stunden in den *paralytischen Ileus* über. Das Abdomen ist nunmehr maximal aufgetrieben *(Trommelbauch)* und ist als Folge der Durchwanderungsperitonitis bretthart gespannt. Der Klopfschall ist tympanitisch, während Darmgeräusche fehlen (Grabesstille des Abdomen). Der *primär paralytische Ileus* entsteht vornehmlich *entzündlich* bedingt als Folge einer Peritonitis. *Reflektorisch* kann er durch eine Cholelithiasis, einen Harnleiterstein oder eine akute Pyelitis ausgelöst werden. Eine weitere Ursache ist der akute Verschluß eines Mesenterialgefäßes. Die Prognose ist schlecht, wenn es zu einem *sekundären* paralytischen Ileus gekommen ist.

58. Erkrankungen der Brustdrüse

Bau und Funktion

Die Brustdrüsen der Frau gehören zu den *Zielorganen der Geschlechtshormone*. Die spezifisch weibliche Entwicklung der Mammae beginnt demgemäß mit der Pubertät (Thelarche, s. S. 55). Während der reproduktiven Phase unterliegen sie cyclischen Veränderungen (s. S. 52). Die endgültige Vorbereitung für die Stillfunktion vollzieht sich während der Schwangerschaft mit der Ausbildung der alveolären Endstrukturen. Mit Sistieren der Ovarialfunktion bildet sich das Drüsenparenchym allmählich zurück und wird im Zuge der Altersinvolution bis zur Postmenopause weitgehend durch Binde- und Fettgewebe ersetzt.

Die voll entwickelte Brustdrüse besteht aus durchschnittlich 15–20 radiär angeordneten tubuloalveolären Einzeldrüsen – *Lobi* –, deren Ausführungsgänge auf der Brustwarze münden. Jeder Lobus setzt sich aus einer variierenden Zahl von Läppchen – *Lobuli* – zusammen. Die Drüsenendstücke – *Acini* – stehen über die terminalen Milchgänge jeweils mit den intralobulären Ausführungsgängen in Verbindung, die in Hauptmilchgänge münden. Diese erweitern sich, bevor sie auf der Mamille enden, retromamillär zu 1–2 mm breiten Sinusoiden – Sinus lactiferi –, den sog. Milchsäckchen. Prämenstruell kommt es durch Sprossung und Längenwachstum zu einer Vergrößerung der Gänge, die reversibel ist und jeweils im Postmenstruum wieder zurückgeht.

Die *Acini und die terminalen Milchgänge* sind von einer inneren Lage *sekretorischer Zellen,* einer äußeren *Myoepithelschicht* ausgekleidet und von einem Kollagenfasergerüst – dem *intralobulären Mantelgewebe* – umhüllt. Gleichartige Gewebszüge umgeben als *interlobuläres Mantelgewebe* jeden Lobulus; sie stehen mit der Fascie des M. pectoralis major und des M. serratus ant. in Verbindung (Retinacula mammae), wodurch das Organ *verschieblich* fixiert ist.

Die *interlobulären* und *großen Milchgänge* sind von einem *zweischichtigen Epithel* – einer *kubischen Basalschicht* und einer *zylindrischen Superficialschicht* – ausgekleidet, das sich im peripheren Bereich der *Mamille* in ein mehrschichtiges *verhornendes Plattenepithel* fortsetzt. Myoepithelien folgen dem Verlauf bis in die interlobulären Abschnitte.

Zusammen mit Blutgefäßen und Lymphbahnen sind die Ausführungsgänge in ein System von elastischen Fasern und glatter Muskulatur eingebaut *(Erektionsfähigkeit der Mamille).* Die Haut der Brustwarze ist stark pigmentiert, besitzt freie Talgdrüsen, Schweißdrüsen und einige apokrine Glandulae areolares, die sog. *Montgomery-Drüsen.*

Das Drüsenparenchym ist nicht immer seitengleich ausgebildet; meistens imponiert die *linke Brust größer als die rechte*. Bei 75% der Frauen befindet sich die Hauptmasse des Drüsenkörpers im *äußeren oberen Teil des Organs*.

Im Rahmen der Gefäßversorgung besitzen vor allem die *Lymphabflußwege* klinische Bedeutung (s. S. 641). Der Lymphabfluß erfolgt:

– von *der lateralen Brusthälfte* zu den *Nodi lymphatici axillares, supraclaviculares* und zum Truncus subclavius, der in den D. thoracicus einmündet,
– *medial* zu den regionalen *Nodi lymphatici pa-*

rasternales unter der Pleura – sog. Mammaria-interna-Kette – über den Truncus parasternalis zum D. thoracicus.

Fehlanlagen und Entwicklungsstörungen

Gelegentlich werden als Anlagestörung überzählige – meist rudimentäre – Brustwarzen beobachtet *(Polythelie)*, die entsprechend der auch beim Menschen zunächst angelegten Milchleiste lokalisiert sind. Sie besitzen keine klinische Bedeutung.
Eine mangelhafte Entwicklung der Brustwarzen – *Flachwarzen, Hohlwarzen* – kann gelegentlich eine Beeinträchtigung des Stillens zur Folge haben (s. S. 252).
Bei der *aberrierenden Mamma (Mamma aberrans)* handelt es sich um eine spätere, nach der Differenzierung ablaufende Entwicklungsstörung, die eine Abschnürung und Dyslokation von Brustdrüsengewebe zur Folge hat. Die versprengten Parenchyminseln liegen meistens lateral zwischen dem normalen Drüsenkörper und der Achselhöhle; eine Brustwarzenbildung fehlt. Wie jedes ektopische Gewebe birgt auch die *aberrierende Mamma das Risiko der malignen Entartung*. Die Prognose eines paramammären Carcinoms ist schlecht. Aus diesen Gründen ist die Entfernung des akzessorischen Drüsengewebes möglichst bald nach der Pubertät anzuraten.
Bei einer *bi- oder unilateralen Hypoplasie oder Aplasie* der Mamma kann es sich sowohl um einen Anlagefehler als auch um eine fehlende Hormonansprechbarkeit handeln. Führen sie zu starker psychischer Beeinträchtigung, wird man nach Abklärung der Konfliktsituation (Störung der Partnerschaftsbeziehungen) – evtl. unter Einschaltung eines Psychologen – gelegentlich eine Augmentationsplastik (Silikongel mit Silastichülle) in Erwägung ziehen.
Als *Mammahyperplasie* wird eine offensichtliche Dysproportion zum Gesamthabitus bezeichnet (das entspricht i. allg. einem Gewicht des Organs von ≥ 600 g). Sie kann sich bereits mit Einsetzen der Geschlechtsreife (Pubertätshypertrophie), als Schwangerschaftshypertrophie – meist transitorisch – oder als Erwachsenenhypertrophie ausbilden. Sie geht häufig mit einer *Mastoptose* einher und ist nicht selten mit allgemeiner Adipositas vergesellschaftet. In schweren Fällen mit körperlichen Beschwerden (Rückenschmerzen, Fehlhaltung) und psychischer Belastung kann sich die Frage einer Reduktionsplastik stellen.

Mastitis non puerperalis

Entzündungen der Brustdrüse gehören außerhalb der Lactationsperiode zu den Seltenheiten. Als Ursachen einer Mastitis non puerperalis kommen ebenso wie bei der Mastitis puerperalis Infektionen bei Rhagaden und Hohlwarzen mit canaliculärer Ausbreitung in Frage (s. S. 419). Nach Ausschluß eines inflammatorisch veränderten Mammacarcinoms durch Einsatz aller diagnostischen Möglichkeiten (s. S. 644) erfolgt die Therapie wie bei der Mastitis der lactierenden Mamma (s. S. 419). Finden sich Zeichen einer hormonalen Überstimulation (Prolactinbestimmung), so kann zusätzlich Bromocriptin (Pravidel) eingesetzt werden (s. S. 420).

Die gutartigen und bösartigen Neubildungen der Mamma

Gutartige Veränderungen der Brustdrüse

Mastopathie

Unter dem Begriff der Mastopathie werden Gewebsveränderungen zusammengefaßt, die nebeneinander in wechselndem Ausmaß Zeichen der Atrophie, Hyperplasie und Metaplasie der verschiedenen Komponenten der Brustdrüse aufweisen. Bei der Vielfalt der histopathologischen Erscheinungsbilder erstaunt es nicht, daß zahlreiche Synonyme geprägt und unterschiedliche Klassifizierungen vorgeschlagen wurden (s. u.).

Ätiologie: Als Ursache wird eine Dysfunktion der Ovarialhormone im Sinne einer Störung der quantitativen und zeitlichen Produktion von Follikelhormon und Corpus-luteum-Hormon angesehen. Dadurch kommt es zu einer Dysregulation der cyclischen Veränderungen der Brustdrüse: Prämenstruelle Gewebsauflockerung, Hyperämie und Vergrößerung der Milchgänge werden bei vermehrter, oestrogener Stimulation ins Pathologische gesteigert, während die postmenstruelle Rückbildung unzulänglich ist oder ausbleibt. Bei länger andauernder Störung sind Fibrosierung, primäre oder sekundäre cystische Erweiterung der Drüsen und Milchgänge sowie evtl. proliferative Epithelveränderungen die Folgen. Für diese Ätiologie sprechen das Erkrankungsalter, das häufige Zusammentreffen mit Cyclusstörungen und ebenso die Rückbildung der Mastopathie im Klimakterium und nach der Menopause im Zuge der Involution der Brustdrüse.

Systematik – Klassifizierung: Aus *diagnostischen* und vor allem *prognostischen* Gründen erscheint die Einteilung der Mastopathie in drei Hauptgruppen gerechtfertigt:
I. Die einfache Mastopathie – Mastopathie ohne Epithelproliferationen,
II. die einfache proliferierende Mastopathie – Mastopathie mit regulären Epithelproliferationen,
III. die atypische proliferierende Mastopathie – Mastopathie mit atypischen Epithelproliferationen.

I. *Die einfache Mastopathie* ist histologisch durch eine Vermehrung des Stroma, Ausweitung der Drüsenlichtungen mit Bildung von Mikro- und Makrocysten sowie durch eine Hyperplasie des Drüsenepithels und der Myoepithelien gekennzeichnet. Zeichen der intracaniculären Epithelproliferation fehlen. Je nach Vorherrschen der bindegewebigen oder cystischen Komponenten spricht man von der
- fibrösen oder
- fibrös-cystischen Mastopathie.

Bei der *fibrösen Form* stehen intra- und interlobuläre Bindegewebsvermehrung mit Sklerosierung und Hyalinisierung des Stroma im Vordergrund; die Acini sind meist atrophisch.

Die *fibrös-cystische Form* zeichnet sich durch Stromavermehrung und unterschiedlich große Cysten (die Grenze zwischen Mikro- und Makrocysten wird ab 1–2 mm Durchmesser angenommen) aus. Die Cystenwände bestehen aus abgeflachtem ein- oder mehrreihigem Epithel.

II. *Bei der einfachen proliferierenden Mastopathie* herrscht eine intracanalikuläre Epithelwucherung vor. Es kommt zur Verdickung (Mehrschichtigkeit) des ductalen Epithels mit Ausbildung von soliden adenoiden oder papillären Strukturen. Das Zellbild ist regelmäßig, es finden sich keine oder nur ganz vereinzelt Mitosen und Zellatypien.

Eine Sonderform stellt die *Adenosis* (sklerosierende Adenosis, Adenomatosis) dar. Auf sie entfallen 2,8% aller Mammaveränderungen resp. 9% der gutartigen Neubildungen. Hier überwiegt die *Hyperplasie der Acinusepithelien*, der kleinen Ausführungsgänge und des Myoepithels. Die Proliferation bleibt *läppchengebunden*, jedoch können kleine Läppchen zu größeren Knoten konfluieren (sog. Tumoradenosis). Eine Cystenbildung fehlt meistens. Die *Adenosis* ist *gutartig*, differentialdiagnostisch u. U. aber schwer von einem scirrhösen Carcinom zu unterscheiden. Sie tritt bevorzugt bei Frauen im Alter von etwa 40 Jahren auf.

III. Auffällige Kriterien *der atypischen, proliferierenden Mastopathie* sind *intraductuläre, intraacinöse und intrapapilläre Epithelproliferationen mit vermehrten Mitosen und Zellatypien* wie Polymorphismus und Hyperchromasie der Zellkerne (Epitheliose).

Die histologische Abgrenzung von der einfachen Mastopathie ist aus prognostischen Gründen zwingend (s. S. 640). *Vor allem aber muß die atypische proliferierende Mastopathie differentialdiagnostisch gegenüber einem intraductalen präinvasiven Mammacarcinom abgeklärt werden.*

Häufigkeit: Auf die Mastopathie entfallen ein Drittel bis die Hälfte aller gutartigen Brustdrüsenerkrankungen. Die *Frequenz der atypischen proliferierenden Mastopathie beträgt 6–12% aller gutartigen Formen*. Die Mastopathie tritt vorwiegend im 4. und 5. Lebensjahrzehnt auf; das Durchschnittsalter liegt zwischen 37 und 42 Jahren. Die Veränderungen können jedoch auch schon früher im 2. Jahrzehnt einsetzen. Nulliparae sind häufiger betroffen.

Symptomatik: Bei der Mastopathie stehen *drei klinische Symptome* im Vordergrund, die einzeln oder kombiniert auftreten können. Es sind:
- Knotenbildung und Verhärtungen,
- Schmerzen,
- pathologische Absonderungen.

Bei der Palpation finden sich umschriebene, multiple, oft diffuse, meist doppelseitig ausgeprägte *Knoten*. Sie treten bevorzugt im äußeren oberen Quadranten auf und reichen *bis zu den peripheren axillären Ausläufern der Drüse*. Bei kleincystischer Veränderung tasten sich die multiplen Herde eher körnig; größere Cysten imponieren als knotige, insgesamt derbe Resistenzen.

Die für die Mastopathie typischen *Schmerzen* treten meistens *cyclusabhängig* auf, beginnen gewöhnlich rasch an Intensität zunehmend in der zweiten Cyclushälfte und klingen mit Eintritt der Blutung ab.

Sehr viel seltener stellen sich zusätzlich *Absonderungen* aus der Mamille ein. Sie treten spontan intermittierend nach einem zunehmenden Spannungsgefühl auf und können auch ausgepreßt werden. Das Sekret ist hell bis dunkelbraun-blutig (blutende Mamma). Die Blutbeimengungen beruhen auf einer Diapedese oder auf direkten Blutaustritten wie z. B. bei dem Cystadenoma papillare. Ein blutiges Sekret ist nicht unbedingt als Hinweis auf ein Carcinom zu bewerten; beim Brustkrebs wird die blutige Absonderung eher selten beobachtet.

Diagnose: Trotz der eindeutig erscheinenden Symptomentrias, vor allem des Palpationsbefundes, gestaltet sich die Stellung der Diagnose insofern schwierig, als sich *neben oder in der Mastopathie ein Carcinom verbergen kann*. Daher sind alle verfügbaren diagnostischen Maßnahmen einzusetzen (s. S. 644). Im Zweifelsfalle ist *der histologische Befund nach der diagnostischen Exstirpation* entscheidend. *Die Excision dient vor allem der Diagnose, erst in zweiter Linie der Therapie.*

Therapie: Bei Ausbreitung über größere Teile des Drüsenkörpers, anhaltender blutiger Sekretion und Verdacht auf papillomatöse Prozesse kann eine subcutane Mastektomie (s. S. 645) mit Prothetik angezeigt sein. Die Indikation gilt insbesondere für die Mastopathie III (atypische proliferierende Mastopathie). Handelt es sich um eine solitäre Cyste, so ist der Entscheidung für das therapeutische Vorgehen die *Pneumocystographie* vorauszuschicken. Dazu wird der Cysteninhalt möglichst komplett aspiriert und der Hohlraum mit Luft aufgefüllt. Ergibt sich bei der anschließenden Röntgenographie eine glatte Innenwand ohne Gewebsverdichtungen in der Umgebung, so ist der benigne Charakter gesichert, wenn der Cysteninhalt cytologisch ebenfalls eindeutig gutartig aussieht. Eine Exstirpation erübrigt sich dann, wenn sich die Cyste innerhalb von wenigen Wochen vollständig zurückbildet und lediglich eine kaum tastbare Fibrose zurückbleibt.

Für eine wirksame Hormonbehandlung der Mastopathie unter Berücksichtigung des Receptorennachweises (s. S. 646) bestehen einstweilen keine Ansatzpunkte. Von einer endokrinen Therapie (Gestagene) ist nur dann ein Erfolg zu erwarten, wenn es sich um eine *Mastodynie* im Rahmen eines prämenstruellen Syndroms handelt (s. S. 482) und kein auffälliger Palpationsbefund vorliegt.

Die Beziehungen zwischen Mastopathie und Mammacarcinom

Die einfache Mastopathie (Gruppe I) ist keine Präcancerose. Das Risiko an einem Carcinom zu erkranken, ist höchstens um den Faktor 1,8 erhöht.

Die einfache proliferierende Mastopathie ohne Zellatypien (Gruppe II) weist ein 2,4- bis 4,5fach erhöhtes Entartungsrisiko auf.

Anders verhält es sich mit der intraductalen atypischen proliferierenden Mastopathie (Gruppe III). Bei dieser Form ist das Risiko eines Mammacarcinoms um den Faktor 22,0 erhöht.

Hinweise auf bestehende Zusammenhänge ergeben sich auch aus der Altersverteilung. Bei der einfachen Mastopathie Typ I liegt der Häufigkeitsgipfel für den Beginn der Erkrankung im 4. Lebensjahrzehnt, während Frauen an einer proliferierenden Mastopathie vom Typ III am häufigsten in der Mitte des 5. Lebensjahrzehnts erkranken. Das Durchschnittsalter beträgt 46 Jahre und liegt damit 9–14 Jahre *vor* dem mittleren Krebsalter. Eine Mastopathie mit Carcinom findet sich meist am Beginn des 6. Jahrzehnts. So betrachtet, ist die *Altersverteilung der Mastopathie und des Mammacarcinoms Ausdruck der Progredienz und potentiellen malignen Transformation der Mastopathie.*

Bösartige Neubildungen der Mamma

Mammacarcinom

Das Mammacarcinom ist in der westlichen Welt das häufigste Krebsleiden der Frau und weiter im Zunehmen begriffen. Es rangiert hinter Herz- und Kreislauferkrankungen an zweiter Stelle der Todesursachen. Die Häufigkeit entspricht der des Diabetes mellitus. In der BRD werden jährlich etwa 16000 Neuerkrankungen registriert. Unter Berücksichtigung der Altersabhängigkeit ist im voraus zu berechnen, daß von 1000 Frauen jeweils 20–30 innerhalb von 20 Jahren an einem Mammacarcinom erkranken werden. Bei Einbeziehung der bekannten Risikofaktoren (s. u.) erhöht sich diese Erkrankungswahrscheinlichkeit um das Zwei- bis Dreifache. In der Gravidität wird die Incidenz auf 1:3000 Schwangerschaften geschätzt.

Ätiologie: Die Ursache ist wie bei allen bösartigen Tumoren unbekannt. Gegenwärtig muß man ein multifaktorielles Geschehen annehmen. Einige Kausal- und Bedingungsfaktoren scheinen gesichert.

Epidemiologische Faktoren: Die Incidenz deutet auf geographische und rassische Unterschiede hin. Die höchsten Erkrankungsziffern finden sich in den USA und in Hawaii, die niedrigsten in Teilen Afrikas und Asiens. Dabei mag zusätzlich eine Rolle spielen, daß sich das Mammacarcinom häufiger in den sozioökonomisch besser gestellten Bevölkerungsgruppen findet; Überernährung bzw. vermehrte Kalorienzufuhr zeigen eine positive Korrelation.

Das Mammacarcinom zeigt eine deutliche *Altersabhängigkeit:* Der Gipfel des Manifestationsalters liegt zwischen 45 und 55 Jahren. Unter Berücksichtigung der Bevölkerungszahl in den jeweiligen Altersgruppen vollzieht sich auch danach ein weiterer Anstieg. Das Erkrankungsrisiko steigt, wenn ein Mammacarcinom bereits in der *weiblichen Verwandtschaft* aufgetreten ist.

Endokrine Einflußfaktoren: Eine hormonale Beeinflussung bei der Entstehung des Mammacarcinoms kann für einen Teil der Malignome als gesichert gelten. Als Ursache kommt eine hormonale Imbalance im Verhältnis Oestrogene : Gestagene in Frage.

Die Mastopathie mit ihren kausalen Beziehungen zu Störungen der Ovarialfunktion erhöht das Risiko eines späteren Mammacarcinoms (s. S. 640). Eine Ovarektomie im fertilen Alter bedeutet eine 40%ige Senkung der Gefährdung.

Schwer interpretierbar sind die statistischen Ergebnisse über die Korrelation zwischen *Schwangerschaft(en)* und dem Risiko einer malignen Brustdrüsenerkrankung. Der Gefährdungsgrad steigt in Abhängigkeit vom Alter der Frau während der ersten Gravidität. Frauen, deren erste Schwangerschaft zwischen dem 18. und 34. Lebensjahr eintritt, tragen nur ein Drittel des Risikos der Erstgraviden ≥ 35 Jahren. Die erste Gravidität – und zwar nur die voll ausgetragene – bietet also in der jüngeren Altersgruppe lebenslänglich einen gewissen Schutz. Die Gesamtzahl der Schwangerschaften ist dabei ohne Belang. Ebenso soll die *Lactation* keinen Einfluß auf das Risiko ausüben.

Für eine Beeinflussung des Erkrankungsrisikos durch orale Contraceptiva besteht kein Anhalt (s. S. 90).

Verlauf des Mammacarcinoms: Der Beginn des malignen Wachstums ist allenfalls retrospektiv und theoretisch anhand der sog. Tumorverdopppelungszahl abzuschätzen. Daraus ist zu schließen, daß ca. zwei Drittel des „Tumoralters" bis zur klinischen Erfassung vergehen, daß also streng genommen keine Frühdiagnose gestellt wird. Ferner muß man davon ausgehen, daß das Mammacarcinom bereits ab seinem Initialstadium *hämatogen* und *lymphogen* laufend Tumorzellen verbreitet und somit zur Zeit seiner Entdeckung nicht mehr als eine lokalisierte Erkrankung gelten kann.

Ein Teil der zirkulierenden malignen Zellen wird sicherlich zerstört. Je größer aber die Zahl der in den Kreislauf ausgeschwemmten Carcinomzellen ist, um so größer ist die Gefahr der ortsfremden Absiedelung. Die *hämatogene* Metastasierung findet bevorzugt in das Skeletsystem statt, vor allem in die Brust- und Lendenwirbelsäule, ferner in den Bereich des knöchernen Beckens, in Femur und Schädel. Nicht selten machen die hämatogen gesetzten Metastasen die ersten Symptome.

Parallel vollzieht sich die Streuung der Tumorzellen auf dem *Lymphwege* und entlang dem Mediastinum. Entsprechend dem Hauptabflußgebiet der Lymphgefäße sind die zuerst befallenen Lymphknoten – aus prognostischen und therapeutischen Gründen als Lymphknoten 1. Ordnung bezeichnet – die

– paramammären (am lateralen Pectoralisrand),
– axillären,
– infraclaviculären und
– parasternalen Lymphonodi.

Als Lymphknoten 2. Ordnung gelten aus denselben Gründen diejenigen in der

– Supraclaviculargrube,
– Halsregion,
– paravertebralen und
– mediastinalen Region.

Die Absiedelungen entstehen aber unberechenbar und in wechselnder Folge (s. S. 642).

Histomorphologie des Mammacarcinoms: Im Zuge der malignen Transformation entsteht das Mammacarcinom nach unbekanntem Zeitintervall aus Dysplasien und Atypien der epithelialen Anteile der Dd. lactiferi (85%) und der Lobuli (15%).

Das nicht infiltrierende – präinvasive – Mammacarcinom: Zwei distinkte Formen des präinvasiven Carcinoms sind bekannt, und zwar:
– das nicht infiltrierende intraductale,
– das nicht infiltrierende lobuläre Carcinom.

Bei dem *intraductalen, nicht invasiven Carcinom* wuchern die entarteten Epithelzellen in die Lichtung besonders der mittleren und kleinen Milchgänge unter Ersatz der Acini vor. Dabei kommt es innerhalb der Gänge zur zentralen Nekrobiose – die Zerfallsprodukte lassen sich im frischen Schnitt durch den Tumor herauspressen (Comedocarcinom) –, gefolgt von partieller Calcifizierung. Die Ausbreitung erfolgt entlang der Milchgänge *ohne* Durchbrechung der Basalmembran. Dringen die intraductalen Wucherungen bis zur Epidermis der Mamille vor, so rufen sie das Bild des präinvasiven *M. Paget* hervor (s. u.).

Das *nichtinfiltrierende lobuläre Carcinom* (Carcinoma lobulare in situ – Clis) entwickelt sich in den Lobuli und terminalen Milchgängen. Eine multifocale Entstehung – auch in beiden Brustdrüsen – ist häufig. Der Übergang zum infiltrierenden Wachstum ereignet sich bei etwa einem Viertel der Fälle. Es ist als Vorstufe der kleinzelligen, soliden infiltrierenden lobulären Carcinome anzusehen und wird häufig als Zufallsbefund neben einem bereits invasiven Carcinom beobachtet.

Das infiltrierende Mammacarcinom: Der Klassifizierung des Mammacarcinoms nach den vielfältigen histologischen Kriterien und dem Malignitätsgrad trägt die Einteilung der WHO (1968) Rechnung (Tabelle 86). Über 90% der bösartigen Mammatumoren gehören der Gruppe II an. Es handelt sich um *unterschiedlich dedifferenzierte* drüsige bis drüsig-tubuläre Formen mit überwiegend scirrhösem oder medullärem Aufbau. Histologische Untergruppen beziehen sich vorwiegend auf die Relation von Carcinom- und Stromaanteilen. Bei überwiegender Bindegewebsreaktion spricht man von einem Scirrhus resp. einem scirrhösen Wachstum. Seltener sind die *differenzierteren Varianten* mit medullären, papillären oder schleimbildenden Zellformationen (Gallertkrebse) der Gruppe III. Ein reines Plattenepithelcarcinom ist äußerst selten.

Der *M. Paget* der Mamma ist zunächst zu den präinvasiven Formen gehörig (s. o.). Es handelt sich um eine Atypie der basalen und mittleren Schichten des Epithels *im Bereich der Mamille und des Warzenhofes* mit charakteristischen großen, blasig aufgetriebenen Zellen (Paget-Zellen). Die Entartung vollzieht sich entweder in den ortsständigen Epidermiszellen oder – nach vorherrschender Auffassung – im Zuge der intraepidermalen Metastasierung eines intraductalen Carcinoms (s. o.). Für diese Annahme spricht, daß sich fast immer ein intraductales Carcinom der großen Milchgänge findet. Der *M. Paget* tritt vornehmlich einseitig auf und imponiert wegen der häufigen oberflächlichen Keratose und der chronisch-entzündlichen Stromareaktion zunächst wie ein Ekzem.

Auch für das Mammacarcinom gilt, daß die reiferen – differenzierten – Typen prognostisch günstiger zu beurteilen sind (s. S. 634).

Sitz und Ausbreitung: Mehr als die Hälfte der Mammacarcinome entwickelt sich im *oberen äußeren Quadranten* und den axillären Ausläufern der Brustdrüse (50–57%). Im engeren Bereich um die Mamille entsteht es mit einer Häufigkeit von 15–20%, im oberen inneren Quadranten mit einer Frequenz von 12–15% und in beiden unteren von 5–10%. Ein doppelseitiges Vorkommen wird bei 1–6% aller Fälle beobachtet. Die Lokalisation des Tumors erlaubt Rückschlüsse auf den wahrscheinlichen Weg der primären lymphogenen Metastasierung.

Stadieneinteilung

Die Stadieneinteilung des Mammacarcinoms erfolgt zunächst prätherapeutisch und wird nach dem TNM-System vorgenommen.

TNM-Klassifikation des Mammacarcinoms:

T – Primärtumor
Tis Präinvasives Carcinom (Carcinoma in situ), nichtinfiltrierendes intraductales Carcinom oder Morbus Paget der Mamille ohne nachweisbaren Tumor
T 1 Tumor mißt in seiner größten Ausdehnung ≤ 2 cm
  T 1a Ohne Fixation an der darunterliegenden Pectoralisfascie und/oder am Muskel
  T 1b Mit Fixation an der darunterliegenden Pectoralisfascie und/oder am Muskel
T 2 Tumor mißt in seiner größten Ausdehnung > 2 cm, jedoch nicht > 5 cm
  T 2a Ohne Fixation an der darunterliegenden Pectoralisfascie und/oder am Muskel

Tabelle 86. Histologische Einteilung des Mammacarcinoms (WHO 1968)

I. Intraductales und lobuläres nichtinfiltrierendes Carcinom
II. Infiltrierendes Carcinom
III. Besondere histologische Carcinomvarianten
  a) Medulläres Carcinom
  b) Papilläres Carcinom
  c) Cribriformes Carcinom
  d) Verschleimendes Carcinom (Gallertcarcinom)
  e) Lobuläres Carcinom
  f) Plattenepithelcarcinom
  g) Morbus Paget der Mamma
  h) Carcinom, das vom cellulären intracanaliculären Fibroadenom ausgeht

T 2b Mit Fixation an der darunterliegenden Pectoralisfascie und/oder am Muskel
T 3 Tumor mißt in seiner größten Ausdehnung > 5 cm
   T 3a Ohne Fixation an der darunterliegenden Pectoralisfascie und/oder am Muskel
   T 3b Mit Fixation an der darunterliegenden Pectoralisfascie und/oder am Muskel
T 4 Tumor jeglicher Größe mit Infiltration in die Brustwand oder Haut
   T 4a Fixation an der Brustwand
   T 4b Mit Armödem, mit Infiltration oder Ulceration der Haut (einschl. Apfelsinenhaut) oder mit Satellitenhautknoten der gleichen Brust
   T 4c Beides

N – *Regionäre Lymphknoten*
N 1 Bewegliche, homolaterale, axilläre Lymphknoten
   N 1a Die Lymphknoten werden als nicht befallen betrachtet
   N 1b Die Lymphknoten werden als befallen betrachtet
N 2 Homolaterale, axilläre Lymphknoten, die untereinander oder an andere Strukturen fixiert sind und als befallen betrachtet werden
N 3 Homolaterale, supra- oder infraclaviculäre Lymphknoten, die als befallen betrachtet werden, oder ein bestehendes Armödem

M – *Fernmetastasen*
M 0 Kein Anhalt für Fernmetastasen
M 1 Fernmetastasen vorhanden

Als Ergänzung und Vereinfachung für die klinische Praxis, vor allem für die Therapieplanung, hat sich die Gruppierung in die Stadien I–IV bewährt (Tabelle 87). Die Lokalisation des Primärtumors innerhalb der Mamma, die Beteiligung der intrathorakalen Lymphknoten und der histologische Malignitätsgrad sind hierbei nicht berücksichtigt. Dennoch ist die Stadieneinteilung als Richtschnur für die Therapie und Prognose (Erfolgskontrolle, Heilungsergebnisse) unverzichtbar. Ebenso erforderlich sind aber der histologische Befund und die Korrektur der präoperativen Zuordnung (grading, staging nach pTNM-System); die intraoperative Kontrolle erbringt z. B. häufiger positive Lymphknotenbefunde als den Ausschluß klinisch vermuteter Metastasen.

Symptome: Eine frühe Symptomatik fehlt! *Schmerzen* als Warnsignale treten im Gegensatz zur Mastodynie und Mastopathie nur bei etwa 10% der Carcinompatientinnen auf. Eine seröse, eitrige oder blutige *Sekretion aus der Mamille* findet sich nur bei 2–3% der Erkrankten. Einzig das Paget-Carcinom ruft relativ früh Brennen und Jucken, verbunden mit nässenden „ekzematösen" Veränderungen im Bereich der Mamille hervor.

Tabelle 87. Stadiengruppierung unter Berücksichtigung des TNM-Systems

TNM-System			Klinisches Stadium
T1a, T1b	N0, N1a	M0	I
T0, T1a, T1b	N1b	M0	
T2a, T2b	N0, N1a	M0	II
T2a, T2b	N1b	M0	
T3a, T3b	N0, N1	M0	
T1a, b; T2a, b; T3a, b	N2	M0	IIIa
T1a, b; T2a, b; T3a, b	N3	M0	
T4a, b, c	Jedes N	M0	IIIb
Jedes T	Jedes N	M1	IV

Leitsymptome sind Knotenbildung und Konturveränderungen der Brust. Sie müssen jedoch bereits als Spätsymptome eingestuft werden (s. S. 641). Im Anfangsstadium fehlen sie oder bieten einen uncharakteristischen Befund, z. B. in Form einer leichten lokalen Verhärtung resp. beginnenden Knotenbildung. Hauteinziehungen und Verlagerung oder Einziehung der Mamille sind bereits Zeichen eines fortgeschrittenen Carcinoms. Gelegentlich bilden Knochenmetastasen (Spontanfrakturen) oder eine Anschwellung der axillären Lymphknoten das erste Symptom eines lokal noch okkulten Mammacarcinoms.

Diagnostik

Die klinische Diagnostik beginnt mit der Untersuchung der Mammae mittels Inspektion und Palpation. Das systematische Vorgehen ist auf Seite 455 beschrieben. Zunächst wird immer die nicht betroffene Seite abgetastet, um einen Eindruck von der Struktur, Konsistenz und Größe des Drüsenkörpers zu gewinnen. Dann geht man auf die betroffene Seite über.
Der Primärtumor dringt je nach Geschwulsttyp unterschiedlich in das umgebende Gewebe vor; dementsprechend differieren die Inspektions- und Palpationsbefunde:
– Bei Einwachsen in die Subcutis und Cutis kommt es zur Einziehung und Nichtabhebbarkeit der Haut;
– die Lokalisation im Bereich der Mamille hat deren Einziehung und die Verkleinerung des Warzenhofes zur Folge;
– ein „Scirrhus" bedingt eine derbe Schrumpfung der Brustdrüse;
– der medulläre Krebs dringt als diffuser, allsei-

tig wachsender Tumor vor und führt u. U. zu Vergrößerung der gesamten Brust;
- bei diffuser Durchsetzung der Lymphspalten imponiert die Brust grobporig, ödematös (Apfelsinenschalenhaut);
- das bereits erfolgte Einwachsen oder Durchwuchern der Pectoralisfascie wird an der Unverschieblichkeit des Organs auf der Unterlage evident;
- zusätzliche Rötung und Hyperthermie können einen Abszeß, auch ein Erysipel vortäuschen.

Tastet man eine Resistenz, so wird die Verschieblichkeit der darüberliegenden Haut geprüft, die bei einem malignen Tumor aufgehoben sein kann. Typisch ist dann eine Einziehung der betroffenen Hautpartie (Plateautest). Der positive Ausfall besitzt eine hohe Aussagekraft. Eine Beteiligung der Pectoralisfascie läßt sich durch Anspannung des M. pectoralis prüfen (Eindrücken der in die Taille gestützten Hände). Bei Einbeziehung der Pectoralisfascie hebt sich die Brust mit der Muskelkontraktion an.

Die obligatorische Palpation der Achselhöhle sowie der Infra- und Supraclaciculargruben gibt Aufschluß über mögliche Absiedlungen in den regionären Lymphknoten.

Die Mammographie: Ist der Palpationsbefund nicht eindeutig und/oder besteht der geringste Verdacht auf ein okkultes Carcinom, so schließt sich die Röntgendiagnostik – die Mammographie – an (s. S. 455).

Die Mammographie ist stets indiziert, wenn
- unklare Resistenzen getastet werden,
- Einziehungen und Unregelmäßigkeiten an der Hautoberfläche bestehen,
- Sekretabsonderung vorhanden ist,
- die Differentialdiagnose gegenüber einer Mastopathie notwendig erscheint.

Beginnende Carcinome sind mit ihren feinen Ausläufern als sog. *„Krebsfüße"* oder als umschriebene Verdichtungen, auch bei multifocaler Entstehung, zu erkennen.

Mikrocalcifikationen als Folge zentraler Nekrosen bilden ein wichtiges diagnostisches Hinweiskriterium. Zusätzlich kann ein verdächtiger Bezirk – besonders gilt dies für tiefliegende Prozesse – präoperativ durch Injektion eines Röntgenkontrastmittels markiert und infolgedessen vom Operateur zuverlässig aufgefunden werden. Nach der Entnahme läßt sich das gesamte entnommene Gewebe röntgenologisch kontrollieren (Präparatradiographie). Die seltenen intracystischen Carcinome stellen sich im Pneumocystogramm eindeutig dar (s. S. 640).

Die Galaktographie: Liegt eine verdächtige Absonderung aus der Mamille vor, so kann die Mammographie durch die röntgendiagnostische Darstellung der Milchgänge mit Hilfe eines Kontrastmittels ergänzt werden. Dabei gilt einschränkend, daß eine Differenzierung zwischen gutartigen Papillomen und dem intraduktalen präinvasiven Carcinom nicht immer zuverlässig möglich ist; zur Entscheidung ist die histologische Abklärung unerläßlich.

Die Thermographie: Die Thermographie (s. S. 458) erbringt zusätzliche Informationen über die biologische Aktivität des Tumors und damit über die Prognose.

Die Aspirationscytologie: Ein positiver Ausfall der Aspirationscytologie (s. S. 458) macht eine diagnostische Exstirpation zur histologischen Abklärung erforderlich. Bei übereinstimmendem positiven Ergebnis der klinischen, radiologischen und cytodiagnostischen Befunde *(positive Tripeldiagnostik)* kann die definitive Diagnose präoperativ gestellt und auf die diagnostische Exstirpation verzichtet werden.

Die diagnostische Exstirpation: Die Diagnose steht und fällt mit der histologischen Abklärung, die – abgesehen von der positiven Tripeldiagnostik (s. o.) – nur durch die diagnostische Exstirpation gewährleistet ist. Die Entfernung der verdächtigen Resistenz soll in toto erfolgen, um die Gefahr der Tumorzellverschleppung zu vermeiden. Das Operationspräparat ist möglichst intra operationem im histologischen Schnellschnittverfahren zu untersuchen, um sofort die Konsequenzen für das weitere Vorgehen ziehen zu können.

Bei einer Wertung der diagnostischen Möglichkeiten steht die klinische Untersuchung nach wie vor an erster Stelle. Jede klinisch nachweisbare Resistenz und Hautveränderung gelten als Carcinomverdacht. Unter den apparativen Verfahren steht die Mammographie zusammen mit der Xeromammographie an der Spitze. Als additive Methode liegt bei tastbaren Veränderungen im Bereich der Brustdrüse ihre Bedeutung darin, daß sie den Befund objektivieren und evtl. weitere multizentrische Veränderungen aufdecken kann. Ihre entscheidende Rolle spielt sie in der Erkennung des okkulten Mammacarcinoms.

Therapie

Chirurgische Therapie: Zur Behandlung des Mammacarcinoms der Stadien I und II stellt die Operation als primäre Therapie die Methode der Wahl dar. Aber nur im Stadium I ist die chirurgische Intervention als kurative Maßnahme zu betrachten.

In den fortgeschrittenen Stadien III und IV bedeutet die Ablation der Mamma einen palliativen Eingriff, der vor allem bei ulcerierenden oder zerfallenden Tumoren eingesetzt wird.

Bei der Wahl des operativen Verfahrens ist davon auszugehen, daß das Mammacarcinom bei der klinischen Erfassung im Gegensatz zu früheren Auffassungen bereits als disseminierte – generalisierte – Erkrankung aufzufassen ist.

Selbst im Stadium T1 liegen in 25% axilläre Metastasen vor, und in diesen Fällen ist in 23% bei lateralem Tumorsitz und in 49% bei medial lokalisiertem Primärtumor mit positiven parasternalen Lymphknoten zu rechnen. Das lokale Vordringen der carcinomatösen Wucherungen in die Tiefe bis in den Bereich des M. pectoralis major vollzieht sich demgegenüber vergleichsweise spät. Auch die Brustwarze wird öfter erst im fortgeschrittenen Stadium einbezogen.

Aufgrund dieser Erkenntnisse über die Tumorkinetik des Mammacarcinoms bahnt sich ein Trend zur Einschränkung der Radikalität der operativen Verfahren an. Die *„klassische, radikale Mastektomie"* nach Halsted-Meyer-Rotter (1894), die die Mitentfernung der Mm. pectorales major und minor sowie die Achsellymphknotenausräumung umfaßt, wurde zugunsten der *„eingeschränkten radikalen Mastektomie"* nach Patey (Mitentfernung der Pectoralisfascie und des M. pectoralis minor) bzw. der „modifizierten radikalen Mastektomie" (Mitnahme der Pectoralisfascie), jeweils mit Achsellymphknotenausräumung, weitgehend verlassen. Die sog. *konservierenden Methoden* mit dem Ziel, bei gleichem therapeutischen Effekt einen körperlich und kosmetisch erträglicheren Zustand zu erreichen und die psychische Beeinträchtigung zu verringern, kommen bei präinvasiven Neoplasien und ausgewählten Fällen des Stadium I zur Anwendung. Es handelt sich dabei einmal um die *„subcutane Mastektomie"* mit Erhaltung der Mamille (bei negativem Ausfall der Probeexcision im Schnellschnittverfahren) und Ausräumung des Lymphfettgewebes der Axilla, ferner um die Quadrantenresektion mit Lymphonodektomie und die *Thylektomie,* d.h. die Exstirpation des Primärtumors einschließlich einer Sicherheitszone im Gesunden. Allerdings bildet bei konservativem Vorgehen die postoperative Bestrahlung des Operationsgebietes und der Achselregion Teil der Primärbehandlung (s. u.); die Bestrahlungsfolgen (s. u.) müssen also in Kauf genommen werden. Nach den bisherigen Ergebnissen kontrollierter Studien sind die genannten Verfahren im Stadium I unter Berücksichtigung der 10-Jahres-Heilung als nahezu gleichwertig anzusehen. Im Stadium II sind die klassische und die modifizierte radikale Mastektomie den konservativen Methoden hinsichtlich der Überlebensrate deutlich überlegen.

Strahlentherapie: Während die Strahlenbehandlung unter Verwendung der Megavoltverfahren bei konservierendem Operieren obligatorisch als Teil der kurativen Primärtherapie erfolgt, wird sie nach Anwendung der radikalen Mastektomie individuell eingesetzt, vornehmlich dann, wenn der Sitz des Primärtumors auf eine frühe Beteiligung der parasternalen (mediastinalen) Lymphknoten schließen läßt. Zur Vernichtung etwaiger verbliebener Tumorzellnester sind ausreichend hohe Dosen (4000–5000 rad), fraktioniert appliziert, in angemessener räumlicher Dosisverteilung entsprechend den Zielgebieten notwendig. Die Strahlentherapie hat die Abheilung des Operationsgebietes zur Voraussetzung. Daher wird ca. 14 Tage post operationem begonnen.

Die Strahlentherapie kommt bei der Behandlung der fortgeschrittenen Stadien sowie bei Rezidiven und Metastasen, dann vor allem zur Schmerzlinderung bei Skeletmetastasen, in Frage.

Eine präoperative Bestrahlung wird allenfalls bei primär inoperablen Tumoren angewendet, um nachfolgend chirurgisch vorgehen zu können.

Bestrahlungsfolgen: Die anzustrebenden Tumorvernichtungsdosen sind nicht frei von Nebenwirkungen. Es können Lymphstauung im Bereich des Armes, Schmerzen im Bereich des Plexus brachialis, Narbenbildung und Fibrosierung sowie Hautreaktionen im Bereich des Amputationsgebietes auftreten, vor allem nach vorausgegangener Radikaloperation.

Chemotherapie: Die cytostatische Therapie gewinnt im Rahmen der medikamentösen Behandlung des Mammacarcinoms an Bedeutung.

Bei den verwendeten Chemotherapeutica handelt es sich um
- alkylierende Substanzen,
- Folsäureantagonisten (Antimetaboliten),
- Substanzen aus der Gruppe der Antibiotica,
- Spindelgifte (Pflanzenalkaloide).

Günstiger als die Applikation nur eines der Cytostatica – *Monochemotherapie* – hat sich die Kombination mehrerer Substanzen – *Polychemotherapie* – in Form von Behandlungscyclen nach einem Therapieschema erwiesen, z. B. das LMF-Schema (L = Leukeran, M = Methotrexat, F = Fluorouracil). Anstelle oder alternierend mit Leukeran gelangt auch Cyclophosphamid (CMF-Schema), seltener Adriamycin mit zur Anwendung.

Ziel der Polychemotherapie ist es, die maligne Zelle von mehreren Angriffspunkten aus anzugehen, einer Resistenzentwicklung entgegenzuwirken und die Unverträglichkeit in Grenzen zu halten.

Adjuvante Chemotherapie: Das Konzept der systemischen adjuvanten Chemotherapie basiert auf der Erkenntnis, daß trotz Verbesserung lokaler Behandlungsmethoden (Operation, Bestrahlung) insbesondere beim Mammacarcinom der Erfolg durch frühzeitige Disseminierung durchkreuzt wird. Folgerichtig wird sie unmittelbar nach der Primärbehandlung, d. h. nach der Operation, eingesetzt, auch dann, wenn kein Anhalt für Metastasierung besteht. Nach den bisherigen prospektiven Studien scheint die adjuvante Chemotherapie eine Verbesserung der Überlebensrate zu ermöglichen. Mit Sicherheit kann das rezidivfreie Intervall verlängert werden.

Chemotherapie des fortgeschrittenen Mammacarcinoms: In den Stadien III und IV kann es nur darum gehen, durch die Chemotherapie möglichst langdauernde Remissionen (d. h. Wachstumsstillstand oder sogar zeitweiligen meßbaren Rückgang des Tumors oder seiner Metastasen) oder wenigstens eine Verbesserung der Leidenssituation zu erreichen. Progrediente Verläufe bilden das Primat der Hormon- und Chemotherapie, es sei denn, es handelt sich um isolierte Knochenmetastasen, deren Bestrahlung der medikamentösen Behandlung vorausgehen sollte. Durch geeignete Kombination mit der endokrinen Therapie (s. u.) lassen sich bei 50–80% der Patientinnen in diesen fortgeschrittenen Stadien eine Remission und Lebensverlängerung erreichen, während Operation und Bestrahlung eher palliative Maßnahmen darstellen.

Nebenwirkungen der Chemotherapeutica sind infolge ihrer Angriffsweise und der notwendigen langfristigen, hochdosierten Behandlungscyclen vor allem Schädigung des hämopoetischen Systems (kenntlich im Abfall der Leukocyten und Thrombocyten) und toxische Erscheinungen von seiten des Gastrointestinaltrakts und des Kreislaufs. Fast immer kommt es zur Alopecie. Nicht unbedenklich ist die Immunsuppression.

In Anbetracht der vielfältigen Unverträglichkeitserscheinungen ist eine engmaschige Überwachung der Patientin erforderlich. Notfalls müssen die Dosen reduziert oder die Behandlung zumindest vorübergehend unterbrochen werden.

Endokrine Therapie: Die Grundlage der Hormontherapie des fortgeschrittenen Mammacarcinoms, seiner Rezidive und Metastasen bildet die Tatsache, daß der Brustkrebs zu den hormonabhängigen Geschwülsten gehört.

Normale Brustdrüsenzellen enthalten für jedes Hormon, das Wachstum und Funktion der Brustdrüsen beeinflußt, Cytoplasma- und Kernreceptoren (s. S. 41). Im Zuge der malignen Transformation können die Receptoren erhalten bleiben, aber auch teilweise oder ganz verlorengehen (offenbar in Abhängigkeit vom Differenzierungs- bzw. Dedifferenzierungsgrad). Im ersten Fall kann das Wachstum möglicherweise durch exogene Hormonzufuhr regulierend beeinflußt werden. Fehlen die Receptoren ganz oder teilweise, muß angenommen werden, daß die hormonale Kontrolle im gleichen Ausmaß verlorengegangen ist.

Zur Zeit basiert die endokrine Therapie überwiegend auf der Bestimmung der *Oestrogenreceptoren* im Geschwulstgewebe. 60–70% der Mammacarcinome einschließlich ihrer Absiedelungen enthalten Oestrogenreceptoren und sprechen bei mittlerem bis hohem Receptorgehalt in entsprechendem Maße auf die endokrine Therapie an. 50–60% der oestrogenreceptorpositiven Fälle zeigen eine objektive Regression (der Erfolg ist am höchsten, wenn zusätzlich

Progesteronreceptoren nachgewiesen wurden). Patientinnen mit negativem Ausfall der Tests reagieren nicht auf eine Hormonzufuhr.
Man unterscheidet zwischen der *ablativen* und *additiven Hormontherapie*. Die ablativen Eingriffe zielen auf die Ausschaltung der Hormonbildungsorte und übergeordneten Zentren ab. Die wichtigste der ablativen Maßnahmen stellt die Ovarektomie dar (s. u.). Unter der additiven endokrinen Therapie wird die kurmäßige Verabfolgung geeigneter Hormonpräparate verstanden.

Die *Adrenalektomie* und *Hypophysektomie* kommen wegen der Schwere und der weitreichenden Konsequenzen der Eingriffe nur ganz ausnahmsweise zur Anwendung.

Die primäre endokrine Therapie wird bei Nachweis von Metastasen oder im Stadium IV eingeleitet. Die Art der Behandlung richtet sich nach dem Eintritt der Menopause:
- In der Prämenopause geht es um die Ausschaltung der Ovarialfunktion, meistens durch die Ovarektomie, nur gelegentlich durch Antioestrogene.
- In der Postmenopause scheinen Antioestrogene (Tamoxifen) am wirksamsten zu sein. Damit sind die Oestrogentherapie und gelegentliche Androgentherapie weitgehend verdrängt, die zudem stärkere Nebenwirkungen entfalten.
- In der unmittelbaren Postmenopause richtet sich das Vorgehen nach der Oestrogenausscheidung. Meistens wird die Ovarektomie durchgeführt.

Die Hormonbehandlungscyclen können nach einer Pause von 6–8 Wochen wiederholt oder im Wechsel mit der Chemotherapie eingesetzt werden.
Die ablative oder additive endokrine Therapie gelangt meistens vor der Chemotherapie zur Anwendung – es sei denn, es handelt sich um receptornegative Tumoren oder/und um eine rasche Progredienz.

Nebenwirkungen der Hormontherapie: Die notwendigerweise hochdosierte Hormontherapie ist mit Nebenwirkungen behaftet. Nach hohen Oestrogengaben kommt es häufig zu:
- Anorexie, Übelkeit,
- Herz- und Kreislaufinsuffizienz (Hypertonie),
- Hypercalciämie,
- Thrombose, Embolie,
- Abbruchblutungen.

Beim Vergleich von Effektivität und Nebenwirkungen sind Antioestrogene den Oestrogenen und Androgenen vorzuziehen.

Mammacarcinom und Schwangerschaft: Bei etwa 3% der an einem Mammacarcinom Erkrankten wird das Malignom während der Schwangerschaft oder Stillzeit festgestellt. Die Prognose ist ungünstig infolge der meist schon vorhandenen Lymphknotenmetastasen (annähernd 80%). Daher muß das Bestreben dahin gehen, die Therapie unverzüglich nach den für Nichtschwangere gültigen Richtlinien in die Wege zu leiten. Ein Schwangerschaftsabbruch beeinflußt die Prognose weder positiv noch negativ und ist eher wegen der insgesamt verringerten Lebenserwartung indiziert.
Eine Schwangerschaft nach Abschluß der Therapie des Mammacarcinoms scheint sich nicht ungünstig auf die Heilungschancen auszuwirken. Dennoch ist eine Kontrazeption zu empfehlen (keine oralen Contraceptiva!). Besteht Kinderwunsch, sollte die Schwangerschaft nicht vor Ablauf einer mindestens zweijährigen Beobachtungszeit gewagt werden.

Prognose: Die Prognose des Mammacarcinoms ist abhängig von der Größe des Primärtumors, seinem histologischen Typ – d. h. seinem Differenzierungsgrad – und der lymphogenen Metastasierung. Während die Heilungsziffern der Genitalcarcinome auf eine 5jährige Rezidivfreiheit bezogen werden, ist beim Mammacarcinom wegen der Besonderheiten des Krankheitsverlaufs zur Beurteilung der Heilerfolge eine Zeitspanne von 10 Jahren erforderlich. Spätrezidive nach 10 und mehr Jahren kommen jedoch vor. Geht man lediglich von der Tumorgröße aus, beträgt die Überlebensquote:

	5 Jahre	*10 Jahre*
T 1	70–80%	60–70%
T 2	50–70%	20–30%
T 3	20–30%	–10%
T 4	0–10%	0%

Tabelle 88. Rezidiv- und Überlebensraten in Beziehung zum Metastasierungsgrad in den homolateralen axillären Lymphknoten. (Nach B. Fisher 1975)

Homolaterale axilläre Lymphknoten (N)	Metastasierungsrate in %		Überlebensrate in %	
	5 Jahre	10 Jahre	5 Jahre	10 Jahre
N−	21	24	76	65
N+	67	76	46	25
N+ (1–3)	53	65	62	38
N+ (≥ 4)	80	86	31	13
Alle Patientinnen	45	50	61	46

Entscheidend für die Heilungserwartung ist jedoch der Lymphknotenbefall (Tabelle 88).
In den Stadien III und IV lassen sich nur Remissionen mit begrenzter Lebensverlängerung erreichen.

Prävention: Eine eigentliche Prävention des Mammacarcinoms existiert nicht; wohl aber läßt sich die Vorverlegung der Diagnose durch *regelmäßige Selbstuntersuchung* (s. S. 459), Beachtung der Risikogruppen bei der Vorsichtsuntersuchung und den Einsatz der klinischen und physikalischen diagnostischen Verfahren weiter verbessern, um die günstigeren Heilungsergebnisse im Stadium I auch individuell zu nutzen.

Nachsorge

Die in jedem Einzelfall zweifelhafte Prognose des Mammacarcinoms macht eine nachgehende Fürsorge zur Früherkennung von Rezidiven oder Metastasen unerläßlich. Gleichzeitig geht es darum, der Patientin während der Phase der Unsicherheit und Angst beratend und betreuend zur Seite zu stehen.
In Abständen von anfangs 3 Monaten im 1. und 2. Jahr, dann von ½ Jahr und schließlich 1 Jahr sind regelmäßige Befundkontrollen erforderlich. Unter Einhaltung eines obligaten Untersuchungsganges geht es um

- Früherkennung lokal-regionaler Rezidive und/oder Fernmetastasen,
- Kontrolle der anderen Brust (großzügiger Einsatz der Mammographie),
- Planung und Durchführung weiterer Therapiemöglichkeiten,
- Kontrolle der Nebenwirkungen während einer medikamentösen Behandlung (s. S. 646),
- Erkennung und Behandlung von Therapiefolgen.

Verdächtig auf ein Rezidiv oder Metastasen sind:
- Gewichtsabnahme,
- Verschlechterung des Allgemeinbefindens,
- Erhöhung der BKS,
- unklare Schmerzen besonders im Skeletsystem (Knochenmetastasen!),
- Husten/Dyspnoe (Lungenmetastasen!),
- zunehmendes Lymphödem der Arme (Lokalrezidiv!).

Die nachgehende Fürsorge bietet die Möglichkeit der psychischen Betreuung unter Berücksichtigung der individuellen Problematik. Aufgabe muß es sein, den Leidensdruck abzufangen und im Rahmen des Möglichen eine Reaktivierung zu erreichen und eine Isolierung in Familie und Gesellschaft zu vermeiden (s. S. 598).

59. Hinweise auf das Versicherungs-, Versorgungs- und Sozialhilferecht der Krebskranken

Während und nach Abschluß der kurativen Therapie sind die Geschwulstkranken durch öffentliche Kostenträger abgesichert und vor unbilligen Härten geschützt.

Zunächst übernimmt die *Krankenversicherung* bei *Arbeitsunfähigkeit* (der Versicherte ist durch eine Erkrankung an seiner Berufsausübung völlig gehindert oder vermag nur unter der Gefahr der Verschlimmerung zu arbeiten) zeitlich unbegrenzt die ambulanten und bis zu 78 Wochen (1½ Jahren) die stationären Behandlungskosten. Daneben besteht für 6 Wochen Anspruch auf Lohnfortzahlung und von da an bis zur 78. Woche auf Erhalt von Krankengeld in Höhe von 75–85% des letzten Verdienstes.

Bei *Berufsunfähigkeit* (Reduzierung der Erwerbsfähigkeit im Rahmen der bisherigen Tätigkeit durch Krankheit auf mehr als die Hälfte) oder *Erwerbsunfähigkeit* (der Versicherte ist nicht in der Lage, innerhalb absehbarer Zeit eine Erwerbstätigkeit auszuüben) kann 78 Wochen nach Beginn der Zahlungen durch die Krankenversicherung die *Rentenversicherung* für die Fortsetzung der Heilbehandlung, Berufsförderung oder im Falle der Berufs- und Erwerbsunfähigkeit für die „Berentung" in Anspruch genommen werden.

Die Gewährung der Rente setzt den definitiven Verlust der Erwerbsfähigkeit und vergebliche Heil- und Kurbehandlungen voraus.

Im Falle einer Krebserkrankung ist aus psychologischen Gründen und im Hinblick auf die Unvorhersehbarkeit des Krankheitsverlaufes und der durch Behandlung zu erzielenden Remissionen die Gewährung der „Rente auf Zeit" vorzuziehen; die Dauerrente sollte nur bei infauster Prognose zum Tragen kommen.

Die *medizinische Rehabilitation* ist in das Versicherungsnetz eingebaut. Nach-, Genesungs- und Festigungskuren stehen vor allem innerhalb der ersten drei Jahre nach Behandlungsbeginn zur Verfügung. Neben allgemeinen Aufbau- und Stabilisierungsmaßnahmen sind die psychische Betreuung, Förderung der Kommunikation und Reaktivierung wesentliche Aufgaben der Nachsorge zur Rehabilitation und Integration der Krebskranken.

60. Prinzipien der operativen Behandlung in der Gynäkologie

Die gynäkologischen Operationen lassen sich in die diagnostischen und die therapeutischen Eingriffe unterteilen. Die therapeutischen Operationen verfolgen zwei Ziele:
1. die Entfernung erkrankter Organe bzw. krankhaft veränderter Organabschnitte,
2. die Wiederherstellung der gestörten Organfunktion (plastische Operationen).

Die diagnostischen Eingriffe

Unter den diagnostischen Eingriffen steht die *Ausschabung der Gebärmutter (Abrasio, Curettage)* sowohl zahlenmäßig als auch ihrer Bedeutung nach an erster Stelle. Narkose ist erforderlich. Die Länge des Uterus wird zunächst mit einer Spezialsonde gemessen. Dann erfolgt die Dilatation des Cervicalkanals mit Hegar- oder Landau-Stäben, um den Zugang zum Cavum uteri zu ermöglichen. Das Endometrium wird mittels eines Spezialinstrumentes, der Curette, gewonnen. Die histologische Untersuchung des Materials liefert die Diagnose von Veränderungen der Corpus- und Cervixschleimhaut.

Die wichtigsten Indikationen zur Durchführung einer Abrasio sind: atypische Blutungen, Verdacht auf intrauterine pathologische Schleimhautprozesse wie Corpuspolypen und ein Corpuscarcinom. Wird ein Carcinom vermutet, so muß die Abrasio fraktioniert erfolgen, d. h. Corpus- und Cervixschleimhaut müssen getrennt gewonnen und gesondert histologisch untersucht werden, um den carcinomatösen Prozeß genauer lokalisieren zu können.

In manchen Fällen, z. B. bei Vorliegen eines Cervix- oder Corpuspolypen, stellt der Eingriff zugleich die Therapie dar.

Während einer Abrasio kann das Cavum uteri gleichzeitig instrumentell ausgetastet werden. Dadurch lassen sich Deformierungen der Gebärmutterhöhle (Mißbildungen, submucöses Myom) feststellen.

Die *Conisation* als der wichtigste diagnostische Eingriff im Rahmen der Erkennung prämaligner Veränderungen an der Cervix uteri wurde bereits auf S. 589 erläutert.

Weitere diagnostische Eingriffe stellen die *Pertubatio* und die *Hysterosalpingographie* dar. Beide Verfahren werden zur *Prüfung der Tubendurchgängigkeit* im Rahmen der Sterilitätsdiagnostik angewendet (s. S. 517). Die Hysterosalpingographie, Hysterographie bzw. -skopie können ferner bei Verdacht auf ein submucöses Myom, einen Corpuspolypen, Synechien oder Uterusmißbildungen eingesetzt werden.

Unter der *Cölioskopie* versteht man die endoskopische Inspektion der Bauchhöhle. Sie kann entweder auf *abdominalem* Wege (Laparoskopie bzw. Pelviskopie) oder *per vaginam* (Douglasskopie, Culdoskopie) vorgenommen werden. Das bevorzugte Verfahren stellt die *Laparoskopie* dar. Die wichtigsten Indikationen sind:
– die Beurteilung der Tuben zur Abklärung der Sterilitätsursache, unklare Befunde im Bereich der Adnexe,
– der Verdacht auf eine Tubargravidität, eine Endometriose oder Salpingitis,
– die Inspektion der Ovarien bei endokrinen Erkrankungen (Streak-Gonaden, Stein-Leventhal-Syndrom).

Die *Douglas-Punktion* vom hinteren Scheidengewölbe aus wird als diagnostischer Eingriff vor allem angewendet, wenn es um die Verifizierung einer *Tubargravidität* geht. Die Aspiration von nicht geronnenem Blut spricht für eine Extrauteringravidität (s. S. 309). Wird bei entzündlichen Prozessen ein *Douglas-Absceß* vermutet, so bestätigt die Gewinnung von eitrigem Exsudat die Verdachtsdiagnose. In diesem Falle stellt die diagnostische Maßnahme zugleich den therapeutischen Entlastungseingriff dar.

In modifizierter Form wird die Douglas-Punktion als *Douglas-Lavage* zum Nachweis oder Ausschluß von Tumorzellen bei Verdacht auf ein Ovarialcarcinom oder Carcinomrezidiv angewendet (s. S. 627).

Die therapeutischen operativen Eingriffe

Die Fortentwicklung der operativen Technik und der Anaesthesiologie einschließlich der prä- und postoperativen Behandlungsmethoden haben zu einer Senkung der postoperativen Morbidität und Mortalität geführt, so daß auch den sog. Risikopatientinnen heute eher eine Operation zugemutet werden kann. Zu dieser Gruppe zählen vor allem die älteren Frauen, die infolge der erhöhten Lebenserwartung einen zunehmenden Anteil des gynäkologischen Krankengutes ausmachen, und bei denen eine höhere Incidenz der Alterscarcinome (speziell Corpus- und Ovarialcarcinom) besteht. Gerade bei dieser Gruppe fällt ins Gewicht, daß sich die gynäkologischen Eingriffe heute ohne nennenswerte Erhöhung des Risikos radikaler gestalten lassen.

Trotz dieser Fortschritte erfordert jeder operative Eingriff eine *strenge Indikationsstellung*. Die Operation ist nur dann indiziert, wenn ein eindeutiger therapeutischer Erfolg zu erwarten und die Operation konservativen Behandlungsmethoden überlegen ist.

Das *Risiko* der einzelnen operative Verfahren wird nach ihrer *postoperativen Mortalität* und *Morbidität* beurteilt. Die statistischen Ergebnisse liefern für die Indikationsstellung zwar Richtwerte, können aber nicht die individuelle Indikation und die Entscheidung des Operateurs im Einzelfall bestimmen.

Für gynäkologische Operationen am inneren Genitale stehen zwei Wege zur Verfügung: der *abdominale* und der *vaginale* Zugang. Beide Methoden besitzen ihre Vor- und Nachteile.

Der Vorteil des *abdominalen* Vorgehens ist die bessere Übersicht über das Operationsgebiet und die Möglichkeit der Inspektion der Bauchhöhle. Die Laparotomie ist aber immer der schwerere Eingriff. Belastend für den postoperativen Verlauf sind der Bauchschnitt mit dem größeren Wundbett, die Eröffnung des Peritoneum parietale bezüglich des Operationsschocks, das Hochschieben des Darmes in Anbetracht der postoperativen Darmfunktion und die tiefere Narkose.

Bei *vaginalem* Vorgehen entfallen diese Nachteile; der Operationsschock ist weniger ausgeprägt, die Schmerzen nach der Operation sind geringer und die Patientinnen erholen sich insgesamt nach vaginalen Eingriffen rascher.

Wenn man bei gleichem therapeutischen Effekt zwischen dem abdominalen und vaginalen Vorgehen wählen kann, wird man sich für den Weg des geringeren Risikos entscheiden. Vor allem wird man der vaginalen Operation bei Frauen mit erhöhter Operationsgefährdung bzw. herabgesetzter allgemeiner Operabilität den Vorzug geben.

Der *abdominale* Weg ist erforderlich bzw. zu bevorzugen bei

- dem großen Uterus myomatosus,
- Uterusexstirpationen mit Entfernung der Adnexe, z. B. beim Endometriumcarcinom.
- der erweiterten Radikaloperation wegen eines Cervixcarcinoms zur Entfernung der pelvinen Lymphknoten (erweiterte Radikaloperation nach Wertheim-Meigs),
- konservierenden Eingriffen am Uterus (Myomenucleation, Metroplastik),
- Operationen an den Adnexen:
- Ovarialtumoren (benigne, maligne),
- alten Adnexentzündungen (spezifischen und unspezifischen),
- Endometriose,
- Sterilitätsoperationen (Wiederherstellung der Tubendurchgängigkeit),
- Extrauteringravidität,
- Zustand nach früherer Laparotomie, narbigen und entzündlichen Verwachsungen,
- unklaren Befunden, die die Inspektion des Abdomen und ggf. die Erweiterung des Eingriffs intra operationem erforderlich machen.

Vaginales Vorgehen ist bei folgenden Indikationen bzw. Vorbedingungen angezeigt:

- bei Entfernung des Uterus, auch evtl. mit Entfernung der Adnexe, wenn die Scheide weit genug und der Uterus genügend beweglich und nicht zu groß ist,
- bei Descensusoperationen mit oder ohne Entfernung des Uterus.

Diese Aufstellung erhebt keinen Anspruch auf Vollständigkeit. An den angeführten Beispielen sollen nur die Grundüberlegungen zum methodischen Vorgehen aufgezeigt werden.

Vor jedem Eingriff muß die Patientin im ärztlichen Gespräch in verständlicher Weise über die Art des Eingriffs und seine mögliche Ausdehnung informiert werden. Zu den unabdingbaren Pflichten des Arztes gehört es auch, die Patientin über die Bedeutung und die Folgen eines Organverlustes aufzuklären. Aus juristischen Gründen muß die Patientin (oder ihr gesetzlicher Vertreter) schriftlich ihr Einverständnis zu der geplanten Operation und den sich möglicherweise ergebenden Erweiterungen erklären.

Anhang I: Gesetz zum Schutz der erwerbstätigen Mutter

(Mutterschutzgesetz – MuSchG)
in der Fassung vom 18. April 1968 (GVBl. S. 542), zuletzt geändert durch das Gesetz zur Einführung eines Mutterschaftsurlaubs vom 25. 6. 1979
(BGBl. I, 32, S. 797)

**Erster Abschnitt
Allgemeine Vorschriften**

§ 1
Geltungsbereich

Dieses Gesetz gilt
1. für Frauen, die in einem Arbeitsverhältnis stehen,
2. für weibliche in Heimarbeit Beschäftigte und ihnen Gleichgestellte (§ 1 Abs. 1 und 2 des Heimarbeitsgesetzes vom 14. März 1951 – Bundesgesetzbl. I S. 191 –), soweit sie am Stück mitarbeiten.

§ 2
Gestaltung des Arbeitsplatzes

(1) Wer eine werdende oder stillende Mutter beschäftigt, hat bei der Einrichtung und der Unterhaltung des Arbeitsplatzes einschließlich der Maschinen, Werkzeuge und Geräte und bei der Regelung der Beschäftigung die erforderlichen Vorkehrungen und Maßnahmen zum Schutze von Leben und Gesundheit der werdenden oder stillenden Mutter zu treffen.

(2) Wer eine werdende oder stillende Mutter mit Arbeiten beschäftigt, bei denen sie ständig stehen oder gehen muß, hat für sie eine Sitzgelegenheit zum kurzen Ausruhen bereitzustellen.

(3) Wer eine werdende oder stillende Mutter mit Arbeiten beschäftigt, bei denen sie ständig sitzen muß, hat ihr Gelegenheit zu kurzen Unterbrechungen ihrer Arbeit zu geben.

(4) Der Bundesminister für Arbeit und Sozialordnung wird ermächtigt, zur Vermeidung von Gesundheitsgefährdungen der werdenden oder stillenden Mütter oder ihrer Kinder durch Rechtsverordnung den Arbeitgeber zu verpflichten, Liegeräume für werdende oder stillende Mütter einzurichten und sonstige Maßnahmen zur Durchführung des in Absatz 1 enthaltenen Grundsatzes zu treffen.

(5) Unabhängig von den auf Grund des Absatzes 4 erlassenen Vorschriften kann die Aufsichtsbehörde in Einzelfällen anordnen, welche Vorkehrungen und Maßnahmen zur Durchführung des Absatzes 1 zu treffen sind.

**Zweiter Abschnitt
Beschäftigungsverbote**

§ 3
Beschäftigungsverbote für werdende Mütter

(1) Werdende Mütter dürfen nicht beschäftigt werden, soweit nach ärztlichem Zeugnis Leben oder Gesundheit von Mutter oder Kind bei Fortdauer der Beschäftigung gefährdet ist.

(2) Werdende Mütter dürfen in den letzten sechs Wochen vor der Entbindung nicht beschäftigt werden, es sei denn, daß sie sich zur Arbeitsleistung ausdrücklich bereit erklären; die Erklärung kann jederzeit widerrufen werden.

§ 4
Weitere Beschäftigungsverbote

(1) Werdende Mütter dürfen nicht mit schweren körperlichen Arbeiten und nicht mit Arbeiten beschäftigt werden, bei denen sie schädlichen Einwirkungen von gesundheitsgefährdenden Stoffen oder Strahlen, von Staub, Gasen oder Dämpfen, von Hitze, Kälte oder Nässe, von Erschütterungen oder Lärm ausgesetzt sind.

(2) Werdende Mütter dürfen insbesondere nicht beschäftigt werden
1. mit Arbeiten, bei denen regelmäßig Lasten von mehr als 5 kg Gewicht oder gelegentlich Lasten von mehr als 10 kg Gewicht ohne mechanische Hilfsmittel von Hand gehoben, bewegt oder befördert werden. Sollen größere Lasten mit mechanischen Hilfsmitteln von Hand gehoben, bewegt oder befördert werden, so darf die körperliche Beanspruchung der werdenden Mutter nicht größer sein als bei Arbeiten nach Satz 1,
2. nach Ablauf des fünften Monats der Schwangerschaft mit Arbeiten, bei denen sie ständig stehen müssen, soweit diese Beschäftigung täglich vier Stunden überschreitet,
3. mit Arbeiten, bei denen sie sich häufig erheblich strecken oder beugen oder bei denen sie dauernd hocken oder sich gebückt halten müssen,
4. mit der Bedienung von Geräten und Maschinen aller Art mit hoher Fußbeanspruchung, insbesondere von solchen mit Fußantrieb,
5. mit dem Schälen von Holz,
6. mit Arbeiten, bei denen Berufserkrankungen im Sinne der Vorschriften über Ausdehnung der Unfallversicherung auf Berufskrankheiten entstehen können, sofern werdende Mütter infolge ihrer Schwangerschaft bei diesen Arbeiten in besonderem Maße der Gefahr einer Berufserkrankung ausgesetzt sind,
7. nach Ablauf des dritten Monats der Schwangerschaft auf Beförderungsmitteln,
8. mit Arbeiten, bei denen sie erhöhten Unfallgefahren, insbesondere der Gefahr auszugleiten, zu fallen oder abzustürzen, ausgesetzt sind.

(3) Die Beschäftigung von werdenden Müttern mit
1. Akkordarbeit und sonstigen Arbeiten, bei denen durch ein gesteigertes Arbeitstempo ein höheres Entgelt erzielt werden kann,
2. Fließarbeit mit vorgeschriebenem Arbeitstempo ist verboten. Die Aufsichtsbehörde kann Ausnahmen bewilligen, wenn die Art der Arbeit und das Arbeitstempo eine Beeinträchtigung der Gesundheit von Mutter oder Kind nicht befürchten lassen. Die Aufsichtsbehörde kann die Beschäftigung für alle werdenden Mütter eines Betriebes oder einer Betriebsabteilung bewilligen, wenn die Voraussetzungen des Sat-

zes 2 für alle im Betrieb oder in der Betriebsabteilung beschäftigten Frauen gegeben sind.

(4) Der Bundesminister für Arbeit und Sozialordnung wird ermächtigt, zur Vermeidung von Gesundheitsgefährdungen der werdenden oder stillenden Mütter und ihrer Kinder durch Rechtsverordnung
1. Arbeiten zu bestimmen, die unter die Beschäftigungsverbote der Absätze 1 und 2 fallen,
2. weitere Beschäftigungsverbote für werdende und stillende Mütter vor und nach der Entbindung zu erlassen.

(5) Die Aufsichtsbehörde kann in Einzelfällen bestimmen, ob eine Arbeit unter die Beschäftigungsverbote der Absätze 1 bis 3 oder einer vom Bundesminister für Arbeit und Sozialordnung gemäß Absatz 4 erlassenen Verordnung fällt. Sie kann in Einzelfällen die Beschäftigung mit bestimmten anderen Arbeiten verbieten.

§ 5
Mitteilungspflicht, ärztliches Zeugnis

(1) Werdende Mütter sollen dem Arbeitgeber ihre Schwangerschaft und den mutmaßlichen Tag der Entbindung mitteilen, sobald ihnen ihr Zustand bekannt ist. Auf Verlangen des Arbeitgebers sollen sie das Zeugnis eines Arztes oder einer Hebamme vorlegen. Der Arbeitgeber hat die Aufsichtsbehörde unverzüglich von der Mitteilung der werdenden Mutter zu benachrichtigen. Er darf die Mitteilung der werdenden Mutter Dritten nicht unbefugt bekanntgeben.

(2) Für die Berechnung der in § 3 Abs. 2 bezeichneten Zeiträume vor der Entbindung ist das Zeugnis eines Arztes oder einer Hebamme maßgebend; das Zeugnis soll den mutmaßlichen Tag der Entbindung angeben. Irrt sich der Arzt oder die Hebamme über den Zeitpunkt der Entbindung, so verkürzt oder verlängert sich diese Frist entsprechend.

(3) Die Kosten für die Zeugnisse nach den Absätzen 1 und 2 trägt der Arbeitgeber.

§ 6
Beschäftigungsverbote nach der Entbindung

(1) Wöchnerinnen dürfen bis zum Ablauf von acht Wochen nach der Entbindung nicht beschäftigt werden. Für Mütter nach Früh- und Mehrlingsgeburten verlängert sich diese Frist auf zwölf Wochen.

(2) Frauen, die in den ersten Monaten nach der Entbindung nach ärztlichem Zeugnis nicht voll leistungsfähig sind, dürfen nicht zu einer ihre Leistungsfähigkeit übersteigenden Arbeit herangezogen werden.

(3) Stillende Mütter dürfen mit den in § 4 Abs. 1 und Abs. 2 Nr. 1, 3, 4, 5, 6 und 8 sowie mit den in Abs. 3 Satz 1 genannten Arbeiten nicht beschäftigt werden. Die Vorschriften des § 4 Abs. 3 Satz 2 und 3 sowie Abs. 5 gelten entsprechend.

§ 7
Stillzeit

(1) Stillenden Müttern ist auf ihr Verlangen die zum Stillen erforderliche Zeit, mindestens aber zweimal täglich eine halbe Stunde oder einmal täglich eine Stunde freizugeben. Bei einer zusammenhängenden Arbeitszeit von mehr als acht Stunden soll auf Verlangen zweimal eine Stillzeit von mindestens fünfundvierzig Minuten oder, wenn in der Nähe der Arbeitsstätte keine Stillgelegenheit vorhanden ist, einmal eine Stillzeit von mindestens neunzig Minuten gewährt werden. Die Arbeitszeit gilt als zusammenhängend, soweit sie nicht durch eine Ruhepause von mindestens zwei Stunden unterbrochen wird.

(2) Durch die Gewährung der Stillzeit darf ein Verdienstausfall nicht eintreten. Die Stillzeit darf von stillenden Müttern nicht vor- oder nachgearbeitet und nicht auf die in der Arbeitszeitordnung oder in anderen Vorschriften festgesetzten Ruhepausen angerechnet werden.

(3) Die Aufsichtsbehörde kann in Einzelfällen nähere Bestimmungen über Zahl, Lage und Dauer der Stillzeiten treffen; sie kann die Einrichtung von Stillräumen vorschreiben.

(4) Der Auftraggeber oder Zwischenmeister hat den in Heimarbeit Beschäftigten und den ihnen Gleichgestellten für die Stillzeit ein Entgelt von 75 vom Hundert eines durchschnittlichen Stundenverdienstes, mindestens aber 0,75 Deutsche Mark für jeden Werktag zu zahlen. Ist die Frau für mehrere Auftraggeber oder Zwischenmeister tätig, so haben diese das Entgelt für die Stillzeit in gleichen Teilen zu gewähren. Auf das Entgelt finden die Vorschriften der §§ 23 bis 25 des Heimarbeitsgesetzes vom 14. März 1951 (Bundesgesetzbl. I S. 191) über den Entgeltschutz Anwendung.

§ 8
Mehrarbeit, Nacht- und Sonntagsarbeit

(1) Werdende und stillende Mütter dürfen nicht mit Mehrarbeit, nicht in der Nacht zwischen 20 und 6 Uhr und nicht an Sonn- und Feiertagen beschäftigt werden. Das Verbot der Sonn- und Feiertagsarbeit gilt nicht für werdende und stillende Mütter, die im Familienhaushalt mit hauswirtschaftlichen Arbeiten beschäftigt werden.

(2) Mehrarbeit im Sinne des Absatzes 1 ist jede Arbeit, die
1. von den im Familienhaushalt mit hauswirtschaftlichen Arbeiten und den in der Landwirtschaft Beschäftigten über 9 Stunden täglich oder 102 Stunden in der Doppelwoche,
2. von Frauen unter 18 Jahren über 8 Stunden täglich oder 80 Stunden in der Doppelwoche,
3. von sonstigen Frauen über 8½ Stunden täglich oder 90 Stunden in der Doppelwoche
hinaus geleistet wird. In die Doppelwoche werden die Sonntage eingerechnet.

(3) Abweichend vom Nachtarbeitsverbot des Absatzes 1 dürfen werdende Mütter in den ersten vier Monaten der Schwangerschaft und stillende Mütter beschäftigt werden
1. in Gast- und Schankwirtschaften und im übrigen Beherbergungswesen bis 22 Uhr,
2. in der Landwirtschaft mit dem Melken von Vieh ab 5 Uhr.

(4) Im Verkehrswesen, in Gast- und Schankwirtschaften und im übrigen Beherbergungswesen, in Krankenpflege- und in Badeanstalten, bei Musikaufführungen, Theatervorstellungen, anderen Schaustellungen, Darbietungen oder Lustbarkeiten dürfen werdende oder stillende Mütter, abweichend von Absatz 1, an Sonn- und Feiertagen beschäftigt werden, wenn ihnen in jeder Woche einmal eine ununterbrochene Ruhezeit von mindestens 24 Stunden im Anschluß an eine Nachtruhe gewährt wird.

(5) An in Heimarbeit Beschäftigte und ihnen Gleichgestellte, die werdende oder stillende Mütter sind, darf Heimarbeit nur in solchem Umfang und mit

solchen Fertigungsfristen ausgegeben werden, daß sie von der werdenden Mutter voraussichtlich während einer achtstündigen Tagesarbeitszeit, von der stillenden Mutter voraussichtlich während einer 7¼stündigen Tagesarbeitszeit an Werktagen ausgeführt werden kann. Die Aufsichtsbehörde kann in Einzelfällen nähere Bestimmungen über die Arbeitsmenge treffen; falls ein Heimarbeitsausschuß besteht, hat sie diesen vorher zu hören.

(6) Die Aufsichtsbehörde kann in begründeten Einzelfällen Ausnahmen von den vorstehenden Vorschriften zulassen.

§ 8 a
Mutterschaftsurlaub

(1) Mütter haben Anspruch auf Mutterschaftsurlaub im Anschluß an die Schutzfrist des § 6 Abs. 1 bis zu dem Tag, an dem das Kind sechs Monate alt wird. Für die Zeit des Mutterschaftsurlaubs erhält die Mutter Mutterschaftsgeld nach § 13 Abs. 1 oder 3.

(2) Die Mutter muß den Mutterschaftsurlaub spätestens vier Wochen vor Ablauf der Schutzfrist des § 6 Abs. 1 verlangen.

(3) Kann die Mutter aus einem von ihr nicht zu vertretenden Grund den Mutterschaftsurlaub nicht rechtzeitig verlangen oder antreten, kann sie dies innerhalb einer Woche nach Wegfall des Grundes nachholen.

(4) Stirbt das Kind während des Mutterschaftsurlaubs, endet dieser abweichend von Absatz 1 drei Wochen nach dem Tod des Kindes, spätestens an dem Tag, an dem das Kind sechs Monate alt geworden wäre. Hat der Arbeitgeber für die Zeit des Mutterschaftsurlaubs einen anderen Arbeitnehmer eingestellt und ist das Arbeitsverhältnis mit diesem Arbeitnehmer über die drei Wochen des Satzes 1 hinaus vereinbart, endet der Mutterschaftsurlaub mit der Auflösung dieses Arbeitsverhältnisses, spätestens an dem Tag, an dem das Kind sechs Monate alt geworden wäre. Die Sätze 1 und 2 sind entsprechend anzuwenden, wenn das Kind während der vier Wochen des Absatzes 2 stirbt.

(5) Der Mutterschaftsurlaub kann mit Zustimmung des Arbeitgebers vorzeitig beendet werden.

(6) Der Anspruch auf Mutterschaftsurlaub kann nicht durch Vertrag ausgeschlossen oder beschränkt werden.

(7) Mutterschaftsurlaub und Mutterschaftsgeld für diese Zeit können erstmals die Mütter verlangen, deren Schutzfrist nach § 6 Abs. 1 frühestens am 30. Juni 1979 endet. Endet die Schutzfrist am 30. Juni oder in der Zeit zwischen dem 30. Juni und dem 29. Juli 1979, braucht die Mutter die in Absatz 2 vorgeschriebene Frist nicht einzuhalten; sie muß jedoch den Mutterschaftsurlaub so frühzeitig wie möglich verlangen.

§ 8 b
Erwerbstätigkeit
während des Mutterschaftsurlaubs

Während des Mutterschaftsurlaubs darf die Mutter keine Erwerbstätigkeit leisten.

§ 8 c
Unterrichtung des Arbeitgebers

Die Mutter soll dem Arbeitgeber auf dessen Verlangen spätestens vier Wochen nach Beginn des Mutterschaftsurlaubs mitteilen, ob sie beabsichtigt, das Arbeitsverhältnis nach Beendigung des Mutterschaftsurlaubs fortzusetzen.

§ 8 d
Erholungsurlaub

Der Arbeitgeber kann den Erholungsurlaub der Mutter für jeden vollen Kalendermonat, für den sie Mutterschaftsurlaub nimmt, um ein Zwölftel kürzen. Hat die Mutter bereits Erholungsurlaub über den ihr zustehenden Umfang hinaus erhalten, kann das dafür gezahlte Urlaubsentgelt nicht zurückgefordert werden.

Dritter Abschnitt
Kündigung

§ 9
Kündigungsverbot

(1) Die Kündigung gegenüber einer Frau während der Schwangerschaft und bis zum Ablauf von vier Monaten nach der Entbindung ist unzulässig, wenn dem Arbeitgeber zur Zeit der Kündigung die Schwangerschaft oder Entbindung bekannt war oder innerhalb zweier Wochen nach Zugang der Kündigung mitgeteilt wird. Die ‚Vorschrift des Satzes 1 gilt nicht für Frauen, die von demselben Arbeitgeber im Familienhaushalt mit hauswirtschaftlichen, erzieherischen oder pflegerischen Arbeiten in einer ihre Arbeitskraft voll in Anspruch nehmenden Weise beschäftigt werden, nach Ablauf des fünften Monats der Schwangerschaft; sie gilt für Frauen, die den in Heimarbeit Beschäftigten gleichgestellt sind, nur, wenn sich die Gleichstellung auch auf den Neunten Abschnitt – Kündigung – des Heimarbeitsgesetzes vom 14. März 1951 (Bundesgesetzbl. I S. 191) erstreckt.

(2) Kündigt eine schwangere Frau, gilt § 5 Abs. 1 Satz 3 entsprechend.

(3) Die für den Arbeitsschutz zuständige oberste Landesbehörde oder die von ihr bestimmte Stelle kann in besonderen Fällen ausnahmsweise die Kündigung für zulässig erklären. Der Bundesminister für Arbeit und Sozialordnung wird ermächtigt, mit Zustimmung des Bundesrates allgemeine Verwaltungsvorschriften zur Durchführung des Satzes 1 zu erlassen.

(4) In Heimarbeit Beschäftigte und ihnen Gleichgestellte dürfen während der Schwangerschaft und bis zum Ablauf von vier Monaten nach der Entbindung nicht gegen ihren Willen bei der Ausgabe von Heimarbeit ausgeschlossen werden; die Vorschriften der §§ 3, 4, 6 und 8 Abs. 5 bleiben unberührt.

§ 9 a
Kündigungsverbot bei Mutterschaftsurlaub

Der Arbeitgeber darf das Arbeitsverhältnis der Mutter während des Mutterschaftsurlaubs und bis zum Ablauf von zwei Monaten nach Beendigung des Mutterschaftsurlaubs nicht kündigen.

§ 10
Erhaltung von Rechten

(1) Eine Frau kann während der Schwangerschaft und während der Schutzfrist nach der Entbindung (§ 6 Abs. 1) das Arbeitsverhältnis ohne Einhaltung einer Frist zum Ende der Schutzfrist nach der Entbindung kündigen.

Die Mutter kann das Arbeitsverhältnis unter Einhaltung einer Kündigungsfrist von einem Monat zum Ende ihres Mutterschaftsurlaubs kündigen, soweit für sie nicht eine kürzere gesetzliche oder vereinbarte Kündigungsfrist gilt.

(2) Wird das Arbeitsverhältnis nach Absatz 1 aufgelöst und wird die Frau innerhalb eines Jahres nach der Entbindung in ihrem bisherigen Betrieb wieder eingestellt, so gilt, soweit Rechte aus dem Arbeitsverhältnis von der Dauer der Betriebs- oder Berufszugehörigkeit oder von der Dauer der Beschäftigungs- oder Dienstzeit abhängen, das Arbeitsverhältnis als nicht unterbrochen. Dies gilt nicht, wenn die Frau in der Zeit von der Auflösung des Arbeitsverhältnisses bis zur Wiedereinstellung bei einem anderen Arbeitgeber beschäftigt war.

Vierter Abschnitt
Leistungen

§ 11
Arbeitsentgelt bei Beschäftigungsverboten

(1) Den unter den Geltungsbereich des § 1 fallenden Frauen ist, soweit sie nicht Mutterschaftsgeld nach den Vorschriften der Reichsversicherungsordnung beziehen können, vom Arbeitgeber mindestens der Durchschnittsverdienst der letzten dreizehn Wochen oder der letzten drei Monate vor Beginn des Monats, in dem die Schwangerschaft eingetreten ist, weiter zu gewähren, wenn sie wegen eines Beschäftigungsverbots nach § 3 Abs. 1, §§ 4, 6 Abs. 2 oder 3 oder wegen des Mehr-, Nacht- oder Sonntagsarbeitsverbots nach § 8 Abs. 1, 3 oder 5 teilweise oder völlig mit der Arbeit aussetzen. Dies gilt auch, wenn wegen dieser Verbote die Beschäftigung oder die Entlohnungsart wechselt. Wird das Arbeitsverhältnis erst nach Eintritt der Schwangerschaft begonnen, so ist der Durchschnittsverdienst aus der Arbeitsentgelt der ersten dreizehn Wochen oder drei Monate der Beschäftigung zu berechnen. Hat das Arbeitsverhältnis nach Satz 1 oder 3 kürzer gedauert, so ist der kürzere Zeitraum der Berechnung zugrunde zu legen. Zeiten, in denen kein Arbeitsentgelt erzielt wurde, bleiben außer Betracht.

(2) Bei Verdiensterhöhungen nicht nur vorübergehender Natur, die während oder nach Ablauf des Berechnungszeitraums eintreten, ist von dem erhöhten Verdienst auszugehen. Verdienstkürzungen, die im Berechnungszeitraum infolge von Kurzarbeit, Arbeitsausfällen oder unverschuldeter Arbeitsversäumnis eintreten, bleiben für die Berechnung des Durchschnittsverdienstes außer Betracht.

(3) Die Vorschriften der Absätze 1 und 2 finden keine Anwendung auf Frauen, die nicht dauernd von demselben Arbeitgeber im Familienhaushalt mit hauswirtschaftlichen Arbeiten in einer ihre Arbeitskraft voll in Anspruch nehmenden Weise beschäftigt werden.

(4) Der Bundesminister für Arbeit und Sozialordnung wird ermächtigt, durch Rechtsverordnung Vorschriften über die Berechnung des Durchschnittsverdienstes im Sinne der Absätze 1 und 2 zu erlassen.

§ 12
Sonderunterstützung
für im Familienhaushalt Beschäftigte

(1) Im Familienhaushalt beschäftigte Frauen, deren Arbeitsverhältnis vom Arbeitgeber nach Ablauf des fünften Monats der Schwangerschaft durch Kündigung aufgelöst worden ist (§ 9 Abs. 1 Satz 2 Halbsatz 1), erhalten vom Zeitpunkt der Auflösung des Arbeitsverhältnisses an bis zum Einsetzen der Leistungen des Mutterschaftsgeldes eine Sonderunterstützung zu Lasten des Bundes. Als Sonderunterstützung wird das um die gesetzlichen Abzüge verminderte durchschnittliche kalendertägliche Arbeitsentgelt der letzten drei abgerechneten Kalendermonate, bei wöchentlicher Abrechnung der letzten dreizehn abgerechneten Wochen vor dem Zeitpunkt der Auflösung des Arbeitsverhältnisses gewährt. Hat das Arbeitsverhältnis kürzer gedauert, so ist der kürzere Zeitraum der Berechnung zugrunde zu legen. Einmalige Zuwendungen sowie Tage, an denen infolge von Kurzarbeit, Arbeitsausfällen oder unverschuldeter Arbeitsversäumnis kein oder ein vermindertes Arbeitsentgelt erzielt wurde, bleiben außer Betracht. Ist danach eine Berechnung nicht möglich, so ist das durchschnittliche kalendertägliche Arbeitsentgelt einer gleichartig Beschäftigten zugrunde zu legen. Die Sonderunterstützung beträgt mindestens 3,50 Deutsche Mark für den Kalendertag.

(2) Die Sonderunterstützung wird von der Krankenkasse gezahlt, bei der die im Familienhaushalt beschäftigte Frau versichert ist. Im Familienhaushalt beschäftigte Frauen, die nicht in der gesetzlichen Krankenversicherung versichert sind, wird sie von der Allgemeinen Ortskrankenkasse ihres Wohnorts gezahlt; besteht am Wohnort keine Allgemeine Ortskrankenkasse, dann wird sie von der Landkrankenkasse gezahlt.

(3) Die Vorschriften der §§ 200c und 200d der Reichsversicherungsordnung gelten mit der Maßgabe entsprechend, daß der Bund den Kassen die nachgewiesenen Aufwendungen für die Sonderunterstützung in vollem Umfang erstattet.

§ 13
Mutterschaftsgeld

(1) Frauen, die in der gesetzlichen Krankenversicherung versichert sind, erhalten für die Zeit der Schutzfristen des § 3 Abs. 2 und des § 6 Abs. 1 sowie für die Zeit ihres Mutterschaftsurlaubs nach § 8a Mutterschaftsgeld nach den Vorschriften der Reichsversicherungsordnung oder des Gesetzes über die Krankenversicherung der Landwirte über das Mutterschaftsgeld.

(2) Frauen, die nicht in der gesetzlichen Krankenversicherung versichert sind, erhalten, wenn sie bei Beginn der Schutzfrist nach § 3 Abs. 2 in einem Arbeitsverhältnis stehen oder in Heimarbeit beschäftigt sind oder ihr Arbeitsverhältnis während ihrer Schwangerschaft vom Arbeitgeber zulässig aufgelöst worden ist, für die Zeit der Schutzfristen des § 3 Abs. 2 und des § 6 Abs. 1 Mutterschaftsgeld zu Lasten des Bundes in entsprechender Anwendung der Vorschriften der Reichsversicherungsordnung über das Mutterschaftsgeld. Das Mutterschaftsgeld wird diesen Frauen vom Bundesversicherungsamt gezahlt. Mutterschaftsgeld, das nach § 205a der Reichsversicherungsordnung oder nach § 33 des Gesetzes über die

Krankenversicherung der Landwirte gewährt wird, ist anzurechnen.

(3) Den in Absatz 2 bezeichneten Frauen wird das Mutterschaftsgeld für die Zeit ihres Mutterschaftsurlaubs nach § 8a zu Lasten des Bundes weitergezahlt. Das Mutterschaftsgeld wird den Frauen, die nicht in der gesetzlichen Krankenversicherung versichert sind und deren Arbeitsverhältnis während ihrer Schwangerschaft vom Arbeitgeber zulässig aufgelöst worden ist oder während oder nach Ablauf der Schutzfristen des § 3 Abs. 2 und des § 6 Abs. 1 endet, zu Lasten des Bundes für die Zeit weitergezahlt, für die sie bei Bestehen eines Arbeitsverhältnisses Mutterschaftsurlaub hätten beanspruchen können.

§ 14
Zuschuß zum Mutterschaftsgeld

(1) Frauen, die Anspruch auf ein kalendertägliches Mutterschaftsgeld (§ 200 der Reichsversicherungsordnung, § 27 des Gesetzes über die Krankenversicherung der Landwirte oder § 13 Abs. 2) haben, erhalten für die Zeit der Schutzfristen des § 3 Abs. 2 und § 6 Abs. 1 von ihrem Arbeitgeber einen Zuschuß in Höhe des Unterschiedsbetrages zwischen dem Mutterschaftsgeld und dem um die gesetzlichen Abzüge verminderten durchschnittlichen kalendertäglichen Arbeitsentgelt. Wird Pflege in einer Entbindungs- oder Krankenanstalt oder Hilfe und Wartung durch Hauspflegerinnen gewährt, so ist der Zuschuß nach dem Rechnungsbetrag des Mutterschaftsgeldes zu bemessen, der ohne Gewährung dieser Leistungen zu zahlen wäre. Das durchschnittliche kalendertägliche Arbeitsentgelt ist aus den letzten drei abgerechneten Kalendermonaten, bei wöchentlicher Abrechnung aus den letzten dreizehn abgerechneten Wochen vor Beginn der Schutzfrist nach § 3 Abs. 2 zu berechnen. Einmalige Zuwendungen sowie Tage, an denen infolge von Kurzarbeit, Arbeitsausfällen oder unverschuldeter Arbeitsversäumnis kein oder ein vermindertes Arbeitsentgelt erzielt wurde, bleiben außer Betracht. Ist danach eine Berechnung nicht möglich, so ist das durchschnittliche kalendertägliche Arbeitsentgelt einer gleichartig Beschäftigten zugrunde zu legen.

(2) Frauen, deren Arbeitsverhältnis während ihrer Schwangerschaft oder während der Schutzfrist des § 6 Abs. 1 vom Arbeitgeber zulässig aufgelöst worden ist, erhalten den Zuschuß nach Absatz 1 zu Lasten des Bundes von der für die Zahlung des Mutterschaftsgeldes zuständigen Stelle.

§ 15
Sonstige Leistungen der Mutterschaftshilfe

(1) Frauen, die in der gesetzlichen Krankenversicherung versichert sind, erhalten auch die sonstigen Leistungen der Mutterschaftshilfe nach den Vorschriften der Reichsversicherungsordnung oder des Gesetzes über die Krankenversicherung der Landwirte.

(2) Zu den sonstigen Leistungen der Mutterschaftshilfe gehören:
1. ärztliche Betreuung und Hilfe sowie Hebammenhilfe,
2. Versorgung mit Arznei-, Verband- und Heilmitteln,
3. Pauschbeträge für die im Zusammenhang mit der Entbindung entstehenden Aufwendungen,
4. Pflege in einer Entbindungs- oder Krankenanstalt sowie Hilfe und Wartung durch Hauspflegerinnen.

§ 16
Freizeit für Untersuchungen

Der Arbeitgeber hat der Frau die Freizeit zu gewähren, die zur Durchführung der Untersuchungen im Rahmen der Mutterschaftshilfe erforderlich ist. Ein Entgeltausfall darf hierdurch nicht eintreten.

§ 17
Steuerfreiheit

Die Sonderunterstützung nach § 12, das Mutterschaftsgeld nach § 13 Abs. 2 und der Zuschuß zum Mutterschaftsgeld nach § 14 unterliegen nicht der Einkommensteuer.

**Fünfter Abschnitt
Durchführung des Gesetzes**

§ 18
Auslage des Gesetzes

(1) In Betrieben und Verwaltungen, in denen regelmäßig mehr als drei Frauen beschäftigt werden, ist ein Abdruck dieses Gesetzes an geeigneter Stelle zur Einsicht auszulegen oder auszuhängen.

(2) Wer Heimarbeit ausgibt oder abnimmt, hat in den Räumen der Ausgabe und Abnahme einen Abdruck dieses Gesetzes an geeigneter Stelle zur Einsicht auszulegen oder auszuhängen.

§ 19
Auskunft

(1) Der Arbeitgeber ist verpflichtet, der Aufsichtsbehörde auf Verlangen
1. die zur Erfüllung der Aufgaben dieser Behörde erforderlichen Angaben wahrheitsgemäß und vollständig zu machen,
2. die Unterlagen, aus denen Namen, Beschäftigungsart und -zeiten der werdenden und stillenden Mütter sowie Lohn- und Gehaltszahlungen ersichtlich sind, und alle sonstigen Unterlagen, die sich auf die zu Nummer 1 zu machenden Angaben beziehen, zur Einsicht vorzulegen oder einzusenden.
(2) Die Unterlagen sind mindestens bis zum Ablauf von zwei Jahren nach der letzten Eintragung aufzubewahren.

§ 20
Aufsichtsbehörden

(1) Die Aufsicht über die Ausführung der Vorschriften dieses Gesetzes und der auf Grund dieses Gesetzes erlassenen Vorschriften obliegt den nach Landesrecht zuständigen Behörden (Aufsichtsbehörden).

(2) Die Aufsichtsbehörden haben dieselben Befugnisse und Obliegenheiten wie nach § 139b der Gewerbeordnung die dort genannten besonderen Beamten. Das Grundrecht der Unverletzlichkeit der Wohnung (Artikel 13 des Grundgesetzes) wird insoweit eingeschränkt.

Sechster Abschnitt
Straftaten und Ordnungswidrigkeiten

§ 21
Straftaten und Ordnungswidrigkeiten

(1) Ordnungswidrig handelt der Arbeitgeber, der vorsätzlich oder fahrlässig
1. den Vorschriften der §§ 3, 4 Abs. 1 bis 3 Satz 1 oder § 6 Abs. 1 bis 3 Satz 1 über die Beschäftigungsverbote vor und nach der Entbindung,
2. den Vorschriften des § 7 Abs. 1 Satz 1 oder Abs. 2 Satz 2 über die Stillzeit,
3. den Vorschriften des § 8 Abs. 1 Satz 1 oder Abs. 3 bis 5 Satz 1 über Mehr-, Nacht- oder Sonntagsarbeit,
4. den auf Grund des § 4 Abs. 4 erlassenen Vorschriften, soweit sie für einen bestimmten Tatbestand auf diese Bußgeldvorschrift verweisen,
5. einer vollziehbaren Verfügung der Aufsichtsbehörde nach § 2 Abs. 5, § 4 Abs. 5, § 6 Abs. 3 Satz 2, § 7 Abs. 3 oder § 8 Abs. 5 Satz 2 Halbsatz 1,
6. den Vorschriften des § 5 Abs. 1 Satz 3 über die Benachrichtigung,
7. der Vorschrift des § 16 Satz 1 über die Freizeit für Untersuchungen oder
8. den Vorschriften des § 18 über die Auslage des Gesetzes oder des § 19 über die Einsicht, Aufbewahrung und Vorlage der Unterlagen und über die Auskunft

zuwiderhandelt.

(2) Die Ordnungswidrigkeit nach Absatz 1 Nr. 1 bis 5 kann mit einer Geldbuße bis zu fünftausend Deutsche Mark, die Ordnungswidrigkeit nach Absatz 1 Nr. 6 bis 8 mit einer Geldbuße bis zu tausend Deutsche Mark geahndet werden.

(3) Wer vorsätzlich eine der in Absatz 1 Nr. 1 bis 5 bezeichneten Handlungen begeht und dadurch die Frau in ihrer Arbeitskraft oder Gesundheit gefährdet, wird mit Freiheitsstrafe bis zu einem Jahr oder mit Geldstrafe bestraft.

(4) Wer in den Fällen des Absatzes 3 die Gefahr fahrlässig verursacht, wird mit Freiheitsstrafe bis zu sechs Monaten oder mit Geldstrafe bis zu einhundertachtzig Tagessätzen bestraft.

§ 22
Handeln für einen anderen*)

§ 23
Verletzung der Aufsichtspflicht*)

Siebenter Abschnitt
Schlußvorschriften

§ 24
In Heimarbeit Beschäftigte

Für die in Heimarbeit Beschäftigten und die ihnen Gleichgestellten gelten die Vorschriften der §§ 3, 4 und 6 mit der Maßgabe, daß an die Stelle der Beschäftigungsverbote das Verbot der Ausgabe von Heimarbeit tritt, und die Vorschriften des § 2 Abs. 4, § 5 Abs. 1 und 3, § 8 a Abs. 4 und 5, §§ 8 c und 8 d, § 9 Abs. 1, § 9a, § 11 Abs. 1, § 13 Abs. 2 und 3, § 14, § 16, § 19 Abs. 1 und § 21 Abs. 1 mit der Maßgabe, daß an die Stelle des Arbeitgebers der Auftraggeber oder Zwischenmeister tritt.

§ 25
Geltung im Land Berlin

Dieses Gesetz und die auf Grund dieses Gesetzes erlassenen und noch zu erlassenden Rechtsverordnungen gelten auch im Land Berlin, sobald es gemäß Artikel 87 Abs. 2 seiner Verfassung die Anwendung dieses Gesetzes beschlossen hat.

---

*) §§ 22 und 23 gestrichen;
hierzu vgl. §§ 10 und 33 des Gesetzes über Ordnungswidrigkeiten vom 24. 5. 1968 (GVBl. S. 1334).

Anhang II: Mutterschaftsrichtlinien

Richtlinien des Bundesausschusses der Ärzte und Krankenkassen über die ärztliche Betreuung während der Schwangerschaft und nach der Entbindung (Mutterschafts-Richtlinien) in der Neufassung vom 31. Oktober 1979
(Veröffentlicht in der Beilage Nr. 4/80 zum Bundesanzeiger Nr. 22 vom 1. Februar 1980)

Die vom Bundesausschuß der Ärzte und Krankenkassen gemäß § 368 p Abs. 1 in Verbindung mit § 196 der Reichsversicherungsordnung (RVO) bzw. § 23 des Gesetzes über die Krankenversicherung der Landwirte (KVLG)*) beschlossenen Richtlinien dienen der Sicherung einer nach den Regeln der ärztlichen Kunst zweckmäßigen, ausreichenden und wirtschaftlichen ärztlichen Betreuung (§ 182 Abs. 2 RVO bzw. § 13 Abs. 2 KVLG und § 368e RVO)**) der Versicherten und ihrer Angehörigen während der Schwangerschaft und nach der Entbindung. Die Kosten trägt die Versichertengemeinschaft. Zum Zwecke der sinnvollen Verwendung der Gemeinschaftsmittel sollen die folgenden Richtlinien beachtet werden.

---
*) § 198 RVO und § 23 KVLG
(1) Die Versicherte hat während der Schwangerschaft und nach der Entbindung Anspruch auf ärztliche Betreuung und auf Hebammenhilfe. Zur ärztlichen Betreuung während der Schwangerschaft gehören insbesondere Untersuchungen zur Feststellung der Schwangerschaft. Vorsorgeuntersuchungen einschließlich der laborärztlichen Untersuchungen; das Nähere über die Gewähr für ausreichende und zweckmäßige ärztliche Betreuung sowie über die dazu erforderlichen Aufzeichnungen und Bescheinigungen während der Schwangerschaft und nach der Entbindung regelt der Bundesausschuß der Ärzte und Krankenkassen im Rahmen seiner Richtlinien (§ 368 p).
(2) Bei der Entbindung wird Hilfe durch eine Hebamme und, falls erforderlich, durch einen Arzt gewährt.
**) § 182 Abs. 2 RVO und § 13 Abs. 2 KVLG
Die Krankenpflege muß ausreichend und zweckmäßig sein; sie darf jedoch das Maß des Notwendigen nicht überschreiten.
§ 368 e RVO
Der Versicherte hat Anspruch auf die ärztliche Versorgung, die zur Heilung oder Linderung nach den Regeln der ärztlichen Kunst zweckmäßig und ausreichend ist (§ 182 Abs. 2 und § 13 Abs. 2 KVLG). Leistungen, die für die Erzielung des Heilerfolges nicht notwendig oder unwirtschaftlich sind, kann der Versicherte nicht beanspruchen, der an der kassenärztlichen Versorgung teilnehmende Arzt darf sie nicht bewirken oder verordnen; die Kasse darf sie nachträglich nicht bewilligen. Die Sätze 1 und 2 gelten bei Maßnahmen zur Früherkennung von Krankheiten und bei ärztlichen Maßnahmen nach den §§ 200 e und 200 f entsprechend.

Allgemeines

1. Durch die ärztliche Betreuung während der Schwangerschaft und nach der Entbindung sollen mögliche Gefahren für Leben und Gesundheit von Mutter oder Kind abgewendet sowie Gesundheitsstörungen rechtzeitig erkannt und der Behandlung zugeführt werden.
Vorrangiges Ziel der ärztlichen Schwangerschaftsvorsorge ist die frühzeitige Erkennung von Risikoschwangerschaften und Risikogeburten.
2. Zur notwendigen Aufklärung über den Wert dieser den Erkenntnissen der medizinischen Wissenschaft entsprechenden ärztlichen Betreuung während der Schwangerschaft und nach der Entbindung sollen Ärzte, Krankenkassen und Hebammen zusammenwirken.
3. Die in der kassenärztlichen Versorgung teilnehmenden Ärzte treffen ihre Maßnahmen der ärztlichen Betreuung während der Schwangerschaft und nach der Entbindung nach pflichtgemäßem Ermessen innerhalb des durch Gesetz bestimmten Rahmens. Die Ärzte sollen diese Richtlinien beachten, um den Versicherten und ihren Angehörigen eine nach den Regeln der ärztlichen Kunst zweckmäßige und ausreichende ärztliche Betreuung während der Schwangerschaft und nach der Entbindung unter Vermeidung entbehrlicher Kosten zukommen zu lassen.
4. Die Maßnahmen nach diesen Richtlinien dürfen nur diejenigen Ärzte ausführen, welche die vorgesehenen Leistungen auf Grund ihrer Kenntnisse und Erfahrungen erbringen können, nach der ärztlichen Berufsordnung dazu berechtigt sind und über die erforderlichen Einrichtungen verfügen. Sofern ein Arzt Maßnahmen nach Abschnitt A 5 sowie Einzelmaßnahmen nach Abschnitt B, C und D nicht selbst ausführen kann, sollen diese von solchen Ärzten ausgeführt werden, die über die entsprechenden Kenntnisse und Einrichtungen verfügen.
5. Die in der kassenärztlichen Versorgung teilnehmenden Ärzte haben darauf hinzuwirken, daß für sie tätig werdende Vertreter diese Richtlinien kennen und beachten.
6. Es sollen nur Maßnahmen angewendet werden, deren diagnostischer und vorbeugender Wert ausreichend gesichert ist; eine Erprobung auf Kosten der Versichertengemeinschaft ist unzulässig.
7. Ärztliche Betreuung im Sinne der §§ 196 RVO und 23 KVLG sind solche Maßnahmen, welche der Überwachung des Gesundheitszustandes der Schwangeren bzw. Wöchnerinnen dienen, soweit sie nicht ärztliche Behandlung im Sinne der §§ 182 RVO und 13 KVLG darstellen. Im einzelnen gehören zu der Betreuung:
a) Untersuchungen zum Zwecke der Feststellung der Schwangerschaft sowie Untersuchungen und Beratungen während der Schwangerschaft (s. Abschnitt A)
b) Frühzeitige Erkennung und besondere Überwachung von Risikoschwangerschaften – amnioskopi-

sche und kardiotokographische Untersuchungen, Ultraschalldiagnostik, Fruchtwasseruntersuchungen usw. – (s. Abschnitt B)
c) Serologische Untersuchungen auf Infektionen wie Lues, Röteln sowie bei begründetem Verdacht auf Toxoplasmose oder andere latente Infektionen und blutgruppenserologische Untersuchungen während der Schwangerschaft (s. Abschnitt C)
d) Blutgruppenserologische Untersuchungen nach Geburt oder Fehlgeburt und Anti-D-Immunglobulin-Prophylaxe (s. Abschnitt D)
e) Untersuchungen und Beratungen der Wöchnerin (s. Abschnitt F)
f) Medikamentöse Maßnahmen und Verordnung von Verband- und Heilmitteln (s. Abschnitt G)
g) Aufzeichnungen und Bescheinigungen (s. Abschnitt H).

A

Feststellung der Schwangerschaft, Untersuchungen und Beratungen sowie sonstige Maßnahmen während der Schwangerschaft

1. Die Feststellung der Schwangerschaft soll in der Regel durch die bimanuelle Untersuchung erfolgen. Ein immunochemischer Schwangerschaftsnachweis soll nur bei medizinischer Indikation durchgeführt werden.
Nach Feststellung der Schwangerschaft soll die Schwangere in ausreichendem Maße ärztlich untersucht und beraten werden.
2. Die erste Untersuchung nach Feststellung der Schwangerschaft sollte möglichst frühzeitig erfolgen. Sie umfaßt:
a) die Familienanamnese,
die Eigenanamnese,
die Schwangerschaftsanamnese,
die Arbeits- und Sozialanamnese;
b) die Allgemeinuntersuchung,
die gynäkologische Untersuchung und weitere diagnostische Maßnahmen:
Blutdruckmessung,
Feststellung des Körpergewichts,
Untersuchung des Mittelstrahlurins auf Eiweiß, Zucker und Sediment, ggf. bakteriologische Untersuchungen (z. B. bei auffälliger Anamnese, Blutdruckerhöhung, Sedimentbefund),
Hämoglobinbestimmung und – je nach dem Ergebnis dieser Bestimmung (bei weniger als 11,2 g pro 100 ml = 70% Hb) – Zählung der Erythrozyten.
3. Ergeben sich im Rahmen der Mutterschaftsvorsorge Anhaltspunkte für ein genetisch bedingtes Risiko, so ist der Arzt gehalten, die Schwangere über die Möglichkeiten einer humangenetischen Beratung und/oder humangenetischen Untersuchung aufzuklären.
4. Die nachfolgenden Untersuchungen sollen – unabhängig von der Behandlung von Beschwerden und Krankheitserscheinungen – im allgemeinen im Abstand von 4 Wochen stattfinden und umfassen:
Gewichtskontrolle,
Blutdruckmessung,
Untersuchung des Mittelstrahlurins auf Eiweiß, Zucker und Sediment,
ggf. bakteriologische Untersuchungen (z. B. bei auffälliger Anamnese,
Blutdruckerhöhung, Sedimentbefund),
Hämoglobinbestimmung – im Regelfall ab 6. Monat, falls bei Erstuntersuchung normal –; je nach dem Ergebnis dieser Bestimmung (bei weniger als 11,2 g je 100 ml = 70% Hb) Zählung der Erythrozyten,
Kontrolle des Standes der Gebärmutter,
Kontrolle der kindlichen Herzaktionen,
Feststellung der Lage des Kindes.
In den letzten zwei Schwangerschaftsmonaten sind im allgemeinen je zwei Untersuchungen angezeigt.
5. Es sollen zwei Ultraschalluntersuchungen (Sonographie) zur Beurteilung der Schwangerschaft (Entwicklung der Schwangerschaft, intrauteriner Sitz der Schwangerschaft, Abortivei, Kindslage, Mehrlinge, Placentasitz usw.) durchgeführt werden; diese Untersuchungen sollen möglichst in der 16. bis 20. Schwangerschaftswoche und in der 32. bis 36. Schwangerschaftswoche erfolgen. Über diesen Rahmen hinaus sind weitere Ultraschalluntersuchungen nur nach Abschnitt B 4 berechtigt.
6. Untersuchungen nach Nr. 4 können auf Grund einer ärztlichen Anordnung im Einzelfall auch von einer Hebamme im Umfang ihrer beruflichen Befugnisse (Gewichtskontrolle, Blutdruckmessung, Urinuntersuchung auf Eiweiß und Zucker, Kontrolle des Standes der Gebärmutter, Feststellung der Lage, Stellung und Haltung des Kindes, Kontrolle der kindlichen Herztöne sowie allgemeine Beratung der Schwangeren) durchgeführt und im Mutterpaß dokumentiert werden. Eine derartige Anordnung sollte der Arzt nur treffen, sofern für diese Aufgabe eine Hebamme zur Verfügung steht und aus medizinischer Sicht keine Bedenken gegen eine solche Beauftragung der Hebamme bestehen. Die Delegierung der Untersuchung an die Hebamme entbindet den Arzt nicht von der Verpflichtung zur Untersuchung des Urinsediments.

B

Erkennung und besondere Überwachung der Risikoschwangerschaften und Risikogeburten

1. Risikoschwangerschaften sind Schwangerschaften, bei denen auf Grund der Vorgeschichte oder erhobener Befunde mit einem erhöhten Risiko für Leben und Gesundheit von Mutter oder Kind zu rechnen ist. Dazu zählen insbesondere:
I. Nach Anamnese
a) Schwere Allgemeinerkrankungen der Mutter (Niere, Leber, erhebliche Adipositas usw.)
b) Zustand nach Sterilitätsbehandlung, wiederholten Aborten oder Frühgeburten
c) Totgeborenes oder geschädigtes Kind
d) Vorausgegangene Entbindungen von Kindern über 4000 g Gewicht, hypotrophen Kindern (small for date babies), Mehrlingen
e) Zustand nach Uterusoperationen (z. B. Sectio, Myom, Fehlbildung)
f) Komplikationen bei vorangegangenen Entbindungen (z. B. Placenta praevia, vorzeitige Lösung der Placenta, Rißverletzungen, Atonie oder sonstige Nachgeburtsblutungen, Gerinnungsstörungen, Krämpfe, Thromboembolie)
g) Erstgebärende unter 16 Jahren oder über 34 Jahre
h) Mehrgebärende über 40 Jahre, Vielgebärende mit mehr als 4 Kindern (Gefahren: Genetische Defekte, sog. Placentainsuffizienz, geburtsmechanische Komplikationen)
II. Nach Befund (jetzige Schwangerschaft)
a) EPH-Gestose (d. h. Blutdruck 140/90 oder mehr, Eiweißausscheidung 1‰ bzw. 1 g/24 Std. oder mehr,

Oedeme oder Gewichtszunahme von mehr als 500 g je Woche im letzten Trimenon); Pyelonephritis (Keimzahlen über 100 000 im Mittelstrahlurin)
b) Anämie unter 10 g/100 ml (g%)
c) Diabetes mellitus
d) Uterine Blutung
e) Blutgruppen-Inkompatibilität (Früherkennung und Prophylaxe des Morbus haemolyticus fetalis bzw. neonatorum)
f) Diskrepanz zwischen Uterus- bzw. Kindsgröße und Schwangerschaftsdauer (z. B. fraglicher Geburtstermin, retardiertes Wachstum, Riesenkind, Gemini, Molenbildung, Hydramnion, Myom)
g) Drohende Frühgeburt (vorzeitige Wehen, Zervixinsuffizienz)
h) Mehrlinge; pathologische Kindslagen
i) Überschreitung des Geburtstermins bzw. Unklarheit über den Termin.
2. Risikoschwangerschaften werden zu Risikogeburten. Weiter ist bei folgenden Befunden mit einem erhöhten Risiko unter der Geburt zu rechnen:
a) Frühgeburt
b) Placenta praevia, vorzeitige Placentalösung
c) Jede Art von Mißverhältnis Kind/Geburtswege.
3. Bei Risikoschwangerschaften können häufigere als vierwöchentliche Untersuchungen (bis zur 32. Woche) bzw. häufigere als zweiwöchentliche Untersuchungen (in den letzten 8 Schwangerschaftswochen) angezeigt sein.
4. Bei Risikoschwangerschaften können neben den üblichen Untersuchungen noch folgende in Frage kommen:
a) Ultraschalluntersuchungen (Sonographie)
(Über Abschnitt A 5 hinausgehende Ultraschalluntersuchungen sind nur nach Maßgabe des Indikationskataloges nach Anlage 1 der Richtlinien angezeigt)
b) Kardiotokographische Untersuchungen (CTG)
(Kardiotokographische Untersuchungen können in der Schwangerenvorsorge nicht routinemäßig durchgeführt werden. Sie sind nur nach Maßgabe des Indikationskataloges nach Anlage 2 der Richtlinien angezeigt)
c) Amnioskopien
d) Fruchtwasseruntersuchungen nach Gewinnung des Fruchtwassers durch Amniozentese
e) Hormonanalysen bei Verdacht auf Placenta-Insuffizienz (z. B. Oestrogenbestimmungen im Urin oder Plasma)
5. Von der Erkennung eines Risikomerkmals ab soll ein Arzt die Betreuung einer Schwangeren nur dann weiterführen, wenn er die Untersuchungen nach Nr. 4a) bis d) erbringen oder veranlassen und die sich daraus ergebenden Maßnahmen durchführen kann. Anderenfalls soll er die Schwangere einem Arzt überweisen, der über solche Möglichkeiten verfügt.
6. Der betreuende Arzt soll die Schwangere bei der Wahl der Entbindungsklinik unter dem Gesichtspunkt beraten, daß die Klinik über die nötigen personellen und apparativen Möglichkeiten zur Betreuung von Risikogeburten und/oder Risikokindern verfügt. Er soll die Risikoschwangere rechtzeitig, spätestens vier Wochen vor der zu erwartenden Geburt in der Entbindungsklinik vorstellen, damit diese die erhobenen Befunde so früh wie möglich vorliegen hat.

C

Serologische Untersuchungen und Maßnahmen während der Schwangerschaft

1. Bei jeder Schwangeren sollte in einem möglichst frühen Zeitpunkt aus einer Blutprobe
a) der TPHA (Treponema-pallida-Hämagglutinationstest) als Lues-Suchreaktion (LSR),
b) der Röteln-Hämagglutinationshemmungstest (Röteln-HAH),
c) die Bestimmung der Blutgruppe und des Rh-Faktors D (Bl-Rh),
d) ein Antikörper-Suchtest (AK),
durchgeführt werden.

Zu a): Ist die Lues-Suchreaktion positiv, so sollen aus derselben Blutprobe die üblichen serologischen Untersuchungen auf Lues durchgeführt werden.

Zu b*): Der Röteln-HAH soll bei jeder Schwangeren durchgeführt werden, sofern ein Befund, der auf Immunität schließen läßt, nicht vorliegt (Röteln-HAH-Titer mindestens 1 : 16).
Ein Schutz gegen Röteln-Embryopathie ist anzunehmen, wenn der HAH-Titer mindestens 1 : 16 ergibt und keine Hinweise für einen Röteln-Kontakt oder für eine frische Röteln-Infektion gegeben sind; weitere Maßnahmen sind dann nicht erforderlich. Anderenfalls ist eine Kontrolluntersuchung zehn Tage nach der Erstuntersuchung erforderlich.
Wird bei ungeschützten Schwangeren Rötelnkontakt nachgewiesen oder vermutet, so sollte zur Vermeidung einer Röteln-Embryopathie der Schwangeren unverzüglich Röteln-Immunglobulin injiziert werden. Die Behandlung mit Röteln-Immunglobulin ist aber nur sinnvoll bis zu sieben Tagen nach der Exposition. Eine aktive Schutzimpfung gegen Röteln ist während der Schwangerschaft kontraindiziert.

Zu c): Ergibt sich die Blutgruppe 0, so soll bei der im Rahmen der AB0-Bestimmung notwendigen Kontrolle der Serum-Eigenschaften auf Hämolysine geachtet werden. Der einsendende Arzt soll auf einen positiven Hämolysinbefund schriftlich aufmerksam gemacht werden. Weitere Untersuchungen zur Erkennung der AB0-Unverträglichkeit sind nicht indiziert – ausgenommen bei Verdacht auf bereits abgelaufene AB0-Unverträglichkeit (Anamnese, frühere AK-Befunde).
Ist bei Rh-(D-)negativen Blutproben das Merkmal C und/oder E vorhanden (positive Reaktion mit dem als zweiten Anti-D-Serum mitzuführenden Testserum Anti-CDE), so muß auf D^u untersucht werden.
Wird D^u nachgewiesen, so ist dieser Befund durch Feststellung des gesamten Rh-Untergruppen-Bildes zu sichern.
Die Bestimmung der Blutgruppe und des Rh-Faktors entfällt, wenn entsprechende Untersuchungsergebnisse bereits vorliegen und von einem Arzt bescheinigt wurden.

Zu d): Der Antikörpersuchtest wird mittels des indirekten Antiglobulintests gegen zwei Test-Blutmuster mit den Antigenen D, C, c, E, e, Kell, Fy und S durchgeführt. Bei Nachweis von Antikörpern sollen möglichst aus derselben Blutprobe deren Spezifität und Titerhöhe bestimmt werden.
Gegebenenfalls muß in solchen Fällen auch das Blut des Kindsvaters und die Bestimmung weiterer Blutgruppen-Antigene der Mutter in die Untersuchung

---

*) Neufassung gültig ab 14.1.1981 s. S. 662.

einbezogen werden. Eine schriftliche Erläuterung der Befunde an den überweisenden Arzt kann sich dabei als notwendig erweisen.
2. Ein weiterer Antikörper-Suchtest soll im 7. bis 8. Schwangerschaftsmonat (25.–32. Schwangerschaftswoche) erfolgen. Bei positivem Antikörpersuchtest ist wie zu 1 d) zu verfahren.

D

Blutgruppenserologische Untersuchungen nach Geburt oder Fehlgeburt und Anti-D-Immunglobulin-Prophylaxe
1. Bei jedem Kind einer Rh-negativen Mutter ist unmittelbar nach der Geburt der Rh-Faktor D unter Beachtung der Ergebnisse des direkten Coombstestes zu bestimmen. Ist dieser Rh-Faktor positiv, so ist aus derselben Blutprobe auch die Blutgruppe des Kindes zu bestimmen. Ist das Neugeborene Rh-positiv und sind bei der Rh-negativen Mutter keine oder erst am Tage der Geburt schwache Antikörper gefunden worden, so soll der Wöchnerin innerhalb von 72 Stunden post partum Anti-D-Immunglobulin injiziert werden, um einen schnellen Abbau der insbesondere während der Geburt in den mütterlichen Kreislauf übergetretenen fetalen Rh-positiven Erythrozyten zu bewirken und die Bildung von Antikörpern zu verhindern.
2. Rh-negativen Frauen mit Fehlgeburt bzw. Schwangerschaftsabbruch sollte so bald wie möglich, jedoch innerhalb 72 Stunden post partum Anti-D-Immunglobulin injiziert werden. Entsprechende blutgruppenserologische Untersuchungen sind erforderlichenfalls durchzuführen.

E

Voraussetzungen für die Durchführung serologischer Untersuchungen
Die serologischen Untersuchungen nach den Abschnitten C und D sollen nur von solchen Ärzten durchgeführt werden, die über die entsprechenden Kenntnisse und Einrichtungen verfügen. Dieselben Voraussetzungen gelten für Untersuchungen in Instituten.

F

Untersuchungen und Beratungen der Wöchnerin
1. Eine Untersuchung soll innerhalb der ersten Woche nach der Entbindung vorgenommen werden. Dabei soll das Hämoglobin bestimmt werden.
2. Eine weitere Untersuchung soll etwa 6 Wochen, spätestens jedoch 8 Wochen nach der Entbindung durchgeführt werden. Die Untersuchung umfaßt:
Allgemeinuntersuchung (falls erforderlich einschließlich Hb-Bestimmung), Feststellung des gynäkologischen Befundes,
Blutdruckmessung,
Untersuchung des Mittelstrahlurins auf Eiweiß, Zucker und Sediment, ggf. bakteriologische Untersuchungen (z. B. bei auffälliger Anamnese, Blutdruckerhöhung, Sedimentbefund) sowie Beratung der Mutter.

G

Medikamentöse Maßnahmen und Verordnung von Verband- und Heilmitteln
Medikamentöse Maßnahmen sowie die Verordnung von Verband- und Heilmitteln sind im Rahmen der Mutterschaftsvorsorge nur zulässig zur Behandlung von Beschwerden, die schwangerschaftsbedingt sind, aber noch keinen Krankheitswert haben. Vorbeugende medikamentöse Maßnahmen sind nur dann angezeigt, wenn sie nach den Regeln der ärztlichen Kunst im Einzelfall notwendig sind, um ernstliche Gefahren von Mutter und Kind abzuwenden.

H

Aufzeichnungen und Bescheinigungen
1. Nach Feststellung der Schwangerschaft stellt der Arzt der Schwangeren einen Mutterpaß (Anlage 3) aus, sofern sie nicht bereits einen Paß dieses Musters besitzt.
2. Das Ergebnis der Untersuchungen im Rahmen der ärztlichen Betreuung während der Schwangerschaft und nach der Entbindung trägt der die Betreuung durchführende Arzt in den Mutterpaß ein. Das Ergebnis der blutgruppenserologischen Untersuchungen und ggf. des Röteln-HAH-Tests wird von dem diese Untersuchungen durchführenden Arzt (Serologen) in den Mutterpaß eingetragen und unterzeichnet. Dafür ist der Mutterpaß der Blutprobe beizulegen.
3. Die Befunde der ärztlichen Betreuung und der blutgruppenserologischen Untersuchungen hält der Arzt für seine Patientenkartei fest und stellt sie bei evtl. Arztwechsel dem anderen Arzt auf dessen Anforderung zur Verfügung, sofern die Schwangere dem zustimmt.
4. Blutgruppenbefunde werden, wenn im Mutterpaß kein Raum für Eintragungen mehr zur Verfügung steht, bei einer weiteren Schwangerschaft in den neuen Mutterpaß übertragen. Die Richtigkeit der Übertragung ist ärztlich zu bescheinigen.

I

Inkrafttreten
Die Richtlinien treten am 1. Januar 1980 in Kraft.

Köln, den 31. Oktober 1979

Bundesausschuß der Ärzte
und Krankenkassen
Der Vorsitzende
gez. Dr. Donnerhack

**Anlage 1 zu den Mutterschaftsrichtlinien
(Abschnitt B 4a)**

Indikationen zur Ultraschalluntersuchung in der Schwangerschaft (Sonographie)

Über die regelmäßig durchzuführenden Ultraschalluntersuchungen in der 16. bis 20. Schwangerschaftswoche und in der 32. bis 36. Schwangerschaftswoche hinaus können unter den nachfolgend aufgeführten Voraussetzungen weitere Ultraschalluntersuchungen angezeigt sein, sofern der Befund durch andere klinische Untersuchungsmethoden nicht zu klären ist und eine der nachfolgend aufgeführten Indikationen vorliegt:

A. I. Trimenon

1. Verdacht auf gestörte intrauterine Frühschwangerschaft (z. B. bei liegendem IUP, uterus myomatosus, Adnextumor, uterine Blutung)
2. Nachweis einer intrauterinen Schwangerschaft bei zwingendem Verdacht auf extrauterine Schwangerschaft (EU)
3. Diskrepanz zwischen Uterusgröße und Gestationsalter
4. Schwangerschaftsgefährdende Unfälle und Verletzungen sowie Intoxikationen

B. II. Trimenon

5. Als notwendige Ergänzung zu anderen diagnostischen Maßnahmen (z. B. Amniozentese)
6. Bei Verdacht auf intrauterinen Fruchttod

C. III. Trimenon

7. Rh-Inkompatibilität (Placenta-Diagnostik)
8. Verdacht auf intrauterine Retardierung (z. B. EPH-Gestose)
9. Verdacht auf Hydramnion
10. Diabetes mellitus
11. Drohende Frühgeburt (vorzeitige Wehen, Zervixinsuffizienz)
12. Lageanomalien (nur nach Durchführung der zweiten Routineuntersuchung)

D. Unabhängig vom Schwangerschaftszeitraum

13. Uterine Blutung

Anlage 2 zu den Mutterschaftsrichtlinien (Abschnitt B 4 b)

Indikationen zur Kardiotokographie (CTG) während der Schwangerschaft

Die Kardiotokographie ist im Rahmen der Schwangerenvorsorge nur angezeigt, wenn eine der nachfolgend aufgeführten Indikationen vorliegt:

A. Indikationen zur erstmaligen CTG (ab der 28. SSW)

a) Auskultatorisch festgestellte Herztonalterationen
b) Verdacht auf vorzeitige Wehentätigkeit.

B. Indikationen zur CTG-Wiederholung

CTG-Alterationen
a) Anhaltende Tachykardie (> 160/Minute)
b) Bradykardie (< 100/Minute)
c) Dezeleration(en) (auch wiederholter Dip null)
d) Hypooszillation, Anoszillation
e) Unklarer Kardiotokogramm-Befund bei Verdacht auf vorzeitige Wehentätigkeit
f) Mehrlinge
g) Intrauteriner Fruchttod bei früherer Schwangerschaft
h) Verdacht auf Placenta-Insuffizienz nach klinischem oder biochemischem Befund

i) Verdacht auf Übertragung
j) Uterine Blutung
Medikamentöse Wehenhemmung

Mutterschafts-Richtlinien
Neufassung gültig ab 14. Januar 1981

Änderung der Richtlinien des Bundesausschusses der Ärzte und Krankenkassen über die ärztliche Betreuung während der Schwangerschaft und nach der Entbindung (Mutterschafts-Richtlinien)

Der Bundesausschuß der Ärzte und Krankenkassen hat in seiner Plenarsitzung am 12. Dezember 1980 beschlossen, die Richtlinien über die ärztliche Betreuung während der Schwangerschaft und nach der Entbindung (Mutterschafts-Richtlinien) in der Neufassung vom 31. Oktober 1979[1] wir folgt zu ändern:

1. Teil C Nr. 1, Abschnitt „Zu b" erhält folgende Fassung: „Der Röteln-HAH soll bei jeder Schwangeren durchgeführt werden, sofern ein Befund, der auf Immunität schließen läßt, nicht vorgelegt werden kann. Wird der Nachweis einer Röteln-Schutzimpfung vorgelegt, so soll ein Röteln-HAH nur bei Verdacht auf Röteln-Kontakt oder eine frische Röteln-Infektion durchgeführt werden.
Immunität und damit Schutz gegen Röteln-Embryopathie ist anzunehmen, wenn der Röteln-HAH-Titer mindestens 1:32 ergibt und kein Hinweis für einen Röteln-Kontakt oder für eine frische Röteln-Infektion gegeben ist; weitere Maßnahmen sind dann nicht erforderlich. Bei niedrigeren Röteln-HAH-Titern ist – möglich aus demselben Serum – eine Kontrolluntersuchung durchzuführen. Bestätigt diese Kontrolluntersuchung die Spezifität des Ergebnisses der Erstuntersuchung, so kann auch dann Immunität angenommen werden.
Besteht Verdacht auf Röteln-Kontakt oder liegen Symptome einer frischen Röteln-Infektion vor, sind weitere Untersuchungen erforderlich (Titer-Kontrolle mit einem zweiten Serum bzw. Nachweis rötelnspezifischer IgM-Antikörper).
Solche Untersuchungen sind nicht notwendig, wenn innerhalb von 11 Tagen nach erwiesenem oder vermutetem Röteln-Kontakt spezifische Antikörper nachgewiesen wurden.
Wird bei einer Schwangeren ohne Immunschutz oder mit ungeklärtem Immunstatus Röteln-Kontakt nachgewiesen oder vermutet, so sollte zur Vermeidung einer Röteln-Embryopathie der Schwangeren unverzüglich Röteln-Immunglobulin injiziert werden. Die Behandlung mit Röteln-Immunglobulin ist aber nur sinnvoll bis zu 7 Tagen nach der Exposition.
Eine aktive Schutzimpfung gegen Röteln ist während der Schwangerschaft kontraindiziert.
2. Die Richtlinien in der geänderten Fassung treten am Tage nach der Veröffentlichung im Bundesanzeiger Nr. 7 vom 13. Januar 1981 in Kraft."

---

[1] Bekanntmachung vom 14. Januar 1980 (Beilage zum BAnz. Nr. 22 vom 1. Februar 1980).

Anhang III: Mutterpaß

Bitte sorgfältig aufbewahren und zu jeder ärztlichen Untersuchung, zur Entbindung und zur Untersuchung des Kindes mitbringen.

MUTTERPASS

Mutterschaftsvorsorge bedeutet:
- Betreuung von Mutter und Kind während der Schwangerschaft
- Frühzeitiges Erkennen und Abwehren von Gefahren für Leben und Gesundheit
- Verantwortung für gesunde Familie und glückliche Zukunft!

Deshalb:
Teilnahme an allen Untersuchungen!

Januar 1980

Anhang III: Mutterpaß

Name:

Vorname: geb. am:

Wohnort:

Bei Namensänderung: Name:

Wohnort:

Blutgruppenzugehörigkeit

A B O   Rh-pos. (D +)/Rh-neg. (D –)*

*)Rh-positiv bzw. Rh-negativ wörtlich eintragen

Diese Eintragungen entbinden den behandelnden Arzt nicht von seiner Sorgfaltspflicht (z. B. Kreuzprobe)

Protokoll-Nr.
des Laboratoriums

Datum der Untersuchung

Stempel des
Laboratoriums/Arztes   Unterschrift des Arztes

2

Röteln-HAH-Test   Titer 1:

Protokoll-Nr.
des Laboratoriums   Datum:

Stempel des
Laboratoriums/Arztes   Unterschrift des Arztes

Ergebnisse weiterer serologischer Untersuchungen
(Für LSR hier nicht eintragen! Gesondert mitteilen!)

Die Befunde sind mit Protokoll-Nr. und Stempel des Laboratoriums, dem Datum und der Unterschrift des Arztes zu versehen.

3

Familienanamnese:

Eigenanamnese:

	nein/ja		nein/ja
1. Röteln-Impfung	☐ ☐	6. Allergie	☐ ☐
2. Rachitis oder Wirbel-säulenerkrankung	☐ ☐	7. Thromboseneigung	☐ ☐
3. Tuberkulose	☐ ☐	8. Blutübertragungen	☐ ☐
4. Blutungsneigung	☐ ☐	9. Sonstiges (Dauermedikation)	☐ ☐
5. Operationen (welche)			

Vorausgegangene Geburten

davon:	nein/ja	wann: Jahreszahl
1. Spontangeburten	☐ ☐	
2. Fehlgeburten	☐ ☐	
3. Frühgeburten	☐ ☐	
4. Riesenkinder	☐ ☐	
5. Hypotrophe Kinder	☐ ☐	
6. Perinatale Todesfälle	☐ ☐	
7. Vakuum-/Zangen-Geburten	☐ ☐	
8. Beckenendlagen-Geburten	☐ ☐	
9. Schnittentbindungen	☐ ☐	
10. Mehrlingsgeburten	☐ ☐	

zusätzliche Angaben:

4

Risikoschwangerschaft: nein/ja
                                                          ☐ ☐

I. Nach Anamnese

1. Schwere Allgemeinerkrankungen der Mutter (Niere, Leber, erhebliche Adipositas usw.) ☐ ☐
2. Zustand nach Sterilitätsbehandlung, wiederholten Aborten oder Frühgeburten ☐ ☐
3. Totgeborenes/geschädigtes Kind in der Anamnese ☐ ☐
4. Zustand nach Uterusoperationen (z. B. Sectio, Myom, Fehlbildung) ☐ ☐
5. Komplikationen bei vorangegangenen Entbindungen (z. B. schwere Blutungen, Thromboembolien) ☐ ☐
6. Erstgebärende unter 16 Jahren oder über 34 Jahre ☐ ☐
7. Mehrgebärende über 40 Jahre und/oder Vielgebärende (mehr als 4 Kinder) ☐ ☐

II. Nach Befund (jetzige Schwangerschaft)

8. EPH-Gestose; Pyelonephritis ☐ ☐
9. Diabetes mellitus ☐ ☐
10. Blutungen in der Schwangerschaft ☐ ☐
11. Blutgruppen-Inkompatibilität ☐ ☐
12. Diskrepanz zwischen Uterus- bzw. Kindsgröße und Schwangerschaftsdauer ☐ ☐
13. Drohende Frühgeburt (vorzeitige Wehen, Zervixinsuffizienz) ☐ ☐
14. Mehrlinge; path. Kindslagen ☐ ☐
15. Anämie unter 10 g/100 ml (g%) ☐ ☐
16. Überschreitung des Geburtstermins ☐ ☐
17. Unklarer Geburtstermin ☐ ☐

Sonstiges:

Anmerkung: Einzelne Risikofaktoren können in mehreren Diagnosen enthalten sein.

5

Anhang III: Mutterpaß

Gravida: .... Para: .... Zyklus: ....

Besonderheiten: ....

Tag der Untersuchung				
Schwangerschaftswoche				
Fundusstand				
Kindslage				
Herztöne				
Oedeme/Varikosis				
Gewicht				
Blutdruck				
Urin (Z/E) Sediment Bakteriolog. Befund				
Hb (Ery)				
Sonstiges: z. B. vag. Unters., Amniosk., Ultrasch., Verordnungen usw.				
Risikoschwangerschaft (Nummer des Risikokataloges Seite 5 II.)*				

*Risikofaktoren bitte auf Seite 5 II. ankreuzen!

LR: .... EKB: .... ET: ....

Ultraschall-Befunde:

Datum	Bip. Ø	Th. Ø o. ä.	SSW rechn.	SSW nach U.S.	Sonst. (z. B. Scheitel–Steißlänge, Kindslage, Placentasitz, Mehrlinge)

Cardiotokographische Befunde:

Datum	Rechn. SSW	Befund

Besondere Befunde: (z. B. aus Ultraschallunters. oder CTG):

Anhang III: Mutterpaß

Geburt am: .... normal ja/nein ☐ ☐

Besonderheiten: ....

Wochenbett normal ja/nein ☐ ☐   Gestillt ja/nein ☐ ☐
Anti-D-Prophylaxe ☐ ☐

Besonderheiten: ....

Kind: gesund ☐ ☐   männl. ☐   weibl. ☐

Gewicht: .... Länge: .... Kopfumfang: ....
Apgar: nach 1 Min.   nach 5 Min.   nach 10 Min.

Besonderheiten (z. B. pH-Wert im Nabelschnur-Arterienblut):
....

Blutgruppe und Rh-Faktor des Kindes (nur bei Rh-negativen Müttern):
A B O   Rh-Pos. (D +)/Rh-neg. (D −)*)

*) Rh-positiv bzw. Rh-negativ wörtlich eintragen

Protokoll-Nr.
des Laboratoriums .... Datum der Untersuchung

Stempel des
Laboratoriums/Arztes   Unterschrift des Arztes

Vorsorgeuntersuchung nach der Entbindung

Innerhalb der 1. Woche

Befund: Hb: ....

Datum: ....   Unterschrift u. Stempel des Arztes

Innerhalb von 6 bis 8 Wochen

Befund:

RR	Hb/Ery	Urin	
		Z/E	Sed.

Datum: ....   Unterschrift u. Stempel des Arztes

Impfungen und Ergebnisse von blutgruppen-serologischen Untersuchungen des (der) Neugeborenen bitte im Impfbuch eintragen.

Anhang IV: Neugeborenenuntersuchungen (U1, U2)

Untersuchungsheft für Kinder

Name : _____

Vorname : _____

Geburtstag : _____

Straße : _____

Wohnort : _____

Bringen Sie Ihr Kind zur Untersuchung:

U2	3. – 10. Lebenstag	vom :	bis :
U3	4. – 6. Lebenswoche	vom :	bis :
U4	3. – 4. Lebensmonat	vom :	bis :
U5	6. – 7. Lebensmonat	vom :	bis :
U6	10. – 12. Lebensmonat	vom :	bis :
U7	21. – 24. Lebensmonat	vom :	bis :
U8	3½. – 4. Lebensjahr	vom :	bis :

Diese **Untersuchungstermine** sollten Sie im Interesse Ihres Kindes **bitte genau einhalten.**

Beachten Sie bitte **weitere wichtige Hinweise** auf der **folgenden Seite.**

Kennziffernkatalog

> Eintragungen nach diesem Kennziffernkatalog sind nur vorzunehmen, sofern die normale körperliche oder geistige Entwicklung des Kindes in besonderem Maße gefährdet ist.

Störungen in der Neugeborenenperiode
(nur U 1 oder U 2)
01 Früh-, Mangelgeburt, Übertragung
02 Asphyxie
03 Schwere Hyperbilirubinämie
04 Andere, die Entwicklung in besonderem Maße gefährdende Störungen in der Neugeborenenperiode (z. B. Sepsis, Anämie, Krämpfe)

Angeborene Stoffwechsel-Störungen
05 Mucoviscidose
06 Phenylketonurie
07 Andere, die Entwicklung in besonderem Maße gefährdende angeborene Stoffwechselstörungen (z. B. Histidinämie)

Endokrine Störungen, Vitaminosen
08 Hypo- oder Hypervitaminosen (z. B. Rachitis, D-Hypervitaminose)
09 Diabetes mellitus
10 Hypothyreose
11 Andere, die Entwicklung in besonderem Maße gefährdende endokrine Störungen (z. B. AGS)

12 **Blutkrankheiten** (z. B. Hämophilien, Antikörpermangelsyndrome)

Entwicklungs- und Verhaltensstörungen
13 Somatische Entwicklungsstörungen (z. B. Dystrophie, Minderwuchs, Fettsucht)
14 Intellektuelle Minderentwicklung
15 Störungen der emotionellen oder sozialen Entwicklung (z. B. Verhaltensstörungen)
16 Andere, die Entwicklung in besonderem Maße gefährdende funktionelle Entwicklungsstörungen (z. B. Störungen der statomotorischen Entwicklung)

Nervensystem
17 Cerebrale Bewegungsstörungen (zentrale Tonus- und Koordinationsstörungen, Cerebralparesen)
18 Fehlbildungen des Zentralnervensystems (z. B. Spina bifida und Hydrocephalus)
19 Anfallsleiden
20 Andere, die Entwicklung in besonderem Maße gefährdende Erkrankungen des Nervensystems (z. B. neuromuskuläre Erkrankungen, periphere Lähmungen)

Sinnesorgane
21 Hochgradige Sehbehinderung, Blindheit
22 Schielkrankheit
23 Andere, die Entwicklung in besonderem Maße gefährdende Fehlbildungen oder Erkrankungen der Augen
24 Hochgradige Hörbehinderung, Gehörlosigkeit
25 Andere, die Entwicklung in besonderem Maße gefährdende Fehlbildungen oder Erkrankungen der Ohren

26 **Sprachstörungen** oder **Sprechstörungen** (z. B. verzögerte Sprachentwicklung, Artikulationsstörungen, Stottern)

27 **Zähne, Kiefer, Mundhöhle**
Fehlbildungen oder Erkrankungen

Herz / Kreislauf
28 Fehlbildungen des Herzens oder der herznahen Gefäße

29 **Atmungsorgane,** Fehlbildungen oder Erkrankungen

30 **Verdauungsorgane,** Fehlbildungen oder Erkrankungen

31 **Nieren und Harnwege,** Fehlbildungen oder Erkrankungen

32 **Geschlechtsorgane,** Fehlbildungen oder Erkrankungen

Skelett u. Muskulatur
33 Hüftgelenksanomalien
34 Andere, die Entwicklung in besonderem Maße gefährdende Fehlbildungen oder Erkrankungen des Skelettsystems
35 Myopathien (z. B. progressive Muskeldystrophie)

36 **Haut,** Fehlbildungen oder Erkrankungen

37 **Multiple Fehlbildungen,** einschl. **chromosomaler Aberrationen** (z. B. Down-Syndrom)

Anhang IV: Neugeborenenuntersuchungen (U1, U2)   669

U1
Neugeborenen-Erstuntersuchung

① AOK | BKK | IKK | LKK | VdAK | AEV | Knappschaft | Sonstige

② männlich / weiblich

③ **Risikoschwangerschaft:** (vgl. Mutterpaß!) .... Nein ☐ Ja ☐
ggf. welche Störungen: ....

Erhebliche psychische und soziale Belastungen während der Schwangerschaft ... ☐

Schwangerschaftsdauer .... Wochen: ☐☐

④ **Besonderheiten bei der Geburt:** (vgl. Mutterpaß!) .... Nein ☐ Ja ☐
ggf. welche: ....

Vorzeitiger Blasensprung .... ☐
Hydramnion .... ☐
Abnorm verlängerte oder verkürzte Geburt .... ☐
Beckenendlage .... ☐
Sonstige Lageanomalie .... ☐
   (welche: ....)
Sectio aus: .... mütterlicher ☐ / kindlicher Indikation ☐
Forceps .... ☐
Vacuum-Extraktion .... ☐
Mehrlingsgeburt .... ☐
Intranatale Hypoxie (Absinken der kindlichen Herztöne < 100) .... ☐

⑤ **Zustand und Körpergröße des Neugeborenen**

Asphyxie-Index nach APGAR (Punktzahl): 1. Min. ☐ 5. Min. ☐ 10. Min. ☐
Geburtsgewicht Gramm: ☐☐☐☐
Geburtslänge cm: ☐☐
Kopfumfang cm: ☐☐

⑥ **Diagnose(n)**
(siehe Kennziffernkatalog* Faltumschlag vorne)

Kennz. | Behandlung eingeleitet | sonst. Hinweise ggf. zusammenfassende Diagnose(n):
1. ☐☐ ☐
2. ☐☐ ☐
3. ☐☐ ☐

⑦ **Weitere Diagnostik** veranlaßt **wegen Verdacht** auf:
(siehe Kennziffernkatalog* Faltumschlag vorne)

Kennz.
1. ☐☐
2. ☐☐
3. ☐☐

* Eintragungen nach dem Kennziffernkatalog sind nur vorzunehmen, sofern die normale körperliche oder geistige Entwicklung des Kindes in besonderem Maße gefährdet ist.

Bitte Kohlepapier einlegen   Datum   Stempel/Unterschrift

Bitte – **falls zutreffend** – die auffälligen Befunde bzw. Angaben **ankreuzen** **U2**

Erfragte Befunde
- ☐ Atemstillstand o. Krämpfe
- ☐ Schwierigkeiten beim Trinken, Schluckstörungen

Erhobene Befunde

Körpermaße
(**bitte** Werte von U1 in das Somatogramm **eintragen**)
- ☐ Untergewicht
- ☐ Übergewicht
- ☐ Dysproportion
- ☐ auffäll. Gesichtsausdruck (z. B. Hypothyreose)

Reifezeichen
- ☐ Unreifezeichen (fehl. Fußsohlenfurchung, klaffende Schamlippen, Hodenhochstand, unreife Nägel, unreife Ohrmuschel)
- ☐ Übertragungszeichen („Waschfrauenhände", überragende Nägel)

Haut
- ☐ Blässe
- ☐ Cyanose
- ☐ verstärkter oder verlängerter Ikterus
- ☐ Hämangiom
- ☐ Ödeme
- ☐ Exsikkose
- ☐ Fisteln (Dermalsinus)
- ☐ Hautverletzung
- ☐ Kephalhämatom
- ☐ andere Hämatome

Brustorgane
Herz
- ☐ Herzgeräusch
- ☐ Herzaktion beschleunigt (>150/Min.), verlangsamt (<90/Min.), unregelmäßig

Lunge
- ☐ path. Auskultationsbefund
- ☐ Dyspnoezeichen (z. B. thorakale Einziehungen)
- ☐ Atemfrequenzstörung (<30/Min., >50/Min.)
- ☐ Stridor

Bauchorgane
- ☐ Meteorismus
- ☐ Nabelveränderungen
- ☐ Hernie re/li
- ☐ Lebervergrößerung
- ☐ Milzvergrößerung
- ☐ andere path. Resistenzen
- ☐ Anus abnorm

Geschlechtsorgane
- ☐ Hodenhochstand re/li
- ☐ andere Anomalien (z. B. Hypospadie, Epispadie, Klitorishypertrophie)

Skelettsystem
Schädel
(**bitte** Schädelumfang aus U1 in Diagramm **eintragen**)
- ☐ Mikrocephalie
- ☐ Makrocephalie
- ☐ auffällige Kopfform
- ☐ Fontanelle geschlossen oder vorgewölbt

Hals/Brustkorb/Wirbelsäule
- ☐ Struma
- ☐ Schlüsselbeinbruch
- ☐ Fehlhaltung
- ☐ Deformierung
- ☐ Spaltbildung

Hüftgelenke
- ☐ Ortolani-Zeich. pos. re/li
- ☐ and. Dysplasiezeich. re/li

Gliedmaßen
- ☐ abn. Gelenkbeweglichkeit
- ☐ Fehlbildungen
- ☐ Fehlhalt. od. Deformierung (z. B. Klumpfuß, Hackenfuß, Sichelfuß)
- ☐ Frakturen

Sinnesorgane
Augen
- ☐ Motilitätsstörungen (z. B. Nystagmus, Sonnenuntergangsphänomen, fehlende Pupillenreflexe)
- ☐ Anomalien (z. B. Katarakt, Mikro-/Makro-Ophthalmie, Kolobom)

Mund
- ☐ Lippen-Kiefer-Gaumenspalte
- ☐ große Zunge

Nase
- ☐ Nase undurchgängig re/li

Ohren
- ☐ Fehlbildungen des Ohres

Motorik und Nervensystem
- ☐ Hypotonie (z. B. verminderter Beugertonus, geringer Widerstand gegen passive Bewegungen, auffälliger Schulterzugreflex: beim langsamen Hochziehen an den Händen keine Armbeugung - im Sitzen fehlt kurze Kopfbalance)
- ☐ Hypertonie (z. B. verstärkter Widerstand gegen passive Bewegung, Opisthotonus)
- ☐ Apathie (z. B. schwacher Saugreflex, unvollständige Moro-Reaktion, pathologischer Fluchtreflex: kein Zurückziehen der Beine beim Kneifen in die Fußsohle, Wimmerndes Schreien)
- ☐ Übererregbarkeit (z. B. starke Myoklonien, "Zittern" bei Moro-Reaktion, schrilles Schreien, Bewegungsunruhe)
- ☐ konstante Asymmetrien von Tonus, Bewegungen, Reflexen
- ☐ Periphere Lähmungen (z. B. Facialis, Plexus brachialis)

Ergänzende Angaben
Mekoniumtest auf Albumin
- ☐ durchgeführt
- ☐ positiv
- ☐ Guthrie-Test durchgeführt
- ☐ BCG-Impfung durchgeführt
- ☐ Rachitisprophyl. besprochen

U2

**3.–10. Lebenstag
Neugeborenen-
Basisuntersuchung**

① | AOK | BKK | IKK | LKK | VdAK | AEV | Knapp-schaft | Sonsti-ge |

② männlich / weiblich

③ **Letzte Früherkennungsuntersuchung:** U-☐ ; noch keine ☐

④ Damals festgestellter **Verdacht** auf:
(siehe letzte Eintragung unter ⑦ im Untersuchungsheft)

Kennz. | zwischenzeitlich bestätigt | nicht bestätigt | noch ungeklärt

1. ☐☐ ☐ ☐ ☐
2. ☐☐ ☐ ☐ ☐
3. ☐☐ ☐ ☐ ☐

⑤ **Jetzige Früherkennungsuntersuchung:**

Befund: Erhobene und erfragte Befunde – **siehe linke Seite!** –
(ohne Berücksichtigung der „Ergänzenden Angaben") — **unauffällig** ☐

Nur wenn Befund auffällig, weiter mit ⑥ und ⑦

⑥ **Diagnose(n)**
(siehe Kennziffernkatalog*
Faltumschlag vorne)

Kennziffer | Diese Diagnose(n) erstmals gestellt anläßlich | Behandlung oder Behindertenhilfe eingeleitet | fortgeführt

1. ☐☐ U-☐ ☐ ☐
2. ☐☐ U-☐ ☐ ☐
3. ☐☐ U-☐ ☐ ☐

⑦ **Weitere Diagnostik** veranlaßt **wegen Verdacht** auf:
(siehe Kennziffernkatalog*
Faltumschlag vorne)

Kennziffer
1. ☐☐ 2. ☐☐ 3. ☐☐

* Eintragungen nach dem Kennziffernkatalog sind nur vorzunehmen, sofern die normale körperliche oder geistige Entwicklung des Kindes in besonderem Maße gefährdet ist.

Sonstige Hinweise, ggf. zusammenfassende Diagnose(n), Nebenbefunde:

Bitte Kohlepapier einlegen   Datum   Arztstempel/Unterschrift

Weiterführende Literatur

1. Zu: Grundlagen, Physiologie und Pathophysiologie der Reproduktion

BAKER TG, WAI SUM O (1976) Development of the ovary and oogenesis. In: MacNaughton MC, Govan ADT (eds) Clinics in obstetrics and gynaecology, vol 3. Saunders, London Philadelphia Toronto
BATSTONE GF, BLAIR AW, SLATER JM (eds) (1971) A handbook of pre-natal pediatrics for obstetritians and paediatricians. Medical & Technical Publishing, Aylesbury
BECKER V, SCHIEBLER T, KUBLI F (1980) Die Placenta des Menschen. Thieme, Stuttgart New York
BEIER HM, KARLSON P (1980) Reproductive endocrinology. Springer, Berlin Heidelberg New York
BELLER FK, BÖTTCHER HD (1975) Moderne Kontrazeption. Thieme, Stuttgart New York
BENTOVIM A (1975) The impact of malformation on the emotional development of the child and his family. In: Berony CL, Poswilli DE (eds) Teratology: Trends and applications. Springer, Berlin Heidelberg New York
BETH B, NIKLAS K, STIEVE F-E (eds) Schwangerschaftsabbruch nach Strahlenexposition durch medizinische Maßnahmen. Gesellschaft für Strahlen- und Umweltforschung, München (GSF-Bericht, K 84)
BICKEL H, GUTHRIE R, HAMMERSEN G (1980) Neonatal screening for inborn errors of metabolism. Springer, Heidelberg Berlin New York
BIGGERS JD, SCHUETZ AW (1972) Oogenesis. University Press, Baltimore, Butterworths, London
BLANDAU RJ (ed) (1975) Aging gametes. Karger, Basel München Paris London New York Sidney
BORONOW RC (1976) Gestational trophoblastic disease. In: Wharton, JT, Boronow RC (eds) Gynecologic neoplasms-therapy. Wiley & Sons New York, pp 139–156
BOYD JD, HAMILTON WJ (1970) The human placenta. Heffer, Cambridge
BRENT RL (1976) Environmental factors: Radiation. In: Brent RL, Harris MJ (eds) Prevention of embryonic, fetal and perinatal disease. DHEW Publication No. (NIH) 76–853, Bethesda Maryland
BRENT RL (1977) Radiations and other physical agents. In: Wilson JG, Fraser FC (eds) Handbook of teratology, vol I. Plenum, New York London
CALDERONE MS (1970) Manual of family planning and contraceptive practice. Williams & Wilkins, Baltimore
CATZ CS, YAFFE SJ (1976) Enviromental factors: Pharmacology. In: Brent RL, Harris MJ (eds) Prevention of embryonic, fetal and perinatal disease. DHEW Publication No. (NIH) 76–853, Bethesda Maryland
DFG-FORSCHUNGSBERICHT (1977) Schwangerschaftsverlauf und Kindesentwicklung. Boldt, Boppard
EDWARDS RG, HOWE CWS, JOHNSON MH (1975) Immunobiology of trophoblast. University Press, London Cambridge
EHRLICH PR (1970) The population bomb, 19th edn. Ballantine, New York
EICHER W (1979) Sexualmedizin in der Praxis. Fischer, Stuttgart
ELLIOT K, KNIGHT RS (eds) (1973) Intrauterine infections. Association of Scientific Publishers, Amsterdam London
FÖDISCH HJ (ed) (1977) Neue Erkenntnisse über die Orthologie und Pathologie der Placenta. Enke, Stuttgart (Bücherei des Frauenarztes, Bd. 8)
FRASER FC, MCKUSIK VA (eds) (1970) Congenital malformations. Excerpta Medica, Amsterdam New York
FUHRMANN W, VOGEL F (1975) Genetische Familienberatung, 2. Aufl. Springer, Berlin Heidelberg New York
GROPP A, BENIRSCHKE K (eds) (1976) Developmental biology and pathology. Springer, Berlin Heidelberg New York
GRUENWALD P (ed) (1975) The placenta and its maternal supply line. Medical & Technical Publishing, Lancaster
HEINONEN OP, SLONE D, SHAPIRO S (1977) Birth defects and drugs in pregnancy. Publishing Sciences Group, Littleton
HERTZ R (1978) Choriocarcinoma and related gestational trophoblastic tumors in woman. Raven, New York
ICRP Publication (1977) Abschätzung der Strahlenrisiken. Fischer, Stuttgart New York (ICRP Publication, No 8)
JOHNSON RT (1978) Mechanisms of virus-induced birth defects. Excerpta Med Int Congr Ser 432
JOST A (1971) Embryonic sexual differentiation (Morphology, physiology, abnormalities). In: Jones HW Jr, Scott WW (eds) Hermaphroditism, genital anomalies and related endocrine disorders, 2nd Edn. Williams & Wilkins, Baltimore
LANGMAN J (1980) Medizinische Embryologie, 2. Aufl. Thieme, Stuttgart
LENZ W (1976) Medizinische Genetik, 3. Aufl. Thieme, Stuttgart
LUDWIG H, METZGER H (1976) The human female reproductive tract. Springer, Berlin Heidelberg New York
LUDWIG H, TAUBER PF (eds) (1978) Human fertilization. Thieme, Stuttgart
LUNENFELD B, KRAIEM Z, ESCHKOL A (1976) Structure and function of the growing follicle. In: MacNaughton MC, Govan ADT (eds) Clinics in obstetrics and gynaecology, vol 3, Saunders, London Philadelphia Toronto
MARTINI L, MOTTA M (eds) (1977) Androgens and antiandrogens. Raven, New York

MASTERS WH, JOHNSON VE (1970a) Die sexuelle Reaktion. Rowohlt, Hamburg
MASTERS WH, JOHNSON VE (1970b) Human sexual inadequacy. Little, Brown, Boston
MASTERS WH, JOHNSON VE (1973) Anorgasmie und Impotenz. Goverts, Krüger, Stahlberg, Frankfurt
MCKUSICK VA (1978) Mendelian inheritance in man, 5th edn. Hopkins University Press, Baltimore London
MILUNSKY A (1973) The prenatal diagnosis of hereditary disorders. Thomas, Springfield
MOORE KL (1980) Embryologie – Lehrbuch und Atlas der Entwicklungsgeschichte des Menschen. Ins Deutsche übertragen von Lütjen-Drecoll E. Schattauer, Stuttgart New York
MURKEN JD, STENGEL-RUTKOWSKI S (1978) Pränatale Diagnostik. Enke, Stuttgart
NCRP-Bericht (1977) Medizinische Strahlenexposition schwangerer und möglicherweise schwangerer Frauen. In: Betz B, Niklas K, Stieve F-E (eds) Schwangerschaftsabbruch nach Strahlenexposition durch medizinische Maßnahmen. GSF-Bericht K 84. München, Gesellschaft für Strahlen- und Umweltforschung (NCRP-Bericht, No 54)
NEUMANN F, STEINBECK H, ELGER E (1971) Sexualdifferenzierung. Springer, Berlin Heidelberg New York
OHNO S (1967) Sex chromosomes and sex linked genes. Springer, Berlin Heidelberg New York
OHNO S (1979) Major sex-determining genes. Springer, Berlin Heidelberg New York
PASSARGE E (1979) Elemente der klinischen Genetik. Fischer, Stuttgart
RASPÈ G (ed) (1974) Hormones and embryonic development. Pergamon, Oxford New York Toronto Sidney
RAUSKOLB R (1980) Fetoskopie. Thieme, Stuttgart
SCHWÄGLER G (1970) Soziologie der Familie. Mohr (Siebeck), Tübingen
SCRIMGEOUR JB (ed) (1978) Towards the prevention of fetal malformation. University Press, Edinburgh
SHEPARD TH (1976) Catalog of teratogenic agents, 2nd edn. Hopkins University Press, Baltimore London
SIGUSCH V (1970) Excitation und Orgasmus bei der Frau. Enke, Stuttgart
SIGUSCH V (1972) Ergebnisse der Sexualmedizin. Wissenschaftsverlag, Köln
SPIESS H (1976) Impfkompendium, 2. Aufl. Thieme, Stuttgart
SPILMAN CH, WILKS JW (eds) (1978) Novel aspects of reproductive physiology. Halsted, New York London, Wiley & Sons, New York
STEVENSON RE (1977) The fetus and newly born-Influences of the prenatal environment, 2nd edn. Mosby, St Louis
TUCHMANN-DUPLESSIS H (1975) Drug effects on the fetus. Adis, Acton, Sidney
UEBELE-KALLHARDT BM (1978) Human oocytes and their chromosomes. Springer, Berlin Heidelberg New York
VOGEL F, MOTULSKY AG (1979) Human genetics. Springer, Berlin Heidelberg New York
WARKANY J (1971) Congenital malformations. Year Book Medical Publishers, Chicago London
WENDT GG, THEILE U (1974) Humangenetik und genetische Beratung. Urban & Schwarzenberg, München Berlin Wien
WILSON JG (1973) Environment and birth defects. Academic Press, New York
WILSON JG, FRASER FC (1977) Handbook of teratology, vol I. Plenum, New York London
WITKOWSKI R, PROKOP O (1976) Genetik erblicher Syndrome und Mißbildungen, 2. Aufl. Fischer, Stuttgart
WITSCHI E (1969) Grundlagen der sexuellen Differenzierung. In: Käser O, Friedberg V, Ober KG, Thomsen K, Zander J (eds) Gynäkologie und Geburtshilfe, Bd I. Thieme, Stuttgart, S 51–70

2. Zu: Physiologie und Pathophysiologie der Schwangerschaft

BELLER FK, MACGILLIVRAY J (1978) Hypertensive disorders in pregnancy. Thieme, Stuttgart
BERG D (1976) Schwangerschaftsberatung und Perinatologie, 2 Aufl. Thieme, Stuttgart
EWY D, EWY R (1979) Die Lamaze-Methode – der Weg zu einem positiven Geburtserlebnis. Goldmann, München
FISCHER WM (ed) (1976) Kardiotokographie. Thieme, Stuttgart
FRIEDBERG VG, RATHGEN H (eds) (1980) Physiologie der Schwangerschaft – Veränderungen des mütterlichen Organismus. Thieme, Stuttgart
HARDING PGR (1976) Fetal growth and nutrition. In: Goodwin JW, Godden JO, Chance GW (eds) Perinatal medicine – The basic science underlying clinical practice. Williams & Wilkins, Baltimore
KELLER PJ (ed) (1976) Biochemical methods for monitoring risk pregnancies, contributions to gynecology and obstetrics. Karger, Basel
KYANK H (ed) (1979) Erkrankungen während der Schwangerschaft, 3. Aufl. Thieme, Stuttgart
LUKAS KH (1968) Die psychologische Geburtserleichterung. Schattauer, Stuttgart New York
MEUDT RO, HINSELMANN M (1978) Ultrasonoscopic (real time) differential diagnosis in obstetrics and gynecology. Springer, Berlin Heidelberg New York
MITCHELL I (1971) Wir bekommen ein Baby. Ein praktisches Kursusprogramm für Übungen zuhause während der Schwangerschaft. Rowohlt, Reinbeck/Hamburg (rororo Sachbuch, No 6698)
NATIONAL RESEARCH COUNCIL (1970) Food and nutrition board: Maternal nutrition and the course of pregnancy. National Academy of Science, Washington
WINICK M (1976) Maternal nutrition. In: Brent RL, Harris MJ (eds) Prevention of embryonic, fetal and perinatal disease. DHEW Publication No (NIH) 76–853, Bethesda Maryland

3. Zu: Physiologie und Pathophysiologie der Geburt

AHNEFELD FW, BURRI C, DICK W, HALMÁGYI M (1974) Anaesthesie in der Geburtshilfe und Gynäkologie. Lehmanns, München
BANG NU, BELLER FK, DEUTSCH E, MAMMEN EF (1971) Thrombosis and bleeding disorders. Thieme, Stuttgart, Academic Press, New York London

BATSTONE GF, BLAIR AW, SLATER JM (eds) (1971) A handbook of pre-natal pediatrics for obstetritians and pediatricians. Medical & Technical Publishing, Aylesbury
BECK L, STRASSER K, ZINDLER M (eds) (1978) Regionalanaesthesie in der Geburtshilfe. Springer, Berlin Heidelberg New York
DICK W, AHNEFELD FW (1975) Primäre Neugeborenen-Reanimation. Springer, Berlin Heidelberg New York
ERIKSSON E (1980) Atlas der Lokalanaesthesie, 2. Aufl. Springer, Berlin Heidelberg New York
HICKL EJ, RIEGEL K (eds) Angewandte Perinatologie, 2. Aufl. i. Vorb. Urban & Schwarzenberg, München
KLAUS MH, FANAROFF AA (1978) Das Risiko-Neugeborene. Fischer, Stuttgart New York
KUHN W, GRAEFF H (1977) Gerinnungsstörungen in der Geburtshilfe. Thieme, Stuttgart
LEMBURG P (1980) Künstliche Beatmung beim Neugeborenen und Kleinkind. Springer, Berlin Heidelberg New York
LEUTNER R (1976) Lebend- und Totgeborene sowie gestorbene Säuglinge 1972 und 1973 nach Körperlänge und Gewicht bei der Geburt. Wirtsch Stat 25
MARTIUS G (1978) Geburtshilfliche Operationen, 12. Aufl. Thieme, Stuttgart
PICKHAM PP, SOPER RT, STAUFFER UG (1975) Kinderchirurgie. Thieme, Stuttgart
SCHMIDT E (ed) (1980) Stillen und Stillhindernisse. Deutsches Grünes Kreuz, Marburg
SCIARVA JR (ed) (1978) Thromboembolic disease in pregnancy. Harper & Row, Hagentown
SELBMANN HK u. Mitarb. (1980) Münchner Perinatalstudie 1975–1977. Deutscher Ärzteverlag, Köln
STEVENSON RE (1977) The fetus and newly born infant. Mosby, St Louis

4. Zu: Physiologie und Pathophysiologie der Endokrinologie

BERENBERG S (ed) (1975) Puberty. Biologic and psychosocial components. Kroese, Leiden
BREUER H, HAMEL D, KRÜSKEMPER HL (1979) Methoden der Hormonbestimmung. Thieme, Stuttgart
COOKE JD (ed) (1974) The management of infertility. In: MacNaughton MC, Govan ADT (eds) Clinics in obstetrics and gynecology, vol 1/2. Saunders, London Philadelphia Toronto
DICZFALUSY E (ed) (1977) Regulation of human fertility. In: WHO Symposium, Moscow 1976. Scriptor, Copenhagen
GARATTINI S, BERENDES HW (1977) Pharmacology of steroid contraceptive drugs. Raven, New York
HASPELS AA, KAY CR (eds) (1978) International Symposion on Hormonal Contraception. Excerpta Medica, Amsterdam Oxford
HIERHOLZER K, NEUBERT D, NEUMANN F (1977) Endokrinologie II., Nebennierenrinde, Schilddrüse, Sexualhormone. In: Gauer OH, Kramer K, Jung R (Hrsg) Physiologie des Menschen, Bd 19. Urban & Schwarzenberg, München
HUBER A, HIERSCHE HD (1977) Praxis der Gynäkologie im Kindes- und Jugendalter. Thieme, Stuttgart
INSLER V, LUNENFELD B (1977) Sterilität. Diagnose und Therapie endokriner Fertilitätsstörungen der Frau. Grosse, Berlin
JORES A, NOWAKOWSKI H (1976) Praktische Endokrinologie. Thieme, Stuttgart
KAISER R (1975) Hormonale Behandlung von Zyklusstörungen, 5. Aufl. Thieme, Stuttgart
KEEP PA VAN, LAURITZEN C (Hrsg) (1973) Älter werden und Östrogene. Karger, Basel
KEEP PA VAN, LAURITZEN C (Hrsg) (1975) Hormone in der Postmenopause. Karger, Basel
KEEP PA VAN, SERR DM, GREENBLATT RB (eds) (1979) Female and male climacteric. Current opinion 1978. MTP Press, Lancester
KELLER PJ (1971) Hypophysäre Gonadotropine. Fortschr Geburtsh Gynaekol, Vol. 44
LAURITZEN C (1976) Pharmakotherapie des endokrinen Systems: Hypophyse. In: Kümmerle HP, Garrett ER, Spitzy KH (Hrsg) Klinische Pharmakologie und Pharmakotherapie. Urban & Schwarzenberg, München Berlin Wien, pp. 564–580
MONEY J, EHRHARDT A (1975) Männlich und weiblich. Rowohlt, Reinbeck
OBOLENSKI W, KÄSER O (Hrsg) (1975) Ovulation und Ovulationsauslösung. Perioperative Probleme. Huber, Bern Stuttgart Wien
PRADER A (1978) Wachstum und Entwicklung. In: Labhart A (Hrsg) Klinik der inneren Sekretion. 3. Stufe. Springer, Berlin Heidelberg New York, S 990–1036
SCHIRREN C, LEIDENBERGER F, STOLL P, FRICK-BRUDER V (1980) Die kinderlose Ehe. Deutscher Ärzte-Verlag, Köln
SIMPSON JL (1976) Disorder of sexual differentation. Academic Press, New York
SPEROFF L, GLASS RH, KAS NG (1978) Clinical gynecologic endocrinology and infertility, 2nd edn. Williams & Wilkins, Baltimore
STAEMMLER HJ (1976) Störungen der weiblichen Sexualfunktionen. In: Jores A, Nowakowski A (Hrsg) Praktische Endokrinologie. Thieme, Stuttgart, S 230–287
STOLL P, RUNNEBAUM B, WITTLINGER H (1980) Gynäkologische Erkrankungen im Klimakterium und im Senium. Deutscher Ärzte-Verlag, Köln
TAUSK M (1979) Pharmakologie der Hormone, 3. Aufl. Thieme, Stuttgart
UFER J (1978) Hormontherapie in der Frauenheilkunde, 5. Aufl. De Gruyter, Berlin New York

5. Zu: Physiologie und Pathophysiologie der Gynäkologie

ALEXANDER F (ed) (1977) Psychosomatische Medizin, 3. Aufl. De Gruyter, Berlin
BARTH V (1977) Atlas der Brustdrüsenerkrankungen. Enke, Stuttgart
BARTH V (1980) Die Feinstruktur der Brustdrüse im Röntgenbild. Enke, Stuttgart
CONDREAU G (1965) Psychosomatik der Frauenheilkunde, 1. Aufl. Huber, Bern
FRANGENHEIM H (1977) Die Laparaskopie in der Gynäkologie, Chirurgie und Pädiatrie, 3. Aufl. Thieme, Stuttgart

GREEN TH (1970) Urinary stress incontinence. In: Meigs JV, Sturgis SH (eds) Progress in gynecology, vol V. Grune & Stratton, New York
GRIMMER H (1974) Gut- und bösartige Erkrankungen der Vulva. Grosse, Berlin
GUSBERG SB, FRICK HC (1970) II. Corscaden's gynecologic cancer, 4th edn. Williams & Wilkins, Baltimore
HALD T (1975) Problem of urinary incontinence. In: Caldwell WE (ed) Urinary incontinence. Sector, London
HIRSCH HA (ed) (1979) Vaginale Hysterektomie- und Inkontinenz-Operationen. Gynaekol Rundsch [Suppl I] 19:
JANOVSKI NA (1979) Histologie und Einteilung der Ovarialtumoren. In: Döderlein G, Wulf KH (eds) Klinik der Frauenheilkunde und Geburtshilfe. Urban & Schwarzenberg, München
KÄSER O, IKLÉ FA, HIRSCH HA (im Druck) Atlas der gynäkologischen Operationen, 4. Aufl. Thieme, Stuttgart
KREMLING H, LUTZEYER W, HEINTZ R (1977) Gynäkologische Urologie und Nephrologie. Urban & Schwarzenberg, München Wien Baltimore
LEDGER WJ (1977) Infection in the female. Lea & Febiger, Philadelphia
LEDGER WJ (1980) Infektionen in der Gynäkologie und Geburtshilfe. Aus dem Englischen übertragen und bearbeitet von Strecker JR. Hippokrates, Stuttgart
LEWIS GE, WENTZ WB, JAFFEE RM (1966) New concepts in gynecological oncology. Davis, Philadelphia
MARTIUS G (1980) Gynäkologische Operationen, XII. Aufl. Thieme, Stuttgart
MATTINGLY RF (1977) TeLinde's operative gynecology, 5th edn. Lippingcott, Philadelphia
MCGUIRE WL, CARBONE PP, VOLLMER EP (eds) (1975) Estrogen receptors in human breast cancer. Raven, New York
NICHOLS DH, RANDALL CL (1976) Vaginal surgery. Williams & Wilkins, Baltimore
PAPPAS et al (1978) Aspekte der Behandlung maligner Tumoren. Lilly, (Klinik und Forschung, Bd. 3)
PARK WW (1980) The histology of borderline cancer. Springer, Berlin Heidelberg New York
PLATZER W (1979) Zur Anatomie der Organe des weiblichen Beckens unter Berücksichtigung der Computertomographie. In: Ala-Ketolal, Benz-Bohm G, Breit A, Fochem K, Forss M, Grotemeyer P, Kauppila A, et al. (Hrsg) Weibliches Genitale. Handbuch der medizinischen Radiologie, Bd. XIII/2) Springer, Berlin Heidelberg New York
PRILL HJ (1979) Psychosomatische Gynäkologie. In: Döderlein G, Wulf KH (Hrsg) Klinik der Frauenheilkunde und Geburtshilfe, Erg. zu Bd 4. Urban & Schwarzenberg, München Wien Baltimore
SCHNEIDER ML, STAEMMLER H-J (1976) Atlas der gynäkologischen Differentialcytologie. Schattauer, Stuttgart New York
SLATE WG (ed) (1979) Disorders of the female urethra and urinary incontinence. Williams & Wilkins, Baltimore
SOOST HJ (1978) Lehrbuch der klinischen Zytodiagnostik, 3. Aufl. Thieme, Stuttgart
SOOST HJ (1980) Gynäkologische Cytodiagnostik, Lehrbuch und Atlas, 4. Aufl. Thieme, Stuttgart
TEILUM G (1971) Special tumors of ovary and testis. Munksgaard, Copenhagen
TNM-Klassifikation der malignen Tumoren (1979) Springer, Berlin Heidelberg New York
U.I.C.C. (1973) Clinical oncology – A manual for students and doctors. Committee on Professional Education of UICC (ed). Springer, Berlin Heidelberg New York

6. Nachschlagewerke für das gesamte Fachgebiet

BENSON RC (1978) Current obstetric and gynecologic diagnosis and treatment. Lange, Los Altos
COMMITTEE ON PROFESSIONAL EDUCATION OF UICC (ed) (1973) Clinical oncology. A manual for students and doctors. Springer, Berlin Heidelberg New York
DÖDERLEIN G, WULF K-H (1980) Klinik der Frauenheilkunde und Geburtshilfe, Bd 1-8. Urban & Schwarzenberg, München Wien Baltimore
GOMPEL C, SILVERBERG S (1977) Pathology in gynecology and obstetrics, 2nd edn. Lippincott, Philadelphia Toronto
GOODWIN JW, GODDEN JO, CHANCE GW (eds) (1976) Perinatal Medicine – The basic science unterlying clinical practice. Williams & Wilkins, Baltimore
GROSSER O, ORFMANN R (1970) Grundriss der Entwicklungsgeschichte des Menschen, 7. Aufl. Springer, Berlin Heidelberg New York
GRUNDMANN E (ed) (1978) Krebsbekämpfung, Bd I: Brustkrebs-Früherkennung. Fischer, Stuttgart New York
HARNACK GA von (ed) (1977) Kinderheilkunde, 4. Aufl. Springer, Berlin Heidelberg New York
KÄSER O, FRIEDBERG V, OBER KG, THOMSEN K, ZANDER J (in Vorber.) Gynäkologie und Geburtshilfe: Bd I, 1 u. 2: Die geschlechtsspezifischen Funktionen der Frau und ihre Störungen. Thieme, Stuttgart
KÄSER O, FRIEDBERG V, OBER KG, THOMSEN K, ZANDER J (1981) Gynäkologie und Geburtshilfe: Bd II, 1 u. 2: Schwangerschaft und Geburt. Thieme, Stuttgart
KÄSER O, FRIEDBERG V, OBER KG, THOMSEN K, ZANDER J (in Vorber.) Gynäkologie und Geburtshilfe: Bd III, 1 u. 2: Spezielle Gynäkologie. Thieme, Stuttgart
LABHART A (1978) Klinik der inneren Sekretion. Springer, Berlin Heidelberg New York
MACDONALD RR (1978) Scientific basis of obstetrics and gynecology, 2nd edn. Churchill Livingstone, Edinburgh London New York
NOVAK ER, WOODRUFF JO (1979) Novak's gynecologic and obstetric pathology, 8th edn. Saunders, Philadelphia London
PASSMORE R, ROBSON JS (1969, 1970, 1974) A Companion to medical studies, vol I–III. Blackwell, Oxford Edinburgh
REID DE, RYAN KJ, BENIRSCHKE K (1972) Principles and management of human reproduction. Saunders, Philadelphia London Toronto
SCHIEBLER TH (ed) (1977) Lehrbuch der gesamten Anatomie des Menschen. Springer, Berlin Heidelberg New York

Sachverzeichnis
Kursiv gesetzte Hinweise bedeuten Haupthinweise

A
abdominale Schnittentbindung 429
abdominopelvines Gleichgewicht 547
A-Bild-Verfahren 221
ablative Hormontherapie 647
Abnabeln 208
AB0-Erythroblastose *353*
Abort (s. Abortus u. Fehlgeburt) 259, *289*
–, Abortivei 224, 291
–, Ätiologie 291
–, Behandlung 299
–, cervikaler 297
–, Diagnose 297
–, drohender 295
–, Frühabort 297, 298
–, Frühestabort 297, 299
–, habitueller 290, 294
–, Häufigkeit 290
–, missed Abortion 297
–, Nachräumung 300
–, septischer *300*
–, Spätabort 294, 297, 298
–, Spontanabort 294, 297, 298
–, verhaltener 297
–, Verlauf 295, 296
–, Windei 223, 224, 291, 297
Abortcurette 300
Abortivei 291
Abortursachen *291*
Abortus (s. Abort u. Fehlgeburt) 289
–, completus 298, 299
–, imminens 223, 224, 295
–, incipiens 297, 298, 300
–, incompletus 299
–, progrediens 298, 299, 300
Abrasio 538, *649*
–, fraktionierte 608
Abruptio placentae 228, 328, *400*, 401, 402
Abstillen 252
Abwehrblutungen 566
Abwehr-Fluor 566
Acceleration (fetale Herztöne) 214
–, periodische 215
–, sporadische 215
Acidose, fetale 220, 411
Acme (Wehen) 197
Acranius 384
ACTH 35, 140
ACTH-Stimulierungstest 480
Actinomykose (Vulva) 520
additive Hormontherapie 647
Adenoacanthom 609
adenomatöse Hyperplasie 605

Adenomyosis uteri 563, 564
Adenosis mammae 639
– vaginae 579
adjuvante Chemotherapie 646
Adnexentzündung *530*
Adoption 518
Adrenalektomie 647
adrenaler Resttumor (Hypernephroidtumor) 619
Adrenarche 54
adrenogenitales Syndrom (AGS) 465, 477, 478, 496
Adrenopause 59
ältere Erstgebärende 258
Ätiocholanolon 40
äußere Wendung 236
äußeres Genitale 14, *19*
Afibrinogenämie 433
AFP-Bestimmung 109, 384
Ahornsirupkrankheit 96
Akrosin 121
Akrosom 121
akute Pankreatitis 267
– Schwangerschaftsfettleber 279
akutes Abdomen 634
Albright-Syndrom 482, 484
Aldosteron 34, 36, 158
Alkoholkonsum (in der Schwangerschaft) 168, 327
Allele 93
Alles-oder-Nichts-Gesetz 111
Allopregnandiol 39
Alphafetoproteine 109, 384
Alpha-HCG 229
alte Erstgebärende 258
Altersbestimmung der Frucht 146
Amenorrhoe 476
–, hypergonadotrope 480
–, hypogonadotrope 480
–, hypophysäre 477
–, iatrogene 478
–, ovarielle 477
–, primäre 442, 468
–, psychogene 476
–, sekundäre 442, 566
–, uterine 478
Amniocentese 108, *109*, 145, 150, 169, 351, 353
Amnion 141
Amnionhöhle 131, 142
Amnioninfektionssyndrom 343, 387, *389*, 416
Amnioskopie 211, *220*, 221, 338, 340, 343
AMP-Synthese 42, 196
anaerobe Glykolyse 218, 408, 409
Anaesthesie 239, 241

Analatresie 245
Anamnese (geburtshilfliche) *162ff.*, 203
Anamnese (gynäkologische) *441ff.*
androgenbildende Ovarialtumoren *618*
Androgene 14, 17, 33, 34, 37, 39, 40, 42, 48, 53, 503
Androgenreceptoren *9*
Androgenresistenz 464
androides Becken 182, 184
Androstendiol 40
Androstendion 33, 34, 40
Anencephalie 151, 217, 227, 228, 380, 384
angeborene Fehlbildungen 416, 551
– Stoffwechselanomalien 245
Angst-Spannung-Schmerz-Syndrom 177, 178, 238
Anorexia mentalis (nervosa) 476, 477, 565, 566
Anorgasmie 70, 568
Anteflexio uteri 27, 541
antepartale Kardiotokographie 217
Anteversio uteri 541
Anteversio-Anteflexio uteri 542
anthropoides Becken 183, 184
Antiandrogene *16*, 114
Antibiogramm 391, 554
Anti-D-Prophylaxe 249
Antikoagulanzientherapie 423
Antikörpersuchtest 166
Anti-Müllerian-Hormon (AMH) 14
Antioestrogene 647
Antrum folliculi *31*
Apgar-Index 209, 242, *243*, 411, 412
Aplasia uteri 466
Aplasia vaginae 468
Appendicitis 267, 532, 636
Arbeitsunfähigkeit 649
Argonz-Del-Castillo-Syndrom 477
Armlösung nach Mueller 368
Armvorfall 382
Arrhenoblastom 618
Arteria, iliaca *32*
–, ovarica 19, *32*
–, pudenda *32*
–, rectalis 32
–, uterina 19, *32*
–, vaginalis *32*
–, vesicalis *32*
Asherman-Syndrom 292, 478, 529

Asphyxie, intrauterine *408*
Aspirationscurettage 304
Aspirationscytologie 644
Asthenospermie 514
Asthma bronchiale 262
asymptomatische Bacteriurie 275, 276, 557, 558
Asynklitismus 193, 374
Atemnotsyndrom, idiopathisches *331*
Atmung (in der Schwangerschaft) 157
atonische Nachblutungen 233, 235, 386, 404
ATP (Adenosintriphosphat) 42
Atresia vaginae 469
Austreibungsperiode 19, 201, 206, 207
Austreibungswehen 199, 201
Austrittsmechanismus 194
autosomal dominante Leiden 94
autosomale Monosomien 106
autosomal recessive Leiden 95
Autosomenaberrationen, numerische 104
–, strukturelle 106
–, Wiederholungsrisiko 104
Azoospermie 514

B
Bacteriämie 391
Bacteriurie 558
Ballottement 172
Bamberger Divergenzzange 376, 427
Bandl-Furche 188, 189
Barr-Körper *6*, 460
Bartholin-Absceß 520, 521, 536
Bartholin-Drüse *21*, 525, 536, 573
Bartholinitis 520
Basaltemperatur 52, 56, 78, 163, 472, 504, 515
Base excess (BE) 218, 242
B-Bild-Verfahren 221
BCG-Impfung 246
„beat-to-beat"-Analyse 213
Becken *181*
–, adultes 181
–, androides 182, 184
–, anthropoides 183, 184
–, Durchmesser des 185, 187, 188
–, Ebenen des 185
–, fetales 181
–, gynäkoides 182, 184
–, kleines 193
–, konstitutionelle Varianten 181
–, Maße des 185
–, platypeloides 183, 184
–, Räume des 185
–, Übergangsformen 183
Beckenachse (Führungslinie) 189
Beckenausgangsraum 187, 188
Beckenausgangszange 362, 426
Beckenaustastung 203
Beckenboden *17, 18*, 19, 207

Beckenbodeninsuffizienz 545
Beckenbodenmuskulatur 17, 189, 247
Beckencongestion (pelvic congestion syndrome) 568
Beckendiagnostik 174, 184
Beckendystokie 357, *358,* 362, 364
Beckeneingangsraum *185,* 186, 187, 193
Beckenendlage 172, 330, 364, 366, *385*
Beckenhöhle 186, 187, 193
Beckenkanal 185
Beckenmessung 184, 360
Beckenmittenquerstand 362, 376
Beckenmittenzange 426
Beckenniere 263, 551
Bedarfsfütterung 251
Befruchtung *125*
Belastungsinkontinenz 546, 552
Berufstätigkeit 327
Berufsunfähigkeit 649
Bestialität 71
Beta-Adrenergica 196, 197, 235
Beta-hämolysierende Streptokokken der Gruppe B 390
Beta-HCG 229, 230
Biegungsdifficillimum 192
Biegungsfacillimum 192, 194
Biogenese der Hormone 36, 37, 38, 39, 40
Blasenekstrophie 551
Blasenhalselevationstest 554
Blaseninkontinenz 443, 546, 549, 552, 553, 559
Blasenmole 223, 225, 230, *310,* 311
Blasen-Scheiden-Fistel 556, 557
Blasensprengung 206
Blasensprung *200,* 203, 206, *386*
–, frühzeitiger 367, 371
–, hoher 201
–, rechtzeitiger 201
–, verspäteter 201
–, vorzeitiger 201, *386*
Blastem *10*
Blastocyste *127*, 128
Blastomeren 126
blighted ovum 291
Blindpufferung 412
Blutmole 292
Blutungsanamnese 441
Blutungsintervalle 441
Blutungsstörungen *470,* 565, 604
Blutvolumen in der Schwangerschaft 155
Bonney-Probe 550
Bradykardie, fetale 207, *213*
Braxton-Hicks-Kontraktionen 198
Brenner-Tumor 617
Breus-Hämotommole 292
Bromocriptin (Pravidel) 424, 638
Brustdrüse (s. Mamma) 52, *638*
Brustknospe 55

C
Candida albicans 525, 526
Candidamykose der Vagina 521
Candidavulvitis 522
Capacitation 123
Caput succedaneum 206, 414
Carcinoma in situ, Cervix *583*
– –, Vulva 572
Carcinomfrüherfassung 73, 446
Carcinophobie 568
Caries 159
Carunculae hymenales *22*
Caudalanaesthesie 240
Cephalhämatom 414
Cephalometrie 226
Cerclage 236, 293, 345, 357, 389
Cervicalschleim 51
Cervicitis 527
Cervixatresie 477
Cervixcarcinom 552, *591*
Cervixdrüsenfeld *26*, 582
Cervixdystokie 178, 238, 239, 357, 364, 405
Cervixfaktor 513
Cervixinsuffizienz 197, 326, 387, 389, 390
Cervixkappe 78
Cervixpolyp 582
Cervixriß 406
Cervixstenose 530
Cervixstumpfcarcinom 595
Cervix uteri *13, 14,* 19, *25, 26,* 50, 53, 189, 582
Chadwick-Schwangerschaftszeichen 160
Chiari-Frommel-Syndrom 424, 477
Chloasma uterinum 160
Cholecystitis 266
Cholelithiasis 267
Cholestase 159
Chorioamnionitis 389
Chorion 131, 141
–, frondosum 130, 132
–, laeve 130
Chorionadenoma destruens 310, 312
Chorioncarcinom *310,* 311, 312
Chorioncarcinom des Ovars 624
Chorionepitheliom 230, 310
Choriongonadotropine 131, 137, 228
Chromocystoskopie 554
chromophobes Adenom 477
Chromosomen *3, 6,* *93*
–, aberrationen 99 ff.
–, –, numerische 99
–, –, strukturelle 100
–, analyse 6, 104, 109, 479, 480
–, anomalien 99 ff.
–, –, erbliche 119, 294
–, –, nicht erbliche 108
–, Geschlechtsdeterminierung 8
–, klinische Syndrome 102
–, Mosaikkonstellation 100, 102
–, männlicher Karyotyp 3, 8, 9, 13
–, weiblicher Karyotyp 3, 8, 9

Sachverzeichnis

Chromosomenanalyse 6, 104, 109, 479, 480
Chromosomopathien 99
Circumcision 68
Claviculafraktur 383, 414
Climacterium praecox 477
Clitoris *16*, 22
Clomifentest 480, 503, 510, 511
Coagulopathie 156, 297, *431*
Cölomepithel *9*, 10, 12
Cohabitationshäufigkeit 68
Cohabitationsverletzungen 540
Coitus condomatus 91
Coitus interruptus 91, 568
Colitis ulcerosa 265
Colostrum 250
Colporrhaphie 550
Comedocarcinom 642
Compound-scan 221
Condylomata acuminata 520, 536, 572, 582
Condylomata lata 539
congenitale Anomalien *245*, 263, 328, 357, 383, 385, 415, 416
Conisation 528, *589*, 650
Conjugata diagonalis 185, 186, 360
Conjugata vera obstetrica 185, 186, 188, 193, 206, 360
Conradi-Hünermann-Syndrom 113
Contraceptiva, hormonale *83*, 85, 522, 526, 641
Coombs-Test, direkter 210, 353
–, indirekter 353
Cooper-Band 550
cord traction 210, 211, 235
Corona radiata 32
Corpus albicans *32*
Corpuscarcinom 529, *606*
Corpus luteum *32*, 33, 39, 46, 48, 52
Corpus-luteum-Cyste 615
Corpus-luteum-graviditatis *32*
Corpus-luteum-Insuffizienz 471
Corpuspolyp 599
Corticosteroide 34, 36, 39, 40, 114, 237
Corticosteroidhemmungstest 480
Corticotropin-Releasing-Hormon (CRH) 37
Couvelaire Syndrom 401
Coxsackie-A- und B-Viren 321
Craniopharyngeom 477
Crescente (Wehen) 197
Cri-du-chat-Syndrom 107
CTG (s. Kardiotokographie) 212
–, anpartales 217
–, Aufnahme- 217
Crossing-over 118, 122
Culdoskopie 650
Cumarin-Embryopathie 113
Cumulus oophorus *31*
Cumuluszellen 123
Curettage 50, *649*
Cushing-Syndrom 477
Cyclus *43*, 46

Cyclusstörungen 470
–, psychogene 565
Cyclusverschiebung 63
Cyproteronacetat 114
Cystadenoma mucinosum 615
– serosum 614
– – papilliferum 615
– – simplex 614
Cystenniere 228, 263, 384
cystisch-glanduläre Hyperplasie 605
Cystitis 418, 557, 558, 559, 636
Cystocele 544, 546, 547, 548
Cystoskopie 554
Cystotonometrie 554
Cytodiagnostik 585
cytologischer Abstrich 446
Cytomegalie *318*, 319
Cytotrophoblast 131

D

Dammriß 208, 405
Dammschutz 207, 208
Danazol 562
Darmatresie 385
Darmbein *17*
Dauerkatheter 558
Dauerkontraktion 235
Dead Fetus Syndrome 343, *433*
Deceleration 214, *215*
Decidua, basalis 129
–, capsularis 129
–, parietalis 129, 247
Decidualisation 129
Deciduapolyp 421
Decrescente (Wehen) 197
Deflexionslagen 192, *378*
Defloration 22
Dehydroepiandrosteron 34, 40, 52
Dehydroepiandrosteronsulfat (DHEA-S) 139
Dehydroepiandrosteronsulfat-Belastungstest (DHEA-S-Test) 211, 232, 337, 340, 394
Deletion 101
Dermoidcystom 616
Descensus uteri 542, *543*, 546, 547, 548, 549, 554
– vaginae *544*, 559
Desoxyribonucleinsäure (DNS) *7*, *42*, 93
–, Reduplikation *8*
Desquamationsphase 50
Detrusordyssynergie 553
Dexamethason-HCG-Test 503
Diabetes mellitus 220, 231, 237, 270, 382, 385, 396, 527
Diäthylstilboestrol 34, 112
Diakinese 12
Diandrie 100
Diaphragma pelvis *17*, 18
– urogenitale *17*, 18
Diaphragmaplastik 550, 551
diaplacentarer Transfer 136
Dictyotän 11, 100, 122
Digynie 100
20α-Dihydroprogesteron 139
dip 0, I, II 215
Dispermie 100

disseminierte intravasale Gerinnung 285, 301, 401
Diverticulitis 533, 636
Döderlein-Flora 523
Dopamin 42
Doppelbelastung der Frau 72, 327, 568
Doppelmißbildungen 344, 383, 384
Doppler-Prinzip 213, 221
Dottersack 10
Douglas-Abszeß 531, 532, 534, 543, 650
Douglas-Lavage 630, 650
Douglasocele 548
Douglas-Punktion 309, 635, 650
Douglas-Raum (Excavatio rectouterina) 22, 27
Douglasskopie 650
Dranginkontinenz 552, 554, 556
drohende Eklampsie *281*, 286, 287, 288
– Frühgeburt 328
– Uterusruptur 371
Druckulcus 549
Drumstick 6
Ductus paraurethrales (Skene-Gänge) *21*
dysfunktionelle Blutungen 470
Dysgenesie, ovarielle 103, 477
Dysgerminom 620, 625
Dyskaryosen 586, 587
Dysmenorrhoe 50, 442, 481, 566
–, primäre 468
–, sekundäre 442
Dysmenorrhoea membranacea 481
Dyspareunie 69, 566, 568
Dysplasie, Cervix 584, 585
–, Endometrium 608
–, Vulva 575
Dysurie 559

E

Edwards-Syndrom 105
Eierstöcke (s. Ovar) *30*
Eihäute (s. Amnion) *141*
Eileiter (s. Tuben) 13, 19, *28*
Eileiterschwangerschaft (s. Extrauteringravidität) *306*
Einstellung (Praesentatio) 192
Einstellungsanomalien 189, 357, 372
Einzelgendefekte 94
Eisen (in der Schwangerschaft) 154
Eiweißstoffwechsel (in der Schwangerschaft) 153
Eizelle 12, 31, 32, 47
Ejaculation 67, 68
Ejaculatio praecox 70, 514
Eklampsie 281, *282*, 283, 285, 286, 287, 288
Ektocervix 26
Ektopie *26*, 448
ektopische Schwangerschaft (s. Extrauteringravidität) 306
Ektropium *26*, 528, 548
Elektrocoagulation 364
Elektrokardiographie 213

Elongatio colli 545, 548
Embryo 13, *144*
Embryoblast 127, 142, *143*
embryofetale Entwicklung 146
embryonale Tumoren 384, 624
Embryonalperiode 12, *144*, 145
Emesis gravidarum 280
Emmet-Riß 26
Empfängnisregelung 75
Encephalomyelitis disseminata 274
endometrioides Adenocarcinom 623
Endometriose 543, *560*, 561, 562, 563
Endometritis, puerperalis 417, 418, 421, 528
–, radiogene 529
–, tuberculosa 538
Endometrium 27, 28, 49
Endometriumbiopsie 28, 516
Endotoxinschock 301, 302, 391
Enterocele 544
Enteroptose 544
Enterovirusinfektionen 321
Enzymopathien 268
Eosinophilieindex 25
EPH-Gestose (s. Präeklampsie) 212, 220, 237, *281*, 313
Epilepsie 275
Episiotomie *208*, 211, 550
Episiotomiewunde 248
Epispadie 551
Epitheliose (Mamma) 639
Epoophoron 13
Epulis gravidarum 159
E₁₈q⁻ -Syndrom (De Grouchy-Syndrom) 107
Erektion 67
Erektionsreflex (der Brustwarze) 251
erhöhtes Gebäralter 109
Ernährung in der Schwangerschaft 167
Eröffnungsperiode 200, 205
Eröffnungswehen 199
erogene Zonen 64
Erosio vera 448
Erregungsphase 64
Erstgebärende (Definition) 163
Erwerbsunfähigkeit 649
Erythema exsudativum multiforme 522
Erythroblastose 231, 270, 348
Erythrocytenvolumen (in der Schwangerschaft) 156
Erythrodermie 522
Erythroplasie Queyrat 573
Erythropoese (embryonale) 149
Escape-Phänomen 505, 506
Ethisteron 112, 508
Excavatio rectouterina 22, 27
Exhibitionismus 71
extraembryonales Cölom 131, 142
extraurethrale Inkontinenz 553
Extrauteringravidität 223, 230, 306, 307, 310, 635

F
Facialisparese 414
Faktor X 15, *16*, 17
Familiencyclus 73
Familienplanung 73, 75
Farnphänomen 50, 51, 516
Fascia obturatoria 550
Fehlbildungen, angeborene 416
–, Harntrakt 551
–, Mamma 638
–, Uterus 465
–, Vagina 468
Fehlgeburt (s. Abort) 289
Felderung 588
Fenoterol 236
Fetalblutanalyse *218*, 220
fetal Distress 408
fetale Hypoxie 215, *408*
– Mikroblutanalyse 211, *218*
fetaler Kreislauf 147, *148*
Fetalperiode *145*
fetales EKG 213, 218
feto-materno-placentares System 139, 140
Fetopathia diabetica 228
fetoplacentare Durchblutung 134
– Steroidproduktion 196
Fetoskopie *110*, 145, 268
Fettstoffwechsel in der Schwangerschaft 153
Fettsucht 477
Fetus immaturus 326
– papyraceus 292, 343
Fibrinogenolyse 50
Fibrinolysebehandlung 423
Fibroma pendulans 572
Fieber unter der Geburt 389
FIGLU-Test 278
Finkelstein-Regel 251
Flachwarzen 252
Fleischmole 292
Flüssigkeitszufuhr in der Schwangerschaft 168
Fluor genitalis 442, 527, 529, 565, 566
Fluoreszenzfarbstoffe 3
Follikel *30*, 47, 48
Follikelatresie 32
Follikelcysten 614
Follikelpersistenz (Anovulation) 473
Follikelphase (Proliferationsphase) 43, 52, 471
Follikelsprung *32*, 43, 48
Follikelzellen *9*, 11, 47
Follikelzellstränge *10*
Fontanellen 190, *191*
Forbes-Albright-Syndrom 477
Forceps (s. Zange) 376, *425*
Fossa navicularis vestibuli 20
Freisetzungsfaktoren (Releasing-Hormone) 37, 44, 45, 46
Fremdinsemination 518
Frigidität 70
Fruchtanlage (im Ultraschall) 222
fruchtbare Tage 78
Fruchthöhlendurchmesser 222
Fruchtsackvolumen 222

Fruchtwasser 141
Fruchtwasserembolie 433
Fruchtwasserinfektion 389
Fruchtwasserpunktion *109*, 169
Frühabort 297, 298
frühe Deceleration (Typus I – dip I) 214, 215
Frühestabort 297, 299
Frühgeburt 163, 197, 259, *324*, 325, 345, 347, 383
FSH (follikelstimulierendes Hormon) 34, 35, 40, 42, 44, *46*, 47, 48, *500*
FSH-Freisetzungshormon (FRH) 44
FSRH (follikelstimulierendes Releasing-Hormon 37
Furchungsteilungen 126, 460
Furunkulose (Vulva) 520
Fußlage 365

G
Galaktogenese 250
Galaktographie 458, 644
Galaktopoese 250
Galaktorrhoe 424, 501
Galaktosämie 96
Gametogenese 94, 460
Gartner-Gang 13
gastrointestinale Erkrankungen in der Schwangerschaft 265
Gebärmutter (s. Uterus) 25
Gebärmutterhals (s. Cervix uteri) 25
Geburt *200*, 203
–, Aufnahmeuntersuchung 203
–, Aufnahme-CTG 203
–, Lagerung 204
–, Leitung 203, 204, 261, 262
–, Überwachung 203, 204
Geburtenkontrolle 75
Geburtsanalgesie 205
Geburtsdauer, regelwidrige 357
Geburtseinleitung 233, 239, 341, 410
Geburtserleichterung 176
–, anaesthesiologische 204, 239
–, medikamentöse 204, 205, 238
–, psychoprophylaktische 177
Geburtsgeschwulst 206, 414
geburtshilfliche Anaesthesie 238
Geburtskanal 185
geburtsmechanische Gesetze 185, *193*, 194
Geburtsmechanismus *193*
Geburtsstillstand 207
Geburtstermin 163, 176
Geburtsverletzungen, Kind 413
–, Mutter 404
gekreuzter Spermieninvasionstest 516
Gelbkörper (s. Corpus luteum) *32*, 37, 43, 46, 48
Gemini (s. Zwillinge u. Mehrlingsschwangerschaft) 344
Gene 93
genetische Belastung 164
– Beratung 92
Genitalfalten *14*

Genitalgänge 13
Genitalhöcker 14
Genitalhygiene 248
Genitalorgane 52
Genitalrinne 9
Genitalsenkung 19, 73, *543*
Genitaltuberkulose 530, *537*
Genitalwülste 14
Genmutation 93, 94
Genotyp-Phänotyp-Beziehungen 94
Gerinnungsstörungen 343, 402, 404, 433
– bei Neugeborenen 413
Gerinnungssystem in der Schwangerschaft 156
Gesamtoestrogene, Ausscheidung 49
–, Bestimmungen 231, 271
Geschlechtsbestimmung, pränatale 114
Geschlechtschromatin 6
–, Bestimmung 460, 479
Geschlechtschromosomen 3, 12, 460, 462
Geschlechtsentwicklung 8
Geschlechtsreife 57
Geschlechtsverhältnis *152*
Geschlechtswege, Entwicklung und Differenzierung 13
Gesichtslage 380
Gestagene 33, 42, 48, 49, 52, 479, 485, 502, 508, 509
Gestagentest 479
Gestationsalter 162, 164, 224
Gestoseindex 281
gezielte Pufferung 412
Gingivitis hypertrophicans 159
glandulär-cystische Hyperplasie 473
Glandulae vestibulares majores 21
– – minores 21
Glomerulonephritis 264
Glomerulusfiltrationsrate 158
Glucocorticosteroide 34, 36, 147
Glykoproteide 34
gonadale Stromatumoren 617
gonadales Geschlecht *10*, 12, 13
Gonadenagenesie *461*
Gonadenanlage *10*, 11
Gonadenaplasie 461
Gonadendifferenzierung 9
Gonadendysgenesie 102, *461*, 493
Gonadostat 45
Gonadotropine *40*, 42, 45, 48, 53, 151, *500*
–, Behandlung *511*
–, Bestimmung 479
–, Produktion 43, 57, 59
–, Werte 59
Gonadotropinfreisetzungszentrum 43
Gonadotropin-Releasing-Hormone 42, 44
Gonadotropintest 503
Gonoblenorrhoeprophylaxe 244
Gonodukte *13*

Gonorrhoe 528, 530, 532, *535*, 536, 559
Gonosomenaberrationen 102, 103, 460, 461, 462
Gonosomenkomplement 93
Graaf-Follikel *31*
grading 643
Granulosaluteinzellen *32*, 39, 48
Granulosazellen *31*, 48, 123
Granulosazelltumor 478, 483, 618
Gravidarium 176
Green 0 546
Green 1 547, 555
Green II 547, 548, 555
Grossesse imaginaire 477
Grund 449, 590
Grundumsatz in der Schwangerschaft 157
gynäkoides Becken 182, 184

H
habituelle Aborte 290, 294
hämatologische Erkrankungen in der Schwangerschaft 268
Hämoglobin (fetales) 149
Hämoglobinopathien 110, 268
Hämoglobinwerte in der Schwangerschaft 156
hämolytische Anämien 268
Haemophilus vaginalis 525
Hängeleib 544
Haftstiel 132, 142
Haftzotten 131, 132
Hairless Women 464, 499
Halterungssystem der Genitalorgane *19*
Haltung (Habitus) 192
Haltungsanomalien 357
Harnblase 27, 159
Harnfisteln 553
Harninkontinenz 443, 546, 549, *552*, 553
Harnröhre 17
Harnstase 159
Harnstauung 552
Harntrakt in der Schwangerschaft 158
Harnverhaltung 546
Harnweginfektionen 418, *557*
Harnwegtuberkulose 559
HbF-Zellen 350
HCC (humanes Chorioncorticotropin) 139
HCG (humanes Choriongonadotropin) 139, 140, 228, 229, 230, 231, 511
HCS (humanes Choriosomatotropin) 139
HCT (humanes Chorionthyreotropin) 139
Hegar-Schwangerschaftszeichen 165, 166
Heiratsalter 73
Hellin-Regel 344
Hepatitis A 266, 321
Hepatitis B 266, 321
Hermaphroditismus 463, 465, 477, 495

Herpes genitalis simplex 519
– gestationis 279
Herpes-simplex-Infektionen 319, 320
Herpes zoster 522
Herzerkrankungen in der Schwangerschaft 260
Herzminutenvolumen in der Schwangerschaft 155
Heterozygotentest 97
Heterozygotie 13, 95
Hexenmilch 246
Hiatus genitalis 194, 544, 548
Hiluszellen *30*, 40
Hiluszelltumor (Leydig-Zell-Tumor) 478, 619
Hinterdammgriff nach Ritgen 208
hintere Commissur 16, *20*
hinterer urethrovesicaler Winkel 547
Hirschhorn-Wolf-Syndrom (4p-–Syndrom) 107
Hirsutismus 114, 490, 503
HMG (Human Menopausal Gonadotropin) 511
Hoden 37
Hodge-Pessar 543
hoher Geradstand 362, *372, 373*
– Schultergeradstand 382
Hohlwarzen 252, 638
Hohlweg-Effekt 48
Homosexualität 71
Homozygotie 93
hormonale Curettage 473
– Cytodiagnostik 24, *516*
Hormonausscheidung 49
Hormonbestimmungen 230, 500
hormonbildende Ovarialtumoren 617
Hormone 33
Hormonreceptoren 42
HPL (humanes placentares Lactogen) 139, 140, 211, 231, 231, 232, 271, 272
Hüftbeine 185
Hüftgelenksluxation 244
Humerusfrakturen 414
H-Y-Antigen 9, 464
Hydantoin-Syndrom, embryofetales 113
hydatiforme Mole 310
Hydramnion 150, 227, 328, 383, 384, 386
Hydrocephalus 151, 227, 245, 383
Hydronephrose 228, 384, 552
Hydrops fetalis 228
Hymen *14, 22*
hyperaktive Wehen 236, 363, *364*
Hyperbilirubinämie 333, 348
Hypercoagulabilität 156, 421
Hyperemesis gravidarum 159, 280
Hyperfibrinolyse 433
Hyperkapnie 218
Hyperkeratose 576
Hypermenorrhoe 441, 475, 476, 564

hypernephroide Tumoren 476
Hypernephrom 476
Hypertelorismus (antimongoloide Lidspalte) 245
hypertensive Erkrankungen 281
Hyperthecosis 490
Hyperthyreose 293, 313, 477, 522
hypertone Motilität (Wehen) 363
Hypervolämie 155
Hypoaktivität (d. Wehen) 233
Hypogalaktie 253
Hypoglykämie (bei Frühgeburt) 333
Hypomenorrhoe 441
hypophysärer Zwergwuchs 477
Hypophysektomie 647
Hypospadie 245, 551
hypothalamische Freisetzungshormone 35, 40
hypothalamo-hypophysäres System 43
Hypothalamus 43, 44, 45, 150
Hypothyreose (TSH-Bestimmung) 246
hypotone Motilität (Wehen) 363
hypotrophe Frühgeborene – preterm small for gestational age infants 324
hypotrophe Reifgeborene 324
Hypoxie des Feten 218, 233, *408*, 409, 411
Hysterektomie 68, 650
Hysterographie 292, 530
Hysterosalpingographie 517, 650

I

ICSH (Interstitielle Zellen stimulierendes Hormon) 46
Icterus e gravidtate 266, 278
Icterus in gravidtate 266
– neonatorum 150, 348
idiopathische Thrombocytopenie 269
idiopathisches Atemnotsyndrom (Respiratory Distress Syndrome = RDS = Syndrom der hyalinen Membranen) *331*
Ileitis terminalis 636
Ileumblase 552
Ileus 636
– in der Gravidität 268
immunologische Barriere 129
immunologischer Schwangerschaftstest 228, 229, 230
Immunsystem (fetales), celluläres 151
–, humorales 151
Impfungen in der Schwangerschaft 321
Implantation 48, *127,* 128
Implantationsblutung 131, 163
Impotentia coeundi 70
– generandi 514
inborn errors of metabolism 96
Incontinentia urinae *552*
indirekte Metaplasie 582

Infektionen des Genitaltraktes (Wochenbett) 417
– des Neugeborenen 414
Infertilität 512
Infiltrationsanaesthesie 241
Influenza 322
Infusionsacidose 218
Inhalationsanalgesie 239
innere Wendung 345
inneres Genitale 19, *22*
Inselzellhyperplasie 153
Insemination 163, *518*
Interkonversion 48
Interruptio graviditatis 114, *303*
Intersexualität 463, 465, 495, 551
Interspinalebene 186, 187, 206
Intimspray 63
intracerebrale Blutungen bei Neugeborenen 413
intrahepatische Schwangerschaftscholestase 278
intrakranielle Blutungen bei Neugeborenen 333, 413
Intra-partum-Infektion 389
intrauterine Asphyxie *408*
– Druckmessung 198
– Infektionen 151, *389,* 416
– Mangelentwicklung 220, *335*
– Wachstumsretardierung *335*
– Reanimation 215, 219, 236, 411
intrauteriner Druck 410
– Fruchttod 221, 227, 228, 235, *342*
Intrauterinpessare (IUP) (intrauterine contraceptive devices-IUCD) *79,* 250, 529
Introitus vaginae *18,* 22
Involution des Uterus 199, 246
ionisierende Strahlen und Schwangerschaft 115, 116
Isochromosom 101
Isthmus uteri *26*
Iso-X-Konstellation 102

K

Kaiserschnitt 330, 429
Kardiotokographie 174, 205, 211, *212,* 217, 233, 410
–, Acceleration 214
–, antepartale 211, 217
–, Bradykardie 213, 219
–, Deceleration 214, *215*
–, –, Typus 0 (dip 0) 215
–, –, Typus I (dip I) 215
–, –, Typus II (dip II) 215
–, externe Ableitung 205, 213
–, Fluktuationsmuster 216, 217
–, interne Ableitung 218
–, intrapartale 217
–, Non-Stress-Test 217
–, Oscillationstypen 216
–, Oxytocinbelastungstest 217
–, Tachykardie 213, 215
–, Telemetrie 218
Karyopyknoseindex *24,* 52
Karyotypus *3,* 312
Kaufmann-Schema 509
Keilexcision der Ovarien 493
Keimbahn *10*

Keimdiagnostik 446, 447, 453, 532
Keimepithel *10,* 12, 30
Keim- und Resistenzbestimmungen 388
Keimzahl 554, 558
Keimzellen *10,* 11, 13
Kernikterus 334, 350, 353
17-Ketosteroide 33, 34, 56
kindliche Kopfmaße *187,* 189, 190, 193, 194
Kjelland-Zange 426
klassische Armlösung 368
Klimakterium 57, 58, 485
Klinefelter-Syndrom 104, 460, *462,* 514
Klinodaktylie 245
Knielagen 365
Knipsbiopsie 589
Knochenalter 54
Kohlenhydratstoffwechsel in der Schwangerschaft 152
Kolpitis 63, *522,* 526, 527
Kolpaporrhexis 371
Kolpokleisis 550
Kolposkopie 165, 447, 448, 585, 587
kombinierte Armlösung (Bickenbach) 368
kompetitiver Proteinbindungstest 230
Kontaktblutungen 566
Kontrazeption *75,* 442
–, hormonale 83
–, mechanische Methoden 78
–, medizinische Indikationen 75
–, Minderjährige 85
–, natürliche Methoden 78
–, Nebenwirkungen der IUP 80
–, Nebenwirkungen der oralen Contraceptiva 86
Kopfgeschwulst 206, 414
Kopfmaße, kindliche *187*
Kopf-Thorax-Index (Ultraschall) 226
Kreatinin-Clearance 158
Krebsvorsichtsuntersuchung 446, 447
Kreislauf, fetaler 147, 148
Kreuzbein *17*
Kreuzschmerzen 443
Krukenberg-Tumor 623
Kryptorchismus 245
Kurzrock-Miller-Test 516

L

Labia maiora *16, 19,* 20
Labia minora *16,* 20,
Labien- und Clitorisrisse 405
Lactation 233, 248, *250,* 641
Lactoferrin (Muttermilch) 251
Lactogenese 250, 251
Lage (Situs) 171, 192
Lageanomalien 234, 357, 364, 392
Lagerungsregel 206, 207
Lageveränderungen des Genitale 540
langes Becken 358
Langhans-Riesenzellen 538

Langhans-Zellen 131
Langzeittokolyse 236
Laparoskopie 309, 480, 538, 569,
  630, 635, 650
Laparotomie 630
larvierte resp. latente Sideropenie 277
laterale Urethrocystographie 554
Lebenserwartung 72
Lebererkrankungen in der
  Schwangerschaft 265, 266, 267
Lehmfrucht 292
leichte Dysplasie 585
Leistenkanal 19
Leitstelle 193, 204, 206
Leitungsanaesthesie 208, 239
Leopold-Handgriffe 107, 172, 204, 207
Letalfaktoren 95, 101
Let-down-Reflex 251
Leukämie 269
Leukocyturie 558
Leukoplakie 449, 588
Levatorplastik 550
Levatorplatte 544
Levatorschenkel 188
Levatorspalt 544, 545
Leydig-Zellen 16, 38, 120
LH (Luteinisierungshormon)
  34, 35, 40, 42, 44, 45, 46, 47, 48,
  49, 500
LHRH-Test 503
Libido 68, 70
Lichen chronicus simplex Vidal 520
Lichen sclerosus 571
Ligamentum (-a)
– cardinalia 19
– latum 13, 19, 27, 28, 32
– ovarii proprium 19
– pubicum sup. 550
– pubovesicalia 19, 547
– sacrouterina 19, 569
– suspensorium ovarii 19, 32
– teres uteri 19, 20
Linea fusca 160
Liquor folliculi 31
Listeriose 322
Litzmann-Obliquität 193, 362, 374, 375
Lochialverhaltung 235, 420
Lochien 247
Lochiometra 420
Lokalanaesthesie 208, 239
Lordose 161
Lowenberg-Zeichen 423
LRH (LH-Releasing-Hormon)
  34, 35, 37, 40, 42, 44
LSD 114
L/S-Ratio 332
Lues congenita 323
Luessuchreaktion 167
lumbaler Discusprolaps 274
Lungenembolie 423
Lungenerkrankungen in der
  Schwangerschaft 262
Lungeninfarkt 423
Lungenreife des Feten 232, 288, 332

Lungentuberkulose 262
Lupus erythematodes 274
Luteincysten 313, 615
Luteinisierungshormon (LH)
  34, 35, 40, 42, 44, 45, 46, 47, 48,
  49, 500
Luteinisierungshormon-RH
  (LRH) 34, 35, 37, 40, 42, 44
Luteinzellen 32
Luteom 618
luteotropes Hormon, luteomammotropes Hormon (LTH) 46
luteotropes Hormon hemmender
  Faktor (Prolactin Inhibiting
  Hormon-PIH) 44
Lymphabflußwege der Mamma 637
Lymphogranuloma inguinale 539
Lymphogranulomatose 270
Lymphopoese (fetale) 151

M
Maceration 343
Magersucht 477
Mahler-Zeichen 423
Makroglossie 245
Makrosomie 357, 383, 383
Maldescensus testis 245
Malaria 323
–, Prophylaxe 323
Mamma 52, 637
Mamma aberrans 638
Mammacarcinom 640
Mammahyperplasie 638
Mammographie 455, 644
Mangelentwicklung 215, 221, 324
Mangelgeburt 163, 338
Manualhilfe bei Beckenendlage 368
manuelle Placentalösung 211, 403
Marshall-Bonney-Test 549
Marshall-Marchetti-Krantz-Operation 550
Marsupialisation 310, 521
Maskulinisierung des äußeren
  Genitale 112
Masochismus 71
Mastektomie n. Patey 645
–, subcutane 640, 645
Mastitis non puerperalis 638
Mastitis puerperalis 419
Mastodynie 640
Mastopathie 638, 639, 640
Mastoptose 638
maternale Hypoxämie 212
Matrixbezirke 449, 587
Maturitas praecox placentae 395
Maturitas retardata placentae
  396, 397
mechanischer Ileus 636
Meconiumaspiration 409
Medikamente in der Schwangerschaft 111, 164, 169
– –, Alkaloide 113
– –, Alkylantien 113
– –, Aminopterin 112, 113

– –, Anaesthetica 115
– –, Analgetica 114
– –, Androgene 112
– –, Androcur 114
– –, Antiandrogene 114
– –, Antibiotica 113
– –, Anticonvulsiva 112, 113
– –, Antidiabetica 114
– –, Antiemetica 114
– –, Antipyretica 114
– –, Azathioprin 113
– –, Chloramphenicol 114
– –, Corticosteroide 114
– –, Cumarine 112, 113
– –, Cyproteronacetat 114
– –, Cytostatica 112, 113
– –, Diäthylstilboestrol (DES) 112
– –, Diphenylhydantoin 112
– –, Ethambutol 114
– –, Ethisteron 112
– –, Folinsäureantagonisten 112
– –, Heparin 113
– –, Hydantoin 113
– –, Immunsuppressiva 113
– –, Imurek 113
– –, Isoniazid (INH) 114
– –, LSD 114
– –, Methotrexat 112, 113
– –, Norethisteron 112
– –, Oestrogene 113
– –, Penicilline 114
– –, Phenytoin 112
– –, Progestagene 112, 113
– –, Psychopharmaca 114
– –, Rifampicin 114
– –, Steroidhormone mit feminisierender Aktivität 112
– –, Steroidhormone mit virilisierender Aktivität 112
– –, Stilboestrol 112
– –, Streptomycin 114
– –, suchterregende Substanzen 115
– –, Sulfonamide 114
– –, Tetracycline 114
– –, Thalidomid 112
– –, Thyreostatica 114
– –, Trimethadion 112, 113
– –, Tuberculostatica 114
– –, weibliche Steroidhormone 112, 113
Medikamente in der Stillperiode 253
– –, Analgetica, Antipyretica 253
– –, Antibiotica 253
– –, Chemotherapeutica 253
– –, Hormone 253
– –, Psychopharmaca – Hypnotica-Sedativa 253
medikamentöse Geburtserleichterung 238
Megaloblastenanämie 268, 278
Mehrgebärende (Definition) 163
Mehrlingsschwangerschaft 163, 229, 344
Meigs-Syndrom 617

Meiose 11, 12, 32, 100, 118, 122
–, Non-Disjunction 100, 102
Melanosarkom 575
Melanotropin-RH (MRH) 37
Membrana granulosa (Ovar) 48
Menarche 56
–, Alter 55
Mendelson-Syndrom 204
Meningomyelocele 385
Meno-Metrorrhagien 529
Menopause 57, 58, 59
Menorrhagie 441, 475, 564
Menstrualblut 50
–, Gerinnungskomponenten 50
Menstruation 50
Menstruationshygiene 62
Menstruationstampon 62
Mesenchymom 617
mesonephroides Adenocarcinom 621
Mesovarium 30
Messenger-Ribonucleinsäure (m-RNS) 8, 42
metabolische Defekte (s. Stoffwechseldefekte) 109
Methotrexat 112, 113
Metroplastik 164, 468
Metrorrhagie 476
Michaelis-Raute 360
Mikroblutuntersuchung (MBU) – Fetalblutanalyse (FBU) 211, 216, 218, 219, 411
–, anaerobe Glykolyse 219
–, Base excess 218
–, Basenüberschuß 218
–, Fetalblutanalyse 218, 220
–, fetale Hypoxie 215
–, Hyperkapnie 218
–, Indikationen 219
–, Infusionsacidose 218
–, intrauterine Reanimation 215, 219
–, metabolische Acidose 218
–, pCO_2 219
–, pHact 219
–, pH-Metrie 217
–, pH-Wert 218
–, Präacidose 220
–, respiratorische Acidose 218
–, Standardbicarbonatwert (STB) 218, 219
Mikrocephalus 227, 245
Milchsekrektionsreflex 251
Milchmenge 251
Mineralocorticosteroide 34, 36
Mineralhaushalt in der Schwangerschaft 153
Mischflora, bakterielle 524, 527
Missed abortion 223, 224, 231, 297
Mittelecho 225
Mittelstrahlurin 166, 170, 558
Mola hydatiformis (s. Blasenmole) 310, 311
Mole, invasive 129, 312
–, maligne 312
Molimina menstrualia 481
Molimina menstruationis sine menstruatione 470

Mongolismus (M. Down, Trisomie 21) 104, 105, 106
Monilia 525
monophasischer Cyclus 471
Monosomie 100
–, autosomale 106
–, gonosomale 102
–, X 102
Mons pubis 19, 20
Montevideo-Einheit 198
Montgomery-Drüsen 637
Morbidität, perinatale 162
M. Addison 477, 522
M. Boeck 262
M. Bowen 573
M. Crohn 265
M. Cushing 274
M. Down (Mongolismus, Trisomie 21) 104, 105, 106
M. Glanzmann-Naegeli 269
M. haemolyticus fetalis et neonatorum (Mnh) 221, 228, 348, 385
M. Neisser 535, 536
M. Paget der Mamma 642
M. Paget der Vulva 573
M. Werlhoff 269
Mortalität, kindliche 435
–, mütterliche 434, 437
–, perinatale 162, 273
–, pränatale 435
Morula 126
mucinöses Cystadenocarcinom 621
Mucopolysaccharidose 96, 97
Müller-Gänge 13, 14, 15, 16, 17
Müller-Hügel 14
mütterliche Erkrankungen und Schwangerschaft 258, 259
mütterliche Risikofaktoren (s. Risikoschwangerschaft) 257
Müttersterblichkeit 434, 437
multifaktoriell-polygen-bedingte Leiden 99
– –, Wiederholungsrisiko 99
Multigravida (Definition) 163
Multipara (Definition) 163
Multiple Sklerose 274
Mumps 321
Muskel-Bindegewebs-Apparat des weiblichen Beckens 17
M. bulbospongiosus 18
M. coccygeus 17
M. detrusor vesicae 547
M. ischiocavernosus 18
M. levator ani 17, 18, 548
M. sphincter ani externus 18
M. sphincter urethrae 547
M. sphincter vesicae internus 547
M. transversus perinei profundus 17
M. transversus perinei superficialis 18
Mutter-Kind-Beziehung 160, 565
Muttermund 26, 50, 51
–, äußerer 26
–, innerer 27

Muttermund, Zustandsdiagnostik 203
Muttermundslippe, vordere 26
–, hintere 26
Mutterkornalkaloide – Secale cornutum 233, 235
Muttermilch 251
–, Zusammensetzung 251
Mutterpaß 162, 663
Mutterschaftsrichtlinien 162, 166, 658
Mutterschutzgesetz 652
Myasthenia gravis pseudoparalytica 275
Myelomeningocele 227
Mykoplasmen 525
Myoma uteri 600, 635, 636
Myometrium 27
Myxoedem 477

N
Nabelbruch 245
Nabelschnur 141, 142
Nabelschnuralteration 215
Nabelschnurgefäße 210
Nabelschnurgeräusche 174
Nabelschnurkomplikation 207, 212, 217, 218
Nabelschnurkompression (Vorliegen, Vorfall) 212, 215
Nabelschnurumschlingung 212, 215
Nabelschnurvorfall 206, 367, 387, 392, 393
Nachblutung 211
Nachgeburtsperiode 134, 201, 210
–, Gefäßthrombosierung 202
–, Gerinnungssystem 202
–, Hochsteigen der Gebärmutter 202
–, Kompression der Gefäße 202
–, Placentaausstoßung 201
–, Placentalösung 202
–, Thromboplastinaktivierung 202
Nachgeburtswehen 199
Nachsorge 598, 648
Nachräumung 300, 313
Nachtastung 211
Nachwehen 199
Naegele-Obliquität 193, 374
Naegele-Regel 176
Naegele-Zange 426
Nähte (Suturae) des kindlichen Kopfes 190, 193
Nebenhoden 13
Nebenniere 37
Nebennierenrinde 33, 37, 39, 40, 52
Nebennierenrindenhormone 34
Nebenplacenta 211, 421
negative Rückkopplung 43
Neigungswinkel der proximalen Urethra 547, 548, 555
Nervenverletzungen 414
N. pelvicus 33
N. pudendus 33

Sachverzeichnis

Neugeborenes 208, 242
–, Anpassung an das extrauterine Leben 242
–, Apgar-Index 209, 242, 243
–, Atmung 242
–, Basis-Untersuchung (U_2) 245
–, congenitale Anomalien 245
–, endokrine Reaktionen 246
–, Erstuntersuchung (U_1) 208, 244
–, Gewicht 243
–, Gonorrhoeprophylaxe 244
–, Guthrie-Test 246
–, Hautfarbe 242
–, Herzfrequenz 242
–, Hexenmilch 246
–, Icterus neonatorum 246
–, Kopfumfang (Hutmaß) 243
–, Länge 243
–, Muskeltonus 242
–, pH-Wert 242, 243
–, Reflexe 242
–, Reifemerkmale – Reifezeichen 243
–, Säure-Basen-Status 242
–, Suchtests 244
–, Temperatur 242
–, Zustandsdiagnostik 209, 242
Neugeborenen-Basisuntersuchung (U_2) 244, 245, 667
Neugeborenen-Erstuntersuchung (U_1) 244, 667
Neumutation 95, 119
neurale Spaltbildungen 108
– –, Wiederholungsrisiko 109
Neuralplatte 143
Neuralrinne 143
Neurodermitis circumscripta 520
neuroendokrine Informationsübertragung 44
neurologische Erkrankungen 274
Nickerson-Medium 527
Nidation 127
Nierenagenesie 150, 227
Nieren- und Harnwegserkrankungen 263
Nierenfunktion (in der Schwangerschaft) 158
Nierenparenchymerkrankungen 264
Nierentransplantation 264
Non-Disjunction 100
–, meiotische 100
–, mitotische 102
Non-Stress-Test 217, 340
Norethisteron 112
normogonadotrope Amenorrhoe 480
Notstandsamenorrhoe 477
Nucleus amygdalae 45
Nucleus infundibularis (Eminentia mediana) 44
Nulldurchgänge 215
Nulligravida (Definition) 163
Nullipara (Definition) 163
Nykturie 553
Nymphomanie 70, 566

O

obere Schossfugenrandebene 186
oberflächenaktive Substanzen (Surfactant) 332
obligate Praecancerose 573, 583, 606
occipitoposteriore Rotation 367, 376
Oedeme, generalisierte 158
Oesophageotrachealfistel 243, 385
Oesophagusatresie 109, 243, 245, 385
Oesophagusluftprobe 243, 244
Oestradiol 33, 34, 39, 48, 49, 139
Oestriol 33, 34, 39, 48, 49, 139, 231
Oestrogenausscheidung 56
oestrogenbildende Ovarialtumoren 618
Oestrogene 22, 33, 37, 38, 39, 42, 48, 52, 140, 526
–, Applikation in der Schwangerschaft 113
–, Auflockerung des Beckens 188
–, Bestimmungen 211, 215, 231, 337, 340, 480, 501
–, Wehentätigkeit 195, 196, 197
Oestrogeneinfluß auf Zielorgane 49
Oestrogen-Gestagen-Substitution 480
Oestrogenproduktion 52
Oestrogenreceptoren 42, 646
Oestrogenstoffwechsel 38
Oestrogen-Test 479
Oestrogenwirkung 50
Oestron 33, 34, 39, 48, 49, 139
Okklusivpessar 78
Oligohydramnie 220, 386
Oligomenorrhoe 103, 441, 473, 566
Oligozoospermie 518
Omphalocele 109, 228, 383
Oocyte 11, 12, 122, 123
Oogenese 11, 122
Oogonien 10, 11, 122
Oophoritis 531, 534
Organogenese 111, 144
Orgasmus 66, 68
–, nach Hysterektomie 68
Orgasmusphase 64
Orgasmusstörung 70, 566
orgastische Manschette 66
Orificium urethrae externum 22
Ortolani-Zeichen 244
Oscillation 215
Oscillationsamplitude 215
–, Verlust 216
Oscillationsanalyse 217
Oscillationsfrequenz 215
Oscillationsmuster 217
Oscillationstypen 216
Os coccygis 185
Os sacrum 185
Ostium abdominale tubae 29
Ostium uterinum tubae 29

Ovar 30, 33, 37, 38, 39, 40, 43, 47, 48, 55, 161
–, Anatomie 30, 33
–, Antrum folliculi 31
–, Corona radiata 32
–, Corpus albicans 32
–, Corpus luteum 32
– –, graviditatis 32
– –, menstruationis 32
–, Cortex 11
–, Cumulus oophorus 31
–, Differenzierung 10, 11, 12
–, Eihügel 31
–, Eisprung 32
–, eitragende Zellstränge
–, Eizellen 10
–, Entwicklung 10
–, fetales 10
–, Follikel 31
– –, Stigma
–, Follikelatresie 32
–, Follikelcyste
–, Follikelstränge 10
–, Follikelzellen 10
–, Granulosa-Luteinzellen 31
–, Granulosazellen 31
–, Herkunft 10
–, Hilusregion 12
–, Hiluszellen 12
–, Histologie 30, 33
–, Keimepithel 10
–, Keimzellen 11
–, Liquor folliculi 31
–, Markzone 30
–, Ovulation 32
–, Primärfollikel 10, 31
– –, Bildung 10
–, Rete ovarii 10
–, Rindenschicht 30
–, Sekundärfollikel 31
–, sprungreifer Follikel 31
–, Stratum granulosum 31
–, Tertiärfollikel 31, 32
–, Theca externa 31
– –, interna 31, 32
–, Thecaluteinzellen 32
–, Thecaconus 31, 32
–, Thecaorgan 30, 32
–, Tunica albuginea 30
Ovarektomie 647
Ovarialabszeß 534
Ovarialcarcinom 534, 619
Ovarialcystom 614
Ovarialfibrom 617
Ovarialgravidität 306
Ovarialhypoplasie 477
Ovarialtumoren 478, 611
ovariell bedingte Amenorrhoe 477
ovarielle Dysgenesie 461, 462
ovarielle Hypoplasie 462
Ovula Nabothi 582
Ovulation 32, 45, 46, 48, 49, 50, 52, 55, 122, 123
Ovulationsauslöser 510
Ovulationsblutung 474, 635
Ovulationsinduktion 163, 480
Ovulationstermin 43
Oxytocin 35, 233
–, Belastungstest 217, 231, 233, 338, 340

686 Sachverzeichnis

Oxytocin, Indikationen 233
-, Komplikationen 233
-, Kontraindikationen 233
-, mütterliche Sekretion 195, 197
-, Überdosierung 233
Oxytocinase 232, 271
Oxytocinbelastungstest *217*, 231, 233, 338, 340
Oxytocinreflex 251
Oxyuren 522

P

Parabasalzellen 24
paracervikaler Block (PCB) 241
Parallelzangen 427
paralytischer Ileus 637
parametranes Hämatom 540
Parametritis 535
Parametrium 27
Parametropathia spastica 566, 568
Parathormon 153
paravaginales Hämatom 405, 540
Parität 258
Parotitis epidemica 321
Paroophoron 13
Paroophoroncysten 616
Parovarialcysten 616
Partialprolaps 544, 549
Partnerschaftsstörungen 69
Patau-Syndrom (Trisomie 13) 105, 106
Pearl-Index 77
Pediculosis pubis 522
Pelipathia vegetativa 568, 569
Pelveoperitonitis 531
Pelvimetrie 360
Pelvic score 175, 341
Pelviskopie (s. Laparoskopie) 517, 650
Pemphigus neonatorum 323
Penetranz 95
Penicilline in der Schwangerschaft 114
-, in der Stillzeit 253
Peptide 35
Percentilenkurven *325*
Periduralanaesthesie (PDA) 239
perinatale Morbidität 162
perinatale Mortalität 162, *435*
periodische Acceleration 215
- Deceleration 214
Perioophoritis 531, 534
Perisalpingitis 533, 538
-, tuberkulöse 539
Peritonitis 532, 636
Perityphilitis, chronische 533
perivitelliner Raum 123
Pertubatio 517, 650
Pessarbehandlung 550
Pfeilnaht 190, 204, 206
Pfählungsverletzung 535, 540, 556
Pfropfgestose 263, 282, 283, 284
Phallus 14

Phenytoin 112
Phlegmasia coerulea dolens 422
Phonokardiographie 213
Phosphatase, hitzestabile alkalische 232
physikalisch-chemische Methoden zur Überwachung des Feten 212
Physiologie der Wehen *195*
Pigmentnaevi 245
Piskaček-Ausladung 166
Placenta 33, 38, 39, 127, *132*, 139
-, Bau 210, 211
-, endokrine Funktion *137*
- -, Oestradiol 139, 196
- -, Oestriol 139
- -, Oestrogene 140
- -, Oestron 139
- -, Progesteron 139, 140, 196, 197
- -, Proteohormone 139
- -, Steroidhormone 139
-, Stoffwechsel- und Austauschfunktion 135
-, Strömungseinheiten 133, 135
-, uteroplacentare – maternofetale Durchblutung 134
Placenta accreta 398, *403*
Placenta adhaerens 398, *403*
Placenta annularis 395
Placenta bilobata 395
Placenta cervicalis 403
Placenta circumvallata 395
Placenta extrachorialis 395, 403
Placenta fenestrata 395
Placenta incarcerata 403
Placenta increta 398, *403*
Placentainsuffizienz 174, 212, 215, 231, 394, 395
Placentalösung, manuelle 211, *403*
Placentalösungsstörungen *398*, 403
Placentalokalisation 228
Placenta marginata 395
Placenta membranacea 395
Placenta multilobata 395
Placenta percreta 398, *403*
Placentapolyp 211, 249, 421
Placenta praevia 212, 221, 226, 228, *398*, 402, 403
Placenta praevia marginalis 398
Placenta succenturiata 395
placentares Lactogen (HPL) 139, 140, 211, 231, 232, 271, 272
Placentographie 227
Placentometrie 397
Placenton 133
Plasmadurchfluß, renaler 158
Plasmafibrinogen 156
Plasmafibrinogenspiegel 431
Plasmafibrinogenwerte 432
Plasmavolumen 155, 156
Plateauphase 64
Plateautest 644
platypeloides Becken 183, 184

Plexuslähmung 383, 414
Plexus ovaricus 33
- uterovaginalis 33
plumpes Vorwuchern 584
Plurigravida (Definition) 163
Pluripara (Definition) 163
Pneumocystographie 640
Pneumocyten 146
Pockenerkrankung 320
-, Vaccination 320
Poliomyelitis 321
Polkörperchen 123, 126
Pollakisurie 546, 553, 559
Polyandrie 100
polycystisches Ovar 490, 613
Polydaktylie 245
Polygynie 100
Polyhydramnie 357, 384, 385
Polymenorrhoe 441, 471
Polypeptide 35
Polyploidie 100
Polysomie X 102
Polyspermieblock 126
Polythelie 638
Portioplastik 528
Portioschiebeschmerz 309, 569
Portio vaginalis uteri (s. Cervix uteri) 22, 448, 449
Positio (Stellung) der Frucht 192
Positio occipitalis pubica 373
Positio occipitalis sacralis 373
positive Rückkopplung 43, 48
posteriorer Urethra-Blasenwinkel 554
Postmenopause 58
postmenstruelle Nachblutung 474
postoperativer Ileus 637
postpartale Amenorrhoe 477
- Blutungen 404
- Hyperprolactinämie 424
- Infektionen 417
Praeacidose 220
Präeklampsie *281*, 282, 283, 284, 396, 400
-, Ätiologie 283
-, Arteriolenspasmus 284, 285
-, Augenhintergrund 285
-, Blutzusammensetzung, Veränderung der 285
-, Definitionen 281
-, Diagnose 285
-, Endotheliose (Nieren) 284
-, Gehirn 285
-, Häufigkeit 383
-, Hypoproteinämie 285
-, Hypertension
- -, chronische 282
- -, essentielle 284
- -, transitorische 282
-, Kardinalsymptome 285
-, klinischer Verlauf 285
-, Komplikationen 286
-, Leber 284
-, leichte Form 286
-, Leitung der Geburt 288
-, Lungenreife 288
-, Mangelentwicklung 288
-, milde Form 282, 286

Sachverzeichnis

–, Mortalität, kindliche 289
–, Mortalität, mütterliche 289
–, Nebenniere 284
–, Niere 284
–, Oedeme 281, 283
–, Pfropfgestose 263, 281, 282, 283, 284
– –, Kriterien 282
–, Placenta 284
–, Prävention 289
–, Prognose für Mutter und Kind 288
–, Proteinurie 283
–, Symptome 282
–, schwere Form 282, 286, 287
–, Therapie 286, 287
–, transitorische Hypertension 282
–, uteroplacentare Minderdurchblutung 283
Präklimakterium 58
Prämenopause 486
prämenstruelle Phase 52
prämenstruelles Syndrom 482, 486, 565, 566, 640
prämenstruelle Vorblutung 474
pränatale Diagnostik 98, 99, 101, 106, *107*, 169, 383
– –, Risikogruppen 108
– –, Schwangerschaftsabbruch 110
pränatale Infektionen *315*
Präparatradiographie 644
Präpubertät 54
Pravidel 252, 424
Pregnandiol 39
Pregnandiolausscheidung 49, 56
Pregnandiolwerte 49
Pregnandion 39, 40
Pregnanolon 39, 40
Preßwehen 201, 207
Primäraffekt 539
primäre Amenorrhoe 442, 461, 462, 468, 476
– Dysmenorrhoe 468, 481
– Oligomenorrhoe 473
– Sterilität 512, 562
Primärfollikel (Primordialfollikel)
–, Aufbau *31*, 32
–, Differenzierung *10*
–, Formierung 11, 12
–, Zahl bei der Geburt 13
Primärzotten 131
Primipara (Definition) 163
Progestagene, Applikation in der Schwangerschaft 112, 113
Progesteron 33, 37, 39, 40, 42, 48, 49, 52, 129, 139, 140, 232
–, Spiegel *56*
–, Wirkung *51*
17-α-OH-Progesteron 232
Progesteron-Pregnandiol-Bestimmungen 480, 502
programmierte Geburt 176, 203
Prolactin *35*, 44, 46, 49
Prolactinbestimmung 501

Prolactinom 477
Prolactin-RH *37*
Prolactin-inhibierender Faktor (PIF) *37*
Prolactin-inhibierendes Hormon (PIH) *45*
Prolactin-Freisetzungshormon (PRH) *44*
Prolactinreflex 251
Prolaps *544*, 546, 548, 550
Proliferationsdosen 508
Proliferationsphase 49
prolongierte Decelerationen 215
Promontorium 17
Pronucleus, männlicher 126
–, weiblicher 126
Prostaglandine 50, 90, 195, 196, 200, *234*
–, Applikationsformen 234
– –, Indikationen 235
– –, Blasenmole 313
– –, intrauteriner Fruchttod 235
– –, Schwangerschaftsabbruch 304
– –, Spätabort 235
–, Nebenwirkungen 234
–, Wirkung 234
Protein, schwangerschaftsspezifisches 232
Proteohormone *34*, 35, 42, 139
Proteolysehemmer 433
Pruritus vulvae 519, 527, 566
–, essentieller 522
Pseudogravidität 563
Pseudohermaphroditismus *463*, 464, 465, *496*, 500
–, femininus 465, 496
–, masculinus 464
Pseudopubertas praecox 482, 483, 484, 501
Psoriasis vulgaris 274, 522
psychogene Amenorrhoe 476
Psychopharmaka 114
psychoprophylaktische Geburtsvorbereitung 176, *177*, 178, 205
Psychotherapie 567, 569
Pterygium colli 245
Ptyalismus gravidarum 159, 279
Pubarche *56*
Pubertät *54*, 74
Pubertätsacceleration 54
Pubertätsakromegaloid 55
Pubertas praecox *482*, 501
Pubertas tarda *484*
Pudendusanaesthesie 240
Pyelitis 159, 557
Pyelonephritis 159, 275, 557, 558, 559
Pyometra *529*, 608
Pyosalpinx 531, 532, 533
Pyovar 534

Q

Querlage 192, *370*

R

radikale Mastektomie 645
Radikaloperation nach Wertheim-Meigs 558, 595
radioaktive Substanzen (Radiopharmaka) in der Schwangerschaft 116
Radioimmunoassay (RIA) 230
– des Beta-HCG 230
Rauchen (in der Schwangerschaft) 168, 337
Rebound-Phänomen 505, 506
Receptorennachweis 640
Rectocele *544*, 546, 548, 549
Rectusdiastase 544
Reduktionsteilung 118
Reflexinkontinenz 552, 553
Regionalanaesthesie 239
Reifekriterien b. jungen Mädchen *58*
Reifemerkmale *243*
Reifeteilung (Meiose) 32, 118
Reisen (in der Schwangerschaft) 169
Reizblase 546, 556
Relaxin 139, 188
Releasing-Hormon (RH) 37, 42, 44
Renin-Angiotensin-Aldosteron-System 158
Repressoren 42
Resectio 431
Reproduktion, Physiologie 117
Reservevolumen, exspiratorisches 157
–, inspiratorisches 157
Residualluft 157
Resistenzbestimmung 388
respiratorische Acidose 218
Restharn 559
Rete ovarii 10
Rete testis 10, 11
Retentio placentae 403, 421
Retentionscysten des Ovars 612
Retroflexio uteri *542*
– – fixata *543*
– – gravidi incarcerata *543*
– – mobilis *542*
Retrogenie 245
retrolentale Fibroplasie 334
retroplacentares Hämatom 202, 402
Retroversio uteri *541*
Retroversio-flexio uteri *542*
Rhabdosphincter 547
Rh-Antikörper 350, 351
Rh-Erythroblastose *348*
– – Anti-D-Prophylaxe 353
– – Austauschtransfusion 351, 352
– – Bilirubinoide 351
– – Bluttransfusion, intrauterine 351
– – Coombs-Test, direkter 350
– – Coombs-Test, indirekter 350
– – Delta-E-Wert 351
– – Diagramm von Liley 351
– – Hydrops fetalis universalis 348, 350

Rh-Erythroblastose Hydrops
  placentae 350
– – Hyperbilirubinaemie 352
– – Icterus gravis
  neonatorum 350
– – Immunprophylaxe 352
– – Rhesusantikörper 351
– – Sensibilisierungsrisiko 349
Rh-Faktor-Bestimmung 166
Rh-Faktor-Bestimmung
  (Nabelschnurblut) 210
Rhinitis syphilitica 323
Rhythmusstörungen *471*
Ribonucleinsäure (RNS) 7
Risikogeburt 162, 219, *257, 258*
Risikoschwangere 162, 169
Risikoschwangerschaft 163,
  217, 221, *257, 258*
Robertson Translokation 101
Roederer-Kopfeinstellung 362
Röntgendiagnostik (in der
  Schwangerschaft) 164, 169
Röntgenpelvimetrie 360
Röteln 164, *316*
–, Antikörper 318
–, connatale 316
–, Embryopathie 316
–, Gammaglobulin-
  prophylaxe 318
–, Gregg-Syndrom 316
–, Hämagglutinationshem-
  mungstest (HAH) 166, 318
–, Immunisierung 317
–, Immunität 318
–, Interruptio graviditatis 318
–, Prophylaxe 317
–, Schutzimpfung 249
–, Schwangerschaftsabbruch 318
–, Syndrom, erweitertes 317
Rohr-Nitabuch-Fibrin-
  streifen 132
Rooming-in 251
rotatorischer Descensus 548,
  550, 555
Rückenlage-Schock-
  Syndrom 212, 330

S
Sacralsinus 245
sacrococcygeale Plattform 189
Sadismus 71
Säuglingssterblichkeit 435
Salpingitis, akute,
  unspezifische *530,* 531
–, chronische 537
–, isthmica nodosa 534
–, tuberculosa 532, 537
Salpingolysis 517
Salpingo-Oophoritis 531, 533,
  535, 537
Salpingostomie 517
saltatorischer Typus
  (Oscillationstypus III) 216
– saltatorische
  Undulation 216, 217
Samenblase 13
Samenkanälchen 10
Samenleiter 13
Samenstrangunterbindung 92
Samenzelle 10, 121

Sarkoidose der Lungen
  (M. Boeck) 263
Sarkom des Uterus *610*
sarkomatöse Entartung des
  Myoms 601
Sattelnase 245
Saugcurette 300
Saugreflex 250
Scabies 522
Scalenussyndrom 274
Schambein (Os pubis) 17
Schambogen (Arcus pubis) 17
Schambogenwinkel 175
Schamfuge 17
Schamlippen, große 22
–, kleine 22
Schaumpräparate
  (Spermatocide) 79
Schaumtest (Schütteltest) 332
Scheide (s. Vagina) *22,* 51
–, Anatomie 22
–, biologischer
  Reaktionsmechanismus 522
–, pH-Wert 522, 524
–, Transsudation 522
Scheidenbildung,
  künstliche 469
Scheidenbiologie 523
Scheiden-Damm-Riß 405
Scheidendammschnitt 208,
  211, 550
Scheidendiaphragma 78
Scheidenepithel 22, 51, 52
–, Funktionscytologie *23, 24*
–, Geschlechtsreife 24
–, Kindheit 24
–, Neugeborenes 24
–, Postmenopause 24
Scheidenflora 25
Scheidengewölbe 14, 22, 27
Scheidenriß 406
Scheidenspülungen 79
Scheinschwangerschaft 481,
  510, 565
Scheitelbeineinstellung 374
Scheitellage 378
Scheitel-Steiß-Länge 177, 222,
  223
Schilddrüsenerkrankungen
  273
Schildthorax 245
Schiller-Jodprobe 588
Schlingenoperation 550
Schluckreflex 250
Schock, hypovolämischer 301,
  402
Schocklunge 301, 302
Schokoladencyste 561, 562
Schoßfugenrandebene 185,
  206
–, obere 185
–, untere 186
Schräglage *370*
schräg verengtes Becken 358
Schrumpfblase 556
Schulterbreite 192, 194
Schulterdystokie *382,* 383, 384
Schulterentwicklung 209
Schwangere, minderjährige
  170

Schwangerengymnastik 550
Schwangerenunter-
  suchung *162*
–, Cervixschluß 175
–, Gewichtsbestimmung 166
–, Hämatokritwert 166
–, Hämoglobinbestimmung
  166, 170
–, Höhenstand des Fundus
  uteri 171
–, – – Kopfes 173, 175
–, – – Steißes 173
–, Intervalle 170
–, Kardiotokographie 174
–, Kontrolle der Herztöne 174
–, Lage der Frucht 171
–, Leopold-Handgriffe 171,
  172
–, Luessuchreaktion 167
–, serologische
  Untersuchungen 164
–, Urinuntersuchung 166, 170
–, Zellabstriche 165
Schwangerenvorsorge *162,* 178
Schwangerschaftsabbruch 110,
  117, 170, *303*
–, Beratungsstelle 170
–, Fristenlösung 303
–, Frühkomplikationen 305
–, gesundheitliche Risiken 304
–, Indikationen 303
–, Indikationslösung 303
–, Morbidität 305
–, Mortalität 305
–, Prostaglandine 304
–, psychosomatische
  Störungen 568
–, Spätkomplikationen 305
Schwangerschaftsanämien 277
Schwangerschaftsdauer
– post conceptionem 177
– post menstruationem 176
Schwangerschafts-
  erbrechen 159, 280
Schwangerschaftsglucosurie
  158
Schwangerschaftskalender 176
schwangerschaftsspezifische
  mütterliche
  Erkrankungen *279*
Schwangerschaftstest,
  immunologischer 228, 229,
  309
Schwangerschaftsveränderun-
  gen *152*
–, Atemfrequenz 157
–, Atemvolumen 157
–, Atmung 157
–, Becken (Auflockerung) 161
–, Blutvolumen 155
–, Calcium 153
–, Calcitonin 153
–, Eisen 154
–, Eiweißstoffwechsel 153
–, Elektrolythaushalt 157
–, Erythrozyten 156
–, Fettstoffwechsel 153
–, Gastrointestinaltrakt 159
–, Genitalorgane 160
–, Gerinnungssystem 156

–, Grundumsatz 157
–, hämatologische 156
–, Hämoglobinwerte 156
–, Halte- und Stützgewebe 161
–, Harnblase 159
–, Harntrakt 158
–, Haut 159
–, Herz- und Kreislaufsystem 155
–, Kohlenhydratstoffwechsel 152
–, Kreatinin-Clearance 158
–, Leukozyten 156
–, Magen-Darmbereich 159
–, Mineralhaushalt 153
–, Mundbereich 159
–, Nierenfunktion 158
–, Ovar 161
–, Plasmafibrinogen 156
–, psychische 160
–, Reservevolumen, exspiratorisches 157
–, –, inspiratorisches 157
–, Serumeisen 154
–, Stoffwechsel 152
–, Thrombozytenwerte 156
–, Transferrin 154
–, Tuben 161
–, Vagina 160
–, Vulva 160
–, Wasserhaushalt 157
Schwangerschaftswehen 198
Schwangerschaftszeichen 165
schwere Dysplasie 584
Secalepräparate 233
Second-look-Operation 633
Sectio caesarea, primäre 430
– –, sekundäre 429, 430
Sectio parva 304
Sedativa 238
Sekretionsphase (Endometrium) 28, 49
sekundäre Amenorrhoe 476
– Dysmenorrhoe 442, 481, 562
– Geschlechtsmerkmale 55
– Oligomenorrhoe 473
– Sterilität 512, 562
sekundäres Ovarialcarcinom 623, 625
Sekundärfollikel 31
Sekundärzotten 132
Selbstuntersuchung der Brüste 648
Selektion 95
Seminin 121
Senium 57, 58, 59, 488
Senkungsbeschwerden 443
Senkwehen 198
Sensibilitätstest (Antibiotica) 391
septische Thrombophlebitis 423
septischer Abort 300, 529
– –, disseminierte intravasale Gerinnung 301
– –, Endotoxinschock 301, 302
– –, Häufigkeit 301
– –, Heparinprophylaxe 302
– –, hypovolämischer Schock 301

– –, Prognose 302
– –, Symptome 301
– –, Therapie 302
– –, Verbrauchs- coagulopathie 301
septischer Schock 343
Septum, rectovaginale 22
–, uterovaginale 14
–, vesicovaginale 22, 544
seröses Cystadenom 621
Sex-Chromatin (Barr-Körper) 6
Sexratio, primäre 152
–, sekundäre 152
Sexualaufklärung 64
Sexualberatung 64, 71
Sexualcyclus 64
Sexualhormone, Applikation in der Schwangerschaft 112, 113
Sexualität 64
Sexualpathologie 64
Sexualphysiologie 64
Sexualverhalten 68, 69, 443
–, abnormes 71
– älterer Menschen 69
– b. d. Frau 67
– b. Mann 67
– in der Schwangerschaft 169
Sexual- oder Erotisierungszentrum 45
sexuelle Emanzipation 75
sexuelle Störungen
– – b. d. Frau 69, 566, 568
– – beim Mann 70
sezernierende Mamma 643
Sheehan-Syndrom 424, 477
siamesische Zwillinge 384
Sichelzellanämie 268
Sigmacarcinom 636
Sigmadiverticulitis 636
silent menstruation 478
silenter Typus (Oscillationstypus 0) 216
Sims-Huhner-Test 51, 516
simultane Urethrocystometrie 549
simultane Urethro-Cysto-Tonometrie 554
Sinistroversio uteri 541, 542
Sinus urogenitalis 14, 16
Sitzbein (Os ischii) 17
Skalp-Elektrode 218
Skeletverletzungen (Kind) 414
Skene-Gänge 21, 525, 536
Skenitis 560
Sodbrennen 159
Sodomie 71
solide Ovarialtumoren 617
somatotropes Hormon 35
Soorkolpitis 521, 526
Soorvulvitis 527
Sozialhilferecht der Krebskranken 649
sozioökonomische Einflußfaktoren 327
Spacing 163
Spätabort 294, 297, 298
späte Deceleration (dip II) 214, 215

Spätgestose s. Präeklampsie 281, 285
Spalding-Zeichen 228
Spaltbildungen 245
– des Neuralrohres 384
– der Wirbelsäule 383
Speculumuntersuchung 445
Spermatiden 120
Spermatocide (Gelees) 79
Spermatocyten 120
Spermatogenese 119
Spermatogonien 10, 120
Spermatozoen 120, 121
–, Migration 124, 125
Spermien 123
–, Beweglichkeit 121
–, Capacitation 123
–, Chromosomen 120
–, Lebensdauer 125
–, Migration 124, 125
–, Penetration 125
Spermieninvasionstest 516
Spermiogenese 119, 120
Sphärocytose 268
Spina bifida aperta 245
Spina bifida occulta 245
Spinae ossis ischii 187
Spinalanaesthesie 240
Spinnbarkeit des Cerrixschleims 124
Spinnbarkeitstest 516
Split-Ejaculat 518
Spiralarterien 132
Spm = Schläge pro Minute = bpm (beats per minute) 213
Spirochaeta pallida 539
Spontanabort 104, 289, 290
sporadische Acceleration 215
Sport (in der Schwangerschaft) 169
staircase-Phänomen 472
Stammzotten 131
Standardbicarbonatwert (STB) 218, 219
Standardwachstumskur- ven 324, 325
Statusunsicherheit 74
Steinkind (Lithopädien) 343
Stein-Leventhal-Syndrom 477, 489
Steißbein (Os coccygis) 17
Steiß-Fußlage 365
Steißteratom 109, 228, 384
Stellung (Positio) der Frucht 192
– der Frau in der Gesellschaft 72
– der Jugendlichen in der Gesellschaft 74
Step-up-Methode 84
Sterilität 512, 562
Sterilitätsbehandlung 517
Sterilitätsursachen
– der Frau 512, 513, 565
– des Mannes 514
Steroidbiogenese 37
Steroidhormone 33, 37, 39, 43, 139
Steroidhormonstoffwechsel in der Leber, enterohepatischer Kreislauf 37

Stethoskop, geburtshilfliches 174
Stieldrehung 626
Stigma (Ovar-Follikelsprung) 48
Stilbene 33
Stilldauer 252
stille Uterusruptur 406
Stillen auf Verlangen – feeding on demand 252
Stillfrequenz 252
Stillhindernisse 252, 253
–, Flachwarzen 252
–, Hohlwarzen 252
–, Hypogalaktie 253
Stilltechnik 252
Stirnhaltung 192
Stirnlage 379, *380*
Stirnnaht (Sutura frontalis) 190
Stoffwechsel der Hormone 37
–, Androgene 40
–, Gonadotropine 40
–, Oestrogene 39
–, Progesteron 39
Stoffwechseldefekte, angeborene 245
–, pränatal nachweisbare *109*
Stoffwechselkrankheiten, angeborene 95, 97, 245
–, –, adrenogenitales Syndrom 97
–, –, Ahornsirupkrankheit 96
–, –, Galaktosämie 96
–, –, Mucopolysaccharidose 96, 97
–, –, β-Thalassämie 97
Strahlenbehandlung in der Schwangerschaft *116*, 117
Strahlenbelastung 117
–, natürliche 115
Strahlencystitis 559
Strahlendiagnostik in der Schwangerschaft *116*
Strahlenexposition in utero 116
Strahlenschädigung 556
Strangulationsileus 637
Streak-Gonaden 102, 461
Streßinkontinenz 546, 547, *552*, 554, 555
Striae gravidarum 159
Stromaadenomyosis 564
Struma, blande 273
– congenita 228, 245, 384
– ovarii 616
Stuart-Transportmedium 530
Stückverlust (s. Deletion) 101
stumme Niere 552
Sturzgeburt 357
subarachnoidale Blutungen 413
subcutane Mastektomie 640, 645
subdurale Blutungen 413
Subileus 636
Subinvolutio uteri *420*, 421
suchterregende Substanzen in der Schwangerschaft 115
Suchtests (beim Neugeborenen) 244

Sulcus femoralis 20
Sulcus femorolabialis 20
Sulcus interlabialis 20
Sulfatase-Mangel 231
Sulfonamide in der Schwangerschaft 114
– in der Stillzeit 253
superfemale Syndrom 103, 478
Superficialzellen 24
suprapubische Blasendrainage 558
– Suspensionsverfahren 555
Surfactant 146, 147, 331, 332
Suturae des kindlichen Kopfes 190, 193
Sweating Phenomenon 66
Swyer-Syndrom 461, 478, 494
β-Sympathicomimetica 212
Symphyse 185
Symphysen-Fundus-Abstand 173, 337
Symphysenläsion 407
Symphysenruptur 407
Syncarcinogenese 487
Syndaktylie 245
Syncytiotrophoblast 131
Synechien (Uteruscavum) 530
Syntocinon 233
Syphilis *539*

T
Tachykardie, fetale 215
Tanner-Stadien 56, 57
Teercysten 561, 563
Telemetrie 218
Tempoanomalien 441
teratogene Wirksamkeit *111*
Teratom 143
Teratom, malignes *622*
Teratospermie 514
Terminalebene 185
Tertiärfollikel *31*, 32
Tertiärzotten 132
Testes, Blastem 9
–, Differenzierung 10
–, Entwicklung 10
–, Interstitiumzellen 10
–, Rete testis 10
–, Samenkanälchen 10
testiculäre Dysgenesie 462, 464
– Feminisierung *464*, 477, *499*
Testosteron 33, 40, 45, 56, 120
Tetanus uteri 402
Tetraploidie 100
Tfm-Gen 9
Tfm-Locus 464
Thalamus 45
Thalassämie 97, 268
Thecaconus 31, 48
Theca externa 31
Theca folliculi 48
Theca interna 31, 32, 38, 48
Theca-Luteinisierung 32
Thecaorgan 30, 32
Thecazellen 38
Thecazelltumor 478, 483, *618*
Thecom *618*
Thelarche 55, 56, 637
Thermographie 458, 644
Thermokauterisation 528

Thoracoabdominometrie 224
Thoracometrie 226
Thrombasthenie 269
Thrombektomie 423
thrombocytäre hämorrhagische Diathese 269
Thrombocytenwerte (in der Schwangerschaft) 156
Thromboembolie 421
Thrombophlebitis 423
Thrombose 155, 156, *422*
Thylektomie 645
Thyreotropin RH (TRH) 37
tiefer Querstand *375*
tiefer Schulterquerstand 382
tiefer Sitz der Placenta 398
TNM-System 576, 579, 595, 608, 632, 642
Tokographie 212, *213*
Tokolyse *235*, 329, 357, 391, 393, 411
Tokolytica 205, 217, *235*
–, und Corticoide 237
–, diaplacentare Passage 236
–, intrauterine Reanimation 236
–, Kontraindikationen 236
–, Langzeittokolyse 237
–, Nebenwirkungen 236
–, –, systemische 237
Tokometrie 198
Totalprolaps *544*, 546, 549
Totgeburt, Definition 436
Toxoplasmose *322*
Transcription 7, 42
Transferrin 154
Transformationsdosen 508, 509
Translation 8, 42
Translokation, balancierte 101, 108
–, unbalancierte 101
Translokationsmongolismus 101, 106
Transmitter 196
Transsexualismus 500
Transsudation (Vagina) 66, 522
Transvestismus 500
Trichomonadenkolpitis 522, 525
Trichomoniasis 525
Trichterbecken 358, 360, 363
Trimethadion-Syndrom, embryofetales 113
Tripeldiagnostik 644
Triplett 7
Triploidie 100
Triplo-X-Konstellation 103, 460, 462
Trisomie 100
–, autosomal 104, 105
–, gonosomal 102, 103
Trisomie 8 (Casperson) 105, 106
Trisomie 9 105
Trisomie 13 (Patau-Syndrom) 104, 105 106
Trisomie 18 (Edwards-Syndrom) 104, 105, 106

Trisomie 21
  (Down-Syndrom) 104, 105,
  106, 119
Trisomie 21, freie 107
Trophoblast 127, *131*, 142
–, Entwicklung und
  Differenzierung 131
–, Hülle 132
Trophoblasterkrankungen 229,
  310
Tubarabort *307*, 308, 309, 635
–, peritubares Hämatom 308
–, retrouterine Hämatocele 308
Tubargravidität
  (s. Eileiterschwanger-
  schaft) 225, 306, *307*, 467,
  532, 534, 539
–, Portioschiebeschmerz 309
Tubarruptur 307, *308*, 309, 635
Tuben (Tubae
  uterinae/Eileiter) 28, 49, 161
–, Anatomie 19, *28*
–, Differenzierung 13
–, Eiabnahmemechanismus 29
–, Entwicklung 13
–, Transportfunktion 29
Tubenimplantation 517
Tubensterilisation *91*
Tubera ischiadica 187
Tuberculostatica 114, 538
Tuberculum pubicum 19
Tubuli seminiferi 10
Tuberkelbazillen 534
–, Erregernachweis im
  Menstrualblut 538
Tuberkulose der Adnexe *538*
Tuboovarialabszeß 531, 532,
  534, 636
Tubuli seminiferi 120
Tumorverdoppelungszahl 641
Turner-Syndrom 102, 245, 460,
  461, 478, *493*
Typusanomalien 441, *475*

U
Übergewicht 167
Überlaufinkontinenz 552, 553
Überreifesyndrom *341*
überstürzte Geburt 357
Übertragung 339
–, Überreifesyndrom 341
–, Übertragungszeichen 341
Ulcus molle 538
–, vulvae acutum 520
–, ventriculi 159, 265
Ullrich-Turner-Syndrom 102
Ultraschallbiometrie 184
Ultraschalldiagnostik 173, 184,
  197, 211, *221*, 224, 228, 295, 309
–, Abruptio placentae 228
–, Abortivei 224
–, Abortus imminens 223, 224
–, Anencephalie 227, 228
–, Blasenmole 223, 225
–, Cephalometrie 226
–, Compound-scan 221
–, Cystennier 228
–, Doppelkontur des
  Schädels 228
–, Doppler-Prinzip 213, 221

–, Durchmesser des kindlichen
  Kopfes 224
–, Diagnostik congenitaler
  Anomalien 227
–, Extrauteringravidität 223
–, Extremitäten 226
–, Fetopathia diabetica 228
–, Fruchtanlage 222
–, Fruchthöhlendurchmes-
  ser 222
–, Fruchtsackvolumen 222
–, Gestationsalter-Bestim-
  mung 224
–, Gewicht des Feten 224
–, Grauwertgeräte 227
–, Größe des Feten 224
–, Herzaktion 223
–, Hydramnion 227
–, Hydrocephalus 227
–, Hydronephrose 228
–, Hydrops fetalis 228
–, intrauteriner Fruchttod 221,
  227, 228
–, intrauterine
  Mangelentwicklung 215,
  220, 221, 227
–, Kindsbewegungen 215
–, Kopf-Thorax-Index 226
–, männliche
  Geschlechtsorgane 227
–, Mehrlingsschwanger-
  schaft 223
–, Mikrocephalie 227
–, Missed abortion 223, 224,
  297
–, Mittelecho 225
–, M. haemolyticus fetalis 221,
  228
–, Myelomeningocele 227
–, Nierenagenesie 227
–, Omphalocele 228
–, Placenta praevia 226, 228
–, Spalding-Zeichen 228
–, Placentalokalisation 228
–, Placentographie 227
–, Realtime-scan 221
–, Scheitel-Steiß-Länge 222,
  223
–, Steißteratom 228
–, Struma congenita 228
–, Thoracoabdominome-
  trie 224
–, Thoracometrie 226
–, Thoraxdurchmesser 226
–, Tubargravidität 225
–, Ultrasonopelvimetrie 184,
  228, 360
–, verhaltener Abort 223, 224,
  297
–, Windei 223, 224
–, Wirbelsäule 226
Ultraschall-Doppler-Ge-
  räte 174, 223
Ultraschallmammographie 458
Ultrasonographie (s.
  Ultraschalldiagnostik) 215,
  221
Ultrasonokardiographie 213
Ultrasonopelvimetrie 184, 228,
  360

Umfänge des kindlichen
  Kopfes 187, 190, 243
Umwandlungszone 448, 582,
  588
– atypische 449
– geschlossene 448
– offene 448
Umweltfaktoren *111*
Unfälle in der
  Schwangerschaft 267
Unfruchtbarkeit 512
unfruchtbare Tage 78
Undulation
  (Fluktuation-
  Oszillation) 214, 215
undulatorischer Typus
  (Oscillationstypus II) 216
– –, eingeschränkt
  undulatorischer Typus
  (Oscillationstypus I) 216,
  217
untere Plexuslähmung
  (Klumpke-Lähmung) 414
untere
  Schoßfugenrandebene 186,
  187
unteres Uterinsegment 26
Untersuchung,
  geburtshilfliche *170*, 203
–, –, äußere 203
–, –, Beckendiagnostik 174
–, –, Beckenaustastung 175
–, –, Gewichtskontrolle 168,
  170
–, –, innere 203
–, –, Uterusgröße 170, 171
–, –, vaginale 204
–, gynäkologische *441*
–, –, Brust 455
–, –, cytologische 446
–, –, bimanuelle 449
–, –, Inspektion 455
–, –, bei Kindern 454
–, –, in Narkose 453
–, –, rectale 450
–, –, rectovaginale 451
–, –, Speculumuntersu-
  chung 445
–, –, vaginale, 449
Untersuchungsheft für
  Kinder 667
Urämie 552
Ureter 19
Ureter-Blasen-Scheiden-
  Fistel 556
Ureter-Scheiden-Fistel 556,
  557
Ureterstein 559, 636
Ureterstenose 552
Urethra-Blasen-Druckgra-
  dient 554
Urethra-Blasen-Scheiden-
  Fistel 556, 557
Urethradiverticulitis 560
Urethralinsuffizienz 552, 553,
  554
Urethra-Neigungswinkel 555
Urethritis 559
Urethrocystographie 549, 554
Urethocystoskopie 554

Urethrographie 554
Urethroskopie 554
urethrovesikaler Winkel 549
Urethrovesicosuspension 550
Urge-Inkontinenz 546, *552*, 553, 555, 559
Urgeschlechtszellen *10*
–, Keimbahn 10, 11, 13
–, Oogonien 10
–, Spermatogonien 10
–, Wanderung 10
Urnierengang (Wolff-Gang) 13
Urogenitalfisteln *556*
Urolithiasis 264
Urotuberkulose 264
uterine Amenorrhoe 478
Uteroglobin 127
uteroplacentare Insuffizienz 336
–, Mangeldurchblutung 215
Uterovaginalkanal 13
Uterus *25*, 55
–, Anatomie 25
–, Anteflexio 27
–, Austreibungsorgan 197
–, bicornis 13
–, Corpus-Cervix-Relation 13
–, Differenzierung 13
–, Entwicklung 13
–, Fruchthalter 25
–, introrsum arcuatus 13
–, Involution 199
–, myomatosus 600
–, septus 13
–, simplex 13
–, subseptus 13
–, unteres Uterinsegment 26
Uterusatonie 211
Uterusfehlbildungen, arcuatus 467
–, bicornis bicollis 466, 468
–, –, unicollis 466
–, didelphys 466, 468
–, duplex 468
–, infantilis 467
–, rudimentarius 467
–, septus 466, 468
–, subseptus 467, 468
–, unicornis 466
Uterusruptur 267, 406

V

Vacuum-Extraktion *428*
Vagina (s. Scheide) *22*, 51
–, Anatomie 22
–, Anomalien 468
–, –, Aplasie 468
–, –, Atresie 469
–, –, septa 14, 469
–, –, subsepta 14
–, Differenzierung 13, 14
–, Entwicklung 13, 14
–, Epithel 23
–, Introitus vaginae 18, 22
–, Schwangerschaft 160
–, Vestibulum 16, 21
Vaginalabstrich 52
Vaginaladenosis 112
Vaginalcarcinom *578*
Vaginalcytologie *23*, 25

vaginale Operationen *651*
Vaginalepithel, Eosinophilieindex 25
–, fertile Phase 24, 524
–, Funktionsbild 24
–, Hormonabhängigkeit 24
–, hormonale Cytodiagnostik 24
–, Kindheit 24, 524
–, Klimakterium 24, 524
–, Neugeborenes 24, 523, 524
–, Postmenopause 24, 524
Vaginalplatte 13, 14
Vaginismus 70, 566
Vaginitis, gonorrhoica infantum 536
–, gonorrhoica senilis 536
variable Deceleration (variabler dip) 214, 215
Varicellen-Erkrankungen (s. Windpocken) 320
Varicosis 73, 155
Vasopressin 35
Veit-Smellie-Handgriff 368, 369
Vena-cava-Drucksyndrom 155, 204, 205, 400
venerische Infektionen 525
ventrale Spaltbildungen 384
Verbrauchscoagulopathie 301, 401, *432*
Vererbung, autosomal recessive 94, 95
–, geschlechtsgebundene 94
Vergewaltigung 540
verhaltener Abort 223, 224, *297*
verhaltensgenetisches Syndrom 104
Verkehrsunfälle 400
Verlustcoagulopathie *431*
verschleppte Querlage 371
Verschlußinkontinenz *552*, 553
Versicherungs-Versorgungsrecht der Krebskranken 649
Versio uteri 541
vertikaler Descensus 547, 555
vesicale Inkontinenz 553
vesicourethraler Reflux 558
Vestibulum vaginae 16, 21
Vielgebärende (Definition) 163
Vierfingerfurche 245
Virilisierung 503
Virushepatitis 266
Virusinfektionen (in der Schwangerschaft) *315*
Vitamin-B$_{12}$-Mangel 278
Vorblase 200
Vorderhauptshaltung 192
Vorderhauptslage *379*
Vorfall kleiner Teile 385
Vorfall der Nabelschnur 385, *392*
vorgeburtliche (pränatale) Diagnostik *107*, 110
Vorliegen des Armes 381
– der Nabelschnur 392
Vormilch 250
vorzeitige Lösung der Placenta 212, 385, *398*, 400, 432

vorzeitiger Blasensprung 197, 328, 329, *386*, 390
Voyeurismus 71
Vulva, Anatomie *19*, 33
–, Differenzierung 14
–, Entwicklung 14
Vulvacarcinom *574*
Vulvitis *519*

W

Waschfrauenhände 341, 342
Wasserhaushalt (i. d. Schwangerschaft) 157
Wehen *195*, 197, *233*
–, Acme 197
–, Amplitude 197, 198
–, Auslösung 233
–, Austreibungswehen 199
–, Braxton-Hicks-Kontraktionen 198
–, Crescente 197
–, Decrescente 197
–, Druckamplitude 198
–, Druckmessung 198
–, Dystokie 197
–, Eröffnungswehen 199
–, Erregungsbildung 195
–, Erregungshemmung 196
–, Hemmung (Tokolyse) 205, 235
–, Mittel 233
–, Montevideo-Einheit 198
–, Nachgeburtswehen 199
–, Nachwehen 199
–, Oestrogene 195, 196, 197
–, Oxytocin 196
–, Prostaglandine 195, 196
–, Ruhepotential 195
–, Ruhetonus 198
–, Schrittmacherpotentiale 195
–, Schwangerschaftswehen 198
–, Senkwehen 198
–, tetanische Kontraktionen 195
–, typen 197
Wehendystokie 197, 357, 363, 364
Wehenreaktionstypen 214
weicher Schanker 539
Weichteilansatzrohr 19, 189, 194
Weichteilschlauch 188, 189
Wertheim-Meigs-Operation 558
Wharton-Sulze 141
White-Schema 270
Wilhelmy-Waage 332
Willebrand-Jürgens-Syndrom 269
Windei 223, 224, 291, 297
Windpocken 320
Wirkungsmechanismus der Hormone 42
Wochenbett 246
–, Abschlußuntersuchung 249
–, Anti-D-Prophylaxe 249
–, endokrine Umstellung 247
–, Episiotomiewunde 248
–, erste Ovulation/Menstruation 248

–, Genitalhygiene 248
–, Gymnastik 248, 550
–, Involution (Rückbildung) des Uterus 246
–, Lactation 248
–, Lochien 247
–, Placentapolyp 249
–, Prolactinsekretion 247
–, Prolactinreceptoren der Mamma 248
–, psychische Veränderungen 248
–, Rötelnschutzimpfung 249
–, Wochenfluß (Lochien) 247
–, Wochenpflege 248
Wochenbettpsychose 424
Wolff-Gang 13, 114

X
X-Chromosom 3, 8, 9
–, autosomale Erbfaktoren 9
–, Gendosiskompensation 9
–, geschlechtschromosomale Erbfaktoren 9
–, Geschlechtsdeterminierung 8
–, geschlechtsgebundene Erbkrankheiten 98
–, Inaktivierung 9
–, Iso-X-Chromosom 101
–, Monosomie 102, 245, 460, 461, 478, 493
–, Mosaik 100, 102
–, Polysomie 100
–, Trisomie 100, 103, 104
–, X minus l – Formel 6
Xeromammographie 644

Y
Y-Chromosom 3
– Evolution 9
– Fluorchromierung 7
– Geschlechtsdeterminierung 8
– Nachweis 7

Z
Zangemeister-Handgriff 172
Zangenentbindung 425
–, Indikationen 429
–, Technik 427
Zangenhilfe 426
„Zeichnen" 200, 203, 207
Zeitwahlmethode 78
zentral bedingte Amenorrhoe 476
zentraler Dammriß 405
– Venendruck 155
Zigarettenkonsum 337
Zona pellucida 123
Zustandsdiagnostik des Neugeborenen 242
Zwillinge 344
–, Cerclage 346
–, Doppelmißbildungen 344
–, Entstehung 344
–, Frühgeburtlichkeit 345, 347
–, Geburtskomplikationen 345
–, Geburtsleitung 347
–, Häufigkeit 344
–, Hellin-Regel 344
–, mütterliche Risiken 345
–, Polyovulationen 345
–, siamesische 344
–, Schwangerschaftsdauer 345
–, Schwangerschaftsverlauf 345
–, Tragzeit 346
Zwischenhirn-Hypophysen-System 48
Zwischenzellen/Ovar 40
Zwitter 495

K. Knörr / H. Knörr-Gärtner / F. K. Beller / Ch. Lauritzen:
Lehrbuch der Geburtshilfe und Gynäkologie, 2. Auflage

Was können wir bei der nächsten Auflage besser machen?

Zur inhaltlichen und formalen Verbesserung unserer Lehrbücher bitten wir um Ihre Mithilfe. Wir würden uns deshalb freuen, wenn Sie uns die nachstehenden Fragen beantworten könnten.

1. Finden Sie ein Kapitel besonders gut dargestellt? Wenn ja, welches und warum? ....

2. Welches Kapitel hat Ihnen am wenigsten gefallen. Warum? ....

3. Bringen Sie bitte dort ein X an, wo Sie es für angebracht halten.

	Vorteilhaft	Angemessen	Nicht angemessen
Preis des Buches	....	....	....
Umfang	....	....	....
Aufmachung	....	....	....
Papier	....	....	....
Abbildungen	....	....	....
Tabellen und Schemata	....	....	....
Register	....	....	....

	Sehr wenige	Wenige	Viele	Sehr viele
Druckfehler	....	....	....	....
Sachfehler	....	....	....	....

4. Spezielle Vorschläge zur Verbesserung dieses Textes (u. a. auch zur Vermeidung von Druck- und Sachfehlern) ....

bitte wenden!

5. Bitte teilen Sie uns mit, auf welchen Fachgebieten Ihrer Meinung nach moderne Lehrbücher fehlen. Dazu folgende kurze Charakterisierung unserer eigenen Werke:

Fragensammlungen = Examensfragen zur Vorbereitung auf Prüfungen
Basistexte = vermitteln nach der neuen Approbationsordnung das für das Examen wichtige Stoffgebiet
Kurzlehrbücher = zur Vertiefung des Basiswissens gedacht; für den sorgfältigen Studenten
Lehrbücher = Umfassende Darstellungen eines Fachgebietes; zum Nachschlagen spezieller Informationen

Fachgebiet	Fragen-sammlungen	Basistexte	Kurz-lehrbücher	Lehrbücher
....	....	....	....	....
....	....	....	....	....
....	....	....	....	....
....	....	....	....	....
....	....	....	....	....
....	....	....	....	....
....	....	....	....	....
....	....	....	....	....
....	....	....	....	....

Bei Rücksendung werden Sie automatisch in unsere Adressenliste aufgenommen.

Name ....
Adresse ....
....
Fachstudium ....
Semester ....
Ärztliche Vorprüfung ....
Datum/Unterschrift ....

Wir danken Ihnen für die Beantwortung der Fragen und bitten um Einsendung des Blattes an:

Frau M. Kalow
Springer-Verlag
Neuenheimer Landstraße 28
6900 Heidelberg 1

Springer zum Thema:

Examens-Fragen Gynäkologie und Geburtshilfe
Zum Gegenstandskatalog 3
Herausgeber: E. Kasperek, F. Schön
1978. 9 Abbildungen, 1 Tafel. IX, 192 Seiten
DM 18,–
ISBN 3-540-09139-4

Anaesthesie in der Geburtshilfe
Herausgeber: M. Zenz, H. Weitzel
Unter Mitarbeit zahlreicher Fachwissenschaftler
1981. 14 Abbildungen, 20 Tabellen. IX, 87 Seiten
DM 26,–
ISBN 3-540-11013-5

D. G. Hertz, H. Molinski

Psychosomatik der Frau
Entwicklungsstufen der weiblichen Identität in Gesundheit und Krankheit
2. Auflage. 1981. 11 Abbildungen. X, 159 Seiten
DM 28,–
ISBN 3-540-10656-1

P. J. Keller

Hormonale Störungen in der Gynäkologie
Diagnostik und Behandlung
2., korrigierte Auflage. 1980. 89 Abbildungen, 9 Tabellen. XI, 148 Seiten. (Kliniktaschenbücher)
DM 22,–
ISBN 3-540-09791-0

Psychologie und Sozialmedizin in der Frauenheilkunde
Vorträge des 6. Fortbildungskurses „Gynäkologie und Geburtshilfe" der I. Frauenklinik der Universität München
Herausgeber: J. Zander, R. Goebel
1977. 19 Abbildungen. VII, 209 Seiten
DM 28,–
ISBN 3-540-08180-1

L. Wille, M. Obladen

Neugeborenen-Intensivpflege
Grundlagen und Richtlinien
Unter Mitarbeit von H. E. Ulmer
2., neubearbeitete Auflage. 1979. 49 Abbildungen, 76 Tabellen. XXIII, 368 Seiten. (Kliniktaschenbücher)
DM 29,80
ISBN 3-540-09492-X

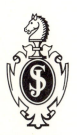

Springer-Verlag
Berlin
Heidelberg
New York

Springer
Lehrbücher / Examens-Fragen
Eine Auswahl für den zweiten Abschnitt der ärztlichen Prüfung

Völlig neubearbeitet, jetzt in einem Band

Innere Medizin
Ein Lehrbuch für Studierende der Medizin und Ärzte
Begründet von L. Heilmeyer
Herausgeber: H. A. Kühn, J. Schirmeister
Mit Beiträgen zahlreicher Fachwissenschaftler
4., völlig neubearbeitete Auflage. 1982.
Gebunden DM 136,–
ISBN 3-540-10097-0

Kinderheilkunde
Herausgeber: G.-A. von Harnack
Unter Mitarbeit zahlreicher Fachwissenschaftler
5., neubearbeitete Auflage. 1980.
DM 48,–
ISBN 3-540-09603-5
Einführungslehrbuch

T. Nasemann, W. Sauerbrey

Lehrbuch der Hautkrankheiten und venerischen Infektionen
für Studierende und Ärzte
4., erweiterte und überarbeitete Auflage. 1981.
DM 58,–
ISBN 3-540-10589-1
Einführungsbuch

G. Heberer, W. Köle, H. Tscherne

Chirurgie
Lehrbuch für Studierende der Medizin und Ärzte
Mit erweitertem Hinweisindex zum neuen Gegenstandskatalog
Unter Mitarbeit zahlreicher Fachwissenschaftler
3., überarbeitete und erweiterte Auflage. 1980.
Gebunden DM 68,–
ISBN 3-540-09806-2

Springer-Verlag
Berlin
Heidelberg
New York

K. Idelberger
Lehrbuch der Orthopädie
3., vollständig überarbeitete Auflage. 1978.
DM 48,–
ISBN 3-540-08385-5
Einführungslehrbuch

W. Leydhecker
Augenheilkunde
Mit einem Repetitorium und einer Sammlung von Examensfragen für Studenten
20., überarbeitete Auflage. 1979.
DM 58,–
ISBN 3-540-09289-7
Einführungslehrbuch

H.-G. Boenninghaus
Hals-Nasen-Ohrenheilkunde
für Medizinstudenten
Gegliedert nach dem 1979 erschienenen Gegenstandskatalog 3
Im Anhang 280 Prüfungsfragen
5., neubearbeitete und erweiterte Auflage. 1980. (Heidelberger Taschenbücher, Band 76)
DM 27,80
ISBN 3-540-09798-8
Basistext

K. Poeck
Neurologie
Ein Lehrbuch für Studierende und Ärzte
5., neubearbeitete Auflage. 1978.
DM 48,–
ISBN 3-540-08972-1
Einführungslehrbuch

Lehrbuch der speziellen Kinder- und Jugendpsychiatrie
Von H. Harbauer, R. Lempp, G. Nissen, P. Strunk
4., neubearbeitete und erweiterte Auflage. 1980.
Gebunden DM 124,–
ISBN 3-540-10187-X

E. Habermann, H. Löffler
Spezielle Pharmakologie und Arzneitherapie
3., verbesserte und erweiterte Auflage. 1979. (Heidelberger Taschenbücher, Band 166)
DM 27,80
ISBN 3-540-09341-9
Basistext

Examens-Fragen

Examens-Fragen Innere Medizin
Zu den Gegenstandskatalogen 3 und 4
Von J. Heinzler, E. Kasperek, F. Schön
5., überarbeitete Auflage. 1979.
DM 32,–
ISBN 3-540-09426-1

Examens-Fragen Kinderheilkunde
Zum Gegenstandskatalog
Von G. A. von Harnack, O. Hövels
3., überarbeitete und erweiterte Auflage. 1980.
DM 29,80
ISBN 3-540-09805-4

Examens-Fragen Dermatologie
Zum Gegenstandskatalog
Herausgeber: G. Burg, R. Kolz, G. Lonsdorf
Vorwort von O. Braun-Falco
4., völlig neubearbeitete und erweiterte Auflage. 1979.
DM 24,–
ISBN 3-540-09179-3

Examens-Fragen Chirurgie
Zum Gegenstandskatalog 3
Von J. Heinzler, E. Kasperek, F. Schön
2., überarbeitete Auflage. 1980.
DM 36,–
ISBN 3-540-09931-X

Examens-Fragen Neurologie
Zum Gegenstandskatalog
Von K. L. Birnberger, D. Burg
3., überarbeitete Auflage. 1981.
DM 20,–
ISBN 3-540-10974-9

Examens-Fragen Psychiatrie
Bearbeiter und Herausgeber: A. Beinhauer
Unter Mitarbeit zahlreicher Fachwissenschaftler
1974.
DM 14,–
ISBN 3-540-06925-9